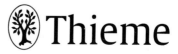

… und noch mehr Tipps für die Prüfungsvorbereitung

Das Repetitorium MEDI-LEARN hat fast alle seit 1981 gestellten Prüfungsfragen analysiert. Im Physikum sind das mehr als 10 000 Fragen.

Dabei wurde festgestellt, dass sich im Fach Psychologie 72 % aller bisher gestellten Fragen durch wenige Themen abdecken lassen.

Die „Top-Themen" enthalten diejenigen Stichworte, die in diesem Zeitraum mit mindestens 10 Fragen vertreten waren.

Die Top-Themen der Prüfung

Thema	Anteil
Testgütekriterien	4,1 %
Intelligenz	4,0 %
Skalierung	3,6 %
Testnormierung	3,1 %
Lernen am Erfolg – operante Konditionierung, Verstärkung	3,0 %
Psychoanalytische Abwehrmechanismen	3,0 %
Beurteilungsfehler	2,7 %
Verhaltenstherapie	2,6 %
Experiment, Variablen	2,5 %
Testverfahren	2,4 %
Klassische Konditionierung	2,3 %
Schlaf	2,2 %
Aktivation	2,1 %
Ärztliches Gespräch	1,9 %
Erfassung psychophysiologischer Prozesse	1,8 %
Gesundheits- und Krankheitsverhalten	1,8 %
Angst	1,7 %
Interview, Fragentypen	1,6 %
Motivationsanalyse (handlungstheoretischer Ansatz)	1,6 %
Entwicklungspsychologie	1,6 %
Epidemiologische Maßzahlen (Morbidität, Mortalität, Prävalenz, Inzidenz)	1,6 %
Gedächtnis	1,4 %
Persönlichkeitstypologien	1,4 %
Psychosexuelle Phasen nach Freud	1,4 %
Kommunikation	1,3 %
Arztrolle	1,3 %
Untersuchungsfehler	1,3 %
Streß	1,2 %
Löschungsvorgänge	1,2 %
Psychoanalytisches Persönlichkeitsmodell	1,2 %
Bevölkerungsbewegung	1,2 %
Sexualität	1,1 %
Persönlichkeitskonstrukte (Extraversion / Introversion, Neurotizismus)	1,1 %
Hospitalismus, kindliche Fehlentwicklungen	1,0 %
Krankenrolle	1,0 %
Merkmale einzelner Schichten	1,0 %
Soziale Rolle	0,9 %
Rollenidentifikation, Rollendistanz, Intra- / Interrollenkonflikte	0,9 %
Krankheitsverarbeitung	0,9 %
Summe:	**72 %**

Fragenanteil pro Kapitel Psychologie

Die Darstellung des prozentualen Fragenanteils pro Kapitel empfehlen wir als Grundlage Ihrer Lernplanung.

	Kapitel	Anteil
1.1	Bezugssysteme von Gesundheit und Krankheit	2,1 %
1.2	Gesundheits- und Krankheitsmodelle	7,8 %
1.3	Methodische Grundlage	15,4 %
1.4	Theoretische Grundlagen	48,1 %
2.1	Arzt-Patient-Beziehung	8,8 %
2.2	Untersuchung und Gespräch	2,7 %
2.3	Urteilsbildung und Entscheidung	2,3 %
2.4	Interventionsformen	5,7 %
2.5	Besondere medizinische Situationen	2,7 %
2.6	Patient und Gesundheitssystem	2,5 %
3.1	Prävention	1,6 %
3.2	Maßnahmen	0,4 %

Für die Hinweise danken wir:

Bahnhofstr. 26 b, 35037 Marburg Tel. 0 64 21/68 16 68
Fax 0 64 21/96 19 10   http://www.medi-learn.de

Original-Prüfungsfragen
mit Kommentar

GK 1
Medizinische Psychologie Medizinische Soziologie

11. Auflage

Bearbeitet von E. Kasten
und B. A. Sabel

Georg Thieme Verlag
Stuttgart · New York

PD Dr. Erich Kasten
Prof. Dr. Bernhard A. Sabel
Inst. f. Med. Psychologie
Otto-von-Guericke Universität Magdeburg
Leipziger Str. 44

39120 Magdeburg

Die Deutsche Bibliothek – CIP-Einheitsaufnahme

Original-Prüfungsfragen mit Kommentar GK 1.
– Stuttgart ; New York : Thieme
  (Schwarze Reihe)
Medizinische Psychologie, medizinische Soziologie / bearb. von
E. Kasten . . . – 11. Aufl. – 2002
ISBN 3-13-114921-3

 1. Auflage 1983
 2. Auflage 1984
 3. Auflage 1986
 4. Auflage 1987
 5. Auflage 1993
 6. Auflage 1994
 7. Auflage 1996
 8. Auflage 1997
 9. Auflage 1999
10. Auflage 2000
11. Auflage 2002

© 2002 Georg Thieme Verlag, Rüdigerstr. 14,
D-70469 Stuttgart

Unsere Homepage: http://www.thieme.de

Umschlaggestaltung: Thieme Verlagsgruppe

Umschlagfoto: Mauritius Die Bildagentur, Nr. 5B209 013296

Satz und Druck: Druckhaus Götz GmbH, Ludwigsburg
Bindung: Großbuchbinderei Heinr. Koch GmbH & Co. KG,
Tübingen
Printed in Germany

ISBN 3-13-114921-3

Autoren und Verlag haben sich bei der Zusammenstellung der
Fragen, bei der Zuordnung der Lösungen und bei der Kommentie-
rung von Fragen und Lösungen um größtmögliche sachliche
Richtigkeit bemüht. Dennoch wird eine Gewähr für die in diesem
Band enthaltenen Angaben nicht übernommen. Für Inhalt und
Formulierung der Prüfungsfragen zeichnet das IMPP verant-
wortlich.

Vorwort

Während dieses Lehrbuch, dessen Bearbeitung nun schon seit 1993 in unseren Händen liegt, in den letzten Jahren nur vergleichsweise geringe Veränderungen der Lerntexte erfahren hatte, war für die hier vorliegende 11. Auflage aufgrund der vollständigen Veränderung des Gegenstandskataloges für die Medizinische Psychologie & Soziologie eine massive Überarbeitung notwendig.

Die Erneuerung des GKs war sicherlich längst überfällig. Wie in jedem wissenschaftlichen Gebiet gibt es auch in unserem Fach ständig neue Strömungen und aktuelle Erkenntnisse. Obwohl die frühen Lehrbücher zur Medizinischen Psychologie, etwa der von Ernst Kretschmer 1922 verfasste Band, schon erstaunlich breit ausgerichtet waren, erfuhr die Medizinische Psychologie Anfang der siebziger Jahre mit ihrer Einführung in den Prüfungskatalog der ärztlichen Ausbildung nicht nur eine Aufwertung, sondern auch eine ungeahnte Ausweitung. Ziel war es insbesondere, die Medizinstudenten in das Denken der modernen, experimentell ausgerichteten Psychologie einzuweisen und ihnen diese Methoden nutzbar zu machen. In der frühen Phase wurden die Themen wie in einem Puzzlespiel fast allen Bereichen der Psychologie entnommen. In den letzten Jahrzehnten konnten viele Erfahrungen mit diesem Konzept gewonnen werden. Vieles hat sich als brauchbar erwiesen, allerdings wurden immer häufiger auch Stimmen laut, die darauf hinwiesen, dass manche Inhalte des bisherigen Gegenstandskataloges an den Bedürfnissen der heranwachsenden Mediziner vorbeigingen.

Die Medizinische Psychologie hat in den letzten zwei Jahrzehnten zunehmend an eigenständigem Profil gewonnen. Gerade die klinische Einbindung machte die Überarbeitung des bisherigen Gegenstandskataloges nun zwingend erforderlich. Die in enger Kooperation zwischen der Deutschen Gesellschaft für Medizinische Psychologie (DGMP) und dem Institut für Medizinische und Pharmakologische Prüfungsfragen (IMPP) entwickelte neue Fassung wurde offiziell im Heft 2/2001 der „Zeitschrift für Medizinische Psychologie" publiziert und damit nach jahrelanger Vorbereitungszeit endlich der breiten Öffentlichkeit vorgestellt. Nach einer Übergangsregelung werden ab dem Sommersemester 2002 Studenten über diese neuen Inhalte geprüft. Der neue Gegenstandskatalog passt sich den Veränderungen der Schwerpunkte der Medizinpsychologie an, indem trockenes Wissen (z.B. die bislang überproportional schwergewichtige Methodenlehre) gekürzt und vor allem der Gesundheitspsychologie, den psychosozialen Theorien über Krankheitsentstehung und -verarbeitung, der Prävention und der Gesundheitsförderung sehr viel breiterer Raum gegeben wurde. Unabdingbar ist nun der direkte Bezug des Lehrstoffs zu ärztlichen Handlungsfeldern in das Konzept miteingebunden.

Das hier vorgelegte Lehrbuch fällt damit natürlich in eine Phase gewisser Unsicherheit. Traditionsgemäß werden in der Schwarzen Reihe lediglich Prüfungsfragen kommentiert und die zugehörigen Lerntexte knapp formuliert auf die gefragten Inhalte ausgerichtet. Für diese Neubearbeitung konnten viele bisherige Fragen den neuen Prüfungsbereichen zugeordnet werden. Dennoch gab es zum Zeitpunkt der Manuskripterstellung zu vielen der neuen Themen noch gar keine Aufgaben. Da wir natürlich bemüht sind, die Studenten möglichst optimal auch auf alle denkbaren neuen Prüfungsthemen vorzubereiten, wurden Lerntexte zu den neuen Kapiteln auch dann erarbeitet, wenn es hierzu noch gar keine Prüfungsfragen gab.

Schwerfällige Systeme stellen sich nur langsam um und auch die Prüfer müssen sich erst allmählich auf die neue Thematik einstellen. Für die Übergangszeit, bis von Seiten der IMPP-Beauftragten ausreichend neue Fragen formuliert worden sind, haben wir uns bemüht, zunächst einmal möglichst wenig des alten Prüfungsstoffes wegzulassen, da dieser geradezu zwangsläufig sicherlich teilweise noch weiter geprüft wird. Gleichzeitig wurden möglichst viele der

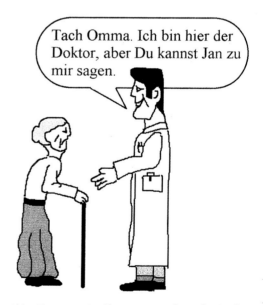

Abb.: Ein erster Annäherungsversuch an das Medium „Patient" verläuft hier mit außerordentlich viel Empathie und Einfühlungsvermögen in die Situation des alternden Menschen.

neuen Inhalte aufgenommen. Bei starker Reduzierung der Anzahl der Prüfungsfragen haben wir daher in dieser neuen Ausgabe zunächst einmal mehr und längere Lerntexte. Wer diesen Band gewissenhaft durcharbeitet, wird daher mit hoher Wahrscheinlichkeit auf der sicheren Seite sein. Die kommenden Prüfungen werden aber auf jeden Fall uns wie auch den Studenten zunehmend mehr Klarheit bringen, was geprüft wird und dann auch erlauben, diesen Band wieder straffer formulieren zu können.

Wie bei den früheren Ausgaben entstand auch dieses Buch in Interaktion mit unseren Studenten. Für diese neue Auflage möchten wir insbesondere der Medizinstudentin **Doreen Schultz** für ihre unermüdliche und fleißige Mitarbeit beim Aussortieren veralteter und Einsortieren aktueller Fragen und Kommentare

herzlich danken. Mit viel gesundem Menschenverstand hat sie uns geholfen, viele der für werdende Ärzte völlig irrelevante Fragen im Altpapier-Container landen zu lassen.

Bei dieser Neuauflage sind wir auf die Rückmeldung der Studenten natürlich nicht nur sehr gespannt, sondern geradezu angewiesen. Da dieser Band alle eineinhalb Jahre in einer aktualisierten Auflage erscheint, können wir Kritik, Anregungen und Verbesserungsvorschläge vergleichsweise rasch aufnehmen und das Buch bei jeder Neuauflage auf einem für die Prüfungsvorbereitungen optimalen Stand halten.

Magdeburg, im Januar 2002   PD Dr. Erich Kasten
Prof. Dr. Bernhard A. Sabel

Anmerkung der Redaktion

Zur besseren Übersicht über die Schwerpunkte des umfangreichen Prüfungswissens wurden Fragen und Kommentare mit Ausrufezeichen gekennzeichnet. Diese gehören Stoffgebieten an, zu denen wiederholt in verschiedener Form Fragen gestellt werden.

! = wiederholt geprüfter Stoff

!! = sehr wichtiger, häufig geprüfter Stoff

Inhalt

Die **halbfett** gedruckten Seitenzahlen verweisen auf den Kommentarteil

Die **halbfett** gedruckten Seitenzahlen verweisen
auf den Kommentarteil

Lerntextverzeichnis

Glossar

Glossar

Das sollten Sie wissen: Die wichtigsten 200 Fachausdrücke, die von den Studenten am häufigsten durcheinandergebracht werden, kurz und bündig erklärt!

AAM = angeborener auslösender Mechanismus.

AHB = Anschlussheilbehandlung, z.B. Reha-Klinik nach Entlassung aus dem Akutkrankenhaus.

Abwehrmechanismen = Das Ich erzeugt Abwehrmechanismen (z.B. Fixierung, Verdrängung, Regression, Konversion, Projektion, Verschiebung usw.) zur Beseitigung unerwünschter Impulse, Emotionen oder Gedanken.

Adaptation = allmähliche Anpassung, wenn ein Reiz kontinuierlich dargeboten wird.

Adaptationssyndrom = Stresssyndrom nach H. Selye, aufgeteilt in: Alarm-Resistenz-Erschöpfungsphase.

Aggregat = Personen, die an einem Ort sind, ohne eine Beziehung zu haben.

Agnosien = Neurologisches Störungsbild. Unfähigkeit, gesehene Objekte zu benennen.

Akalkulie = Patient kann nicht mehr rechnen.

Alarmphase = erste Stressphase nach H. Selye.

Alexie = Lese-Unfähigkeit; es werden keine Buchstaben mehr erkannt.

Alphawelle = (EEG-Welle um 10 Hz): entspannte Wachheit mit geschlossenen Augen.

Altruismus = uneigennütziges Handeln zum Wohle anderer ohne eigenen Vorteil. Gehört nach Parsons auch zu den Anforderungen an den Arzt. Also: *Segelyacht am Mittelmeer Ade!*

Ambivalenzkonflikt = es sind gleich mehrere positive und negative Charakteristika eines erstrebten Zieles vorhanden.

Amnesie = anterograd: Gedächtnislücke für einen Zeitraum nach dem schädigenden Ereignis. Retrograd: Gedächtnislücke für den Zeitraum vor dem schädigenden Ereignis.

Appetenz = erblich angelegte triebhafte Verhaltensweisen wie Sexualverhalten und Aggression müssen gelegentlich ablaufen. Wenn sie am Ablauf gehindert werden, kommt es zur Aufstauung von Energie und zur Suche nach einer Möglichkeit der Abreaktion.

Appetenz-Appetenz-Konflikt = Eine Person muss sich zwischen zwei gleichstarken positiven Möglichkeiten entscheiden.

Apraxie = Neurologisches Störungsbild. Unfähigkeit, Handlungsabläufe richtig durchzuführen (z.B. Zähneputzen, Butterbrot schmieren, Zigarette anzünden).

Asomatognosie = Neurologisches Störungsbild. Benennung der eigenen Körperteile gelingt nicht mehr. Gliedmaßen werden als fremd empfunden.

Astereognosie = Neurologisches Störungsbild. Objekte können durch Tasten nicht mehr erkannt werden.

Ätiologie = Theorien über die Ursachen der Entstehung einer Erkrankung.

Attribution = Zuschreibung einer Ursache zu einem Ereignis.

Aversions-Aversions-Konflikt = Entscheidung zwischen zwei negativen Möglichkeiten.

Balintgruppe = Arbeitsgruppen, in denen Ärzte ihre Erfahrungen unter Anleitung eines Gruppenleiters (Supervisor) besprechen.

Behaviorismus = Lerntheorie, beschäftigt sich nur mit Ein- und Ausgangsvariablen und macht keine Aussagen darüber, was dabei eigentlich im Individuum geschieht („black-box" Phänomen).

Beurteilungsfehler = z.B. Rosenthal-Effekt, Hawthorne-Effekt, Tendenz zur Mitte, Halo-Effekt, Kontrastfehler, logischer Fehler, Selbstsuggestion, usw.

Beta-Welle = EEG um 20 Hz: angespannte Wachheit mit offenen Augen, Erregung.

Biofeedback = gibt den Patienten eine akustische oder visuelle Rückmeldung über physiologische Parameter, die sonst nicht oder kaum bewusst zur Kenntnis genommen werden (Atemfrequenz, galvanischer Hautwiderstand, EEG).

Blindversuch = Experiment, bei dem der Patient nicht weiß, ob er mit dem Verum oder mit dem Placebo behandelt wird.

Broca-Aphasie = Wortfindungsstörungen nach einer Hirnschädigung im Bereich des nach Paul Broca bezeichneten Sprachzentrums.

Compliance = Bereitschaft eines Patienten, den ärztlichen Rat zu befolgen (z.B. Medikamente einnehmen, Bettruhe einhalten).

Contingenz = Bedingungen und Stärke der Verknüpfung zwischen Verhalten und Verstärkern.

Coping = es hängt von den subjektiven Bewertungen einer Person ab, ob Stress als irrelevant, negativ oder positiv eingeschätzt wird.

Cut-off = mehr oder wenig willkürlich festgelegte Grenze zwischen zwei Bereichen (z.B. Bestehen vs. Durchfallen bei einer Klausur; benigner vs. maligner Tumor).

Delta-Welle = EEG um 3 Hz, Tiefschlaf.

Denervierungsüberempfindlichkeit = Zunahme an Rezeptoren von Nervenzellen, dies führt zu einer verstärkten Reaktion auf Transmitter.

Desensibilisierung = In einer entspannten Situation wird ein Phobiker mit angstauslösenden Stimuli konfrontiert, abgestuft nach dem Ausmaß der Angst, zunächst in der Phantasie und dann real, bis die Angst sich verringert.

Devianz = abweichendes Verhalten. Sekundäre Devianz: Gesellschaftliche Reaktionen und Vorurteile verstärken das abweichende Verhalten.

Disinhibition (Enthemmung) = Aufhebung hemmender Einflüsse eines Systems durch die Läsion erhöht die Aktivierung eines anderen.

Dissimulieren (Form der Krankheitsverarbeitung) = Krankheit herunterspielen.

Dissonanz = im selben Individuum stehen zwei Erkenntnisse im Widerspruch (= kognitive Dissonanz), die mit einer Erklärung in Eintracht gebracht werden müssen, um kognitive Konsonanz zu erreichen.

double-bind = Doppelbindung: Eine verbale Aussage stimmt nicht mit der gleichzeitig ablaufenden nonverbalen Verhaltensweise überein.

Doppelblindversuch = Weder der Versuchsleiter noch der Proband wissen in einer klinischen Studie, ob ein Placebo oder ein Verum verabreicht wurde.

Drifttheorie = Die Drift- oder Selektionstheorie geht davon aus, dass psychisch Kranke sozial absteigen und dann irgendwann im Pool der Unterschicht landen.

DSM = Diagnostisches und Statistisches Manual psychischer Störungen.

Dyslexie = Patient kann nicht mehr lesen.

Eichstichprobe = mit einem neuen Testverfahren untersuchte Gruppe von Probanden, um festzulegen, wieviel richtig gelöste Aufgaben welchem Prozentrang entsprechen. Testwerte sind später nur interpretierbar in Hinblick auf die entsprechende Altersgruppe der Eichstichprobe.

Einwortsätze = typische Phase der Sprachentwicklung von Kindern im Alter von etwa einem Jahr, die normalerweise später völlig verschwindet, interessanterweise aber wieder gehäuft bei Medizinstudenten während der mündlichen Prüfungen auftaucht.

Empathie = Einfühlungsvermögen in andere. Grundlage der meisten humanistischen Psychotherapien.

Eros = Lebens- oder Liebestrieb in der Psychodynamik nach Sigmund Freud. Gegenspieler ist der Thanatos (Todestrieb).

Es = Teil der Persönlichkeit nach S. Freud (Es, Ich, Über-Ich), das kleinkindhaft nach sofortiger Triebbefriedigung drängt und dadurch mit den moralischen Vorstellungen des Über-Ich kollidiert.

Ethologie = vergleichende Verhaltensforschung, beschäftigt sich mit den biologischen Grundlagen des menschlichen und tierischen Verhaltens, insbesondere mit angeborenem Instinktverhalten.

Extinktion = Löschung, d.h. Verlernen einer erlernten Verhaltensweise, die z.B. nicht mehr belohnt wird.

Extraversion = Persönlichkeitseigenschaft. Extravertierte suchen ständig Stimulation und sind nach außen gerichtet und kontaktreich.

Fatalismus (Form der unangemessenen Krankheitsverarbeitung) = aufgeben, resignieren.

Fixierung = Begriff aus der Psychoanalyse. Bindung an eine Phase aus der psychosexuellen Entwicklung (oral, anal, phallisch), wenn das Kind in dieser Phase zuviel oder zuwenig Befriedigung erhielt.

Flooding = Überflutungstherapie. Ein Phobiker wird solange massiv mit dem angstauslösenden Reiz konfrontiert, bis die Angst verschwunden ist.

Fluid intelligence = Cattell unterschied: flüssige Intelligenz („fluid intelligence", logisches Denkvermögen) und verfestigte Intelligenz („crystallized intelligence", bildungsabhängig).

FPI, FPI-R = Freiburger Persönlichkeits Inventar (Revision), Fragebogen.

Fragealter = typische Phase der Sprachentwicklung eines Kindes im Alter um das 5. Lebensjahr, die Kinder sind dann extrem wissbegierig und nerven ihre Eltern mit ständigen Fragen. Eine Phase, die bei unseren Medizinstudenten hier in Magdeburg bedauerlicherweise schon längst völlig abgeschlossen ist.

Gegenübertragung = In der psychoanalytischen Therapie kann es zur Übertragung kommen, d.h. der Patient überträgt früheste Gefühle auf den Analytiker. Gefahr ist die Gegenübertragung, d.h. der Analytiker nimmt die Übertragung an und verhält sich dementsprechend.

Gesundheit = lässt sich definieren als das Fehlen von Krankheit. Wie Krankheit definiert wird, steht hier im Glossar weiter unten.

g-Faktor = Spearmans Zweifaktorentheorie der Intelligenz (1927): Generalfaktor der Intelligenz (g-Faktor) und mehrere spezifische Faktoren (s-Faktoren).

given up - giving up = Prinzip der Selbstaufgabe bei Erkrankung, dem das Gefühl der Hoffnungslosigkeit zugrunde liegt. Der Patient erlebt sich nicht mehr als intakte Persönlichkeit, die Beziehungen zur Umwelt erscheinen unbefriedigend.

Gießen-Test = Persönlichkeitsfragebogen.

Habituation = Gewöhnung: Wird ein Reiz wiederholt dargeboten, dann schwächt sich die Orientierungsreaktion schnell ab.

Haloeffekt = unberechtigter Schluss von einer beobachtbaren Eigenschaft auf eine andere (unbeobachtete).

HAWIE; HAWIE-R = Hamburg Wechsler Intelligenztest (Revision), HAWIK; HAWIK-R: der gleiche für Kinder.

Hawthorne-Effekt = Das Wissen darüber, an einer wissenschaftlichen Untersuchung teilzunehmen, verändert bereits das Verhalten.

Health-Belief = Gesundheits- und Krankheitsverhalten ist von den subjektiven Einstellungen zu Gesundheit und Krankheit abhängig: a) die wahrgenommene Gefährlichkeit der Erkrankung; b) der wahrgenommene Nutzen eigenen gesundheitsfördernden Verhaltens; c) die subjektive Einschätzung der eigenen Krankheitsanfälligkeit.

Health-Locus-of-Control = Personen mit internalen Kontrollüberzeugungen glauben, dass Gesundheit vom eigenen Verhalten abhängig ist. Personen mit externalen Kontrollüberzeugungen halten Krankheit für fremdbestimmt, von anderen Personen, vom Schicksal oder vom Zufall abhängig.

Hypochonder = neurotische Störung; Fehldeutung normaler Körperabläufe als Anzeichen schlimmer Krankheiten.

ICD = International Classification of Diseases

ICIDH = International Classification of Impairments, Disabilities and Handicaps.

IGEL = Individuelle Gesundheitsleistungen. Von der Kasse nicht bezahlte Maßnahmen, die vom Arzt gesondert in Rechnung gestellt werden.

Individualspezifität = in Belastungssituationen reagieren Personen mit für sie typischen vegetativen Reaktionen (Atmung, Herzfrequenz, Hautwiderstand).

Indolenz = Gleichgültigkeit gegen Schmerzen.

Instanzenmodell = Einteilung der Persönlichkeit nach S. Freud in das Es, das Ich und das Über-Ich.

IQ = Intelligenzquotient: häufig benutzter Standardtestwert. Mittelwert 100, Standardabweichung ± 15, d.h. Mittelbereich 85 bis 115. Klassischer IQ: Intelligenzalter : Lebensalter mal 100. Abweichungs-IQ: Vergleich mit Alters-Eichstichprobe.

Instrumentelle Konditionierung = Dasselbe wie operantes Konditionieren (Belohnungslernen).

Interaktionismus = Theorie, die eine Wechselwirkung zwischen Persönlichkeitseigenschaften und Situation annimmt. In schwach determinierten Situationen kommen Persönlichkeitseigenschaften mehr zum Vorschein als in stark determinierten Situationen.

Interozeption = Fähigkeit, verborgen im Körper ablaufende Reaktionen zu spüren.

Interrollenkonflikt = Jeder Mensch hat nicht nur eine, sondern mehrere Rollen gleichzeitig zu erfüllen. Zwischen diesen Rollen kann es zu Konflikten kommen.

Intrarollenkonflikt = Ein und dieselbe Rolle kann aus verschiedenen Segmenten bestehen, an die sich unterschiedliche Erwartungen anderer Personen oder Instanzen knüpfen.

Introversion = Persönlichkeitseigenschaft. Introvertierte sind nach innen gerichtet, vermeiden Stress und sind eher kontaktarm.

Inzidenz = Anzahl von Neuerkrankungen (meist pro Jahr: Jahresinzidenz) bestimmter Bevölkerungsanteile bezogen auf eine bestimmte Krankheit. Dagegen Prävalenz: Gesamtzahl der Erkrankten zu einem Zeitpunkt.

IST = Intelligenz Struktur Test von Amthauer.

Ja-sage-Tendenz = Tendenz, Fragen in Persönlichkeitsfragebögen eher zu bejahen als zu verneinen.

Kasten = eckiges Gebilde, meist mit einer ziemlich großen Klappe. Grundlage der Kastengesellschaften, jedoch nicht der Kastagnetten. Im negriden Zustand Voraussetzung für die black-box-Theorie (s.o.). Als Wortstamm auch im Begriff Sarkasmus enthalten. Näheres unter: http://members.aol.com/EriKasten

Katharsis = Seelenreinigung in der psychoanalytischen Therapie infolge des Erinnerns an ein bis dahin verdrängtes psychisches Trauma.

Kausalattribution = Ursachenzuschreibung für ein Handlungsresultat, Erfolge werden oft auf Persönlichkeitseigenschaften attribuiert, Misserfolge auf die Situation.

Klassisches Konditionieren = Verbinden eines neutralen Reizes (Glockenton) mit einem angeborenen Reflex (Speichelfluss) durch mehrfache Wiederholung.

Kohäsion = Bindungsstärke der Gruppenmitglieder untereinander.

Kohorte = Personen, die zu einem bestimmten Zeitpunkt einem gleichen Ereignis ausgesetzt wurden, bilden eine Kohorte.

Konditionierung = Lernen eines neuen Zusammenhanges, z.B. klassische Konditionierung (Signallernen), operante Konditionierung (Belohnungslernen).

Konfabulation = Gedächtnislücken werden mit falschen Phantasiegeschichten überspielt. Der Patient ist dabei allerdings subjektiv meist völlig von der Richtigkeit des Gesagten überzeugt.

Konfidenzintervall = Testwerte sind im allgemeinen fehlerbehaftet. Zum Messwert des Probanden wird daher ein Bereich (Konfidenzintervall) hinzugefügt, der durch das Ausmaß des Messfehlers bedingt ist. Hierzu lässt sich ein Standardmessfehler berechnen.

Konformität = Übereinstimmung eines Individuums mit den Normen der Gruppe. Nonkonformität: bewusstes Abgrenzen.

Konsistenzkoeffizient = Zur Reliabilitätsprüfung (Testgütekriterium) wird jedes einzelne Item als kleiner „Einzeltest" gesehen und die Korrelation zwischen den Items wird berechnet.

Konstruktvalidität = Zur Prüfung der Validität (Testgütekriterium) prüft man, ob es ein hypothetisches Konstrukt („Intelligenz", „Persönlichkeit") gibt, an dem der Test sich ausrichtet.

Kontingenz = Unter Kontingenz versteht man die enge zeitliche oder räumliche Aufeinanderfolge von Verhalten und Konsequenzen. Der Begriff „Kontingenz" wird auch in der Kommunikationstheorie angewandt und meint dort die Abhängigkeit der Kommunikationen von eigenen Bedürfnissen oder vom Interaktionspartner.

Kontrastfehler = Beurteilungsfehler durch den Vergleich der Leistung einer Person mit (zufällig im Umfeld vorhandenen) anderen Personen.

Konversion = Umwandlung eines psychischen Konfliktes in körperliche Symptome. Das Symptom kann hierbei entweder eine verkappte Art der verbotenen Triebbefriedigung darstellen, die dem Konflikt zugrunde lag, oder die Krankheit dient gerade der Unterdrückung des Triebimpulses.

Korrelation = statistischer Zusammenhang von zwei Variablen zwischen -1.0 und $+1.0$. Ein Korrelationskoeffizient um Null ist niedrig und zeigt, dass kaum eine Abhängigkeit in der Ausprägung des einen Merkmals vom anderen Merkmal besteht.

Krankheit = Fehlen von Gesundheit. Jetzt schauen Sie bloß nicht nach, was in diesem Glossar unter dem Schlagwort „Gesundheit" steht.

Krankheitsgewinn = primärer Krankheitsgewinn: Vorteile, die ein Neurotiker aus seinen Symptomen zieht. Sekundärer Krankheitsgewinn: die Umwelt gibt einem Kranken mehr Zuwendung, dies kann zur Verfestigung der Krankheitsanzeichen führen.

Kreuzvalidierung = Überprüfung des Ergebnisses an unterschiedlichen Maßstäben der Gültigkeit.

Laissez-faire = Führungsstil, bei dem der Gruppenleiter kaum in die Entscheidungsprozesse eingreift, eine Kontrolle der Effektivität findet selten statt.

Lallsprache = typische Lautäußerungen des Kindes ab dem Alter von etwa 6 Monaten. Kommt für eng umrissenen Zeitraum angeblich auch bei Medizinstudenten vor, die ihr Physikum bestanden haben.

Latenzzeit = psychosexuelle Phase nach Freud (oral, anal, phallisch, Latenz, genital), in der es zu einem Ruhen der sexuellen Orientierung kommt.

Leerlaufreaktion = Kann eine Triebhandlung über längere Zeit nicht durchgeführt werden, dann zeigt das Tier diese Aktivität auch ohne den Schlüsselreiz.

LPS = Leistungs-Prüf-System von Horn, Intelligenztest.

Letalität = Anzahl an einer bestimmten Krankheit Verstorbener bezogen auf 1.000 Menschen an dieser Krankheit bereits erkrankter Patienten.

Libido = Liebesenergie, die in der psychoanalytischen Lehre dem Eros zur Verfügung steht und abreagiert werden muss.

LCU = Life change unit: Punktwert, der in der Lifeevent-Forschung einem kritischen Ereignis zugeordnet wird.

Life event = kritisches Lebensereignis, das eine Anpassung/Umstellung verlangt.

Marasmus = vollständiger körperlicher und geistiger Verfall, z.B. als Folge von Hospitalismus bei Kindern oder bei Medizinstudenten wenige Stunden vor dem Physikum.

Metakommunikation = Kommunikation über die Kommunikation. Man redet darüber, wie man eigentlich miteinander spricht.

Midlife-Crisis = Krise der Lebensmitte. Typisches Anzeichen ist der Versuch betagter Mittvierziger Inline-Skater zu fahren und attraktive, junge Studentinnen zum Eis-Essen einzuladen.

Milieutheorie = Höhere Belastungen in unteren Schichten werden als Risiko-Faktor für die Entstehung einer psychiatrischen Erkrankung angesehen.

MMPI = Minnesota Multiphasic Personality Inventory, Persönlichkeitsfragebogen.

Mobbing = soziale Isolierung und Schikanierung eines unbeliebten Mitarbeiters.

Mobilität, soziale = Zwischen den einzelnen Schichten kann ein Individuum hin und her wandern. Dies bezeichnet man als „vertikale Mobilität".

Morbidität = (morbidus, lat. = krank) Auftretenshäufigkeit von Krankheit innerhalb einer Population über einen bestimmten Zeitraum.

Neglekt = halbseitige Vernachlässigung; eine Körper- und Raumhälfte existiert für den Patienten nicht mehr.

Nervenwachstumsfaktor (NGF) = Protein, das in der kindlichen Entwicklung das Wachstum von Axonen leitet. Es wird auch nach Läsion sezerniert und unterstützt möglicherweise das neuronale Wachstum.

Neuropsychologie = Feld zwischen Neurologie und Psychologie; beschäftigt sich mit der Erforschung von Hirnfunktionen aber auch mit Diagnostik und Therapie Hirngeschädigter.

Nocebo-Effekt = Nach Einnahme eines Placebos leiden Personen auch unter unerwünschten Nebenwirkungen, wenn diese auf dem Beipackzettel erwähnt werden.

Nominalskala = einfachste Zuordnung auf einer Skala, z. B. 1 = weiblich, 2 = männlich.

Normalverteilung = Gaußsche Glockenkurve. Extremwerte sind selten, der mittlere Bereich ist am häufigsten.

Nozizeption = Schmerzwahrnehmung

Objektivität = Testgütekriterium. Aufgeteilt in Durchführungs-, Auswertungs- und Interpretationsobjektivität.

Ödipuskomplex = in der phallischen Phase verliebt der Knabe sich in seine Mutter, er stellt fest, dass diese aber bereits mit dem Vater verheiratet ist und er hasst den Vater fortan. Beim Mädchen kommt es umgekehrt zum Elektrakomplex.

Operante Konditionierung = Belohnungslernen; belohnte Verhaltensweisen treten künftig häufiger auf, bestrafte seltener.

Operationalisierung = Versuch, ein hypothetisches Konstrukt (z. B. „Intelligenz" oder „Symptomtoleranz") in messbare Variablen umzuwandeln.

Ordinalskala = zweithöchstes Skalenniveau mit aufsteigender Folge, jedoch ohne Angabe wie groß die Unterschiede sind (1 = verschlechtert, 2 = gleich geblieben, 3 = verbessert).

Orgasmus, multipler = ich wusste, dass Sie den Text zu diesem Schlagwort lesen werden, Sie kleiner Schlingel, Sie! Versuchen Sie lieber herauszufinden, was der salutogenetische Ansatz von Antonovsky aussagt.

Panelstudie = Eine Panelstudie ist eine Längsschnitt-Befragung, die in bestimmten Abständen an den gleichen Personen durchgeführt wird.

Paradoxe Kommunikation = Verbale und nonverbale Informationsanteile in einer Interaktion können sich widersprechen.

Paralinguistik = Begleitphänomene der Sprache wie Lautstärke, Sprechgeschwindigkeit, Sprachrhythmus, Nuscheln, Räuspern, Lachen usw.

Parallelisieren = Kleine Stichproben in einer klinischen Studie sollten sich z. B. hinsichtlich Alter und Geschlecht entsprechen.

Pathogenese = Entstehung und Entwicklung einer Krankheit.

Pathogenetischer Ansatz = Differenziert zwischen „Gesundheit" und „Krankheit" und bemüht sich dann um eine Erklärung der Ursache der Krankheit, um den gesunden Zustand wieder herbeizuführen.

Penisneid = nach Sigmund Freud typisches Verhalten von kleinen Mädchen in der phallischen Phase, die wissen möchten, wann ihnen so etwas wächst. Wenn Sie jetzt nicht verstanden haben, was mit „so etwas" gemeint ist, dann sollten Sie sich noch einmal in den entsprechenden Lerntext vertiefen.

Perseveration = Neigung, Inhalte zu wiederholen. Kommt im Alter, bei Ermüdung, nach Alkoholgenuss oder bei Vergiftungen vor.

Phantomschmerzen = nach Amputation eines Körperteiles (z. B. Arm) empfindet die Person trotzdem Schmerzen in dem nicht vorhandenen Glied, da das entsprechende Areal im Gehirn noch existiert. Der **Phantomkopfschmerz** ist eine wenig erforschte Sonderform, unter der insbesondere Klaus Störtebeker, Marie Antoinette und einige unserer Studenten litten.

Phrenologie = F. J. Gall glaubte, dass unterschiedliche Formen des Schädelknochens auf unterschiedliche Größen des darunter liegenden Gehirns deuten und diese wiederum auf spezifische Talente und Verhaltensweisen.

Phobie = übermäßige Angstreaktion auf prinzipiell harmlose Tiere, Objekte oder Situationen.

Placebo-Effekt = alleine die Tatsache, dass überhaupt eine Behandlung erfolgt bzw. ein Medikament gegeben wurde, kann Heilungen oder Nebenwirkungen haben, auch wenn es sich um ein völlig wirkstofffreies Präparat gehandelt hat.

Plastizität = Anpassungsfähigkeit. In der Neuropsychologie meist Anpassungsfähigkeit des Gehirns an veränderte Umstände wie z. B. eine Schädigung.

Primacy Effekt = Platzierung am Anfang oder am Ende des Gesprächs („recency effect") verbessert die Behaltensleistung.

Primärdaten = vom Forscher selbst erhobene Ergebnisse.

Proaktive Hemmung = ein Lernvorgang behindert den darauf folgenden (bzw. retroaktive Hemmung: ein Lernvorgang behindert den zurückliegenden).

Projektion = eigene Persönlichkeitseigenschaften werden auf andere Menschen projiziert. Meist handelt es sich um negative Charaktereigenschaften, die dann besonders bei einem anderen bemerkt werden. Grundlage projektiver Tests.

Psychoneuroimmunologie = das Immunsystem reagiert auf psychische Ereignisse wie Stress. Bei Emotionen produzierte Neuropeptide wirken als Immunpeptide auch auf das Immunsystem.

Psychophysik = beschäftigt sich mit dem direkten Zusammenhang zwischen einem äußeren Reiz und der subjektiven Empfindung, z. B. subjektive Helligkeitsschätzungen. Nicht zu verwechseln mit Psychophysiologie (z. B. EEG-Forschung).

Psychophysiologie = Messung physiologischer Parameter (Herzschlag, Blutdruck, galvanischer Hautwiderstand, EEG usw.) zum Nachweis psychischer Veränderungen (Emotionen, Denkvorgänge).

Psychophysiologische Störungen = Krankheiten mit enger Verbindung zwischen somatischen und physischen Ursachen, etwa essenzielle Hypertonie.

Quota-Stichprobe = verkleinertes Abbild der Grundgesamtheit. Hierzu braucht man Daten des statistischen Jahrbuchs über die Zusammensetzung der Bevölkerung.

Randomisieren = Zufallszuteilung der Probanden auf die Verum- und Placebogruppe in einer klinischen Prüfung. Nur möglich bei sehr großen Stichproben. Fehler gleichen sich dann aus.

Reaktanz = Trotzreaktion, jedes verbotene oder ungerechtfertigt eingeschränkte Verhalten gewinnt an Attraktivität und wird dann erst recht durchgeführt.

Regeneration, neuronale = Axone oder ihre Kollateralen wachsen in neue Zielgebiete ein, nachdem die alten zerstört wurden.

Regression = Zurückentwicklung auf kindhafte Entwicklungsstufen. Psychoanalytischer Abwehrmechanismus. Auch die Institution Krankenhaus führt oft zur Regression des Patienten.

Reliabilität = Testgütekriterium: Zuverlässigkeit eines Testverfahrens. Die Wiederholung des Messverfahrens soll (zumindest bei stabilen Merkmalen!) gleiche Ergebnisse bringen.

REM = rapid eye movement, Traumschlaf. Wird vom Tiefschlaf (: Non-REM) unterschieden.

Resilienz (Elastizität, Spannkraft) = Aufgrund bestimmter Eigenschaften erkranken manche Personen auch bei Vorliegen vieler Risikofaktoren (z. B. Kriege, Katastrophen) nicht, sondern passen sich an.

Ressourcenmodell = das Ausmaß an potenziellen Hilfsquellen hat eine wichtige Rolle bei der Krankheitsentstehung.

Rorschach = Schweizer Psychiater, der den projektiven Rorschachtest (Tintenklecks-Verfahren) entwickelte.

Rosenthal-Effekt = Erwartungen des Versuchsleiters können (oft völlig unbewusst) das Versuchsergebnis stark beeinflussen.

Rumifizieren (Form unangemessener Krankheitsverarbeitung) = ständiges Grübeln über Krankheit.

Salutogenetischer Ansatz = Antonovsky fragte nach Faktoren, warum bei ähnlichen Risikofaktoren manche Menschen gesund bleiben? Er bildete Gesundheit und Krankheit auf einem Kontinuum ab, dem „health-ease-disease-continuum".

Sei spontan!-Paradoxon = Die Aufforderung spontan zu handeln ist nicht ausführbar, da man auf einen Befehl hin nicht mehr spontan handeln kann.

Sekundärdaten = nachträgliche Analyse von Daten, die bereits zu anderen statistischen Zwecken erhoben wurden (z. B. aus dem statistischen Jahrbuch).

Sexualität = Etwas, wofür Medizinstudentinnen & -studenten absolut keine Zeit haben. Lernen Sie jetzt besser wieder weiter, bevor hier irgendjemand auf dumme Gedanken kommt!

Signallernen = dasselbe wie Klassisches Konditionieren.

Signifikanzniveau = Verlässlichkeitsniveau, untere Grenze der tolerierten Wahrscheinlichkeit, dass die Unterschiede zwischen den beiden Gruppen zufällig bzw. durch Messfehler bedingt sind.

Situationismus = Theorie, die Umweltbedingungen (Situation) als ausschlaggebend für das Verhalten ansieht.

Skalierung = Entwicklung von Skalen, auf denen die Ausprägungsgrade einer Variable abgebildet werden können.

Somatisierungsstörung = körperliche Störung als Ausdruck eines psychischen Konfliktes.

SORKC-Schema = Verhaltensmodell von Kanfer und Saslow. Es lassen sich folgende fünf Faktoren unterscheiden (S-O-R-K-C): Stimulus, Organismus, Reaktion, Konsequenz, Contingenz.

Sozialepidemiologisch-ökologisches Modell = betont die Wichtigkeit des sozialen Umfeldes. Bei der Entstehung von Gesundheit und Krankheit ist nicht nur das Individuum zu berücksichtigen, sondern auch soziokulturelle Faktoren wie Leistungsdruck, Rollenanforderungen und soziale Unterstützung.

Sozialisation = ist die Sozialisierung eines Sozialisanden durch einen Sozialisator. Man unterscheidet primäre S. (durch Familie) und sekundäre S. (durch Freunde, Schule, Ausbildung, Beruf).

Sozialökologisches Modell = unterscheidet Makro-Sichtweise (gesellschaftliche und kulturelle Einflüsse) und Mikrobetrachtung (direktes soziales Umfeld, Familie, Arbeit, Wohnverhältnisse).

Soziogramm = beim soziometrischen Wahlverfahren gibt man Personen eine Reihe von Fragen vor, für die sie eine andere Person aus ihrer Bezugsgruppe wählen sollen. Die Ergebnisse werden in einem Soziogramm mit Pfeilen dargestellt.

Spezifität, funktionale = Der Arzt hat nur zum Zweck des Erkennens und der Beseitigung von Krankheiten zu handeln.

Sprouting = Aussprossen von Axonkollateralen, die neue Verknüpfungen zwischen Nervenzellen schaffen.

Stanine = Standardtestwert von 1 bis 9. Mittelwert 5, Standardabweichung ± 1, der mittlere Bereich liegt also zwischen 4 und 6.

Stait anxiety = momentane, situationsbezogene Angst.

Statusinkonsistenz = Personen, bei denen sich Statusmerkmale (z. B. Einkommen versus Ausbildung) in ihren Niveaus deutlich unterscheiden.

Stigmatisierung = (meist negative) Vorurteile Andersartigen gegenüber; hierzu gehören z. B. psychisch Kranke, die dann gemieden werden.

Stoizismus (Form der Krankheitsverarbeitung) = mit Fassung tragen.

Systemtheorie = sieht die Ursachen für Krankheit nicht in dem betroffenen Individuum, sondern in Störungen des sozialen Feldes (Familie, Kollegen, Bekannte), in der in dieses lebt.

Testgütekriterien = Objektivität → Reliabilität → Validität.

Theorie des geplanten Verhaltens = theory of reasoned action, bzw.: theory of planned behaviour) umfasst: Verhalten, Verhaltensintention, Einstellung, subjektive Norm und wahrgenommene Verhaltenskontrolle.

Theta-Wellen = EEG um 6 Hz, dösend, tief entspannt, Einschlafstadium.

TOTE-Modell = test → operate → test → exit.

Trait anxiety = relativ stabiler Persönlichkeitsfaktor der Ängstlichkeit. Personen mit hoher Angstbereitschaft (trait anxiety) neigen in allen Situationen dazu, eher ängstlich-vorsichtig zu reagieren.

Transaktionales Modell der Krankheitsverarbeitung = 1. Wahrnehmung von Symptomen. 2. Kognitive Verarbeitungen: Die Veränderung des Gesundheitszustandes wird bewertet. 3. Bewältigungsformen (Handeln, Kognitionen, intrapsychisch-emotional).

T-Wert = häufig benutzter Standardtestwert. Mittelwert 50, Standardabweichung ± 10, d. h. Mittelbereich 40–60.

under-utilizer = eine Person mit Krankheitszeichen, die einen Arzt nicht oder erst dann aufsucht, wenn die Krankheit bereits weit fortgeschritten ist.

Validität = Testgütekriterium: misst der Test wirklich das, was er zu messen vorgibt? Prüfung z. B. mit Vorhersage auf Verhaltensweisen, Ausrichtung an einem Konstrukt oder Vergleich mit anderen, ähnlichen Testverfahren.

Variablen = veränderliche Werte, die Einfluss auf ein Experiment haben können. Unabhängige Variable: wird vom Versuchsleiter variiert; abhängige Variable: das, was gemessen wird (z. B. Verhalten des Probanden).

Verhaltenskompensation = Anwendung neuer Verhaltensstrategien, um ein Defizit auszugleichen.

Verstärker = alle Ereignisse, die dazu führen, dass ein Lebewesen sein Verhalten ändert. Positive Verstärker: Reize, die eine Verhaltensweise belohnen und damit verstärken können. Negative Verstärker sind Reize, die eine Verhaltensweise bestrafen und sie damit zum Verschwinden bringen können, z. B. Schläge, Schimpfen, Rüge, Tadel.

Wernicke-Aphasie = Sprachstörung nach Läsion des nach Wernicke benannten Sprachzentrums im Gehirn. Die Sprache ist zwar flüssig, aber inhaltsleer oder verworren.

Yerkes-Dodson-Gesetz = umgekehrt U-förmige Beziehung zwischen Aktivierung und Leistung.

Zeigarnik-Effekt = Untersuchung von B. Zeigarnik (1927), an unerledigte Handlungen (z.B. nicht gelöste Aufgaben einer Klausur) erinnert man sich besser als an die erledigten.

Bearbeitungshinweise

In den Original-Aufgabenheften, die die Grundlage der Prüfung bilden, sind die Fragen nicht nach Fächern, sondern nach Aufgaben-Typen geordnet.

Zur Prüfungsvorbereitung erscheint eine fachbezogene Fragenordnung, wie sie in diesem Band praktiziert wird, geeigneter. Im Examen Frühjahr 2000 wurden die Fragen vom IMPP erstmals nach inhaltlichen Gesichtspunkten sortiert.

Die Lösung zu jeder Frage ist am Unterrand derselben Seite vermerkt.

Es ist zweckmäßig, beim ersten Durchgang die falsch beantworteten Fragen zu markieren, um sie kurz vor dem Prüfungstermin zu wiederholen.

Aber Vorsicht! Manche Fragen werden im Examen wortgetreu wiederholt, doch kann die Reihenfolge der möglichen Antworten geändert sein.

Aufgabentypen:

Aufgabentyp A: Einfachauswahl

Erläuterung: Bei diesem Aufgabentyp ist von den fünf mit (A) bis (E) gekennzeichneten Antwortmöglichkeiten eine einzige auszuwählen, und zwar entweder die allein bzw. am ehesten zutreffende Aussage oder die einzig falsche bzw. am wenigsten zutreffende Aussage. Wenn die Falschaussage zu markieren ist, enthält der Vorsatz ein fettes (im Originalheft noch unterstrichenes) **nicht** oder einen ähnlichen deutlichen Hinweis.

Lesen Sie immer alle Antwortmöglichkeiten durch, bevor Sie sich für eine Lösung entscheiden!

Aufgabentyp B: Aufgabengruppe mit gemeinsamem Antwortangebot – Zuordnungsaufgaben

Erläuterung: Jede dieser Aufgabengruppen besteht aus:
a) einer Liste mit nummerierten Begriffen, Fragen oder Aussagen (Liste 1 = Aufgabengruppe)
b) einer Liste von 5 durch die Buchstaben (A)–(E) gekennzeichneten Antwortmöglichkeiten (Liste 2)
Sie sollen zu jeder nummerierten Aufgabe der Liste 1 aus der Liste 2 *eine* Antwort (A) bis (E) auswählen, die Sie für zutreffend halten oder von der Sie meinen, dass sie im engsten Zusammenhang mit dieser Aufgabe steht. Bitte beachten Sie, dass jede Antwortmöglichkeit (A) bis (E) für mehrere Aufgaben der Liste 1 die Lösung darstellen kann.

Aufgabentyp C: Kausale Verknüpfung

(Dieser Aufgabentyp wird zurzeit vom IMPP nicht gestellt.)

Erläuterung: Bei diesem Typ besteht die Aufgabe aus zwei Aussagen, die mit „weil" verknüpft sind. Jede der beiden Aussagen kann unabhängig von der anderen richtig oder falsch sein. Wenn beide Aussagen richtig sind, so kann die Verknüpfung durch „weil" richtig oder falsch sein. Dabei muss Aussage 2 nicht die alleinige Begründung von Aussage 1 sein! Ein gegebenenfalls vorangestellter Sachverhalt ist bei der Beurteilung zu berücksichtigen. Nach Prüfung entnehmen Sie den richtigen Lösungsbuchstaben dem Lösungsschema:

Antwort	Aussage 1	Aussage 2	Verknüpfung
A	richtig	richtig	richtig
B	richtig	richtig	falsch
C	richtig	falsch	–
D	falsch	richtig	–
E	falsch	falsch	–

Aufgabentyp D: Aussagenkombination

Erläuterung: Bei diesem Aufgabentyp ist die Richtigkeit mehrerer nummerierter Aussagen zu beurteilen. Es können je nach den vorgegebenen Aussagenkombinationen A bis E eine einzige, mehrere, alle oder keine der Aussagen richtig sein. Eine Aufgabe wird als **richtig gelöst** gewertet, wenn der Lösungsbuchstabe markiert wurde, der für die **zutreffende Beurteilung aller Aussagen** als richtig oder falsch steht.

Allen Aufgabentypen gemeinsam ist, dass am Ende eine und nur eine der fünf möglichen Lösungen (A) bis (E) zu markieren ist. Die beste Antwort ist diejenige, die im Vergleich der fünf Antwortmöglichkeiten die Aufgabe **am umfassendsten beantwortet.** Eine Mehrfachmarkierung wird als falsch gewertet. Das Fehlen einer Markierung wird in gleicher Weise falsch gewertet wie eine Markierung an falscher Stelle. Man sollte also, auch wenn man eine Aufgabe nicht lösen kann, in jedem Falle eine Lösung raten, weil man so eine 20%-Chance hat, die richtige Lösung zu treffen.

Fragen

Lösungsschema

Aufgabentyp C – Kausale Verknüpfung
Siehe Bearbeitungshinweise

Antwort	Aussage 1	Aussage 2	Verknüpfung
A	richtig	richtig	richtig
B	richtig	richtig	falsch
C	richtig	falsch	–
D	falsch	richtig	–
E	falsch	falsch	–

1 Entstehung und Verlauf von Krankheiten

Zunächst einmal: Hallo und ein herzliches Willkommen. Wirklich schrecklich nett, dass Sie unser Buch angeschafft haben. Sie werden ab heute nie mehr alleine sein, sondern haben nun Ihre eigenen Psychologen bei sich. Wir werden jetzt, wohl oder übel, die nächsten Wochen miteinander verbringen, bis Sie alles über Psychologie gelernt haben. Sie dürfen dieses Buch sogar überall mit hinnehmen, in Ihre Schultasche, in langweilige Vorlesungen, ins Freibad oder, wenn Sie möchten, sogar abends ins Bett: Zum einen behält das Gedächtnis Informationen besser, wenn man danach nichts Aufregendes mehr macht, d. h. zum Beispiel einschläft, und zum anderen sind viele der nun folgenden Fragen zugegebenermaßen so todlangweilig, dass man herrlich gut darüber einschlummern kann.
„Wie geht's Ihnen denn heute so?" Nun, Sie müssen jetzt nicht spontan antworten. Beginnen Sie einfach mit den leichteren Fragen...

1.1 Bezugssysteme von Gesundheit und Krankheit

1.1.1 Begriffserklärungen

F01 **!**

1.1 Im Zusammenhang mit Untersuchungen zur Beziehung zwischen Stress und Krankheit wurde eine durch Begriffe wie „psychische Elastizität" und „Anpassungsfähigkeit" kennzeichenbare Prädisposition beschrieben. Sie resultiert aus dem Zusammenwirken gesundheitsfördernder und -gefährdender Faktoren und kann dazu führen, dass sich Individuen trotz starker psychosozialer Belastungen als vergleichsweise wenig krankheitsanfällig erweisen.

Bei diesem Konstrukt handelt es sich um

(A) dispositionellen Optimismus
(B) emotionale Stabilität
(C) Kontrollüberzeugung
(D) Resilienz
(E) Selbstwirksamkeitserwartung

1.1.2 Die betroffene Person

H98

1.2 Unter Interozeption versteht man

(A) die spezifische Wahrnehmung von Schmerzreizen
(B) die Wahrnehmungen von Vorgängen innerhalb des Körpers
(C) visuelle Wahrnehmungsstörungen nach Schlafentzug
(D) Vorgänge im Bewegungsapparat
(E) eine Messmethode zur Prüfung der kardiovaskulären Aktivität

H00 **!**

1.3 Das Stress-Modell von Lazarus bezieht sich vor allem auf

(A) Belastungen des kardiovaskulären Systems durch Typ-A-Verhalten
(B) Bewertung und Neubewertung von Belastungen und Konflikten
(C) biologische Notfallreaktionen bei akuten Belastungen
(D) erlernte Hilflosigkeit
(E) Erklärung der Zusammenhänge zwischen Frustration und Aggression

F98 H91

1.4 Die Stresstheorie nach Lazarus et al. subsumiert unter „sekundärer Bewertung (appraisal)" folgende Situationseinschätzungen:

(1) „Die Situation überfordert meine Möglichkeiten".
(2) „Die Situation ist gefährlich".
(3) „Die Situation ist herausfordernd".
(4) „Die Situation ist mit eigenen Mitteln zu bewältigen".

(A) nur 1 und 2 sind richtig
(B) nur 1 und 3 sind richtig
(C) nur 1 und 4 sind richtig
(D) nur 2 und 3 sind richtig
(E) nur 2 und 4 sind richtig

F00

1.5 Stressoren können als irrelevant, günstig/positiv oder belastend eingeschätzt werden. Nach dem Coping-Modell von Lazarus et al. fällt diese Einschätzung unter den Begriff (das Begriffspaar)

(A) Aggravieren – Dissimulieren
(B) Eustress – Distress
(C) Kausalattribution
(D) primäre Bewertung
(E) sekundäre Bewertung

H00

1.6 Was versteht man unter Wahrnehmungsabwehr?

(A) die Selektion von Reizen
(B) die Wahrnehmung vertrauter Reize
(C) die erschwerte Wahrnehmung von Reizen, die eine negative Bedeutung haben
(D) externe Attribution
(E) verzerrte Attributionen

1.1.3 Die Medizin als Wissens- und Handlungssystem

Zu diesem Kapitel wurden bisher keine Prüfungsfragen gestellt.

1.1.4 Die Gesellschaft

F95

1.7 Welche Wirkungen gehen von sozialen Normen aus?

(1) Sie ermöglichen die Antizipation des Handelns anderer.
(2) Ihre Befolgung ist Kriterium für die Zugehörigkeit zu sozialen Gruppen.
(3) Sie beeinflussen die Beurteilung anderer Menschen.
(4) Sie differenzieren akzeptiertes und nicht akzeptiertes Verhalten.

(A) nur 4 ist richtig
(B) nur 1 und 3 sind richtig
(C) nur 1, 2 und 3 sind richtig
(D) nur 1, 3 und 4 sind richtig
(E) 1 – 4 = alle sind richtig

F96

1.8 Welche Aussage trifft **nicht** zu?

Soziale Normen

(A) werden durch positive und negative Sanktionen gesichert
(B) sind unabhängig vom sozialen Kontext gültig
(C) sind Verhaltenserwartungen
(D) spiegeln Verhaltensregelmäßigkeiten wider
(E) sind soziokulturellem Wandel unterworfen

F94

1.9 Die Aussage „Ärzte sollen bei ihrer Arbeit im Krankenhaus weiße Kittel tragen" stellt ein Beispiel für den folgenden soziologischen Tatbestand dar:

(A) soziale Rolle
(B) soziale Sanktion
(C) soziale Norm
(D) soziales Statussymbol
(E) soziale Differenzierung

F01

1.10 Es ist bekannt, dass nur ein geringer Prozentsatz der berechtigten Mitglieder der Gesetzlichen Krankenversicherung an so genannten Vorsorgeuntersuchungen teilnimmt. Wenn, wie in diesem Fall, das tatsächlich praktizierte Verhalten nicht mit dem gesellschaftlich erwünschten Verhalten übereinstimmt, dann liegt eine Dissoziation vor zwischen

(A) Funktionsnorm und statistischer Norm
(B) Funktionsnorm und individuellen Gesundheitsüberzeugungen
(C) Idealnorm und Funktionsnorm
(D) Idealnorm und statistischer Norm
(E) individuellen Gesundheitsüberzeugungen und schichtspezifischem Gesundheitsverhalten

F97

1.11 Normenkonformes Verhalten kann beruhen auf

(1)   der Antizipation positiver Sanktionen
(2)   der Internalisierung sozialer Normen
(3)   der Orientierung an einer Bezugsgruppe
(4)   Identifizierung mit einer Rolle

(A)   nur 1 und 2 sind richtig
(B)   nur 1, 2 und 4 sind richtig
(C)   nur 1, 3 und 4 sind richtig
(D)   nur 2, 3 und 4 sind richtig
(E)   1 – 4 = alle sind richtig

H99   H95   H90

1.12 Wenn das überwiegend praktizierte sexuelle Verhalten (z. B. vorehelicher Sexualverkehr) nicht mit dem erwünschten Verhalten übereinstimmt, dann liegt eine Dissoziation vor zwischen

(A)   Idealnorm und statistischer Norm
(B)   Funktionsnorm und statistischer Norm
(C)   sozialer Bewertung und Idealnorm
(D)   Idealnorm und Funktionsnorm
(E)   moralisch-ethischer Bewertung und Idealnorm

H98

1.13 Es ist bekannt, dass nur ein geringer Prozentsatz der berechtigten Mitglieder der Gesetzlichen Krankenversicherung an sogenannten Vorsorgeuntersuchungen teilnimmt. Wenn, wie in diesem Fall, das tatsächlich praktizierte Verhalten nicht mit dem gesellschaftlich erwünschten Verhalten übereinstimmt, dann liegt eine Dissoziation vor zwischen

(A)   Funktionsnorm und statistischer Norm
(B)   Funktionsnorm und individuellen Gesundheitsüberzeugungen
(C)   Idealnorm und Funktionsnorm
(D)   Idealnorm und statistischer Norm
(E)   individuellen Gesundheitsüberzeugungen und schichtspezifischem Gesundheitsverhalten

F99

1.14 Ein älterer Patient klagt über sein schlechtes gesundheitliches Befinden, insbesondere über Schmerzen in den Gelenken. Der Arzt meint hierzu, dass dies in seinem Alter „normal" sei und versucht, den Patienten zu beruhigen.

Auf welchen Bezugsmaßstab bezieht sich der Arzt?

(A)   funktionale Norm
(B)   Idealnorm
(C)   Rollennorm
(D)   soziale Norm
(E)   statistische Norm

H97   F96   F94

1.15 Ein Jugendlicher wird aufgrund delinquenten Verhaltens mehrfach bestraft. Als Folge solcher Erfahrungen verfestigt sich sein abweichendes Verhalten.

Wie lautet der zutreffende Begriff für diesen sich eskalierenden Prozess abweichenden Verhaltens?

(A)   Reaktionsbildung
(B)   primäre Devianz
(C)   sekundäre Devianz
(D)   Nonkonformität
(E)   Rollendistanz

H98

1.16 Chronische Krankheit kann als eine Form sozialer Abweichung interpretiert werden.

Welche der folgenden Aussagen treffen hierfür zu?

(1)   Die dauerhafte Einnahme der Krankenrolle durch eine Person kann eine Form „primärer Devianz" darstellen.
(2)   Die dauerhafte Einnahme der Krankenrolle durch eine Person kann eine Form „sekundärer Devianz" darstellen.
(3)   Als Folge ärztlicher Diagnose und Behandlung kann beim Patienten sekundäre Devianz entstehen.
(4)   Die Erfahrung der Stigmatisierung infolge einer chronischen Erkrankung kann das Entstehen sekundärer Devianz begünstigen.

(A)   nur 1 ist richtig
(B)   nur 2 und 3 sind richtig
(C)   nur 1, 2 und 3 sind richtig
(D)   nur 1, 3 und 4 sind richtig
(E)   1 – 4 = alle sind richtig

F00

1.17 Unter „sekundärer Abweichung" (auch: sekundäre Devianz) versteht man

(A) Abweichung von sozialen Normen, die gesellschaftlich als zweitrangig eingestuft werden
(B) Erwartungsenttäuschung bei Nichterfüllen sozialer Normen
(C) Normabweichung von Personen, die selbst für die Kontrolle sozialer Normen verantwortlich sind
(D) wiederholtes Nichteinhalten einer bestimmten sozialen Norm
(E) Abweichung von sozialen Normen als Folge erfahrener gesellschaftlicher Etikettierung

1.2 Gesundheits- und Krankheitsmodelle

1.2.1 Verhaltensmodelle

F00

Ordnen Sie den in Liste 1 aufgeführten Erklärungsmodellen psychischer Störungen die sie kennzeichnenden Prinzipien (Liste 2) zu!

Liste 1

1.18 kognitives Modell

1.19 Lernmodell
(behavioristisch-lerntheoretisches Modell)

Liste 2

(A) Abwehrmechanismen
(B) Bewertungen
(C) Konditionieren
(D) unbewusste Antriebe
(E) unterbewusste fixe Ideen

1.2.2 Biopsychologische Modelle

H97

1.20 Zu den Reizmerkmalen, die das Auftreten einer Stressreaktion begünstigen, gehören:

(1) Neuheit
(2) Unkontrollierbarkeit
(3) Unvorhersagbarkeit

(A) nur 2 ist richtig
(B) nur 3 ist richtig
(C) nur 1 und 2 sind richtig
(D) nur 1 und 3 sind richtig
(E) 1 – 3 = alle sind richtig

H99

1.21 Bestimmte Merkmale begünstigen, dass ein Ereignis als stresshaft empfunden wird. Eine Stressreaktion ist insbesondere dann zu erwarten, wenn dieses Ereignis

(A) durch eigene Anstrengungen anwendbar erscheint
(B) durch eigenes Verhalten beeinflussbar (kontrollierbar) ist
(C) eine vertraute Reizsituation darstellt
(D) hinsichtlich der Wahrscheinlichkeit seines Auftretens nicht einschätzbar ist
(E) vorhersehbar und von kurzer Dauer ist

F91

1.22 Bestimmte Bedingungen können Stress auslösen.

Für welche der folgenden Bedingungen ist dies richtig?

(1) sensorische Deprivation
(2) Monotonie
(3) soziale Isolation
(4) Reizüberflutung
(5) Mangel an Eigenkontrolle über Arbeitsbedingungen

(A) nur 1 und 2 sind richtig
(B) nur 3 und 4 sind richtig
(C) nur 1, 2 und 3 sind richtig
(D) nur 1, 2, 3 und 4 sind richtig
(E) 1 – 5 = alle sind richtig

1.17 (E) 1.18 (B) 1.19 (C) 1.20 (E) 1.21 (D) 1.22 (E)

F00

1.23 Welchem Konzept ist die nachfolgend genannte Abfolge von Körperreaktionen zuzuordnen?

– Alarmreaktion, bestehend aus den physiologischen Veränderungen, durch die ein bedrohter Organismus unmittelbar die Wiederherstellung seines normalen Funktionierens zu erreichen versucht
– Phase der Resistenz, während der der Organismus einen Widerstand gegenüber dem Aggressor zu entwickeln scheint
– Phase der Erschöpfung, wenn es dem Organismus nicht mehr möglich ist, diesen Widerstand aufrechtzuerhalten

(A) Allgemeines Adaptationssyndrom
(B) gelernte Hilflosigkeit
(C) Habituation
(D) homöostatische Regulierung
(E) psychoanalytisches Konzept des Widerstandes

H00

1.24 Was gehört **nicht** zum Reaktionsmuster des Allgemeinen Adaptations-Syndroms (Selye)?

(A) Alarmreaktion
(B) Coping
(C) Erschöpfungsstadium
(D) Widerstandsstadium
(E) physiologische Veränderungen

H96

1.25 Das generelle Adaptationssyndrom beschreibt

(1) ein transaktionales Stresskonzept
(2) die Anpassung an veränderte Lebensumstände im Sinne der Life-event-Forschung
(3) die Abfolge von Alarmreaktion, Widerstandsphase und Erschöpfungsphase
(4) die Abfolge von Kampf- und Fluchtverhalten in Notfallsituationen

(A) nur 1 ist richtig
(B) nur 2 ist richtig
(C) nur 3 ist richtig
(D) nur 1 und 4 sind richtig
(E) nur 2 und 3 sind richtig

F94   F89

1.26 Beim allgemeinen Adaptationssyndrom nach Selye unterscheidet man drei Phasen der Stressreaktion.

Welche der folgenden Reihen beschreibt ihre zeitliche Abfolge korrekt?

(A) Alarm – Erschöpfung – Widerstand
(B) Widerstand – Alarm – Erschöpfung
(C) Erschöpfung – Alarm – Widerstand
(D) Alarm – Widerstand – Erschöpfung
(E) Widerstand – Erschöpfung – Alarm

F94

1.27 Das Stresskonzept nach H. Selye beruht auf der Annahme, dass die unter Stress auftretenden physiologischen Anpassungsreaktionen

(A) konfliktspezifisch sind
(B) unspezifisch sind
(C) individualspezifisch sind
(D) reaktionsspezifisch sind
(E) situationsspezifisch sind

H00

1.28 Nach dem psychoendokrinen Stressmodell von Henry ist Ärger durch folgendes endokrine Korrelat gekennzeichnet:

Erhöhte Ausschüttung von

(A) Noradrenalin und Testosteron
(B) Noradrenalin und Vasopressin
(C) Testosteron und Thyroxin
(D) Testosteron und Vasopressin
(E) Thyroxin und Vasopressin

H99

Ordnen Sie den in Liste 1 aufgeführten Stressreaktionen (entsprechend dem Modell von Henry) die dominierenden neuroendokrinen Hormonausschüttungen der Liste 2 zu!

Liste 1

1.29 Furcht

1.30 Depression/Unterordnung

Liste 2

(A)	Adrenalin ↑	
(B)	Noradrenalin ↑	+ Testosteron ↑
(C)	Cortisol ↑	+ Testosteron ↑
(D)	Cortisol ↓	+ Testosteron ↓
(E)	Cortisol ↑	+ Testosteron ↓

F01   **!**

1.31 Welche Aussage zu psychischen und körperlichen Stressoren trifft **nicht** zu?

(A) Bei akuter körperlicher Belastung kann es zu einem Anstieg von Immunfunktionen direkt danach und zu einer Absenkung unter das Ausgangsniveau ein bis zwei Stunden später kommen.

(B) Akute psychische Belastung führt zu einer Verminderung der Aktivität der Hypothalamus-Hypophysen-Nebennierenrinden-Achse.

(C) Chronische psychische Belastungen können verschiedene Immunfunktionen supprimieren.

(D) Die Pflege eines chronisch schwer erkrankten Familienmitgliedes kann mit einer Beeinträchtigung von Immunfunktionen einhergehen.

(E) Psychische Belastungen können mit einer Veränderung immunologischer Reaktionen einhergehen.

1.2.3   Psychodynamische Modelle

H00

1.32 Ein 50-jähriger Mann hatte sich vor einiger Zeit einem belastenden diagnostischen Eingriff zu unterziehen, vor dem er große Angst hatte. Später weiß er einem Nachbarn, dem eine solche Untersuchung bevorsteht, unbefangen und ohne Anzeichen von Angst über die technischen Details zu berichten. Für die Besorgnisse des Nachbarn scheint er kein Verständnis zu haben.

Welcher Abwehrmechanismus (im Sinne der Psychoanalyse) erklärt das Verhalten dieses Mannes am besten?

(A) Isolierung
(B) Projektion
(C) Regression
(D) Verleugnung
(E) Verschiebung

F00

1.33 Ein Patient sieht einer geplanten Operation mit großer Angst und Unruhe entgegen, wobei er aber befürchtet, er könne als „Jammerlappen" und „Angsthase" angesehen werden. Am Morgen vor der Operation empfindet er plötzlich großen Optimismus, scherzt mit den Ärztinnen und zeigt eine gelassene Einstellung gegenüber dem Eingriff.

Aus psychoanalytischer Sicht ist dies ein Beispiel für folgenden Abwehrmechanismus:

(A) Identifikation
(B) Isolierung des Affektes
(C) Projektion
(D) Rationalisierung
(E) Reaktionsbildung

1.29 (A)   1.30 (E)   1.31 (B)   1.32 (A)   1.33 (E)

H86

1.34 Welchen Abwehrmechanismus trifft Nietzsches Aphorimus

„Das habe ich getan' sagt mein Gedächtnis. ‚Das kann ich nicht getan haben' – sagt mein Stolz und bleibt unerbittlich. Endlich – gibt das Gedächtnis nach."

am ehesten?

(A)   Projektion
(B)   Verdrängung
(C)   Identifikation
(D)   Isolierung
(E)   Sublimierung

F86

1.35 Welchem Abwehrmechanismus im psychoanalytischen Sinne entspricht der Ausspruch aus der Bergpredigt

„Was siehest Du aber den Splitter in deines Bruders Auge, und wirst nicht gewahr des Balkens in deinem Auge?"

am ehesten?

(A)   Isolierung
(B)   Projektion
(C)   Identifikation
(D)   Sublimierung
(E)   Ungeschehenmachen

F95

1.36 Welchem Abwehrmechanismus im psychoanalytischen Sinn entspricht der Reim von Ch. Morgenstern „Weil, so schließt er messerscharf, nicht sein kann, was nicht sein darf" am ehesten?

(A)   Reaktionsbildung
(B)   Verschiebung
(C)   Verleugnung
(D)   Identifikation
(E)   Projektion

F96

1.37 In der psychoanalytischen Theorie versteht man unter dem Abwehrmechanismus der Projektion, dass

(A)   eine Person sich mit jemandem identifiziert, vor dem sie eigentlich Angst hat
(B)   eigene unerwünschte Triebregungen anderen unterstellt werden
(C)   unerwünschte Triebregungen ins Unbewusste verdrängt werden
(D)   Eigenschaften einer Person, die man gut kennt, auf eine fremde Person übertragen werden, die ihr äußerlich ähnlich sieht
(E)   Triebregungen, die als bedrohlich erlebt werden, in einer Form befriedigt werden, die gesellschaftlich akzeptabel ist

H98
 !

1.38 Eine 82jährige Patientin wird mehrere Tage wegen Herzrhythmusstörungen im Krankenhaus behandelt. Obwohl sie sich vor dem Krankenhausaufenthalt noch alleine in ihrem Haushalt versorgen konnte, ist sie im Krankenhaus nicht mehr in der Lage, selbständig ihre Mahlzeiten einzunehmen. Organisch gibt es für diesen Rückgang der Leistungsfähigkeit und Autonomie keine Erklärung.

Welcher Abwehrmechanismus liegt am ehesten vor?

(A)   Reaktionsbildung
(B)   Regression
(C)   Verdrängung
(D)   Verleugnung
(E)   Verschiebung

1.34 (B)   1.35 (B)   1.36 (C)   1.37 (B)   1.38 (B)

H93

1.39 Der Abwehrmechanismus der Verleugnung

(1)   dient dazu, unangenehme Affekte zu verhindern oder abzuschwächen
(2)   deutet auf eine undifferenzierte Überhöhung des Selbstbildes hin
(3)   besteht in einer unbewussten Orientierung an einer wichtigen anderen Person
(4)   führt kurzfristig zu einer psychischen Stabilisierung
(5)   ist nach der Theorie der Psychoanalyse eine Ich-Leistung

(A)   nur 1, 2 und 3 sind richtig
(B)   nur 1, 3 und 4 sind richtig
(C)   nur 1, 4 und 5 sind richtig
(D)   nur 2, 4 und 5 sind richtig
(E)   nur 3, 4 und 5 sind richtig

H96

Ordnen Sie jedem der in Liste 1 genannten Abwehrmechanismen die zutreffende Definition aus Liste 2 zu!

Liste 1

1.40 Verdrängung

1.41 Verleugnung

Liste 2

(A)   Abwehr nicht-akzeptabler Es-Impulse durch Blockierung des Zugangs zum Bewusstsein
(B)   Abwehr nicht-akzeptabler Es-Impulse durch Umleitung auf sozial höher bewertete Ziele
(C)   Abwehr nicht-akzeptabler äußerer Realität durch Blockierung des Zugangs zum Bewusstsein
(D)   Abwehr nicht-akzeptabler Triebregungen durch Verkehrung ins Gegenteil
(E)   Abwehr nicht-akzeptabler äußerer Realität durch Rückfall auf überwundene Entwicklungsstufen

F99   **!!**

1.42 Eine Mutter, die ihr geliebtes Kind nach schwerer Krankheit verloren hat, beschreibt die belastenden Maßnahmen zur Lebenserhaltung des Kindes ohne erkennbare emotionale Beteiligung.

Dieses Verhalten lässt sich am besten erklären durch den Abwehrmechanismus der

(A)   Isolierung
(B)   Rationalisierung
(C)   Reaktionsbildung
(D)   Verdrängung
(E)   Verleugnung

H99   **!**

1.43 Ein Arzt vermeidet es, mit einem Patienten über die möglichen Komplikationen bei einer bevorstehenden Operation zu sprechen. Als er von einem Kollegen darauf hingewiesen wird, meint er, dass der Patient das ohnehin nicht wissen wolle.

Welcher Abwehrmechanismus kommt im Verhalten des Arztes am ehesten zum Ausdruck?

(A)   Projektion
(B)   Rationalisierung
(C)   Reaktionsbildung
(D)   Verleugnung
(E)   Verschiebung

H97

1.44 Ein Raucher begründet seinen Entschluss, trotz starker gesundheitlicher Gefährdung nicht mit dem Rauchen aufhören zu wollen, damit, dass er in seinem Beruf stets sehr konzentriert sein müsse.

Der psychoanalytischen Theorie zufolge kommt für dieses Verhalten vorrangig folgender Abwehrmechanismus in Betracht:

(A)   Isolierung
(B)   Rationalisierung
(C)   Reaktionsbildung
(D)   Verleugnung
(E)   Verschiebung

1.39 (C)   1.40 (A)   1.41 (C)   1.42 (A)   1.43 (B)   1.44 (B)

1.2.4   Sozialpsychologische Modelle

F98

1.55 Nach dem Actor-observer-Ansatz vermindert sich die Gefahr von Fehlattribuierungen im zwischenmenschlichen Bereich, wenn eine Person

(A)   sehr selten Selbstattribuierungen vornimmt
(B)   sehr häufig Selbstattribuierungen vornimmt
(C)   gegenüber anderen Personen vorzugsweise dispositionelle Attribuierungen vornimmt
(D)   bei anderen Personen minimale Konsistenz voraussetzt
(E)   die Betrachterperspektive (Beobachter/Handelnder) zu wechseln in der Lage ist

H95

1.56 Subjektive Erklärungskonzepte für die Gründe und Ursachen beobachteter Ereignisse auf der Grundlage von Erfahrungen und Bewertungen des jeweiligen Beobachters bezeichnet man als

(A)   internale Kontrollüberzeugung
(B)   Selbstwirksamkeitserwartung
(C)   Abschwächungsprinzipien
(D)   Attributionsschemata
(E)   Fehlattribuierungen

H97

1.57 Sich selbst erfüllende Prophezeiungen

(1)   werden mit Attributionsprozessen erklärt
(2)   können sich insbesondere im Doppelblindversuch als Fehlerquelle auswirken
(3)   stellen einen sozialpsychologischen Beeinflussungsmechanismus dar
(4)   sind besonders häufig in asymmetrischen Interaktionsbeziehungen beobachtet worden

(A)   nur 1 und 2 sind richtig
(B)   nur 2 und 3 sind richtig
(C)   nur 1, 3 und 4 sind richtig
(D)   nur 2, 3 und 4 sind richtig
(E)   1 – 4 = alle sind richtig

F01

1.58 Wie Menschen innere und äußere Geschehnisse wahrnehmen, welchen Sinn sie ihnen beimessen und welche Erklärungen sie für die Ursache von Verhalten anführen, ist vorrangig Gegenstand

(A)   der Attributionstheorie
(B)   der Gestalttheorie
(C)   des Behaviorismus
(D)   faktorenanalytischer Persönlichkeitsmodelle
(E)   psychoanalytischer Persönlichkeitsmodelle

F01

1.59 In vielen Untersuchungen wurde gezeigt, dass Beobachter die Ursachen des Handelns einer Person anderen Faktoren zuschreiben als die beobachtete Person selbst.

Die durch unterschiedliche Wahrnehmungsperspektiven zustande kommende Verzerrung wird bezeichnet als:

(A)   Akteur-Beobachter-Verzerrung
(B)   externale Attribuierung
(C)   kognitive Umstrukturierung
(D)   Kontrollattribution
(E)   Wahrnehmungsabwehr

H99

1.60 Nach dem Actor-Observer-Ansatz vermindert sich die Gefahr von Fehlattribuierungen im zwischenmenschlichen Bereich, wenn eine Person

(A)   bei anderen Personen minimale Konsistenz voraussetzt
(B)   die Betrachterperspektive (Beobachter/Handelnder) zu wechseln in der Lage ist
(C)   gegenüber anderen Personen vorzugsweise dispositionelle Attribuierungen vornimmt
(D)   sehr häufig Selbstattribuierungen vornimmt
(E)   sehr selten Selbstattribuierungen vornimmt

1.55 (E)   1.56 (D)   1.57 (C)   1.58 (A)   1.59 (A)   1.60 (B)

F97

1.61 Welche Aussagen zu „life events" (kritische Lebensereignisse) treffen zu?

(1)   Kritische Lebensereignisse sind Stressoren.
(2)   Verstärkte Neuanpassungserfordernisse als Folge kritischer Lebensereignisse erhöhen das Krankheitsrisiko.
(3)   Die individuelle Vulnerabilität bei Life-event-Belastung lässt sich anhand eines Punktsummenindexes voraussagen.

(A)   nur 1 ist richtig
(B)   nur 3 ist richtig
(C)   nur 1 und 2 sind richtig
(D)   nur 1 und 3 sind richtig
(E)   nur 2 und 3 sind richtig

F96

1.62 Kritische Lebensereignisse weisen dann eine hohe negative Valenz als Ursache für psychische Krisen auf, wenn folgende Attribute eines Ereignisses vorliegen:

(1)   geringe Kontrollierbarkeit mit großer Unerwünschtheit
(2)   geringe Vorhersagbarkeit bei hoher Relevanz
(3)   früher biographischer Einschnitt

(A)   Keine der Aussagen 1 – 3 ist richtig.
(B)   nur 1 ist richtig
(C)   nur 1 und 2 sind richtig
(D)   nur 2 und 3 sind richtig
(E)   1 – 3 = alle sind richtig

· ·
1.2.5   Soziologische Modelle

F00

1.63 Medizinsoziologische Untersuchungen in der Bundesrepublik Deutschland zum Einfluss von sozialer Schichtzugehörigkeit auf Gesundheit und Krankheit haben gezeigt, dass

(1)   die Inanspruchnahme von Vorsorgeuntersuchungen in unteren sozialen Schichten seltener als in höheren erfolgt
(2)   die frühzeitige (vor Berentung) Manifestation von Herz-Kreislauf-Erkrankungen bei Mitgliedern unterer sozialer Schichten häufiger ist als bei Mitgliedern höherer Schichten
(3)   die Risikofaktoren Zigarettenrauchen und Übergewicht in höheren Schichten häufiger als in niedrigen vorzufinden sind

(A)   nur 1 ist richtig
(B)   nur 2 ist richtig
(C)   nur 3 ist richtig
(D)   nur 1 und 2 sind richtig
(E)   nur 1 und 3 sind richtig

H00

1.64 Charakteristisch für die Unterschicht (im Gegensatz zur Mittelschicht) ist

(A)   eine höhere Schwelle der Inanspruchnahme des Arztes
(B)   eine stärker ausgeprägte Leistungsmotivation
(C)   eine stärker ausgeprägte Orientierung an den mittel- und langfristigen Folgen bestimmten Verhaltens und bestimmter Handlungen
(D)   eine stärkere Tendenz, selbstgesetzte Ziele durch eigenes Handeln zu erreichen
(E)   ein stärker ausgeprägtes präventives Gesundheitsverhalten

1.61 (C)   1.62 (E)   1.63 (D)   1.64 (A)

H96

1.65 Welche Aussagen zur Inanspruchnahme ärztlicher Leistungen treffen zu?

(1) Je belastender der eigene Gesundheitszustand, desto höher ist die Inanspruchnahme.
(2) Zwischen der Zahl niedergelassener Ärzte pro Einwohner und der Höhe der Inanspruchnahme von Ärzten besteht kein Zusammenhang.
(3) Je höher die Selbstbeteiligung bei Versicherten, desto geringer ist die Inanspruchnahme.
(4) Je höher das Lebensalter, desto höher ist die Inanspruchnahme.
(5) Der Zusammenhang zwischen sozialer Schicht und Häufigkeit der Inanspruchnahme ist schwächer ausgeprägt als der Zusammenhang zwischen sozialer Schicht und der Qualität der ärztlichen Versorgung.

(A) nur 1 ist richtig
(B) nur 1 und 4 sind richtig
(C) nur 1, 2 und 5 sind richtig
(D) nur 2, 3 und 4 sind richtig
(E) nur 1, 3, 4 und 5 sind richtig

H97

1.66 Zu den für das Gesundheits- und Krankheitsverhalten bedeutsamen Folgen schichtenspezifischer Sozialisation gehören:

(1) unterschiedliche Bewertung des gesunden Körpers (Symbolwert vs. Gebrauchswert)
(2) unterschiedlich ausgeprägte Symptomaufmerksamkeit
(3) Unterschiede hinsichtlich der Zukunftsorientierung (Präventionsbewusstsein)
(4) Unterschiede in der elterlichen Kontrollstrategie

(A) nur 2 und 4 sind richtig
(B) nur 1, 2 und 3 sind richtig
(C) nur 1, 2 und 4 sind richtig
(D) nur 1, 3 und 4 sind richtig
(E) nur 2, 3 und 4 sind richtig

F99

1.67 Medizinsoziologische Studien haben bei bildungsschwachen Bevölkerungsgruppen im Vergleich zu besser gebildeten Gruppen eine größere Verbreitung folgender, für das Gesundheits- und Krankheitsverhalten bedeutsamer Gegebenheiten festgestellt:

(1) Verwendung sog. restringierter Sprachcodes
(2) mangelnde Zukunftsorientierung
(3) Fähigkeit zur Bedürfnisaufschiebung (deferred gratification)
(4) instrumentelles Körperbild
(5) Überzeugung der eigenen Wirksamkeit (self efficacy)

(A) nur 1, 2 und 4 sind richtig
(B) nur 1, 2 und 5 sind richtig
(C) nur 1, 3 und 4 sind richtig
(D) nur 1, 4 und 5 sind richtig
(E) nur 2, 3 und 4 sind richtig

H98

1.68 Die Sterblichkeit unterscheidet sich auch in entwickelten Industriegesellschaften noch in starkem Maße nach sozialer Schichtzugehörigkeit.

Im einzelnen gilt, dass die beobachteten schichtenspezifischen Sterblichkeitsunterschiede wie folgt variieren:

(A) Die Unterschiede sind bei Männern und Frauen etwa gleich stark ausgeprägt.
(B) Die Unterschiede sind im frühen und mittleren Erwachsenenalter geringer ausgeprägt als im höheren Lebensalter.
(C) Die Unterschiede sind zu Beginn des Lebens (Säuglings- und Kindesalter) stärker ausgeprägt als am Ende des Lebens (hohes Lebensalter).
(D) Die Unterschiede sind in allen Altersphasen etwa gleich ausgeprägt.
(E) Bezüglich der koronaren Herzkrankheit findet man einen u-förmigen Zusammenhang zwischen sozialem Status und Sterblichkeit.

H90   F87

1.69 Untersuchungen über den Zusammenhang zwischen Sozialschicht und Schizophrenie legen verschiedene Hypothesen nahe.

Welche der folgenden Aussagen umschreibt (umschreiben) die sogenannte Drifthypothese?

(1) In den unteren Sozialschichten wirken Lebensbedingungen als Faktoren, die – jenseits originär medizinischer Variablen – einen Krankheitsprozess wie Schizophrenie auslösen können.
(2) Die höhere Prävalenzrate der Schizophrenen in den unteren Sozialschichten ist die Folge des sozialen Abstiegs durch den Krankheitsprozess.
(3) Je größer die soziale Distanz zwischen Arzt und Patient, desto eher kommt es zur diagnostischen Etikettierung bzw. Stigmatisierung „Schizophrenie".

(A) nur 1 ist richtig
(B) nur 2 ist richtig
(C) nur 3 ist richtig
(D) nur 1 und 3 sind richtig
(E) nur 2 und 3 sind richtig

H98

1.70 Welcher der aufgeführten Sachverhalte wird mit der These der sozialen Selektion ungleicher Krankheitsverteilung (sog. Drifthypothese) zutreffend beschrieben?

(A) Gefährdete Personen erkennen in geringerem Umfang als nicht gefährdete ihr eigenes Krankheitsrisiko.
(B) Gefährdete Personen nehmen in geringerem Umfang als nicht gefährdete rechtzeitig einen Arzt in Anspruch.
(C) Gefährdete Personen sind vor Ausbruch ihrer Erkrankung stärkeren pathogen wirkenden psycho-sozialen Belastungen ausgesetzt als nicht gefährdete.
(D) Gefährdete Personen stammen häufiger als nicht gefährdete aus unvollständigen Familien („broken home").
(E) Gefährdete Personen steigen aufgrund ihrer Gefährdung, die bereits vor Ausbruch der Erkrankung sozial wirksam wird, in eine sozial ungünstigere Lage ab.

F00

1.71 Hinsichtlich der Beziehung zwischen Stress und Krankheit stellt sich die Frage, warum manche Menschen sich trotz starker psychosozialer Belastungen als vergleichsweise wenig krankheitsanfällig erweisen.

Zu den Faktoren, die hier als gesundheitliche Ressourcen identifiziert wurden, gehört **nicht**:

(A) dispositioneller Optimismus
(B) emotionale Stabilität
(C) Reaktanz
(D) Selbstwirksamkeitserwartung (self efficacy)
(E) sozialer Rückhalt (social support)

F94

1.72 In der Medizinsoziologie wird häufig zwischen Gesundheitsverhalten und Krankheitsverhalten unterschieden.

Zum Krankheitsverhalten zählen folgende Aktivitäten:

(1) Beteiligung an Maßnahmen der Primärprävention
(2) Selbstmedikation
(3) Bagatellisierung empfundener Beschwerden
(4) verzögerte Inanspruchnahme ärztlicher Hilfe
(5) Befragen des Arztes über die Vermeidung von Herz-Kreislauf-Risikofaktoren nach einer Fernsehsendung

(A) nur 2 ist richtig
(B) nur 1, 3 und 4 sind richtig
(C) nur 2, 3 und 4 sind richtig
(D) nur 1, 2, 3 und 5 sind richtig
(E) nur 2, 3, 4 und 5 sind richtig

1.69 (B)   1.70 (E)   1.71 (C)   1.72 (C)

F01

1.73 Ein 50-jähriger Herzinfarktpatient erzählt dem behandelnden Arzt im Krankenhaus von seinen starken beruflichen Belastungen in den vergangenen Jahren: Als Industriemeister war er trotz Personalabbaus bei den ihm unterstellten Arbeitern für die pünktliche Lieferung der hergestellten Produkte verantwortlich. Er selbst war ebenfalls von der Gefahr des Arbeitsplatzverlustes bedroht.

Diese krankheitswertige Belastungssituation (hohe Verausgabung – niedrige Belohnung) lässt sich am besten anhand des folgenden medizinsoziologischen Modells erfassen:

(A)   Anforderungs-Kontroll-Modell
(B)   Modell beruflicher Autonomie
(C)   Modell beruflicher Gratifikationskrisen
(D)   Modell der kognitiven Dissonanz
(E)   Modell des sozialen Vergleichsprozesses

1.3   Methodische Grundlagen

1.3.1   Hypothesenbildung

F99   !

1.74 Im Rahmen einer Psychotherapiestudie wird ein neues Verfahren gegen ein Standardverfahren geprüft. Beim Vergleich der Therapieergebnisse in beiden Behandlungsgruppen (neue Therapie vs. Standardtherapie) ergibt sich, dass die Null-Hypothese zu verwerfen ist.

Dies bedeutet:

(A)   Beide Therapien sind gleich wirksam.
(B)   Der beobachtete Effekt ist rein zufälliger Natur.
(C)   Die neue Therapie ist wirksamer als die Standardtherapie.
(D)   Die Standardtherapie ist wirksamer als die neue Therapie.
(E)   Es wurde ein Unterschied zwischen beiden Gruppen festgestellt.

H87   H86

1.75 Nach sozialpsychologischen Untersuchungen neigen Personen, die eine Unwahrheit behaupten, oft dazu, nach einiger Zeit selbst an sie zu glauben.

In einem Experiment hierzu wurden Versuchspersonen veranlasst, eine Unwahrheit zu behaupten. Eine Gruppe erhielt für die unwahre Behauptung eine Bezahlung von 1 Dollar, eine andere Gruppe dagegen 20 Dollar. Die Gruppe mit der höheren Bezahlung glaubte eher an die falsche Behauptung.

Welche Größe ist in diesem Experiment die abhängige Variable?

(A)   die Höhe der Geldsumme
(B)   das Ausmaß der Überzeugung von der vermeintlichen Wahrheit
(C)   die Frage, ob die Versuchsperson gelogen hat oder nicht
(D)   das Ausmaß der Glaubwürdigkeit der Lüge
(E)   die Bezahlung

F00   !

1.76 In einer Studie sollen die Auswirkungen von Koffein auf die Einschlafdauer untersucht werden. Die erste Gruppe von Testpersonen trinkt vor dem Schlafengehen stark koffeinhaltigen Kaffee, die zweite Gruppe schwach koffeinhaltigen Kaffee und die dritte Gruppe entkoffeinierten Kaffee (jeweils gleiche Volumina). Die Einschlafdauer wird über Registrierung im EEG untersucht.

Welche der folgenden Angaben zum Untersuchungsplan sind richtig?

(1)   Der Koffeingehalt ist die unabhängige Variable.
(2)   Die Einschlafdauer ist die abhängige Variable.
(3)   Bei dieser Studie ist der Koffeingehalt auf einer Nominalskala definiert.
(4)   Bei dieser Studie ist die Einschlafdauer auf einer Ordinalskala definiert.

(A)   nur 1 und 2 sind richtig
(B)   nur 1 und 3 sind richtig
(C)   nur 2 und 3 sind richtig
(D)   nur 2 und 4 sind richtig
(E)   nur 3 und 4 sind richtig

H92

Ordnen Sie den in Liste 1 genannten Variablentypen eines Experiments die ihnen entsprechende Bedeutung (Liste 2) zu!

Liste 1

1.77 unabhängige Variable

1.78 abhängige Variable

Liste 2

(A) Veränderungen im Verhalten der Versuchsperson, die unabhängig von der experimentellen Bedingung ausschließlich darauf zurückzuführen sind, dass die Person an einem Experiment teilnimmt.

(B) die vom Versuchsleiter systematisch variierten Bedingungen

(C) die Einflüsse, die der Versuchsleiter aufgrund seiner Erwartungen unbewusst auf die Versuchsperson ausübt

(D) die unter den experimentellen Bedingungen eintretenden Verhaltensänderungen der Versuchsperson, die gemessen werden

(E) Bedingungen des Verhaltens der Versuchsperson, die das Ergebnis des Experiments beeinflussen, jedoch nicht vom Versuchsleiter kontrolliert werden können.

F86

1.79 Es soll geprüft werden, ob die Art des Schlafentzugs die Konzentrationsfähigkeit beeinflusst.
Dazu werden 3 verschiedene Gruppen von freiwilligen Versuchspersonen (Vpn) nachts in einem Schlaflabor untersucht: Eine Gruppe schläft ohne Unterbrechung, eine Gruppe wird immer während der REM-Schlafphasen geweckt, eine Gruppe wird mit gleicher Häufigkeit wie die Gruppe „REM" geweckt, aber während der Non-REM-Schlafphasen. Die Vpn werden in der Reihenfolge ihrer Anmeldung abwechselnd den 3 Gruppen zugeordnet. Die Konzentrationsfähigkeit wird nach 5 Schlaflabornächten mit einem standardisierten Test geprüft.

In dieser Untersuchung

(A) stellen die 3 Stichproben die unabhängige Variable dar

(B) ist die Bedingung „Schlaf" zur Beantwortung der Fragestellung überflüssig, da ein standardisierter Test verwendet wird

(C) ist das Schlafverhalten die abhängige Variable

(D) sind die Kriterien eines Experiments erfüllt

(E) Keine der Antworten (A)–(D) trifft zu.

F01 **!**

1.80 Bei Patienten wird ein Experiment durchgeführt, um die Effekte eines Medikamentes auf die Gedächtnisleistung bei Hirnleistungsstörungen einschätzen zu können. Dazu werden eine Kontrollgruppe (in dieser wurde ein Placebo verabreicht) und eine Versuchsgruppe (in dieser wurde das Medikament verabreicht) jeweils einem Gedächtnistest unterzogen. Die Versuchsbedingungen sind für beide Gruppen gleich.

Welche der genannten Variablen wird als unabhängige Variable bezeichnet?

(A) Ergebnis des Gedächtnistests für die Kontrollgruppe

(B) Ergebnis des Gedächtnistests für die Versuchsgruppe

(C) Kontrollgruppe

(D) Verum- oder Placebogabe

(E) Versuchsgruppe

1.3.2 Operationalisierung

F87

1.81 Welche Aussage trifft zu?

Die Einteilung von Objekten nach dem Kriterium Gleichheit/Verschiedenheit entspricht dem Niveau der

(A) Nominalskala

(B) Ordinalskala

(C) Intervallskala

(D) Verhältnisskala

(E) Keine der Aussagen (A)–(D) trifft zu.

F89

1.82 Welche Eigenschaften kennzeichnen die Nominalskala?

(A) gleiche Abstände zwischen den Skalenwerten

(B) Möglichkeit, Rangplätze zu bilden

(C) Möglichkeit, Verhältnisse zwischen Skalenwerten anzugeben (z.B. „a ist doppelt so groß wie b")

(D) Möglichkeit, „Größer/kleiner-als"-Relationen abzubilden

(E) kategoriale Zuordnung von Skalenwert und Merkmalsträger

H99 **!!**

1.94 Zur Darstellung des Bildungsniveaus innerhalb einer Stichprobe wird das Merkmal „höchster erreichbarer Schulabschluss" (Hauptschule – Realschule – Gymnasium – Hochschule) herangezogen.

Welches Skalenniveau erreicht die zugrundeliegende Einteilung?

(A)   Intervallskala
(B)   Nominalskala
(C)   Ordinalskala
(D)   Rationalskala
(E)   Verhältnisskala

F99

1.95 Wie kann man Daten über psychologische oder psychophysiologische Tatbestände gewinnen, die sich auf einer Rationalskala abbilden lassen?

(A)   durch Berechnung von Prozentrangwerten
(B)   durch Erfassung von Kenngrößen, die sich im SI-System darstellen lassen
(C)   durch Erfassung von Merkmalsausprägungen anhand psychometrischer Persönlichkeitsfragebögen
(D)   durch Ermittlung der Häufigkeit, mit der kategoriale Klassen besetzt sind
(E)   durch Transformation von Prozentrangwerten in Standardwerte (z-Norm)

H00 **!**

1.96 In einer schriftlichen Befragung über Einstellungen zum Zigaretten rauchen bei 14-jährigen Schülerinnen und Schülern sollen die Fragen anhand sog. Beurteilungsskalen beantwortet werden (z.B. 5 Antwortmöglichkeiten von „stimme voll zu" bis „lehne ganz ab").

Welche Kombination von Dateneigenschaften liegt damit vor?

(A)   Primärdaten und nominalskalierte Daten
(B)   Primärdaten und ordinalskalierte Daten
(C)   Sekundärdaten und intervallskalierte Daten
(D)   Sekundärdaten und nominalskalierte Daten
(E)   Sekundärdaten und ordinalskalierte Daten

F00 **!**

1.97 Für einen Intelligenztest ließ sich sichern, dass die Testwertdifferenzen gleiche Merkmalsdifferenzen widerspiegeln.

Welches Skalenniveau liegt vor?

(A)   Intervallskala
(B)   Nominalskala
(C)   Ordinalskala
(D)   Ratingskala
(E)   Verhältnisskala

F01 **!!**

1.98 Bei der Erstuntersuchung eines Patienten erheben Sie u.a. anamnestische Daten (früher durchgemachte Krankheiten) und klinisch-chemische Befunde (Enzymaktivitäten im Serum).

Welches Skalenniveau erreichen diese Daten?

	Anamnese-Daten	**Klin.-chem. Daten**
(A)	Nominalskala	Nominalskala
(B)	Nominalskala	Ordinalskala
(C)	Nominalskala	Rationalskala
(D)	Ordinalskala	Ordinalskala
(E)	Ordinalskala	Intervallskala

F91

1.99 Schätzskalen können unterschiedlich konstruiert sein. So unterscheidet man zwischen

(1)   Skalen mit verbaler und solchen mit numerischer Abstufung
(2)   monopolarer und bipolarer Beurteilung
(3)   diskreter Abstufung und analoger Beurteilung
(4)   geradzahliger und ungeradzahliger Abstufung

(A)   nur 1 und 4 sind richtig
(B)   nur 2 und 3 sind richtig
(C)   nur 1, 2 und 4 sind richtig
(D)   nur 1, 3 und 4 sind richtig
(E)   1–4 = alle sind richtig

H00 **!**

1.100 Die nachstehend auszugsweise wiedergegebene Tabelle (Apgar-Schema) dient der Vitalitätsbeurteilung von Neugeborenen. Die Beurteilung erfolgt anhand der vorgegebenen Kategorien. Maximal können 10 Punkte erreicht werden.

Beurteilungs-kriterium	0 Punkte	1 Punkt	2 Punkte
Atembewe-gungen	keine	flach, unregel-mäßig	gut, Schreien
Puls	nicht wahr-nehmbar	langsam (unter 100)	über 100
Grundtonus (Muskeltonus)	…		

Welches Instrument wird hier zur Verhaltensregistrierung eingesetzt?

(A) Analogskala
(B) Rangreihenvergleich
(C) relative Beurteilungsskala
(D) Summenwertskala
(E) Verhältnisskala

F91

1.101 Für die Anwendung von Prüflisten (check lists) in der psychologischen Diagnostik gilt:

(1) Es resultiert eine relative Beurteilung.
(2) Es resultiert ein Summenwert.
(3) Systematische Beurteilungsfehler wie Haloeffekte oder Kontrasteffekte werden kontrolliert.

(A) nur 1 ist richtig
(B) nur 2 ist richtig
(C) nur 1 und 3 sind richtig
(D) nur 2 und 3 sind richtig
(E) 1 – 3 = alle sind richtig

F96 H93

1.102 Soziometrische Wahlverfahren geben Auskunft über

(A) die Arbeitszeile der Gruppe
(B) die informelle Struktur einer Gruppe
(C) die Intrarollenkonflikte der Mitglieder einer Gruppe
(D) die Schichtzugehörigkeit der Mitglieder einer Gruppe
(E) die sozialen Wertvorstellungen in einer Gruppe

F97

1.103 In einem Experiment zum Einfluss von Alkohol auf die Konzentrationsfähigkeit von Versuchspersonen

(1) stellt das Körpergewicht die unabhängige Variable dar
(2) erfolgt die Operationalisierung der unabhängigen Variablen durch Festlegung der Alkoholdosierung
(3) bilden z.B. die in einem Konzentrationstest gemessenen Leistungen die abhängige Variable
(4) können keine Hypothesen über kausale Zusammenhänge gewonnen werden

(A) nur 1 und 2 sind richtig
(B) nur 1 und 3 sind richtig
(C) nur 2 und 3 sind richtig
(D) nur 2 und 4 sind richtig
(E) nur 3 und 4 sind richtig

H99   H89   H88   H86   **!**

1.104 Systematische Desensibilisierung, Psychoanalyse und Gesprächspsychotherapie sollen hinsichtlich ihrer Effektivität bei der Behandlung objektbezogener Phobien überprüft werden. Dazu werden phobische Patienten nach dem Zufallsprinzip in drei entsprechende Therapiegruppen aufgeteilt. Vor und nach der Behandlungsperiode wird gemessen, wie weit sich die Patienten dem phobischen Objekt zu nähern wagen.

Welche Aussage zu dieser Untersuchung trifft **nicht** zu?

(A)   Das Ausmaß der Annäherung an das Objekt stellt die abhängige Variable dar.
(B)   Die Kriterien eines Experiments sind erfüllt.
(C)   Die Phobie ist als unabhängige Variable aufzufassen.
(D)   Es ist eine Operationalisierung des Ausmaßes der Phobie erfolgt.
(E)   Es wurde eine Randomisierung durchgeführt.

F86

1.105 In einem Experiment zum Einfluss der Berufserfahrung auf die Vigilanz in medizinischen Belastungssituationen wird die Zeit gemessen, welche die Versuchspersonen brauchen, um auf ein Lichtsignal hin einen bestimmten Hebel zu drücken.

Welche der folgenden Aussagen zur Skalenqualität der abhängigen Variablen und zu ihrer möglichen rechnerischen Auswertung ist (sind) richtig?

(1)   Die abhängige Variable lässt sich auf einer Intervallskala abbilden.
(2)   Die Daten der abhängigen Variablen dürfen auf Rangskalenniveau verarbeitet werden.
(3)   Die Daten dürfen nur auf Nominalskalenniveau verarbeitet werden.

(A)   Keine der Aussagen 1 – 3 ist richtig.
(B)   nur 1 ist richtig
(C)   nur 2 ist richtig
(D)   nur 3 ist richtig
(E)   nur 1 und 2 sind richtig

H88

1.106 Bei der Untersuchung psychophysischer Beziehungen sind folgende Vorgehensweisen möglich:

(1)   Psychologische Vorgänge werden als abhängige Variable gemessen.
(2)   Psychologische Zustände werden als unabhängige Variable vom Experimentator willkürlich hergestellt.
(3)   Physiologische Vorgänge werden als abhängige Variable gemessen.
(4)   Physiologische Zustände werden als unabhängige Variable vom Experimentator willkürlich manipuliert.

(A)   nur 1 und 2 sind richtig
(B)   nur 1 und 4 sind richtig
(C)   nur 2 und 3 sind richtig
(D)   nur 3 und 4 sind richtig
(E)   1 – 4 = alle sind richtig

1.3.3   Untersuchungskriterien

H88

1.107 Das Gütekriterium Objektivität in der Testdiagnostik bezieht sich auf:

(1)   die Übereinstimmung verschiedener Auswerter
(2)   den Zusammenhang zwischen Testwert und „wahrem Wert"
(3)   die Übereinstimmung von wiederholten Messungen
(4)   die Übereinstimmung bei verschiedenen Durchführungsbedingungen

(A)   nur 1 ist richtig
(B)   nur 2 ist richtig
(C)   nur 3 ist richtig
(D)   nur 1 und 2 sind richtig
(E)   nur 1 und 4 sind richtig

H99 **!!**

1.108 Ein Hauptgütekriterium bei Testverfahren ist Objektivität.

Dieses Kriterium bezieht sich auf

(A) das Ausmaß, mit dem der Test das erfasst, was er zu erfassen vorgibt
(B) die Eichung des Verfahrens an einer repräsentativen Eichstichprobe
(C) die Unabhängigkeit von der Person des Testleiters, der den Test vorgibt und der des Auswerters
(D) den Zusammenhang zwischen der Beantwortung eines Items und dem Ergebnis aller Antworten
(E) die Genauigkeit, mit der ein Test das kritische Merkmal erfasst

H96

1.109 Ein standardisiertes Interview weist nur dann eine hohe Objektivität im testtheoretischen Sinne auf, wenn

(1) die Angaben des Befragten der Wahrheit entsprechen
(2) offene Fragen gestellt werden
(3) verschiedene Interviewer hinsichtlich einer befragten Person zu übereinstimmenden Ergebnissen kommen
(4) die Fragen sich auf relevante Aspekte des zu untersuchenden Merkmals beziehen

(A) nur 1 ist richtig
(B) nur 3 ist richtig
(C) nur 3 und 4 sind richtig
(D) nur 1, 2 und 3 sind richtig
(E) 1 – 4 = alle sind richtig

F95

1.110 Prüfen Sie bitte folgende Aussagen über psychologische Tests:

(1) Hohe Objektivität eines Tests ist eine notwendige Bedingung für hohe Reliabilität.
(2) Hohe Objektivität eines Tests ist eine notwendige Bedingung für hohe Validität.
(3) Ein Test, der eine hohe Reliabilität hat, muss auch eine hohe Validität aufweisen.
(4) Die Reliabilität eines Tests kann mit der Methode des Paarvergleichs überprüft werden.

(A) nur 1 ist richtig
(B) nur 1 und 2 sind richtig
(C) nur 2 und 4 sind richtig
(D) nur 3 und 4 sind richtig
(E) nur 1, 2 und 4 sind richtig

F89

1.111 Folgende Einflussgrößen beeinflussen aus testtheoretischer Sicht die diagnostische Qualität einer Anamnese:

– Merkmalsstabilität
– Wissensstand des Explorators
– Interpretation der Inhalte
– Sturkturierung der Fragen
– Motivlagen der untersuchten Person

Auf welche Gütekriterien sind Auswirkungen zu erwarten?

(A) nur auf die Objektivität
(B) nur auf die Zuverlässigkeit
(C) nur auf die Gültigkeit
(D) nur auf Zuverlässigkeit und Gültigkeit
(E) auf Objektivität, Zuverlässigkeit und Gültigkeit

F88

1.112 Welcher der folgenden Kennwerte verschiedener in der Intelligenzmessung verwendeter Skalen ist **nicht** richtig zugeordnet?

(A) IQ-Skala (HAWIE) – Mittelwert = 100
(B) z-Skala – Mittelwert = 10
(C) IQ-Skala (HAWIE) – Standardabweichung = 15
(D) z-Skala – Standardabweichung = 1
(E) Standardwert-Skala (IST) – Mittelwert = 100

F98

1.113 Eine Untersuchung über ein standardisiertes diagnostisches Verfahren (psychometrischer Test), das die Neigung zu Suizidhandlungen feststellen soll, hat ergeben:

- Verschiedene Auswerter kommen zu gleichen Ergebnissen.
- Es zeigen sich keine Geschlechtsunterschiede im Antwortverhalten.
- Auch nach erneuter Darbietung bleiben die bei den Probanden ermittelten Untersuchungsergebnisse weitgehend konstant.
- Es ist nicht möglich, Personen, die schon einen oder mehrere Suizide versucht haben, klar von solchen Personen zu unterscheiden, die noch keinen derartigen Versuch unternommen haben.

Welches testtheoretische Qualitätskriterium erfüllt das Verfahren nach den vorliegenden Ergebnissen?

(A)   innere Konsistenz
(B)   Retestreliabilität
(C)   Inhaltsvalidität
(D)   Konstruktvalidität
(E)   Kriteriumsvalidität

F96

1.114 Welche der folgenden Vorgehensweisen dienen dazu, die Reliabilität eines Tests zu bestimmen?

(1)   Die Ergebnisse eines Tests zur Prognose des Studienerfolges werden mit dem tatsächlichen Studienerfolg korreliert.
(2)   Ein Test zur Intelligenzmessung wird hinsichtlich geradzahliger und ungeradzahliger Aufgabennummern in zwei gleiche Testhälften geteilt und die Ergebnisse beider Testhälften werden miteinander korreliert.
(3)   Experten werden um ein Urteil darüber gebeten, ob der Test tatsächlich misst, was er zu messen beansprucht.
(4)   Identische Test-Datensätze werden verschiedenen Auswertern vorgelegt, und die jeweils von den Auswertern ermittelten Punktwerte werden miteinander korreliert.
(5)   Ein Test wird denselben Personen nach 14 Tagen erneut vorgelegt, und die zu beiden Messzeitpunkten erzielten Testergebnisse werden miteinander korreliert.

(A)   nur 1 und 3 sind richtig
(B)   nur 2 und 4 sind richtig
(C)   nur 2 und 5 sind richtig
(D)   nur 3 und 5 sind richtig
(E)   nur 4 und 5 sind richtig

H92

1.115 Eine Gruppe von Personen wird im Zeitabstand von wenigen Tagen unter gleichen Bedingungen mit demselben Intelligenztest geprüft.

Über dieses Verfahren können ermittelt werden:

(1)   Retestreliabilität des Tests
(2)   Übereinstimmungsvalidität des Tests
(3)   Vorhersagevalidität des Tests

(A)   nur 1 ist richtig
(B)   nur 2 ist richtig
(C)   nur 1 und 3 sind richtig
(D)   nur 2 und 3 sind richtig
(E)   1 – 3 = alle sind richtig

H97

1.116 Um zu bestimmen, ob ein diagnostisches Testverfahren den Gütekriterien der Testtheorie genügt, gibt es mehrere Verfahrensmöglichkeiten.

Hierzu zählen:

(1) Ermittlung der Validität mittels Paralleltest
(2) Ermittlung der Objektivität durch Testhalbierung
(3) Ermittlung der Retestreliabilität
(4) Ermittlung der Vorhersagevalidität

(A) nur 3 ist richtig
(B) nur 1 und 2 sind richtig
(C) nur 3 und 4 sind richtig
(D) nur 1, 2 und 3 sind richtig
(E) nur 1, 3 und 4 sind richtig

H00 **!!**

1.117 Ein neu entwickelter Persönlichkeitsfragebogen zur Einschätzung der subjektiven Lebensqualität soll hinsichtlich seiner psychometrischen Eignung überprüft werden. Dazu wird der Gesamttest in zwei gleichlange Hälften aufgeteilt, wobei die Zuordnung der Testaufgaben (Items) zu beiden Testhälften nach einem Zufallsverfahren erfolgt. Die Ergebnisse, die die Probanden in beiden Testhälften erhalten haben, werden miteinander korreliert.

Für welches Kriterium ist der resultierende Korrelationskoeffizient ein Maß?

(A) Konstruktvalidität
(B) Normierung
(C) Objektivität
(D) Reliabilität
(E) Trennschärfe

F01 **!!**

1.118 Das Testgütekriterium Reliabilität beschreibt

(A) das Ausmaß, in dem ein Test das erfasst, was er auch tatsächlich messen soll
(B) den Grad der Genauigkeit, mit dem ein Test ein Merkmal misst
(C) die Übereinstimmung der Testergebnisse mit einem Außenkriterium
(D) die Unabhängigkeit der Testergebnisse vom Untersucher
(E) ob ein Test in angemessener Zeit durchzuführen ist

H98   H95   **!!**

1.119 Welche Aussage trifft **nicht** zu?

Die Validität eines psychometrischen Fragebogens zur Bestimmung des Schweregrades von Depressionen ist um so höher,

(A) je höher die Testergebnisse mit der Einschätzung der Depression durch die behandelnden Psychiater korreliert sind
(B) je besser der Test zwischen Patienten mit depressiven Symptomen und Patienten mit anderen psychischen Erkrankungen diskriminiert
(C) je augenscheinlicher die Testfragen sich auf Beschwerden beziehen, die als Symptome für depressive Störungen gelten
(D) je besser dessen Ergebnisse mit denen anderer (gesicherter) Depressionstests übereinstimmen
(E) je höher die Ergebnisse verschiedener Testteile untereinander korreliert sind

F94

1.120 Wenn man weiß, dass die anhand eines Persönlichkeitsfragebogens (psychometrischer Persönlichkeitstest) ermittelten Ergebnisse gut mit den entsprechenden ärztlichen Diagnosen übereinstimmen, dann ist folgende Aussage zulässig:

Der Persönlichkeitsfragebogen

(A) erfüllt ein Validitätskriterium
(B) besitzt gesicherte Retestreliabilität
(C) besitzt gesicherte Paralleltestreliabilität
(D) ist testtheoretisch genauso reliabel wie die ärztliche Diagnose
(E) ist testtheoretisch genauso objektiv wie die ärztliche Diagnose

---

1.116 (C)   1.117 (D)   1.118 (B)   1.119 (E)   1.120 (A)

H00 **!!**

1.121 In einer psychotherapeutischen Praxis wird zur Diagnostik der Therapiemotivation von Patienten ein standardisierter Fragebogen (C-Skala: Mittelwert = 5, Standardabweichung = 2) verwendet. Bei einer Auswertung der Ergebnisse stellte man fest, dass 90% der Patienten, die im ersten Vierteljahr die Behandlung abbrachen, einen Punktwert unter 3 hatten.

Das Ergebnis deutet darauf hin, dass das Verfahren folgendes Gütekriterium erfüllt:

(A)   innere Konsistenz
(B)   Objektivität
(C)   Reliabilität
(D)   Standardisierung
(E)   Validität

F00 **!**

1.122 Ein neu entwickelter Fragebogen zur Erfassung chronischer Schmerzsyndrome besteht aus 3 Skalen, die unterschiedliche Bereiche (Schmerzstärke, Beeinträchtigungen durch die Schmerzen, Umgang mit den Schmerzen) messen sollen. Der neu entwickelte Schmerzfragebogen wird mit einem bewährten Schmerzfragebogen verglichen.

Die Korrelation der Testergebnisse dient der Überprüfung

(A)   der inneren Konsistenz
(B)   der Normierung
(C)   der Objektivität
(D)   des Standardmessfehlers
(E)   der Validität

F01 **!**

1.123 Die Validität eines Filtertests wird von mehreren Komponenten bestimmt.

Wie errechnet sich anhand der Vierfelder-Tafel die Sensitivität (Anteil der Personen mit einer Krankheit, der durch den Filtertest korrekt als krank bezeichnet wurde)?

		Endgültige Diagnose		
		positiv	negativ	Total
Filtertest-	positiv	a	b	a + b
ergebnis	negativ	c	d	c + d
	Total	a + c	b + d	a + b + c + d

(A) $\frac{a}{a+b}$

(B) $\frac{a}{a+c}$

(C) $\frac{b}{b+d}$

(D) $\frac{d}{b+d}$

(E) $\frac{d}{c+d}$

F89

1.124 Welche der folgenden Aussagen ist bereits aus methodologischen Gründen unzulässig?

(A)   Ein Viertel der Beamtengruppe hatte einen Infekt.
(B)   Die Gruppe der Sonderschüler war unter der Messung mit dem HAWIE im Durchschnitt halb so intelligent wie die der Gymnasiasten.
(C)   Nach der Verhaltenstherapie verbesserte sich auch die Schulleistung des Patienten im Fach Deutsch um 3 Rangplätze in seiner Klasse.
(D)   Der Ruhepuls der Mitglieder der trainierten Koronargruppe war im Durchschnitt 20% langsamer als der Ruhepuls der Infarktpatienten, die das Training verweigerten.
(E)   Frauen erreichen durchschnittlich die gleichen Werte in Intelligenztests wie Männer, aber ihre Intelligenzleistungen haben eine kleinere Streuung als die der Männer.

H96

1.125 Welche Aussagen über die Normalverteilung und Normierung treffen zu?

(1) Bei einer Normalverteilung liegen ca. 68% der Messwerte innerhalb des Bereichs von ± 1 Standardabweichung um den Mittelwert.
(2) Bei einer Normalverteilung entspricht ein Prozentrang von 50 genau dem Mittelwert der Testwerteverteilung.
(3) Im mittleren Bereich der Normalverteilung entsprechen große Unterschiede in den Testergebnissen kleinen Unterschieden im Prozentrang, während es in den Rändern der Verteilung umgekehrt ist.

(A) nur 1 ist richtig
(B) nur 3 ist richtig
(C) nur 1 und 2 sind richtig
(D) nur 1 und 3 sind richtig
(E) nur 2 und 3 sind richtig

H92   H91

1.126 Welche der nachstehenden Testnormierungen ist in der Abbildung **nicht** zutreffend benannt?

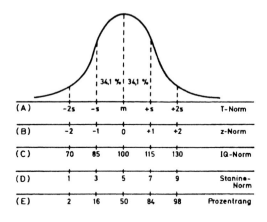

F99 **!**

1.127 Ein Begabungsforscher möchte für eine Untersuchung eine Stichprobe von Kindern mit einem IQ von mindestens 115 Punkten (Normierung entsprechend HAWIK) gewinnen.

Wie viele zufällig ausgewählte Kinder muss er testen, um 100 Kinder zu finden, die einen IQ von 115 und mehr Punkten aufweisen?

(A) etwa   625
(B) etwa   1250
(C) etwa   2500
(D) etwa   5000
(E) etwa 10 000

F01 **!!**

1.128 Welche Normierung geht **nicht** von der theoretischen Voraussetzung der Normalverteilung der Messwerte (idealtypische Verteilung) aus?

(A) C-Wert
(B) IQ-Norm (HAWIE)
(C) Prozentrang
(D) Stanine-Norm
(E) z-Norm

H00   F94   H91

1.129 Die Transformation von Intelligenztest-Rohwerten in Standardwerte (z. B. Z-Werte)

(A) setzt voraus, dass der Test über eine ausreichende Validität verfügt
(B) setzt die Kenntnis des Standardmessfehlers und des Reliabilitätskoeffizienten voraus
(C) ermöglicht den Vergleich individueller Testergebnisse mit der Leistungsvariabilität in der Vergleichsgruppe
(D) führt zu einer Messskala, die maximal das Niveau einer Ordinalskala erreicht
(E) setzt ein faktorenanalytisches Konzept der Intelligenzstruktur voraus

1.125 (C)   1.126 (A)   1.127 (A)   1.128 (C)   1.129 (C)

H91

1.130 Welche statistischen Kennwerte gehen in die Berechnung eines Standardwertes, z. B. eines individuellen Abweichungs-IQs, mit ein?

(1)   Mittelwerte der Rohwerteverteilung in der Eichstichprobe
(2)   Standardabweichung der Rohwerteverteilung
(3)   Median der Bezugspopulation
(4)   Standardmessfehler

(A)   nur 1 und 2 sind richtig
(B)   nur 2 und 4 sind richtig
(C)   nur 3 und 4 sind richtig
(D)   nur 1, 2 und 4 sind richtig
(E)   1 – 4 = alle sind richtig

H92

1.131 Die Transformation der Rohwerte eines Persönlichkeitstests in Prozentrangwerte

(A)   setzt voraus, dass der Test reproduzierbare Merkmalsausprägungen misst
(B)   liefert Variabilitätsnormen, die individuelle Testleistungen auf den Mittelwert und die Streuung der Eichstichprobe beziehen
(C)   führt zu einer Messskala, die mindestens das Niveau der Intervallskala erreicht
(D)   verbessert die Reliabilität des Tests
(E)   ist auch dann möglich, wenn die Rohwerte nicht normal verteilt sind

F98

1.132 Welche Aussage zur Prozentrangnorm trifft **nicht** zu?

(A)   Prozentrangnormen repräsentieren einen linearen Maßstab.
(B)   Variabilitätsnormen (z. B. z-Werte) können in Prozentrangwerte transformiert werden.
(C)   Die Prozentrangskala gibt die relative Stellung eines Probanden in der Vergleichsgruppe richtig wieder.
(D)   Im Mittelbereich der Verteilung entsprechen kleine Veränderungen im Testergebnis großen Veränderungen im Prozentrang.
(E)   An den Rändern der Verteilung entsprechen große Veränderungen im Testergebnis kleinen Veränderungen im Prozentrang.

H96

1.133 Ein Patient erzielt in einem Intelligenztest einen Prozentrangwert von 50. Das bedeutet, dass von 100 zufällig ausgewählten, vergleichbaren Personen etwa die Hälfte ein schlechteres oder gleich gutes Ergebnis erzielen würde. Der entsprechende Wert auf der IQ-Skala (HAWIE) lautet:

(A)   50
(B)   75
(C)   100
(D)   125
(E)   150

H95   F91

1.134 Zur Überführung eines Messwerts in einen Prozentrangwert benötigt man mindestens die Kenntnis

(A)   der Häufigkeitsverteilung
(B)   des Messfehlers
(C)   der Standardabweichung
(D)   der Normwerte
(E)   der Varianz

F95

1.135 Projektive Tests

(1)   gehören zu den leistungsdiagnostischen Verfahren
(2)   liefern vor allem Einblicke in das emotionale Erleben und die Persönlichkeit der Testperson
(3)   haben eine größere Bandbreite, aber geringere Zuverlässigkeit als psychometrische Tests

(A)   nur 1 ist richtig
(B)   nur 2 ist richtig
(C)   nur 1 und 2 sind richtig
(D)   nur 1 und 3 sind richtig
(E)   nur 2 und 3 sind richtig

F00

1.136 Das Freiburger Persönlichkeitsinventar (FPI) eignet sich vor allem zur

(A) Bestimung der Eignung für psychotherapeutische Maßnahmen
(B) Bestimmung des Ausprägungsgrades von überdauernden Merkmalen
(C) Beurteilung der geistigen Reife
(D) Diagnose sozialer Beziehungen
(E) Untersuchung der Suizidgefährdung

F97

1.137 Zu den Beispielen für psychodiagnostische Verfahren, die auf einem statistischen Persönlichkeitsmodell beruhen, zählt **nicht:**

(A) 16 PF (Cattell)
(B) Rorschach-Test
(C) MMPI
(D) FPI
(E) EPI (Eysenck)

H94

1.138 Zu den Methoden der psychologischen Diagnostik gehören psychometrische Tests.

Sie dienen vorrangig folgendem Zweck:

(A) Verhaltensanalyse und Verhaltensbeobachtung
(B) Messung des relativen Grads individueller Merkmalsausprägungen
(C) Aufdeckung der Struktur unbewusster Motive
(D) Operationalisierung tiefenpsychologischer Konstrukte
(E) Klärung von Kausalbeziehungen

H93

1.139 Welche der folgenden Testverfahren gehören zu den psychometrischen Persönlichkeitstests?

(1) Rorschach-Test
(2) Gießen-Test (GT)
(3) Freiburger Persönlichkeitsinventar (FPI)
(4) Thematischer Apperzeptionstest (TAT)

(A) nur 1 und 2 sind richtig
(B) nur 1 und 3 sind richtig
(C) nur 2 und 3 sind richtig
(D) nur 2 und 4 sind richtig
(E) nur 3 und 4 sind richtig

F88

1.140 Welche Aussage trifft zu?

Psychometrische Persönlichkeitsfragebogen sind im Gegensatz zu projektiven Tests im allgemeinen gekennzeichnet durch geringere

(A) Objektivität
(B) Bandbreite
(C) Reliabilität
(D) Informationsgenauigkeit
(E) Keine der Aussagen (A)–(D) trifft zu.

F94

1.141 Wie bei einem Leistungstest (z.B. Intelligenztest) lassen sich auch bei einem Persönlichkeitsfragebogen (psychometrischer Persönlichkeitstest) die folgenden testtheoretischen Kriterien bestimmen:

(1) Trennschärfe einer Frage (eines Items)
(2) Objektivität als Gütekriterium
(3) Standardmessfehler

(A) Keine der Aussagen 1–3 ist richtig
(B) nur 1 ist richtig
(C) nur 2 ist richtig
(D) nur 1 und 2 sind richtig
(E) 1–3 = alle sind richtig

H96   F87

1.142 Welche Aussage trifft **nicht** zu?

Mehrdimensionale standardisierte Persönlichkeitsfragebogen, die psychologische Konstrukte wie z.B. Aggressivität, Dominanzstreben und emotionale Labilität messen,

(A) liefern quantitative Aussagen über individuelle Merkmalsausprägungen
(B) haben vorrangig die Erfassung aktueller emotionaler Zustände zum Ziel
(C) setzen Introspektionsfähigkeit der Probanden voraus
(D) bergen die Gefahr, dass die Probanden sozial erwünschte Verhaltensweisen als die eigenen ausgeben
(E) enthalten Fragen, die objektiv ausgewertet werden können

1.3.4 Untersuchungsplanung

H99 **!!**

1.143 Bei einer zu Forschungszwecken freiwillig durchzuführenden schriftlichen Befragung zur präventiven Einstellung von Frauen, die zu einer Vorsorgeuntersuchung in die gynäkologischen Praxen kommen, wird festgestellt, dass im Schnitt nur etwa jede sechste Frau bereit ist, an der Befragung teilzunehmen.

Der wissenschaftliche Aussagewert der Ergebnisse dieser Studie ist besonders eingeschränkt durch eine mangelnde

(A)   Auswertungsobjektivität
(B)   Repräsentativität
(C)   Sensitivität
(D)   Spezifität
(E)   Standardisierung

H99 **!**

1.144 Ein Doktorand der Medizin untersucht mit einer psychologischen Testbatterie eine Stichprobe von Erwachsenen, die in der Kindheit durch Unfälle schwere Schädelverletzungen erlitten haben, auf das Vorliegen einer Persönlichkeitsstörung.

Bei diesem Vorgehen handelt es sich um eine

(A)   experimentelle Studie
(B)   Ex-post-facto-Studie
(C)   Feldstudie
(D)   Kohortenstudie
(E)   prospektive Längsschnittstudie

F94   F90

1.145 Für die Quotastichprobe kennzeichnend ist

(A)   die Herstellung eines Kollektivs, das in allen interessierenden Merkmalen für die Grundgesamtheit möglichst repräsentativ ist, ohne dass eine Randomisierung erforderlich wäre
(B)   die Bildung von Schichten, innerhalb derer dann eine Zufallsauswahl getroffen wird
(C)   die Bildung einer möglichst repräsentativen Untersuchungseinheit mit den Verfahren der Parallelisierung und Randomisierung
(D)   die geringe Anfälligkeit gegenüber systematischen Stichprobenfehlern
(E)   die starke Verzerrung bei Weigerung einzelner Personen, an der Untersuchung teilzunehmen

F00

1.146 Bei der Durchführung eines Experimentes wird versucht, Untersuchungsfehler durch verschiedene Techniken auszuschalten.

Welches Vorgehen gehört **nicht** dazu?

(A)   Ausbalancieren
(B)   Bildung von Aggregatdaten
(C)   Doppelblindversuche
(D)   Parallelisierung
(E)   Randomisierung

H99

1.147 Für ihre Studie zur Lebensqualität von Diabetikern legen die Forscher in ihrem Untersuchungsplan fest, dass für jede Person aus der Grundgesamtheit die gleiche Wahrscheinlichkeit bestehen soll, in die Auswahl aufgenommen zu werden.

Welches der nachstehenden Verfahren kommt hierfür in Betracht?

(A)   einfache Zufallsauswahl
(B)   Klumpenauswahl
(C)   Mikrozensus
(D)   Panel-Verfahren
(E)   Quotastichprobe

F98

1.148 Bei einer Klumpenauswahl

(A)   hat der Interviewer innerhalb der ihm vorgegebenen Quoten völlige Freiheit in der Auswahl der zu untersuchenden Personen
(B)   werden Untergruppen (z.B. nach Einkommen) definiert; innerhalb der Untergruppen wird eine Zufallsauswahl durchgeführt
(C)   wird die Gesamtpopulation in mehrere schon vorhandene Teile (z.B. nach Wohnblöcken einer Siedlung) gegliedert, von denen einige zur Beobachtung ausgewählt werden
(D)   werden die Personen einer Population nach dem Zufallsprinzip (z.B. Los, Zufallszahlengenerator) in die Stichprobe einbezogen
(E)   wird die Stichprobe vom Untersucher so ausgewählt, dass sie für die Grundpopulation repräsentativ ist, ohne dass die Einheiten nach dem Zufallsprinzip ausgewählt werden

---

1.143 (B)   1.144 (B)   1.145 (A)   1.146 (B)   1.147 (A)   1.148 (C)

H00 !

Ordnen Sie den Vorgehensweisen zur Bildung von Untersuchungsgruppen (Liste 1) den jeweils zugehörigen Begriff der Liste 2 zu!

Liste 1

1.149 Auswahl einer für die zu untersuchende Grundgesamtheit repräsentativen Personengruppe ohne Berücksichtigung der Verteilung untersuchungsrelevanter Merkmale

1.150 Auswahl einer Personengruppe unter Berücksichtigung untersuchungsrelevanter Merkmale, deren Verteilung in der Grundgesamtheit bekannt ist

Liste 2

(A) Extremgruppe
(B) Klumpenauswahl
(C) Panel-Verfahren
(D) Quotastichprobe
(E) Zufallsstichprobe

H93 F91

1.151 Welche Auswahlmethode überlässt dem Interviewer die freie Auswahl der Befragten im Rahmen vorgegebener sozialer Kriterien?

(A) Zufallsauswahl
(B) Einzelfallverfahren
(C) Klumpenstichprobe
(D) Quotaverfahren
(E) Totalerhebung

H92

1.152 Bei einer entwicklungspsychologischen Vergleichsstudie wurden zu einem bestimmten Zeitpunkt drei Gruppen von Versuchspersonen unterschiedlichen Alters bezüglich ihrer Intelligenzleistungen untersucht.

Um welchen Typ von Studie handelt es sich?

(1) Longitudinalstudie
(2) Panelstudie
(3) Kohortenstudie

(A) Keine der Aussagen 1–3 ist richtig.
(B) nur 2 ist richtig
(C) nur 3 ist richtig
(D) nur 1 und 2 sind richtig
(E) 1–3 = alle sind richtig

H94

1.153 Welches sind die Nachteile einer Längsschnittanalyse?

(1) Es kann zu einer Vermischung (Konfundierung) von Alters- und Generationseffekten kommen.
(2) Es sind keine Angaben über intraindividuelle Entwicklungsverläufe möglich.
(3) Es stellen sich durch die wiederholte Befragung derselben Personen Testungseffekte ein (z.B. nachlassende Motivation).

(A) nur 1 ist richtig
(B) nur 2 ist richtig
(C) nur 3 ist richtig
(D) nur 1 und 2 sind richtig
(E) nur 1 und 3 sind richtig

F01

1.154 Deskriptive epidemiologische Studien (Querschnittsstudien)

(A) ermöglichen Aussagen über die Prävalenz von Krankheiten in einer Bevölkerung
(B) gehen von gegenwärtig vorhandenen Erkrankungen aus und versuchen, deren mögliche Ursachen aufzuklären
(C) gehen von gesunden Personen in einer Bevölkerung aus und erfassen die Wahrscheinlichkeit des Auftretens einer bestimmten Krankheit
(D) vergleichen einer Krankheitsursache exponierte Personen mit nichtexponierten Personen
(E) vergleichen erkrankte mit nichterkrankten Personen im Hinblick auf Krankheitsursachen

---

1.149 (E)   1.150 (D)   1.151 (D)   1.152 (A)   1.153 (C)   1.154 (A)

H98

1.155 Nachstehende Abbildung bezieht sich auf einen in der Feldforschung angewendeten Studientyp. Die beiden Gruppen (Erkrankte und Gesunde) werden hinsichtlich einer zeitlich vorausgegangenen Exposition (z. B. Risikofaktor) untersucht.

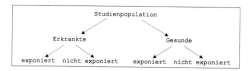

Bei einer solchen Studie handelt es sich um eine

(A)   deskriptive epidemiologische Studie
(B)   Fall-Kontroll-Studie
(C)   Filteruntersuchung (screening test)
(D)   Kohortenstudie
(E)   prospektive Studie

F00

1.156 Eine repräsentative Bevölkerungsstichprobe von Männern mittleren Alters wurde 1997 hinsichtlich der Verteilung von Statusmerkmalen und gesundheitlicher Parameter untersucht. Zwischen Status und Blutfettwerten zeigte sich folgende Beziehung: Je höher der soziale Status, um so niedriger die Serumkonzentration des Gesamt-Cholesterins.

Welche der folgenden Aussagen zu dieser Studie ist zulässig?

(A)   Das Studiendesign entspricht dem einer Fall-Kontroll-Studie.
(B)   Die Studie beschreibt den Zusammenhang von sozialer Ungleichheit und Krankheitsrisiken in einer Population.
(C)   Eine kausale Interpretation des aufgefundenen Zusammenhangs ist zulässig, da es sich um eine Repräsentativerhebung handelt.
(D)   Es wurde eine Kohorte untersucht.
(E)   In dieser Studie ist der Sozialstatus die abhängige Variable.

F92

1.157 Unter einem einfachen Blindversuch versteht man

(A)   die Behandlung (treatment), die eine Experimentalgruppe in einem Experiment erfährt
(B)   eine experimentelle Methode, bei der die Versuchsperson nicht weiß, ob sie ein Leerpräparat erhält
(C)   Vortäuschung einer Behandlung als wirksam, obwohl sie keinen Wirkfaktor enthält
(D)   die Einteilung aller Versuchspersonen eines Experiments in Gruppen nach Zufall
(E)   die verdeckte Beobachtung eines Versuchsablaufs durch einen Teilnehmer des Experiments

F90

1.158 Welche Aussage trifft **nicht** zu?

Wird eine gleichbleibende Personengruppe an mehreren, auseinanderliegenden Zeitpunkten mit einem gleichbleibenden schriftlichen Fragebogen befragt, so lassen sich die damit gewonnenen Daten nutzen zu einer

(A)   Reliabilitätsprüfung
(B)   Prüfung der Stabilität von Merkmalen
(C)   Reihenfolgeeffektprüfung
(D)   Längsschnittuntersuchung
(E)   Panelstudie

H00

1.159 Welcher der genannten Begriffe bezeichnet **keine** Technik zur Kontrolle von Störeinflüssen bei einem wissenschaftlichen Experiment?

(A)   Ausbalancieren
(B)   Doppelblindversuch
(C)   Konstanthaltung
(D)   Parallelisierung
(E)   Skalierung

1.3.5   Methoden der Datengewinnung

F01

1.160 Auf einer Krankenhausintensivstation werden hohe Fehlzeiten und Kündigungsraten beim Pflegepersonal festgestellt. Zur Abklärung der Hintergründe wird von der Klinikleitung offiziell eine externe sozialwissenschaftliche Untersuchung veranlasst.

Welche Erhebungsmethode wäre zu Beginn der Untersuchung einzusetzen?

(A)   biographische Methode
(B)   Experiment
(C)   Gruppendiskussion
(D)   Inhaltsanalyse
(E)   Persönlichkeitstest

H98 **!**

1.161 In einer schriftlichen Befragung über Einstellungen zum Zigarettenrauchen bei 14jährigen Schülerinnen und Schülern sollen die Fragen anhand sog. Beurteilungsskalen beantwortet werden (z.B. fünf Antwortmöglichkeiten von „stimme voll zu" bis „lehne ganz ab").

Welche Kombination von Dateneigenschaften liegt damit vor?

(A)   Primärdaten und nominalskalierte Daten
(B)   Primärdaten und ordinalskalierte Daten
(C)   Sekundärdaten und intervallskalierte Daten
(D)   Sekundärdaten und nominalskalierte Daten
(E)   Sekundärdaten und ordinalskalierte Daten

F97

1.162 Ein Mediziner verwendet in einer epidemiologischen Studie unterschiedliche Datenarten.

Welche davon sind Sekundärdaten?

(1)   die von ihm in seinem Labor ermittelten Daten
(2)   die von ihm im Laufe eines Interviews dokumentierten Angaben
(3)   die von ihm verwendeten Arbeitsunfähigkeitsdaten einer Krankenkasse
(4)   sein Urteil über den Gesundheitsstatus der von ihm untersuchten Patienten
(5)   die von ihm genutzten Daten in den Krankenakten einer Klinik

(A)   nur 1 und 2 sind richtig
(B)   nur 3 und 5 sind richtig
(C)   nur 1, 4 und 5 sind richtig
(D)   nur 2, 3 und 4 sind richtig
(E)   nur 2, 4 und 5 sind richtig

F98   H96

1.163 In einer sozialepidemiologischen Studie über Zusammenhänge zwischen Sterblichkeit und Einkommen in einer Großstadt wurden einzelne Bezirke anhand des durchschnittlichen Einkommens ihrer Einwohner miteinander verglichen. Das Hauptergebnis der Studie lautete: Je niedriger das durchschnittliche Einkommen, desto höher die altersstandardisierte Sterberate.

Welche Datenart wurde in dieser Studie verwendet?

(A)   Individualdaten
(B)   Aggregatdaten
(C)   Globaldaten
(D)   Primärdaten
(E)   qualitative Daten

F94

1.164 Welcher Untersuchungsansatz eignet sich am besten zur Überprüfung eines vermuteten Einflusses von Persönlichkeitsvariablen auf die Entstehung von Krankheiten?

(A)   retrospektive Befragung
(B)   projektiver Test
(C)   prospektive Längsschnittstudie
(D)   psychophysiologisches Experiment
(E)   klinisches Interview

1.160 (C)   1.161 (B)   1.162 (B)   1.163 (B)   1.164 (C)

1.175 Zur Erfassung des Konstrukts „Dominanzstreben" (D) wurde eine Skala entwickelt. Es zeigte sich, dass diese Skala zu $r = 0,70$ mit einer schon länger bekannten Extraversionsskala (E) korreliert ist.

Was folgt aus diesem Tatbestand?

(A) Einem bestimmten Wert der Skala D entspricht in 70% der Fälle ein bestimmter Wert der Skala E.
(B) Die Korrelation erklärt ca. 8,5% der Gesamtvarianz.
(C) Niedrige Werte in der Dominanzskala gehen häufig mit niedrigen Werten in der Extraversionsskala einher.
(D) Niedrige Werte in der Extraversionsskala gehen in der Regel mit höheren Werten in der Dominanzskala einher.
(E) Eine der beiden Skalen ist nicht reliabel.

!!

1.176 Ein Therapeut behandelt emotional labile Patienten. Um den Effekt seiner Therapie zu überprüfen, führt er mit 40 Patienten vor und nach der Therapie einen Test zur Messung der emotionalen Stabilität durch. Die Testergebnisse vor und nach der Therapie sind in einer Höhe von $r = +0,03$ miteinander korreliert.

Welche Interpretationen dieser Korrelation sind zulässig?

(1) Die Patienten haben im Durchschnitt vor der Therapie die gleichen Testwerte wie nach der Therapie.
(2) Die Veränderungen in den Testwerten der einzelnen Patienten fielen uneinheitlich aus.
(3) Es ergaben sich keine Veränderungen in den Testwerten.
(4) Es handelt sich um eine Scheinkorrelation.

(A) nur 1 ist richtig
(B) nur 2 ist richtig
(C) nur 3 ist richtig
(D) nur 1 und 4 sind richtig
(E) nur 3 und 4 sind richtig

1.177 Prüfen Sie folgende Aussagen zum Standardmessfehler eines psychologischen Tests:

(1) Der Standardmessfehler steigt mit der Reliabilität des Tests.
(2) Mit Hilfe des Standardmessfehlers lässt sich das Konfidenzintervall eines Testwerts ermitteln.
(3) Der Standardmessfehler kann theoretisch den Wert der Standardabweichung eines Tests annehmen.

(A) nur 1 ist richtig
(B) nur 3 ist richtig
(C) nur 1 und 2 sind richtig
(D) nur 2 und 3 sind richtig
(E) 1 – 3 = alle sind richtig

1.178 Bei klinisch-diagnostischen Persönlichkeitsfragebogen, die für weitergehende klinische Entscheidungen (z.B. eine Therapie) herangezogen werden, sollte der Standardmessfehler möglichst klein sein.

Welche Kennzahl muss dann einen hohen Wert erreichen?

(A) Konfidenzintervall
(B) Mittelwert der individuellen Testergebnisse
(C) Reliabilitätskoeffizient
(D) Standardabweichung der Testwerteverteilung
(E) Testrohwert

!!

1.179 Welche Aussage trifft auf das Konfidenzintervall (z.B. von Tests) **nicht** zu?

(A) Das Konfidenzintervall beschreibt einen Wertebereich, in dem die tatsächliche Leistung einer Versuchsperson mit einer bestimmten Wahrscheinlichkeit liegt.
(B) Das Konfidenzintervall erlaubt Aussagen über die Validität eines Tests.
(C) Das Konfidenzintervall lässt sich aus dem Testwert und dem Standardmessfehler berechnen.
(D) Das Konfidenzintervall wird auch als Vertrauensintervall bezeichnet.
(E) Je größer die Reliabilität eines Testverfahrens ist, desto enger sind die Konfidenzintervalle.

F90

1.180 Wenn man für einen Test berechnen will, wie weit die empirisch ermittelten Werte um die „wahren" Testwerte streuen, muss man kennen:

(1)   Objektivitätskoeffizient des Tests
(2)   Reliabilitätskoeffizienten des Tests
(3)   Standardabweichung der Messwertverteilung
(4)   Validitätskoeffizient des Tests
(5)   Prozentrangwerte der Testteilnehmer

(A)   nur 1 und 2 sind richtig
(B)   nur 1 und 4 sind richtig
(C)   nur 2 und 3 sind richtig
(D)   nur 3 und 4 sind richtig
(E)   nur 4 und 5 sind richtig

F97

1.181 Es soll der Standardmessfehler eines klinisch psychologischen Tests bestimmt werden. Bekannt ist der Reliabilitätskoeffizient dieses Tests.

Was muss noch für die Berechnung bekannt sein?

(A)   Konfidenzintervall
(B)   Prozentrangwerte der Testteilnehmer
(C)   prozentuale Häufigkeit der Messwerte
(D)   Standardabweichung der Testwerteverteilung
(E)   Validitätskoeffizient

H93

1.182 Für die mit standardisierten Tests ermittelten individuellen Testwerte kann ein Vertrauensintervall bestimmt werden.

Dieses ergibt sich bei Kenntnis von Standardabweichung und Reliabilität aus

(A)   der Streuung der Testwerte
(B)   der Objektivität des Tests
(C)   dem Standardmessfehler
(D)   der Abweichung vom Mittelwert der Population
(E)   dem Validitätskoeffizienten

1.3.7   Ergebnisbewertung

Zu diesem Kapitel wurden bisher keine Prüfungsfragen gestellt.

1.4   Theoretische Grundlagen

1.4.1   Biologische Grundlagen

H91

1.183 Welche Aussagen zum angeborenen Sozialverhalten treffen im Sinne der ethologischen Beobachtungsergebnisse zu?

(1)   Aggression unter Artgenossen ist durch die auftretenden Verletzungen definiert.
(2)   Das „Kindchenschema" ist ein sozialer Auslöser, der zur Steuerung des menschlichen Pflegeverhaltens beiträgt.
(3)   In etablierten tierischen Rangordnungen sind Aggressionen des Ranghöchsten gegen den Rangniedrigsten am häufigsten.
(4)   Imponiergehaben und Drohgesten stellen Übersprungshandlungen dar.

(A)   Keine der Aussagen 1 4 ist richtig.
(B)   nur 2 ist richtig
(C)   nur 1 und 3 sind richtig
(D)   nur 1, 2 und 3 sind richtig
(E)   1–4 = sind richtig

H96

1.184 Welche der folgenden Aussagen über das aus der vergleichenden Verhaltensforschung bekannte Phänomen der Prägung trifft **nicht** zu?

(A)   Prägung bewirkt eine sehr stabile Verhaltensänderung.
(B)   Durch Prägung erworbenes Verhalten ist nur schwer modifizierbar.
(C)   Prägung erfolgt in einer zeitlich begrenzten sensiblen Phase.
(D)   Prägung verläuft ohne für die Lernprozesse erforderliche Übung.
(E)   Prägung ist eine Sonderform der Habituation.

1.180 (C)   1.181 (D)   1.182 (C)   1.183 (B)   1.184 (E)

H89

1.185 Welche Aussagen über Übersprungshandlungen treffen zu?

(1)   Übersprungshandlungen können auftreten, wenn gleichzeitig verschiedene Schlüsselreize wahrgenommen werden, von denen jeder einen anderen angeborenen Auslösemechanismus anspricht.
(2)   Übersprungshandlungen treten beim Menschen nur ausnahmsweise auf.
(3)   Wenn bestimmte Übersprungshandlungen regelmäßig in ganz bestimmten Konfliktsituationen auftreten, können sie zu Ausdrucksbewegungen ritualisiert sein.

(A)   nur 1 ist richtig
(B)   nur 2 ist richtig
(C)   nur 3 ist richtig
(D)   nur 1 und 3 sind richtig
(E)   nur 2 und 3 sind richtig

H00

1.186 Wenn zwei miteinander nicht vereinbare Verhaltenstendenzen gleichzeitig und gleich stark ausgelöst werden, kann es zu einer nicht zu diesem Verhaltensbereich gehörenden Verhaltensweise kommen.

Diese wird in der Ethologie bezeichnet als:

(A)   Appetenzverhalten
(B)   Endhandlung
(C)   Orientierungsreaktion
(D)   Prägung
(E)   Übersprungshandlung

F98

1.187 In welcher Abfolge wirken die Komponenten einer Instinkthandlung zwischen der initialen Triebspannung und der Endhandlung gemäß nachstehendem Schema zusammen?

Triebspannung → . . . . → Endhandlung

(A)   → AAM → Appetenzverhalten → Schlüsselreiz →
(B)   → AAM → Schlüsselreiz → Appetenzverhalten →
(C)   → Appetenzverhalten → Schlüsselreiz → AAM →
(D)   → Schlüsselreiz → AAM → Appetenzverhalten →
(E)   → Schlüsselreiz → Appetenzverhalten → AAM →

F99   F95   H88   **!**

1.188 Prüfen Sie bitte folgende ethologische Aussagen zum Saugverhalten des Neugeborenen:

(1)   Die Kopfpendelbewegungen des hungrigen Neugeborenen stellen ein Appetenzverhalten dar.
(2)   Der Flaschensauger ist ein Schlüsselreiz für einen angeborenen Auslösemechanismus.
(3)   Attrappen (z. B. der in den Mund eingeführte Finger) lösen Saugen als Leerlaufhand!ung aus.

(A)   nur 1 ist richtig
(B)   nur 2 ist richtig
(C)   nur 1 und 2 sind richtig
(D)   nur 1 und 3 sind richtig
(E)   nur 2 und 3 sind richtig

F89   H87

1.189 Welche Aussage über angeborene Verhaltensweisen bzw. deren Modifizierung trifft zu?

(A)   Angeborene Auslösemechanismen kommen nur bei Tieren vor.
(B)   Leerlaufhandlungen werden durch spezifische Schlüsselreize ausgelöst.
(C)   Bei Säuglingen lässt sich Lächeln durch Zeigen von Gesichtsattrappen auslösen, die nur entfernt einem menschlichen Gesicht ähneln.
(D)   Prägung wird als eine vorübergehende Fixierung auf Schlüsselreize definiert.
(E)   Eine einmal vollzogene Prägung lässt sich durch Lernvorgänge nicht modifizieren.

F99

1.190 Ein Jahr nach einem schweren Autounfall mit mehrwöchiger Bewusstlosigkeit und ärztlicher Diagnose eines schweren Schädelhirntraumas kommt der Patient zur neuropsychologischen Diagnostik. Es wurde u.a. festgestellt, dass der Patient unfähig ist, bestimmte Gegenstände zu erkennen und zu benennen, obwohl er sie beschreiben konnte.

Wie nennt man diese Störung?

(A)   Agnosie
(B)   Amnesie
(C)   Konfabulation
(D)   motorische Aphasie
(E)   Perseveration

1.185 (D)   1.186 (E)   1.187 (C)   1.188 (C)   1.189 (C)   1.190 (A)

H98

1.191 Welche Fähigkeiten des Gehirns werden mit dem Begriff der neuronalen Plastizität erfasst?

(1)   die Zunahme von Neuronen nach Lernen
(2)   die Tatsache, dass sich das Gehirn an veränderte Bedingungen anpassen kann
(3)   die Reorganisation von peripheren und zentralen Funktionszentren nach Läsionen
(4)   die multiple Funktionskontrolle durch das gleichzeitige Zusammenwirken verschiedener Areale

(A)   nur 1 und 3 sind richtig
(B)   nur 1 und 4 sind richtig
(C)   nur 2 und 3 sind richtig
(D)   nur 2 und 4 sind richtig
(E)   nur 3 und 4 sind richtig

H96

1.192 Aus Tierversuchen weiß man, dass zerebrale Elektrostimulation bestimmter Hirnareale ein so hohes Maß an Wohlbefinden auslöst, dass die Tiere schnell lernen, sich diese elektrischen Reize durch Hebeldruck selbst zu applizieren, wenn man ihnen eine entsprechende Sonde implantiert.

Welche Aussagen zu derartigen Autostimulationen treffen zu?

(1)   Hirnareale, deren Autostimulation Wohlbefinden auslöst, sind besonders reich an dopaminergen Neuronen.
(2)   Die Verabreichung eines Dopamin-Antagonisten erhöht die Autostimulation.
(3)   Hirnareale, deren Autostimulation Wohlbefinden auslöst, enthalten in hoher Konzentration Endorphine.

(A)   nur 2 ist richtig
(B)   nur 3 ist richtig
(C)   nur 1 und 2 sind richtig
(D)   nur 1 und 3 sind richtig
(E)   nur 2 und 3 sind richtig

H98

1.193 Welche Aussage über die Zusammenhänge zwischen neurochemischen Zellverbänden der Formatio reticularis und psychophysischen Funktionen trifft **nicht** zu?

(A)   Cholinerges System: Kontrolle des allgemeinen Bewusstseinszustandes und der Aufmerksamkeit
(B)   Dopaminerges System: Kontrolle des motorischen Verhaltens und negative Beeinflussung des emotionalen Erlebens
(C)   Noradrenerges System: Kontrolle des Langzeitgedächtnisses, des motorischen Lernens und positive Beeinflussung des emotionalen Erlebens
(D)   Adrenerges System: initiierend für den Non-REM-Schlaf
(E)   Serotonerges System: Einfluss auf Schlaf und Kontrolle der vegetativen Regulation

F01
!

1.194 In einem Experiment werden Studenten einem Warnreiz (Ton 1) ausgesetzt, der nach wenigen Sekunden einen imperativen Reiz (Ton 2) ankündigt, den sie so schnell wie möglich mit Hilfe eines Knopfes abstellen sollen. Gemessen wurde ihre kortikale Aktivität (gemitteltes EEG).

Wie nennt man das hirnelektrische Phänomen, das in diesem Experiment untersucht wird, und welcher psychophysiologische Prozess wird damit erfasst?

(A)   akustisch evozierte Potentiale – Aufmerksamkeitsprozesse
(B)   akustisch evozierte Potentiale – Reizdekodierung
(C)   contingente negative Variation – Aufmerksamkeitsprozesse
(D)   contingente negative Variation – Reizerkennung
(E)   langsame Hirnpotentiale – affektive Prozesse

1.191 (C)   1.192 (D)   1.193 (D)   1.194 (C)

F95

1.195 Welche Aussagen über zirkadiane Rhythmen beim Menschen treffen zu?

(1) Die menschliche Tagesperiodik ist eine passive Reaktion auf die Periodik der Umwelt.
(2) Ein zentraler Schrittmacher für zirkadiane Rhythmen liegt im Nucleus suprachiasmaticus des Hypothalamus.
(3) Unter „zirkadian" versteht man eine etwa 12stündige Rhythmusphase.
(4) Der REM-NREM-Zyklus ist ein zirkadianer Rhythmus.

(A) nur 2 ist richtig
(B) nur 1 und 2 sind richtig
(C) nur 1, 3 und 4 sind richtig
(D) nur 2, 3 und 4 sind richtig
(E) 1 – 4 = alle sind richtig

H95

1.196 Folgende Aussagen über den REM-Schlaf treffen zu:

(1) Nach selektivem Entzug erfolgt in den Erholungsnächten eine partielle Kompensation des versäumten REM-Schlafs.
(2) Die REM-Phasen werden in der zweiten Nachthälfte länger.
(3) Er kann durch Alkohol und bestimmte Schlafmittel verkürzt werden.
(4) Er wird wegen der starken Verminderung des Tonus der Haltemuskulatur als Tiefschlaf bezeichnet.

(A) nur 1 und 3 sind richtig
(B) nur 2 und 4 sind richtig
(C) nur 1, 2 und 3 sind richtig
(D) nur 1, 3 und 4 sind richtig
(E) nur 2, 3 und 4 sind richtig

H97

1.197 REM-Schlafphasen

(1) sind gekennzeichnet durch langsame EEG-Wellen mit hoher Amplitude
(2) zeigen beim alten Menschen eine geringere Phasendauer als beim Kleinkind
(3) nehmen im Laufe der Nacht in ihrer Dauer zu
(4) gehen mit einer Tonuserhöhung der Haltemuskulatur einher

(A) nur 1 und 2 sind richtig
(B) nur 1 und 3 sind richtig
(C) nur 2 und 3 sind richtig
(D) nur 2 und 4 sind richtig
(E) nur 3 und 4 sind richtig

H92

1.198 Prüfen Sie folgende Aussagen zum REM-Schlaf:

(1) Während der REM-Schlafphasen kommt es wiederholt zu einem Wechsel zwischen Salven schneller Augenbewegungen und Intervallen, in denen keine solchen Bewegungen auftreten.
(2) Der Anteil des REM-Schlafes am Gesamtschlaf im mittleren Erwachsenenalter liegt bei etwa 20%.
(3) Träume, die während des REM-Schlafes auftreten, unterscheiden sich in ihrer Qualität von Träumen anderer Schlafphasen.
(4) Die Dauer der REM-Schlafphasen nimmt im Verlauf des normalen Nachtschlafes zu.

(A) nur 1 und 2 sind richtig
(B) nur 2 und 4 sind richtig
(C) nur 3 und 4 sind richtig
(D) nur 2, 3 und 4 sind richtig
(E) 1 – 4 = alle sind richtig

H93

1.199 Der Schlaf wird in verschiedene Schlafstadien unterteilt. Eines dieser Stadien bilden die REM-Phasen.

In diesem Stadium kommt es typischerweise zu:

(1) Erektionen von Penis und Klitoris
(2) erniedrigtem Tonus der Haltemuskulatur
(3) Traumaktivität
(4) Auftreten von Schlafspindeln

(A) nur 3 ist richtig
(B) nur 3 und 4 sind richtig
(C) nur 1, 2 und 3 sind richtig
(D) nur 1, 2 und 4 sind richtig
(E) nur 2, 3 und 4 sind richtig

H90

1.200 Nach ununterbrochenem Wachsein bis zu 36 Stunden lassen sich in der Regel folgende Veränderungen beobachten:

(1) im EEG eine Reduzierung des Alphawellenanteils zugunsten des Theta- und Deltawellenbereichs
(2) Erhöhung akustischer Wahrnehmungsschwellen
(3) halluzinatorische Episoden
(4) Verminderung der Gedächtnisleistung

(A) nur 3 und 4 sind richtig
(B) nur 1, 2 und 3 sind richtig
(C) nur 1, 2 und 4 sind richtig
(D) nur 1, 3 und 4 sind richtig
(E) 1 – 4 = alle sind richtig

H99

Ordnen Sie den Merkmalen einzelner Schlafphasen (Liste 1) das jeweils dazu passende Stadium (Einteilung nach Dement und Kleitman) aus Liste 2 zu!

Liste 1

1.201 größte Wahrscheinlichkeit, dass nach dem Wecken aus diesem Stadium heraus Träume erinnert werden

1.202 höchster Anteil langsamer Deltawellen

Liste 2

(A) REM-Stadium
(B) Stadium 1
(C) Stadium 2
(D) Stadium 3
(E) Stadium 4

F97

1.203 Eine 24jährige Patientin mit Substanzabhängigkeit in der Vorgeschichte wird wegen chronischer Schlafstörungen an ein Schlaflabor zur Erstellung eines Schlafprofils überwiesen. Das dort abgeleitete EEG zeigt nach 90minütiger Schlafdauer eine Phase, die wie folgt charakterisiert ist:

Niedrige, schnelle Aktivität mit β-Spindeln („Schlafspindeln"); gelegentliches Auftreten von K-Komplexen.

In welchem Schlafstadium wird sich die Patientin am ehesten befinden?

(A) (Wieder-)Einschlafstadium (Stadium 1 nach Kleitman)
(B) leichter Schlaf (Stadium 2 nach Kleitman)
(C) mittlerer Schlaf (Stadium 3 nach Kleitman)
(D) Tiefschlaf (Stadium 4 nach Kleitman)
(E) REM-Schlaf (paradoxer Schlaf)

F99

1.204 Ein Patient zeigte am Tage plötzliche Schlafattacken in einer Dauer von wenigen Sekunden bis zu einer halben Stunde.

Auf welche Schlafstörung weist dieses Leitsymptom hin?

(A) idiopathische Insomnie
(B) Narkolepsie
(C) Pseudoinsomnie
(D) Schlaflähmung
(E) sekundäre Insomnie

1.199 (C)   1.200 (C)   1.201 (A)   1.202 (E)   1.203 (B)   1.204 (B)

F90   H89

1.205 Welche Aussage trifft **nicht** zu?

Wenn einem Probanden in entspanntem Wachzustand ein unerwarteter akustischer Reiz dargeboten wird, lassen sich folgende psychophysiologische Reaktionen feststellen:

(A) α-Blockade (EEG-Desynchronisation)
(B) Erniedrigung der Reizschwelle für den auditiven Kanal
(C) Tonuserhöhung der Skelettmuskulatur
(D) sofort einsetzende Erhöhung der Herzfrequenz
(E) periphere Vasokonstriktion

H00

1.206 Nach einer Flugreise von den USA nach Europa leidet eine Person tagelang unter einem so genannten Jetlag.

Welche Aussage zu dieser Störung der zirkadianen Periodik trifft **nicht** zu?

(A) Bis zur vollen Resynchronisation der zirkadianen Uhr vergehen ein paar Tage.
(B) Der Jetlag ist ein Zustand der internen Synchronisation.
(C) Die Resynchronisation lässt sich durch Exposition im hellen Tageslicht beschleunigen.
(D) Die zirkadiane Uhr des Flugreisenden ist am Zielort mit der Ortszeit außer Phase.
(E) Durch den Jetlag kann die Immunabwehr beeinträchtigt werden.

F00

1.207 Welche der folgenden Aussagen zum REM-Schlaf trifft **nicht** zu?

(A) Beim Neugeborenen macht der REM-Schlaf mehr als 50% der Schlafenszeit aus.
(B) Bei alten Menschen verringert sich die REM-Phasendauer.
(C) Die Dauer der REM-Phasen nimmt im Laufe der Nacht zu.
(D) Mehr als 80% des Schlafs des gesunden Erwachsenen besteht aus REM-Schlaf.
(E) Selektiver Entzug des REM-Schlafs führt zu einem eher hyperaktiven, labilen Wachzustand.

F00

1.208 Für welches Schlafstadium (Stadieneinteilung nach Dement und Kleitman) ist das Auftreten von Schlafspindeln ein EEG-Charakteristikum?

(A) Schlafstadium 1
(B) Schlafstadium 2
(C) Schlafstadium 3
(D) Schlafstadium 4
(E) REM-Schlaf

1.4.2 Lernen

H92   F83

1.209 Die Gedächtnisspanne, d.h. die Anzahl von Einheiten, die gleichzeitig im Kurzzeitgedächtnis festgehalten werden können, beträgt beim normalen gesunden Erwachsenen

(A) etwa 3
(B) etwa 7
(C) etwa 12
(D) etwa 30
(E) etwa 50

F97

1.210 Peter, sieben Jahre, stürzte mit dem Fahrrad, zog sich eine Platzwunde am Kopf zu und kam verwirrt nach Hause. Er wurde zur Untersuchung und Beobachtung in ein Krankenhaus aufgenommen. Als seine Großmutter ihn zwei Tage später besucht, möchte er am liebsten wieder nach Hause. Im Krankenhaus sei es zu langweilig. An den Unfallhergang kann er sich nicht mehr erinnern.

Welche Gedächtnisstörung ist am wahrscheinlichsten?

(A) infantile Amnesie
(B) retrograde Amnesie
(C) negativer Transfer
(D) proaktive Hemmung
(E) Verdrängung

H00

1.211 Ein Kraftfahrer, der durch einen Verkehrsunfall ein Schädel-Hirn-Trauma erlitten hat, liegt auf einer chirurgischen Station und beherrscht wieder die Alltagsverrichtungen. Der Schwester fällt nur auf, dass er z.B. abends nicht mehr weiß, was er zum Mittag gegessen hat.

Worauf ist sein Vergessen am ehesten zurückzuführen?

(A)   Agnosie
(B)   anterograde Amnesie
(C)   retrograde Amnesie
(D)   proaktive Hemmung
(E)   retroaktive Hemmung

F98

1.212 Ein Student, der sich auf die Prüfung vorbereitet, arbeitet einige Lehrbuchkapitel durch und ist sich sicher, die wichtigsten Inhalte behalten zu haben. Nach Durcharbeiten des darauffolgenden Kapitels bemerkt er, dass er von den vorherigen Kapiteln bereits wichtige Inhalte wieder vergessen hat.

Welche Form der Beeinträchtigung der Erinnerungsfähigkeit liegt vor?

(A)   anterograde Amnesie
(B)   retrograde Amnesie
(C)   proaktive Hemmung
(D)   retroaktive Hemmung
(E)   Verdrängung

H91

1.213 Welche Aussagen zur Beeinträchtigung der Gedächtnisleistung treffen zu?

(1)   Bei proaktiver Hemmung wird ein Gedächtnisinhalt durch kurz zuvor gelernte Inhalte beeinträchtigt.
(2)   Bei retroaktiver Hemmung wird ein Gedächtnisinhalt durch nachfolgend gelernte Inhalte beeinträchtigt.
(3)   Proaktive und retroaktive Hemmung heißen in der Fachsprache „Amnesie".
(4)   Proaktive und retroaktive Hemmung werden mit dem Begriff „Interferenz" gekennzeichnet.

(A)   nur 1 und 2 sind richtig
(B)   nur 3 und 4 sind richtig
(C)   nur 1, 2 und 3 sind richtig
(D)   nur 1, 2 und 4 sind richtig
(E)   1–4 = alle sind richtig

F92

1.214 Wenn eine Person nach dem Erlernen von Vokabeln anschließend ähnlich lautende Vokabeln lernt und deshalb die neuen Vokabeln weniger gut behalten kann als die alten, dann ist dies

(A)   eine Kontextspezifizierung
(B)   eine retroaktive Hemmung
(C)   eine anterograde Amnesie
(D)   eine proaktive Hemmung
(E)   eine Extinktion

H99

1.215 Ein gestürzter Motorradfahrer kann auf Nachfrage von Unfallzeugen, die ihm zur Hilfe eilen, sagen, wie er heißt und woher er kommt. Er kann sich jedoch nicht daran erinnern, wie es zu dem Unfall kam.

Diese Gedächtnisstörung lässt sich erklären als

(A)   Aphasie
(B)   Extinktion
(C)   Perseveration
(D)   retroaktive Hemmung
(E)   retrograde Amnesie

1.211 (B)   1.212 (D)   1.213 (D)   1.214 (D)   1.215 (E)

F89

1.216 Nachstehend sind Begriffe und Begriffsbestimmungen einander gegenübergestellt.

Welche Zuordnung ist **nicht** richtig?

(A)   proaktive Hemmung – eine Form der Beeinträchtigung eines Lernprozesses durch einen anderen Lernprozess
(B)   Amnesie – Ausfall der Gedächtnisleistung nach Schock oder Gehirnerschütterung
(C)   Halluzination – Versuch, Gedächtnislücken durch Erfindung von passenden Vorstellungsinhalten zu ergänzen
(D)   Agnosie – Unfähigkeit, bestimmte Gegenstände zu benennen
(E)   Perseveration – Neigung, Inhalte im Denken und Sprechen zu wiederholen

H93

1.217 Nach einer Klassenarbeit kann sich ein Schüler besser an die ungelösten als an die gelösten Aufgaben erinnern.

Dieses Phänomen bezeichnet man als

(A)   Rigidität
(B)   Zeigarnik-Effekt
(C)   Reaktionsbildung
(D)   Interferenz
(E)   Perseveration

F95

1.218 Der Versuch, Gedächtnislücken durch phantasievolles Ausschmücken zu überspielen und dabei Gedächtnismaterial sinnvoll zu verknüpfen, ist ein Beispiel für:

(A)   Perseveration
(B)   Konfabulation
(C)   Agnosie
(D)   Amnesie
(E)   Rationalisierung

H00

1.219 Ein Patient neigt dazu, bei Problemlösungsprozessen auf solche Strategien zurückzugreifen, die sich zwar früher bewährt haben, für die Lösung der akuten Probleme jedoch ungeeignet sind.

Dieses Verhalten bezeichnet man als

(A)   Konformitätsdruck
(B)   negativen Transfer
(C)   Regression
(D)   retroaktive Hemmung
(E)   Rigidität

F01   **!**

1.220 Zu den zur Verbesserung der Gedächtnisleistung eingesetzten Methoden gehört **nicht:**

(A)   Gesichter-Namen-Strategie
(B)   kognitive Umstrukturierungstechnik
(C)   Methode der Orte (Loci-Technik)
(D)   Strategien der visuellen Vorstellung (Imagery)
(E)   verbale Strategien (z.B. PQRST-Technik)

F01

1.221 Die Orientierungsreaktion versetzt den Organismus in die Lage, neue Reize schnell zu erfassen und entsprechend zu reagieren.

Wie wird der Vorgang ihrer Abnahme oder ihres Verschwindens bei wiederholter Reizdarbietung genannt?

(A)   Adaptation
(B)   Akkommodation
(C)   Dishabituation
(D)   Extinktion
(E)   Habituation

F01   **!**

1.222 Welche der folgenden physiologischen Veränderungen ist während der Orientierungsreaktion **nicht** zu beobachten?

(A)   Abnahme des Hautwiderstands
(B)   Anstieg des Muskeltonus
(C)   Desynchronisation im EEG
(D)   Erniedrigung der Sensitivität des visuellen und auditorischen Systems
(E)   Unterbrechung motorischer Aktivitäten

1.216 (C)   1.217 (B)   1.218 (B)   1.219 (E)   1.220 (B)   1.221 (E)   1.222 (D)

F99

1.223 Auf ein unerwartetes akustisches Signal hin kann eine Orientierungsreaktion ausgelöst werden.

Was gehört **nicht** zu den dabei beobachtbaren Veränderungen?

(A) Anstieg des Muskeltonus
(B) Auslösung von Fluchtverhalten
(C) Desynchronisation im EEG
(D) erhöhte Sensitivität für die betroffene Sinnesmodalität
(E) Zunahme der Pulsfrequenz

F98

1.224 Aktivation ist beschreibbar anhand folgender Dimensionen:

(1) Gerichtetheit
(2) Intensität
(3) Adaptation
(4) Valenz (Bewertungsaspekt)

(A) nur 2 und 3 sind richtig
(B) nur 1, 2 und 3 sind richtig
(C) nur 1, 2 und 4 sind richtig
(D) nur 1, 3 und 4 sind richtig
(E) nur 2, 3 und 4 sind richtig

F97

1.225 Zu den bei der Orientierungsreaktion beobachtbaren physiologischen Veränderungen gehört **nicht**:

(A) Unterbrechung bisheriger motorischer Aktivitäten
(B) Gefäßveränderungen
(C) Zunahme der α-Aktivität im EEG
(D) Anstieg des Muskeltonus
(E) Abnahme des Hautwiderstandes

F95

1.226 Habituation

(1) kann als einfacher Lernprozeß interpretiert werden
(2) führt zum Widerstandsstadium
(3) bezeichnet eine Reaktionsabschwächung
(4) erfolgt auf wiederholt dargebotene, identische Reize
(5) zeigt sich beim Auftreten eines neues Reizes

(A) nur 1 und 2 sind richtig
(B) nur 1, 3 und 4 sind richtig
(C) nur 1, 3 und 5 sind richtig
(D) nur 2, 3 und 4 sind richtig
(E) 1 – 5 = alle sind richtig

F90

1.227 Lernen führt zur Herstellung relativ dauerhafter Verbindungen, und zwar zwischen

(1) unbedingtem Reiz und unbedingter Reaktion
(2) Verhalten und Konsequenz
(3) Elementen einer kognitiven Struktur

(A) nur 1 ist richtig
(B) nur 2 ist richtig
(C) nur 3 ist richtig
(D) nur 2 und 3 sind richtig
(E) 1–3 = alle sind richtig

F89

1.228 Welche Aussage trifft **nicht** zu?

Beispiele für Lernvorgänge sind:

(A) Verhaltensänderung durch Verstärkung
(B) Verminderung der Auftretenswahrscheinlichkeit einer Reaktion durch Bestrafung
(C) reifungsbedingte Verhaltensänderungen
(D) Verhaltenserwerb durch Nachahmung
(E) Verhaltensmodifikation durch Selbstkontrolle

F01 *!!*

1.229 Bei einem stotternden Kind, das wegen seines Sprachfehlers häufiger ausgelacht wurde, löst bereits das Hören des eigenen Stotterns Angst aus.

Das Hören des eigenen Stotterns hat in diesem Fall die Funktion eines

(A) konditionierten Reizes
(B) negativen Verstärkers
(C) Schlüsselreizes
(D) sekundären Verstärkers
(E) unkonditionierten Reizes

F96

1.230 Zu den Grundannahmen sozialkognitiver Lerntheorien gehört **nicht**, dass

(A) das Verhalten von Menschen aus frühkindlich geprägten Persönlichkeitsmerkmalen zu erklären ist
(B) Verhaltensänderungen eine Folge einer Interaktion von Mensch und Umwelt sind
(C) das gegenwärtige Verhalten eines Individuums als Endprodukt der Erfahrungen, die es in seiner Vergangenheit gemacht hat, betrachtet wird
(D) die neuen Erfahrungen eines Individuums in seinen Erfahrungsschatz integriert werden
(E) das Individuum positive Verstärker aktiv und zielorientiert aufsucht

F00

1.231 Viele Krebskranke, die sich chemotherapeutischen Behandlungszyklen unterziehen müssen, leiden unter Übelkeit/Erbrechen als Nebenwirkung der Zytostatikatherapie. Häufig treten diese Beschwerden jedoch bereits **vor** Beginn des nächsten Behandlungszyklus, z.B. beim Betreten der Klinik, auf (sog. antizipatorische Übelkeit bzw. antizipatorisches Erbrechen).

Dieser Effekt ist lernpsychologisch zu erklären als

(A) Aversion
(B) klassische Konditionierung
(C) negative Verstärkung
(D) operante Konditionierung
(E) sekundäre Verstärkung

F98

1.232 Welche Aussagen zur klassischen Konditionierung treffen zu?

(1) Allergische Reaktionen sind klassisch konditionierbar.
(2) Biofeedback zur Beeinflussung psychologischer Prozesse basiert auf der klassischen Konditionierung.
(3) Geschmacksabneigung ist klassisch konditionierbar.

(A) nur 2 ist richtig
(B) nur 1 und 2 sind richtig
(C) nur 1 und 3 sind richtig
(D) nur 2 und 3 sind richtig
(E) 1–3 = alle sind richtig

F91

1.233 Einige Patienten reagieren auf den Blütenstaub von Rosen mit Asthmaanfällen.

Wenn bei einem solchen Patienten bereits der Anblick einer künstlichen Rose einen Asthmaanfall provoziert, sind folgende lerntheoretische Interpretationen möglich:

(1) Der Blütenstaub kann als unbedingter Reiz betrachtet werden.
(2) Die künstliche Rose kann als unbedingter Reiz betrachtet werden.
(3) Der Blütenstaub verursacht eine bedingte Reaktion.
(4) Auf die künstliche Rose wird mit einer bedingten Reaktion geantwortet.

(A) nur 1 ist richtig
(B) nur 4 ist richtig
(C) nur 1 und 3 sind richtig
(D) nur 1 und 4 sind richtig
(E) nur 2 und 4 sind richtig

!!

1.234 In einem Lernexperiment wird ein konditionierter Reiz mit einem zweiten, neutralen Reiz gepaart dargeboten. Nach mehreren Durchgängen vermag der zweite Stimulus die konditionierte Reaktion auszulösen.

Dieser Vorgang entspricht einer

(A) Konditionierung höherer Ordnung
(B) operanten Verstärkung
(C) Orientierungsreaktion
(D) Reizdiskriminierung
(E) Reizgeneralisierung

F98

1.235 In einem Lernexperiment wird ein konditionierter Reiz zusammen mit einem zweiten neutralen Reiz dargeboten. Nach mehreren Durchgängen vermag dieser zweite Stimulus die konditionierte Reaktion auszulösen.

Um welchen Vorgang handelt es sich bei diesem Experiment?

(A) Konditionierung höherer Ordnung
(B) operante Verstärkung
(C) Reizgeneralisierung
(D) Stimuluskontrolle
(E) Verhaltensformung (shaping of behavior)

H98

1.236 Eine Wissenschaftlerin unternimmt Konditionierungsexperimente an Hunden. Nachdem sie häufiger gebissen wurde, entwickelt sie eine Aversion gegen Hunde. Ein Kollege erklärt ihr, dass er einen sehr lieben und völlig harmlosen Hund besitze. Er werde den Hund mitbringen. Sie könne ihn so lange streicheln, bis sich ihre Aversion abgeschwächt habe. Nachdem die Wissenschaftlerin häufiger den Kollegen mit dem Hund in seinem Labor aufgesucht hatte und nicht gebissen wurde, schwächte sich die Aversion trotzdem nicht ab. Stattdessen stellte sie fest, dass ihr der Kollege zunehmend unsympathisch wurde.

Die Abneigung gegen den Kollegen lässt sich lerntheoretisch erklären als

(A) Konditionierung höherer Ordnung
(B) Reaktionsgeneralisation
(C) Reizdiskrimination
(D) Reizgeneralisation
(E) Verhaltensformung („shaping" and „chaining")

F00

1.237 Welcher Sachverhalt entspricht dem „Effektgesetz des Lernens" am besten?

(A) Beim operanten Konditionieren ist keine reflexartige Verknüpfung zwischen Reiz und Reaktion erforderlich.
(B) Ein Reiz vermag die ihm zugehörige Reaktion immer wieder auszulösen.
(C) Eine Verhaltensweise, die belohnt wird, tritt häufiger auf; eine Verhaltensweise, die bestraft wird, wird abgebaut.
(D) Intermittierende Verstärkung bewirkt einen anhaltenden Lernerfolg.
(E) Kontinuierliche Verstärkung führt zum schnellen Erwerb einer Verhaltensweise.

F96

1.238 In einem Tierexperiment wurde die Injektion einer immunsuppressiven Substanz mit der oralen Gabe einer süß schmeckenden Lösung (Saccharin) kombiniert. Bei erneuter Gabe der Saccharinlösung wurde eine verminderte Antikörperproduktion auf ein zuvor injiziertes Antigen festgestellt.

Nach diesem Experiment ist die Saccharinlösung

(A) Verstärker
(B) unkonditionierter Reiz
(C) neutraler Reiz
(D) konditionierter Reiz
(E) diskriminativer Stimulus

F99

1.239 Zu den nicht-assoziativen Formen des Lernens zählen:

(1) Sensitivierung
(2) Habituation
(3) Modell-Lernen
(4) Lernen am Erfolg

(A) nur 1 und 2 sind richtig
(B) nur 1 und 4 sind richtig
(C) nur 2 und 3 sind richtig
(D) nur 2 und 4 sind richtig
(E) nur 3 und 4 sind richtig

H95

1.240 Ein Student hat während einer Prüfung ein Misserfolgserlebnis, das ihn stark belastet. Wenn er später vor dem Gebäude steht, in dem die Prüfung stattfand, verspürt er ein unangenehmes Gefühl. Innerhalb dieses Gebäudes verstärkt sich dieses Gefühl und wird von erhöhter psychophysiologischer Erregung begleitet. Vor der Tür des Prüfungszimmers reagiert er stets hochgradig erregt.

Die Reaktionen auf das Misserfolgserlebnis lassen sich mit folgenden lern- und konfliktpsychologischen Begriffen korrekt erfassen:

(1)   Reizgeneralisation
(2)   operantes Konditionieren
(3)   Appetenz-Aversions-Konflikt

(A)   nur 1 ist richtig
(B)   nur 2 ist richtig
(C)   nur 3 ist richtig
(D)   nur 1 und 3 sind richtig
(E)   nur 2 und 3 sind richtig

F86

1.241 In einem Experiment wird ein Hund, der konditioniert war, auf einen Ton von 440 Hertz hin Speichel abzusondern, Tönen unterschiedlicher Frequenz ausgesetzt. Die schematische Abbildung zeigt die Abhängigkeit der Reaktionsstärke (Speichelfluss) von der Tonhöhe.

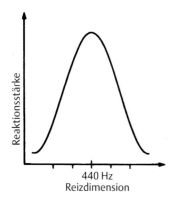

Dieses Experiment demonstriert das Prinzip der

(A)   Reizdiskrimination
(B)   Reizkontrolle
(C)   Reizgeneralisation
(D)   Reaktionsgeneralisation
(E)   Reaktionskontingenz

H87

1.242 Was gilt für den Generalisierungsgradienten?

(1)   Er stellt ein Maß für die Breite der Reizverallgemeinerung bei der Konditionierung dar.
(2)   Er ist abhängig vom Ähnlichkeitsgrad des aktuell dargebotenen Reizes mit dem ursprünglichen gelernten Reiz.
(3)   Er ist abhängig von der Stärke der Reaktion, z. B. dem Ausmaß einer Angst.
(4)   Er ist ein direktes Maß für die Reizdifferenzierung.

(A)   nur 1 ist richtig
(B)   nur 4 ist richtig
(C)   nur 1 und 2 sind richtig
(D)   nur 1, 2 und 3 sind richtig
(E)   nur 2, 3 und 4 sind richtig

F98

1.243 Nachdem ein Kind schmerzhafte Erfahrungen mit medizinischem Personal in weißen Kitteln gemacht hat, weigert es sich unter Anzeichen starker Ängste, in den Supermarkt zu gehen, weil das Personal dort ebenfalls weiße Kittel trägt.

Die Dauerhaftigkeit derartiger phobischer Ängste vor Situationen, die nicht bedrohlich sind, wird aus lerntheoretischer Sicht damit erklärt, dass

(A)   das Vermeidungsverhalten infolge der damit verbundenen Angstreduktion positiv verstärkt wird
(B)   das Vermeidungsverhalten infolge der damit verbundenen Angstreduktion negativ verstärkt wird
(C)   Reaktionen auf sehr belastende Erfahrungen keiner Extinktion unterliegen
(D)   ein negativer Transfer stattgefunden hat
(E)   die Neubelebung der Ängste beim Anblick weißer Kittel die Angstreaktion auf den ursprünglich neutralen Reiz im Sinne einer klassischen Konditionierung verfestigt

F89

1.244 Notwendige Voraussetzung für eine klassische Konditionierung ist

(A)   eine unregelmäßige Verstärkung
(B)   Reizgeneralisierung
(C)   eine vorhandene unbedingte Reaktion
(D)   eine erlernte Reiz-Reaktions-Verbindung
(E)   rasche Löschung der gelernten Reaktion

1.240 (A)   1.241 (C)   1.242 (D)   1.243 (B)   1.244 (C)

F97

1.245 Ein dreijähriges Kind, das sich in der Praxis zunächst unauffällig verhält, bekommt eine schmerzhafte Spritze. Es beginnt heftig zu weinen und den Arzt von sich zu stoßen. Eine Woche später schreit es bereits unmittelbar, nachdem es das Behandlungszimmer des Arztes betritt, laut los.

Lerntheoretisch lässt sich das Verhalten des Kindes erklären durch:

(A) klassische Konditionierung
(B) operante Konditionierung
(C) Lernen am Modell
(D) negative Verstärkung
(E) Prägung

F91   H87

1.246 Um welches Lernphänomen handelt es sich, wenn Reaktionen auf die für das Lernziel irrelevanten Reize gelöscht, die Reaktionen auf den für das Lernziel relevanten Reiz dagegen verstärkt werden?

(A) Reizverallgemeinerung
(B) Reaktionsverallgemeinerung
(C) negativer Transfer
(D) positiver Transfer
(E) Unterscheidungslernen

F01

1.247 Nachdem ein Angstpatient in einem verhaltenstherapeutischen Selbstsicherheitstraining erlernt hat, seinem Chef die Meinung zu sagen, ruft seine Frau empört den Therapeuten an, da er auch in der Familie immer öfter dominant werde.

Wie nennt man diesen Lernvorgang?

(A) Gegenkonditionierung
(B) Gegenübertragung
(C) Modelllernen
(D) Reizdiskrimination
(E) Reizgeneralisation

F01

1.248 Ein älterer Patient berichtet in der Notaufnahme:

Bisher sei er nur Fahrräder mit Rücktrittbremse gefahren. Zum Sturz mit dem neuen Rad sei es gekommen, als er in der ersten kritischen Situation mehrfach versucht habe, mit dem Rücktritt statt mit der Felgenbremse zu stoppen.

Dies ist ein Beispiel für:

(A) assoziative Hemmung
(B) negativen Transfer
(C) Perseveration
(D) Reizgeneralisation
(E) retroaktive Hemmung

F94

1.249 Die Wirksamkeit eines Verstärkers hängt ab von

(1) der Regelmäßigkeit der Verstärkung
(2) dem Motivationsniveau
(3) dem zeitlichen Abstand zwischen Verhalten und Einsetzen des Verstärkers

(A) nur 1 ist richtig
(B) nur 1 und 2 sind richtig
(C) nur 1 und 3 sind richtig
(D) nur 2 und 3 sind richtig
(E) 1–3 = alle sind richtig

F98

1.250 Welche Aussage zu Konditionierungsprozessen trifft **nicht** zu?

(A) Verstärkerpläne beschreiben die Kontingenz zwischen Verhalten und Verstärkung.
(B) Beim Quotenplan wird jede Reaktion generell verstärkt.
(C) Abergläubisches Verhalten kann durch intermittierende Verstärkung erklärt werden.
(D) Bei der Reizgeneralisierung kann ein konditioniertes Verhalten auch durch Reize ausgelöst werden, die dem konditionierten Reiz ähnlich sind.
(E) Kontinuierliche Verstärkung führt rascher zum angestrebten Verhalten als intermittierende Verstärkung.

H95

1.251 Welcher Verstärkerplan ist am besten geeignet, eine rasche und dauerhafte Verhaltensänderung zu bewirken?

(A)   eine ausschließlich kontinuierliche Verstärkung
(B)   eine ausschließlich intermittierende Verstärkung
(C)   zuerst intermittierende, dann kontinuierliche Verstärkung
(D)   zuerst kontinuierliche, dann intermittierende Verstärkung
(E)   Keine der Aussagen (A)–(D) trifft zu.

H92

1.252 Das Erlernen und die Löschung (Extinktion) eines Verhaltens sind abhängig von der Regelmäßigkeit der Verstärkung.

Regelmäßige Verstärkung jedes erwünschten Verhaltens bewirkt im Vergleich zu unregelmäßiger Verstärkung unter sonst gleichen Bedingungen

(1)   schnelleren Lernzuwachs nach Aufhören der positiven Verstärkung
(2)   schnellere Extinktion nach Aufhören der positiven Verstärkung
(3)   schnelleren Lernzuwachs während der positiven Verstärkung
(4)   schnelleren Lernzuwachs nach Aufhören der negativen Verstärkung

(A)   nur 2 ist richtig
(B)   nur 4 ist richtig
(C)   nur 1 und 2 sind richtig
(D)   nur 2 und 3 sind richtig
(E)   nur 3 und 4 sind richtig

F96

1.253 Welcher Verstärkungsplan führt zu dem stabilsten Lernerfolg?

(A)   kontinuierliche Verstärkung
(B)   fixierter Quotenplan
(C)   fixierter Intervallplan
(D)   Kombination zwischen fixiertem Quoten- und fixiertem Intervallplan
(E)   variabler Intervallplan

F95

1.254 Der Umstand, dass ein Spieler, der in der Anfangsphase hin und wieder Gewinne erzielen konnte, auch dann nicht wieder aufhören kann, nachdem er größere Verluste erlitten hat, lässt sich aus lerntheoretischer Sicht erklären als Folge von:

(A)   negativem Transfer
(B)   negativer Verstärkung
(C)   Konditionierung höherer Ordnung
(D)   Verhaltenskettenbildung
(E)   intermittierender Verstärkung

H98

1.255 Die Stabilität (Löschungsresistenz) von abergläubischem Verhalten kann lerntheoretisch erklärt werden durch

(A)   verbale Konditionierung
(B)   Reizgeneralisierung
(C)   kontinuierliche Verstärkung
(D)   Reizdiskriminierung
(E)   intermittierende Verstärkung

F88   H85

1.256 Welche der folgenden Strategien der Verhaltensmodifikation stellen Sonderformen der intermittierenden Verstärkung dar?

(1)   Intervallverstärkung
(2)   stellvertretende Verstärkung
(3)   Quotenverstärkung
(4)   kontinuierliche Verstärkung

(A)   Keine der Aussagen 1–4 ist richtig.
(B)   nur 1 und 3 sind richtig
(C)   nur 2 und 4 sind richtig
(D)   nur 2, 3 und 4 sind richtig
(E)   1–4 = alle sind richtig

F96

1.257 Welche Aussage über Verstärker und Verstärkung trifft **nicht** zu?

(A) Primäre Verstärker sind Reize, die elementare Bedürfnisse befriedigen.
(B) Sekundäre Verstärker sind Reize, die durch eine konditionierte Beziehung mit primären Verstärkern ihre verhaltenssteuernde Wirkung erhalten.
(C) Sekundäre Verstärkung erfolgt durch kurzzeitigen Entzug eines dauerhaft aversiven Reizes.
(D) Die verstärkende Wirkung von Reizen hängt von ihrer subjektiven Valenz ab.
(E) Die verstärkende Wirkung von Reizen hängt von der zeitlichen und räumlichen Beziehung zwischen Reaktion und Konsequenz ab.

H99   F95 **!!**

1.258 Tierexperimentelle Untersuchungen haben gezeigt, dass mit Hilfe intrazerebraler Belohnungsreize (Stimulierung bestimmter Areale im Hypothalamus) eine selektive Verlangsamung der Herzfrequenz erlernt werden kann.

Bei dem zugrunde liegenden Lernprozeß handelt es sich um

(A) sekundäre Verstärkung
(B) Signallernen
(C) positive Verstärkung
(D) Reizdiskrimination
(E) Konditionierung höherer Ordnung

F90   H89

Ordnen Sie den Vorgängen des operanten Konditionierens (Liste 1) den jeweils zutreffenden Begriff aus Liste 2 zu!

Liste 1

1.259 Einsetzen einer angenehmen Konsequenz: Verhalten tritt häufiger auf

1.260 Einsetzen einer unangenehmen Konsequenz: Verhalten tritt seltener auf; es bleibt ein „Rest" des unerwünschten Verhaltens

1.261 Aufhören eines Strafreizes durch Einführung eines neuen Verhaltens: Das ursprüngliche Verhalten wird seltener, das neue Verhalten häufiger

Liste 2

(A) positive Verstärkung
(B) negative Verstärkung
(C) Löschung
(D) Bestrafung
(E) Habituation

F99 **!!**

1.262 Die Eltern eines Vorschulkindes halten ihr Kind zum regelmäßigen Zähneputzen an, indem sie eine schmerzhafte Behandlung beim Zahnarzt in Erinnerung rufen, wenn das Kind das Zähneputzen vergisst.

Auf welche Weise lernt das Kind, seine Zähne regelmäßig zu putzen?

(A) durch Bestrafung
(B) durch Identifikation
(C) durch positive Verstärkung
(D) durch sekundäre Verstärkung
(E) durch Vermeidung negativer Konsequenzen

1.257 (C)   1.258 (C)   1.259 (A)   1.260 (D)   1.261 (B)   1.262 (E)

F94

1.263 Häufig dient die Bestrafung als Mittel zur Verhaltenskontrolle oder Verhaltensmodifikation.

Welche unerwünschten Nebenwirkungen können dabei auftreten?

(1)   Es kommt neben der Abschwächung des unerwünschten Verhaltens auch zu einer generellen Dämpfung des gesamten Aktivitätsbereichs, dem das Verhalten zuzuordnen ist („artifizielles Defizit").

(2)   Die bestrafte Person neigt zur Nachahmung des Verhaltens der strafenden Person (Übernahme strafender Modelle).

(3)   Der Bestrafte fühlt sich im Mittelpunkt der Aufmerksamkeit und neigt dazu, dieses Verhalten häufiger zu zeigen („Kritikfalle").

(4)   Konstante Bestrafung verliert mit der Zeit ihre gezielte Wirkung (Strafreiz-Progression).

(A)   nur 1 und 2 sind richtig
(B)   nur 2 und 4 sind richtig
(C)   nur 1, 2 und 4 sind richtig
(D)   nur 1, 3 und 4 sind richtig
(E)   1–4 = alle sind richtig

F94

1.264 Von negativer Verstärkung spricht man, wenn als Folge eines Verhaltens ein

(A)   im allgemeinen als positiv erlebter Reiz negativ bewertet wird
(B)   als negativ erlebter Reiz einsetzt
(C)   als negativ erlebter Reiz aufhört
(D)   als positiv erlebter Reiz aufhört
(E)   im allgemeinen als negativ erlebter Reiz positiv bewertet wird

F98

1.265 Ein Patient, der an chronischen Schmerzen leidet, gewöhnt sich eine Schonhaltung an, durch die die Schmerzempfindungen reduziert werden.

Die Beibehaltung dieser Schonhaltung ist aus lerntheoretischer Sicht zurückzuführen auf

(1)   einen bedingten Reflex
(2)   eine negative Verstärkung
(3)   operantes Konditionieren
(4)   eine Habituation

(A)   nur 1 und 3 sind richtig
(B)   nur 1 und 4 sind richtig
(C)   nur 2 und 3 sind richtig
(D)   nur 2 und 4 sind richtig
(E)   nur 3 und 4 sind richtig

H94

1.266 Welche Aussagen über Bestrafung treffen zu?

(1)   Durch das Ausbleiben der unerwünschten Handlungen als Folge der Bestrafung wird der Strafende in seinem Verhalten verstärkt. Die Wahrscheinlichkeit zu strafen nimmt dadurch zu.

(2)   Bestrafung kann bei Kindern mit Zuwendungsdefizit zu einer Zunahme der Wahrscheinlichkeit führen, das bestrafte Verhalten erneut zu zeigen.

(3)   Werden Kinder körperlich gezüchtigt, steigt die Wahrscheinlichkeit, dass sie aufgrund der eigenen leidvollen Erfahrungen bereit sind, auf die Anwendung körperlicher Gewalt gegenüber anderen zu verzichten.

(4)   Bestrafung ist nach der Theorie des operanten Lernens eine wirksame Methode zum schrittweisen Aufbau erwünschten Verhaltens (Verhaltensformung).

(A)   nur 1 ist richtig
(B)   nur 3 ist richtig
(C)   nur 1 und 2 sind richtig
(D)   nur 1 und 3 sind richtig
(E)   nur 3 und 4 sind richtig

F91 H87

1.267 Welche Aussage über Lernen und Löschung von Verhaltensweisen trifft **nicht** zu?

(A) Bei kontinuierlicher Verstärkung wird schneller gelernt als bei intermittierender Verstärkung.

(B) Bei kontinuierlicher Verstärkung dauert es länger, bis nach Beendigung der Verstärkung die gelernte Reaktion gelöscht ist, als bei intermittierender Verstärkung.

(C) Bei unregelmäßiger Verstärkung gelernte Reaktionen sind löschungsresistenter als bei regelmäßiger Verstärkung gelernte.

(D) Der Zeitabstand zwischen Handlung und Verstärkung beeinflusst den Lernerfolg.

(E) Je schneller eine Reaktion gelernt wird, desto schneller wird sie auch wieder gelöscht, wenn die Verstärkung entfällt.

H00 **‼**

1.268 Ein Schmerzpatient mit sehr starken Tumorschmerzen verwendet jedesmal sofort nach dem Auftreten der Schmerzen eine Morphiumpumpe und kann damit eine prompte Schmerzbefreiung erreichen.

Nach welchem lernpsychologischen Prinzip wird hier vorgegangen?

(A) Löschung

(B) negative Verstärkung durch aktive Vermeidung

(C) negative Verstärkung durch passive Vermeidung

(D) positive Verstärkung

(E) Reizdiskrimination

F00

1.269 Ein Patient soll nach einer Magenoperation solang künstlich ernährt werden, bis die zusätzliche orale Nahrungsaufnahme eine bestimmte Kalorienzahl sichert. Zur Kontrolle der oralen Ernährung erhält er eine Zufuhrtabelle. Als der Patient im Laufe einer Woche kaum etwas in die Tabelle eintragen kann, weil er ständig erbricht, lassen seine Essversuche nach.

Aus lerntheoretischer Sicht kommt für das Nachlassen der Bemühungen des Patienten am ehesten in Betracht:

(A) Entwöhnung

(B) fehlende Verstärkung

(C) negative Verstärkung

(D) reziproke Hemmung

(E) Verstärkerentzug

F00 **‼**

1.270 Ein Patient mit chronischem Rückenschmerz erzählt seinem Arzt, dass er vor Jahren erst dann ein Schmerzmittel genommen habe, wenn seine Schmerzen unerträglich gewesen seien. Heute nehme er diese Schmerzmittel bereits bei ersten Anzeichen eines beginnenden Schmerzes.

Lerntheoretisch lässt sich die Änderung des Einnahmeverhaltens erklären durch

(A) Extinktion

(B) Habituation

(C) negative Verstärkung

(D) positive Verstärkung

(E) systematische Desensibilisierung

F86

1.271 Welche Aussage trifft **nicht** zu?

Operante Konditionierung

(A) erklärt die Erhöhung der Auftretenswahrscheinlichkeit eines Verhaltens aus dessen Konsequenzen

(B) erfordert Darbietung oder Entzug primärer Verstärker, denen eine Reiz-Reaktions-Verknüpfung vorausgegangen sein muss

(C) kann Ursache der Löschungsresistenz klassisch konditionierten Verhaltens sein

(D) ist über Darbietung angenehmer oder Entzug aversiver Reize realisierbar

(E) ist über Darbietung aversiver oder Entzug angenehmer Reize realisierbar

---

1.267 (B)　　　1.268 (B)　　　1.269 (B)　　　1.270 (C)　　　1.271 (B)

H99

1.272 In einer psychiatrischen Klinik werden erwünschte Verhaltensweisen wie regelmäßige Medikamenteneinnahme oder Reduktion von aggressivem Verhalten mit Gutscheinen, die vom Pflegepersonal zugeteilt werden, belohnt. Die Gutscheine können für Privilegien wie Ausgang, Wochenendurlaub oder ähnliches eingelöst werden.

Auf welchem Lernprinzip basiert diese Interventionsstrategie?

(A) aversive Konditionierung
(B) Diskriminationslernen
(C) klassische Konditionierung
(D) Modelllernen
(E) operante Konditionierung

F99 **!!**

1.273 Manche Eltern sind überzeugt, dass sie die Lernmotivation ihres Schulkindes durch finanzielle Zuwendungen bzw. Abzug vom Taschengeld verbessern können.

Nach welchem Lernprinzip handeln sie?

(A) klassische Konditionierung
(B) Lernen durch Eigensteuerung
(C) Lernen am Modell
(D) operante Konditionierung
(E) stellvertretende Verstärkung

F97 F96

1.274 Sowohl beim klassischen als auch beim operanten Konditionieren kann eine Verhaltensänderung erfolgen durch:

(1) Extinktion
(2) Internalisation
(3) Reizdiskrimination
(4) Reizgeneralisation
(5) Verhaltensformung („shaping")

(A) nur 1, 2 und 4 sind richtig
(B) nur 1, 2 und 5 sind richtig
(C) nur 1, 3 und 4 sind richtig
(D) nur 1, 4 und 5 sind richtig
(E) nur 2, 3 und 4 sind richtig

H98 **!**

1.275 In einem Trainingsprogramm zum Abbau von aggressivem Verhalten bei Kindern werden in den Trainingsphasen nicht-aggressive Verhaltensweisen in Gruppen geübt. Dabei wird ein sogenanntes Token-Programm eingesetzt, bei dem die Kinder für erwünschte Verhaltensveränderungen Punkte erhalten. Gesammelte Punkte können in einen Preis (z.B. Kinobesuch) eingetauscht werden.

Das Token-Programm basiert auf

(A) Diskriminationslernen
(B) klassischer Konditionierung
(C) Konditionierung höherer Ordnung
(D) Lernen am Modell
(E) operanter Konditionierung

H00 **!!**

1.276 Eine Patientin mit progressiver Verkrümmung des Rückgrats (Skoliose) erhält ein Gerät mit Sensoren zur Registrierung der Körperhaltung angelegt. Bei verkrümmter Körperhaltung ertönt ein Summton, der sich verstärkt, wenn die Körperhaltung nicht verbessert wird und sich abschwächt, wenn sich der Körper aufrichtet. Nach einigen Monaten kommt es bei dieser Patientin zu einer Verbesserung der Körperhaltung.

Welches Lernprinzip erklärt dieses verhaltensmedizinische Verfahren?

(A) operantes Konditionieren
(B) Reaktionsgeneralisation
(C) Reizgeneralisation
(D) Reizkontrolle
(E) Signallernen

1.272 (E)   1.273 (D)   1.274 (C)   1.275 (E)   1.276 (A)

F00 **‼**

1.277 Ein hyperaktives Kind, das in der Schule Lernschwierigkeiten hat, wird von seinen Eltern jedesmal gelobt, wenn es gute Leistungen in den Klassenarbeiten gezeigt hat.

Nach welchem Lernprinzip handeln die Eltern und welches Verstärkungsprinzip wenden sie an?

(A) klassische Konditionierung – kontinuierliche Verstärkung
(B) klassische Konditionierung – soziale Verstärkung
(C) operante Konditionierung – primäre Verstärkung
(D) operante Konditionierung – sekundäre Verstärkung
(E) Verhaltensformung (shaping) – Intervallverstärkung

H88

1.278 Vermeidungslernen ist

(A) identisch mit Lernen von Fluchtreaktionen
(B) die Löschungsgeschwindigkeit von Lernvorgängen
(C) ein klassisch konditionierter Lernvorgang
(D) eine Verhaltensänderung, die die Wahrscheinlichkeit von Belohnung herabsetzt
(E) eine Verhaltensänderung, die die Wahrscheinlichkeit einer Bestrafung herabsetzt

F90

1.279 Die Bedingungen, unter denen beim Erfolgslernen einem Verhalten oder einer Reaktion eine Konsequenz folgt, heißen:

(A) Konstrukt
(B) Kontingenz
(C) Verstärker
(D) bedingter Reiz
(E) Strafreiz

H95

1.280 Im Rahmen eines operanten Therapieprogramms wird das Klagen des Patienten über Schmerzen nicht beachtet, wohl aber bekommt der Patient Zuwendung, wenn er die im Therapieplan vorgesehenen Aktivitäten ausführt.

Den Prinzipien des Lernens am Erfolg entsprechend wird das Schmerzverhalten des Patienten hierdurch

(A) negativ verstärkt
(B) gelöscht
(C) bestraft
(D) positiv verstärkt
(E) umstrukturiert

H90

1.281 Welche Aussagen zur Löschungsresistenz von Verhalten treffen zu?

(1) Negativ verstärktes Verhalten erweist sich gegenüber positiv verstärktem Verhalten häufig als besonders löschungsresistent.
(2) Regelmäßig verstärktes Verhalten ist im allgemeinen löschungsresistenter als unregelmäßig verstärktes Verhalten.
(3) Klassisch konditionierte Reiz-Reaktions-Verbindungen sind praktisch löschungsresistent.

(A) nur 1 ist richtig
(B) nur 2 ist richtig
(C) nur 3 ist richtig
(D) nur 1 und 2 sind richtig
(E) nur 2 und 3 sind richtig

H97

1.282 Die Extinktion einer klassisch konditionierten Furcht wird, dem Prinzip des klassischen Konditionierens entsprechend, verhindert durch

(A) Bestrafung
(B) Gegenkonditionierung
(C) primäre Verstärkung
(D) Stimuluskontrolle
(E) wiederholte, gleichzeitige Paarung des unkonditionierten mit dem konditionierten Reiz

F97

1.283 Die Extinktion einer klassisch konditionierten Furcht wird begünstigt durch:

(A)   Flucht- oder Vermeidungsverhalten
(B)   erneute Konfrontation mit dem unkonditionierten Stimulus
(C)   Änderung der Verstärkungskontingenzen
(D)   Bestrafung
(E)   Aufhebung der Koppelung von konditioniertem und unkonditioniertem Stimulus

F00

1.284 Ein Geschäftsmann muss seine Dienstfahrten mit dem Wagen unternehmen und wird in seiner Tätigkeit dadurch beeinträchtigt, dass er große Umwege machen muss, weil er eine panische Angst davor hat, mit dem Wagen über Brücken zu fahren.

Welche Methode der Vehaltensmodifikation könnte hier am ehesten Abhilfe schaffen?

(A)   Biofeedback
(B)   Diskriminationstraining
(C)   Reizkontrolltechnik
(D)   Selbstverstärkungsverfahren
(E)   systematische Desensibilisierung

H00

1.285 Welches der nachstehenden Konzepte wird zur Erklärung des verhaltenstherapeutischen Verfahrens der systematischen Desensibilisierung herangezogen?

(A)   proaktive Hemmung
(B)   Reaktionsgeneralisation
(C)   Reizgeneralisation
(D)   retroaktive Hemmung
(E)   reziproke Hemmung

F96

1.286 Das Lernen durch Beobachtung (Modell-Lernen) ist abhängig von

(1)   der Attraktivität des Modells
(2)   der Erfolgs- und Wirksamkeitserwartung des Lernenden
(3)   den Konsequenzen, die das beobachtete Verhalten in der Umgebung zur Folge hat
(4)   der psychophysischen Aktivierung des Beobachters

(A)   nur 2 ist richtig
(B)   nur 1 und 2 sind richtig
(C)   nur 1 und 3 sind richtig
(D)   nur 1, 2 und 4 sind richtig
(E)   1–4 = alle sind richtig

H91

1.287 Beim Beobachtungslernen

(1)   werden neue (bisher nicht im Verhaltensrepertoire vorhandene) Verhaltensweisen gelernt
(2)   können bereits vorhandene Verhaltensweisen gefördert werden
(3)   können bereits vorhandene Verhaltensweisen seltener werden
(4)   werden erfolgreiche Modelle eher imitiert als erfolglose

(A)   nur 4 ist richtig
(B)   nur 1 und 2 sind richtig
(C)   nur 2 und 3 sind richtig
(D)   nur 1, 2 und 4 sind richtig
(E)   1–4 = alle sind richtig

F97

1.288 Welche Aussagen über das Modell-Lernen treffen zu?

(1)   Stellvertretende Verstärkung der Modellperson begünstigt den Lernprozeß.
(2)   Eine positive Beziehung zur Modellperson ist eine notwendige Voraussetzung des Modell-Lernens.
(3)   Beim Modell-Lernen muss die Modellperson direkt beobachtbar sein.

(A)   nur 1 ist richtig
(B)   nur 2 ist richtig
(C)   nur 3 ist richtig
(D)   nur 1 und 2 sind richtig
(E)   nur 2 und 3 sind richtig

H88

1.289 Typisch für Verhaltensaneignung durch Modell-Lernen ist:

(1) Nutzung fremder Erfahrung
(2) unmittelbare Erfahrung von Erfolg
(3) stellvertretende Verstärkung
(4) Selbstbelohnung aufgrund internalisierter Normen
(5) Gewinnung von Einsicht im Verlauf kognitiver Umstrukturierungsprozesse

(A) nur 1 und 3 sind richtig
(B) nur 1 und 4 sind richtig
(C) nur 2 und 3 sind richtig
(D) nur 2 und 5 sind richtig
(E) nur 4 und 5 sind richtig

1.4.3 Kognition

F87

1.290 Gegenüber dem Lernen am Erfolg hat Lernen durch Einsicht folgenden/folgende Vorteil(e):

(1) Wegfall von Versuch und Irrtum
(2) Einschränkung des Einübens
(3) hohe Transponierbarkeit von Lösungen

(A) nur 1 ist richtig
(B) nur 2 ist richtig
(C) nur 3 ist richtig
(D) nur 1 und 2 sind richtig
(E) 1–3 = alle sind richtig

H89

1.291 Welche Aussagen über Intelligenzquotienten treffen zu?

(1) Der mittlere Abweichungs-IQ ist in jeder Altersgruppe gleich groß.
(2) Bei gleicher Differenz von Intelligenzalter und Lebensalter nimmt der klassische IQ in den einzelnen Altersstufen unterschiedliche Werte an.
(3) Klassischer IQ und Abweichungs-IQ lassen sich rechnerisch ineinander überführen.
(4) Gemeinsam ist klassischem IQ und Abweichungs-IQ (in der heute üblichen Standardisierung, z. B. beim HAWIE) der Bezug der Intelligenzleistung auf das Lebensalter.

(A) nur 1 und 3 sind richtig
(B) nur 2 und 3 sind richtig
(C) nur 2 und 4 sind richtig
(D) nur 1, 2 und 4 sind richtig
(E) nur 1, 3 und 4 sind richtig

F97

1.292 Ein Intelligenzquotient (Abweichungs-IQ) ist

(1) ein Maß für das maximale intellektuelle Leistungsvermögen
(2) ein Kennwert für die aktuelle geistige Leistungsfähigkeit
(3) eine Messzahl für die relative Position eines Individuums in seiner Altersgruppe

(A) nur 1 ist richtig
(B) nur 2 ist richtig
(C) nur 3 ist richtig
(D) nur 2 und 3 sind richtig
(E) 1–3 = alle sind richtig

H95

1.293 Vater (50 Jahre) und Sohn (16 Jahre) nehmen an einem Intelligenztest (HAWIE) teil. Der Vater erzielt einen Intelligenzquotienten (IQ) von 115, der Sohn von 118.

Welche Aussagen werden durch diese Testergebnisse gerechtfertigt?

(1)   Der Sohn ist intelligenter als der Vater, da er trotz seines jungen Alters einen vergleichbaren IQ erzielt.
(2)   Der Vater ist intelligenter als der Sohn, da er trotz seines höheren Alters einen vergleichbaren IQ erzielt.
(3)   Vater und Sohn sind beide überdurchschnittlich intelligent.

(A)   Keine der Aussagen 1–3 ist richtig
(B)   nur 2 ist richtig
(C)   nur 3 ist richtig
(D)   nur 1 und 3 sind richtig
(E)   nur 2 und 3 sind richtig

H91

1.294 Welche Aussagen über den Hamburg-Wechsler-Intelligenztest für Erwachsene (HAWIE) treffen zu?

(1)   Mit dem HAWIE wird der IQ nach der Formel

$$IQ = \frac{IA}{LA} \cdot 1$$

(2)   Der HAWIE besteht aus einem Verbalteil und einem Handlungsteil.
(3)   Prozentränge können für den HAWIE nicht berechnet werden.

(A)   nur 1 ist richtig
(B)   nur 2 ist richtig
(C)   nur 1 und 2 sind richtig
(D)   nur 2 und 3 sind richtig
(E)   1–3 = alle sind richtig

H90

1.295 Karola konnte schon mit 5 Jahren fließend lesen und schreiben sowie zweistellige Zahlen multiplizieren. Mit 6 Jahren erbringt sie im Intelligenztest durchweg die Leistungen Neunjähriger.

Welchen IQ hat Karola nach der klassischen IQ-Formel?

(A)   130
(B)   140
(C)   150
(D)   160
(E)   170

H95

1.296 Die intellektuelle Lern- und Leistungsfähigkeit im höheren Erwachsenenalter (jenseits des 60. Lebensjahres)

(1)   zeigt eine ausgeprägte interindividuelle Variabilität
(2)   unterliegt einem biologisch begründbaren Abbau in allen kognitiven Bereichen
(3)   lässt eher eine Abnahme der kristallinen Intelligenz als eine Abnahme der fluiden Intelligenz erwarten

(A)   nur 1 ist richtig
(B)   nur 2 ist richtig
(C)   nur 3 ist richtig
(D)   nur 1 und 2 sind richtig
(E)   nur 1 und 3 sind richtig

F94

1.297 Für die Bestimmung des Intelligenzquotienten mit einem Wechsler-Test (HAWIE oder HAWIK) benötigt man folgende Informationen über den Probanden:

(1)   Lebensalter
(2)   Entwicklungsalter
(3)   Schulbildung

(A)   nur 1 ist richtig
(B)   nur 2 ist richtig
(C)   nur 1 und 2 sind richtig
(D)   nur 2 und 3 sind richtig
(E)   1–3 = alle sind richtig

H99 **!!**

1.298 Dem „klassischen IQ" und dem „Abweichungs-IQ" ist gemeinsam, dass

(A)   die Abweichung des Intelligenzalters vom Lebensalter bestimmt wird
(B)   die Leistung in Relation zur altersspezifischen Varianz gemessen wird
(C)   sie auf eine altersbezogene Normierung Bezug nehmen
(D)   sie auf Verhältnisskalen abgebildet werden
(E)   von einer proportionalen Beziehung zwischen Intelligenzleistung und Lebensalter ausgegangen wird

H92

1.299 Welche der folgenden Aussagen über den Intelligenzquotienten (HAWIE) treffen zu?

(1)   Ungefähr zwei Drittel der Bevölkerung haben IQ-Werte zwischen 85 und 115.
(2)   Der durchschnittliche alternormierte IQ beträgt 100.
(3)   Personen unterschiedlichen Alters mit gleichen Testleistungen haben den gleichen IQ.

(A)   nur 1 ist richtig
(B)   nur 2 ist richtig
(C)   nur 3 ist richtig
(D)   nur 1 und 2 sind richtig
(E)   nur 1 und 3 sind richtig

F99 **!**

1.300 Eine Theorie der Intelligenz beschreibt 7 intellektuelle Primärfaktoren:

Umgang mit Zahlen, Sprachverständnis, Raumvorstellung, Gedächtnis, schlussfolgerndes Denken, Wortflüssigkeit, Auffassungsgeschwindigkeit.

Bei dieser Theorie handelt es sich um:

(A)   Cattells Theorie der Intelligenzstruktur
(B)   Generalfaktorentheorie (Spearman)
(C)   Intelligenzmodell nach Guilford
(D)   Intelligenzmodell nach Jäger
(E)   Multiple Faktorentheorie (Thurstone)

H91

1.301 Welche kognitive Leistung gehört **nicht** zu den von Thurstone entwickelten Primärfaktoren der Intelligenz?

(A)   Begriffsbildung
(B)   Sprachverständnis
(C)   Gedächtnis
(D)   Raumvorstellung
(E)   Rechenfertigkeit

F90

1.302 Welche Aussage trifft **nicht** zu?

Ein Intelligenzstrukturtest, der entsprechend der Theorie der multiplen Faktoren (Thurstone) konstruiert ist, enthält Skalen zu folgenden Intelligenzfaktoren:

(A)   flüssige Intelligenz („fluid intelligence")
(B)   Gedächtnis („memory")
(C)   Wahrnehmungsgeschwindigkeit („perceptual speed")
(D)   logisches Denken („reasoning")
(E)   Sprachverständnis („verbal comprehension")

H94   F92

1.303 Nach der Generalfaktortheorie (Zweifaktorentheorie) der Intelligenz

(1)   sind die s-Faktoren voneinander unabhängig
(2)   errechnet sich der Gesamt-IQ aus der Höhe des g-Faktors
(3)   wird jede Intelligenzleistung durch den g-Faktor und durch einen oder mehrere s-Faktoren erklärt

(A)   nur 1 ist richtig
(B)   nur 2 ist richtig
(C)   nur 3 ist richtig
(D)   nur 1 und 2 sind richtig
(E)   nur 1 und 3 sind richtig

1.298 (C)   1.299 (D)   1.300 (E)   1.301 (A)   1.302 (A)   1.303 (E)

H96

1.304 Welche Aussagen zu Änderungen der Intelligenz im höheren Lebensalter treffen zu?

(1)   Kristalline Intelligenz (z.B. Wortschatz, Allgemeinwissen) unterliegt im Vergleich zur fluiden Intelligenz (z.B. Abstraktion, Analogien bilden) einem stärker ausgeprägten Altersabbau.
(2)   Die Intelligenzentwicklung im Alter unterliegt dem Einfluss psychischer und sozialer Faktoren.
(3)   Die Defizithypothese besagt, dass etwa im 6. Lebensjahrzehnt ein genereller Intelligenzabfall beginnt.

(A)   nur 1 ist richtig
(B)   nur 2 ist richtig
(C)   nur 1 und 2 sind richtig
(D)   nur 1 und 3 sind richtig
(E)   1 – 3 = alle sind richtig

H00   *!!*

1.305 Das Intelligenzmodell von Thurstone unterscheidet

(A)   einen Generalfaktor und mehrere spezifische Faktoren
(B)   einen Verbalteil und einen Handlungsteil
(C)   kristalline und fluide Intelligenz
(D)   Operationen, Inhalte und Produkte intelligenten Verhaltens
(E)   sieben Primärfaktoren der Intelligenz (primary mental abilities)

H00

1.306 Welche Aussage zu lebenslangem Lernen trifft **nicht** zu?

Für den Nutzen lebenslangen Lernens spricht,

(A)   dass die „kristallisierte" Intelligenz nach Erreichen der Adoleszenz abnimmt
(B)   dass die psychische Leistungsfähigkeit vom Trainingszustand abhängt
(C)   dass in modernen Gesellschaftssystemen bei hochqualifizierten Berufen (z.B. Ingenieure, Fachärzte) die „Halbwertszeit" des Fachwissens abnimmt
(D)   dass lebenslanges Lernen das Selbstkonzept des Menschen verbessern kann
(E)   dass lebenslanges Lernen den Abbau einzelner psychischer Funktionen im Altersprozess verzögern kann

F00

1.307 Die Zweifaktorentheorie der Intelligenz (Spearman) postuliert, dass die Untertests in einem Intelligenztest

(A)   auf zwei Primärfaktoren der Intelligenz bezogen sind
(B)   durch einen, höchstens zwei Primärfaktoren erklärt werden
(C)   einen Generalfaktor der Intelligenz und spezifische Faktoren erfassen
(D)   jeweils zwei spezifische Intelligenzfaktoren kombinieren
(E)   zwei Generalfaktoren der Intelligenz erfassen

F00

1.308 Für einen guten Intelligenztest ist **nicht** kennzeichnend, dass

(A)   die Ergebnisse einer untersuchten Person in den verschiedenen Untertests möglichst homogen sind
(B)   die Ergebnisse in der Population über einen weiten Bereich streuen
(C)   er an einer Gesamtpopulation normiert wurde
(D)   er bei mehrfacher Anwendung bei denselben Personen zu gleichen Ergebnissen führt
(E)   er mehrere Aspekte (Merkmale) der Intelligenz erfasst

F01

1.309 Was bedeutet der Begriff g-Faktor in der Intelligenzforschung?

(A)   Generalfaktor: ein Faktor, der allen Intelligenzleistungen gemeinsam ist
(B)   Generalisierbarkeitsfaktor: das Ausmaß, in dem man vom Resultat in einer gegebenen Intelligenzaufgabe auf das allgemeine Intelligenzniveau schließen kann
(C)   Generationsfaktor: die allgemein beobachtete Erhöhung der Intelligenzwerte von Generation zu Generation
(D)   Generativitätsfaktor: das Ausmaß, in dem ein Mensch seine vorhandene Intelligenzkapazität tatsächlich ausschöpft
(E)   genetischer Faktor: der durch Vererbung bedingte Faktor der Intelligenz

F01 **!**

1.310 Ein Begabungsforscher möchte für eine Untersuchung eine Stichprobe von Kindern mit einem IQ von mindestens 130 Punkten (Normierung entsprechend HAWIK) gewinnen.

Wie viele zufällig ausgewählte Kinder muss er testen, um 100 Kinder zu finden, die einen IQ von 130 und mehr Punkten aufweisen?

(A) etwa 600
(B) etwa 1100
(C) etwa 2200
(D) etwa 4400
(E) etwa 10000

F95 H92 H90

1.311 Welche zeitliche Reihenfolge ist bei den jeweils drei nachfolgend ausgezählten Stufen der fünfstufigen Einteilung der Denkentwicklung nach Piaget die richtige?

(A) formales – anschauliches – konkretes Denken
(B) konkretes – formales – anschauliches Denken
(C) anschauliches – formales – konkretes Denken
(D) anschauliches – konkretes – formales Denken
(E) konkretes – anschauliches – formales Denken

H99 **!**

1.312 Nach J. Piaget lassen sich die Entwicklungsphasen des Kindes anhand bestimmter kognitiver Fähigkeiten und Leistungen charakterisieren.

Welche davon sind kennzeichnend für die Phase des konkret-operationalen Denkens?

(1) Das Kind begreift, dass äußere Objekte unabhängig von seiner Wahrnehmung existieren.
(2) Das Kind schreibt auch unbelebten Objekten Leben und Willen zu.
(3) Das Kind wird fähig zu Denkoperationen, die sich durch Reversibilität auszeichnen.
(4) Das Kind erwirbt den Invarianzbegriff.
(5) Das Kind erlebt die eigene aktuelle Sichtweise als einzig mögliche (egozentrisches Denken).

(A) nur 1 und 2 sind richtig
(B) nur 1 und 3 sind richtig
(C) nur 2 und 5 sind richtig
(D) nur 3 und 4 sind richtig
(E) nur 4 und 5 sind richtig

H94 F94

Ordnen Sie den Altersangaben in Liste 1 die entsprechenden Stadien der kognitiven Entwicklung nach Piaget in Liste 2 zu!

Liste 1

1.313 0 – 2 Jahre

1.314 4 – 7 Jahre

Liste 2

(A) konkretes Denken
(B) sensomotorische Intelligenz
(C) formales Denken
(D) anschauliches Denken
(E) vorbegrifflich-symbolisches Denken

H95

Ordnen Sie den Entwicklungsstufen nach Piaget in Liste 1 die für diese Phasen spezifischen Fähigkeiten aus Liste 2 zu!

Liste 1

1.315 Stufe des konkreten Denkens

1.316 Stufe des formalen Denkens

Liste 2

(A) Generierung von Hypothesen
(B) Verständnis von Beziehungen in Raum und Zeit
(C) Reversibilität von Denkoperationen
(D) Transduktionsschlüsse
(E) Umgang mit Symbolen

H96

1.317 Welche Aussage trifft **nicht** zu?

Die formal-operationale Entwicklungsstufe nach Piaget

(A) beginnt etwa im Alter von 12 Jahren
(B) ist die Stufe, die der konkret-operationalen Entwicklungsstufe folgt
(C) ist die zeitlich letzte Stufe in der Entwicklung des Denkens
(D) ist die Stufe, in der das Kind erstmals zu Denkvorgängen fähig ist, die sich durch Reversibilität auszeichnen
(E) ist die Stufe, in der das Kind fähig wird, systematisch Hypothesen zu bilden und lernt, durch logische Schlüsse auf die Folgerichtigkeit seines Denkens zu vertrauen

1.310 (D) 1.311 (D) 1.312 (D) 1.313 (B) 1.314 (D) 1.315 (C) 1.316 (A) 1.317 (D)

F97

1.318 Eine bestimmte Flüssigkeitsmenge wird von einem hohen, schmalen Gefäß in ein niedriges, breites Gefäß umgefüllt. Ein Kind, das diesen Umfüllvorgang beobachtet, meint, das zweite Gefäß enthalte nun weniger Flüssigkeit.

Welchem Stadium der kognitiven Entwicklung nach Piaget ist das Kind zuzuordnen?

(A)   sensomotorische Intelligenz
(B)   vorbegrifflich-symbolisches Denken
(C)   anschauliches Denken
(D)   konkretes Denken
(E)   formales Denken

H98

1.319 Ein kleiner Junge spielt mit einem Bauklötzchen. Er betrachtet das Bauklötzchen, schüttelt es, klopf damit auf den Boden, steckt es in den Mund und wirft es in die Luft.

Welchem kognitiven Entwicklungsstadium nach Piaget entspricht dieses kindliche Verhalten?

(A)   sensomotorisches Stadium
(B)   vooperationales Stadium (vorbegrifflich-symbolisches Denken)
(C)   konkret-operationales Stadium
(D)   formal-operationales Stadium
(E)   kombinatorisch-systemisches Stadium

H97

1.320 Welche der folgenden Aussagen über Entwicklungsstadien treffen auf die Theorie der kognitiven Entwicklung von Piaget zu?

(1)   Die Entwicklungsstadien folgen regelhaft aufeinander.
(2)   Das nächsthöhere Entwicklungsstadium wird nicht erreicht, wenn die vorausgehende Phase nicht bewältigt wird.
(3)   Die Art und Weise, in der ein Kind auf die spezifischen Konflikte eines bestimmten Entwicklungsstadiums reagiert, prägt seine spätere Persönlichkeit.

(A)   nur 2 ist richtig
(B)   nur 3 ist richtig
(C)   nur 1 und 2 sind richtig
(D)   nur 1 und 3 sind richtig
(E)   nur 2 und 3 sind richtig

F98

1.321 Kleine Kinder erleben zunächst nur solche Personen und Gegenstände als existent, die sie sehen. Erst später lernen sie, dass beispielsweise Personen, die den Raum verlassen haben oder Spielsachen, die im Schrank verschlossen sind, trotzdem weiter existent sind.

Nach J. Piaget wird diese Fähigkeit

(1)   als Objektpermanenz bezeichnet
(2)   auf der präoperativen Stufe der kognitiven Entwicklung erworben
(3)   als kognitive Repräsentation bezeichnet
(4)   bis zum zweiten Lebensjahr erworben

(A)   nur 2 ist richtig
(B)   nur 3 ist richtig
(C)   nur 1 und 4 sind richtig
(D)   nur 2 und 3 sind richtig
(E)   nur 3 und 4 sind richtig

F00 /

1.322 Entsprechend dem Modell der kognitiven Entwicklung nach Piaget erwirbt das Kind die Fähigkeit des hypothetisch-deduktiven Denkens in der Phase

(A)   der Objektpermanenz
(B)   des artifizialistischen Denkens
(C)   des formal-operationalen Denkens
(D)   des konkret-operationalen Denkens
(E)   des präoperationalen Denkens

F00 /

1.323 Einem 9-jährigen Kind, bei dem eine Retardierung der geistigen Entwicklung vermutet wird, werden zwei gleichlange Reihen mit jeweils zehn Münzen vorgelegt. Das Kind erkennt, dass beide Reihen die gleiche Anzahl von Münzen enthalten. Danach vergrößert die Untersucherin die Abstände der Münzen der unteren Reihe. Das Kind ist nun der Auffassung, die längere Reihe enthalte mehr Münzen als die kürzere Reihe.

Welchem Stadium der kognitiven Entwicklung nach Piaget ist das Kind zuzuordnen?

(A)   sensumotorische Intelligenz
(B)   vorbegrifflich-symbolisches Denken
(C)   anschauliches Denken
(D)   konkret-operationales Denken
(E)   formal-operationales Denken

1.318 (C)   1.319 (A)   1.320 (C)   1.321 (C)   1.322 (C)   1.323 (C)

H99 *!*

1.324 Ein Junge führt seine Kopfschmerzen darauf zurück, dass er sich zuvor sehr über seinen Bruder geärgert hat. Dies ist ein Beispiel für ein Krankheitskonzept in einem bestimmten kognitiven Entwicklungsstadium nach Piaget.

Um welches Entwicklungsstadium handelt es sich?

(A) sensomotorisches Stadium
(B) Stadium des vorbegrifflich-symbolischen Denkens
(C) Stadium des anschaulichen Denkens
(D) konkret-operationales Stadium
(E) formal-operationales Stadium

F99

1.325 Ein kleiner Junge ist an einer Grippe erkrankt und muss seit drei Tagen im Bett liegen. Er behauptet, dass der Schnee ihm seine Erkältung „gemacht habe".

Welchem kognitiven Entwicklungsstadium nach Piaget entspricht dieses kindliche Verhalten?

(A) sensomotorisches Stadium
(B) präoperationales Stadium
(C) konkret-operationales Stadium
(D) formal-operationales Stadium
(E) hypothetisch-deduktives Stadium

F01

1.326 Welcher kognitive Entwicklungsschritt kennzeichnet nach Piaget die Phase des sensumotorischen Stadiums?

(A) animistisches Denken
(B) artifizialistisches Denken
(C) hypothetisch-deduktives Denken
(D) Invarianzvorstellung
(E) Objektpermanenz

1.4.4 Emotion

H99

1.327 Primäre Emotionen (Basis-Emotionen) gelten als angeborene Reaktionsmuster, die in fast allen menschlichen Kulturen beobachtet werden können.

Welche der folgenden Emotionen ist **nicht** primär?

(A) Depression
(B) Ekel
(C) Freude
(D) Überraschung
(E) Wut

F90

1.328 Welche Aussage über Zusammenhänge zwischen somatischen und psychischen Variablen trifft zu?

(A) Es besteht eine lineare Beziehung zwischen der Intensität eines Gefühls und begleitenden physiologischen Veränderungen.
(B) Ein durch Adrenalin-Injektion induzierter Erregungszustand bewirkt bei allen Personen – unabhängig von der Situation – einen ähnlichen emotionalen Zustand.
(C) Es wurden physiologische Reaktionsmuster beschrieben, die sich bei verschiedenen emotionalen Zuständen (z.B. Angst oder Wut) intraindividuell als relativ stabil erwiesen.
(D) Über Funktionsstörungen hinausgehende Veränderungen (im Sinne von somatischen Schädigungen), die durch psychische Faktoren (mit-)bedingt sind, konnten bisher nicht nachgewiesen werden.
(E) Keine der Aussagen (A)–(D) trifft zu.

1.324 (E)   1.325 (B)   1.326 (E)   1.327 (A)   1.328 (C)

H92

1.329 Das Konzept der Individualspezifität physiologischer Reaktionen besagt, dass

(1)   eine Person auf verschiedene Belastungssituationen (z. B. Tod eines Angehörigen oder Verlust des Arbeitsplatzes) immer wieder eine bestimmte, für sie typische Reaktionskonfiguration (Reaktionshierarchie) zeigt
(2)   verschiedene emotionale Zustände (z. B. Angst und Wut) durch unterschiedliche Reaktionskonfigurationen charakterisiert werden können
(3)   einzelne Personen auf verschiedene Belastungssituationen unterschiedlich reagieren
(4)   verschiedene Personen auf verschiedene Belastungssituationen zuverlässig (intraindividuell stabil) eine generelle Aktivierung zeigen

(A)   nur 1 ist richtig
(B)   nur 2 ist richtig
(C)   nur 3 ist richtig
(D)   nur 4 ist richtig
(E)   nur 2 und 3 sind richtig

H97

Ordnen Sie den in Liste 1 genannten Reaktionsweisen die jeweils zugehörigen Merkmale aus Liste 2 zu!

Liste 1

1.330 stimulusspezifische Reaktionsweise

1.331 individualspezifische Reaktionsweise

Liste 2

(A)   intraindividuelle Reaktionsmuster auf unterschiedliche Reize
(B)   interindividuelle Unterschiede im Umgang mit belastenden Ereignissen
(C)   interindividuelle Unterschiede in der Wahrnehmung von Reizen
(D)   gleichartige Reaktion verschiedener Individuen auf einen bestimmten emotionalen Reiz hin
(E)   Auslösung einer biologisch determinierten Sequenz endokriner Reaktionen als Folge eines als bedrohlich erlebten Ereignisses

F01

1.332 Ein psychophysiologisches Prinzip sagt aus, dass ein einzelnes Individuum auf unterschiedliche Reize in der gleichen Weise gleichartig und typisch reagiert.

Um welches Prinzip handelt es sich?

(A)   Konsistenzprinzip
(B)   Prinzip der individualspezifischen Reaktion (ISR)
(C)   Prinzip der motivationsspezifischen Reaktion (MSR)
(D)   Prinzip der Situationsstereotypie
(E)   Prinzip der stimulusspezifischen Reaktionsweise (SSR)

F96

1.333 Das Konzept der Reizspezifität (stimulus specific response) besagt, dass

(1)   ein Individuum auf unterschiedliche Reize mit einem bestimmten, immer gleichen psychophysiologischen Reaktionsmuster antwortet
(2)   die Reaktionen eines Individuums auf unterschiedliche Reize durch seine wechselnden motivationalen Zustände verändert werden
(3)   Umweltreize bei unterschiedlichen Individuen gleiche stabile und spezifische psychophysiologische Reaktionsmuster hervorrufen

(A)   nur 1 ist richtig
(B)   nur 2 ist richtig
(C)   nur 3 ist richtig
(D)   nur 1 und 2 sind richtig
(E)   nur 2 und 3 sind richtig

1.329 (A)   1.330 (D)   1.331 (A)   1.332 (B)   1.333 (C)

H90

1.334 Mit Hilfe psychophysiologischer Messverfahren ist es möglich,

(1) individuelle psychophysiologische Reaktionsmuster zu überprüfen
(2) situative Einflüsse auf die physiologische Reaktion zu erforschen
(3) verschiedene Gefühlsqualitäten eindeutig zu identifizieren
(4) ein gezieltes Entspannungstraining über die Rückmeldung vegetativer Funktionen durchzuführen

(A) nur 4 ist richtig
(B) nur 1 und 2 sind richtig
(C) nur 2 und 3 sind richtig
(D) nur 1, 2 und 4 sind richtig
(E) nur 1, 3 und 4 sind richtig

H92

1.335 Die galvanische Hautreaktion (GHR)

(1) ist unabhängig von der Reizintensität
(2) ist durch akustische Reize auslösbar
(3) zeigt Aktivation an
(4) differenziert zwischen verschiedenen Emotionsqualitäten (z.B. Freude, Zorn)

(A) nur 1 und 2 sind richtig
(B) nur 1 und 3 sind richtig
(C) nur 2 und 3 sind richtig
(D) nur 2, 3 und 4 sind richtig
(E) 1 – 4 = alle sind richtig

F01   F99

1.336 Welche Aussagen zur elektrodermalen Aktivität als Indikator für psychophysiologische Prozesse trifft **nicht** zu?

(A) Aktivierung und Hautwiderstand stehen in einer positiven korrelativen Beziehung.
(B) Das Hautleitfähigkeitsniveau (skin conductance level, SCL) ist ein Maß der basalen (tonischen) elektrodermalen Aktivität.
(C) Die Hautleitfähigkeitsreaktion (skin conductance response, SCR) spiegelt momentane (phasische) Änderungen der elektrodermalen Aktivität wider.
(D) Die Frequenz von Spontanfluktuationen ist ein Maß sympathischer Aktivierung.
(E) Mit Hilfe von Messungen der elektrodermalen Aktivität lassen sich psychophysische Zusammenhänge objektivieren.

F94

1.337 Wenn eine Person sich mit geschlossenen Augen im entspannten Wachzustand befindet und dann die Augen öffnet, um sich einem Außenreiz zuzuwenden, kann man parieto-okzipital im Spontan-EEG Veränderungen beobachten.

Welche Aussagen über diese Veränderungen treffen zu?

(1) Die Frequenz wechselt von etwa 8 – 13 Hz auf etwa 13 – 30 Hz
(2) Die Amplitude nimmt zu
(3) Das Frequenzspektrum wechselt vom α-Band ins δ-Band.
(4) Es hebt sich eine Potentialschwankung vom übrigen Kurvenverlauf ab, die bereits ohne Mittelungstechnik deutlich erkennbar ist.

(A) nur 1 ist richtig
(B) nur 2 ist richtig
(C) nur 1 und 2 sind richtig
(D) nur 1, 2 und 3 sind richtig
(E) 1 – 4 = alle sind richtig

F99   !

1.338 Im *EEG* eines Patienten ist überwiegend Theta-Aktivität zu erkennen.

Auf welchen Zustand kann daraus geschlossen werden?

(A) desorganisiert, Kontrollverlust
(B) mäßige Aktivation
(C) entspannter Wachzustand
(D) Einschlafstadium
(E) Tiefschlaf

1.334 (D)   1.335 (C)   1.336 (A)   1.337 (A)   1.338 (D)

H94

1.339 Die nachstehende Abbildung zeigt EEG-Signale bestimmter Bewusstseinszustände.

Welche EEG-Signale sind den Bewusstseinszuständen korrekt zugeordnet?

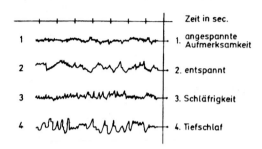

(A)   nur 1 und 2 sind richtig
(B)   nur 1 und 3 sind richtig
(C)   nur 2 und 4 sind richtig
(D)   nur 1, 3 und 4 sind richtig
(E)   nur 2, 3 und 4 sind richtig

H98

1.340 Wenn eine Person sich mit geschlossenen Augen im entspannten Wachzustand befindet und dann die Augen öffnet, um sich einem Außenreiz zuzuwenden, kann man im Spontan-EEG meist folgende Veränderung beobachten:

(A)   Das Auftreten von Komplexen (aus zwei oder mehreren Wellen), die sich deutlich vom Hintergrund abheben
(B)   Hervortreten einer sensorisch evozierten Potentialschwankung
(C)   Wechsel der Frequenz von ca. 8 – 13 Hz auf ca. 13 – 30 Hz
(D)   Wechsel des Frequenzspektrums vom α-Band ins δ-Band
(E)   Zunahme der Amplitude

F98

Ordnen Sie den in Liste 1 genannten Aktivationszuständen das entsprechende EEG-Muster aus Liste 2 zu!

Liste 1

1.341 Tiefschlaf: stark reduzierte Reizverarbeitung, keine Reaktion

1.342 sehr starke Aktivation: Kontrollverlust, geringe Leistungsfähigkeit

Liste 2

(A)   Alpha- und Thetaaktivität
(B)   desynchron, hochfrequentes Betaband, niedrige Amplitude
(C)   isoelektrische Aktivität mit großen langsamen Wellen
(D)   Schlafspindeln häufig zu beobachten
(E)   Thetawellen, Deltawellen ≥ 50%

H96

1.343 EEG-Desynchronisation

(1)   ist ein physiologisches Merkmal des paradoxen Schlafes
(2)   bedeutet Verschwinden von Betawellen und Auftreten von Alphaaktivität im EEG
(3)   tritt im Schlafstadium 4 (Tiefschlaf) auf

(A)   nur 1 ist richtig
(B)   nur 2 ist richtig
(C)   nur 3 ist richtig
(D)   nur 1 und 2 sind richtig
(E)   nur 2 und 3 sind richtig

H00
!

1.344 Welche Aussage über das Spontan-EEG trifft **nicht** zu?

(A)   Beim entspannten Wachzustand (Augen geschlossen) findet sich ein synchronisiertes Frequenzband.
(B)   Bei Bewusstlosigkeit können Delta-Wellen auftreten.
(C)   Der Wechsel vom entspannten in den angespannten Wachzustand geht mit einer Amplitudenerhöhung einher.
(D)   Im Zustand konzentrierter Aufmerksamkeit ist das EEG desynchronisiert.
(E)   In der Einschlafphase werden Theta-Wellen beobachtet.

1.339 (D)   1.340 (C)   1.341 (E)   1.342 (B)   1.343 (A)   1.344 (C)

H00

1.345 Im EEG lassen sich mit Hilfe der Methode der ereigniskorrelierten oder evozierten Potenziale verschiedene neurophysiologische Prozesse erfassen.

Dazu gehören **nicht:**

(A) Aufmerksamkeitsprozesse
(B) Informationsverarbeitungsprozesse
(C) Reizerwartungen
(D) Störungen verschiedener Sinnessysteme
(E) Traumaktivitäten

H00

1.346 Beim Auftreten unerwarteter neuer Umweltreize kommt es unmittelbar zu einer kurzen Unterbrechung des regelmäßigen (synchronisierten) Alpha-Rhythmus im EEG (Alpha-Blockade). Damit verbunden ist eine Zuwendung zur Reizquelle und eine Reizschwellenerniedrigung.

Dieser gesamtorganismische Reaktionsmechanismus wird bezeichnet als

(A) Adaptation
(B) Aktivation
(C) Habituation
(D) Orientierungsreaktion
(E) Stressreaktion

F00

1.347 Wenn eine Versuchsperson unter Ruhebedingungen im EEG-Labor als Reaktion auf einen unerwarteten akustischen Reiz die Augen öffnet, dann zeigt (zeigen) sich im EEG **nicht:**

(A) Alpha-Blockade
(B) Beta-Rhythmus
(C) Desynchronisation
(D) Frequenzerhöhung
(E) K-Komplexe

H00

1.348 Eine 48-jährige Frau, die nach einem Bandscheibenvorfall vor einem Jahr trotz konservativer Behandlungsmaßnahmen nicht schmerzfrei wird, quält sich mit der Entscheidung, ob sie weiterhin die Schmerzen ertragen oder sich einer Operation unterziehen soll, die ihr als risikoträchtig dargestellt wurde.

Um welchen Konflikt handelt es sich bei dieser Patientin?

(A) Ambivalenz-Konflikt
(B) Appetenz-Appetenz-Konflikt
(C) Appetenz-Aversions-Konflikt
(D) Aversions-Aversions-Konflikt
(E) doppelter Ambivalenz-Konflikt

F96

1.349 Welche Aussagen zur Psychophysik treffen zu?

(1) In der klassischen Psychophysik gilt als Schmerzschwelle die Reizintensität, bei der die Versuchsperson Schmerz verspürt.
(2) Als Wahrnehmungsschwelle gilt die Reizintensität, bei der die Versuchsperson das Vorhandensein eines Reizes entdeckt.
(3) Die Toleranzschwelle bezeichnet eine subjektiv unerträgliche Reizintensität, die sich aus der Differenz zwischen Schmerzschwelle und Wahrnehmungsschwelle ergibt.

(A) nur 1 ist richtig
(B) nur 1 und 2 sind richtig
(C) nur 1 und 3 sind richtig
(D) nur 2 und 3 sind richtig
(E) 1 – 3 = alle sind richtig

H88

1.350 Unter Psychophysik versteht man

(A) den Zusammenhang zwischen physikalischem Reiz und Empfindung
(B) die Sinnesphysiologie
(C) die Wechselwirkungen zwischen physiologischen Funktionen und dem Verhalten
(D) die Anwendung der physikalischen Therapie im Rahmen psychosomatischer Behandlungen
(E) die Erklärung für Biofeedback

1.345 (E)   1.346 (D)   1.347 (E)   1.348 (D)   1.349 (B)   1.350 (A)

F97

1.351 Welche der folgenden Aussagen über den Zusammenhang zwischen Leistung und Aktivation nach der Yerkes-Dodson-Regel treffen zu?

(1)   Je höher die Aktivation, um so größer die Leistung.
(2)   Je geringer die Aktivation, um so größer die Leistung.
(3)   Es besteht kein Zusammenhang zwischen Aktivationsgrad und Leistung.
(4)   Hohe und geringe Aktivation führen zu einer hohen Leistung, während mittlere Aktivation eine geringere Leistung hervorruft.

(A)   Keine der Aussagen 1–4 ist richtig.
(B)   nur 1 ist richtig
(C)   nur 2 ist richtig
(D)   nur 3 ist richtig
(E)   nur 1, 2 und 4 sind richtig

F95

1.352 Zu den häufig beobachteten körperlichen Symptomen der Angst zählt **nicht**:

(A)   Pupillenerweiterung
(B)   Erhöhung des systolischen Blutdrucks
(C)   Erhöhung der Herzschlagfrequenz
(D)   Erhöhung des galvanischen Hautwiderstandes
(E)   Erhöhung der Atemfrequenz

H96

1.353 Wenn eine Person wegen einer konkreten, unmittelbar drohenden Gefahr beunruhigt ist, bezeichnet man dies als

(1)   Panikattacke
(2)   Zustandsangst („state anxiety")
(3)   Realangst
(4)   neurotische Angst
(5)   Furcht

(A)   nur 1 ist richtig
(B)   nur 2 und 3 sind richtig
(C)   nur 1, 4 und 5 sind richtig
(D)   nur 2, 3 und 5 sind richtig
(E)   nur 2, 4 und 5 sind richtig

F90

Ordnen Sie bitte jedem der Angstphänomene der Liste 1 die entsprechende Bezeichnung bzw. Definition (Liste 2) zu!

Liste 1

1.354 „state anxiety"

1.355 Phobie

Liste 2

(A)   Angstbereitschaft im Sinne einer Prädisposition
(B)   auf Objekte gerichtete exzessive Erregung, Flucht
(C)   angstmindernde Umwegreaktion mit Belohnungscharakter
(D)   unlustbetonte situationsbezogene Befindlichkeit
(E)   frei flottierende ungerichtete Panikattacke

H95

1.356 Nach dem Repression-sensitization-Konzept gibt es intraindividuell stabile (für eine Person typische) Tendenzen, mit Angst in bestimmter Weise umzugehen.

Auf den ärztlichen Umgang mit Patienten vor einer Operation lässt sich das Konzept folgendermaßen übertragen:

(1)   Sensitizers und Repressors suchen vor der Operation gleichermaßen Informationen, verarbeiten sie aber verschieden.
(2)   Sensitizers schützen sich vor dem Gefühl des Kontrollverlusts durch hoch vigilante Aufmerksamkeit.
(3)   Repressors schützen sich vor dem Gefühl des Kontrollverlusts durch eine aufklärungsunterdrückende Haltung.

(A)   Keine der Aussagen 1–3 ist richtig.
(B)   nur 1 ist richtig
(C)   nur 2 ist richtig
(D)   nur 3 ist richtig
(E)   nur 2 und 3 sind richtig

1.351 (A)   1.352 (D)   1.353 (D)   1.354 (D)   1.355 (B)   1.356 (E)

H87

1.357 Ein Kind hat heftige Zahnschmerzen und zugleich so große Angst vor der Zahnbehandlung, dass es sich massiv und mit körperlicher Gewaltanwendung gegen die Behandlung wehrt.

Prüfen Sie bitte folgende Aussagen:

(1) Die Ängste lassen sich als frei flottierend klassifizieren.
(2) Die Ängste lassen sich als phobisch klassifizieren.
(3) Das Kind zeigt den Abwehrmechanismus der Reaktionsbildung.

(A) nur 1 ist richtig
(B) nur 2 ist richtig
(C) nur 3 ist richtig
(D) nur 1 und 3 sind richtig
(E) nur 2 und 3 sind richtig

F99 *!*

1.358 Als Panikstörung (wiederholte Panikattacken) bezeichnet man eine Form der Angst,

(1) die „aus heiterem Himmel" hereinbricht, d.h. die Attacken sind nicht vorhersehbar
(2) die sich auf spezifische Situationen bezieht
(3) die sich auf spezifische Objekte bezieht
(4) die oft in Ruhesituationen, abends oder nachts auftritt

(A) nur 2 ist richtig
(B) nur 3 ist richtig
(C) nur 4 ist richtig
(D) nur 1 und 4 sind richtig
(E) nur 2 und 3 sind richtig

F00

1.359 Ein Patient berichtet von unverhofft und plötzlich eintretenden Zuständen mit Herzrasen, beschleunigter Atmung, Schwitzen, Schwindel, Zittern und starker Angst. Das sei meist am Feierabend oder am Wochenende aufgetreten und er könne sich das gar nicht erklären. Die Untersuchung ergibt keinen organischen Befund.

Was liegt hier am wahrscheinlichsten vor?

(A) Angstbereitschaft (trait anxiety)
(B) Hypochondrie
(C) Konversion
(D) Panikstörung (Panikattacke)
(E) Phobie

F96

1.360 Die Katharsishypothese zur Aggression besagt, dass

(A) die aggressivem Verhalten nachfolgende Reduktion emotionaler Spannung zu einer Verstärkung aggressiven Verhaltens führt
(B) aggressives Handeln aus dem ihm innewohnenden Lustgewinn ausgeübt wird
(C) Angst durch aggressives Handeln unter Kontrolle gebracht werden kann
(D) das Ausagieren aggressiver Tendenzen zu einer Reduktion der Bereitschaft zu aggressivem Handeln führt
(E) beobachtete Personen, die mit aggressivem Verhalten Erfolg hatten, dann eher nachgeahmt werden, wenn deutlich wird, dass ihnen das Verhalten Spaß bereitet

H97

1.361 Welche Aussage zu Aggression bzw. Aggressivität trifft **nicht** zu?

(A) Bei hoher Aggressivität können viele Situationen den Charakter von Hinweisreizen für aggressives Verhalten haben.
(B) Der Aggressor kann seine Aggressionen gegen sich selbst richten.
(C) Die Aufrechterhaltung aggressiven Verhaltens kann lerntheoretisch über den Mechanismus der Selbstverstärkung erklärt werden.
(D) Die lerntheoretisch orientierte Aggressionsforschung hat die Katharsishypothese (langfristiger Abbau von Aggressivität durch gezielte Gelegenheiten zur Abreaktion) bestätigt.
(E) Instrumentelle Aggression kann mit prosozialen Motiven einhergehen.

1.357 (B)   1.358 (D)   1.359 (D)   1.360 (D)   1.361 (D)

F93

1.362 Frustrationstoleranz

(1)   zeigt sich im Verzicht auf ausweichendes Verhalten
(2)   bezeichnet die Fähigkeit, die Frustrationen anderer zu verstehen
(3)   bezeichnet die Fähigkeit, unvermeidliche Einschränkungen ohne Gefährdung des Wohlbefindens zu verarbeiten
(4)   bezeichnet den Zustand kurz vor Ausbruch einer aggressiven Reaktion
(5)   führt zu mehr oder weniger abgestumpften Reaktionen

(A)   nur 1 ist richtig
(B)   nur 2 ist richtig
(C)   nur 3 ist richtig
(D)   nur 1 und 3 sind richtig
(E)   nur 4 und 5 sind richtig

F90

1.363 Die Vertreter der Frustrations-Aggressions-Hypothese gehen davon aus, dass

(1)   Aggression jeweils dann entsteht, wenn die Befriedigung eines wichtigen Bedürfnisses behindert, blockiert oder unmöglich gemacht wird
(2)   aggressive Verhaltensmuster angeboren sind
(3)   Frustration ein Motiv ist für aggressives Verhalten
(4)   Erlebnisse von Frustration unabhängig von den situativen Gegebenheiten spontan auftreten
(5)   Aggression als Trieb oder Instinkt eines Lebewesens verstanden werden muss

(A)   nur 1 und 3 sind richtig
(B)   nur 2 und 4 sind richtig
(C)   nur 1, 2 und 5 sind richtig
(D)   nur 1, 3 und 5 sind richtig
(E)   nur 2, 4 und 5 sind richtig

F01

1.364 Die Zwangsstörung (Zwangsneurose) kann als Abwehrsystem gegen unerlaubte sexuelle und aggressive Triebimpulse verstanden werden.

Werden Zwangshandlungen unterdrückt, so kommt es zu intensiven Gefühlen von

(A)   Ärger
(B)   Angst
(C)   Feindseligkeit
(D)   Minderwertigkeit
(E)   Trauer

F94

1.365 Die bewertende Verknüpfung unspezifischer physiologischer Erregung mit spezifischen situativen Hinweisreizen ist Grundlage

(A)   der Attributionstherorie von Heider et al.
(B)   der kognitiven Gefühlstheorie von Schachter-Singer
(C)   der ontogenetischen Entwicklung sog. Basis-Emotionen
(D)   biologischer Aggressionstheorien
(E)   sekundärer (erlernter) Motive

H95

1.366 Welche Aussagen über Schmerz treffen zu?

(1)   Bei einer Gewebsschädigung sind Schmerzintensität und Ausmaß der Freisetzung von „Schmerzstoffen" eng miteinander gekoppelt.
(2)   Schmerzerleben wird durch die wahrgenommene Kontrollmöglichkeit beeinflusst.
(3)   Zur klinischen Erfassung der Schmerzintensität können Adjektivskalen und visuelle Analogskalen herangezogen werden.
(4)   Die Schmerzschwelle ist stärker durch kulturelle als durch biologische Bedingungen bestimmt.

(A)   nur 1 und 2 sind richtig
(B)   nur 1 und 3 sind richtig
(C)   nur 2 und 3 sind richtig
(D)   nur 2 und 4 sind richtig
(E)   nur 3 und 4 sind richtig

F99   H96

1.367 An der Schmerzverarbeitung sind verschiedene Komponenten beteiligt.

Welche ist zutreffend gekennzeichnet?

(A)   Die sensorische Komponente informiert über den Grad des Unlusterlebnisses.
(B)   Die kognitive Komponente bezieht sich auf die Bewertung der nozizeptiven Information.
(C)   Die affektive Komponente gibt Auskunft über die Intensität und Einwirkungsdauer.
(D)   Die motorische Komponente kennzeichnet die durch den Schmerzreiz hervorgerufenen Reaktionen des autonomen Systems.
(E)   Die vegetative Komponente drückt sich in der reflektorisch ausgelösten Schutz- und Fluchtreaktion aus.

F96

1.368 Psychogenetische Schmerzkonzepte erklären den körperlichen Schmerz durch folgende Mechanismen:

(1)   Sühne für erlebte Schuld
(2)   Kompensation eines Verlustes
(3)   Dekonditionierung der vertebralen Muskulatur
(4)   Schmerz-Muskelspannungs-Schmerz-Zirkel
(5)   Verstärkung von Schonverhalten

(A)   nur 1 und 2 sind richtig
(B)   nur 1 und 4 sind richtig
(C)   nur 2 und 5 sind richtig
(D)   nur 3 und 4 sind richtig
(E)   nur 3 und 5 sind richtig

H94

1.369 Auf der Grundlage der Gate-control-Theorie wurden drei psychologische Funktionssysteme beschrieben, die für den Prozess der Schmerzerfahrung von Bedeutung sind:

(1)   das dynamisch-aktive System
(2)   das sensorisch-diskriminative System
(3)   das affektiv-motivationale System
(4)   das phasisch-dimensionale System
(5)   das kognitiv-evaluative System

(A)   nur 1, 2 und 4 sind richtig
(B)   nur 1, 3 und 5 sind richtig
(C)   nur 2, 3 und 4 sind richtig
(D)   nur 2, 3 und 5 sind richtig
(E)   nur 3, 4 und 5 sind richtig

H99

1.370 Zu den Komponenten kognitiv-verhaltenstherapeutischer Verfahren der Schmerzkontrolle zählt **nicht:**

(A)   Analyse schmerzauslösender oder -aufrechterhaltender Bedingungen
(B)   Einübung imaginativer Techniken (z.B. Vorstellung schmerzinkompatibler Situationen)
(C)   Erlernen von Entspannungstechniken
(D)   schmerzkontingente Darbietung sozialer Verstärker beim Auftreten von Schmerzen
(E)   Selbstinstruktionstraining (Einübung ermutigender Selbstverbalisierungen)

H97

1.371 In einer Schmerzklinik wird ein Patient einer Schmerzmittelentwöhnungstherapie unterzogen.

Welche der nachfolgenden Maßnahmen ist nach lerntheoretischen Prinzipien kontraproduktiv?

(A)   Der Patient erhält ab seiner Aufnahme Schmerzmittel nicht in festgelegten Abständen, sondern nur bei Äußerung von Schmerzen.
(B)   Das Pflegepersonal kümmert sich angemessen um den Patienten, „überhört" aber, wenn er über Schmerzen klagt.
(C)   Dem Patienten wird nahegelegt, sich auch bei Schmerzen physisch und intellektuell zu beschäftigen.
(D)   Der Patient erhält nach und nach immer weniger Schmerzmittel.
(E)   Dem Patienten wird mitgeteilt, dass er nach und nach immer weniger Schmerzmittel erhält. Man sagt ihm aber nicht, ab wann und wie wenig.

F01

1.372 Beim Auftreten von Schmerzen im Herzbereich versuchen manche Patienten ihre Aufmerksamkeit von den Schmerzen abzulenken und suchen nach Argumenten, „warum es nicht das Herz sein kann".

Um welche Komponente des Schmerzes handelt es sich dabei?

(A)   affektiv-motivationale Komponente
(B)   kognitiv-bewertende Komponente
(C)   psychomotorische Komponente
(D)   sensorische Komponente
(E)   vegetative Komponente

1.367 (B)   1.368 (A)   1.369 (D)   1.370 (D)   1.371 (A)   1.372 (B)

1.4.5   Motivation

H92

1.373 Welche Aussage trifft **nicht** zu?

Homöostatische Motive sind:

(A)   Motive, denen ein physiologischer Mangel-zustand zugrunde liegt

(B)   Sexualtrieb, Neugierde und Betätigungs-drang

(C)   biologische Motive, die beim Menschen je-doch durch Lernprozesse und kulturelle Fak-toren beeinflusst werden können

(D)   Motive, die dazu beitragen, das innere Milieu des Organismus aufrechtzuerhalten

(E)   Motive, die im wesentlichen als angeboren gelten

F88   H85

1.374 Nach Maslow entwickeln sich altersabhängi-ge Motive im Sinne einer Bedürfnishierarchie.

Ordnen Sie die unter (1)–(4) genannten Motive so, dass sie in ihrer relativen Bedeutsamkeit der psy-chischen Entwicklung entsprechen.

(1)   Bedürfnis nach Sicherheit
(2)   Bedürfnis nach Geltung und Wertschätzung
(3)   Bedürfnis nach Selbstverwirklichung
(4)   physiologische Bedürfnisse

(A)   1–4–2–3
(B)   1–4–3–2
(C)   4–1–2–3
(D)   4–2–1–3
(E)   4–1–3–2

F98

1.375 Zu den Bedingungen einer erfolgreichen Ver-innerlichung von Leistungsmotivation im Prozess der Sozialisation gehört (gehören) **nicht**

(A)   die Fähigkeit, eine unmittelbare Bedürfnis-befriedigung aufzuschieben

(B)   die Fähigkeit, selbstgesetzte Ziele zu verfol-gen

(C)   moralische Urteilsfähigkeit auf der Stufe der heteronomen Moral

(D)   positive Erfahrungen des Modell-Lernens

(E)   positive Erfahrungen der Selbstwirksamkeit

F00

1.376 Zu den Begriffen, die zur Erklärung der Lei-stungsmotivation verwendet werden, gehört **nicht**:

(A)   Anspruchsniveau
(B)   Anstrengung
(C)   Empathie
(D)   Fähigkeit bzw. Begabung
(E)   Hoffnung auf Erfolg

F96

1.377 Welche Aussagen zur Leistungsmotivation treffen zu?

(1)   Misserfolgsorientierte Personen suchen sich häufig Aufgaben mit zu hohem oder zu nied-rigem Schwierigkeitsgrad.

(2)   Ein sehr hohes Maß an Motivation mindert meistens die Leistung.

(3)   Ein sehr niedriges Maß an Motivation min-dert meistens die Leistung.

(A)   nur 1 ist richtig
(B)   nur 2 ist richtig
(C)   nur 3 ist richtig
(D)   nur 2 und 3 sind richtig
(E)   1 – 3 = alle sind richtig

F98

1.378 Innerhalb der Leistungsmotivation können die Motive „Hoffnung auf Erfolg" und „Furcht vor Misserfolg" unterschieden werden.

Erfolgsorientierte Kinder

(A)   setzen sich häufig zu hohe Ziele

(B)   kommen eher aus unteren sozialen Schich-ten

(C)   setzen sich häufig zu niedrige Ziele, um eine hohe Erfolgswahrscheinlichkeit sicherzustel-len

(D)   haben meistens eine erhöhte Furcht vor Misserfolgen

(E)   setzen sich ihre Ziele so, dass Erfolgswahr-scheinlichkeit realistisch ist

---

1.373 (B)   1.374 (C)   1.375 (C)   1.376 (C)   1.377 (E)   1.378 (E)

F01

1.379 Welche Aussage zur Leistungsmotivation trifft **nicht** zu?

(A) Erfolgsmotivierte Personen neigen zu externaler Attribuierung bei eigenem Versagen.
(B) Erfolgsmotivierte Personen setzen sich realistischere Ziele als misserfolgsmotivierte.
(C) Leistungen werden nur dann als positiv bewertet, wenn sie mit einer mehr oder weniger hohen Misserfolgswahrscheinlichkeit verknüpft sind.
(D) Leistungsmotivation und Leistung stehen in proportionaler Beziehung.
(E) Misserfolgsmotivierte Personen neigen zu internaler Attribuierung bei eigenem Versagen.

F99 !

1.380 Die Tendenz von Personen, sich schwere Aufgaben auszuwählen sowie die Verursachung ungünstiger Ergebnisse sich selbst zuzuschreiben, wird am treffendsten bezeichnet als:

(A) Frustration
(B) kognitive Dissonanz
(C) locus of control
(D) Misserfolgsmotivation
(E) Reaktanz

F95

1.381 Folgende Konfliktarten können nach Lewin und Miller unterschieden werden:

(1) Aversions-Aversions-Konflikt
(2) Appetenz-Appetenz-Konflikt
(3) doppelter Appetenz-Aversions-Konflikt
(4) Ambivalenzkonflikt

(A) nur 1 und 2 sind richtig
(B) nur 3 und 4 sind richtig
(C) nur 1, 2 und 3 sind richtig
(D) nur 1, 2 und 4 sind richtig
(E) 1 – 4 = alle sind richtig

H97

1.382 Welche Interpretation der folgenden graphischen Darstellung zur Stärke der Aufsuchen- und Meiden-Tendenz (nach Miller) trifft zu?

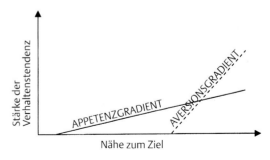

(A) Der Zustand maximaler Konfliktstärke entsteht im oberen Endpunkt des Aversionsgradienten.
(B) Der Zustand maximaler Konfliktstärke entsteht im Schnittpunkt der beiden Gradienten.
(C) Es kommt nicht zum Konflikt, weil der Aversionsgradient steiler verläuft als der Appetenzgradient.
(D) Es kommt nicht zum Konflikt, weil eine der beiden Verhaltenstendenzen sich durchsetzt.
(E) Keine der Aussagen (A)–(D) trifft zu.

H98 !

1.383 Die Theorie der kognitiven Dissonanz hat eine Reihe von Strategien identifiziert, mit deren Hilfe Personen das Aufrechterhalten gesundheitsschädigenden Verhaltens (z.B. Zigarettenrauchen) rechtfertigen.

Dazu zählt **nicht**:

(A) Betonung des Körpers als Gebrauchswert
(B) Kosten-Nutzen-Abwägung
(C) selektive Informationsbewertung
(D) Vergleich mit drastischeren Gefahren
(E) Zurückweisen persönlicher Konsequenzen

1.384 Ein Arzt ringt sich nach langem Überlegen zögerlich dazu durch, einem Patienten, der ihm persönlich eher etwas unsympathisch ist, einen sehr riskanten Eingriff zu empfehlen, weil er keine andere Möglichkeit mehr sieht, dem Patienten zu helfen. Nach erfolgreichem Eingriff stellt der Arzt fest, dass ihm der Patient eigentlich doch sehr sympathisch ist und dass es ihm sehr leid getan hätte, wenn der Eingriff gerade bei diesem Patienten misslungen wäre.

Diese Einstellungsänderung lässt sich motivationspsychologisch am besten erklären als

(A)   Attribution
(B)   Gegenübertragung
(C)   Minderung der kognitiven Dissonanz
(D)   Lernen am Erfolg
(E)   positive Identifikation

1.385 Ein Zigarettenraucher sagt: „Wenn ich mit dem Rauchen aufhöre, bekomme ich solchen Heißhunger, dass ich schnell übergewichtig werde. Die gesundheitlichen Folgen des Übergewichts erscheinen mir bedeutsamer als die des Rauchens."

Welchem theoretischen Modell zur Erklärung gesundheitsschädigenden Verhaltens entspricht diese Argumentation am besten?

(A)   Modell der kognitiven Dissonanzreduktion
(B)   Modell der Selbstwirksamkeit
(C)   Modell der soziokulturellen Benachteiligung
(D)   Modell des sozialen Vergleichsprozesses
(E)   Modell schichtspezifischer Symptomaufmerksamkeit

1.386 In einer autobiographischen Anmerkung eines Arztes, der unter den körperlichen Folgen seiner Nicotinsucht massiv leidet, heißt es:

„Seither bin ich meiner Gewohnheit oder meinem Laster treu geblieben und meine, dass ich der Cigarre eine große Steigerung meiner Arbeitsfähigkeit und eine Erleichterung meiner Selbstbeherrschung zu danken habe. Vorbild war mir mein Vater, der ein starker Raucher war und bis in sein einundachtzigstes Lebensjahr blieb."

Welchem der nachstehenden Konzepte entspricht die hier gezeigte Strategie, sich Argumente so zurechtzulegen, dass innere Spannungen, die aus der Beibehaltung eines als schädlich erkannten Verhaltens entstehen, reduziert werden?

(A)   Identifikation mit einer lebensgeschichtlich wichtigen Person
(B)   Modell-Lernen
(C)   orale Fixierung
(D)   Theorie der kognitiven Dissonanz
(E)   Reaktionsbildung

1.387 Konflikte, die auf anhaltenden Diskrepanzen zwischen den eigenen Verhaltensstandards und der Selbstbewertung des eigenen Verhaltens beruhen, können reduziert werden durch

(1)   Wahrnehmungsabwehr
(2)   Positive Selbstverbalisationen
(3)   Veränderung der eigenen Standards

(A)   nur 1 ist richtig
(B)   nur 2 ist richtig
(C)   nur 3 ist richtig
(D)   nur 1 und 2 sind richtig
(E)   1 – 3 = alle sind richtig

1.4.6 Persönlichkeit und Verhaltensstile

H88   H86

1.388 Zu den Kennzeichen eines typologischen Ansatzes bei der Persönlichkeitsbeschreibung gehören

(1) besondere Betonung eines Merkmals bzw. weniger Merkmale
(2) abgestufte Einschätzung auf einem Merkmalskontinuum
(3) Kategorisierung nach Ähnlichkeit
(4) Normalverteilung der typenschaffenden Merkmale

(A) nur 1 und 2 sind richtig
(B) nur 1 und 3 sind richtig
(C) nur 2 und 4 sind richtig
(D) nur 2, 3 und 4 sind richtig
(E) 1 – 4 = alle sind richtig

H89

1.389 Welche Aussagen über persönlichkeitstheoretische Ansätze treffen zu?

(1) Ein idiographisches Vorgehen zielt auf individuelle Besonderheiten ab.
(2) Statistisch orientierte Persönlichkeitsdiagnostik zählt zu den nomothetischen Verfahren.
(3) Die Psychoanalyse kennt sowohl idiographische als auch nomothetische Vorgehensweisen.

(A) nur 1 ist richtig
(B) nur 2 ist richtig
(C) nur 3 ist richtig
(D) nur 1 und 2 sind richtig
(E) 1 – 3 = alle sind richtig

F95   H87

1.390 Welche der folgenden Begriffe dienten zur Grundlage von typologischen Systemen der Persönlichkeitsbetrachtung?

(1) Psychopathie
(2) Konstitution
(3) Entwicklungsstufen i.S. der Psychoanalyse
(4) Extra-/Introversion

(A) nur 1 und 2 sind richtig
(B) nur 3 und 4 sind richtig
(C) nur 1, 2 und 4 sind richtig
(D) nur 1, 3 und 4 sind richtig
(E) 1 – 4 = alle sind richtig

F91

1.391 Welche Aussage trifft **nicht** zu?

Die Konstitutionstypologie von Kretschmer

(A) stellt Zusammenhänge zwischen Körperbautypen und psychischen Störungen her
(B) stellt Zusammenhänge zwischen Körperbautypen und psychischen Eigenschaften her
(C) berücksichtigt die Altersabhängigkeit in der Ausprägung der Körperbautypen
(D) geht davon aus, dass hinsichtlich bestimmter Persönlichkeitseigenschaften zwischen Normalen und Psychotikern keine qualitativen, sondern graduell quantitative Unterschiede bestehen
(E) unterscheidet zwischen leptosomen, athletischen und pyknischen Typen

H93   F90

1.392 Welche Aussage hinsichtlich der skizzierten Körperbautypen trifft nach der Konstitutionslehre von Ernst Kretschmer **nicht** zu?

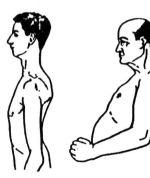

(A) Menschen vom rechten Typus wird ein zyklothymes Temperament zugeschrieben.
(B) Die linke Figur kennzeichnet einen leptosomen Typus.
(C) Die rechte Figur kennzeichnet einen pyknischen Typus.
(D) Menschen vom rechten Typus haben ein erhöhtes Risiko, manisch zu werden.
(E) Menschen vom linken Typus haben ein erhöhtes Risiko, depressiv zu werden.

1.388 (B)   1.389 (E)   1.390 (E)   1.391 (C)   1.392 (E)

F95

1.393 Welche der folgenden Konzepte sind Bestandteile des topographischen Modells der Psychoanalyse nach Sigmund Freud?

(1)   Unbewusstes
(2)   Vorbewusstes
(3)   Bewusstes
(4)   kollektives Unbewusstes

(A)   nur 1 ist richtig
(B)   nur 1 und 2 sind richtig
(C)   nur 1 und 3 sind richtig
(D)   nur 1, 2 und 3 sind richtig
(E)   1 – 4 = alle sind richtig

H98   H96   H94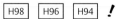

1.394 Welche Aussagen zum Über-Ich sind dem Strukturmodell der Psychoanalyse zufolge zutreffend?

(1)   Das Über-Ich enthält unbewusste Anteile.
(2)   Das Über-Ich kann zur Quelle unbewusster Selbstbestrafungstendenzen werden.
(3)   Das Über-Ich enthält die internalisierten Moralvorstellungen und Normen der Eltern
(4)   Das Über-Ich erzeugt Angstabwehrmechanismen zur Verdrängung unerwünschter Triebimpulse

(A)   nur 4 ist richtig
(B)   nur 1 und 3 sind richtig
(C)   nur 1 und 4 sind richtig
(D)   nur 1, 2 und 3 sind richtig
(E)   nur 2, 3 und 4 sind richtig

F98

1.395 Der Instanz des „Ich" sind nach psychoanalytischer Theorie zuzuordnen:

(1)   internalisierte Normen der Primärgruppe
(2)   Abwehrmechanismen
(3)   Primärprozesse
(4)   Wahrnehmung der inneren Realität

(A)   nur 1 ist richtig
(B)   nur 2 ist richtig
(C)   nur 4 ist richtig
(D)   nur 1 und 3 sind richtig
(E)   nur 2 und 4 sind richtig

H96

1.396 Welche Aussagen über das „Es" sind dem Strukturmodell der Psychoanalyse zufolge richtig?

(1)   Das „Es" ist das Reservoir unkoordinierter Triebregungen.
(2)   Das „Es" entwickelt sich in der phallischen Phase der psychosexuellen Entwicklung.
(3)   Das „Es" entwickelt Abwehrmechanismen gegen die Anforderungen des „Über-Ich".
(4)   Die Inhalte des „Es" sind unbewusst.

(A)   nur 1 ist richtig
(B)   nur 3 ist richtig
(C)   nur 1 und 4 sind richtig
(D)   nur 2, 3 und 4 sind richtig
(E)   1 – 4 = alle sind richtig

H91

1.397 Welche Aussagen treffen zur psychoanalytischen Persönlichkeitstheorie zu?

(1)   Ich, Es und Über-Ich sind Bestandteile des topographischen Modells.
(2)   Das Über-Ich enthält die Anforderungen des Gewissens.
(3)   Das Es folgt dem Lustprinzip.
(4)   Ein Konflikt zwischen dem Ich und den Anforderungen der Realität wird in der Regel mit einem neurotischen Kompromiss bewältigt.
(5)   Zwischen Ich, Es und Über-Ich können sich intrapsychische Konflikte entwickeln.

(A)   nur 1 und 4 sind richtig
(B)   nur 2, 3 und 4 sind richtig
(C)   nur 2, 3 und 5 sind richtig
(D)   nur 2, 3, 4 und 5 sind richtig
(E)   1 – 5 = alle sind richtig

H94

1.398 Das Strukturmodell der Psychoanalyse

(1) beschreibt das Ineinanderwirken von Sexualtrieb und Todestrieb
(2) beschreibt das Es, Ich und Über-Ich als Instanzen der Persönlichkeit
(3) beschreibt die orale, anale und phallische Persönlichkeit
(4) ist Grundlage für die Beschreibung von Konflikten zwischen Es, Ich und Über-Ich

(A) nur 1 ist richtig
(B) nur 3 ist richtig
(C) nur 2 und 4 sind richtig
(D) nur 1, 2 und 4 sind richtig
(E) nur 2, 3 und 4 sind richtig

F01 F94

1.399 Nach psychoanalytischer Auffassung bewirkt eine Fixierung auf die phallische Phase der psychosexuellen Entwicklung die Herausbildung folgender Persönlichkeitseigenschaften:

(A) Geiz und autoritäre Charaktereigenschaften
(B) innerer Zwang zum Konkurrieren
(C) künstlerische Interessen
(D) sado-masochistische Neigungen
(E) verstärkter Drang nach Ordnung und Sauberkeit

F90

1.400 Ein Psychoanalytiker stellt im diagnostischen Gespräch bei einem Patienten besondere Ausprägungen in den folgenden Persönlichkeitszügen fest: Pünktlichkeit, Ordnungsliebe, besondere Reinlichkeit in bezug auf seine Genitalien, einen ständigen Kampf um Autonomie seiner Mutter gegenüber.

Welchem Charaktertypus sind diese Persönlichkeitszüge zuzuordnen?

(A) der oralen Persönlichkeit
(B) der analen Persönlichkeit
(C) der phallischen Persönlichkeit
(D) der hysterischen Persönlichkeit
(E) der genitalen Persönlichkeit

F92

1.401 Der „phallische" Charaktertyp im Sinne Freuds zeichnet sich aus durch

(1) den Drang nach Beherrschung von Menschen und Objekten
(2) die Tendenz, sich verwöhnen zu lassen
(3) die Tendenz, Rivalitätskämpfe auszutragen
(4) Pedanterie

(A) nur 1 ist richtig
(B) nur 1 und 3 sind richtig
(C) nur 2 und 4 sind richtig
(D) nur 1, 2 und 3 sind richtig
(E) 1 – 4 = alle sind richtig

H93 F89

1.402 Überprüfen Sie bitte die nachfolgende Aussage:

„Durch Einschränkung des kindlichen Autonomiestatus in der anal-motorischen Phase entsteht eine Haltung mit einem konfliktträchtigen Verhältnis zu Autoritäten und mit ambivalenten Unterwerfungs- und Dominanzbestrebungen."

Welche Haltung wird durch die Aussage am besten gekennzeichnet?

(A) schizoide Haltung
(B) depressive Haltung
(C) zwanghafte Haltung
(D) phallische Haltung
(E) ödipale Haltung

H94

1.403 Nach psychoanalytischer Theorie sind unbewältigte intrapsychische Konflikte

(1) Folge einer neurotischen Symptombildung
(2) eine mögliche Ursache für den Einsatz von Abwehrmechanismen
(3) Ursachen von Angst
(4) auf unvereinbare Ansprüche zwischen Über-Ich und Ich-Ideal zurückzuführen

(A) nur 1 und 2 sind richtig
(B) nur 1 und 3 sind richtig
(C) nur 2 und 3 sind richtig
(D) nur 3 und 4 sind richtig
(E) 1 – 4 = alle sind richtig

1.398 (C)   1.399 (B)   1.400 (B)   1.401 (B)   1.402 (C)   1.403 (C)

H94

1.404 Scham wird im Kontext der psychoanalytischen Theorie als Reaktionsbildung auf den Wunsch des Kindes, sich zur Schau zu stellen, interpretiert.

Welche der Aussagen sind innerhalb dieses Modells richtig?

(1)   Scham entsteht durch die Abwehr exhibitionistischer Wünsche.
(2)   Die Schamreaktion ist ein intrapsychischer Abwehrmechanismus.
(3)   Exhibitionismus ist ein intrapsychischer Abwehrmechanismus.

(A)   nur 1 ist richtig
(B)   nur 2 ist richtig
(C)   nur 3 ist richtig
(D)   nur 1 und 2 sind richtig
(E)   nur 1 und 3 sind richtig

F91

1.405 Welche Aussage über psychoanalytische Persönlichkeitsmodelle trifft zu?

(A)   Lernvorgänge spielen in der psychoanalytischen Theorie der Persönlichkeitsentwicklung keine Rolle.
(B)   Die Persönlichkeitsentwicklung wird in der frühen Kindheit vollständig festgelegt.
(C)   Triebunterdrückung führt mit großer Sicherheit zu Fehlentwicklung der Persönlichkeit.
(D)   Die psychoanalytische Charaktertypologie wird mit den besonderen Bedingungen frühkindlicher Entwicklungsphasen in Verbindung gebracht.
(E)   Die psychoanalytische Charaktertypologie ist die Grundlage für die Typologie psychopathischer Persönlichkeiten im Sinne von K. Schneider.

H93

1.406 Welche der nachfolgenden Theorien wurden auf faktorenanalytischer Grundlage entwickelt?

(1)   die lernpsychologische Persönlichkeitstheorie nach Bandura
(2)   das Strukturmodell der Psychoanalyse nach Freud
(3)   Extraversion-Introversion und Neurotizismus nach Eysenck
(4)   die Körperbautypen nach Kretschmer
(5)   das Eigenschaftsmodell nach Cattell

(A)   Keine der Aussagen 1–5 ist richtig
(B)   nur 5 ist richtig
(C)   nur 1 und 2 sind richtig
(D)   nur 2 und 4 sind richtig
(E)   nur 3 und 5 sind richtig

F97

1.407 Welche Aussagen über Persönlichkeitsmodelle treffen zu?

(1)   Persönlichkeitsmodelle beziehen sich entweder auf angeborene oder auf erworbene Verhaltensdispositionen.
(2)   Statistische Persönlichkeitsmodelle setzen die Existenz überdauernder Verhaltensdispositionen voraus.
(3)   Statistische Persönlichkeitsmodelle erklären die Formung von Persönlichkeitsstrukturen durch das Reiz-Reaktions-Schema.

(A)   nur 1 ist richtig
(B)   nur 2 ist richtig
(C)   nur 3 ist richtig
(D)   nur 1 und 2 sind richtig
(E)   nur 1 und 3 sind richtig

F95

1.408 Zu den Grunddimensionen der Persönlichkeit, die H. J. Eysenck auf faktorenanalytischem Weg gewinnen konnte, zählt:

(A)   Extraversion versus Introversion
(B)   Repression versus Sensitivierung
(C)   Verdrängung versus Überkompensation
(D)   Neurasthenie versus Psychasthenie
(E)   Zyklothymie versus Schizothymie

1.404 (A)   1.405 (D)   1.406 (E)   1.407 (B)   1.408 (A)

H99 **!!**

1.409 Entsprechend dem Persönlichkeitsmodell von H. J. Eysenck trifft auf Menschen mit hohen Neurotizismuswerten **nicht** zu:

(A) Sie leiden häufiger an Ängsten als Menschen mit niedrigen Testwerten.
(B) Sie neigen unter Stressbedingungen zur Entwicklung von Fehlanpassungen.
(C) Sie sind empfindlicher gegenüber Schmerzen als Menschen mit niedrigen Testwerten.
(D) Sie sind durch belastende Ereignisse leicht zu irritieren.
(E) Unter ihnen findet man mehr Introvertierte als Extravertierte.

F98 H92

1.410 Eysenck konnte folgende Grunddimensionen der Persönlichkeit auf faktorenanalytischem Wege gewinnen:

(1) emotionale Stabilität versus emotionale Labilität
(2) Realismus versus Psychotizismus
(3) Zyklothymie versus Schizothymie
(4) Extraversion versus Introversion

(A) nur 3 ist richtig
(B) nur 1 und 2 sind richtig
(C) nur 1, 2 und 4 sind richtig
(D) nur 1, 3 und 4 sind richtig
(E) 1 – 4 = alle sind richtig

F94

1.411 Zu dem Bündel von Merkmalen, die nach Eysenck die Persönlichkeitsdimension Neurotizismus kennzeichnen, gehört **nicht:**

(A) Schlaflosigkeit
(B) Minderwertigkeitsgefühle
(C) Verschlossenheit
(D) Ängstlichkeit
(E) Launenhaftigkeit

H00

1.412 H. J. Eysenck schlug in seinem Persönlichkeitsmodell Extraversion/Introversion und Stabilität/Labilität (Neurotizismus) als Hauptdimensionen der Persönlichkeit vor.

Welchem der folgenden Ansätze zur Beschreibung der Persönlichkeit lässt sich Eysencks Modell zuordnen?

(A) der kognitiven Persönlichkeitskonzeption
(B) dem konstitutionstypologischen Ansatz
(C) dem lerntheoretischen Ansatz
(D) dem psychodynamischen Ansatz
(E) den statistischen Persönlichkeitsmodellen

F86

Bitte ordnen Sie zu:

Liste 1

1.413 I

1.414 II

1.415 III

1.416 IV

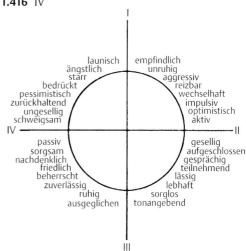

Liste 2

(A) emotionale Labilität
(B) emotionale Stabilität
(C) Introversion
(D) Extraversion
(E) Psychotizismus

H92

1.429 Welche Reihenfolge der Entwicklungsphasen trifft im Sinne des psychoanalytischen Modells zu?

(A)   Latenzphase, phallische Phase, anale Phase
(B)   phallische Phase, Latenzphase, anale Phase
(C)   anale Phase, Latenzphase, phallische Phase
(D)   anale Phase, phallische Phase, Latenzphase
(E)   Latenzphase, anale Phase, phallische Phase

H93   F87

1.430 Die Kastrationsangst (Kastrationskomplex) im Sinne der Psychoanalyse tritt auf in der

(A)   oralen Phase
(B)   analen Phase
(C)   phallischen Phase
(D)   Latenzphase
(E)   genitalen Phase

H89

1.431 Welche Aussage ist **nicht** Bestandteil der psychoanalytischen Theorie der frühkindlichen Sexualität?

(A)   Die drei Phasen der frühkindlichen Entwicklung heißen orale, anale, phallisch-ödipale Phase
(B)   Die Haltungen von Urvertrauen und Urmisstrauen entstehen in der oralen Phase
(C)   Die Libido entsteht in der phallisch-ödipalen Phase
(D)   In der phallisch-ödipalen Phase zeigen sich kindliche Liebesimpulse zum gegengeschlechtlichen und Rivalitätsgefühle gegenüber dem gleichgeschlechtlichen Elternteil
(E)   Das Auftreten von Selbst-/Fremdbestimmungs-Konflikten fällt in die Zeit der analen Phase

H91

1.432 Welche Aussagen zur psychosexuellen Entwicklung (im Sinne der Psychoanalyse) treffen zu?

(1)   Die exzessive Bindung des kleinen Mädchens an die Mutter wird als weibliche Form des Ödipuskomplexes verstanden.
(2)   Konflikte zwischen aufkeimendem Willen und elterlicher Autorität sind kennzeichnend für die anale Phase.
(3)   Urvertrauen bzw. Urmisstrauen sind Haltungen, die sich in der oralen Phase entwickeln.
(4)   Ordnungsliebe in ihrer übersteigerten Form als Pedanterie ist ein Kennzeichen des analen Charakters.

(A)   nur 2 und 4 sind richtig
(B)   nur 1, 2 und 3 sind richtig
(C)   nur 1, 3 und 4 sind richtig
(D)   nur 2, 3 und 4 sind richtig
(E)   1 – 4 = alle sind richtig

F98

1.433 Welche der folgenden Aussagen über Entwicklungsstadien treffen auf die Theorie der psychosexuellen Entwicklung nach Freud zu?

(1)   Die Phasen folgen regelhaft aufeinander.
(2)   Die nächsthöhere Phase wird nicht erreicht, wenn die vorausgehende Phase nicht störungsfrei bewältigt wird.
(3)   Die Art und Weise, in der ein Kind auf die spezifischen Probleme einer bestimmten Entwicklungsphase reagiert, prägt seine spätere Persönlichkeit.

(A)   nur 2 ist richtig
(B)   nur 3 ist richtig
(C)   nur 1 und 2 sind richtig
(D)   nur 1 und 3 sind richtig
(E)   nur 2 und 3 sind richtig

F01

1.434 Jürgen geht in die Grundschule. Nach der Schule streift er mit Klaus, Tobi und anderen Jungen durch sein Stadtviertel, spielt Fußball oder lungert einfach mit ihnen auf dem Spielplatz herum. Unter Freunden ist seine Sprache vulgär. „Scheiße" ist bei ihm jedes dritte Wort. Er isst wie ein Scheunendrescher. Er liebt und bewundert seine Mutter. Mädchen seines Alters sind für ihn so gut wie nicht vorhanden. Er findet sie einfach blöd.

In welcher Phase seiner psychosexuellen Entwicklung befindet sich Jürgen?

(A) in der analen Phase
(B) in der Latenzphase
(C) in der phallischen Phase
(D) in der oralen Phase
(E) in der ödipalen Phase

F96

1.435 Unter positiver ödipaler Konstellation versteht man

(1) die Werbung eines Kindes um den gleichgeschlechtlichen Elternteil
(2) die Werbung eines Kindes um den gegengeschlechtlichen Elternteil
(3) das Rivalisieren eines Kindes mit dem gegengeschlechtlichen Elternteil
(4) das Rivalisieren eines Kindes mit dem gleichgeschlechtlichen Elternteil

(A) nur 1 ist richtig
(B) nur 3 ist richtig
(C) nur 4 ist richtig
(D) nur 1 und 3 sind richtig
(E) nur 2 und 4 sind richtig

F89

1.436 Mit primärer Sozialisation ist gemeint:

(1) der Erwerb sozialer Fähigkeiten und Fertigkeiten in den ersten Lebensjahren in der Kernfamilie
(2) die Aktivitäten des Kindes in der peergroup
(3) die Phase vom Schuleintritt des Kindes bis zum Schulabschluss
(4) die Entwicklung der moralischen Urteilsfähigkeit des Kindes

(A) nur 1 ist richtig
(B) nur 2 ist richtig
(C) nur 3 ist richtig
(D) nur 4 ist richtig
(E) nur 1 und 2 sind richtig

H88

1.437 Welche der folgenden sozialen Strukturen ist **nicht** ein „Agent" der sekundären Sozialisation?

(A) Grundschule
(B) Peergroup
(C) Elternhaus (Kernfamilie)
(D) Kindergarten
(E) Gymnasium

H92

1.438 Welche Aussage trifft **nicht** zu?

Für den Begriff Sozialisation gilt:

(A) Sozialisation entspricht in der psychoanalytischen Lehre weitgehend der Bildung des Über-Ich.
(B) Sozialsiation ist mit Erziehung gleichzusetzen.
(C) Sozalisation ist ein Prozess, in dessen Verlauf ein Individuum sich den sozialen Erfordernissen seiner Umwelt anpasst.
(D) Sozialisation umfasst den Prozess der Verinnerlichung von Normen.
(E) Sozialisation umfasst den Prozess der Eingliederung eines Individuums in eine soziale Gruppe.

H98

1.439 Ein Kind hat gelernt, sich lästigen Anordnungen stets zu fügen, auch wenn es dabei von niemandem beaufsichtigt wird.

Mit welchen beiden der nachfolgenden Begriffe lässt sich die Herausbildung eines solchen Verhaltens am besten erfassen?

(A)   Gewissensbildung und Stereotypisierung
(B)   Gewissensbildung und Verhaltenskonvergenz
(C)   Sozialisation und Stereotypisierung
(D)   Sozialisation und Verinnerlichung von Normen
(E)   Verhaltenskonvergenz und Verinnerlichung von Normen

F92

1.440 Nach Piaget entwickelt sich die moralische Urteilsfähigkeit reifungsbedingt in 3 unterscheidbaren Stufen.

Welche Reihenfolge entsprechend der kindlichen Entwicklung ist richtig?

(A)   autonome Moral – heteronome Moral – moralischer Realismus
(B)   autonome Moral – moralischer Realismus – heteronome Moral
(C)   heteronome Moral – autonome Moral – moralischer Realismus
(D)   heteronome Moral – moralischer Realismus – autonome Moral
(E)   moralischer Realismus – heteronome Moral – autonome Moral

H99

1.441 Nach der Theorie von Kohlberg treffen Kinder ab zehn Jahren (Erreichung von Stufe 3 der Entwicklung des moralischen Urteils) ihre Entscheidungen in moralischen Konfliktsituationen überwiegend

(A)   auf der Grundlage physischer Konsequenzen, die auf ein Verhalten folgen
(B)   durch Verfolgung eigener Interessen
(C)   nach dem impliziten Verständnis von richtigem und falschem Verhalten
(D)   unter altruistischen Gesichtspunkten
(E)   unter dem Aspekt, den Erwartungen anderer an die eigene Rolle gerecht zu werden

F99

1.442 Im Religionsunterricht wird dieses moralische Problem behandelt:

Ein Vater hat eine todkranke Tochter, die nur durch eine von amerikanischen Chirurgen beherrschte Operation gerettet werden kann. Niemand ist bereit, dem Vater das Geld zu leihen oder gar zu schenken. Darf er in diesem Fall einen Betrug in seiner Firma begehen, um sich das Geld zu beschaffen?

Ute argumentiert, der Vater dürfe es nicht tun, weil seine Firma ihn nur für seine Arbeit bezahlen müsse, aber keine Verpflichtung habe, für seine Familie zu sorgen.

Auf welcher Stufe moralischer Urteilsentwicklung (nach Kohlberg) argumentiert Ute?

(A)   heteronome Moral
(B)   naiv-instrumentelle Orientierung
(C)   Gegenseitigkeit persönlicher Beziehungen
(D)   universale Geltung des sozialen Systems
(E)   jenseits des sozialen Systems

F00

1.443 Das Modell der Moralentwicklung (nach Kohlberg) unterscheidet verschiedene altersbezogene Stufen.

Welche moralische Orientierung entspricht dem „präkonventionellen Niveau"?

Gut ist,

(A)   was andere anerkennen
(B)   wenn „eine Hand die andere wäscht" („fairer Austausch" von Leistungen)
(C)   wenn eigenes Handeln zum Prinzip allgemeiner Gesetzgebung werden könnte
(D)   wenn man beim eigenen Handeln die Perspektive anderer sozialverträglich berücksichtigt
(E)   wenn man sich an „Gesetz und Ordnung" hält

1.439 (D)   1.440 (E)   1.441 (E)   1.442 (C)   1.443 (B)

F91

1.444 Welches sind die Störungen, die nach den Beobachtungen von R. Spitz bei langandauernder Trennung von Mutter und Kind ausgelöst werden und die als psychischer Hospitalismus bekannt geworden sind?

(1) Stocken der psychischen Entwicklung, Einsetzen psychischer Funktionsstörungen
(2) Hyperkinese
(3) Appetitlosigkeit und Gewichtsverlust
(4) motorische Verlangsamung, Kontaktverweigerung

(A) nur 3 ist richtig
(B) nur 2 und 3 sind richtig
(C) nur 3 und 4 sind richtig
(D) nur 1, 2 und 3 sind richtig
(E) nur 1, 3 und 4 sind richtig

F90

1.445 Mit „psychischem Hospitalismus" (Spitz) bei Kindern und Jugendlichen sind u. a. folgende Störungen gemeint:

(1) apathisches Verhalten
(2) Anklammern an Pflegekräfte
(3) Marasmus

(A) nur 3 ist richtig
(B) nur 1 und 2 sind richtig
(C) nur 1 und 3 sind richtig
(D) nur 2 und 3 sind richtig
(E) 1 – 3 = alle sind richtig

H90

1.446 Während der stationären Behandlung von Kindern können Verhaltensauffälligkeiten auftreten, die offensichtlich mit dem Lebensalter assoziiert sind.

Welche Aussage zu solchen Auffälligkeiten trifft zu?

(A) Im ersten Lebenshalbjahr zeigen die meisten Kinder nur geringe Auffälligkeiten.
(B) Die stärksten Auffälligkeiten zeigen sich im 5. und 6. Lebensjahr.
(C) Schulkinder sind bis etwa zum 10. Lebensjahr stärker gefährdet als Vorschulkinder.
(D) Während des Kleinkindalters besteht eine generelle Gefährdung, ohne besondere Häufung bei bestimmten Altersgruppen.
(E) Keine der Aussagen (A) – (D) trifft zu.

H94   F92

1.447 Kinder zeigen während eines stationären Krankenhausaufenthalts Verhaltensauffälligkeiten. Dieses Risiko wird durch verschiedene Faktoren modifiziert.

Welche Aussage hierzu trifft **nicht** zu?

(A) Nach dem 4. Lebensjahr treten Verhaltensauffälligkeiten seltener auf.
(B) Kinder ohne Trennungserfahrungen sind besonders befährdet.
(C) Eine besondere Gefährdung besteht für Kinder im 1. Lebensjahr.
(D) Unbeschränkte Besuchszeiten für die Eltern vermindern das Risiko.
(E) Eine vor der Krankenhausaufnahme bestehende Verhaltensstörung erhöht das Risiko.

F88

1.448 In verschiedenen Versuchen wurden Rhesusaffenjunge jeweils 6 Monate lang in völliger sozialer Isolierung aufgezogen.

Welche Störung(en) des Sozialverhaltens wurde(n) beobachtet?

(1) gesteigerte Aggressivität im Kontakt mit gleichaltrigen Artgenossen
(2) indifferentes oder abweisendes Verhalten gegenüber möglichen Sexualpartnern
(3) Rückzugsverhalten bei Annäherung von Menschen (wie z. B. Wärter oder Fotografen)

(A) nur 1 ist richtig
(B) nur 1 und 2 sind richtig
(C) nur 1 und 3 sind richtg
(D) nur 2 und 3 sind richtig
(E) 1 – 3 = alle sind richtig

1.444 (E)   1.445 (C)   1.446 (A)   1.447 (C)   1.448 (D)

1.4.8   Entwicklung und Sozialisation im Lebenslauf

F90

1.449 Kritische Lebensereignisse weisen dann eine hohe negative Valenz als Ursache für psychische Krisen auf, wenn folgende Attribute eines Ereignisses vorliegen:

(1)   geringe Kontrollierbarkeit mit großer Unerwünschtheit
(2)   geringe Vorhersagbarkeit bei hoher Relevanz
(3)   früher biographischer Einschnitt

(A)   Keine der Aussagen 1 – 3 ist richtig.
(B)   nur 1 ist richtig
(C)   nur 1 und 2 sind richtig
(D)   nur 2 und 3 sind richtig
(E)   1 – 3 = alle sind richtig

H98

1.450 Weiblichen Jugendlichen gelingt es während der Adoleszenz mehr oder minder gut, sich ihre Geschlechtsrolle so anzueignen, dass sowohl weiblich-expressive als auch männlich-instrumentelle Eigenschaften darin zum Ausdruck kommen.

In der medizinsoziologischen Forschung wird dieser Sachverhalt analysiert anhand des Konzepts der

(A)   Androgynie
(B)   Selbstwirksamkeit
(C)   personalen Kontrollstrategie
(D)   Rollenidentifikation
(E)   sozialen Statuskongruenz

F00

1.451 Die in entwickelten Gesellschaften verlängerte Zeit des Überganges vom Kind zum Erwachsenen wird als Jugendalter bezeichnet.

Was trifft auf diese Altersstufe **nicht** zu?

(A)   Delinquentes Verhalten kann der Statusaufwertung in der Peergruppe dienen.
(B)   Die meisten Jugendlichen tendieren dazu, Vater und Mutter in ihrem Leben eher als „wichtig" denn als „unwichtig" einzuschätzen.
(C)   Freundes-Cliquen oder Peergruppen geben Jugendlichen ein Gefühl der Sicherheit bei der Ablösung von den Eltern.
(D)   Negative Selbsteinschätzungen sind bei Jugendlichen äußerst selten.
(E)   Zwischen 14 und 16 Jahren ziehen Jugendliche ihre Eltern seltener ins Vertrauen und neigen stattdessen dazu, ihre Probleme Gleichaltrigen anzuvertrauen oder mit sich selbst auszumachen.

H96

1.452 Zu den charakteristischen Ereignissen, anhand derer der Familienzyklus einer Generation von Frauen analysiert werden kann, gehört **nicht**:

(A)   Heirat der Frau
(B)   Geburt des letzten Kindes
(C)   Arbeitsplatzwechsel des Ehemannes
(D)   Auszug bzw. Heirat des letzten Kindes
(E)   Tod des Ehemannes

F97

1.453 Welche der folgenden Angaben über Suizidhandlungen treffen zu?

(1)   Es töten sich mehr Männer als Frauen.
(2)   Suizidversuche kommen bei Frauen häufiger vor als bei Männern.
(3)   Bei älteren Menschen ist der Anteil vollendeter Suizide an der Zahl der Suizidhandlungen größer als bei jüngeren Menschen.
(4)   Verheiratete Personen versuchen und vollenden Suizid seltener als unverheiratete.

(A)   nur 4 ist richtig
(B)   nur 2 und 4 sind richtig
(C)   nur 1, 2 und 3 sind richtig
(D)   nur 2, 3 und 4 sind richtig
(E)   1 – 4 = alle sind richtig

1.449 (E)   1.450 (A)   1.451 (D)   1.452 (C)   1.453 (E)

H97

1.454 Welche der folgenden Symptome und Verhaltensmerkmale signalisieren ein präsuizidales Syndrom?

(1)   Konzentrationsstörungen
(2)   Einengung (passiver Rückzug auf sich selbst) und Autoaggression
(3)   Selbstmordphantasien
(4)   Selbstmordankündigung

(A)   nur 2 und 3 sind richtig
(B)   nur 1, 2 und 3 sind richtig
(C)   nur 1, 2 und 4 sind richtig
(D)   nur 1, 3 und 4 sind richtig
(E)   nur 2, 3 und 4 sind richtig

H91

1.455 Welche Aussagen über Disengagementtheorie treffen zu?

(1)   Disengagement bedeutet unter anderem die Einschränkung von physischen und sozialen Aktivitäten und die Abgabe von Verantwortung an Jüngere.
(2)   Disengagement erleichtert den Prozess der Sinnfindung für das zurückliegende Leben.
(3)   Disengagement ist mit sozialem Rückzug und Isolation gleichzusetzen.

(A)   nur 1 ist richtig
(B)   nur 1 und 2 sind richtig
(C)   nur 1 und 3 sind richtig
(D)   nur 2 und 3 sind richtig
(E)   1 – 3 = alle sind richtig

H97

1.456 Der Tod des Ehepartners ist ein kritisches Lebensereignis, das

(1)   bei plötzlichem Eintritt in der Regel mit geringeren psychischen Reaktionen einhergeht als nach Tod infolge einer chronischen Erkrankung
(2)   zu einer Schwächung des Immunsystems führen kann
(3)   das Suizidrisiko erhöht
(4)   das Mortalitätsrisiko in den ersten Jahren nach Eintritt des Ereignisses nicht erhöht

(A)   nur 1 und 2 sind richtig
(B)   nur 1 und 3 sind richtig
(C)   nur 1 und 4 sind richtig
(D)   nur 2 und 3 sind richtig
(E)   nur 2 und 4 sind richtig

F90

1.457 Für welche Gruppen ist die Wahrscheinlichkeit eines Suizids erhöht?

(1)   alte Männer
(2)   Personen mit Partnerverlust
(3)   politisch Verfolgte
(4)   Entwurzelte

(A)   nur 1 und 4 sind richtig
(B)   nur 2 und 4 sind richtig
(C)   nur 1, 2 und 3 sind richtig
(D)   nur 2, 3 und 4 sind richtig
(E)   1 – 4 = alle sind richtig

F90   F88

1.458 Relativ überdauernde, durch Lernprozesse geformte komplexe Systeme und Anschauungen, Meinungen und Überzeugungen, die das Verhalten beeinflussen, nennt man

(A)   soziale Wahrnehmung
(B)   Prägung
(C)   Motivationen
(D)   Einstellungen
(E)   Fähigkeiten

F98

1.459 Die Einstellungen zur eigenen Person (Selbstkonzept) werden beeinflusst durch

(1)   das erzieherisch vermittelte Sollbild
(2)   körperliche Behinderungen
(3)   das individuell angestrebte Idealbild
(4)   das von anderen rückgemeldete Fremdbild

(A)   nur 1 und 4 sind richtig
(B)   nur 3 und 4 sind richtig
(C)   nur 1, 2 und 3 sind richtig
(D)   nur 1, 3 und 4 sind richtig
(E)   1 – 4 = alle sind richtig

F96

1.460 Welche der folgenden Aussagen über Einstellungen treffen zu?

(1)   Einstellungen haben eine kognitive und affektive Komponente.
(2)   Mit Einstellungen verbindet sich eine Verhaltenstendenz.
(3)   Einstellungen sind stark vereinfachte, überakzentuierte kognitive Schemata.
(4)   Einstellungen legen Verhaltensweisen fest.
(5)   Verhaltensweisen einer Person können ihre Einstellung beeinflussen.

(A)   nur 1 und 4 sind richtig
(B)   nur 3 und 4 sind richtig
(C)   nur 3 und 5 sind richtig
(D)   nur 1, 2 und 5 sind richtig
(E)   nur 3, 4 und 5 sind richtig

H94   F91

1.461 Welche Mechanismen können bei der Herausbildung von Stereotypen eine Rolle spielen?

(1)   Identifikation
(2)   Projektion
(3)   Sublimierung
(4)   Generalisierung

(A)   nur 1 und 2 sind richtig
(B)   nur 1 und 3 sind richtig
(C)   nur 2 und 4 sind richtig
(D)   nur 3 und 4 sind richtig
(E)   nur 1, 2 und 4 sind richtig

H91

1.462 Welche Aussage über Stereotype trifft **nicht** zu?

(A)   Stereotype sind zeitlich stabil.
(B)   Stereotype sind durch Generalisierung gekennzeichnet.
(C)   Die Stereotypisierungstendenz wächst mit dem Ausmaß der sozialen Distanz.
(D)   Identifikation ist ein Mechanismus bei der Ausbildung von Autostereotypen.
(E)   Es besteht eine enge Korrelation zwischen Stereotypen und dem allgemeinen Verhalten gegenüber Menschen, auf die sich die Stereotype beziehen.

F98

1.463 In einem Krankenhaus kommt es zu Kooperationsproblemen zwischen den einzelnen Berufsgruppen (Ärzte, Pflege, Verwaltung). Den Leitungspersonen wird in gemeinsamen Besprechungen deutlich, dass die Vorstellungen über berufliche Zielsetzungen und Orientierungen der drei Gruppen sehr unterschiedlich sind. Darüber hinaus hat jede der drei Gruppen Vorstellungen über berufliche Ziele der jeweils anderen beiden Gruppen, die nicht mit deren Selbstverständnis übereinstimmen.

Mit welchen beiden Begriffen lassen sich diese Vorstellungen über berufliche Orientierungen am besten kennzeichnen?

(1)   Autostereotyp
(2)   Heterostereotyp
(3)   Kollusion
(4)   Wahrnehmungsabwehr

(A)   nur 1 und 2 sind richtig
(B)   nur 1 und 3 sind richtig
(C)   nur 1 und 4 sind richtig
(D)   nur 2 und 3 sind richtig
(E)   nur 3 und 4 sind richitg

H95

1.464 Identitätskrisen bzw. -verlust, die das psychosomatische Wohlbefinden des betroffenen Individuums beeinträchtigen, können aus folgenden Faktoren resultieren:

(1)   Stigmatisierung
(2)   soziale Anomie
(3)   Integration durch eine Bezugsgruppe
(4)   Intergenerationenmobilität

(A)   nur 2 und 3 sind richtig
(B)   nur 3 und 4 sind richtig
(C)   nur 1, 2 und 4 sind richtig
(D)   nur 1, 3 und 4 sind richtig
(E)   nur 2, 3 und 4 sind richtig

H86

1.465 In lerntheoretischer Sicht verläuft die Entwicklung zur Selbststeuerung des Verhaltens im Prozess der Sozialisation in mehreren Stufen.

Hierzu zählen

(1) Übernahme von Verhaltensweisen durch Imitationslernen
(2) Ausbildung des Über-Ichs durch externe Sanktionen
(3) Konditionierung von Verhaltensweisen
(4) Selbstbelohnung und -bestrafung entsprechend den internalisierten Normen

(A) nur 1 und 3 sind richtig
(B) nur 2 und 4 sind richtig
(C) nur 1, 2 und 4 sind richtig
(D) nur 1, 3 und 4 sind richtig
(E) 1–4 = alle sind richtig

1.4.9 Soziodemographische Determinanten des Lebenslaufs

F00

1.466 Als demographischer Übergang wird bezeichnet:

(A) Abbauprozesse kultureller Gegensätze
(B) Ergebnisse von Bemühungen zur rechtlichen Eingliederung ausländischer Mitbürger
(C) Wandel der natürlichen Bevölkerungsweise im Modernisierungsprozess
(D) Wanderungsbewegungen über die äußeren Grenzen eines Staates
(E) Zunahme des Anteils alter Menschen einer Bevölkerung

F00

1.467 Welche der folgenden Aussagen beschreibt den Wandel der Familienstruktur von der frühindustriellen zur gegenwärtigen Gesellschaft in Deutschland **nicht** zutreffend:

(A) Der Anteil unvollständiger Familien hat zugenommen.
(B) Der Anteil von Drei-Generationen-Familien an der Gesamtheit der Familien hat sich stark verringert.
(C) Der Ausbau der sozialstaatlichen Leistungen hat zu einer Verringerung von Umfang und Verbindlichkeit familiärer Pflichten geführt.
(D) Die durchschnittliche Anzahl geborener Kinder pro Familie hat deutlich abgenommen.
(E) Die durchschnittliche Dauer der Reproduktionsphase im Familienzyklus der Frauen (Zeitintervall zwischen Geburt des ersten und letzten Kindes) ist gleichgeblieben.

F01

1.468 Mit dem Begriff „natürliche Bevölkerungsbewegung" wird folgender demographischer Vorgang erfasst:

(A) Chancen und Risiken zur positiven oder negativen Veränderung des Sozialstatus bestimmter Bevölkerungsgruppen
(B) die Abfolge des Übergangs von hohem zu niedrigem Bevölkerungsumsatz
(C) die Migration zwischen wirtschaftlich prosperierenden und armen Ländern innerhalb der EU
(D) die Zuwanderungsbewegung ländlicher Bevölkerungen in Städte
(E) sozialhistorisch die Entwicklung der Geburten- und Sterbehäufigkeiten von Bevölkerungen

F95

1.469 Welche Aussage trifft **nicht** zu?

Zu den wichtigsten Gründen des Bevölkerungswachstums in der Frühphase der sog. demographischen Transformation in westeuropäischen Industriegesellschaften gehören:

(A) sinkende Säuglingssterblichkeit
(B) zunehmende Heiratshäufigkeit
(C) zunehmende Erwerbsquote verheirateter Frauen
(D) wirtschaftlicher Anreiz zur Mitarbeit von Kindern
(E) soziale Sicherungsaufgaben der Familie

1.465 (D)   1.466 (C)   1.467 (E)   1.468 (E)   1.469 (C)

1.470 Verglichen mit der Situation gegen Ende des 19. Jahrhunderts ist der Familienzyklus verheirateter Frauen in Deutschland derzeit gekennzeichnet durch

(1)   eine zeitliche Verdichtung der Aufgaben während der Reproduktionsphase
(2)   eine Verlängerung der Zeitspanne familiären Zusammenlebens während der Reproduktionsphase
(3)   eine Verlängerung der Zeitspanne der sog. Spätphase

(A)   nur 1 ist richtig
(B)   nur 2 ist richtig
(C)   nur 3 ist richtig
(D)   nur 1 und 3 sind richtig
(E)   nur 2 und 3 sind richtig

1.471 Die durchschnittliche Lebenserwartung wird definiert als

(A)   durchschnittliche Anzahl an Jahren, die die Menschen eines Jahrgangs leben
(B)   Durchschnittsalter aller in einem Jahr Verstorbenen
(C)   Anzahl an Jahren, die Menschen eines bestimmten Alters unter den bestehenden Sterbeverhältnissen durchschnittlich noch vor sich haben
(D)   Alter, das der Einzelne erreichen wird
(E)   durchschnittliche Anzahl an Lebensjahren, die die mittlere Gesamtbevölkerung eines Jahres statistisch noch zu erwarten hat

1.472 Welche Aussagen zur „durchschnittlichen Lebenserwartung" treffen zu?

(1)   durchschnittliche Lebenserwartung bedeutet: das Durchschnittsalter der Bevölkerung (ggf. getrennt nach Geschlechtern) in einem bestimmten Jahr.
(2)   durchschnittliche Lebenserwartung bedeutet: die Anzahl von Jahren, die ein Mensch bestimmten Alters gemäß den bestehenden Sterbeverhältnissen noch vor sich hat (ggf. getrennt nach Geschlechtern).
(3)   die durchschnittliche Lebenserwartung kann als Bezugsgröße dienen bei der Berechnung des Verlusts an Lebensjahren.

(A)   nur 1 ist richtig
(B)   nur 2 ist richtig
(C)   nur 3 ist richtig
(D)   nur 1 und 3 sind richtig
(E)   nur 2 und 3 sind richtig

1.473 Welche Aussagen über Lebenserwartung treffen zu?

(1)   Lebenserwartung gilt als Indikator für den Gesundheitszustand von Bevölkerungen.
(2)   Je höher der Entwicklungsstand des Gesundheitswesens eines Landes, um so höher ist die Lebenserwartung seiner Bevölkerung.
(3)   Die Berechnung der Lebenserwartung einer Bevölkerung erfolgt auf der Basis von altersspezifischen Sterberaten.

(A)   nur 2 ist richtig
(B)   nur 3 ist richtig
(C)   nur 1 und 2 sind richtig
(D)   nur 1 und 3 sind richtig
(E)   nur 2 und 3 sind richtig

1.470 (D)   1.471 (C)   1.472 (E)   1.473 (D)

F98

1.474 Welche Aussage zum demographischen Altern trifft **nicht** zu?

(A) Der Umfang des demographischen Alterns zu einem bestimmten Zeitpunkt lässt sich anhand des Alten-Jugendlichen-Verhältnisses abschätzen.
(B) Das demographische Altern hat den Anstieg der Gesundheitsausgaben in der Bundesrepublik Deutschland in den vergangenen 20 Jahren wesentlich beeinflusst.
(C) Der Umfang des demographischen Alterns in Deutschland in den vergangenen 20 Jahren wurde überwiegend durch den Rückgang der Säuglingssterblichkeit in diesem Zeitraum bestimmt.
(D) Durch das demographische Altern ist der behandelnde Arzt mit einem Anstieg multimorbider Patienten konfrontiert.
(E) Durch den Einfluss demographischen Alterns auf das Krankheitsspektrum erhalten ärztliche Beurteilungskriterien wie „funktionaler Status" und „gesundheitsbezogene Lebensqualität" eine wachsende Bedeutung.

F00

1.475 Welche Aussage zum demographischen Altern trifft **nicht** zu?

(A) Der Umfang des demographischen Alterns zu einem bestimmten Zeitpunkt lässt sich anhand des Alten-Jugendlichen-Verhältnisses abschätzen.
(B) Das demographische Altern führt zu einer Verschiebung des Krankheitspanoramas.
(C) Der Umfang des demographischen Alterns in Deutschland in den vergangenen 20 Jahren wurde überwiegend durch den Rückgang der Säuglingssterblichkeit in diesem Zeitraum bestimmt.
(D) Durch das demographische Altern ist der behandelnde Arzt mit einem Anstieg multimorbider Patienten konfrontiert.
(E) Durch den Einfluss demographischen Alterns auf das Krankheitsspektrum erhalten ärztliche Beurteilungskriterien wie „funktionaler Status" und „gesundheitsbezogene Lebensqualität" eine wachsende Bedeutung.

H95

1.476 Wenn man die Nettoreproduktionsziffer (NRZ) berechnen will,

(A) muss man die Quote der Frauen, die kontrazeptive Maßnahmen anwenden, kennen
(B) muss man wissen, wieviele Kinder die Frauen einer Generation gebären
(C) ist es unabdingbar, die Geschlechtsproportion der innerhalb eines gegebenen Zeitraums geborenen Kinder zu kennen
(D) muss man wissen, wieviele Mädchen die Frauen in „gebärfähigem Alter" in einem Zeitabschnitt geboren haben
(E) müssen Einflüsse von Tradition und Werthaltung auf Kinderwunsch empirisch ermittelt werden

H93

1.477 Von 100 an einer bestimmten Krankheit Erkrankten sterben an dieser Krankheit in einem Jahr 40.

Man bezeichnet diese Ziffer als

(A) allgemeine Sterbeziffer
(B) Mortalität
(C) Morbiditätsziffer
(D) Letalität
(E) Inzidenz

H88 **!**

1.478 Die krankheitsspezifische Sterbeziffer ist eine Verhältniszahl, bei der im Zähler die absolute Anzahl der während eines Jahres an einer bestimmten Krankheit Gestorbenen steht.

Welche Zahl bildet den Nenner?

(A) die Gesamtzahl der Gestorbenen dieses Jahres
(B) die Zahl der Gestorbenen dieses Jahres auf 1000 der mittleren Bevölkerung
(C) die Größe der mittleren Bevölkerung dieses Jahres
(D) die altersspezifische Sterbewahrscheinlichkeit
(E) die Gesamtzahl der an anderen Krankheiten Gestorbenen dieses Jahres

---

1.474 (C)   1.475 (C)   1.476 (D)   1.477 (D)   1.478 (C)

H90

1.479 Die Letalitätsziffer einer Krankheit gibt an

(A)   die Anzahl jener, die die Krankheit überleben, bezogen auf 1000 an ihr Erkrankte

(B)   die Anzahl der Jahre, die ein entsprechend Erkrankter durchschnittlich noch zu leben hat

(C)   die neu aufgetretenen Fälle der Krankheit während eines Jahres pro 1000 der durchschnittlichen Bevölkerung

(D)   die Anzahl der in einem bestimmten Zeitraum an der Krankheit Verstorbenen

(E)   die Anzahl der in einem bestimmten Zeitraum an der Krankheit Verstorbenen, bezogen auf 1000 an ihr Erkrankte

F01   **!!**

1.480 Für eine bestimmte epidemiologische Maßzahl gilt:

–   Sie bezieht sich auf die Häufigkeit des Neuauftretens einer bestimmten Krankheit.
–   Sie bezieht sich auf einen bestimmten Zeitraum (z.B. ein Jahr).
–   Sie bezieht sich auf eine bestimmte Population.

Es handelt sich hierbei um:

(A)   allgemeine Morbiditätsziffer
(B)   Inzidenz
(C)   Krankenstand
(D)   Periodenprävalenz
(E)   Prävalenz

F89

1.481 Die Epidemiologie differenziert den allgemeinen Ausdruck Morbidität durch die Begriffe Prävalenz und Inzidenz.

Unter Inzidenz wird verstanden die

(A)   Häufigkeit einer bestimmten Krankheit zu einem Zeitpunkt oder in einer definierten Zeitperiode

(B)   Anzahl der zu einem Zeitpunkt in ärztlicher Behandlung sich befindenden Kranken

(C)   Anzahl der sich in einer definierten Zeiteinheit neu in ärztliche Behandlung begebenden Kranken

(D)   Häufigkeit des Neuauftretens einer bestimmten Krankheit in einer definierten Zeiteinheit

(E)   Sterblichkeit der in einer definierten Zeiteinheit von einer bestimmten Krankheit betroffenen Personen

F98   H90   H87

1.482 Für eine bestimmte epidemiologische Maßzahl gilt:

–   Sie bezieht sich auf die Häufigkeit des Neuauftretens einer bestimmten Krankheit.
–   Sie bezieht sich auf einen bestimmten Zeitraum (z.B. ein Jahr)
–   Sie bezieht sich auf eine bestimmte Population.

Es handelt sich hierbei um:

(A)   Prävalenz
(B)   Periodenprävalenz
(C)   allgemeine Morbiditätsziffer
(D)   spezielle Morbiditätsziffer
(E)   Inzidenz

H96   H94

1.483 Gegeben sei die Prävalenz einer Krankheit für ein bestimmtes Jahr.

Bekannt ist dann

(1) wieviele Erkrankungsfälle in diesem Jahr vorlagen
(2) wieviele Erkrankungsfälle in dem Jahr neu auftraten
(3) wie lang die durchschnittliche Dauer der Erkrankungsfälle war

(A) nur 1 ist richtig
(B) nur 1 und 2 sind richtig
(C) nur 1 und 3 sind richtig
(D) nur 2 und 3 sind richtig
(E) 1 – 3 = alle sind richtig

H93   H86

1.484 Bei einer Befragung einer Repräsentativstichprobe von ca. 20 000 Haushalten wurde ermittelt, dass ca. 15 Prozent der Bevölkerung der Bundesrepublik Deutschland im April 1978 krank waren.

Zu welchem/welchen der nachfolgenden Begriffe passt der geschilderte Sachverhalt?

(1) Mikrozensus
(2) Inzidenz
(3) Morbidität
(4) Mortalität

(A) nur 1 ist richtig
(B) nur 1 und 2 sind richtig
(C) nur 1 und 3 sind richtig
(D) nur 1, 2 und 4 sind richtig
(E) nur 2, 3 und 4 sind richtig

F01

1.485 Eine Kohortenanalyse ist eine demographische Methode, die

(A) alle zu analysierenden Ereignisse eines Kalenderjahres im Querschnitt abbildet
(B) die Gesamtbevölkerung nach wichtigen soziodemographischen Merkmalen beschreibt
(C) eine Gruppe von Personen im zeitlichen Längsschnitt untersucht
(D) Geburten- und Sterbfälle zueinander ins Verhältnis setzt
(E) jährlich eine Stichprobe von 1 % der Bevölkerung repräsentativ erhebt

1.4.10 Sozialstrukturelle Determinanten des Lebenslaufs

H96

1.486 Welche Aussage zu wichtigen soziologischen Grundbegriffen trifft **nicht** zu?

(A) Soziale Rollen stellen „Bündel" sozialer Normen dar, welche sich auf bestimmte Personenkategorien oder Positionen beziehen.
(B) Als Intrarollenkonflikte werden widersprüchliche Anforderungen bezeichnet, die sich auf eine Person in ihrer Eigenschaft als Inhaberin zweier unterschiedlicher Positionen (z.B. als Berufstätige und als Mutter) beziehen.
(C) Soziale Normen sind Verhaltensregeln, deren Geltung durch innere oder äußere soziale Kontrolle garantiert wird.
(D) Negative Sanktionen bilden den wichtigsten Gradmesser der Geltung eines Normensystems.
(E) Rollennormen, die von einer Bezugsgruppe an einen bestimmten Adressatenkreis gesendet werden, bilden einen Rollensektor.

H95   H91   F85

1.487 Welche der folgenden Aussagen zur Rollentheorie trifft **nicht** zu?

(A) Der Begriff der sozialen Rolle bezeichnet Bündel von Verhaltenserwartungen, die an den Inhaber einer gesellschaftlichen Position gerichtet sind.
(B) Beim Vorliegen widersprüchlicher Rollensegmente kann es zu Intrarollenkonflikten kommen.
(C) Von Rollendistanz wird gesprochen, wenn zwei Inhaber sozialer Rollen sich hinsichtlich ihres gesellschaftlichen Status voneinander unterscheiden.
(D) Unter Rollendifferenzierung versteht man die in sozialen Gruppen zu beobachtende Aufgliederung der Aufgaben und Funktionen und deren Zuordnung zu einzelnen Personen.
(E) Das Erlernen der an eine soziale Rolle geknüpften Verpflichtungen geschieht im Prozess der Sozialisation.

1.483 (A)   1.484 (C)   1.485 (C)   1.486 (B)   1.487 (C)

H91

1.488 Welche der folgenden Aussagen zur „sozialen Rolle" treffen zu?

(1)   Soziale Rollen sind „Maßstäbe" der Fremd- und Selbstbeurteilung.
(2)   Die Erfüllung sozialer Rollen ist ein Kriterium der Gruppenzugehörigkeit bzw. des Gruppenausschlusses.
(3)   Rollenverlust kann ebenso wie Rollenkonflikt zu psychosomatischen Beschwerden führen.
(4)   Rollendistanz kann dazu führen, dass nach außen der Eindruck erweckt wird, der Rollenträger handele autonom und rollenunabhängig.

(A)   nur 1 und 2 sind richtig
(B)   nur 2 und 3 sind richtig
(C)   nur 3 und 4 sind richtig
(D)   nur 1, 2 und 3 sind richtig
(E)   1 – 4 = alle sind richtig

H96   F94

1.489 Ein Mitglied einer Profession gibt einem Klienten gegenüber zu erkennen, bestimmte Aspekte seines Berufs albern zu finden, und mokiert sich darüber.

Dieses Verhalten fällt unter den Begriff

(A)   soziale Distanz
(B)   Rollendistanz
(C)   Reattribuierung
(D)   kognitive Dissonanz
(E)   Rollenkonflikt

H99

1.490 Die Tatsache, dass sich das Handeln des Arztes auf verschiedene Bezugsgruppen wie Berufsstand, Patienten, nichtärztliche Mitarbeiter etc. erstrecken kann, wird mit folgendem soziologischen Begriff erfasst:

(A)   Rollenidentifikation
(B)   Rollenschöpfung
(C)   Rollensektor
(D)   Rollensequenz
(E)   Statusinkonsistenz

H00

1.491 Eine niedergelassene Allergologin ist seit einiger Zeit medizinische Beraterin einer Asthma-Selbsthilfegruppe. Seit kurzem hat sie zusätzlich die ehrenamtliche Aufgabe der Sprecherin in einer umweltpolitischen Organisation übernommen, der sie sich mit viel Engagement widmet. Die Konfliktkonstellation, die sich aus einer Unvereinbarkeit von Verhaltenserwartungen bei dieser Rollenkonfiguration ergeben kann, lässt sich am zutreffendsten mit folgendem Begriff erfassen:

(A)   interpersoneller Konflikt
(B)   Interrollenkonflikt
(C)   Intrarollenkonflikt
(D)   kognitiver Konflikt
(E)   motivationaler Konflikt

H93

1.492 Welche Konflikte beziehen sich primär auf Verhaltenserwartungen, die von der Gesellschaft an das Individuum herangetragen werden?

(1)   Interrollenkonflikte
(2)   Intrarollenkonflikte
(3)   Appetenz-Aversions-Konflikte

(A)   nur 1 ist richtig
(B)   nur 3 ist richtig
(C)   nur 1 und 2 sind richtig
(D)   nur 1 und 3 sind richtig
(E)   1 – 3 = alle sind richtig

H92   F89   F87

1.493 Bei welchem/welchen der folgenden Beispiele ist zu erwarten, dass Intrarollenkonflikte auftreten?

(1)   berufstätige Hausfrau und Mutter
(2)   Arzt, der gleichzeitig in der Patientenversorgung und in der klinischen Forschung arbeitet
(3)   Psychotherapeut, der seinen Sohn in Behandlung nimmt
(4)   Schwerarbeiter, der eine kalorienarme Diät verordnet bekommt

(A)   nur 1 ist richtig
(B)   nur 2 und 4 sind richtig
(C)   nur 3 und 4 sind richtig
(D)   nur 1, 3 und 4 sind richtig
(E)   1 – 4 = alle sind richtig

1.488 (E)   1.489 (B)   1.490 (C)   1.491 (B)   1.492 (C)   1.493 (B)

H98 H95 **!**

1.494 Welche Aussagen zu Intrarollenkonflikten treffen zu?

(1) Sie sind eine Folge sozialer Differenzierung.
(2) Sie resultieren aus einander widersprechenden Verhaltenserwartungen von Bezugsgruppen.
(3) Sie sind verursacht durch die persönlichen Besonderheiten der Rollenpartner.
(4) Sie resultieren daraus, dass eine Person gleichzeitig Träger mehrerer Rollen ist.
(5) Sie resultieren typischerweise aus Widersprüchen zwischen Inhalts- und Beziehungsaspekt von Handlungsaufforderungen an einen Rollenträger.

(A) nur 3 ist richtig
(B) nur 5 ist richtig
(C) nur 1 und 2 sind richtig
(D) nur 1 und 4 sind richtig
(E) nur 2 und 4 sind richtig

F99 H94

1.495 Welche der folgenden Situationen beinhaltet die notwendige Voraussetzung für einen Intra-Rollenkonflikt?

(A) Der Selbstanspruch des Arztes widerspricht einigen Rollenerwartungen seines Berufs.
(B) Die Familie des Arztes und seine Berufskollegen richten an einen Arzt widersprüchliche Erwartungen.
(C) Ein Patient richtet an einen Arzt widersprüchliche Erwartungen.
(D) Patienten einerseits und Pflegepersonal andererseits richten an einen Arzt widersprüchliche Erwartungen.
(E) Zwei verschiedene Patienten richten an denselben Arzt widersprüchliche Erwartungen.

H93 H91 H89

1.496 Interindividuelle Gemeinsamkeit im Hinblick auf Lebensstandard, Chancen und Risiken, soziales Ansehen, Privilegien oder Diskriminierungen wird am besten durch folgenden Begriff erfasst:

(A) Rollenkonformität
(B) soziale Schicht
(C) soziale Position
(D) Gruppenkohäsion
(E) Statuskristallisation

H99

1.497 Im soziologischen Konzept der „sozialen Schichtung" wird die Gesellschaft in Gruppen von Personen unterteilt, die sich nach bestimmten Kriterien (Beruf, Einkommen, Bildung) unterscheiden und abgrenzen lassen.

Dieses soziologische Konzept bezieht sich auf bestimmte gesellschaftliche Verhältnisse, die sich am ehesten bezeichnen lassen als:

(A) horizontale Mobilität
(B) soziale Devianz
(C) soziale Ungleichheit
(D) Statusinkonsistenz
(E) vertikale Mobilität

H96

1.498 Welche Kombination von Indikatoren zur Bestimmung der sozialen Schichtzugehörigkeit ist am aussagekräftigsten?

(A) Bildung, Qualität der Wohngegend, Einkommen
(B) berufliche Stellung, Sozialprestige, Höhe der beruflichen Qualifikation
(C) Einkommen, Höhe der beruflichen Ausbildung
(D) Bildung, berufliche Stellung, Einkommen
(E) Einkommen, Sozialprestige

1.494 (C)   1.495 (D)   1.496 (B)   1.497 (C)   1.498 (D)

F98

1.499 Das Konzept der sozialen Schichtzugehörigkeit ist in seiner Aussagekraft begrenzt, weil

(1)   eine eindeutige Zuordnung von Rentnern, Hausfrauen und in Ausbildung stehenden Personen zu einer sozialen Schicht nur schwer möglich ist
(2)   durch die quantitative Ausdehnung der Mittelschichten („nivellierte Mittelstandsgesellschaft") eine weitergehende vertikale Differenzierung gegenstandslos geworden ist
(3)   durch das Anwachsen des Anteils statusinkonsistenter Personen das Homogenitätspostulat sozialer Schichtung verletzt wird
(4)   vertikale soziale Differenzierungsmerkmale bei der Erklärung ungleicher Verteilung von Morbidität und Mortalität in der Bevölkerung heute keine entscheidende Rolle mehr spielen

(A)   nur 1 und 2 sind richtig
(B)   nur 1 und 3 sind richtig
(C)   nur 1 und 4 sind richtig
(D)   nur 2 und 3 sind richtig
(E)   nur 2 und 4 sind richtig

F97

1.500 Die funktionalistische Schichtungstheorie

(1)   besagt, dass Berufspositionen wegen unterschiedlicher Ausbildungszeiten nicht im freien Wettbewerb errungen werden können
(2)   erklärt das unterschiedliche Belohnungsniveau verschiedener Berufsgruppen aus der Wichtigkeit solcher Berufe für die Erhaltung der Gesellschaft
(3)   postuliert, dass dem Besitz der Produktionsmittel eine wichtige Funktion bei der Schichtung der Gesellschaft zukommt

(A)   nur 1 ist richtig
(B)   nur 2 ist richtig
(C)   nur 3 ist richtig
(D)   nur 1 und 2 sind richtig
(E)   nur 1 und 3 sind richtig

H96

1.501 In der soziologischen Schichtungsforschung wird unter dem Begriff „Versorgungsklasse" eine Bevölkerungsgruppe verstanden, deren Lebenschancen wesentlich

(A)   durch den Besitz von Produktionsmitteln in Form immobilen Eigentums bestimmt werden
(B)   über Zuteilung staatlicher oder anderer öffentlicher Leistungen bestimmt werden
(C)   über Eigentum in Form von Tauschmitteln bestimmt werden
(D)   durch Versorgungsleistungen eigener Kinder bestimmt werden
(E)   durch Verfügen über Kapitalerträge bestimmt werden

H94

1.502 Sozialer Status kann mit Hilfe verschiedener Indikatoren bestimmt werden.

Zu diesen Indikatoren zählt **nicht**:

(A)   Familienstand
(B)   Einkommen
(C)   Selbsteinschätzung des sozialen Ranges
(D)   berufliche Position
(E)   Ausbildung

F94

1.503 Der Begriff „erworbener Status" bezeichnet folgenden Tatbestand:

(A)   soziale Position, die bei der Geburt bereits festgelegt ist
(B)   soziale Position, die nach Leistungskriterien vergeben wird
(C)   neueingerichtete soziale Position
(D)   dass die soziale Position eines Sohnes höher liegt als jene des Vaters
(E)   Keine der Aussagen (A)–(D) trifft zu.

F96

1.504 Welche der folgenden Faktoren sind im Sinne des „zugeschriebenen Status" für den Status einer Person bestimmend?

(1) Geschlecht
(2) Beruf
(3) soziale Herkunft
(4) Ausbildung

(A) nur 1 und 3 sind richtig
(B) nur 2 und 4 sind richtig
(C) nur 3 und 4 sind richtig
(D) nur 1, 2 und 3 sind richtig
(E) nur 2, 3 und 4 sind richtig

F95

1.505 Welche Aussagen zur Statuskonsistenz und -inkonsistenz treffen zu?

(1) Statusinkonsistenz ergibt sich insbesondere aus der erheblichen horizontalen Mobilität der Gesellschaft.
(2) Statuskonsistenz liegt vor, wenn eine Person bei verschiedenen Statusmerkmalen eine ungefähr gleichhohe Plazierung aufweist.
(3) Eine Statusinkonsistenz kann z.B. zwischen dem Grad der Ausbildung und der Einkommenshöhe bestehen.
(4) Die Statuskonsistenz einer Person geht aus dem Gesamtwert eines Punktsummenindexes hervor.

(A) nur 1 und 2 sind richtig
(B) nur 1 und 4 sind richtig
(C) nur 2 und 3 sind richtig
(D) nur 3 und 4 sind richtig
(E) nur 2, 3 und 4 sind richtig

H98

1.506 Eine Person nimmt auf den Skalen Bildung, Einkommen und berufliche Stellung stark divergierende Positionen ein.

Mit welchem Begriff wird die Mehrdeutigkeit der „sozialen Verortung" dieser Person erfasst?

(A) Entschichtung
(B) Individualisierung der Lebensweise
(C) Prestigedifferenzierung
(D) soziale Ungleichheit
(E) Statusinkonsistenz

H95

1.507 Der soziale Status einer Person wurde in einer epidemiologischen Studie anhand des „objektiven Ansatzes" ermittelt.

Welche der folgenden Vorgehensweisen sind im Rahmen dieses Ansatzes grundsätzlich möglich?

(1) Bestimmung des Status anhand eines einzigen Merkmals
(2) Bestimmung des Status durch mehrere Merkmale in Form eines multiplen Indexes
(3) Bestimmung des Status durch soziale Selbsteinstufung
(4) soziometrische Bestimmung des Status

(A) nur 1 und 2 sind richtig
(B) nur 1 und 3 sind richtig
(C) nur 2 und 3 sind richtig
(D) nur 3 und 4 sind richtig
(E) nur 1, 3 und 4 sind richtig

F95

1.508 Welche der nachstehenden Variablen eignet sich unter den Bedingungen der Bundesrepublik Deutschland **am wenigsten** zur Bildung eines multidimensionalen Schichtindex?

(A) Bildung
(B) berufliche Stellung
(C) Einkommen
(D) kulturelles Niveau
(E) Produktionsmittelbesitz

F92

1.509 Die Erhebung der Merkmale „berufliche Stellung" und „höchster Schulabschluss" dient der Konstruktion

(1) eines objektiven sozialen Schichtindexes
(2) einer sozialen Selbsteinschätzungsskala
(3) eines horizontalen Mobilitätsindexes

(A) nur 1 ist richtig
(B) nur 1 und 2 sind richtig
(C) nur 1 und 3 sind richtig
(D) nur 2 und 3 sind richtig
(E) 1 – 3 = alle sind richtig

1.504 (A)   1.505 (C)   1.506 (E)   1.507 (A)   1.508 (D)   1.509 (A)

H94

1.510 Welche Aussagen zur Begründung von „Beruf" als Schichtungskriterium treffen zu?

(1) Beruf ist wesentliches Ziel gesellschaftlicher Sozialisationsprozesse.
(2) Berufliche Stellung und Bildungsgrad sind innerhalb jeder sozialen Statusgruppe sehr hoch miteinander korreliert.
(3) Verhaltensstile, die durch den Beruf geprägt werden, beeinflussen in starkem Maße außerberufliche Lebensbereiche wie Erziehungsverhalten oder Freizeitverhalten

(A) nur 1 ist richtig
(B) nur 1 und 2 sind richtig
(C) nur 1 und 3 sind richtig
(D) nur 2 und 3 sind richtig
(E) 1 – 3 = alle sind richtig

F90   F88

1.511 Welche Aussage trifft **nicht** zu?

Im Rahmen schichtspezifischer Sozialisation vermittelte Einstellungs- und Verhaltensmuster, die als charakteristisch für Unterschichtangehörige angesehen werden, sind:

(A) Bevorzugung eines grammatikalisch einfachen, stark ritualisierten Sprachstils
(B) im Vergleich zur Mittelschicht niedriger ausgeprägter Präventiveinstellung in gesundheitlichen Dingen
(C) dichotomes Gesellschaftsbild
(D) machtorientierter Erziehungsstil
(E) die Tendenz, in der Kindererziehung bereits negative Handlungsabsichten und nicht erst negative Folgen zu ahnden

F01

1.512 Welche Aussage zur Erfassung sozialer Ungleichheit trift **nicht** zu?

(A) Ein Schichtindex stellt eine – gegebenenfalls gewichtete – Kombinton von Statumerkmalen dar.
(B) In epidemiologischen Studien in Nord-, West- und Osteuropa, ebenso wie in den USA und Kanada, zeigt sich immer wieder ein sozialer Gradient der Mortalität: je niedriger die soziale Schichtzugehörigkeit, desto höher die Sterblichkeit.
(C) Soziale Ungleichheit lässt sich in modernen Gesellschaften am besten anhand eine eindimensionalen Modells, d. h. unter Verwendung eines einzgen Kriteriums sozialer Differenzierung erfassen.
(D) „Stellung im Erwerbsleben" und „Ausbildungsniveau" sind zwei grundlegende Statusdifferenzierungsmerkmale in unserer Gesellschaft.
(E) „Statusinkonsistenz" bezieht sich auf die Divergenz zweier Statuskriterien bei ein und derselben Person (z. B. hohes Bildungsniveau, niedriges Einkommen).

F00

Ordnen Sie jedem der Beispiele der Liste 1 den entsprechenden Begriff aus Liste 2 zu!

Liste 1

1.513 Ein junger Mann hat eine berufliche Position inne, die hinsichtlich Ansehen und Verdienst sehr deutlich im Vergleich zu derjenigen seines Vaters abfällt.

1.514 Einem jungen Mann gelingt es nicht, eine berufliche Position zu erwerben, die seinem hohen Ausbildungsabschluss entspricht.

Liste 2

(A) Intragenerative Abwärtsmobilität
(B) Intergenerative Abwärtsmobilität
(C) Statusdifferenzierung
(D) Statusinkonsistenz
(E) Statuskristallisation

H00

1.515 Als vertikale Mobilität wird bezeichnet die zeitliche Veränderung des quantitativen Verhältnisses zwischen

(A)   Erwerbspersonen und Erwerbstätigen
(B)   Geburten- und Sterbeziffern
(C)   oberen und unteren sozialen Schichten einer Population
(D)   sozialen Lagen, die nicht mit einer Statusänderung einhergeht
(E)   Zu- und Abwanderungen über die politischen Grenzen eines Gebiets

F87

1.516 Die Intragenerationen-Aufwärtsmobilität wird gefördert durch

(1)   eine im Sozialisationsprozess erworbene „Zukunftsorientierung"
(2)   die Zuweisung des sozialen Status nach Leistungskriterien
(3)   die Eröffnung neuer Aufstiegskanäle durch Schaffung zusätzlicher Ausbildungsinstitutionen
(4)   differenzierte Belohnungsanreize

(A)   nur 2 ist richtig
(B)   nur 4 ist richtig
(C)   nur 2 und 3 sind richtig
(D)   nur 1, 3 und 4 sind richtig
(E)   1 – 4 = alle sind richtig

F91

1.517 Eine Ärztin beabsichtigt den Wegzug aus einer Kleinstadt, wo ihre Eltern einen kleinen Lebensmittelladen betreiben, da sich ihr dadurch die Möglichkeit des Aufstiegs von der Stations- zur Oberärztin bietet.

Welche der folgenden Begriffe treffen für diese Absicht der Ärztin zu?

(1)   Intergenerationen-Aufwärtsmobilität
(2)   Intragenerationen-Aufwärtsmobilität
(3)   vertikale Mobilität
(4)   Migration

(A)   nur 1 ist richtig
(B)   nur 1 und 4 sind richtig
(C)   nur 1, 3 und 4 sind richtig
(D)   nur 2, 3 und 4 sind richtig
(E)   1 – 4 = alle sind richtig

H93

1.518 Der Sohn eines mittleren Bankangestellten erreicht im fünften Berufsjahr die Berufsposition seines Vaters. Nach Eintreten einer schweren psychischen Erkrankung verliert er seine berufliche Position. Mehrere Jahre später lebt er von Sozialhilfe.

Welche der folgenden Aussagen treffen auf dieses Beispiel zu?

(1)   Der Sohn vollzieht zunächst eine intergenerative Aufwärtsmobilität, dann eine intragenerative Abwärtsmobilität.
(2)   Der Sohn vollzieht eine intergenerative Abwärtsmobilität.
(3)   Das Beispiel entspricht der Milieuhypothese zum Zusammenhang von Sozialschicht und psychiatrischer Erkrankung.
(4)   Das Beispiel entspricht der Selektionshypothese zum Zusammenhang von Sozialschicht und psychiatrischer Erkrankung.
(5)   Die psychische Erkrankung und ihre Folgen führen zu einer Statusinkonsistenz des Sohnes.

(A)   nur 1 und 4 sind richtig
(B)   nur 2 und 5 sind richtig
(C)   nur 1, 3 und 5 sind richtig
(D)   nur 2, 3 und 5 sind richtig
(E)   nur 2, 4 und 5 sind richtig

F01

1.519 Nach ihrer Scheidung von einem wohlhabenden Unternehmer lernt eine Frau im gleichen Ort einen inzwischen arbeitslos gewordenen Kellner kennen und beschließt, mit ihm in einer gemeinsamen Wohnung zusammenzuleben.

In soziologischer Terminologie wird dieser Sachverhalt am besten erfasst als:

(A)   intergenerative Abwärtsmobilität
(B)   intragenerative Abwärtsmobilität
(C)   sekundäre Devianz
(D)   sekundäre Sozialisation
(E)   soziale Statuszuschreibung

1.515 (C)   1.516 (E)   1.517 (E)   1.518 (E)   1.519 (B)

F00

1.520 Zu den graduellen Unterschieden, die in der Sozialisationsforschung zwischen verschiedenen Sozialschichten gefunden wurden, zählt **nicht**:

(A)   öfter die Erziehungsziele Gehorsam und Disziplin in der sozialen Unterschicht (im Vergleich zur Mittelschicht)

(B)   öfter Liebesentzug als Sanktionsform in der Mittelschicht (im Vergleich zur Unterschicht)

(C)   öfter Sanktionierung von Verhaltensabsichten in der sozialen Unterschicht (im Vergleich zur Mittelschicht)

(D)   öfter Verwendung körperlicher Sanktionen/Strafen in der sozialen Unterschicht (im Vergleich zur Mittelschicht)

(E)   verstärkte Vermittlung von Zukunftsorientierung in der Mittelschicht (im Vergleich zur Unterschicht)

F94

1.521 Beurteilen Sie die folgenden medizinsoziologischen Aussagen zum Zusammenhang von sozialem Netzwerk und sozialer Schichtzugehörigkeit:

(1)   In unteren sozialen Schichten sind soziale Netzwerke in der Regel kleiner als in höheren sozialen Schichten.

(2)   In unteren sozialen Schichten sind soziale Netzwerke in der Regel weniger stabil als in höheren sozialen Schichten.

(3)   In unteren sozialen Schichten sind Kompetenzen zur Nutzung sozialer Netzwerke ähnlich gut ausgebildet wie in höheren sozialen Schichten.

(4)   In Netzwerken von Mitgliedern unterer sozialer Schichten sind soziale Resourcen in geringerem Maße ausgebildet als in Netzwerken von Mitgliedern höherer sozialer Schichten.

(A)   Keine der Aussagen 1 – 4 ist richtig
(B)   nur 1 ist richtig
(C)   nur 2 und 3 sind richtig
(D)   nur 1, 2 und 4 sind richtig
(E)   nur 2, 3 und 4 sind richtig

H92

1.522 Welche der folgenden Aussagen zur schichtspezifischen Sozialisation treffen zu?

(1)   Eltern der Mittelschicht orientieren sich bei der Kindererziehung im Vergleich zur Unterschicht öfter an Leitbildern wie Regelbefolgung und Ordnung.

(2)   Eltern der Mittelschicht sanktionieren im Vergleich zur Unterschicht eher die Verhaltensabsichten ihrer Kinder als die Verhaltenskonsequenzen.

(3)   Der Komplexitäts- und Autonomiegrad von Berufen wirkt sich auf den elterlichen Erziehungsstil aus.

(4)   Eltern der Mittelschicht und der Unterschicht verwenden in ungefähr gleichem Umfang psychologische Sanktionsformen.

(A)   nur 3 ist richtig
(B)   nur 1 und 2 sind richtig
(C)   nur 2 und 3 sind richtig
(D)   nur 2 und 4 sind richtig
(E)   nur 1, 2 und 3 sind richtig

F91

1.523 Nach dem Ergebnis einer Untersuchung sprechen verbal geschickte, intelligente und sozial erfolgreiche Patienten in der Regel besser auf psychoanalytische Therapie an als Patienten, auf die diese Merkmale nicht zutreffen.

Dies lässt sich als Beispiel anführen für

(1)   funktional-spezifische Orientierung des Therapeuten (i.S. von Parsons)

(2)   die Auswirkung schichtspezifischen Sprachverhaltens in der Therapeut-Patienten-Beziehung

(3)   die tendenzielle Begünstigung höherer Sozialschichten (gegenüber der Unterschicht) im Umgang mit professionellen Gruppen

(A)   nur 1 ist richtig
(B)   nur 3 ist richtig
(C)   nur 1 und 2 sind richtig
(D)   nur 2 und 3 sind richtig
(E)   1 – 3 = alle sind richtig

H93

1.524 Nachstehend abgebildet ist ein Modell der sozialen Schichtung für die Bundesrepublik Deutschland (nach Bolte, 1988). Folgende Informationen lassen sich daraus entnehmen:

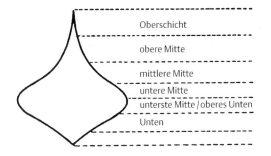

(1)   Verteilung der sozialen Ungleichheit
(2)   Verteilung des Sozialstatus
(3)   Statuskonsistenz und -inkonsistenz
(4)   sozialer Wandel
(5)   Schichtrekrutierung

(A)   nur 1 ist richtig
(B)   nur 1 und 2 sind richtig
(C)   nur 2 und 3 sind richtig
(D)   nur 1, 2 und 5 sind richtig
(E)   1 – 5 = alle sind richtig

H96   H90

1.525 Welche beiden Sozialschichten sind in der Bundesrepublik Deutschland am stärksten besetzt, wenn man das Schichtungsmodell

–   Oberschicht
–   obere Mitte
–   mittlere Mitte
–   untere Mitte
–   unterste Mitte/oberes Unten
–   unten
–   sozial Verachtete

zugrunde legt?

(A)   obere Mitte und mittlere Mitte
(B)   mittlere Mitte und untere Mitte
(C)   mittlere Mitte und unterste Mitte/oberes Unten
(D)   mittlere Mitte und Unten
(E)   untere Mitte und unterste Mitte/oberes Unten

F96   H88

1.526 Für die Schichtungsstruktur der Bundesrepublik Deutschland gilt:

(A)   Die Mittelschicht wächst auf Kosten der Ober- und Unterschicht kontinuierlich an.
(B)   Eine eindeutige Fixierung des sozialen Status ist am ehesten beim sogenannten neuen Mittelstand möglich.
(C)   Der Anteil der Oberschicht entspricht z.Z. in etwa dem der Unterschicht.
(D)   Mittlere Mitte nach objektiven Kriterien und nach Vorstellungen der Bevölkerung (aufgrund von Selbsteinschätzungen) sind nicht identisch.
(E)   Statusinkonsistenz ist eher für Ober- und Unterschicht als für den mittleren Bereich charakteristisch.

F89

1.527 Prüfen Sie bitte die folgenden Aussagen zur sozialen Schichtung in der Bundesrepublik Deutschland:

(1)   In Untersuchungen, die sich am Konzept der Schichtungsgesellschaft orientieren, konnte gezeigt werden, dass nur etwa 10% der Bevölkerung der Oberschicht zuzuordnen sind.
(2)   Die Zugehörigkeit zu einer sozialen Schicht beeinflusst auch die Vorstellungen, die sich die Gesellschaftsmitglieder über die Sozialstruktur machen.
(3)   Die Statusmerkmale Einkommen, Bildung und Beruf erlauben eine genaue Abgrenzung der sozialen Schichten.

(A)   nur 1 ist richtig
(B)   nur 2 ist richtig
(C)   nur 3 ist richtig
(D)   nur 1 und 3 sind richtig
(E)   nur 2 und 3 sind richtig

1.524 (B)   1.525 (E)   1.526 (D)   1.527 (B)

F98

1.528 Welche der folgenden Aussagen zur sozialen Schichtung und Mobilität in der Bundesrepublik Deutschland treffen zu?

(1) Der Anteil statusinkonsistenter Personen wird auf mindestens 25% der Gesamtbevölkerung geschätzt.
(2) Zwischen Facharbeitern und Angestellten gibt es kaum eine intergenerative Mobilität.
(3) Familiäre Herkunft ist neben dem erreichten Bildungsabschluss das wichtigste Schichtungskriterium.
(4) Der Anteil der Selbständigen und der Facharbeiter an der Erwerbsbevölkerung ist etwa gleich groß.

(A) nur 1 ist richtig
(B) nur 2 ist richtig
(C) nur 4 ist richtig
(D) nur 1 und 4 sind richtig
(E) nur 2, 3 und 4 sind richtig

H00

1.529 Welche Aussage entspricht der Fourastiéschen Hypothese?

(A) Bei steigendem Einkommen eines Haushalts steigen die Ausgaben für Nahrungsmittel schwächer als die Gesamtausgaben.
(B) Je größer der Grad sozialer Differenzierung einer Gesellschaft, desto höher die Wahrscheinlichkeit, dass Prozesse der Individualisierung sozialer Verhältnisse einsetzen.
(C) Mit der Industrialisierung gehen eine Verkleinerung und ein Bedeutungsverlust der Familie als zentraler gesellschaftlicher Institution einher.
(D) Mit zunehmender Technisierung eines Erwerbssektors nimmt der Anteil Erwerbstätiger in diesem Sektor ab und verlagert sich in Sektoren geringerer Technisierung.
(E) Während die Bevölkerung in einem definierten Zeitraum in exponentieller Weise wächst, nimmt die Nahrungsmittelproduktion nur in arithmetischer Reihe zu.

H92

1.530 In der Bundesrepublik Deutschland sank der Anteil der im land- und forstwirtschaftlichen Bereich Tätigen an allen Erwerbstätigen von 22% im Jahr 1950 auf 4% im Jahr 1989.

Dieser starke Rückgang

(1) kann als Bestätigung für die Richtigkeit der Fourastiéschen Hypothese gelten
(2) entspricht den bereits von Malthus aufgestellten Prognosen
(3) ist direkte Folge der geringen Mechanisierbarkeit des primären Wirtschaftssektors
(4) erklärt sich vorwiegend aus dem sinkenden Bedarf an Produkten des primären Sektors

(A) nur 1 ist richtig
(B) nur 1 und 2 sind richtig
(C) nur 1 und 3 sind richtig
(D) nur 2 und 3 sind richtig
(E) nur 2 und 4 sind richtig

F99   *!*

Ordnen Sie den in Liste 1 aufgeführten Begriffen die entsprechenden inhaltlichen Aussagen (Liste 2) zu!

Liste 1

1.531 Kontraktionsgesetz

1.532 Malthussches Gesetz

Liste 2

(A) Zusammenhang zwischen gesellschaftlicher Entwicklung und Familiengröße
(B) Zusammenhang zwischen Nahrungsspielraum und Bevölkerungswachstum
(C) Zusammenhang zwischen sozio-ökonomischer Entwicklungsphase und Bevölkerungswachstum
(D) Zusammenhang zwischen sozio-ökonomischer Entwicklungsphase und Familienzyklus
(E) Zusammenhang zwischen Technisierungsgrad und Wachstum eines Erwerbssektors

---

1.528 (A)   1.529 (D)   1.530 (A)   1.531 (A)   1.532 (B)

F99

1.533 Zu den Merkmalen des Modernisierungsprozesses von Gesellschaften gehören:

(1) Zunahme der Arbeitsteilung und Spezialisierung

(2) Zunahme der Geltungskraft des zugeschriebenen sozialen Status

(3) Zunahme der Individualisierung gesellschaftlicher Prozesse

(4) Zunahme der Geltungskraft des zweckrationalen Handelns (nach Max Weber)

(A) nur 1 und 2 sind richtig
(B) nur 2 und 3 sind richtig
(C) nur 1, 3 und 4 sind richtig
(D) nur 2, 3 und 4 sind richtig
(E) 1 – 4 = alle sind richtig

H99

1.534 In der Sozialisationsforschung wurden graduelle Unterschiede der Erziehungsziele zwischen verschiedenen Sozialschichten gefunden.

Welche Aussage zu solchen Unterschieden trifft **nicht** zu?

(A) Gegenüber der sozialen Unterschicht findet man in der sozialen Mittelschicht häufiger eine Förderung altersangemessener autonomer Entscheidungen.

(B) Gegenüber der sozialen Unterschicht findet man in der sozialen Mittelschicht tendenziell eine Bevorzugung personaler Kontrollstrategien.

(C) Im Vergleich zur Mittelschicht finden sich in der sozialen Unterschicht öfter die Erziehungsziele Gehorsam und Regelbefolgung.

(D) Im Vergleich zur sozialen Unterschicht findet sich in der sozialen Mittelschicht öfter Liebesentzug als Sanktionsform.

(E) Im Vergleich zur sozialen Unterschicht findet sich in der sozialen Mittelschicht tendenziell eine Bevorzugung positionaler Kontrollstrategien bei kindlichen Regelverstößen.

1.5 Fragen aus Examen Herbst 2001

H01 *!*

1.535 Bei der Erstellung von Testnormen, z.B. für einen Intelligenztest, geht man üblicherweise von normalverteilten Werten aus. Die exakte Form einer solchen Verteilung (die charakteristische Glockenkurve) ist definiert durch eine Funktion mit nur zwei Parametern.

Es sind dies:

(A) Konfidenzintervall und Standardmessfehler
(B) Median und Standardmessfehler
(C) Mittelwert und Standardabweichung
(D) Mittelwert und Standardmessfehler
(E) Reliabilität und Standardabweichung

H01

1.536 Unter einer Null-Hypothese versteht man die Annahme, dass

(A) der Korrelationskoeffizient zwischen zwei Gruppen von Messdaten bei Null liegt

(B) die Messdaten um den Mittelwert Null streuen

(C) eine Hypothese über einen statistischen Zusammenhang weder angenommen noch abgelehnt werden kann

(D) eine Normalverteilung der Messdaten vorliegt mit einem Mittelwert und einem Median von Null

(E) sich die Messdaten im Gruppenvergleich nicht unterscheiden

H01 *!*

1.537 Bei einem standardisierten Fragebogen zur Messung von Persönlichkeitseigenschaften (Persönlichkeitstest) werden die Daten üblicherweise interpretiert auf dem Niveau einer

(A) Intervallskala
(B) Nominalskala
(C) Ordinalskala
(D) Rationalskala
(E) Verhältnisskala

1.533 (C)   1.534 (E)   1.535 (C)   1.536 (E)   1.537 (A)

H01

1.549 Ein Autofahrer, der unsicher ist, ob er sich auf ein gewagtes Überholmanöver einlassen soll, kratzt sich am Kopf.

Aus ethologischer Sicht handelt es sich hierbei um:

(A) angeborener Auslösemechanismus
(B) Endhandlung
(C) Intentionsbewegung
(D) Orientierungsreaktion
(E) Übersprungshandlung

H01

1.550 Welcher der folgenden Begriffe bezeichnet einen der drei Hauptaspekte des topographischen Modells nach Freud?

(A) das Triebziel
(B) das Unbewusste
(C) der Primärprozess
(D) die Angstabwehr
(E) der Todestrieb

H01 **!**

1.551 Ein leitender Angestellter hat die Befürchtung, HIV-positiv zu sein. Anstatt sich einem Test zu unterziehen, engagiert er sich mit Eifer in einer Gruppe, die AIDS-Aufklärung betreibt.

Auf welchen Abwehrmechanismus deutet das Verhalten des Mannes hin?

(A) Identifikation
(B) Rationalisierung
(C) Reaktionsbildung
(D) Sublimierung
(E) Verschiebung

H01

1.552 Was ist kennzeichnend für eine Phobie?

(A) ausgeprägte Dishabituation
(B) Trauer
(C) Trennungsangst
(D) Vermeidungsverhalten
(E) zwanghaftes Grübeln

H01

1.553 Als Nebenwirkung eines Psychopharmakons treten bei einer Patientin Gedächtnisstörungen auf, die sie durch phantasievolles Ausschmücken von Gedächtnislücken verdecken will.

Diesen Anpassungsversuch an ein Defizit nennt man

(A) Attribuieren
(B) Konfabulieren
(C) Konvergieren
(D) Perserverieren
(E) Umstrukturieren

H01 **!!**

1.554 Der Umstand, dass ein Spieler, der in der Anfangsphase hin und wieder Gewinne erzielen konnte, auch dann nicht wieder aufhören kann, nachdem er größere Verluste erlitten hat, lässt sich aus lerntheoretischer Sicht erklären als Folge von

(A) negativem Transfer
(B) negativer Verstärkung
(C) Konditionierung höherer Ordnung
(D) Verhaltenskettenbildung
(E) intermittierender Verstärkung

H01 **!**

1.555 Bekräftigungsprozesse spielen beim instrumentellen Lernen eine wichtige Rolle.

Was versteht man in diesem Zusammenhang unter negativer Verstärkung?

(A) eine Zunahme unerwünschten, als negativ bewerteten Verhaltens
(B) eine Belohnung durch das Aussetzen eines aversiven Reizes
(C) eine Bestrafung durch Ignorieren
(D) einen Löschungsvorgang
(E) einen intermittierenden Vorgang

1.549 (E)   1.550 (B)   1.551 (C)   1.552 (D)   1.553 (B)   1.554 (E)   1.555 (B)

H01 **!!**

1.556 Eine Theorie der Intelligenz beschreibt 7 intellektuelle Primärfaktoren:

Umgang mit Zahlen, Sprachverständnis, Raumvorstellung, Gedächtnis, schlussfolgerndes Denken, Wortflüssigkeit, Auffassungsgeschwindigkeit.

Bei dieser Theorie handelt es sich um:

(A) Cattells Theorie der Intelligenzstruktur
(B) Generalfaktorentheorie (Spearman)
(C) Intelligenzmodell nach Guilford
(D) Intelligenzmodell nach Jäger
(E) Multiple Faktorentheorie (Thurstone)

H01

1.557 Zu den in Intelligenztests (z. B. HAWIE) erfassten Dimensionen der Intelligenz gehört **nicht**:

(A) Gedächtnis
(B) Kreativität
(C) logisches Denken
(D) räumliches Vorstellungsvermögen
(E) sprachliche Fähigkeiten

H01 **!**

1.558 Welche Aussage zur Berechnung des Intelligenzquotienten nach Wechsler ist richtig?

Der Intelligenzquotient nach Wechsler

(A) beschreibt das Verhältnis von Entwicklungsalter zu Lebensalter
(B) beschreibt den Anteil der richtig gelösten Aufgaben an der Gesamtzahl aller Aufgaben
(C) beschreibt die Abweichung des Testergebnisses vom Durchschnittswert einer für die Gesamtbevölkerung repräsentativen Stichprobe
(D) beschreibt die Abweichung des Testergebnisses vom Durchschnittswert der Altersgruppe des Probanden
(E) hat einen Mittelwert von 100 Punkten und eine Standardabweichung von 10 Punkten

H01

1.559 Welche Aussage zu zirkadianen Rhythmen trifft **nicht** zu?

Sie

(A) sind angeboren und gehören zur genetischen Ausstattung
(B) werden durch Phasenkontrolle synchronisiert
(C) werden durch soziale Zeitgeber synchronisiert
(D) werden meist kürzer, wenn sie nicht synchronisiert werden (z.B. in Isolation)
(E) wirken sich auf physiologische und psychologische Variablen (z.B. Körpertemperatur, Vigilanz) aus

H01 **!**

1.560 Auf Jean Piaget geht das Stufenmodell der Entwicklung kognitiver Funktionen zurück. Das Erreichen jeder Stufe ist als Voraussetzung für die weitere Entwicklung notwendig.

Welche der folgenden Entwicklungsstufen gehört **nicht** zu den Stadien der kognitiven Entwicklung nach Piaget?

(A) sensumotorisches Stadium
(B) egozentrisches Stadium
(C) präoperationales Stadium
(D) konkret-operationales Stadium
(E) formal-operationales Stadium

H01

1.561 Der Begriff der Akkommodation (im Sinne von Piaget) besagt, dass Kinder

(A) kognitive Schemata im Hinblick auf ihre Erfahrungen abändern
(B) in der Lage sind, vertraute von fremden Personen zu unterscheiden
(C) Objekte aus ihrer Umwelt in bestehende kognitive Schemata einordnen
(D) Unbekannten gegenüber Abwendungsreaktionen zeigen
(E) zur Mutter eine positive primäre Bindung entwickeln

1.556 (E)   1.557 (B)   1.558 (D)   1.559 (D)   1.560 (B)   1.561 (A)

H01

1.562 Wie nennt man Gegenstände aus dem persönlichen Umfeld eines Kindes, die emotional stabilisierend wirken, wenn die vertraute Bezugsperson des Kindes nicht anwesend ist?

(A)   Ersatzobjekte
(B)   Modellobjekte
(C)   Symbolobjekte
(D)   Trauerobjekte
(E)   Übergangsobjekte

H01 *!*

1.563 Ein Patient, der übermäßig dem Alkohol zuspricht, begegnet dem Hinweis des Arztes auf seine gesundheitliche Gefährdung mit dem Argument, dass er lieber kürzer und in Freuden leben wolle, als länger aber lustlos.

Mit welchem Konzept lässt sich der Rechtfertigungsversuch des Patienten am besten erfassen?

(A)   sich selbst erfüllende Prophezeiung
(B)   therapeutischer Widerstand
(C)   Verdrängung
(D)   Verleugnung
(E)   Verringerung der kognitiven Dissonanz

H01 *!*

1.564 Ein Patient mit chronischem Rückenschmerz erzählt seinem Arzt, dass er vor Jahren erst dann ein Schmerzmittel genommen habe, wenn seine Schmerzen unerträglich gewesen seien. Heute nehme er diese Schmerzmittel bereits bei ersten Anzeichen eines beginnenden Schmerzes.

Lerntheoretisch lässt sich die Änderung des Einnahmeverhaltens erklären durch

(A)   Extinktion
(B)   Habituation
(C)   negative Verstärkung
(D)   positive Verstärkung
(E)   systematische Desensibilisierung

H01 *!*

1.565 Eine Patientin mit Brustkrebs zeigt nach mehreren chemotherapeutischen Behandlungen schon beim Betreten der Klinik Symptome von Übelkeit und Erbrechen.

Lernpsychologisch lässt sich diese Symptomatik am besten erklären als:

(A)   Habituation
(B)   klassische Konditionierung
(C)   Lernen am Modell
(D)   negative Verstärkung
(E)   operantes Konditionieren

H01

1.566 Operante verhaltensmedizinische Verfahren zur Behandlung chronischer Schmerzen beinhalten als wesentliches Kennzeichen die

(A)   Belohnung von nicht schmerzbezogenem Verhalten
(B)   Einübung imaginativer Techniken
(C)   experimentelle Schmerzmessung zur Analyse der Schmerzreaktionen
(D)   Gabe von Schmerzmedikamenten nach Bedarf
(E)   Reduktion der körperlichen Aktivität

H01

1.567 Welchen kognitiven Verhaltensstil zeigt ein Patient, der mit ständiger Aufmerksamkeit medizinische Maßnahmen verfolgt und alles über den Ablauf und mögliche Risiken wissen will?

(A)   externale Kontrollüberzeugung
(B)   Misserfolgsorientierung
(C)   Reaktanz
(D)   Repression
(E)   Sensitization

1.562 (***)   1.563 (E)   1.564 (C)   1.565 (B)   1.566 (A)   1.567 (E)

H01 *!*

1.568 Wenn Menschen das Verhalten anderer Personen erklären sollen, werden häufiger internale Faktoren (z.B. Fähigkeiten der Person) als externale Faktoren (z.B. Situationseinflüsse) herangezogen.

Die Verzerrung, die dadurch zustande kommt, wird bezeichnet als:

(A)   Aufwertungsprinzip (Steigerungsprinzip)
(B)   fundamentaler Attributionsfehler
(C)   Heterostereotyp
(D)   Projektion
(E)   Wahrnehmungsabwehr

H01

1.569 Ein Arzt sollte die vielfältigen Verhaltenserwartungen, die von unterschiedlichen Bezugsgruppen (z.B. Patienten und deren Arbeitgeber, Fachkollegen und Klinikpersonal) an ihn herangetragen werden, in seinem professionellen Handeln in eine sinnvolle Übereinstimmung bringen können. Erweisen sich diese Erwartungen als unvereinbar, dann ist eine Konstellation gegeben, die sich am besten mit folgendem Begriff erfassen lässt:

(A)   Anomie
(B)   Intrarollenkonflikt
(C)   Kollusion
(D)   Rollendistanz
(E)   sekundäre Devianz

H01 *!*

1.570 Welche Aussage zur geschlechtsspezifischen Ausprägung von Gesundheit und Krankheit in Deutschland trifft **nicht** zu?

(A)   Das Ausmaß subjektiver Gesundheit ist bei Frauen im Allgemeinen niedriger als bei Männern.
(B)   Die durchschnittliche Lebenserwartung von Frauen ist deutlich höher als diejenige von Männern.
(C)   Frauen nehmen in höherem Ausmaß an Krankheitsfrüherkennungsmaßnahmen teil als Männer.
(D)   Häufigkeit und Umfang gesundheitsschädigenden Verhaltens während der Adoleszenz sind bei beiden Geschlechtern gleich ausgeprägt.
(E)   Männliche Jugendliche erleiden während der Adoleszenz häufiger tödliche Unfälle als weibliche Jugendliche.

H01

1.571 Welcher der nachfolgenden Begriffe ist in modernen Gesellschaften **am wenigsten** geeignet, den Übergang von der Erwerbstäigkeit in den Ruhestand als einen sozialen Tatbestand zu charakterisieren?

(A)   Entlastung des Rollenhaushalts
(B)   Statuspassage
(C)   Veränderung des zugeschriebenen Status
(D)   Wechsel von Bezugsgruppen
(E)   Zäsur im sozial strukturierten Lebenslauf

H01 *!*

1.572 Das Modell beruflicher Gratifikationskrisen stellt in den Mittelpunkt

(A)   das Missverhältnis zwischen hoher Verausgabung und niedriger Belohnung
(B)   den Mangel an Entspannung
(C)   den sozialen Rückhalt
(D)   die Kontrollierbarkeit der Arbeitsaufgabe
(E)   die soziale Isolation

H01 *!*

1.573 Der als Typ-A-Verhalten bekannt gewordene Verhaltensstil ist **nicht** gekennzeichnet durch

(A)   Bedürfnis nach Nähe
(B)   Bereitschaft zur Übernahme von Verantwortung
(C)   Kontrollbedürfnis
(D)   Leistungsorientierung
(E)   Neigung zur Feindseligkeit

1.568 (B)   1.569 (B)   1.570 (D)   1.571 (C)   1.572 (A)   1.573 (A)

H01

1.574 Für die letzten Jahrzehnte sind gravierende Veränderungen im Altersaufbau der deutschen Bevölkerung festzustellen, die sich auf das System der medizinischen Versorgung niederschlagen.

Welche der folgenden Aussagen ist in diesem Zusammenhang **nicht** zutreffend?

(A)   Das Krankheitsspektrum hat sich von chronisch-degenerativen Erkrankungen zu akuten Erkrankungen und Infektionserkrankungen verschoben.
(B)   Der Anteil der alten Patienten in den Krankenhäusern ist angestiegen.
(C)   Durch das demographische Altern ist der Arzt mit einem Anstieg multimorbider Patienten konfrontiert.
(D)   Durch den Einfluss demographischen Alterns auf das Krankheitsspektrum erhöht sich der Pflegebedarf.
(E)   Für die Patienten reduziert sich die mögliche soziale Unterstützung durch nahe stehende Personen.

H01

Ordnen Sie den in Liste 1 afgeführten Begriffen die entsprechenden inhaltlichen Aussagen (Liste 2) zu!

Liste1

2.575 Kontraktionsgesetz

2.576 Malthus-Gesetz

Liste 2

(A)   Zusammenhang zwischen gesellschaftlicher Entwicklung und Familiengröße
(B)   Zusammenhang zwischen Nahrungsspielraum und Bevölkerungswachstum
(C)   Zusammenhang zwischen sozioökonomischer Entwicklungsphase und Bevölkerungswachstum
(D)   Zusammenhang zwischen sozioökonomischer Entwicklungsphase und Familienzyklus
(E)   Zusammenhang zwischen Technisierungsgrad und Wachstum eines Erwerbssektors

H01 **!**

1.577 Welche Kombination von Indikatoren zur Bestimmung der sozialen Schichtzugehörigkeit ist am aussagekräftigsten?

(A)   Ausbildung, Erwerbseinkommen, Vermögen
(B)   berufliche Stellung, Einkommen, Ausbildung
(C)   Einkommen, Familienstand, Ausbildung
(D)   Erwerbseinkommen, Transfereinkommen, Vermögen
(E)   Familienstand, Ausbildung, Beruf

H01 **!**

1.578 Es gibt schichtspezifische Verhaltensstile im Umgang mit Gesundheitsrisiken.

Welche der folgenden Aussagen bezüglich des Vergleichs zwischen Ober- und Unterschichtangehörigen trifft **nicht** zu?

(A)   Bei Oberschichtangehörigen spielt die Laienätiologie eine größere Rolle.
(B)   Non-Compliance ist bei Unterschichtangehörigen häufiger anzutreffen.
(C)   Oberschichtangehörige besitzen mehr Wissen über Gesundheit und Krankheit.
(D)   Unterschichtangehörige nehmen seltener an Vorsorge- und Früherkennungsmaßnahmen teil.
(E)   Unterschichtangehörige zeigen häufiger gesundheitsschädliches Verhalten.

1.574 (A)   2.575 (A)   2.576 (B)   1.577 (B)   1.578 (A)

2   Ärztliches Handeln

2.1   Arzt-Patient-Beziehung

2.1.1   Professionalisierung des Arztberufes

F95   H91   H87

2.1 Welche der folgenden Aussagen über „Profession" treffen zu?

(1) Wenn ein Beruf über eine berufspolitische Organisation verfügt, hat er ein Merkmal von Professionen.
(2) Eine Profession verfügt über die Autonomie, zu bestimmen, was wissenschaftlich akzeptable Praktiken ihrer Berufsausübung sind.
(3) Eine Profession kontrolliert selbst den Inhalt ihrer Arbeit.
(4) Eine Profession kann den Arbeitsinhalt anderer Berufe kontrollieren.
(5) Am Krankenpflegeberuf lassen sich professionelle und nichtprofessionelle Merkmale feststellen.

(A) nur 1 und 5 sind richtig
(B) nur 1, 2 und 3 sind richtig
(C) nur 2, 3 und 4 sind richtig
(D) nur 1, 2, 3 und 4 sind richtig
(E) 1 – 5 = alle sind richtig

F97   H94

2.2 Welche Aussage trifft **nicht** zu?

Der Prozess der Professionalisierung des ärztlichen Berufsstandes in den vergangenen 100 Jahren lässt sich anhand folgender Sachverhalte beschreiben:

(A) Sicherstellung eines in akademischer Aus- und Weiterbildung erworbenen Expertenwissens und -könnens
(B) kollegiale Eigenkontrolle ärztlicher Tätigkeiten
(C) staatlich sanktionierte Konkurrenz zwischen ärztlichen und nichtärztlichen Leistungsanbietern
(D) funktionale Differenzierung ärztlicher Tätigkeitsfelder
(E) Prestige- und Einkommensvorteile gegenüber nichtärztlichen Leistungsanbietern

F01

2.3 Zu den spezifischen Merkmalen des Professionalisierungsprozesses des Arztberufes gehört **nicht:**

(A) Ausbreitung eines staatlich geschützten Dienstleistungsmarktes (Behandlungsmonopol)
(B) Ausbreitung kollegialer Eigenkontrolle (z.B. Peer-Review, Berufsgericht)
(C) hohes Maß an beruflicher Autonomie
(D) zunehmende fachliche Spezialisierung
(E) zunehmender Frauenanteil an der beruflich aktiven Ärzteschaft

H99

2.4 Was trifft **nicht** zu?

Zu den Merkmalen asymmetrischer Kommunikation in der Arzt-Patient-Beziehung gehören:

(A) Adressatenwechsel
(B) Beziehungskommentar
(C) Mitteilung funktionaler Unsicherheit
(D) non-direktiver Gesprächsstil
(E) Themenwechsel

F89

2.5 Aufgrund empirischer Untersuchungen lassen sich folgende charakteristische Merkmale der klinischen Visite beschreiben:

(1) Der Patient wird oft akustisch und semantisch in entscheidenden Phasen vom Gespräch ausgeschlossen.
(2) Die Visite dient in erster Linie der medizinischen Informationsgewinnung und hat damit mehr den Charakter einer ärztlichen Besprechung über den Patienten als denjenigen eines Gespräches mit dem Patienten.
(3) Der größte Teil der ärztlichen Kommunikation ist reaktiver Natur, d.h. Antwort auf von Patienten gestellte Fragen.
(4) Die Gesprächsinitiativen, die vom Patienten ausgehen, sind minimal – der größte Teil der Patientenkommunikation ist reaktiver Natur.

(A) nur 1 ist richtig
(B) nur 3 ist richtig
(C) nur 1 und 2 sind richtig
(D) nur 1 und 4 sind richtig
(E) nur 1, 2 und 4 sind richtig

2.1 (E)   2.2 (C)   2.3 (E)   2.4 (D)   2.5 (E)

H97

2.6 Unter dem Begriff der sozialen Distanz in der Arzt-Patienten-Beziehung versteht man

(1)   das Ignorieren emotionaler Bedürfnisse des Patienten unter den institutionalen Zwängen des Medizinbetriebes
(2)   den Altersunterschied zwischen Arzt und Patient, wobei die soziale Distanz mit der Altersdifferenz wächst
(3)   die Einkommensunterschiede zwischen Arzt und Patient, wobei dies vor allem auf Privatpatienten zutrifft
(4)   die Unterschiede in der sozialen Herkunft, der aktuellen Schichtzugehörigkeit, des Sprachcodes und der medizinischen Kompetenz zwischen Arzt und Patient

(A)   nur 1 ist richtig
(B)   nur 4 ist richtig
(C)   nur 2 und 3 sind richtig
(D)   nur 1, 2 und 4 sind richtig
(E)   nur 2, 3 und 4 sind richtig

H93   H91

2.7 Welche Aussage trifft **nicht** zu?

Wenn ein Arzt eigene, für ihn nicht akzeptable Motive Patienten unterstellt,

(A)   handelt es sich im Sinne der Psychoanalyse um einen Abwehrmechanismus
(B)   handelt es sich im Sinne der Psychoanalyse um eine Projektion
(C)   resultiert für den Arzt im Sinne der Psychoanalyse eine Reduktion des Konfliktdrucks
(D)   entspricht dies einer iatrogenen Fixierung im Sinne Freuds
(E)   resultiert ein systematischer Beurteilungsfehler

F97

2.8 Bei einem Patienten, der wegen Brustbeschwerden einen Arzt konsultiert, entsteht aufgrund der sehr eingehenden Untersuchung des Herzens die Vorstellung, dass eine Herzerkrankung vorliege. Obwohl der Arzt eine Herzkrankheit ausschließt und dies dem Patienten mitteilt, hält der Patient an seiner Vorstellung fest.

Mit welchem der folgenden Begriffe lässt sich der geschilderte Sachverhalt am spezifischsten erfassen?

(A)   Neurotizismus
(B)   Introversion
(C)   emotionale Labilität
(D)   iatrogene Fixierung
(E)   Regression

F95

2.9 Welches der nachfolgenden Beispiele fällt unter den Begriff „iatrogene Fixierung"?

(A)   Festhalten an umgrenzten wahnhaften Ideen bei ansonsten klarem Bewusstsein
(B)   spezielle psychodiagnostische Methode zur Identifizierung kognitiver Defizite
(C)   Chronifizierung funktioneller Beschwerden durch eine einseitig somatisch orientierte Arzt-Patienten-Interaktion
(D)   übermäßig enge Bindung eines Patienten an einen Arzt
(E)   Gegenübertragung eines Arztes im Rahmen psychoanalytischer Therapie

F99

2.10 Bei einem 42jährigen Mann, der wegen Rückenbeschwerden den Arzt konsultiert, ergibt sich kein organischer Befund. Obwohl der Arzt dies zu verdeutlichen versucht, entsteht beim Patienten aufgrund der eingehenden körperlichen Untersuchung der Eindruck, dass doch „etwas Organisches" vorliege.

Mit welchem der folgenden Begriffe lässt sich der geschilderte Sachverhalt am spezifischsten erfassen?

(A)   Autosuggestion
(B)   iatrogene Fixierung
(C)   Non-Compliance
(D)   Reaktanz
(E)   Somatisierung

2.6 (B)   2.7 (D)   2.8 (D)   2.9 (D)   2.10 (B)

H99

2.11 Welche Aussage trifft **nicht** zu?

Iatrogene Fixierung

(A) beruht auf Fehlorientierungen durch das Laiensystem
(B) kann beitragen, dass Krankheitssymptome aufrecht erhalten werden
(C) kann eine hypochondrische Entwicklung einleiten
(D) kann ein Versuch des Patienten darstellen, psychogene Krankheitsprozesse nicht vor sich selbst transparent werden lassen
(E) wird durch das Handeln des Arztes ausgelöst

2.1.2 Arztrolle

F98   H96   H93

2.12 Welcher der folgenden Begriffe zählt **nicht** zu den Rollenerwartungen, die nach Parsons die Arztrolle kennzeichnen?

(A) affektive Neutralität
(B) universale Hilfsbereitschaft
(C) emotionale Stabilität
(D) funktionale Spezifität
(E) Kollektivitätsorientierung

F91

2.13 Welche Aussagen zum Konzept der Arztrolle (nach Parsons) treffen zu?

(1) Die Arztrolle beschreibt Verhaltensweisen von Ärzten.
(2) Die Arztrolle beschreibt allgemeine Verhaltenserwartungen in der Bevölkerung an Ärzte.
(3) Zur Arztrolle zählt u. a. emotionale Wärme.
(4) Das Konzept der Arztrolle lässt konkrete Krankheiten und konkrete Handlungszusammenhänge unberücksichtigt.

(A) nur 1 und 2 sind richtig
(B) nur 1 und 3 sind richtig
(C) nur 2 und 3 sind richtig
(D) nur 2 und 4 sind richtig
(E) nur 3 und 4 sind richtig

F91

2.14 In einer amerikanischen Filmkomödie kommt ein Psychiater vor, der den Patienten, einen Bankfachmann, dazu bringt, auf der Couch Aussagen über den künftigen Verlauf bestimmter Aktienkurse zu machen. Er notiert sich diese Aussagen und tätigt entsprechende Bankgeschäfte.

Gegen welche **zwei** berufliche Merkmale der von Parsons entwickelten Arztrolle verstößt der Psychiater?

(A) Altruismus und funktionelle Spezifität
(B) Altruismus und technische Kompetenz
(C) funktionelle Spezifität und affektive Neutralität
(D) technische Kompetenz und funktionelle Spezifität
(E) universalistische Einstellung und affektive Neutralität

H97   F94

2.15 Ein HIV-Infizierter erzählt von seinen Erfahrungen mit einem Arzt:

„Dr. D. war tüchtig, er wusste über die körperliche Seite von AIDS alles. Ich habe niemals den Eindruck gehabt, dass er etwas gegen mich hatte, weil ich schwul bin und mir den Infekt gefangen habe. Er hat mich auch nie über meine Sexualpraktiken ausgefragt. Aber nachdem ich meine HIV-Infektion in der Stadt bekanntgemacht hatte, hat er abgelehnt, mich weiterzubehandeln. Er begründete das damit, dass sonst viele seiner Patienten wegbleiben würden und seine Praxis Schaden nähme."

Gegen welche Anforderungen der Arztrolle (nach Parsons) verstieß Dr. D.?

(1) universalistische Einstellung
(2) funktionelle Spezifität
(3) affektive Neutralität
(4) Kollektivitätsorientierung (Altruismus)
(5) technische Kompetenz

(A) nur 2 ist richtig
(B) nur 3 ist richtig
(C) nur 1 und 4 sind richtig
(D) nur 1, 3 und 4 sind richtig
(E) nur 2, 3 und 5 sind richtig

F01

2.16 Welche beispielhafte Beschreibung ist für das Merkmal ärztlichen Handelns „funktionale Spezifität" zutreffend?

(A) Als Frauenarzt habe ich nichts Krankhaftes bei Ihnen feststellen können. Aber wegen Ihrer Schmerzen im rechten Oberbauch würde ich Ihnen eine Überweisung an einen Internisten schreiben und auch jemanden empfehlen.

(B) Es tut mir leid, aber nach Ihren medizinischen Befunden und wie ich Sie als Arzt bewerten muss, kann ich Sie nicht länger krank schreiben.

(C) Hören Sie mit dem Rauchen auf, wenn Sie Ihre Blutgefäße nicht noch mehr schädigen wollen.

(D) Natürlich bin ich jetzt ganz für Sie da. Aber auch die anderen Patienten, die draußen warten, brauchen mich genauso.

(E) Wir kommen nicht weiter, wenn Sie nur immer sagen, Sie hätten unerträgliche Schmerzen. Ich sollte schon wissen, wann und wo Sie sie haben. Erst dann kann ich mir als Arzt ein Bild machen.

H89

2.17 Die Arztrolle

(1) setzt sich aus mehreren Rollensektoren zusammen
(2) umfasst positionsspezifische Erwartungen
(3) ist eine zugeschriebene Rolle
(4) ist in ihrer Ausgestaltung dem soziokulturellen Wandel unterworfen

(A) nur 1 und 3 sind richtig
(B) nur 2 und 4 sind richtig
(C) nur 1, 2 und 4 sind richtig
(D) nur 2, 3 und 4 sind richtig
(E) 1–4 = alle sind richtig

F00

2.18 In einem Lehrbuch der Allgemeinmedizin findet sich folgender Merksatz zur Rolle des Vertragsarztes im Gesundheitswesen:

„Der Widerstreit zwischen Regeln der Medizin, den Erwartungen der Patienten, Kostenfragen und Vorschriften des Sozialrechts bestimmt häufig den Praxistag. Nicht zuletzt wird das Bemühen um den eigenen wirtschaftlichen Erfolg die Handlungsweise beeinflussen."

Welche der nachstehenden Aussagen zu diesem Zitat trifft **nicht** zu?

(A) Das Handeln des Arztes unterliegt einer äußeren sozialen Kontrolle.

(B) Das Zitat belegt eine Kluft zwischen den von T. Parsons postulierten ärztlichen Rollennormen und dem praktischen Handeln des Arztes.

(C) Die Rolle des Arztes setzt sich aus Normen zusammen, die von verschiedenen Sendern stammen.

(D) Die Rolle des Arztes setzt sich aus mehreren Rollensektoren zusammen.

(E) Es wird eine Konstellation beschrieben, die einen Interrollenkonflikt beinhaltet.

2.1.3   Krankenrolle

F01

2.19 Zu den zentralen Merkmalen der Krankenrolle (nach Parsons) gehört die Abweichung von üblichen sozialen Verpflichtungen des Alltagslebens.

Diese Abweichung

(A) belegt, dass mit der Einnahme der Krankenrolle ein primärer Krankheitsgewinn verbunden ist

(B) ist durch ärztliche Diagnosestellung legitimiert

(C) ist Folge einer iatrogenen Fixierung

(D) wird als sekundäre Devianz bezeichnet

(E) wird im Allgemeinen gesellschaftlich negativ sanktioniert

F00

2.20 Die Bereitschaft des Patienten, das ärztliche Behandlungskonzept einzuhalten, ist herabgesetzt, wenn er

(A) einen hohen primären oder sekundären Krankheitsgewinn aus seiner Krankheit zieht
(B) glaubt, allgemein anfällig für Krankheiten zu sein
(C) mit der medizinischen Betreuung zufrieden ist
(D) von seiner Familie oder anderen Bezugspersonen in seinem Befolgungsverhalten unterstützt wird
(E) von der Wirksamkeit der Therapie überzeugt ist

H91   H89

2.21 Einen Vorteil, der durch eine Krankheit erzielt wird, nennt man Krankheitsgewinn und unterscheidet ihn in primären und sekundären.

Welche Aussage beschreibt den primären Krankheitsgewinn?

(A) Der Kranke ist der Verantwortung für seinen Zustand enthoben.
(B) Die konflikthaften Beziehungen des Kranken zu seiner sozialen Umwelt werden suspendiert.
(C) Durch Somatisierung wird der Zugang zum professionellen Medizinsystem erleichtert.
(D) Der Kranke wird zeitweise von seinen Rollenverpflichtungen entbunden.
(E) Durch Symptombildung wird in einem neurotischen Konflikt die intrapsychische Spannung verringert.

F92   H88

2.22 Beim primären Krankheitsgewinn handelt es sich um

(1) eine Entlastung des Kranken von sozialen Verpflichtungen
(2) eine Form unbewusster Konfliktabwehr
(3) den persönlichen Gewinn, den der Patient aus der Zuwendung des Arztes zieht
(4) die durch eine Erkrankung veranlassten äußeren Vorteile

(A) nur 2 ist richtig
(B) nur 3 ist richtig
(C) nur 4 ist richtig
(D) nur 1 und 2 sind richtig
(E) nur 1 und 4 sind richtig

H94

2.23 Primärer Krankheitsgewinn besteht nach psychoanalytischer Auffassung in dem Gewinn, der z. B. dann entsteht, wenn

(A) ein Patient mit chronischen Schmerzen eine Rente zugesprochen bekommt
(B) ein krankes Kind von den Eltern besonders liebevoll umsorgt wird
(C) eine Patientin aufgrund einer Oberschenkelfraktur von einer ungeliebten Arbeitsstelle fern bleiben darf
(D) als Folge eines intrapsychischen Konfliktes eine körperliche Symptomatik entsteht und die Aufmerksamkeit dadurch von den Konflikten abgelenkt wird
(E) eine Patientin interessierte Zuhörer findet, wenn sie von ihrer Erkrankung erzählt

H87

2.24 Wenn ein Kind immer wieder die Erfahrung macht, dass es sich durch Erbrechen die Zuwendung seiner Mutter einholen kann und auf diese Weise lernt, dass das Verhalten der Mutter mit Hilfe des Erbrechens beeinflussbar ist, dann kann es sich in einem solchen Fall handeln um

(1) einen „primären" Krankheitsgewinn
(2) einen „sekundären" Krankheitsgewinn
(3) ein Zwangssymptom

(A) nur 1 ist richtig
(B) nur 2 ist richtig
(C) nur 1 und 2 sind richtig
(D) nur 1 und 3 sind richtig
(E) nur 2 und 3 sind richtig

F95   F89

2.25 Eine vereinsamte Bewohnerin eines Altersheims wird nach einem leichten Schlaganfall von ihren Bekannten und Verwandten wieder häufiger besucht.

Welcher der folgenden Begriffe umschreibt den vergleichsweise positiven Aspekt dieser neuen Situation?

(A) Gruppensolidarität
(B) Gruppenkohäsion
(C) positive Verstärkung
(D) primärer Krankheitsgewinn
(E) sekundärer Krankheitsgewinn

2.20 (A)   2.21 (E)   2.22 (A)   2.23 (D)   2.24 (B)   2.25 (E)

F94

2.26 Der primäre Krankheitsgewinn bei der Konversion besteht

(A)   in der Reduzierung konfliktbedingter psychischer Spannung
(B)   in der Entlastung von der Verantwortung für die körperlichen Begleitsymptome
(C)   in der Entlastung von Alltagsverpflichtungen
(D)   in der vermehrten Zuwendung von Angehörigen
(E)   im vermehrten Bemühen der Ärzte

H00

2.27 Manche älteren Patienten fühlen sich im Krankenhaus im Vergleich zu ihrem eigenen Zuhause so wohl, dass sie nach Entlassung ihre Medikamente nicht regelmäßig nehmen und insgeheim hoffen, bald wieder hospitalisiert zu werden.

Mit welchem der nachstehenden Konzepte lässt sich dieses Verhalten am besten erklären?

(A)   Aggravieren
(B)   iatrogene Fixierung
(C)   Internalisierung der Krankenrolle
(D)   sekundäre Devianz
(E)   sekundärer Krankheitsgewinn

H96

2.28 Zu den vier Hauptformen des Coping im Krankheitsfall gehört (gehören) nach Cohen und Lazarus **nicht**:

(A)   Suche nach Informationen
(B)   Wahrnehmung der Ernsthaftigkeit der Erkrankung
(C)   sofortiges Handeln, ohne viel zu überlegen
(D)   Nichthandeln, Vermeiden von Aktivitäten
(E)   intrapsychische Reaktionen

F97

2.29 Welche Aussagen zur Copingtheorie von Lazarus treffen zu?

(1)   Die Theorie betont den kognitiven Aspekt der Stressreaktion.
(2)   Die Theorie bietet einen Erklärungsansatz für Belastungsverarbeitung bei Krankheit.
(3)   Die primäre Bewertung („primary appraisal") umfasst eine Bewertung der verfügbaren Bewältigungsmaßnahmen.

(A)   nur 2 ist richtig
(B)   nur 3 ist richtig
(C)   nur 1 und 2 sind richtig
(D)   nur 2 und 3 sind richtig
(E)   1–3 = alle sind richtig

H97

2.30 Im Copingmodell von Lazarus bezieht sich die primäre Bewertung eines Stressors auf

(A)   die Auswahl von Bewältigungsmaßnahmen
(B)   die Bewertung eines Stressors als irrelevant, als angenehm-positiv oder als belastend
(C)   die problemorientierte Stressbewältigung
(D)   die emotionsregulierende Stressbewältigung
(E)   Keine der Aussagen (A)–(D) trifft zu.

H98

2.31 Die Versuche, die verschiedenen Formen individueller Krankheitsbewältigung zu ordnen, haben zur Beschreibung von drei abgrenzbaren Copingmustern geführt: Bewältigung durch Handeln, durch kognitive Prozesse, durch intrapsychische Prozesse.

Den intrapsychisch-emotionalen Prozessen ist zuzuordnen:

(A)   Altruismus (für andere etwas tun)
(B)   Kompensation (ablenkende Wunscherfüllung)
(C)   Resignation
(D)   Wut ausleben
(E)   Zupacken (z.B. aktive Informationssuche)

2.26 (A)   2.27 (E)   2.28 (B)   2.29 (C)   2.30 (B)   2.31 (C)

H00 **!!**

2.32 Ein 37-jähriger Mann beobachtet bei sich Blut im Stuhl und beginnt aus Furcht, Darmkrebs zu haben, sich in medizinischen Fachbüchern zu belesen.

Um welchen Schritt im Sinne des Coping-Modells von Lazarus und Launier handelt es sich?

(A)　primäre Bewertung
(B)　sekundäre Bewertung
(C)　problemorientiertes Coping
(D)　emotionsregulierendes Coping
(E)　Neubewertung

F95

2.33 Welche der nachfolgenden Handlungen bzw. Phänomene werden den Copingstilen zugerechnet?

(1)　Informationssuche
(2)　sozialer Rückzug
(3)　kognitive Umbewertung
(4)　Fatalismus

(A)　nur 1 ist richtig
(B)　nur 1, 2 und 3 sind richtig
(C)　nur 1, 3 und 4 sind richtig
(D)　nur 2, 3 und 4 sind richtig
(E)　1 – 4 = alle sind richtig

F91

2.34 Welche der folgenden Aussagen über die Ursachen der Regression des Krankenhauspatienten ist am zutreffendsten?

(A)　Die Regression des Patienten ist allein krankheitsbedingt.
(B)　Die Regression ist einerseits krankheitsbedingt, andererseits mitausgelöst durch prämorbide Persönlichkeitszüge.
(C)　Die Regression wird durch das Verhalten von Pflegepersonal und Ärzteschaft hervorgerufen.
(D)　Regression ist doppelt verursacht: krankheitsbedingt und hervorgerufen durch den Systemcharakter des Krankenhauses.
(E)　Die Regression resultiert aus den enttäuschten Erwartungen und fehlgeschlagenen Versuchen des Patienten, mehr über seine Krankheit in Erfahrung zu bringen.

F97

2.35 Nachdem der Arzt bei einem Patienten eine koronare Herzkrankheit festgestellt hat, tritt dieser einer Koronarsportgruppe in seiner Region bei, bemüht sich um eine vernünftige Ernährung und ist regelmäßig in angemessenem Umfang körperlich aktiv.

Er bewältigt seine Krankheit durch

(1)　Sublimation
(2)　Bagatellisierung
(3)　Reaktionsbildung
(4)　Projektion
(5)　Dissimulation

(A)　Keine der Aussagen 1–5 ist richtig.
(B)　nur 3 ist richtig
(C)　nur 4 ist richtig
(D)　nur 1, 3 und 4 sind richtig
(E)　1–5 = alle sind richtig

F97　F90

2.36 Ein Patient verhält sich während seines stationären Krankenhausaufenthaltes scheinbar so, wie man es dort von ihm erwartet. Er ist ein „guter Patient". Nach einiger Zeit bemerken die Schwestern allerdings, dass er heimlich auf der Toilette raucht und verordnete Medikamente zum Teil verschwinden lässt.

Was drückt sein Verhalten am ehesten aus?

(A)　Regression
(B)　Hilflosigkeit
(C)　Krankheitsgewinn
(D)　Reaktanz
(E)　Resignation

2.32 (C)　　2.33 (E)　　2.34 (D)　　2.35 (A)　　2.36 (D)

F96

2.37 Ein Patient steht kurz vor einer Operation. In einem Aufklärungsgespräch will ihn der Chirurg über den Eingriff informieren. Doch der Patient unterbricht ihn mit den Worten: „Lassen Sie es gut sein, Herr Doktor, ich will nichts hören. Was ich nicht weiß, macht mich nicht heiß."

Das Verhalten des Patienten kann mit folgenden Begriffen erfasst werden:

(1) · Dissimulation
(2) Verdrängung
(3) Sensitivierung
(4) Sublimation

(A) Keine der Aussagen 1–4 ist richtig.
(B) nur 1 und 3 sind richtig
(C) nur 2 und 3 sind richtig
(D) nur 3 und 4 sind richtig
(E) nur 1, 2 und 4 sind richtig

F96

2.38 Ein starker Zigarettenraucher hält sich nicht an den Rat seines Hausarztes, das Rauchen aufzugeben.

Welche Gründe können hierbei wirksam sein?

(1) dem ärztlichen Rat entgegengesetzte Normen einer Mitgliedschaftsgruppe des Patienten
(2) dem ärztlichen Rat entgegengesetzte Normen einer Bezugsgruppe des Patienten
(3) geringe Zukunftsorientierung des Patienten
(4) die Annahme einer ungünstigen Aufwand-Nutzen-Beziehung durch den Patienten im Sinne des Health-belief-Modells

(A) nur 1 und 4 sind richtig
(B) nur 2 und 3 sind richtig
(C) nur 1, 3 und 4 sind richtig
(D) nur 2, 3 und 4 sind richtig
(E) 1–4 = alle sind richtig

F98   H96

2.39 Ein starker Raucher mit chronischer Bronchitis reagiert ängstlich auf ein Gespräch mit seinem Arzt, in dem dieser ihn eindringlich vor den gesundheitlichen Folgeschäden des Rauchens warnt. Eine vom Arzt ausgehändigte Broschüre mit weiteren Informationen zum Thema wird von ihm ungelesen zur Seite gelegt.

Welchem Konzept der Angstverarbeitung entspricht das Verhalten des Patienten?

(A) Repression/Sensitization
(B) Frustration/Aggression
(C) kognitive Umstrukturierung
(D) Reaktionsbildung
(E) Kausalattribution

F00

2.40 Wenn Patienten lange auf eine medizinische Maßnahme warten müssen, neigen sie dazu, stärkere Symptome darzustellen.

Wie nennt man dieses auch in anderen klinischen Zusammenhängen auftretende Phänomen der Symptomverstärkung?

(A) Aggravation
(B) Identifikation
(C) Interferenz
(D) Projektion
(E) Simulation

F00

2.41 Welche Aussage zur Theorie der gelernten Hilflosigkeit nach Seligman trifft **nicht** zu?

(A) Das Erleben von Hilflosigkeit führt auf Dauer zu gesteigerter Aggressivität.
(B) Das Phänomen der gelernten Hilflosigkeit kann man auch bei Tieren finden.
(C) Die Erfahrung der Unkontrollierbarkeit ist eine notwendige Voraussetzung für gelernte Hilflosigkeit.
(D) Die Erfahrung, ein aversives Ereignis nicht kontrollieren zu können, senkt die Motivation, es kontrollieren zu wollen.
(E) Gelernte Hilflosigkeit geht einher mit Auswirkungen auf den Katecholamin-Umsatz im ZNS.

F96

2.42 Die wiederholte Erfahrung von Hilflosigkeit führt zum Syndrom der erlernten Hilflosigkeit, das sich auch experimentell erzeugen lässt.

Versuchstiere, die wiederholt unkontrollierbarem Schock ausgesetzt waren,

(1) zeigen keine zielgerichtete Aktivität mehr
(2) können später nur verzögert aktives Vermeidungsverhalten lernen
(3) sind aggressiver als zuvor
(4) weisen neurobiochemische Veränderungen auf, wie sie ähnlich auch beim depressiven Syndrom gefunden werden können

(A) nur 1 und 3 sind richtig
(B) nur 2 und 3 sind richtig
(C) nur 1, 2 und 4 sind richtig
(D) nur 1, 3 und 4 sind richtig
(E) nur 2, 3 und 4 sind richtig

F95

2.43 Welche Aussage zur Theorie der gelernten Hilflosigkeit nach Seligman trifft **nicht** zu?

(A) Das Phänomen der gelernten Hilflosigkeit kann man auch bei Tieren finden.
(B) Gelernte Hilflosigkeit geht einher mit einem veränderten Katecholaminspiegel.
(C) Das Erleben von Hilflosigkeit führt auf Dauer zu gesteigerter Aggressivität.
(D) Die Erfahrung der Unkontrollierbarkeit ist eine notwendige Voraussetzung für gelernte Hilflosigkeit.
(E) Die Erfahrung, ein aversives Ereignis nicht kontrollieren zu können, senkt die Motivation, es kontrollieren zu wollen.

H94

2.44 Die sog. „erlernte Hilflosigkeit" ist zurückzuführen auf:

(1) Misserfolgsmotivation
(2) Nicht-Kontrollierbarkeit der situativen Bedingungen
(3) Fluchtverhalten
(4) Depressionen

(A) nur 1 ist richtig
(B) nur 2 ist richtig
(C) nur 1 und 3 sind richtig
(D) nur 2 und 4 sind richtig
(E) nur 3 und 4 sind richtig

F99 !

2.45 Erlernte Hilflosigkeit

(1) geht einher mit emotionalen, motivationalen und kognitiven Defiziten
(2) geht einher mit einer Nettodepletion des Noradrenalingehalts im ZNS
(3) ist ein der Depression ähnliches psychophysiologisches Syndrom, das nach spezifischem, traumatischem Kontrollverlust auftritt

(A) nur 1 ist richtig
(B) nur 3 ist richtig
(C) nur 1 und 2 sind richtig
(D) nur 2 und 3 sind richtig
(E) 1 – 3 = alle sind richtig

H99

2.46 Welche Aussage trifft **nicht** zu?

Wenn Menschen dazu neigen, sich unkontrollierbare negative Ereignisse internal, stabil und global zu erklären,

(A) erleben sie verstärkt persönliche Hilflosigkeit
(B) erleben sie verstärkt universale Hilflosigkeit (Fatalismus)
(C) haben sie einen pessimistischen Attributionsstil
(D) sind Einbrüche des Selbstwertgefühls zu erwarten
(E) sind sie gefährdet, depressiv zu werden

H00 !

2.47 Ein Patient, der schwer unter chronischen Rückenschmerzen leidet, neigt bei der kognitiven Erklärung negativer Ereignisse zu einem internalen, globalen, stabilen Attributionsmuster.

Für einen solchen Attributionsstil ist (sind) **nicht** charakteristisch:

(A) depressive Verstimmung
(B) Gefühle der Hilflosigkeit
(C) Informationssuche
(D) Selbstvorwürfe
(E) vermindertes Selbstwertgefühl

2.42 (C)   2.43 (C)   2.44 (B)   2.45 (E)   2.46 (B)   2.47 (C)

F00

2.48 Ein Patient auf einer psychiatrischen Station erzählt dem Arzt, dass er in seinem Beruf gemobbt wurde. Er sei darauf in eine andere Abteilung des Betriebs versetzt worden, in der er sich wohl fühlte. Nach drei Tagen habe er dann erfahren, dass er wegen Betriebskonkurs entlassen werde. Beim Arzt sagt er: „Ich bin total unfähig in meinem Beruf."

Welche Attributionsdimensionen treffen auf diese Aussage zu?

(A) external – global – variabel
(B) external – spezifisch – stabil
(C) internal – global – stabil
(D) internal – global – variabel
(E) internal – spezifisch – variabel

F99 *!*

2.49 Der Attributionsstil depressiver und subde-pressiver Menschen, die ihren negativen Erfahrungen Ursachen zuschreiben, entspricht häufig einer Konstellation, die als pessimistischer Attributionsstil bezeichnet wird.

Ein solcher Attributionsstil lässt sich anhand folgender Merkmale kennzeichnen:

(A) external – global – variabel
(B) external – spezifisch – variabel
(C) internal – global – stabil
(D) internal – global – variabel
(E) internal – spezifisch – stabil

F96

2.50 Welche sind die Attributionsdimensionen, aufgrund derer die Person nach der Theorie der erlernten Hilflosigkeit ihre Kontrollüberzeugung entwickelt?

(1) internal vs. external
(2) strukturiert vs. unstrukturiert
(3) global vs. spezifisch
(4) stabil vs. variabel

(A) nur 1 und 2 sind richtig
(B) nur 2 und 4 sind richtig
(C) nur 1, 2 und 3 sind richtig
(D) nur 1, 3 und 4 sind richtig
(E) 1 – 4 = alle sind richtig

H95

Ordnen Sie den Ursachenerklärungen eines Arztes für das von ihm erlebte therapeutische Versagen (Liste 1) die zutreffenden Attributionsdimensionen (Liste 2) zu!

Liste 1

2.51 „Ich hätte nicht Arzt werden sollen."

2.52 „Bei einem Glioblastom gibt es eben keine Überlebenschance."

Liste 2

(A) internal-variabel-global
(B) external-stabil-spezifisch
(C) internal-stabil-spezifisch
(D) external-variabel-spezifisch
(E) internal-stabil-global

H90

2.53 Welche Aussage trifft **nicht** zu?

Auf Selbstaufgabe im Sinne des Konzepts nach Engel und Schmale weisen bei einem Patienten folgende phänomenologische Merkmale hin:

(A) Der Patient erlebt sich als aggressiv-gespannt.
(B) Die Beziehungen zu anderen Personen werden als nicht mehr sicher und befriedigend empfunden.
(C) Es treten unlustbetonte Gefühle auf, die in Worten ausgedrückt werden wie „Es nützt alles nichts".
(D) Der Patient erlebt sich selbst als nicht mehr intakt.
(E) Die wahrgenommene Umwelt weicht wesentlich von den Erwartungen ab, die sich auf die Erfahrungen der Vergangenheit stützen.

H97

2.54 Die kognitive Trias (negative Selbsteinschätzung, negative Sicht der Umwelt und der Zukunft) erklärt nach Beck die Entstehung und Aufrechterhaltung von

(A) Angststörungen
(B) depressiven Störungen
(C) Psychosen
(D) Süchten
(E) Zwangsstörungen

2.48 (***)   2.49 (C)   2.50 (D)   2.51 (E)   2.52 (B)   2.53 (A)   2.54 (B)

2.1.4   Kommunikation und Interaktion

F91

2.55 Nonverbale Kommunikation

(1) dient oft der Verdeutlichung verbaler Kommunikation
(2) ist identisch mit dem Beziehungsaspekt von Kommunikation
(3) ist dasselbe wie Metakommunikation
(4) kann in Widerspruch zu verbaler Kommunikation stehen

(A) Keine der Aussagen 1 – 4 ist richtig
(B) nur 1 und 4 sind richtig
(C) nur 2 und 3 sind richtig
(D) nur 1, 3 und 4 sind richtig
(E) 1 – 4 = alle sind richtig

H90

2.56 Eine paradoxe Kommunikation (Watzlawick) liegt vor, wenn

(1) keiner den anderen versteht
(2) der latente Inhalt einer Mitteilung nicht erschlossen werden kann
(3) Inhalts- und Beziehungsaspekte der Äußerung einander widersprechen

(A) nur 1 ist richtig
(B) nur 2 ist richtig
(C) nur 3 ist richtig
(D) nur 1 und 2 sind richtig
(E) nur 2 und 3 sind richtig

F91   H89

2.57 Welche der folgenden Aussagen zählen zu den Watzlawickschen Axiomen über Kommunikation und Metakommunikation?

(1) Jede Mitteilung hat einen Inhalts- und einen Beziehungsaspekt.
(2) Man kann nicht **nicht** kommunizieren.
(3) Kommunikation ist immer symmetrisch.
(4) Nonverbale Kommunikation ist paradoxe Kommunikation.

(A) nur 1 und 2 sind richtig
(B) nur 1 und 3 sind richtig
(C) nur 2 und 4 sind richtig
(D) nur 2, 3 und 4 sind richtig
(E) 1 – 4 = alle sind richtig

H87   H85

2.58 Jemand wirft seinem Gesprächspartner vor: „Du lässt mich nicht zu Wort kommen und versuchst, mich totzureden. So habe ich keine Möglichkeit, mich mit dir auseinanderzusetzen."

Diese Äußerung lässt sich kennzeichnen als

(1) Feedback
(2) Metakommunikation
(3) paradoxe Kommunikation
(4) Doppelbindung
(5) restringierte Kommunikation

(A) nur 3 ist richtig
(B) nur 1 und 2 sind richtig
(C) nur 1, 2 und 5 sind richtig
(D) nur 1, 3 und 4 sind richtig
(E) nur 2, 4 und 5 sind richtig

F01

2.59 In einer Paarbeziehung agieren beide Partner nach einem gemeinsamen Schema, das ihnen nicht bewusst ist. (Z.B. nach der Regel: „Wir sind füreinander da, nehmen Rücksicht aufeinander und stimmen alles, was wir tun, auf die Bedürfnisse des anderen ab.")

Wenn sich in einer solchen Konstellation die Partner in ihren wechselseitigen neurotischen Befürchtungen verstricken, bezeichnet man dies als

(A) Doppelbindung
(B) Gegenübertragung
(C) Gruppenkohäsion
(D) Kollusion
(E) Konvention

2.55 (B)   2.56 (C)   2.57 (A)   2.58 (B)   2.59 (D)

F96

2.60 Welche Aussagen über die als „double-bind" bezeichnete Situation zwischen zwei Kommunikationspartnern treffen zu?

„Double-bind" ist eine Situation, in der

(1)   beide Partner eine symmetrische Beziehung zueinander haben
(2)   einer der Partner nicht entfliehen kann
(3)   von dem einen Partner zwei Gebote ausgehen, die im Widerspruch zueinander stehen
(4)   einer der beiden Partner offen sadistische Persönlichkeitszüge trägt

(A)   nur 1 und 2 sind richtig
(B)   nur 1 und 4 sind richtig
(C)   nur 2 und 3 sind richtig
(D)   nur 2 und 4 sind richtig
(E)   nur 1, 2 und 3 sind richtig

H99 !

2.61 Die Situation des „double bind", die auch für die Arzt-Patient-Beziehung relevant ist, geht von einem Widerspruch zwischen der Inhalts- und der Beziehungsebene in der Kommunikation aus.

Welche der folgenden Bedingungen muss nach dem „double bind"-Konzept darüber hinaus noch für die handelnden Personen erfüllt sein?

(A)   affektive Neutralität
(B)   Direktivität
(C)   emotionale Abhängigkeit einer Person von der anderen
(D)   mangelnde Empathie einer Person
(E)   soziale Nähe zwischen den Personen

F95

Ordnen Sie den Interaktionssequenzen aus Liste 1 die richtigen Beispiele aus Liste 2 zu!

Liste 1

2.62 Pseudokontingenz

2.63 asymmetrische Kontingenz

Liste 2

(A)   direktives ärztliches Gespräch mit Patienten
(B)   formalisierter Austausch von Stellungnahmen, „Aneinandervorbeireden"
(C)   Plauderei, „small talk"
(D)   Diskussion und Verhandlung
(E)   Streit, Auseinandersetzung

H96

2.64 Wenn in einer aktuellen Situation Menschen aufgrund von Projektionen verzerrt wahrgenommen und erlebt werden, nämlich nach dem Vorbild von Interaktionserfahrungen mit Beziehungspersonen der frühen, persönlichkeitsformenden Kinderzeit, so spricht man in der Psychoanalyse von

(A)   Introjektion
(B)   Übertragung
(C)   Widerstand
(D)   Konversion
(E)   Regression

F94

2.65 Zum psychoanalytischen Konzept der „Gegenübertragung" treffen folgende Aussagen zu:

(1)   Der trainierte Arzt kann das Auftreten von Übertragung und Gegenübertragung verhindern.
(2)   Für den geschulten Arzt kann die Gegenübertragung ein Hilfsmittel zur Diagnostik der Persönlichkeit des Patienten sein.
(3)   Gegenübertragungen können die ärztliche Beurteilung des Patienten verzerren.

(A)   nur 1 ist richtig
(B)   nur 2 ist richtig
(C)   nur 1 und 2 sind richtig
(D)   nur 1 und 3 sind richtig
(E)   nur 2 und 3 sind richtig

F97   F90

2.66 Der Begriff der „Übertragung" in der psychoanalytischen Terminologie

(1)   beschreibt den Vorgang der Verlagerung abgewehrter Impulse des Arztes auf Patienten
(2)   schließt sowohl negative als auch positive Emotionen ein
(3)   charakterisiert einen Vorgang, bei dem frühere interpersonelle Erfahrungen in aktuellen Interaktionsvorgängen wieder aktiviert werden
(4)   beschreibt ein bestimmtes Verhalten von Patienten während einer psychoanalytischen Behandlung

(A)   nur 1 und 2 sind richtig
(B)   nur 2 und 3 sind richtig
(C)   nur 3 und 4 sind richtig
(D)   nur 2, 3 und 4 sind richtig
(E)   1–4 = alle sind richtig

2.60 (C)   2.61 (C)   2.62 (B)   2.63 (A)   2.64 (B)   2.65 (E)   2.66 (D)

F92

2.67 Welche der folgenden Aussagen zum Konzept der Übertragung im Arzt-Patienten-Gespräch treffen zu?

(1)   Erfahrungen aus früheren Beziehungen werden vom Patienten unbewusst auf den Arzt übertragen.
(2)   Das Erkennen des Übertragungsvorgangs kann für den Therapeuten ein diagnostisches Hilfsmittel darstellen.
(3)   Übertragung ist eine Form von Abwehrmechanismus.
(4)   Der Inhalt der Übertragung wird durch Merkmale und Verhaltensweisen des Arztes mitbestimmt.
(5)   Übertragungsvorgänge sind auf die Arzt-Patienten-Beziehung beschränkt.

(A)   nur 1 ist richtig
(B)   nur 3 und 4 sind richtig
(C)   nur 1, 2 und 4 sind richtig
(D)   nur 2, 3 und 4 sind richtig
(E)   nur 1, 2, 4 und 5 sind richtig

F96

2.68 Die Schilderungen eines Patienten lösen bei einem Arzt ungewöhnlich starke Gefühlsregungen aus, weil dieser Patient jemandem sehr ähnlich ist, den der Arzt früher gut kannte.

Diesen Vorgang bezeichnet man als

(A)   Projektion
(B)   Identifikation
(C)   Gegenübertragung
(D)   Empathie
(E)   Generalisierung

F01

2.69 Der Zusammenhang zwischen der emotionalen Vorerfahrung des Patienten und der emotionalen Reaktion des Arztes auf diesen Patienten wird verständlich mit dem Konzept der

(A)   asymmetrischen Gesprächssituation
(B)   kognitiven Entwicklung nach Piaget
(C)   sozialen Distanz
(D)   soziokulturellen Barrieren der Krankheit
(E)   Übertragungs- und Gegenübertragungs-Dynamik

F99   *!*

2.70 In Balintgruppen arbeiten Ärzte problematische Arzt-Patient-Beziehungen gemeinsam auf, um die eigene diagnostische Urteilsbildung zu verbessern.

Zu den Beziehungskomponenten, die in der Gruppenarbeit analysiert/reflektiert werden, gehört typischerweise **nicht**:

(A)   das Grundmuster wechselseitiger Verstärkungen (Beziehungsanalyse nach dem SORKC-Schema)
(B)   das Übertragungsverhalten des Patienten
(C)   das Übertragungs-Gegenübertragungsgeschehen
(D)   die emotionale Beteiligung des Arztes
(E)   die unbewussten Motive des Patienten

F94

2.71 Balint-Gruppen

(1)   haben das Ziel, Beziehungsstörungen zwischen Arzt und Patient zu klären
(2)   fokussieren auf die Übertragungs-Gegenübertragungs-Dynamik von Arzt und Patient
(3)   beziehen sich auf lerntheoretische Konzepte der Verhaltensmedizin
(4)   werden aus didaktischen Gründen vorwiegend in der Weiterbildung zum Verhaltenstherapeuten eingesetzt

(A)   nur 3 ist richtig
(B)   nur 1 und 2 sind richtig
(C)   nur 1 und 3 sind richtig
(D)   nur 3 und 4 sind richtig
(E)   nur 1, 3 und 4 sind richtig

2.67 (C)   2.68 (C)   2.69 (E)   2.70 (A)   2.71 (B)

2.1.5 Besonderheiten der Kommunikation und Kooperation

H00

2.72 Ein Patient mit Alkoholproblemen erinnert sich im Anamnesegespräch: ‚Als ich 15 war, bot der Großvater mir ein Glas Wein an. Ich war damals überzeugter Alkoholgegner, aber ehe ich reagieren konnte, sagte Mutter: ,Nein, bitte nicht. Ich bin so froh, dass der Junge nicht in die Fußstapfen seines Vaters tritt und keinen Alkohol mag.' Ich fühlte irgendwie Wut aufkommen und nahm das Glas an."

Mit welchem psychologischen Konzept lässt sich die damalige Reaktion des Patienten am besten erklären?

(A)   Frustrationsintoleranz
(B)   Kollusion
(C)   Misserfolgsmotivation
(D)   paradoxe Intention
(E)   Reaktanz

F89

2.73 Ein Herzinfarktpatient besteht darauf, entgegen ärztlichem Rat bereits am zweiten Tag seines Krankenhausaufenthaltes geschäftliche Angelegenheiten zu regeln.

Welche psychologischen Vorgänge können hierfür verantwortlich sein?

(1)   Verleugnung
(2)   Compliance
(3)   Doppelbindung
(4)   Angstabwehr

(A)   nur 1 ist richtig
(B)   nur 1 und 2 sind richtig
(C)   nur 1 und 4 sind richtig
(D)   nur 2 und 3 sind richtig
(E)   1–4 = alle sind richtig

H98   H95 **!**

2.74 Die Bereitschaft zur Befolgung ärztlicher Anweisungen (Compliance) wird aus lerntheoretischer Sicht durch Konditionierungsvorgänge beeinflusst.

Negative Verstärkung der Compliance kann erfolgen durch:

(A)   Reduktion der krankheitsbedingten Beschwerden infolge der angeordneten Maßnahmen
(B)   Minderung des sekundären Krankheitsgewinns
(C)   Minderung des primären Krankheitsgewinns
(D)   Entzug von ärztlicher Zuwendung bei mangelnder Kooperationsbereitschaft des Patienten
(E)   Entzug sekundärer Verstärker

H95

2.75 Welche der folgenden Faktoren stehen in einem positiven statistischen Zusammenhang mit der Patienten-Compliance?

(1)   soziale Integration des Patienten (Stabilität der familiären Situation)
(2)   hohe Komplexität des Therapieplans
(3)   Intelligenz des Patienten
(4)   Zufriedenheit mit der ärztlichen Betreuung

(A)   nur 1 und 2 sind richtig
(B)   nur 1 und 3 sind richtig
(C)   nur 1 und 4 sind richtig
(D)   nur 2 und 3 sind richtig
(E)   nur 2 und 4 sind richtig

H00

2.76 Welche Aussage beinhaltet am ehesten ein Beispiel für „intelligente Non-Compliance"?

Eine Diabetikerin folgt dem Behandlungsplan ihres Hausarztes nicht, weil

(A)   ihr ohne Behandlung ihre Lebensqualität höher erscheint
(B)   sie durch eine schwere Erkrankung ihres Ehemannes nicht mehr in der Lage ist, dem Behandlungsplan zu folgen
(C)   sie im Gespräch mit einer Bekannten festgestellt hat, dass deren Hausarzt einen anderen Behandlungsplan bevorzugt
(D)   sie über homöopathische Behandlungsmöglichkeiten gelesen hat
(E)   trotz genauer Befolgung der Anordnungen Hypoglykämien auftreten

---

2.72 (E)   2.73 (C)   2.74 (A)   2.75 (C)   2.76 (E)

H00

2.77 Ein Arzt misst den Blutdruck eines Patienten. Da der Patient angesichts des Arztbesuches aufgeregt ist, ist sein Blutdruck erhöht.

Worum handelt es sich hier?

(A) individualspezifische Reaktion
(B) Konversion
(C) Reaktanz
(D) Reaktivität
(E) Symptomverstärkung

H98   F97   **!**

2.78 Zur Erklärung von Placeboeffekten werden verschiedene psychologische Mechanismen herangezogen.

Dazu gehört/gehören **nicht:**

(A) Autosuggestion
(B) Heterosuggestion
(C) Konditionierungsvorgänge
(D) Projektion (nach Freud)
(E) Rosenthal-Effekt

H95

2.79 Welche Aussagen über Placebos und Placeboeffekte treffen zu?

(1) Placeboeffekte können grundsätzlich nicht statistisch kontrolliert werden.
(2) Die Wirksamkeit von Placebos beruht wesentlich auf Erwartungen des Arztes und des Patienten.
(3) Placebos verursachen keine unerwünschten Effekte („Nebenwirkungen").
(4) Placeboeffekte treten bei der Gabe von nachweislich wirksamen Substanzen nicht auf.
(5) Die Wirksamkeit eines Placebos wird von seiner Darreichungsform mitbestimmt.

(A) nur 1 und 2 sind richtig
(B) nur 2 und 3 sind richtig
(C) nur 2 und 5 sind richtig
(D) nur 3 und 4 sind richtig
(E) nur 2, 4 und 5 sind richtig

H90   F90

2.80 Der Placeboeffekt

(1) beruht auf Autosuggestion
(2) beruht auf Heterosuggestion
(3) zeigt sich in objektiv erfassbaren Verhaltensänderungen
(4) wird im Bereich der Arzt-Patienten-Interaktion auch als iatrogene Fixierung bezeichnet

(A) nur 1 ist richtig
(B) nur 2 ist richtig
(C) nur 1, 2 und 3 sind richtig
(D) nur 2, 3 und 4 sind richtig
(E) 1–4 = alle sind richtig

F92

2.81 Welche Aussagen über den Placeboeffekt treffen zu?

Placeboeffekte

(1) können im Doppelblindversuch kontrolliert werden
(2) beruhen wesentlich auf Erwartungen des Arztes und des Patienten
(3) sind daran zu erkennen, dass keine unerwünschten Nebenwirkungen auftreten

(A) nur 1 ist richtig
(B) nur 1 und 2 sind richtig
(C) nur 1 und 3 sind richtig
(D) nur 2 und 3 sind richtig
(E) 1–3 = alle sind richtig

F95

2.82 Placeboeffekte sind

(1) subjektiv, aber nicht objektiv nachweisbar
(2) mit Autosuggestion, aber nicht mit Heterosuggestion zu erklären
(3) abhängig von der Vorerfahrung mit Medikamenten

(A) nur 3 ist richtig
(B) nur 1 und 2 sind richtig
(C) nur 1 und 3 sind richtig
(D) nur 2 und 3 sind richtig
(E) 1–3 = alle sind richtig

2.77 (D)   2.78 (D)   2.79 (C)   2.80 (C)   2.81 (B)   2.82 (A)

H97

2.83 Beim Doppelblindversuch im Rahmen von Arzneimittelprüfungen

(1)   können nicht nur Medikamente und Placebo, sondern auch verschiedene Medikamente miteinander verglichen werden
(2)   wissen die Patienten nicht, dass sie an einem klinischen Versuch teilnehmen
(3)   weiß der behandelnde Arzt nicht, ob ein Patient zur Experimentalgruppe oder Kontrollgruppe gehört

(A)   nur 1 ist richtig
(B)   nur 2 ist richtig
(C)   nur 1 und 3 sind richtig
(D)   nur 2 und 3 sind richtig
(E)   1 – 3 = alle sind richtig

2.2   Untersuchung und Gespräch

2.2.1   Erstkontakt

F95

2.84 Das Behalten ärztlicher Verordnungen wird

(1)   durch sprachliche Redundanz des Arztes vermindert
(2)   durch viele aufeinanderfolgende Mitteilungen proaktiv gehemmt
(3)   durch viele aufeinanderfolgende Mitteilungen retroaktiv gehemmt
(4)   durch affektive Erregung begünstigt

(A)   nur 1 und 2 sind richtig
(B)   nur 1 und 3 sind richtig
(C)   nur 1 und 4 sind richtig
(D)   nur 2 und 3 sind richtig
(E)   nur 2, 3 und 4 sind richtig

2.2.2   Exploration und Anamnese

F90

2.85 Welche Aussage trifft **nicht** zu?

Beim standardisierten Interview sind festgelegt:

(A)   der Wortlaut der Fragen
(B)   die therapeutische Funktion der Fragen
(C)   der Fragetyp
(D)   die Reihenfolge der Fragen
(E)   das Verhalten des Interviewers

F90

2.86 Die Verwendung standardisierter Interviews bei mündlichen Befragungen schließt eine Beeinflussung des Antwortverhaltens durch folgende Faktoren aus:

(1)   Schichtzugehörigkeit der Interviewer
(2)   Geschlecht der Interviewer
(3)   Alter der Befragten
(4)   aktuelle Befindlichkeit der Befragten

(A)   Keine der Aussagen 1 – 4 ist richtig
(B)   nur 1 und 2 sind richtig
(C)   nur 2 und 3 sind richtig
(D)   nur 1, 2 und 4 sind richtig
(E)   1 – 4 = alle sind richtig

H90

2.87 Bei der Durchführung von Interviews ist damit zu rechnen, dass unkontrollierte systematische Fehler seitens des Interviewers in dem Maße auftreten, in dem der

(1)   Grad der Strukturierung (Standardisierung) des Interviews sinkt
(2)   Anteil der offenen Fragen sinkt
(3)   Anteil der geschlossenen Fragen steigt
(4)   Anteil der dichotomischen Fragen steigt

(A)   nur 1 ist richtig
(B)   nur 4 ist richtig
(C)   nur 1 und 3 sind richtig
(D)   nur 1, 2 und 3 sind richtig
(E)   nur 2, 3 und 4 sind richtig

2.83 (C)   2.84 (D)   2.85 (B)   2.86 (A)   2.87 (A)

H97

2.88 Im Erstgespräch mit dem Kopfschmerzpatienten fragen Sie u. a.:

Frage I: „Sind Ihre Schmerzen eher pochend oder ist es mehr eine Art Druck, den Sie empfinden?"

Frage II: „Wenn Sie Ihre Schmerzen auf einer Skala von 1 bis 10 einzuordnen versuchen, wobei „1" gerade wahrnehmbarer Schmerz und „10" unerträglicher Schmerz bedeuten soll, wie würden Sie Ihre Schmerzen dann einstufen?"

Welche Frageformen wurden verwendet?

	Frage I	Frage II
(A)	dichotome Frage	geschlossene Frage
(B)	dichotome Frage	offene Frage
(C)	offene Frage	geschlossene Frage
(D)	Sondierungsfrage	geschlossene Frage
(E)	Sondierungsfrage	offene Frage

F97

2.89 Frau Margot B., 34 Jahre, klagt bei ihrem Erstbesuch über Symptome, die an eine Schilddrüsenerkrankung denken lassen. Im Patientengespräch stellen Sie ihr anamnestische Fragen.

Frage I: „Äußern sich Ihre Beschwerden am Hals als Kloßgefühl, als Schluckbeschwerden, als Luftnot oder als Anschwellen bei Aufregung?"

Frage II: „Können Sie seit einiger Zeit Wärme nicht mehr so gut vertragen, oder hat sich da nichts geändert?"

Welche Frageformen wurden verwendet?

	Frage I	Frage II
(A)	Sondierungsfrage	offene Frage
(B)	offene Frage	geschlossene Frage
(C)	geschlossene Frage	offene Frage
(D)	dichotome Frage	Katalogfrage
(E)	Katalogfrage	dichotome Frage

H90

2.90 Bei welchem der folgenden Verfahren werden praktisch ausschließlich geschlossene Fragen verwendet?

(A) tiefenpsychologisches Interview
(B) Persönlichkeitsfragebogen
(C) halbstandardisiertes Interview
(D) psychiatrische Exploration
(E) bei keinem der unter (A)–(D) genannten Verfahren

F96

2.91 Ein Arzt fragt einen Patienten: „Sind Ihre Schmerzen eher stechend, brennend oder schneidend?"

Welche Frageform wendet er an?

(1) geschlossene Frage
(2) Katalogfrage
(3) Suggestivfrage
(4) Sondierungsfrage

(A) nur 1 und 2 sind richtig
(B) nur 2 und 4 sind richtig
(C) nur 1, 2 und 3 sind richtig
(D) nur 1, 3 und 4 sind richtig
(E) 1 – 4 = alle sind richtig

F92

2.92 Ein hoher Anteil an geschlossenen Fragen beim ärztlichen Gespräch

(1) fördert die Vergleichbarkeit der erhobenen Daten
(2) fördert die Mitverantwortung des Patienten
(3) kann beim Arzt zu einer diagnostischen Einengung führen

(A) nur 2 ist richtig
(B) nur 3 ist richtig
(C) nur 1 und 2 sind richtig
(D) nur 1 und 3 sind richtig
(E) 1 – 3 = alle sind richtig

F95

2.93 Bei der systematischen Beobachtung

(1) werden Ergebnisse (Verhaltensweisen) nach vorher festgelegten Regeln registriert
(2) gehört der Einsatz mehrerer Beobachter zu den methodischen Voraussetzungen
(3) gehört zu den methodischen Voraussetzungen, dass die Beobachter am Geschehen im untersuchten sozialen Feld teilnehmen
(4) ist die Zuverlässigkeit der Beobachtungsdaten höher als bei der unsystematischen Beobachtung

(A) nur 1 ist richtig
(B) nur 1 und 4 sind richtig
(C) nur 2 und 3 sind richtig
(D) nur 3 und 4 sind richtig
(E) nur 1, 2 und 4 sind richtig

F92

2.94 Ein Medizinsoziologe macht eine Untersuchung zur Arbeits- und Belastungssituation des Pflegepersonals in Intensivstationen. Pflegepersonal und Ärzte sind eingeweiht, Patienten wird er als Praktikant vorgestellt.

Um welche Methodik handelt es sich hierbei?

(A) Interviewmethode
(B) Gruppendiskussionsverfahren
(C) Soziogramm
(D) Interaktionsprozessanalyse (Bales)
(E) teilnehmende Beobachtung

F90

2.95 Verschiedene Verhaltensformen im ärztlich-psychologischen Gespräch führen nach Rogers zu einem unterschiedlichen Kommunikationsklima.

Durch welches Gesprächsverhalten werden therapeutisch eher hemmende Effekte erzielt?

(1) gut gemeinte Ratschläge geben
(2) zur Aufgabe gesundheitsabträglichen Verhaltens überreden
(3) Fehler im Gesundheitsverhalten rational kritisieren
(4) Einstellung auf gemeinsame Problemlösungen

(A) Keine der Aussagen 1–4 ist richtig.
(B) nur 1 und 2 sind richtig
(C) nur 2 und 4 sind richtig
(D) nur 1, 2 und 3 sind richtig
(E) nur 1, 3 und 4 sind richtig

F96   H91

2.96 Welche Merkmale kennzeichnen die klientenzentrierte Gesprächsführung in der Beratungssituation?

(1) Echtheit des Beraters im Hinblick auf den Ausdruck von Spannungen und eigenen Gefühlen
(2) Wertschätzung und Wärme, die nicht an Bedingungen gebunden sind
(3) einfühlendes Verständnis hinsichtlich der Gefühle des Klienten
(4) Äußerung von Verhaltensempfehlungen

(A) nur 1 und 2 sind richtig
(B) nur 2 und 3 sind richtig
(C) nur 1, 2 und 3 sind richtig
(D) nur 1, 3 und 4 sind richtig
(E) 1–4 = alle sind richtig

F97   F95   H94   **!**

2.97 Durch welche Komponenten ist die klienten-zentrierte Gesprächspsychotherapie nach Rogers zu charakterisieren?

(1)   positive Wertschätzung
(2)   Universalismus
(3)   Echtheit
(4)   affektive Neutralität
(5)   Empathie

(A)   nur 1 und 2 sind richtig
(B)   nur 3 und 5 sind richtig
(C)   nur 1, 3 und 5 sind richtig
(D)   nur 1, 2, 3 und 5 sind richtig
(E)   1–5 = alle sind richtig

F01

2.98 Welche der folgenden Aussagen trifft **nicht** auf Grundannahmen, Ziele und Vorgehensweisen der klientenzentrierten Psychotherapie nach Carl Rogers zu?

(A)   Der Therapeut verbalisiert die emotionalen Erlebnisinhalte des Klienten.
(B)   Der Therapeut vermittelt dem Klienten emotionale Wertschätzung.
(C)   Der Klient wird in seinem Bemühen nach Selbstverwirklichung und Selbstaktualisierung unterstützt.
(D)   Die Dynamik der Entwicklung des Selbst wird durch biologisch determinierte Vorgänge gesteuert.
(E)   Psychische Störungen sind die Folge einer Diskrepanz zwischen dem Bedürfnis nach uneingeschränkter Wertschätzung und negativen Erfahrungen der Ablehnung von Teilen des Selbst.

F01

2.99 Welcher der folgenden Begriffe bezieht sich **nicht** auf Merkmale (Basisvariablen und Techniken) der nondirektiven Gesprächsführung?

(A)   Einsicht
(B)   Echtheit des Beraters
(C)   Empathie
(D)   Verbalisierung
(E)   Wertschätzung

F96

2.100 Merkmale der direktiven Gesprächsform (gegenüber der non-direktiven Form) in der Arzt-Patienten-Beziehung sind:

(1)   eingeschränkte Äußerungsmöglichkeit für den Patienten
(2)   rasche Informationsgewinnung für den Arzt
(3)   Verbalisierungshilfe bei sprachlich unsicheren Patienten
(4)   Abbau von Spannungen des Patienten, vor allem in der Anfangsphase des Gespräches

(A)   nur 2 und 4 sind richtig
(B)   nur 3 und 4 sind richtig
(C)   nur 1, 2 und 3 sind richtig
(D)   nur 1, 2 und 4 sind richtig
(E)   nur 2, 3 und 4 sind richtig

· ·
2.2.3   Körperliche Untersuchung

Zu diesem Kapitel wurden bisher keine Prüfungsfragen gestellt.

2.3   Urteilsbildung und Entscheidung
· · · · · · · ·

· ·
2.3.1   Arten der diagnostischen Entscheidung

Zu diesem Kapitel wurden bisher keine Prüfungsfragen gestellt.

· ·
2.3.2   Gundlagen der Entscheidung

Zu diesem Kapitel wurden bisher keine Prüfungsfragen gestellt.

· ·
2.3.3   Urteilsqualität und Qualitätskontrolle

Zu diesem Kapitel wurden bisher keine Prüfungsfragen gestellt.

· ·
2.3.4   Entscheidungskonflikte

Zu diesem Kapitel wurden bisher keine Prüfungsfragen gestellt.

2.3.5   Entscheidungsfehler

F96

2.101 Ein Arzt, der aufgrund früherer Erfahrungen erwartet, dass der ihn aufsuchende Patient erregt sei, vermerkt in seinem Befund tatsächlich Erregung.

Welcher Beurteilungsfehler könnte diesem Arzt unterlaufen sein?

(A)   Rosenthal-Effekt
(B)   Kontrastfehler
(C)   Haloeffekt
(D)   Fehler der zentralen Tendenz
(E)   Projektion

F97

2.102 Ein 13jähriger Junge in altersgemäßem Entwicklungsstand wird wegen eines Knochenbruches stationär aufgenommen. Aufgrund eines Sprachfehlers fällt es dem Jungen schwer, sich adäquat zu artikulieren. Die neu auf Station gekommene Pflegekraft glaubt deshalb, der Junge sei geistig retardiert.

Welchem Beurteilungsfehler unterliegt die Pflegekraft?

(A)   Haloeffekt
(B)   Kontrastfehler
(C)   Projektionsfehler
(D)   Reaktivitätsfehler
(E)   Rezenzeffekt (recency effect)

F96

2.103 Was versteht man unter dem Halo-Effekt?

(A)   Wiedererkennen von etwas seit längerer Zeit Bekanntem, das zwischenzeitlich vergessen war
(B)   Schluss von sich auf andere
(C)   die Überschätzung von Unterschieden bei Reihenfolgeeffekten
(D)   den Überstrahlungsfehler
(E)   die Auswirkung des Bewusstseins, Teilnehmer an einer wissenschaftlichen Untersuchung zu sein

F89

2.104 In einer Untersuchung zum Zusammenhang von Arbeitsleistung und Beleuchtung am Arbeitsplatz wurde ein Zusammenhang zwischen Leistung und dem Bewusstsein, Teilnehmer an einer wissenschaftlichen Untersuchung zu sein, unabhängig von anderen Einflussgrößen gefunden.

Wie heißt das Phänomen?

(A)   Hawthorne-Effekt
(B)   Rosenthal-Effekt
(C)   Yerkes-Dodson-Regel
(D)   Haloeffekt
(E)   Zeigarnik-Effekt

H86

2.105 Eine Gruppe von Wissenschaftlern beobachtet auf einer Krankenhausstation die Pflegetätigkeit von Krankenschwestern. Es stellt sich heraus, dass die Krankenschwestern regelmäßig pro Tag sich im Mittel etwa 15 min mit dem einzelnen Patienten unterhalten.

Dieses Beobachtungsergebnis kann mitverursacht sein durch den

(1)   Hawthorne-Effekt
(2)   Haloeffekt
(3)   Effekt der zentralen Tendenz
(4)   Kontrasteffekt

(A)   nur 1 ist richtig
(B)   nur 1 und 2 sind richtig
(C)   nur 2 und 3 sind richitg
(D)   nur 2, 3 und 4 sind richtig
(E)   1 – 4 = alle sind richtig

H86

2.106 Bitte überprüfen Sie die Zuordnung von möglichen Fehlerquellen und Untersuchungsverfahren.

Welche Zuordnung ist **nicht** richtig?

(A)   Ja-sage-Tendenz – Persönlichkeitsfragebogen mit dichotomen Antwortmöglichkeiten
(B)   Haloeffekt – Verhaltensbeurteilung
(C)   Rosenthal-Effekt – schriftliche Panel-Befragung
(D)   Kontrasteffekt – Anamnesegespräche
(E)   Dissimulationstendenz – Beschwerdefragebogen

2.101 (A)   2.102 (A)   2.103 (D)   2.104 (A)   2.105 (A)   2.106 (C)

F86

Ordnen Sie bitte den drei in Liste 1 genannten Fehlermöglichkeiten in der empirischen Forschung den entsprechenden Sachverhalt (Liste 2) zu.

Liste 1

2.107 Hawthorne-Effekt

2.108 Rosenthal-Effekt

2.109 Effekt der zentralen Tendenz

Liste 2

(A)   Ein bestimmtes Merkmal beeinflusst die Beurteilung anderer Merkmale.

(B)   Ein Beurteiler verwendet bevorzugt neutrale Mittelwerte.

(C)   Eine Beurteilung wird durch zu günstige Einschätzungen verfälscht.

(D)   Verhaltensweisen von Versuchspersonen werden durch Erwartungen des Untersuchers beeinflusst.

(E)   Verhaltensweisen von Personen werden dadurch beeinflusst, dass diese sich als „Versuchspersonen" fühlen.

F99

2.110 Ein niedergelassener Arzt, der bis vor kurzem auf einer Intensivstation tätig war, neigt zu einer Urteilsverzerrung im Sinne des Kontrasteffekts.

Welche der nachfolgenden Verhaltenstendenzen ist **nicht** im Sinne dieses Effekts zu interpretieren?

(A)   Er betrachtet mehr Störungsbilder als „psychogen" verursacht als seine Kollegen.

(B)   Er hält häufiger als seine Kollegen die Beschwerden seiner Patienten für „normal".

(C)   Er schließt vom äußeren Erscheinungsbild der Patienten auf ihre künftige Compliance.

(D)   Er spricht häufig gegenüber der Arzthelferin von „den vielen Hypochondern" in seiner Praxis.

(E)   Er tendiert dazu, die Beschwerden seiner Patienten zu bagatellisieren.

H94   H91

2.111 Eine Ärztin kennzeichnet in ihrer Kartei diejenigen ihrer Patienten, die immer pünktlich zu den verabredeten Arztterminen kamen, als medikamentenfolgsam („Compliers"). Bei einer späteren Compliance-Studie erwies sich, dass ein beachtlicher Teil dieser Patienten nicht medikamentenfolgsam war.

Welche der folgenden Beurteilungsfehler können die Ärztin getäuscht haben?

(1)   Haloeffekt
(2)   logischer Fehler
(3)   Fehler der zentralen Tendenz
(4)   Mildefehler

(A)   nur 1 und 2 sind richtig
(B)   nur 1 und 3 sind richtig
(C)   nur 2 und 3 sind richtig
(D)   nur 2 und 4 sind richtig
(E)   nur 3 und 4 sind richtig

H93

2.112 In der mündlichen Prüfung verzichtet der Prüfer beim Prüfling bewusst darauf, zuvor Einblick in das Ergebnis der vorausgegangenen schriftlichen Prüfung zu nehmen.

Welcher Effekt soll damit vermieden werden?

(A)   logischer Fehler
(B)   Übertragung
(C)   Fixierung
(D)   Rosenthal-Effekt
(E)   Hawthorne-Effekt

F94

2.113 Welche verzerrenden Effekte können in einem randomisierten Einfach-Blindversuch weitgehend kontrolliert werden?

(1)   Rosenthal-Effekt
(2)   Hawthorne-Effekt
(3)   Autosuggestion
(4)   Heterosuggestion

(A)   nur 1 und 2 sind richtig
(B)   nur 1 und 3 sind richtig
(C)   nur 1 und 4 sind richtig
(D)   nur 2 und 3 sind richtig
(E)   nur 2 und 4 sind richtig

2.107 (E)   2.108 (D)   2.109 (B)   2.110 (C)   2.111 (A)   2.112 (D)   2.113 (D)

H95

2.114 Welcher der folgenden Effekte gehört **nicht** zu den systematischen Beurteilerfehlern bei der Wahrnehmung des Verhaltens anderer Personen?

(A)   Projektion
(B)   Haloeffekt
(C)   Mildeeffekt
(D)   Hawthorne-Effekt
(E)   Kontrasteffekt

F01   **!**

2.115 Ein Arzt beeinflusst einen Patienten, von dessen Heilungsaussichten er besonders überzeugt ist, mit seinem Optimismus derart, dass dieser tatsächlich schneller gesundet als ein anderer Patient, der die gleichen Heilungsaussichten hat.

Dies ist ein Beispiel für folgenden Beeinflussungsmechanismus:

(A)   Halo-Effekt
(B)   Mildefehler
(C)   logischer Fehler
(D)   Projektionsfehler
(E)   Rosenthal-Effekt

H97

2.116 Zu den typischen Fehlerquellen, die das Ergebnis eines Experiments verzerren können, gehört **nicht**:

(A)   Haloeffekt
(B)   Hawthorne-Effekt
(C)   Rosenthal-Effekt
(D)   Situationseffekt
(E)   Zegarnik-Effekt

F99

2.117 Welche Aussage trifft **nicht** zu?

Die „soziale Erwünschheit"

(A)   gehört zu den Fehlerquellen bei Erhebungen zur Compliance
(B)   kann sich auf die Validität von Persönlichkeitsfragebögen auswirken
(C)   wirkt sich auf das maximal erreichbare Ergebnis in Leistungstests aus
(D)   zählt zu den systematischen Fehlerquellen
(E)   zählt zu den Versuchspersoneneffekten

H89

2.118 Bei Persönlichkeitsfragebögen mit vorgegebenen Antwortkategorien kann die testtheoretische Objektivität gemindert werden durch

(A)   die Ja-sage-Tendenz
(B)   die Dissimulationstendenz
(C)   den Effekt der zentralen Tendenz
(D)   den Mildefehler (der zu positive Ergebnisse liefert)
(E)   keine der Aussagen (A)–(D) trifft zu.

H00

2.119 Durch die Anlage eines Experimentes als Doppelblindversuch sollen folgende Fehlerquellen kontrolliert werden:

(A)   zufällige Fehler und Hawthorne-Effekt
(B)   zufällige Fehler und Rosenthal-Effekt
(C)   Reihenfolgeeffekt und Hawthorne-Effekt
(D)   Reihenfolgeeffekt und Rosenthal-Effekt
(E)   Rosenthal-Effekt und Hawthorne-Effekt

2.4   Interventionsformen

2.4.1   Ärztliche Beratung

F98

2.120 Leitlinien der ärztlichen Gesprächsführung aus klientenzentrierter Sicht sind:

(1)   zielgerichtetes, direktives Vorgehen des Arztes
(2)   einfühlendes, nicht wertendes Verstehen
(3)   Echtheit, kein Fassadenverhalten
(4)   dominantes Gesprächsverhalten des Arztes
(5)   Achtung und bedingungsfreie Wertschätzung des Patienten

(A)   nur 1 und 2 sind richtig
(B)   nur 1 und 4 sind richtig
(C)   nur 2, 3 und 4 sind richtig
(D)   nur 2, 3 und 5 sind richtig
(E)   nur 2, 3, 4 und 5 sind richtig

2.114 (D)   2.115 (E)   2.116 (E)   2.117 (C)   2.118 (E)   2.119 (E)   2.120 (D)

H00 **!**

2.121 Ein Arzt wendet bei einem depressiven Patienten die nondirektive Gesprächstechnik nach Rogers an.

Welche Beschreibung passt **nicht** zu dieser Technik?

(A) Er bietet dem Patienten unbedingte Akzeptanz und Wertschätzung.
(B) Er verbalisiert die emotionalen Empfindungen des Patienten.
(C) Er leitet den Patienten an, sich mit seinen Konflikten auseinanderzusetzen.
(D) Er versucht, die Selbstexploration des Patienten zu fördern.
(E) Er versucht, seine eigenen Gefühle kongruent zu verdeutlichen.

F97

2.122 Asymmetrische Kommunikation zwischen Arzt und Patient bei Visitengesprächen im Krankenhaus kann unterschiedliche Ursachen haben.

Welche der im folgenden genannten Ursachen bzw. Gründe kommen in Betracht?

(1) organisatorische Regelungen in einer Krankenhausabteilung
(2) die mangelnden medizinischen Kenntnisse des Patienten
(3) die ärztliche Sozialisation
(4) der restringierte Sprachcode eines Patienten

(A) nur 1 und 3 sind richtig
(B) nur 1 und 4 sind richtig
(C) nur 2 und 3 sind richtig
(D) nur 1, 3 und 4 sind richtig
(E) 1–4 = alle sind richtig

H91   H87

2.123 Welche der folgenden Äußerungen eines Arztes lässt sich am ehesten als non-direktiv kennzeichnen?

(A) Ich will Ihnen keine Vorschriften machen, aber es wäre wirklich besser, wenn Sie weniger rauchten.
(B) Bitte sagen Sie mir, wieviel Zigaretten Sie derzeit am Tage rauchen.
(C) Vielleicht sollten Sie versuchen, jede Woche eine Zigarette weniger pro Tag zu rauchen.
(D) Es fällt Ihnen schwer, auf das Rauchen ganz zu verzichten?
(E) Mir ist es auch nicht leicht gefallen, mit dem Rauchen aufzuhören, aber glauben Sie mir: Es geht, wenn man es ernsthaft will.

H96

2.124 Für den direktiven Stil ärztlicher Gesprächsführung sind kennzeichnend:

(1) Zeitverlust durch auftretende Missverständnisse
(2) Einschränkung der Äußerungsmöglichkeit des Patienten
(3) dominantes Gesprächsverhalten des Arztes
(4) Risiko der diagnostischen Einengung

(A) nur 1 und 2 sind richtig
(B) nur 1 und 3 sind richtig
(C) nur 2 und 4 sind richtig
(D) nur 1, 2 und 4 sind richtig
(E) nur 2, 3 und 4 sind richtig

2.121 (C)   2.122 (E)   2.123 (D)   2.124 (E)

2.4.2   Patientenschulung

F01

2.125 Patientenschulungen für Diabetiker nutzen häufig Techniken zur Verhaltensänderung. In einem dieser Programme werden den Patienten in einer intensiven Trainingswoche Kenntnisse über ihre Erkrankung vermittelt. Sie werden geschult, Symptome frühzeitig zu erkennen, ihren Blutzuckerspiegel selbst zu messen und sich anschließend selbst zu behandeln. Dieses Wissen wird durch praktische Übung in Gruppenschulungen zusammen mit erfahrenen Diabetikern untermauert. Der Trainer ist immer bemüht, richtige Verhaltensweisen zu unterstützen. Anschließend beginnt eine Nachsorgephase, in der die Patienten in regelmäßigen Abständen ihr Wissen auffrischen.

Welche der folgenden Techniken findet in diesem Programm **keine** Anwendung?

(A)   Intervallverstärkung
(B)   kontinuierliche Verstärkung
(C)   Lernen am Modell
(D)   Lernen durch Einsicht
(E)   systematische Desensibilisierung

F99

2.126 Zur Untersuchung der Frage, ob Rauchen zu Herz-Kreislauf-Erkrankungen führt, wird der Quotient aus der Inzidenz der Herz-Kreislauf-Erkrankungen von Rauchern und der Inzidenz der Herz-Kreislauf-Erkrankungen von Nichtrauchern berechnet.

Diesen Kennwert bezeichnet man als

(A)   attributables Risiko
(B)   Erkrankungsrisiko
(C)   Exzess-Risiko
(D)   personale Risikodisposition
(E)   relatives Risiko

F98

2.127 Ein angelernter Arbeiter reagiert auf die Einladung, an einer Vorsorgeuntersuchung teilzunehmen, mit der Antwort: „Ich fühle mich stark und gesund genug, um meine Aufgaben zu erfüllen. Wozu soll ich das mitmachen? Krankheiten kommen ohnehin eines Tages wie Schicksalsschläge."

Diese Auffassung ist ein Beispiel für

(1)   externale gesundheitliche Kontrollüberzeugung
(2)   internale gesundheitliche Kontrollüberzeugung
(3)   die Definition körperlicher Gesundheit als „Gebrauchswert"
(4)   die Definition körperlicher Gesundheit als „Symbolwert"

(A)   nur 2 ist richtig
(B)   nur 1 und 3 sind richtig
(C)   nur 1 und 4 sind richtig
(D)   nur 2 und 3 sind richtig
(E)   nur 2 und 4 sind richtig

H98   F97   *!*

2.128 Dem Konzept des „health locus of control" entsprechend haben generalisierte Erwartungen einen Einfluss auf das Krankheitsverhalten.

Sie beziehen sich u. a. auf

(1)   die Überzeugung des Individuums, seine Probleme lösen zu können
(2)   die Überzeugung, das Schicksal selbst kontrollieren zu können
(3)   die Erwartungshaltung, selbst wenig zur Genesung beitragen zu können
(4)   situationsabhängige Einflüsse auf den Krankheitsverlauf

(A)   nur 1 und 3 sind richtig
(B)   nur 2 und 4 sind richtig
(C)   nur 3 und 4 sind richtig
(D)   nur 1, 2 und 3 sind richtig
(E)   nur 2, 3 und 4 sind richtig

2.4.3 Psychotherapie

F94

Ordnen Sie den Psychotherapieformen aus Liste 1 die entsprechenden Methoden aus Liste 2 zu!

Liste 1

2.129 psychoanalytische Psychotherapie

2.130 klientenzentrierte Psychotherapie

Liste 2

(A) freie Assoziation
(B) Rollenspiel
(C) Verbalisierung emotionaler Erlebnisinhalte des Klienten durch den Therapeuten
(D) Desensitivierung
(E) Förderung der rationalen Einschätzung der eigenen Person

H96

2.131 In der Psychoanalyse wird als Behandlungsziel postuliert:

(1) Stärkung des Ich
(2) Stärkung des Über-Ich
(3) Reduzierung der unbewussten Anteile der Persönlichkeit

(A) nur 1 ist richtig
(B) nur 2 ist richtig
(C) nur 1 und 3 sind richtig
(D) nur 2 und 3 sind richtig
(E) 1 – 3 = alle sind richtig

H97

2.132 Zu den in der Psychoanalyse verwendeten Techniken gehört **nicht:**

(A) Deutung von Übertragung und Gegenübertragung
(B) freie Assoziation
(C) paradoxe Intention
(D) Traumdeutung
(E) Deutung des Widerstandes

H95

2.133 Welche Aussagen zur psychoanalytischen Therapie treffen zu?

(1) Die Übertragung ist ein wesentliches Element für die Wirksamkeit des therapeutischen Prozesses.
(2) Der Widerstand ist ein gesunder Schutzmechanismus des Ich und muss vom Analytiker toleriert werden.
(3) Die Bewusstmachung vorher unbewusster Konflikte ist eine Voraussetzung für die Beseitigung der neurotischen Symptome.

(A) nur 2 ist richtig
(B) nur 1 und 2 sind richtig
(C) nur 1 und 3 sind richtig
(D) nur 2 und 3 sind richtig
(E) 1 – 3 = alle sind richtig

H95

2.134 Die psychoanalytische Grundregel (Verfahren der freien Assoziation) besagt, dass der Analysand

(A) Selbstbeobachtungen und Selbstdeutungen unterlassen soll
(B) ohne Vorauswahl alles berichten soll, was ihm in den Sinn kommt
(C) Widerstände immer dann entwickelt, wenn vom Analytiker vorgenommene Deutungen unzutreffend sind
(D) Handlungsanweisungen und Ratschläge durch den Analytiker erst nach Abschluss der Analyse erhalten soll
(E) nicht erfahren darf, welche Reaktionen das von ihm Gesagte beim Analytiker auslöst

F00

2.135 Welcher Zugang ist in der Psychoanalyse nach Freud der „Königsweg zum Unbewussten"?

(A) das Aufdecken von Abwehrmechanismen
(B) das Registrieren von Widerstand
(C) die Analyse von Übertragungsphänomenen
(D) die Deutung von Träumen
(E) die Methode der projektiven Tests

2.129 (A)   2.130 (C)   2.131 (C)   2.132 (C)   2.133 (C)   2.134 (B)   2.135 (D)

F01

2.136 Als Primärprozesse bezeichnet man in der Psychoanalyse

(A) belastende Erfahrungen im frühen Lebensalter, die Folgeprobleme im Erwachsenenalter verursachen
(B) bewusste und realitätsbezogene Vorgänge
(C) die Umsetzung von psychischer Konfliktspannung in körperliche Innervation
(D) Formen der Angstabwehr
(E) vom Lustprinzip beherrschte Prozesse, die nicht der Realitätsprüfung unterworfen sind

F91

2.137 Warum werden nach psychoanalytischer Theorie psychopathologische Symptome beibehalten, auch wenn die Patienten unter ihnen leiden?

(1) weil das Symptom als weniger belastend empfunden wird als der zugrundeliegende Konflikt
(2) weil das Symptom einen Kompromiss zwischen einem verbotenen Impuls und der diesem gegenüber einsetzenden Abwehr repräsentiert
(3) weil ein Symptom möglicherweise einen sekundären Krankheitsgewinn bringt

(A) nur 2 ist richtig
(B) nur 3 ist richtig
(C) nur 1 und 3 sind richtig
(D) nur 2 und 3 sind richtig
(E) 1 – 3 = alle sind richtig

F01

2.138 Folgende Annahme über die Funktion des Traumes ist in der Psychoanalyse von Bedeutung:

(A) Träume sind kodierte Botschaften des Unbewussten, denen ein verdrängter Wunsch zu Grunde liegt.
(B) Träume dienen der Deutung unspezifischer zerebraler Erregungen.
(C) Träume ermöglichen die Erholung des Gehirns.
(D) Träume erhalten das Gehirn aufnahmebereit für neue Erfahrungen.
(E) Träume reflektieren alltägliche Sorgen und Nöte.

F98

2.139 Welcher lerntheoretische Begriff beschreibt nach dem S-O-R-K-C-Modell (Verhaltensanalyse) die ablehnende Haltung eines Angehörigen eines Schmerzpatienten nach dessen andauerndem Klageverhalten?

(A) klassische Konditionierung
(B) Organismusvariable
(C) verbale Dekonditionierung
(D) Konsequenzen des Verhaltens
(E) Löschung

H96

2.140 Welche der folgenden Komponenten ist **nicht** Teil einer verhaltenstherapeutischen Diagnostik?

(A) die Analyse einer Motivierung zur Verhaltensänderung
(B) die Definition des Zielverhaltens
(C) die Beobachtung des zu verändernden Verhaltens
(D) der Nachweis des intrapsychischen Konflikts, der die Ursache des zu verändernden Verhaltens ist
(E) die Prüfung der Konsequenzen, die die Verhaltensänderung nach sich zieht

H95

2.141 Ein diagnostisches Verfahren der Verhaltenstherapie ist die Verhaltensanalyse.

In der Verhaltensanalyse wird – der Lerntheorie folgend – gefragt nach:

(1) auslösenden Stimuli für Verhalten
(2) organismischen Bedingungen für Verhalten
(3) psychodynamischen Ursachen von Verhalten
(4) verstärkenden Konsequenzen für Verhalten
(5) Kontingenzen zwischen auslösenden Stimuli und Verhalten

(A) nur 2 und 4 sind richtig
(B) nur 1, 3 und 5 sind richtig
(C) nur 1, 2, 4 und 5 sind richtig
(D) nur 1, 3, 4 und 5 sind richtig
(E) 1–5 = alle sind richtig

2.136 (E)   2.137 (E)   2.138 (A)   2.139 (D)   2.140 (D)   2.141 (C)

H98 *!*

2.142 Ein besonders ängstlicher 9jähriger Junge geht innerlich widerwillig, aber äußerlich folgsam in Begleitung seiner Mutter zum Zahnarzt. Als er im Warteraum eine Patientin mit schmerzverzerrtem Gesicht aus dem Arztzimmer kommen sieht, macht er seiner Mutter erst leise, dann immer erregter klar, dass er nicht behandlungsbereit ist. Ihr ist die Szene so peinlich, dass sie den Arztbesuch abbricht.

Welches Element der Verhaltensregeln SORKC (S = Stimulus, O = Organismus, R = Reaktion, K = Kontingenz, C = Konsequenz) nach Kanfer ist im Hinblick auf den Jungen **falsch** beschrieben?

(A) Die Anwesenheit der Mutter im Warteraum ist die Auslösebedingung für sein Problemverhalten (S).
(B) Seine allgemeine Ängstlichkeit fördert das Abwehrverhalten (O).
(C) Sein Problemverhalten drückt sich in lautem Protest aus (R).
(D) Er hat schon wiederholt die Erfahrung gemacht, dass die Mutter seinen öffentlichen Protest nicht erträgt und dann nachgibt (K).
(E) Das Verlassen der Zahnarztpraxis reduziert seine Angst und verstärkt das problematische Verhalten (C).

F95

2.143 Welche der folgenden Vorgehensweisen gehören zum Repertoire der Verhaltenstherapie?

(1) Reizüberflutung
(2) systematische Desensibilisierung
(3) Biofeedback
(4) Modellernen

(A) nur 1 und 3 sind richtig
(B) nur 2 und 3 sind richtig
(C) nur 2 und 4 sind richtig
(D) nur 1, 2 und 3 sind richtig
(E) 1–4 = alle sind richtig

F97

2.144 Das Prinzip der „reziproken Hemmung" (J. Wolpe)

(1) behindert das Einprägen von Lernmaterial
(2) begründet einen verhaltenstherapeutischen Behandlungsansatz
(3) wird zur Angstreduktion genutzt
(4) erklärt soziales Meidungsverhalten

(A) nur 1 und 2 sind richtig
(B) nur 1 und 3 sind richtig
(C) nur 2 und 3 sind richtig
(D) nur 2 und 4 sind richtig
(E) nur 3 und 4 sind richtig

F90

2.145 Wenn in einer verhaltensmodifikatorischen Psychotherapie einem Legastheniker die Hand beim Schreiben geführt wird, um ein erstes verstärkbares Verhalten aufzubauen, bezeichnet man dies als

(A) flooding
(B) time out
(C) shaping
(D) prompting
(E) conditioning

F99 *!*

2.146 Eine Person mit Angst vor Menschenansammlungen begibt sich innerhalb der Therapie in ein überfülltes Kaufhaus und verlässt dieses erst nach einer Abschwächung der Angstreaktion.

Um welche verhaltenstherapeutische Behandlungsmethode handelt es sich?

(A) Biofeedback
(B) kognitive Therapie
(C) Modell-Lernen
(D) Reizüberflutung
(E) systematische Desensibilisierung

2.142 (A)   2.143 (D)   2.144 (C)   2.145 (D)   2.146 (D)

2.166 Welche der folgenden Aussagen zum sogenannten Burnout-Syndrom (Erschöpfungssyndrom) trifft **nicht** zu?

(A)   Burnout bedeutet, dass der Helfer die Hilflosigkeit des Patienten zur Abwehr seiner eigenen Hilflosigkeit benötigt.

(B)   Burnout bildet sich in der Regel als Folge fortgesetzter psychomentaler und emotionaler Belastungserfahrungen aus.

(C)   Burnout ist besonders häufig bei Erwerbspersonen zu beobachten, die personenbezogene Dienstleistungen erbringen (z.B. Krankenpflege, Erziehung, Betreuung).

(D)   Burnout ist ein Zustand von anhaltendem Distress, bei dem ein Missverhältnis zwischen beruflichen Anforderungen und eigenen Bewältigungsmöglichkeiten besteht.

(E)   Mit dem Burnout-Syndrom können fortgesetzte Distresserfahrungen mit negativen Auswirkungen und gesundheitsschädigendes Verhalten einhergehen.

2.5.3   Transplantationsmedizin

Zu diesem Kapitel wurden bisher keine Prüfungsfragen gestellt.

2.5.4   Onkologie

2.167 In der Tonbandaufzeichnung einer Stationsarztvisite im Krankenhaus findet sich folgender Gesprächsabschnitt: (Frage eines krebskranken Patienten, der seine Diagnose nicht kennt, an den Arzt): „Ist mein Blutbild in Ordnung?" (Antwort des Arztes in Richtung Krankenschwester): „Ja, wir sollten am Montag unbedingt den Magen röntgen."

Diese Gesprächssituation ist gekennzeichnet durch:

(1)   asymmetrische Kommunikation
(2)   Adressatenwechsel
(3)   Steuerungsmacht des Arztes
(4)   restringierter Sprachcode

(A)   nur 1 ist richtig
(B)   nur 1 und 2 sind richtig
(C)   nur 2 und 4 sind richtig
(D)   nur 1, 2 und 3 sind richtig
(E)   nur 2, 3 und 4 sind richtig

2.168 Eine 54-jährige Frau wird wegen Brustkrebs mit Fernmetastasen in die Klinik überwiesen. Ihre Prognose ist schlecht. Sie bittet ihren Ehemann, bei ihr im Krankenhaus zu bleiben, da sie Angst hat, allein gelassen zu werden.

Welcher der folgenden Abwehrmechanismen erklärt ihr Verhalten am besten?

(A)   Konversion
(B)   Regression
(C)   Verdrängung
(D)   Verleugnung
(E)   Verschiebung

2.169 Eine Patientin, bei der erst vor kurzem eine seltene Form einer Krebserkrankung diagnostiziert worden ist, fragt den Arzt, der sie zu diesem Zeitpunkt noch nicht aufgeklärt hat:

„Herr Doktor, haben Sie eine Vermutung, was es ist?" Der Arzt antwortet daraufhin: „Ich vermute nicht, ich sammle Fakten. Deshalb kann ich Ihnen nicht mehr dazu sagen."

Dieses ärztliche Antwortverhalten ist ein Beispiel für

(A)   eine asymmetrische Verbalhandlung
(B)   eine den emotionalen Aspekt der Information betonende Kommunikation
(C)   eine den pragmatischen Aspekt der Information berücksichtigende Kommunikation
(D)   eine nur „implizit" an den Patienten gerichtete Information
(E)   einen Interrollenkonflikt

2.170 Nach dem Tod eines krebskranken Patienten äußert der behandelnde Arzt: „Der Patient hätte mit Chemotherapie, die er aber verweigerte, bessere Überlebenschancen gehabt."

Welcher Attributionsstil ist hierbei erkennbar?

(A)   external, global
(B)   external, spezifisch
(C)   internal, spezifisch
(D)   internal, stabil
(E)   internal, variabel

F99

2.171 Eine Krebspatientin ist der Ansicht, dass ihre Erkrankung zwar „Schicksal" sei, dass sie aber nicht nur durch die Chemotherapie, sondern vor allem durch die Veränderung ihres Lebensstils und gesunde Ernährung wieder gesund werden wird.

Die Erwartungen im Hinblick auf die Auswirkungen der Veränderungen des Lebensstils und der Ernährung sind ein Beispiel für:

(A)   externale Attribution
(B)   internale Kontrollüberzeugung
(C)   primäre Prävention
(D)   Rationalisierung
(E)   sekundären Krankheitsgewinn

2.5.5   Humangenetische Beratung

Zu diesem Kapitel wurden bisher keine Prüfungsfragen gestellt.

2.5.6   Reproduktionsmedizin

Zu diesem Kapitel wurden bisher keine Prüfungsfragen gestellt.

2.5.7   Sexualmedizin

H88   F85

2.172 Zu den von Masters und Johnson beschriebenen Stadien der sexuellen Reaktion beim Menschen zählen:

(1)   Orientierungsreaktion
(2)   Erregungsphase
(3)   Erschöpfungsstadium
(4)   Plateauphase

(A)   nur 1 und 3 sind richtig
(B)   nur 2 und 4 sind richtig
(C)   nur 1, 2 und 3 sind richtig
(D)   nur 2, 3 und 4 sind richtig
(E)   1–4 = alle sind richtig

H90

2.173 Verglichen mit der Mehrzahl biologischer (primärer) Motive weist die Sexualität folgende Besonderheiten auf:

(1)   Homöostatische Regulationsvorgänge sind – wenn überhaupt – nur sehr begrenzt wirksam.
(2)   Die Bedürfnisbefriedigung wird durch Lernvorgänge modifiziert.
(3)   Nicht spezifische Reize, sondern sehr unterschiedliche Reize lösen das Bedürfnis aus.
(4)   Erregung wird ebenso aktiv angestrebt und lustvoll erlebt wie Befriedigung.

(A)   nur 1 uns 2 sind richtig
(B)   nur 2 und 4 sind richtig
(C)   nur 1, 2 und 3 sind richtig
(D)   nur 1, 3 und 4 sind richtig
(E)   nur 2, 3 und 4 sind richtig

F95

2.174 Zu den sexuellen Funktionsstörungen (genital-physiologische Funktionen) gehören:

(1)   Exhibitionismus
(2)   Dyspareunie
(3)   Homosexualität
(4)   Vaginismus
(5)   Voyeurismus

(A)   nur 1 und 2 sind richtig
(B)   nur 1 und 5 sind richtig
(C)   nur 2 und 4 sind richtig
(D)   nur 3 und 4 sind richtig
(E)   nur 3 und 5 sind richtig

F98

2.175 Als sexuelle Funktionsstörung wird **nicht** bezeichnet

(A)   das Ausbleiben der Befriedigung durch störende Umgebungsvariablen
(B)   Erektionsstörungen infolge gesteigerter Erwartungshaltung
(C)   nachorgastische Verstimmungen und Missempfindungen im Genitalbereich
(D)   reduzierte Appetenz im Sinne von Lustlosigkeit (Libidoverlust)
(E)   verkürzte und abgeschwächte Phasen des sexuellen Erregungszyklus

F90

2.176 Welche der folgenden Erscheinungen ist **nicht** notwendigerweise sexuell defizitär?

(A)   Vaginismus
(B)   Anorgasmie
(C)   Ejaculatio praecox
(D)   Ausbleiben der Erektion
(E)   Homosexualität

H96

2.177 Zu den sexuellen Funktionsstörungen zählt **nicht**:

(A)   sexuelle Aversion
(B)   funktionelle Dyspareunie
(C)   Ejaculatio praecox
(D)   Fetischismus
(E)   Vaginismus

H94

2.178 Welche Aussagen über Homosexualität bei Männern treffen zu?

(1)   Die meisten hatten ihr erstes partnerbezogenes Sexualerlebnis mit einem männlichen Partner gehabt.
(2)   Der erste homosexuelle Kontakt reicht aus, eine bereits bestehende heterosexuelle Praxis zu beenden.
(3)   In der Mehrzahl der Fälle werden Jüngere von erheblich Älteren verführt.

(A)   nur 1 ist richtig
(B)   nur 2 ist richtig
(C)   nur 1 und 2 sind richtig
(D)   nur 1 und 3 sind richtig
(E)   1–3 = alle sind richtig

F00 **!!**

2.179 Die weibliche sexuelle Reaktion unterscheidet sich von der männlichen sexuellen Reaktion durch

(A)   das Fehlen einer absoluten Refraktärphase
(B)   den Anstieg der Herzfrequenz und des Blutdruckes zum Orgasmus hin
(C)   die geringere Variabilität des Exzitationsverlaufs
(D)   die Transpiration in der Rückbildungsphase
(E)   unwillkürliche Kontraktionen des Sphincter ani während der Orgasmusphase

F01 **!!**

2.180 Welche der folgenden Reaktionen im sexuellen Zyklus der Frau gehört **nicht** zu den extragenitalen Reaktionen der Plateauphase?

(A)   Blutdruck systolisch und diastolisch erhöht
(B)   Herzfrequenz ca. 100 – 175/min
(C)   unwillkürliche Kontraktionen des Sphincter ani
(D)   Zunahme der Brustgröße, Mamillen prall gefüllt
(E)   Zunahme der Muskelspannung

· ·

2.5.8   Tod und Sterben, Trauer

H99

2.181 Kübler-Ross hat fünf Stadien der Auseinandersetzung mit dem Sterben beschrieben, die in einer charakteristischen Abfolge durchlaufen werden (Phasenmodell). Sie beginnen mit Nicht-wahrhaben-wollen (Phase 1) und enden schließlich mit der Annahme des eigenen Todes (Phase 5).

Für die dazwischen liegenden Phasen gilt nach diesem Modell folgende Reihenfolge:

(A)   → Depression → Zorn → Verhandeln
(B)   → Depression → Verhandeln → Zorn
(C)   → Verhandeln → Depression → Zorn
(D)   → Zorn → Depression → Verhandeln
(E)   → Zorn → Verhandeln → Depression

H92

2.182 Welche Reaktion (nach Kübler-Ross) ist bei Sterbenden im allgemeinen zu Beginn ihrer Auseinandersetzung mit dem Tod zu beobachten?

(A)   Aufbegehren gegen das Schicksal
(B)   Abschied-nehmen-wollen
(C)   Nicht-wahrhaben-wollen
(D)   Wut gegenüber den gesunden Anderen
(E)   Sich fügen

H96 F94

2.183 Welche der folgenden, bei Sterbenden zu beobachtenden Reaktionen gehören zu den fünf Stadien des Abschiednehmens nach Kübler-Ross?

(1) Abwehr (Nicht-wahrhaben-wollen)
(2) Feilschen (Verhandeln)
(3) Trauern (Depression)
(4) Sich aufbäumen (Zorn)

(A) nur 3 ist richtig
(B) nur 1 und 3 sind richtig
(C) nur 2 und 4 sind richtig
(D) nur 1, 2 und 4 sind richtig
(E) 1 – 4 = alle sind richtig

H98

2.184 Zu den häufig unterschiedenen Phasen der Trauerreaktion zählt **nicht**:

(A) eine durch Schock, Gefühle der Betäubung und Abgestumpftheit gekennzeichnete Phase
(B) Phase der Sehnsucht
(C) Phase der Desorganisation und Verzweiflung
(D) Ablösephase (Reorganisation)
(E) Rationalisierungs- und Bilanzierungsphase

2.6 Patient und Gesundheitssystem

2.6.1 Stadien des Hilfesuchens

H93 H91

2.185 Welche Aussagen über die Krankenversorgung im Laiensystem treffen zu?

(1) Weit über die Hälfte aller Vorkommnisse mangelnden körperlichen Wohlbefindens werden nicht von Ärzten versorgt.
(2) Zum Laiensystem zählen neben den Angehörigen des Kranken auch Nachbarn, Freunde und weitere Bezugspersonen.
(3) Laienhilfe kann sowohl professionelle medizinische Hilfe ergänzen als auch mit ihr konkurrieren.

(A) nur 2 ist richtig
(B) nur 1 und 2 sind richtig
(C) nur 1 und 3 sind richtig
(D) nur 2 und 3 sind richtig
(E) 1–3 = alle sind richtig

H95 F90 F88

2.186 Dem Begriff „Laienätiologie" (einschließlich der daraus resultierenden Behandlungserwartungen) entsprechen folgende Beispiele:

(1) Eine Hausfrau rät ihrer Nachbarin, im Frühjahr eine „Blutreinigungskur" zu machen.
(2) Ein Patient mit endogenem Ekzem sieht die Ursache seines Leidens in der „Verseuchung unserer Nahrungsmittel".
(3) Das Auftreten einer bisher nicht bekannten Krankheit wird von vielen Menschen persönlicher Schuld zugeschrieben.
(4) Ein Patient entwickelt aufgrund schlechter persönlicher Erfahrungen eine arztaverse Einstellung.

(A) nur 1 und 2 sind richtig
(B) nur 1 und 3 sind richtig
(C) nur 1, 2 und 3 sind richtig
(D) nur 2, 3 und 4 sind richtig
(E) 1–4 = alle sind richtig

H99

2.187 Ein 50jähriger Patient stellt beim Wasserlassen fest, dass Blutspuren in seinem Urin enthalten sind. Anstatt sofort den Arzt in Anspruch zu nehmen, sagt er sich, dies sei wohl auf einen Sturz zurückzuführen, den er vor drei Wochen erlitten hat und bleibt zu Hause.

Dieses Verhalten wird bezeichnet als

(A) Aktivierung der Laienätiologie
(B) Aktivierung des Laienzuweisungssystems
(C) Aktivierung internaler Kontrollüberzeugung
(D) Reaktionsbildung
(E) sekundäre Devianz

H98

2.188 Ob beim Auftreten gesundheitlicher Beschwerden ein Arzt aufgesucht wird, oder ob zunächst abgewartet oder eine Selbstbehandlung mit Hausmitteln versucht wird, hängt oftmals von Empfehlungen aus dem persönlichen Umfeld des Betroffenen (z.B. Freunde, Kollegen, Verwandte) ab.

Mit welchem Begriff wird dieser Sachverhalt am treffendsten erfasst?

(A) hilfesuchendes Verhalten
(B) Laienätiologie
(C) Laienzuweisungssystem
(D) Patientenkarriere
(E) Symptomaufmerksamkeit

2.6.2   Bedarf und Nachfrage

F99   H95 !

2.189 Welche der folgenden Aussagen über „soziale Institutionen" treffen zu?

(1)   Sie regeln grundlegende Probleme bzw. Erfordernisse einer Gesellschaft.
(2)   Sie sind definiert als Bündel von Verhaltenserwartungen, die an eine soziale Position gerichtet sind.
(3)   Der Begriff soziale Institution ist gleichbedeutend mit sozialer Organisation.
(4)   Sie sind Bestandteile der sozialen Ordnung.

(A)   nur 1 und 4 sind richtig
(B)   nur 2 und 4 sind richtig
(C)   nur 1, 2 und 3 sind richtig
(D)   nur 1, 2 und 4 sind richtig
(E)   nur 1, 3 und 4 sind richtig

F00

2.190 Für die sepzielle Struktur von Interaktionen in sozialen Institutionen gilt:

Interaktionen

(A)   ergeben sich immer aus den informellen Beziehungen der Interaktionspartner
(B)   sind in hohem Maße abhängig von der Persönlichkeit der beteiligten Personen
(C)   sind in hohem Maße an individuellen Einstellungen und Wünschen orientiert
(D)   sind standardisiert und nicht an individuellen Bedürfnissen orientiert
(E)   werden jeweils in den Situationen neu bestimmt und zwischen den Akteuren ausgehandelt

F97

2.191 Welche Aussage über „totale Institutionen" (nach Goffman) trifft **nicht** zu?

(A)   Es handelt sich dabei um bestimmte Arten von Organisationen.
(B)   Allen Mitgliedern der Institution wird die gleiche Behandlung zuteil und alle müssen die gleiche Tätigkeit gemeinsam verrichten.
(C)   Die sonst übliche Trennung zwischen Arbeits-, Wohn- und Freizeitbereich ist aufgehoben.
(D)   Die verschiedenen erzwungenen Tätigkeiten werden in einem einzigen rationalen Plan vereinigt.
(E)   Es handelt sich jeweils um einen Komplex normativer Regelungs- und Beziehungsmuster, die grundlegende Aspekte des menschlichen Zusammenlebens in einer Gesellschaft ordnen.

H90

2.192 Mit welchen Argumenten ist nach E. Goffman die These zu begründen, dass psychiatrische Krankenhäuser teils mehr, teils minder Züge einer „totalen Institution" aufweisen?

(1)   Die sonst übliche Trennung von Arbeits-, Wohn- und Freizeitbereich ist aufgehoben.
(2)   Die Lebensvollzüge der Patienten werden nach einem umfassenden Plan (Hausordnung usw.) verwaltet.
(3)   Die Patienten sind mehr oder weniger vollständig von der Umwelt abgesondert.
(4)   Die Patienten sind einer einzigen Autoritätsstruktur untergeordnet.
(5)   Der Bewegungsspielraum der Patienten ist während des Krankenhausaufenthaltes sozial stark eingegrenzt.

(A)   nur 1 ist richtig
(B)   nur 1 und 3 sind richtig
(C)   nur 2, 3 und 4 sind richtig
(D)   nur 2, 3 und 5 sind richtig
(E)   1 – 5 = alle sind richtig

H97   F96

2.193 Nach dem Health-belief-Modell hängt die Bereitschaft zu präventivem Verhalten ab von

(1) der Bewertung der Gefährlichkeit der Krankheit
(2) der Bewertung der persönlichen Gefährdung durch die Krankheit
(3) der Einschätzung der Wirksamkeit des präventiven Verhaltens
(4) den wahrgenommenen Barrieren, die dem präventiven Verhalten entgegenstehen

(A) nur 4 ist richtig
(B) nur 1 und 2 sind richtig
(C) nur 3 und 4 sind richtig
(D) nur 1, 2 und 3 sind richtig
(E) 1–4 = alle sind richtig

H92

2.194 Welcher der nachfolgenden Faktoren hat entsprechend dem Health-belief-Modell den **geringsten** Einfluss auf die Inanspruchnahme medizinischer Maßnahmen?

(A) wahrgenommene Bedrohlichkeit von Symptomen
(B) objektiver Schweregrad einer Krankheit
(C) erwartete Wirksamkeit medizinischer Hilfe
(D) Gesundheitsmotivation und Vorerfahrungen
(E) Bilanzierung des subjektiven Nutzens gegenüber möglichen „Kosten" (z. B. unliebsame Verhaltensänderungen)

F99   H96   ❗

2.195 Welche der folgenden Variablen gehört **nicht** zu den Bestimmungsfaktoren für gesundheitsbezogenes Verhalten nach dem Health-belief-Modell?

(A) die subjektive Einschätzung der eigenen Anfälligkeit gegenüber einer bestimmten Krankheit
(B) die Qualität des sozialen Netzwerkes und die Verfügbarkeit professioneller Hilfe
(C) die Einschätzung der Ernsthaftigkeit oder Gefährlichkeit einer Erkrankung
(D) der Glaube an die Effektivität und den Nutzen einer bestimmten Handlung
(E) die subjektive Einschätzung der physischen, psychischen, finanziellen oder sonstigen Kosten, die mit einer Handlung verbunden sind

2.6.3 Patientenkarrieren im Versorgungssystem

F99

2.196 Welchen Aspekt der Krankenrolle (nach T. Parsons) unterstellt der Slogan „AIDS kriegt man nicht, AIDS holt man sich!" als auf AIDS-Kranke **nicht** zutreffend?

(A) dass AIDS-Kranke für ihren Zustand entschuldigt sind
(B) dass AIDS-Kranke mit dem zuständigen Arzt kooperieren müssen
(C) dass AIDS-Kranke sich um die Wiederherstellung ihrer Gesundheit bemühen müssen
(D) dass AIDS-Kranke von ihren sozialen Rollenverpflichtungen befreit sind
(E) dass die Krankheit AIDS abweichendes Verhalten im soziologischen Sinne ist

F01

Ordnen Sie jedem der Modelle gesundheitsrelevanten Verhaltens der Liste 1 die dazu passende Aussage aus Liste 2 zu!

Liste 1

2.197 Modell gesundheitlicher Überzeugungen (sog. Health-Belief-Modell)

2.198 Modell des Risikoverhaltens (sog. kognitive Dissonanzreduktion)

Liste 2

(A) Entspannung ist gesundheitsfördernd, also ist Rauchen, da es mich entspannt, nicht gesundheitsschädlich.
(B) Egal was ich tue, Krankheiten sind ohnehin Schicksalsschläge.
(C) Wenn ich körperlich aktiv bin, verringert sich die Wahrscheinlichkeit, dass ich herzkrank werde.
(D) Da in meiner Arbeitsgruppe alle anderen mit dem Rauchen aufgehört haben, bin ich jetzt bestrebt, ebenfalls damit aufzuhören.
(E) Meinen Körper brauche ich für die Arbeit, er muss „funktionieren".

H00

2.199 Es ist empirisch belegt, dass sozialer Rückhalt (social support) die Krankheitsverarbeitung erleichtert und Krankheitsverläufe positiv beeinflusst.

Welche Art der Unterstützung zählt **nicht** zum „social support"?

(A)   Anteilnahme und Zuwendung
(B)   Nachbarschaftshilfe
(C)   positiver sozialer Vergleich
(D)   Transferleistungen der öffentlichen Hand
(E)   Wissensvermittlung

H97

2.200 Merkmale sozialen Rückhalts („social support") sind:

(1)   Wertschätzung, Zuwendung
(2)   Ratgeben, Information austauschen
(3)   materielle Hilfeleistung
(4)   sozialstaatliche Absicherung gegen existentielles Risiko

(A)   nur 2 und 4 sind richtig
(B)   nur 3 und 4 sind richtig
(C)   nur 1, 2 und 3 sind richtig
(D)   nur 1, 2 und 4 sind richtig
(E)   nur 2, 3 und 4 sind richtig

F01   **!**

2.201 Erfahrung sozialen Rückhalts (social support) in kleinen sozialen Netzwerken kann als positive Folge der Vergesellschaftung aufgefasst werden, die sich auch als gesundheitliche Ressource auswirkt.

Zu den typischen, sozialen Rückhalt konstituierenden Aktivitäten gehört **nicht**:

(A)   Anerkennung aussprechen
(B)   Compliance sicherstellen
(C)   materielle Hilfe leisten
(D)   Rat geben, Information austauschen
(E)   Wertschätzung zeigen, Vertrauen schenken

**2.6.4   Qualitätsmanagement im
Gesundheitswesen**

Zu diesem Kapitel wurden bisher keine Prüfungsfragen gestellt.

2.7   Fragen aus Examen Herbst 2001

H01   **!**

2.202 Im Rahmen eines halbstrukturierten Interviews werden die Symptome eines Krankheitsbildes erfragt. Als Antwortkategorien sind „trifft zu" versus „trifft nicht zu" vorgesehen.

Welcher Fragentyp und welches Skalenniveau liegen vor?

(A)   dichotome Frage, Nominalskala
(B)   dichotome Frage, Ordinalskala
(C)   geschlossene Frage, Intervallskala
(D)   Katalogfrage, Nominalskala
(E)   Katalogfrage, Intervallskala

H01   **!**

2.203 Die Validität eines Filtertests (Screening-Test) wird von mehreren Komponenten bestimmt.

Wie errechnet sich anhand der Vierfelder-Tafel die Spezifität (Anteil der Personen ohne Krankheit, der durch den Filtertest korrekt als gesund bezeichnet wurde)?

		Endgültige Diagnose		
		positiv	negativ	Total
Filtertest-	positiv	a	b	a + b
ergebnis	negativ	c	d	c + d
	Total	a + c	b + d	a + b + c + d

(A) $\dfrac{a}{a+b}$

(B) $\dfrac{a}{a+c}$

(C) $\dfrac{b}{b+d}$

(D) $\dfrac{d}{b+d}$

(E) $\dfrac{d}{c+d}$

H01

2.204 Welche Aussage trifft **nicht** auf die Theorie der gelernten Hilflosigkeit zu?

(A)   Sie beschäftigt sich mit Kontrollverlust.
(B)   Sie beschreibt einen Appetenz-Aversions-konflikt.
(C)   Sie erklärt Prozesse der Resignation.
(D)   Sie wurde aus Tierexperimenten abgeleitet.
(E)   Sie wurde zur Erklärung von Depression herangezogen.

H01 *!*

2.205 Herr K., kaufmännischer Angestellter, 28 Jahre, wird in der Selbsthilfegruppe gebeten, über seine Probleme zu sprechen. Bei Herrn K. stellen sich Tachykardie, Schwitzen und Schwindlgefühle ein. Nach fluchtartigem Verlassen des Gruppentreffs legt sich die Symptomatik rasch.

Welche Variable im verhaltensanalytischen Modell von Kanfer et al. (SORKC-Schema) steht für das fluchtartige Verlassen der Gruppe?

(A)   Stimulus
(B)   Organismus
(C)   Reaktion
(D)   Kontingenz
(E)   Konsequenz

H01 *!*

2.206 Implosionsbehandlung ist ein psychotherapeutisches Vorgehen zum Abbau von Angstreaktionen.

Wodurch ist es gekennzeichnet?

(A)   Aufdecken und Bearbeiten des Widerstandes im psychoanalytischen Setting
(B)   Aufstellung und schrittweise „Abarbeitung" einer Angsthierarchie im relaxierten Zustand in der Vorstellung
(C)   maximale Konfrontation mit den angstauslösenden Reizen in der Vorstellung
(D)   reale Darbietung der Angststimuli in verminderter Intensität bei verlängerter Dauer
(E)   systematische „Abarbeitung" einer Angsthierarchie in vivo

H01

Ordnen Sie den Interaktionssequenzen aus Liste 1 die richtigen Beispiele aus Liste 2 zu!

Liste 1

2.207 Pseudokontingenz

2.208 asymmetrische Kontingenz

Liste 2

(A)   direktives ärztliches Gespräch mit Patienten
(B)   formalisierter Austausch von Stellungnahmen, „Aneinander-vorbeireden",
(C)   Plauderei, „Small-Talk"
(D)   Diskussion und Verhandlung
(E)   Streit, Auseinandersetzung

H01

2.209 Ärztliche Hilfe soll unabhängig von der Person des Hilfesuchenden zuteil werden. Jede Person soll nach den gleichen Grundsätzen ärztlicher Kunst behandelt werden.

Welche der von T. Parsons formulierten ärztlichen Rollennormen wird mit diesem Postulat angesprochen?

(A)   affektive Neutralität
(B)   Altruismus und Kollektivitätsorientierung
(C)   funktionale Spezifität
(D)   universalistische Orientierung
(E)   Zweckmäßigkeit und Humanität

H01

2.210 Wenn frühere, lebensgeschichtlich bedeutsame Erfahrungen wie beispielsweise unbewältigte und verdrängte zwischenmenschliche Konflikte ihre psychische Dynamik bewahren und in einer aktuellen Beziehung reaktiviert werden, handelt es sich in der Sprechweise der Psychoanalyse um

(A)   Fixierung
(B)   Reaktionsbildung
(C)   Selbstaktualisierung
(D)   Übertragung
(E)   Verschiebung

H01 *!*

2.211 Welche therapeutische Maßnahme ist unverzichtbarer Bestandteil der klientenzentrierten Psychotherapie nach Carl Rogers?

(A)   Förderung der freien Assoziationen des Patienten
(B)   gezielte Gedankenstrukturierung
(C)   paradoxe Interventionen
(D)   Rollenspiel
(E)   Verbalisierung emotionaler Erlebnisinhalte des Patienten

H01 *!*

2.212 Ein Patient wird auf eine Lebertransplantation vorbereitet. Aufgrund des fortgeschrittenen Organversagens ist der Patient mit hoher Dringlichkeit für das nächste Spenderorgan gemeldet. Dass der Patient mit der Operation nicht einverstanden ist, stellt sich erst heraus, als er kurz vor der Operation die Einverständniserklärung unterschreiben soll. Im eilig angeforderten psychologischen Konsiliargespräch berichtet der Patient, dass er die für ihn bedeutsame Frage nach zu erwartenden Schmerzen in den Vorgesprächen nicht stellen konnte.

Was kommt am ehesten als Ursache für diese missglückte Kommunikation in Betracht?

(A)   asymmetrische Verbalhandlungen
(B)   Beziehungsfalle
(C)   Hawthorne-Effekt
(D)   iatrogene Fixierung des Patienten
(E)   positive Übertragungsbeziehung

H01 *!*

2.213 Welche der nachstehenden Aktivitäten fällt **nicht** unter die vier in der Medizinsoziologie herausgestellten Entscheidungsstufen des Hilfesuchens im Fall subjektiv empfundener Krankheit?

(A)   Symptomwahrnehmung
(B)   Selbstmedikation
(C)   Mitteilung an Nahestehende
(D)   Veränderung der sozialen Identität
(E)   Aufsuchen professioneller Hilfe

H01 *!*

2.214 Ein ehrgeiziger Mann, der nicht gerne Schwächen zeigt, erleidet einen Herzinfarkt. Am Krankenbett bekommt er viel Zuwendung von seinen Angehörigen, die er offensichtlich als wohltuend empfindet.

Dabei handelt es sich um

(A)   Konversion
(B)   primären Krankheitsgewinn
(C)   sekundären Krankheitsgewinn
(D)   Reaktionsbildung
(E)   Verschiebung

H01 *!*

2.215 In welchem der nachfolgenden Beispiele ist der Patientenaussage die entsprechende Kontrollüberzeugung korrekt zugeordnet?

(A)   externale Kontrollüberzeugung – „Ich bin schuld an dem Debakel."
(B)   externale Kontrollüberzeugung – „Ich werde die Operation schon überleben."
(C)   externale Kontrollüberzeugung – „Mein andauerndes Pech ist Schicksal."
(D)   internale Kontrollüberzeugung – „Ich kann ja doch nichts machen."
(E)   internale Kontrollüberzeugung – „Wegen meiner Krebserkrankung bin ich sehr niedergeschlagen."

2.211 (E)   2.212 (A)   2.213 (D)   2.214 (C)   2.215 (C)

!

2.216 Die Inanspruchnahme von Ärzten ist in Ländern mit entwickelter Sozialversicherung (wie z. B. Deutschland) in erster Linie vom Bedarf abhängig. Medizinsoziologische Forschungen haben noch zusätzliche Einflussfaktoren auf die Inanspruchnahme identifiziert.

Welche Aussage über solche Einflussfaktoren trifft **nicht** zu?

(A) Je höher das Einkommen der Versicherten, desto häufiger erfolgt eine Inanspruchnahme.

(B) Je höher der Anteil der Versicherten an der Gesamtbevölkerung, desto häufiger erfolgt eine Inanspruchnahme.

(C) Je höher der Anteil von Fachärzten an der gesamten Ärzteschaft, desto häufiger erfolgt eine Inanspruchnahme.

(D) Je höher die Selbstbeteiligung der Versicherten, desto seltener erfolgt eine Inanspruchnahme.

(E) Je mehr Ärzte pro Einwohner verfügbar sind, desto häufiger erfolgt eine Inanspruchnahme.

3 Förderung und Erhaltung von Gesundheit

3.1 Prävention

3.1.1 Präventionsbegriff

3.1.2 Primäre Prävention

3.1.3 Sekundäre Prävention

3.1.4 Tertiäre Prävention und Rehabilitation

Ordnen Sie jeder der drei Formen der Prävention der Liste 1 ein entsprechendes Beispiel der Liste 2 zu!

Liste 1

3.1 primäre Prävention

3.2 sekundäre Prävention

3.3 tertiäre Prävention

Liste 2

(A) frühzeitiges Erkennen einer Krankheit
(B) Vermeidung einer Exposition gegenüber kanzerogenen Noxen
(C) regelmäßiger Gebrauch von Schlafmitteln bei Nervosität
(D) Kontrolle des Blutbildes von Leukämiepatienten in Vollremission
(E) ärztliches Gespräch zur Aufklärung über tolerierbare Therapienebenwirkungen

!

Ordnen Sie den beiden Präventionsarten der Liste 1 das jeweils zutreffende Beispiel aus Liste 2 zu!

Liste 1

3.4 sekundäre Prävention

3.5 tertiäre Prävention

Liste 2

(A) Ausschaltung von Vektoren
(B) Identifikation von Risikopersonen
(C) Krankheitsfrüherkennung
(D) Senkung von Risikoverhalten
(E) Verminderung von Folgeschäden und einer Rezidivbildung

2.216 (A) 3.1 (B) 3.2 (A) 3.3 (D) 3.4 (C) 3.5 (E)

H97

3.6 Im folgenden sind den Formen der Prävention jeweils Maßnahmen gegenübergestellt.

Welche Zuordnung ist **nicht** zutreffend?

(A)   primäre Prävention – Maßnahmen der Gesundheitsförderung

(B)   primäre Prävention – Maßnahmen zur Krankheitsverhütung durch Veränderung gesundheitlich ungünstiger Verhaltensweisen

(C)   sekundäre Prävention – Krankheitsverhütung durch Veränderung gesundheitlich ungünstiger Lebensbedingungen

(D)   sekundäre Prävention – Maßnahmen der Früherkennung von Krankheiten und anschließende Behandlung

(E)   tertiäre Prävention – Maßnahmen zur Verhütung von Rückfällen oder Folgeschäden bei bereits manifester Erkrankung

H92

3.7 In der Belegschaft eines Betriebes wird ein Bluthochdruck-Screening durchgeführt. Nach 8 Wochen werden dieselben Probanden nachuntersucht. Dabei ergibt sich eine merklich geringere Häufigkeit des Hypertonus.

Welche Aussagen zu dieser Untersuchung treffen zu?

(1)   Bei der ersten Untersuchung wurden Primärdaten, bei der zweiten Untersuchung Sekundärdaten erhoben.

(2)   Bei der in der zweiten Untersuchung berechneten Häufigkeit handelt es sich um ein Globaldatum.

(3)   Der Verfahrensansatz der Untersuchung entspricht der sekundären Prävention.

(4)   Wie das Ergebnis der Nachuntersuchung zeigt, ist die Objektivität der Messergebnisse (im testtheoretischen Sinn) gering.

(A)   nur 3 ist richtig
(B)   nur 1 und 4 sind richtig
(C)   nur 2 und 4 sind richtig
(D)   nur 1, 3 und 4 sind richtig
(E)   nur 2, 3 und 4 sind richtig

F96

3.8 Beispiele für sekundäre Prävention sind:

(1)   Raucherentwöhnungskurs
(2)   Rezidivprophylaxe
(3)   Krebsfrüherkennung
(4)   Impfung (aktive Immunisierung)

(A)   nur 3 ist richtig
(B)   nur 4 ist richtig
(C)   nur 1 und 2 sind richtig
(D)   nur 2 und 4 sind richtig
(E)   nur 3 und 4 sind richtig

H96

Ordnen Sie den präventivmedizinischen Begriffen der Liste 1 die jeweils zutreffende Definition aus Liste 2 zu!

Liste 1

3.9 funktioneller Status

3.10 Gesundheitserwartung

Liste 2

(A)   durchschnittliche Anzahl erwarteter Lebensjahre in einem bestimmten Lebensalter (z. B. bei Geburt)

(B)   Ausmaß der Einschränkung physischer, psychischer oder sozialer Leistungsfähigkeit aufgrund vorhandener Krankheit oder Behinderung

(C)   durchschnittliche Anzahl erwarteter Lebensjahre, die in guter Gesundheit bzw. ohne nachhaltige Behinderung verbracht werden können

(D)   Ausprägung des physischen, psychischen und sozialen Wohlbefindens einer Person

(E)   Ausprägung einer sogenannten funktionellen Beschwerde oder Erkrankung

---

3.6 (C)   3.7 (A)   3.8 (A)   3.9 (B)   3.10 (C)

F92   H89

3.11 Was oder wer wird mit dem Begriff „under-utilizer" gekennzeichnet?

(A) eine Person, die ohne medizinisch ersichtlichen Grund einen Arzt aufsucht
(B) eine Person mit Krankheitsanzeichen, die einen Arzt nicht oder aber erst zu einem sehr späten Zeitpunkt, wenn die Krankheit bereits fortgeschritten ist, aufsucht
(C) eine bestimmte Kategorie von Medikamenten
(D) ein Patient, der die ihm verordneten Medikamente nicht gemäß der ärztlichen Anordnung einnimmt
(E) Keine der Aussagen (A)–(D) trifft zu.

F01

3.12 Welche Aussage zu gesundheitsschädigendem Verhalten trifft **nicht** zu?

(A) Gesundheitsschädigendes Verhalten, z. B. Substanzabhängigkeit, kann kurzfristig belohnend sein.
(B) Nach empirischen Untersuchungen sind den unterschiedlichen Formen gesundheitsschädigenden Verhaltens jeweils für sie spezifische psychische und soziale Motive zuzuordnen.
(C) Prozesse der Gewohnheitsbildung und Sucht stabilisieren gesundheitsschädigendes Verhalten im Erwachsenenalter.
(D) Sozialer Gruppendruck und psychosoziale Belastungen, welche das Selbst einer Person gefährden, bilden häufig Beweggründe für die Übernahme gesundheitsschädigenden Verhaltens.
(E) Von allen Lebensphasen ist die Adoleszenz diejenige Phase, in der gesundheitsschädigendes Verhalten am häufigsten eingeübt und übernommen wird.

3.1.5 Formen psychosozialer Hilfen

Zu diesem Kapitel wurden bisher keine Prüfungsfragen gestellt.

3.1.6 Sozialberatung

Zu diesem Kapitel wurden bisher keine Prüfungsfragen gestellt.

3.2 Maßnahmen

3.2.1 Gesundheitserziehung und Gesundheitsförderung

F99   H97

3.13 Fünf Klassen mit Schülerinnen und Schülern des achten Schuljahres veranstalten einen Wettbewerb darüber, welche von ihnen die höchste Nichtraucherquote zum Ende des Schuljahres erzielt. Zwischenergebnisse werden in der Schülerzeitung regelmäßig veröffentlicht, und als Belohnung steht eine Klassenfahrt ins Ausland in Aussicht.

An welchen Modellen gesundheitsfördernden Verhaltens orientiert sich dieses Vorgehen?

(1) Modell der Kompetenzerwartung („self efficacy")
(2) Modell des sozialen Vergleichsprozesses
(3) Health-belief-Modell

(A) nur 1 ist richtig
(B) nur 2 ist richtig
(C) nur 3 ist richtig
(D) nur 1 und 2 sind richtig
(E) nur 1 und 3 sind richtig

3.2.2 Verhaltensänderung

Zu diesem Kapitel wurden bisher keine Prüfungsfragen gestellt.

3.2.3 Rehabilitation, Soziotherapie, Selbsthilfe und Pflege

H96

3.14 Soziale Netzwerke werden anhand der folgenden Merkmale beschrieben:

(1) Stabilität der Beziehungen
(2) Anzahl der Beteiligten (Größe)
(3) Reziprozität der Beziehungen
(4) Qualität der Beziehungen

(A) nur 1 und 4 sind richtig
(B) nur 1, 2 und 3 sind richtig
(C) nur 1, 3 und 4 sind richtig
(D) nur 2, 3 und 4 sind richtig
(E) 1–4 = alle sind richtig

3.15 Erfahrung sozialen Rückhalts (social support) in kleinen sozialen Netzwerken kann als positive Folge der Vergesellschaftung aufgefasst werden, die sich auch als gesundheitliche Ressource auswirkt.

Zu den typischen, sozialen Rückhalt konstituierenden Aktivitäten gehört **nicht:**

(A)   Anerkennung aussprechen
(B)   Compliance sicherstellen
(C)   materielle Hilfe leisten
(D)   Rat geben, Information austauschen
(E)   Wertschätzung zeigen, Vertrauen schenken

3.3   Fragen aus Examen Herbst 2001

3.16 Welche der folgenden Maßnahmen ist der primären Prävention von HIV/AIDS zuzuordnen?

(A)   AIDS-Test (HIV-Nachweis) nach ungeschütztem Verkehr
(B)   Aufklärung HIV-Positiver über Folgen der Immunschwäche
(C)   betreutes Wohnen für AIDS-Kranke
(D)   Initiierung von Selbsthilfegruppen für die Angehörigen der an AIDS Erkrankten
(E)   Plakatkampagne der Deutschen AIDS-Hilfe zur Propagierung von „Safer Sex"

Kommentare

1 Entstehung und Verlauf von Krankheiten

1.1 Bezugssysteme von Gesundheit und Krankheit

········

·····························
1.1.1 Begriffserklärungen

┌─ **Begriffserklärungen** ───────────────────────────────────── I.1 ┐

„Wie geht's Dir?" ist eine allgemeine Plattheit, auf die wir oft gar keine wirkliche Antwort erwarten. Aber diese Frage ist eigentlich sehr schwer zu beantworten, denn wonach richtet sich die Einschätzung, ob man gesund oder krank ist? Bei einer Frage, die einer Ihrer beiden Psychologen vor einigen Jahren einmal in einem Kurs gestellt hatte, musste er feststellen, dass nur knapp ein Drittel der Anwesenden sich an diesem Tag *„so richtig gesund"* fühlte. Waren die anderen alle schwerkrank? Mitnichten, denn Gesundheit und Krankheit sind keine Gegensätze („dichotom" = zweigeteilte Ausprägung wie z.B. männlich/weiblich), sondern nur die Endpole eines Kontinuums. Dazwischen gibt es viele verschiedene Grade der Ausprägung. Da jeder ständig Krankheitserregern ausgeliefert ist, die unser Immunsystem bekämpft, ließe sich auch sagen, dass man strenggenommen eigentlich fast immer *„ein bisschen krank"* ist. Krankheit lässt sich also definieren als Abweichung von einem biologischen, medizinischen, verhaltensmäßigen oder sozialen Normalzustand.

Demzufolge gibt es auch verschiedene **Definitionen der Gesundheit**. Die wichtigsten sollten Sie kennen, um das nächste Mal die Frage wie es Ihnen geht, kompetent und ausführlich beantworten zu können:

- Nach allgemeiner medizinischer Definition (Klinisches Wörterbuch) wird *„Gesundheit"* als das Fehlen körperlicher, geistiger und seelischer Störungen bzw. Veränderungen erklärt. *„Krankheit"* wiederum wird hier dann (logischerweise!) als „das Fehlen von Gesundheit" definiert. Eine einleuchtend simple Erklärung also, die auch Sie sich leicht merken können.
- Nach Ansicht der WHO ist Gesundheit *„der Zustand völligen körperlichen, geistigen, seelischen und sozialen Wohlbefindens",* wonach, abgesehen von Frischverliebten, wohl kaum jemand wirklich gesund sein dürfte.

So, bevor wir uns gemeinsam an die Lösung der Prüfungsfragen heran wagen, will ich Sie mir nun aber erst einmal anschauen. Naja. So wie Sie hatten wir uns die Leser dieses Buches eigentlich nicht vorgestellt. Aber wir werden schon irgendwie klar kommen. Ich möchte gleich mit der Tür ins Haus fallen und mit einer echt schweren Frage anfangen: „Wie geht's Ihnen denn heute so?"
Ihre Antwort: „…"

- Im sozialversicherungsrechtlichen Sinn bedingt Gesundheit die Arbeits- und Erwerbsfähigkeit. Krankheit wird hier ganz pragmatisch als das Vorhandensein von Störungen definiert, die Therapie erfordern und Arbeitsunfähigkeit zur Folge haben können. Den unklaren *weder-noch*-Zwischenzustand, in dem die meisten von uns sich zwischen Montagmorgen und Freitagabend befinden, bezeichnet man als *„Krankheitsvorfeld".*

Bei der Entstehung von Krankheiten spielen einige wichtige Faktoren eine Rolle. Folgende Begriffe sollten Sie sich einprägen:

Ätiologie: Theorien über die Ursachen der Entstehung einer Erkrankung (Beispiel: Entstehung der Schizophrenie auf der Basis genetischer oder sozialer Einflüsse).

Pathogenese: Entstehung und Entwicklung einer Krankheit (Beispiel: erster schizophrener Schub nach einer Konfliktsituation).

Risikofaktoren: bestimmte Risikofaktoren können die Wahrscheinlichkeit des Auftretens einer Erkrankung erhöhen (Beispiel: Kinder schizophrener Eltern werden häufiger schizophren).

Protektive Faktoren: Schutzfaktoren, die Risikofaktoren abschwächen (Beispiel: intaktes Elternhaus, tolerante Umgebung).

Resilienz (= Elastizität, Spannkraft): Aufgrund bestimmter Eigenschaften erkranken manche Personen auch bei Vorliegen vieler Risikofaktoren (z.B. Kriege, Katastrophen) nicht, sondern passen sich an.

Chronifizierung: eine akute Erkrankung heilt nicht aus, sondern bleibt chronisch (langdauernd) bestehen.

Rezidiv: nach Remission (Rückbildung) einer Erkrankung kommt es zum erneuten Ausbruch (z.B.: Krebs).

Rehabilitation: Maßnahmen zur Linderung und Beseitigung von schweren gesundheitlichen Störungen mit dem Ziel der sozialen und beruflichen Integration.

F01 **!**

Frage 1.1: Lösung D

Zu **(A):** Dispositioneller Optimismus: genetisch bedingte Anlage, die Dinge eher heiter zu sehen. Optimisten werden zwar seltener krank und eher wieder gesund, zeichnen sich aber nicht zwangsläufig durch mehr Anpassungsfähigkeit aus.

Zu **(B):** Eysenck unterschied vier Dimensionen der Persönlichkeit: 1. Extraversion – Introversion, 2. Stabilität – Labilität (Neurotizismus), 3. Realismus – Psychotizismus und 4. Intelligenz. Emotionale Stabilität hat vor allem Auswirkungen auf das Risiko, psychisch krank zu werden. Auch stabile müssen aber nicht psychisch elastischer sein als labile Personen.

Zu **(C):** Kontrollüberzeugung: Personen mit internaler Kontrollüberzeugung glauben, dass Erfolg bzw.

Misserfolg (auch Krankheiten!) von ihren eigenen Leistungen abhängt. Personen, die external attribuieren, sehen die Ursache für Erfolg/Misserfolg in anderen Personen oder im Schicksal.

Zu **(D):** Resilienz kommt aus dem Englischen „*resilience*" = Elastizität, Spannkraft. Dieses Konzept beschreibt den in der Frage genannten Sachverhalt, dass manche Personen trotz massiv gesundheitsgefährdender Faktoren nicht krank werden, da sie über so etwas wie „psychische Elastizität" bzw. Anpassungsfähigkeit an Stress verfügen.

Zu **(E):** Selbstwirksamkeitserwartung ist ein von Bandura geprägter Begriff und bedeutet die Erwartung eines Effektes/Erfolges eigenen Handelns (Selbstwirksamkeit) unter gegebenen Situationsbedingungen unabhängig vom realen Ergebnis.

1.1.2 Die betroffene Person

─ Aspekte der Gesundheitspsychologie ─────────────────────────────── I.2 ─

Neben den objektiven Anzeichen für Krankheit, z. B. Fieber und erhöhte Lymphozyten, gibt es natürlich auch ein subjektives Erleben des eigenen Gesundheitszustandes. Hierbei spielen unter anderem eine Rolle:

Interozeption: Fähigkeit, verborgen im Körper ablaufende Funktionen zu spüren;

Nozizeption: Schmerzwahrnehmung;

Propriozeption: Tiefensensibilität, Wahrnehmung der Stellung und Bewegung des Körpers im Raum;

Viszerozeption: Spüren der Tätigkeit der Verdauungsorgane.

Leben Sie gesund?

Diese Begriffe haben Sie vielleicht in anderen Fächern auch schon kennen gelernt; was aber hat das nun mit Psychologie zu tun? Es gibt einen speziellen Zweig, die **Gesundheitspsychologie**, die versucht psychologische und soziale Faktoren herauszuarbeiten, die einen Einfluss auf Krankheit und Gesundheit haben. Gegenstand der Gesundheitspsychologie ist die Analyse von Verhalten, Kognitionen und Motivationen im Zusammenhang mit Präventionsmaßnahmen, gesundheitlichen Risiken und Erkrankungen.

Konkret heißt das, ob Sie persönlich gesund bleiben oder krank werden, hat auch etwas mit Ihrer Psyche zu tun. Leben sie gesund? Essen Sie viel Obst? Treiben Sie Sport? Oder rauchen Sie etwa, haben Übergewicht, schlafen zu wenig, haben oft (Prüfungs-)Stress oder fahren Motorrad? Warum nehmen Sie Risikofaktoren bewusst in kauf, obwohl gerade Sie als Medizinstudent/-in wissen

müssten, dass diese irgendwann in einer Krankheit resultieren werden?

Wie wir uns fühlen, ist zunächst einmal eine Frage dessen, was wir über uns selbst denken. Gedanken nennen wir ab jetzt **„Kognitionen"** und merken uns, dass es „*heiße*" und „*kalte*" davon gibt. Damit ist nicht das gemeint, woran Sie jetzt wahrscheinlich denken, sondern diese Unterscheidung geht auf **Lazarus** zurück: **„knowledge"** (z.B. funktionales, emotionsfreies Wissen über die Symptome einer Krankheit, sog. kalte Kognitionen) und **„appraisal"** (persönliche Betroffenheit, sog. heiße Kognitionen).

Solche Gedankengänge umfassen unter anderem:

1. **Symptomwahrnehmung** (*„Ich habe Bauchschmerzen?"*),
2. **Attributionen** (Ursachensuche: *Ist das Hunger oder bin ich krank? Ich glaube, das Verfallsdatum der Wurst war vorbei.*"),
3. **Einschätzung der Bedrohlichkeit** (*An einer Fleischvergiftung kann man elendiglich eingehen!*"),
4. **Kontrollüberzeugung** (*„Kann ich selbst etwas tun? Vielleicht hilft Kamillentee?"*),
5. **Selbstwirksamkeit** (*„Reicht es, wenn ich erbreche oder sollte ich besser einen Arzt rufen?"*) und
6. **Krankheitsschemata** (*„Was eigentlich passiert genau bei einer Nahrungsmittelvergiftung? Besser, ich lese das erst mal genau nach. Wo ist denn bloß Omas Buch ‚Die Frau als Hausärztin?'"*).

Coping:
Lazarus (1966) begründete das „*Copingkonzept*". Nach dieser Theorie hängt es von den subjektiven Bewertungen einer Person ab, ob Stress als irrelevant, als negativ oder sogar als positiv eingeschätzt wird. Insbesondere die Einschätzung der eigenen Möglichkeiten, auf die neue Situation zu reagieren, kann ein Ereignis als potentiell bedrohlich, frustrierend oder angenehm erscheinen lassen. Lazarus beschreibt auch körperliche Krankheiten als derartigen Stress, auf den die Person verschieden reagieren kann:
1. Suche nach Informationen
2. Sofortiges Handeln, ohne viel zu überlegen
3. Nichthandeln, Vermeiden von Aktivitäten
4. Intrapsychische Reaktionen.
Also kann eine Person, die durch Stress krank geworden ist, die Krankheit als weiteren Stress empfinden, mit der Folge, dass sie dann immer nur noch kränker wird. Der Arzt wird nicht umhin kommen, sich dann auch mit den psychosozialen Auswirkungen der Krankheit beschäftigen zu müssen.

F00

Frage 1.18: Lösung B

Das kognitive Modell psychischer Störungen geht davon aus, dass dysfunktionale Gedankengänge Ursache vieler psychischer Störungen sind. Therapietechniken wie die kognitive Umstrukturierung oder die rational-emotive Therapie bemühen sich darum, negative, selbstzerstörerische oder hemmende Ge-

dankengänge („*Ich hab' erst 18 Prüfungsfragen beantwortet, das dauert ja noch ewig.*") durch positive zu ersetzen („*Toll, ich hab' schon 18 Fragen beantwortet, das ging ja blitzschnell.*").
Zu **(A):** Abwehrmechanismen: Das Ich erzeugt Abwehrmechanismen (z.B. Fixierung, Verdrängung, Regression, Konversion, Projektion, Verschiebung usw.) zur Beseitigung unerwünschter Impulse, Emotionen oder Gedanken.
Zu **(B):** Moralisch-ethische Bewertung: Subjektive Bewertung eines Verhaltens z.B. als gesund/krank oder normal/abnorm auf moralisch-ethischer Grundlage. Ständig negative Bewertungen des eigenen Verhaltens können durchaus in psychischen Störungen wie z.B. der Depression münden.
Zu **(C):** Konditionierung: Lernen, z.B. als klassische Konditionierung (Reiz-Reaktions- oder Signallernen) oder als operante Konditionierung (Belohnungslernen).
Zu **(D):** Unbewusste Antriebe. Das Unbewusste beinhaltet neben verdrängten, meist unangenehmen Erinnerungen auch nicht erlaubte Triebwünsche, z.B. sexueller Art.
Zu **(E):** Sowohl die Bezeichnung „*unterbewusst*" (im Gegensatz zu „*unbewusst*"!) wie auch „*fixe Idee*" sind umgangssprachliche Ausdrücke, die in der Psychologie bisher noch gar nicht konkret definiert wurden.

F00

Frage 1.19: Lösung C
Siehe Kommentar zu Frage 1.18.

1.2.2 Biopsychologische Modelle

Biopsychologische Modelle ──────────────────── I.11

Dass Verhalten erlernt wird und damit auch psychische, psychiatrische und psychosomatische Störungen durch Erfahrungen erzeugt werden können, ist sehr einsichtig. Aber irgendwie müssen diese Prozesse sich auch in unserer Biologie und Physiologie niederschlagen. Wir wissen heute zum Beispiel, dass Lernprozesse die Anzahl und Stärke der Verbindungen zwischen Nervenzellen des Gehirns verändern. Es gibt also ein fassbares Substrat für Erfahrungen. Diese Kenntnisse führen die Psychologie, die lange Zeit eher eine theoretische Wissenschaft war, zurück in den Schoß der Biologie. Die sog. **„Verhaltensmedizin"** versucht heute, psychologische, verhaltenswissenschaftliche und biomedizinische Konzepte zusammenzufügen.

Psychoneuroimmunologie:
Interessante Ergebnisse hat man in der Forschung z.B. im Bereich der **Psychoneuroimmunologie**. Offensichtlich reagiert unser Immunsystem durchaus recht feinfühlig auf psychische Ereignisse. Als Folge von Belastungen kann es zusammenbrechen und man bekommt eine Krankheit aus dem breiten Kontinuum zwischen Fußpilz und Lungenkrebs. Das Immunsystem kann aber offenbar auch überreagieren, z.B. wird diskutiert ob Allergien durch den sogenannten „*cholinergen Gegenschlag*" nach einer Immunsuppression bedingt sein könnten.
Bleiben wir einfach noch einmal beim Stress, der auch hierfür ein sehr gutes Modell darstellt und dem jeder Medizinstudent zumindest während der Anatomieprüfungen ausgesetzt ist. Was pas-

siert da eigentlich mit Ihnen? Stressreaktionen lassen sich in der Regel sowohl psychisch wie auch physiologisch nachweisen. Wenn Sie draußen vor der Tür des Prüfers warten, kommt es nicht nur zum wohlbekannten Panikgefühl (*„Ich weiß, dass ich nichts weiß..."*), sondern auch zur körperlichen Aktivierung mit verstärkter **Sympathikuserregung** und **Adrenalinausschüttung**, Herzfrequenz und Blutdruck sind erhöht, im EEG zeigt sich **Desynchronisation** und dann dieser lästige und absolut überflüssige Harndrang natürlich.

Stressreaktion

Hans Selye hat im klassischen Tierversuch verschiedene Stadien der **Stressreaktion** untersucht:

1. **Alarmreaktion**: in der Schockphase kommt es kurzfristig zu Blutdruckabfall, Tachykardie und Hypoglykämie und verringerter Widerstandskraft. Wenig später setzt die Gegenschockphase mit verstärkter ACTH-Ausschüttung ein, wodurch es zur Sekretionssteigerung der Nebennierenhormone kommt, insbesondere Cortison wird ausgeschüttet (Glukoneogenese). Diese körperlichen Abwehrmechanismen wirken dem Schock entgegen.
2. **Resistenzstadium** (Widerstandsstadium): das Individuum gewöhnt sich zeitweise an den Stresszustand, indem es alle Energiereserven aktiviert. Es zeigt höhere Sympathikusaktivität und weitere Steigerung der NNR-Hormon-Produktion. Es kommt zur Hypertrophie des steroiden Adrenalgewebes der Nebennieren.
3. **Erschöpfungsstadium**: Die Reserven sind aufgebraucht, die Adaptation an die Stresssituation bricht zusammen. Das Individuum gerät in einen Zustand völliger Erschöpfung, die ständige Cortisolausschüttung hat zur Immunsuppression geführt. Dieser Zustand kann zum Tod führen.

Durch psychologische Bewältigungsverfahren kann man lernen, Stress einzudämmen oder zu beherrschen. Zum Beispiel können Personen durch die Methode des kognitiven Umstrukturierens lernen, eine Situation nicht mehr als angstbesetzt zu erleben oder auch Verantwortung an andere abzugeben. Insbesondere Entspannungstechniken wie etwa das Autogene Training, progressive Muskelentspannung oder Transzendentale Meditation reduzieren Stressschäden.

Viscerales Lernen:

Autonom ablaufende Reaktionen des vegetativen Nervensystems hielt man lange Zeit für nicht durch Lernen beeinflussbar. **I. P. Pawlow** konnte zeigen, dass das vegetative Nervensystem durch klassische Konditionierung veränderbar ist. **Neal E. Miller** führte in den 60er Jahren daraufhin eine ganze Reihe von Versuchen an Tieren durch, die zeigten, dass autonom ablaufende Reaktionen auch durch Belohnungslernen formbar sind und

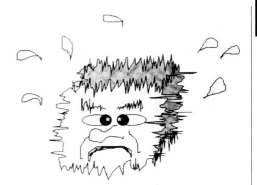

Abb. 1.**1**   Das Leben besteht nun einmal aus einer Aneinanderreihung belastender Situationen. Ob Sie die Prüfungsvorbereitungen als Stress empfinden, hängt aber ganz alleine von Ihnen ab.

die er als **„viscerales Lernen"** bezeichnete. So lernten Versuchstiere durch Belohnung oder Bestrafung z. B. besonders viel oder besonders wenig Speichel zu produzieren; die Herzfrequenz zu erhöhen oder zu senken; die Anzahl von Darmkontraktionen zu beschleunigen oder zu verlangsamen; auch die Abfolge von Magenkontraktionen konnte erhöht oder gesenkt werden. Eine Gruppe von Ratten lernte durch Belohnung besonders viel, die zweite Gruppe dagegen besonders wenig Urin zu produzieren.

Konditionierte Immunsuppression:

Auch das Immunsystem ist konditionierbar. **Robert Ader** bewies Mitte der 70er Jahre die Konditionierbarkeit des Immunsystems von Ratten. Die Tiere erhielten eine Injektion von Cyclophosphamid, das immunsuppressive Wirkung hat und gleichzeitig sehr süß schmeckende Saccarinlösung zum Trinken (neutraler Reiz). Nach mehrfacher Wiederholung hatte die Saccarinlösung alleine auch eine Verminderung der Funktion des Immunsystems zur Folge. Eine Arbeitsgruppe aus Trier konnte mit einem entsprechenden Versuchsplan eine erlernte Konditionierung der Steigerung der Immunfunktionen vermittels Brausebonbons erreichen, die ja ebenfalls intensiv schmecken.

Über solche Versuche konnte man inzwischen recht zweifelsfrei beweisen, dass chronischer Stress die Funktion des Immunsystems herabsetzt; in der Folge kommt es leichter zu Krankheiten. In einem Versuch von **Maier** et al. (1985) konnte eine Gruppe von Ratten E-Schocks durch Drehen eines Rades im Käfig abstellen, bei der zweiten Gruppe beeinflusste das Drehen des Rades den Schock nicht. Die zweite Gruppe hatte signifikant niedrigere Immunfunktionen. Ein wichtiger Versuch, der zeigt, dass es nicht der Stress selbst ist, der krank macht, sondern eher das Ausmaß der Hilflosigkeit, mit der man einer belastenden Situation gegenüber steht.

H97

Frage 1.20: Lösung E

Zu **(1):** Altbekanntes fördert in der Regel keinen Stress, es sei denn die Schwiegermutter kommt zum dritten Mal in diesem Jahr über das Wochenende zu Besuch. Völlig neue Situationen (z.B. Anfang des Studiums in einer fremden Großstadt) begünstigen Stress schon eher.

Zu **(2)** und **(3):** Plötzlich eintretende, unkontrollierbare Ereignisse (z.B. der etwas unerwartete Abschiedsbrief des Partners auf dem Küchentisch) führen z.B. häufig zu Hilflosigkeit, Depressionen und sogar Kurzschlusssuizid.

H99

Frage 1.21: Lösung D

In der Frage fehlt eigentlich der Hinweis, dass das Ereignis von der Person als belastend empfunden werden muss, damit überhaupt Stress auftritt. So wie die Frage formuliert wurde, könnte es sich ja auch um ein positives Ereignis handeln.

Zu **(A)** und **(B):** Gefühle der Hilflosigkeit und damit Stress entstehen kaum, solange eine Person das Gefühl hat, die Situation noch lenken oder wenigstens durch eigenes Handeln irgendwie beeinflussen zu können. Dadurch empfindet man, trotz Schräglage und viel höherer Geschwindigkeit, beim Motorradfahren weniger Stress als in der Achterbahn, jedenfalls solange man selbst am Lenker sitzt.

Zu **(C):** Nach dem Motto *„Das kennen wir ja schon"* erzeugen vertraute Situationen in der Regel kaum Stress, selbst wenn diese Situationen auch belastende Elemente beinhalten. Dadurch macht die letzte mündliche Prüfung meist weniger Stress als die erste.

Zu **(D):** Eine drohende Gefahr, von der man nicht weiß, ob, wann und wie oft sie auftritt, erzeugt massiven Stress. Ein Patient, bei dem der Verdacht auf ein Krebs-Rezidiv vorliegt und der nicht weiß, ob er erneut operiert oder bestrahlt werden muss oder nicht, ist maximal gestresst.

Zu **(E):** Auf vorhersagbare Stressereignisse kann man sich vorbereiten und behält damit eine Stress reduzierende Handlungskompetenz. Wenn Sie sich auf die Prüfung ausreichend vorbereitet haben, sind Sie vorher entsprechend weniger zermürbt.

F91

Frage 1.22: Lösung E

Bitte beachten Sie: Auch Langeweile, Monotonie, Deprivation und Isolation können stresserzeugend wirken (z.B. Einzelhaft im Gefängnis).

F00

Frage 1.23: Lösung A

Zu **(A):** Hans Selye hat im Tierversuch verschiedene Stadien der Stressreaktion untersucht:
1. Alarmreaktion: In der Schockphase kommt es kurzfristig zu Blutdruckabfall, Tachykardie und Hypoglykämie und verringerter Widerstandskraft. Wenig später setzt die Gegenschockphase mit verstärkter ACTH-Ausschüttung ein, wodurch es zur Sekretionssteigerung der Nebennierenhormone kommt, insbesondere Cortison wird ausgeschüttet (Glukoneogenese). Diese körperlichen Abwehrmechanismen wirken dem Schock entgegen.
2. Resistenzstadium (Widerstandsstadium): Das Individuum gewöhnt sich zeitweise an den Stresszustand, indem es alle Energiereserven aktiviert. Es zeigt höhere Sympathikuskativität und weitere Steigerung der NNR-Hormon-Produktion. Es kommt zur Hypertrophie des steroiden Adrenalgewebes der Nebennieren.
3. Erschöpfungsstadium: Die Reserven sind aufgebraucht, die Adaptation an die Stresssituation bricht zusammen. Das Individuum gerät in einen Zustand völliger Erschöpfung, die ständige Cortisonausschüttung hat zur Immunsuppression geführt, es können gastrointestinale Ulcera entstehen. Dieser Zustand kann zum Tod führen.

Zu **(B):** Seligman entwickelte 1975 das Konzept der gelernten Hilflosigkeit aus tierexperimentellen Studien. Hunde, die Serien von Elektroschocks nicht entkommen konnten, wurden passiv und ertrugen auch andere Situationen hilflos, in denen Möglichkeiten zur Flucht gegeben waren. Inzwischen hat man in den Gehirnen dieser Tiere Veränderungen des Serotonin- und Noradrenalinspiegels festgestellt. Ähnliche Veränderungen zeigen sich auch bei einigen Arten der Depression. Seligman übertrug diese Ergebnisse auf die reaktive Depression beim Menschen. Kinder, die lernen, dass sie aversiven Reizen wie z.B. Schlägen nicht entgehen können, flüchten sich in eine passiv-abwartende Rolle. Auch im weiteren Leben glauben solche Personen, dass sie geringe Kontrollmöglichkeiten auf ihre Umwelt haben.

Zu **(C):** Habituation: Einfacher Lernprozess. Gewöhnung an einen Dauerreiz (etwa gleichbleibend lautes Geräusch, unverändert unangenehmer Geruch).

Zu **(D):** Homöostase: Dient der Konstanthaltung physiologischer Größen (Körpertemperatur, Blutzuckerwert usw.) im Sinne eines Regelkreises mit Ist- und Sollwert. Bei homöostatischen Bedürfnissen muss immer ein physiologischer Mangelzustand vorhanden sein, dessen Befriedigung lebenswichtig ist. Homöostase ist damit die Grundlage für die meisten primären Bedürfnisse.

Zu **(E)**: Grundlage der psychoanalytischen Behandlung ist die Annahme, dass die Gründe für neurotische Störungen unbewusst sind. Aufgabe des Therapeuten ist es, den Patienten an diese Ursachen heranzuführen. Da eine Erinnerung an das verdrängte Erlebnis meist angstauslösend und unangenehm ist, bringt der Patient Widerstand gegen diese Versuche des Analytikers auf. Die Psychoanalyse geht davon aus, dass die allererste Assoziation, die dem Probanden einfällt, im Wesentlichen noch unbeeinflusst von solchen Widerständen und insbesondere von den Abwehrmechanismen des Ichs ist und daher zu solchen verdrängten Komplexen führen kann.

| H00 |

Frage 1.24: Lösung B

Zu **(A)**, **(C)**, **(D)** und **(E)**: Selye hat im Tierversuch verschiedene Stadien der Stressreaktion untersucht:
1. Alarmreaktion: In der Schockphase kommt es kurzfristig zu Blutdruckabfall, Tachykardie und Hypoglykämie und verringerter Widerstandskraft. Wenig später setzt die Gegenschockphase mit verstärkter ACTH-Ausschüttung ein, wodurch es zur Sekretionssteigerung der Nebennierenhormone kommt, insbesondere Cortison wird ausgeschüttet (Glukoneogenese). Diese körperlichen Abwehrmechanismen wirken dem Schock entgegen.
2. Resistenzstadium (Widerstandsstadium): Das Individuum gewöhnt sich zeitweise an den Stresszustand, indem es alle Energiereserven aktiviert. Es zeigt höhere Sympathicusaktivität und weitere Steigerung der NNR-Hormon-Produktion. Es kommt zur Hypertrophie des steroiden Adrenalgewebes der Nebennieren.
3. Erschöpfungsstadium: Die Reserven sind aufgebraucht, die Adaptation an die Stresssituation bricht zusammen. Das Individuum gerät in einen Zustand völliger Erschöpfung, die ständige Cortisonausschüttung hat zur Immunsuppression geführt, es können gastrointestinale Ulcera bestehen. Dieser Zustand kann zum Tod führen.
Zu **(B)**: Das Copingkonzept von Lazarus beschreibt, dass auch körperliche Krankheiten als eine Form von Stress zu bewerten sind, auf die Menschen unterschiedlich reagieren. Hierbei hängt es von den subjektiven Bewertungen ab, wie jemand reagiert. Der Stress kann als irrelevant, als negativ oder sogar als positiv eingeschätzt werden. Wichtig ist außerdem die Einschätzung der eigenen Möglichkeiten auf ein Stressereignis zu reagieren.

| H96 |

Frage 1.25: Lösung C

Zu **(1)**: Die Transaktionsanalyse untersucht Kommunikationsstrukturen zwischen Gesprächspartnern. Es gibt aber leider immer wieder Worte, die auch die Autoren dieses Buches noch nicht gehört

haben. Weiß irgend jemand hier, was ein „transaktionales Stresskonzept" ist?
Zu **(2)**: Die Life-event-Forschung geht davon aus, dass eine Aufeinanderfolge vieler gravierender Lebensereignisse Stress darstellt, der letztendlich in psychosomatische Krankheiten münden kann. Auch prinzipiell als positiv bewertete Ereignisse (Hochzeit, Geburt eines Kindes) erfordern eine Neuanpassung und stellen damit eine Belastung dar.
Zu **(3)**: Selye unterscheidet drei Stressphasen: Alarmreaktion, Resistenz oder Widerstand und Erschöpfungsstadium. Im Resistenzstadium gewöhnt das Individuum sich kurzzeitig an den Stress, indem es alle Energiereserven mobilisiert. Es kommt zwar für eine befristete Zeit zur Anpassung (Adaptation) an den Stress, darauf wird jedoch eine Erschöpfungsphase eintreten.
Zu **(4)**: Allgemeine Aktivation: Diese biologisch angeborene Aktivierung hat den Sinn, ein Lebewesen möglichst schnell auf Flucht- oder Kampfreaktionen vorzubereiten. Die meisten dieser Veränderungen entstehen durch Verstärkung der sympathischen und Hemmung der parasympathischen Aktivitäten („Kampfnerv" und „Ruhenerv"), daneben kommt es zu EEG-Veränderungen und Befindlichkeitsänderungen.

| F94 | | F89 |

Frage 1.26: Lösung D

Die richtige Reihenfolge lautet:
1. Alarmphase (kurze Schockphase mit Blutdruckabfall, Tachykardie, Hypoglykämie, dann Gegenschockphase mit ACTH- und Cortisonausschüttung)
2. Resistenz- oder Widerstandsphase (Gewöhnung an den Stresszustand durch Aktivierung aller Energiereserven, höhere Sympathikus- und Nebennierenrindenaktivität)
3. Erschöpfungsphase (Nach Aufbrauchen der Reserven kommt es zum Zusammenbruch mit hochgradiger Erschöpfung, Immunsuppression, Ulcera).

| F94 |

Frage 1.27: Lösung B

Das wesentlichste Ergebnis der Tierversuche von H. Selye zu Stress war eine Hypertrophie des steroiden Adrenalgewebes der Nebennieren. Selye bezeichnete dies als „allgemeines Adaptionssyndrom", d.h. als Versuch, den Körper an die Stresssituation anzupassen. Diese Veränderung trat unspezifisch auf, d.h. unabhängig sowohl von der Art des Stressors, wie auch von der Situation und dem Individuum. Neuere Untersuchungen haben natürlich gezeigt, dass körperliche Veränderungen durch Stress sehr spezifisch ablaufen, aber in der Frage wurde nur nach dem Stresskonzept von Selye gefragt.

H00

Frage 1.28: Lösung A

Durch Stress werden verschiedene Systeme im Körper angesprochen: Cortisol-, Katecholamin- und Testosteronsystem. Henry entwickelte folgendes Modell:

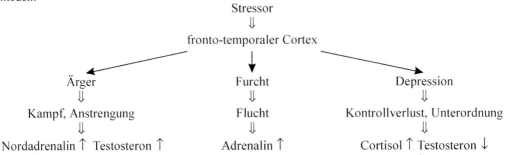

Damit ist Lösung (A) richtig.

H99

Frage 1.29: Lösung A

Zu **(A):** Adrenalin ist das Stresshormon schlechthin, es bereitet den Körper auf Kampf- oder Fluchtreaktionen vor.

H99

Frage 1.30: Lösung E

Diese zunächst schwierig aussehende Frage lässt sich leicht klären, wenn man sich Rangkämpfe und Rangverteilungen im Tierreich ansieht. Das kennen Sie vielleicht noch aus dem Biologieunterricht der Oberstufe im Gymnasium oder aus der vergleichenden Verhaltensforschung.

Das Alpha-Tier (Leittier) ist notwendigerweise gesund (sonst würde es im Kampf nicht gewinnen) und maximal paarungsbereit. Die Paarungsbereitschaft wird, nach aktuellen Forschungsergebnissen übrigens bei beiden Geschlechtern, durch einen hohen Testosteronspiegel ausgelöst. Cortisol wird zur Bereitstellung von Energiereserven (Glukoneogenese) insbesondere bei Stress ausgeschüttet, hat aber langfristig eine immunsuppressive Wirkung, öffnet also die Pforten für Erkrankungen verschiedener Art. Das Alpha-Tier sollte also besser einen niedrigen Cortisolspiegel haben.

Tiere dagegen, die Rangkämpfe regelmäßig verlieren und sich unterordnen müssen, haben den gegensätzlichen Hormonspiegel, d.h. hohes Cortisol und niedriges Testosteron. Da diese Tiere oft von allen anderen angegriffen und weggejagt werden, leben sie im Dauerstress, was den hohen Cortisolspiegel erklärt. Dieselben Hormonwerte wurden interessanterweise auch bei depressiven Menschen gefunden.

F01 **!**

Frage 1.31: Lösung B

Zu **(A):** Die Aussage ist richtig: Mittelmäßige körperliche Belastung, z.B. durch Sport, führt zunächst zu einer Verbesserung der Funktion des Immunsystems, später aber für einen kurzen Zeitraum zu einem Absinken.

Zu **(B):** Akute psychische Belastungen führen nicht zu einer Verminderung, sondern zu einer Erhöhung dieser sog. Stressachse. Gefragt wurde nach der nicht richtigen Aussage, sodass die falsche Aussage hier wieder einmal die richtige Lösung darstellt.

Zu **(C)**, **(D)** und **(E):** Das bei Stress über die Hypothalamus-Hypophysen-Nebennierenrinde ausgeschüttete Cortisol hat eine Unterdrückung (*Suppression*) des eigenen Immunsystems zur Folge. Bei länger andauerndem Stress, ständigen Belastungen auf der Arbeitsstelle, Ärger mit dem Vorgesetzten, Streit mit den Eltern, Pflege eines chronisch kranken Familienmitgliedes kommt es also zu einer herabgesetzten Funktion unseres Immunsystems. Krankheitskeime haben die Möglichkeit, sich zu vermehren: Man wird eher krank.

1.2.3 Psychodynamische Modelle

Abwehrmechanismen ── I.12

Warum sitzen Sie jetzt hier und lernen, statt sich einen schönen Tag zu machen? Sie wollen Arzt/ Ärztin werden? Aber warum wollen Sie das eigentlich? Was treibt Sie dazu, gerade diesen Beruf ergreifen zu wollen? Sie wollen vielleicht anderen Menschen helfen. Aber warum wollen Sie das denn? Warum einen nervenaufreibenden Beruf ergreifen, der mit Nachtschicht, Wochenend- und Feiertagsdienst verbunden ist, schlecht bezahlt wird und Sie ständig mit menschlichem Leid konfrontiert?

Sigmund Freud, Begründer der Psychoanalyse, wurde deshalb so berühmt, weil er immer wieder eine einzige Frage stellte: *„Warum?"* und sich dabei mit oberflächlichen Lösungen nicht zufrieden gab. Seiner Ansicht nach haben auch Krankheiten einen funktionalen Wert für den Betroffenen. Es ist kein Zufall, wenn eine Person eine psychosomatische Krankheit ausbildet, sondern dahinter steht ein bestimmter Zweck. Nach Ansicht der Psychoanalytiker versuchen die Erkrankten mit ihren Symptomen etwas auszudrücken oder zu erreichen. Ein neurodermitisches Kind zwingt durch seine Symptomatik vielleicht seine egozentrische Mutter, es zu berühren und einzucremen. Eine meiner Patientinnen hatte, wie sie es selbst nannte, die *„umgedrehte Regel"*, d.h. drei Wochen lang Menstruationsblutungen und eine freie Woche. Nach umfangreichen medizinischen Behandlungen (Östrogen-Medikation, mehrere Ausschabungen) wurde bei der knapp 30jährigen schließlich eine Hysterektomie durchgeführt. Im Anschluss wurde sie schwer depressiv, hatte also lediglich ein neues Symptom ausgebildet, da kein Arzt nach den Ursachen ihrer Krankheit gefragt hatte. Ein einziges *„Warum"* hätte ihre Gebärmutter wahrscheinlich erhalten können. In der Therapie kam schließlich heraus, dass sie den Geschlechtsverkehr mit ihrem stark übergewichtigem Mann als ekelerregend empfand und sich durch ihre Symptome vor seinen Annäherungsversuchen retten konnte.

Abwehrmechanismen

Die Psychoanalyse beschäftigt sich mit diesem *„Warum"*. Freud stellte hierzu mehrere Theorien auf, von denen die **Abwehrmechanismen** für die Erklärung der Entstehung von Krankheiten am interessantesten sind, da jeder von uns sie auch im Alltagsleben zeigt. Abwehrmechanismen sind Methoden des **„Ich"** (Realitätsbewusstsein), um Bedürfnissen des **„Es"** (angeborene Triebe) entgegenzutreten, die entweder generell durch das **„Über-Ich"** (Gewissen) oder aufgrund momentaner realer Gegebenheiten verboten wurden. Abwehrmechanismen verlaufen weitgehend unbewusst. Sie tre-

ten geradezu täglich auch bei normalen Menschen auf. Pathologische Prozesse entstehen in der Regel erst, wenn eine Person sich zu sehr auf einen bestimmten Abwehrmechanismus verlässt. Freud unterscheidet eine ganze Anzahl davon:

1. **Fixierung**: Bindung an eine der frühen Phasen der psychosexuellen Entwicklung (orale, anale, phallische Phase, s. u.), wenn das Kind in dieser Phase zuviel oder zuwenig Befriedigung erhielt. Insbesondere spielt der Verlust von Befriedigungsmöglichkeiten eine Rolle, es kommt zur Regression auf Phasen, in denen keine Frustration vorkam. Fixierung in den ersten drei Phasen führt zu Neurosen, Psychosen, Perversionen oder Kriminalität. Rauchen oder Alkoholismus z. B. wird psychoanalytisch als Fixierung auf die orale Phase gesehen.

2. **Identifikation**: bei Frustration in Form eines Verbots des Auslebens triebhafter Bedürfnisse kann es zur Identifikation mit der verbietenden Person kommen. Ziel der Identifikation soll eine Minderung des Angstzustandes sein, der durch das Verbot entstanden ist. So endet nach Freud die Kastrationsangst des Knaben in der ödipalen Phase durch Identifikation mit dem Vater. Identifikation spielt bei der Über-Ich-Bildung eine wichtige Rolle.

3. **Introjektion** ist die phantasierte *„Einverleibung"* eines primären Liebesobjektes, das jedoch nicht oder nicht mehr verfügbar ist. Beispiel: Daumenlutschen als Ersatz für die verlorene Mutterbrust.

4. **Isolierung**: ein verbotenes Bedürfnis wird in Gedanken oder durch eine symbolische Handlung teilbefriedigt. Diese Befriedigung wird jedoch isoliert, sie wird als fremd, nicht zur eigenen Person gehörig, erlebt. Derartige Handlungen treten besonders in Verbindung mit der Zwangsneurose auf. Beispiel: Exzessives Reinigen der Toilette bei verbotenen sexuellen oder analen Triebimpulsen.

5. **Konversion** bedeutet die Umwandlung eines psychischen Konfliktes in körperliche Symptome. Das Symptom kann hierbei entweder eine verkappte Art der verbotenen Triebbefriedigung darstellen, die dem Konflikt zugrunde lag oder die Krankheit dient gerade der Unterdrückung des Triebimpulses. Konversionssymptome treten vor allem bei hysterischen Störungen auf, z. B. als Lähmungen, Sensibilitätsausfälle der Haut oder Blindheit. Sie haben für den Betroffenen einen direkten funktionalen Zweck, ein Zusammenhang, der allerdings unbewusst bleibt. Klassisches Beispiel: hysterische Lähmung einer Frau genau ab der Gürtellinie infolge unangenehmer sexueller Erfahrungen mit dem Ehemann.

6. **Projektion**: ein verbotenes Bedürfnis wird auf Personen der Umgebung projiziert und dort wahrgenommen. Beispiel: Ein alternder Chefarzt hat sexuelles Interesse an den jungen Schwesternschülerinnen, das sein strenges Über-Ich ihm aber verbietet. Er projiziert sein sexuelles Interesse nun auf die Schülerinnen, glaubt, dass diese ihn verführen wollen und verbietet zu kurze Kittel in seiner Klinik. Projektion bildet die Grundlage für projektive Testverfahren, da eigene (vor allem unbewusste!) Motive nicht nur auf Personen, sondern auf jedes vieldeutige Material projiziert werden (Rorschach-Test, TAT, usw.).

7. Die **Rationalisierung** ist der Versuch, eine verbotene Triebbefriedigung oder ein Verbot mit scheinlogischen Argumenten zu begründen. Rauchen zum Beispiel ist eine typische irrationale Handlung des Es mit oralem Befriedigungscharakter. Auf der bewussten Ebene weiß jeder Raucher, dass er seiner Gesundheit schadet und versucht nun mit Scheinbegründungen zu erklären, warum er gerade jetzt raucht bzw. zur Zeit mit dem Rauchen noch nicht aufhören kann.

8. **Reaktionsbildung**: ein bestraftes Bedürfnis kann nicht mehr ausgeführt werden und wird nun durch eine Handlungsweise am entgegengesetzten Ende des Kontinuums ersetzt. So wird z.B. aus enttäuschter Liebe plötzlich hasserfülltes Verfolgen der ehemals geliebten Person. Der abrupte Fall von einer Extremform (leidenschaftliche Liebe) in die andere (Eintritt ins Kloster, Zölibat) wäre ein typisches Beispiel.

9. **Regression**: Rückkehr zu frühen Phasen der Bedürfnisbefriedigung, wenn andere Abwehrmechanismen nicht mehr ausreichen. Insbesondere bei extremer Frustration kommt es zur Regression auf die Phase der oralen Triebbefriedigung. Auch beim Patienten im Krankenhaus kann es infolge Schwäche, Erschöpfung und Schmerzen zur Regression kommen. Der Patient fühlt sich dann als Kleinkind, eine Rolle, die häufig von der Institution Krankenhaus noch unterstützt wird.

10. **Sublimierung/Sublimation**: aus primitiven Formen der Triebbefriedigung werden höhere, sozial akzeptierte Formen gebildet. Aus einem Kind, das in der analen Phase mit seinem Kot spielte, wird ein anerkannter Bildhauer. Ein Junge, der in der Kindheit neugierig sein ganzes Spielzeug auseinander nahm, wird später ein berühmter Ingenieur.

11. **Ungeschehenmachen**: durch diesen Abwehrmechanismus versucht man verbotene, aber bereits durchgeführte Triebhandlungen wieder ungeschehen zu machen. Als Ausgleich für angeblich „*schmutzige*" Handlungen oder Gedanken (z.B. Masturbation) entwickelt der Zwangsneurotiker einen Waschzwang und wäscht sich ständig die Hände.

12. **Verdrängung**: nicht oder nur unter Strafe zu befriedigende Bedürfnisse können verdrängt werden. So wird ein peinliches Verhalten (z.B.: zweideutiger, anzüglicher Spruch der Frau des Chefs gegenüber) nach einiger Zeit verdrängt, d.h. aus der bewussten Erinnerung ins Unbewusste abgespalten. Man weiß, dass da „*irgend etwas Peinliches*" war, kann sich aber an den Inhalt gar nicht mehr so genau erinnern. Verdrängung ist der häufigste Abwehrmechanismus.

13. **Verkehrung ins Gegenteil (Reversion):** durch Furcht vor einer bestimmten Form der Triebbefriedigung wird das Gegenteil gesucht. Der große, kräftige und hart strafende Vater wird in der Kinderzeichnung als klein und zitternd gemalt.

14. **Verschiebung**: verbotene Triebwünsche können von einer Person auf eine andere, sogar auf Tiere oder Objekte, verschoben werden. Die Wut auf den Prüfer, der den Studenten hat durchfallen lassen, verschiebt sich auf die Ehefrau zu Hause. Die Liebe zu einem unerreichbaren Tennisidol wird auf einen ähnlich aussehenden jungen Mann aus der Nachbarschaft verschoben.

15. **Verleugnung** bzw. **Leugnung der Realität** ist ein Abwehrmechanismus, der in der Literatur sehr verschieden definiert wird. Man versteht darunter:
    a) Leugnung von Triebimpulsen, deren Ausleben verboten ist, z.B. homosexuelle Neigungen.
    b) Leugnen unangenehmer Gefühle wie Minderwertigkeitsgefühle, Versagensängste oder auch Selbstunsicherheit, etwa wenn ein Student eine nette Studentin kennen lernt und sich nicht traut, sie anzusprechen. Verleugnung spielt als Phase des „*Nicht-wahr-haben-wollens*" auch in den Sterbephasen nach E. Kübler-Ross eine Rolle. Patienten, die mit tödlichen Krankheiten konfrontiert werden, verleugnen dieses Wissen in der ersten Zeit häufig und leben so weiter wie bisher.
    c) völlige Leugnung der Realität bei einem erheblichen psychischen Konflikt. Ein starker Schock, z.B. Tod einer nahestehenden Person, kann plötzlich völlig irrationales Verhalten nach sich ziehen wie z.B. Lachen, Tanzen oder lautes Musikhören. Derartige Verleugnung tritt insbesondere bei der Schizophrenie, z.T. auch bei manisch-depressiven Psychosen häufig auf.

K

Psychoanalyse und Psychosomatik ──── I.13

Psychodynamische Modelle bieten eine Erklärung nicht nur für neurotische Störungen, sondern auch für viele **psychosomatische Erkrankungen**. Die meisten psychosomatisch Kranken beharren zwar darauf, unter einer somatischen Störung zu leiden, Psychoanalytiker gehen aber davon aus, dass diese Patienten ihre psychischen Konflikte nur in körperlichen Symptomen äußern können, da sie unfähig sind, emotionale Probleme an sich selbst adäquat wahrzunehmen und zuzugeben.

So fand **Franz Alexander** (1950) folgende Zusammenhänge:

- Frustriertes Abhängigkeitsbedürfnis → Ulzera
- Angestaute Wut → Hypertonie
- Unterdrückte Rachegefühle → Magengeschwür
- Innerlich stets auf der Hut sein → Hypertonie
- Gefühl, ausgeschlossen zu sein → Asthma
- Unzureichende körperliche Zuwendung → Neurodermitis
- Unterdrückter Exhibitionismus, der masochistisch bestraft wird → Neurodermitis.

Die Einfachheit mit der diese Modelle hier dargestellt werden, entspricht nicht der Komplexität der psychoanalytischen Gedankengänge, die dazu gehören. Diese häufig zu findende unsachgemäße Verkürzung der Darstellung hat aber dazu geführt, dass diese Theorien heute extrem umstritten sind. Dennoch spielen sie im psychosomatischen Denken weiterhin eine große Rolle.

H00

Frage 1.32: Lösung A

Zu **(A):** Isolierung: Ein verbotenes Bedürfnis wird in Gedanken oder durch eine symbolische Handlung teilbefriedigt. Diese Befriedigung wird jedoch isoliert, sie wird als fremd, nicht zur eigenen Person gehörig, erlebt. Hier könnte der Patient seine ursprünglichen Ängste isoliert haben und sie nun nicht mehr als zu seiner Person gehörend erleben.

Zu **(B):** Projektion: Ein verbotenes Bedürfnis wird auf Personen der Umgebung projiziert und dort wahrgenommen. Projektion bildet die Grundlage für projektive Testverfahren, da eigene (auch unbewusste!) Motive nicht nur auf Personen, sondern auf jedes vieldeutige Material projiziert werden (Rorschach-Test, TAT, usw.).

Zu **(C):** Regression: Unter Regression versteht Freud die Rückkehr zu frühen Phasen der Bedürfnisbefriedigung, wenn andere Abwehrmechanismen nicht mehr ausreichen. Insbesondere bei extremer Frustration kommt es zur Regression auf die Phase der oralen Triebbefriedigung. Auch beim Patienten im

Krankenhaus kann es infolge Schwäche, Erschöpfung und Schmerzen zur Regression kommen. Der Patient fühlt sich dann als Kleinkind, eine Rolle, die häufig von der Institution Krankenhaus noch unterstützt wird.

Zu **(D):** Verleugnung/Leugnung der Realität: Ein Abwehrmechanismus, der in der Literatur sehr verschieden definiert wird. Man versteht darunter: 1. Leugnung von Triebimpulsen, deren Ausleben verboten ist, z.B. homosexuelle Neigungen. 2. Leugnen unangenehmer Gefühle wie Minderwertigkeitsgefühle, Versagensängste oder auch Selbstunsicherheit. Verleugnung spielt als Phase des „Nicht-wahrhaben-wollen" auch in den Sterbephasen nach E. Kübler-Ross eine Rolle. 3. Völlige Leugnung der Realität bei einem erheblichen psychischen Konflikt. Ein starker Schock, z.B. Tod einer nahestehenden Person, kann plötzlich völlig irrationales Verhalten nach sich ziehen wie z.B. Lachen, Tanzen oder lautes Musik hören. Derartige Verleugnung tritt insbesondere bei der Schizophrenie, z.T. auch bei manisch-depressiven Psychosen häufig auf.

Zu **(E):** Verschiebung: Verbotene Triebwünsche können von einer Person auf eine andere, sogar auf Tiere oder Objekte, verschoben werden. Die Wut auf den Prüfer, der den Studenten hat durchfallen lassen, verschiebt sich auf die Ehefrau zu Hause. Die Liebe zu einem unerreichbaren Tennisidol wird auf einen ähnlich aussehenden jungen Mann aus der Nachbarschaft verschoben.

F00

Frage 1.33: Lösung E

Zu **(A):** Identifikation: Bei Frustration in Form von Verbot des Auslebens triebhafter Bedürfnisse kann es zur Identifikation mit der verbietenden Person kommen. Ziel der Identifikation soll eine Minderung des Angstzustandes sein, der durch das Verbot entstanden ist. So endet nach Freud die Kastrationsangst des Knaben in der ödipalen Phase durch Identifikation mit dem Vater. Identifikation spielt bei der Über-Ich-Bildung eine wichtige Rolle.

Zu **(B):** Isolierung: Ein verbotenes Bedürfnis wird in Gedanken oder durch eine symbolische Handlung teilbefriedigt. Diese Befriedigung wird jedoch isoliert, sie wird als fremd, nicht zur eigenen Person gehörig erlebt. Derartige Handlungen treten besonders in Verbindung mit der Zwangsstörung auf.

Zu **(C):** Projektion: Ein verbotenes Bedürfnis wird auf Personen der Umgebung projiziert und dort verstärkt wahrgenommen.

Zu **(D):** Die Rationalisierung ist der Versuch, eine verbotene Triebbefriedigung oder ein Verbot mit scheinlogischen Argumenten zu begründen.

Zu **(E):** Reaktionsbildung: Ein bestraftes Bedürfnis kann nicht mehr ausgeführt werden und wird nun durch eine Handlungsweise am entgegengesetzten

Ende des Kontinuums ersetzt. In dem Beispiel wird aus der nicht-eingestandenen Angst plötzlich Optimismus. (Allerdings vermute ich persönlich mehr, dass das ganze lediglich an dem Tranquilizer lag, den der junge Patient vorher bekommen hatte, und absolut gar nichts mit psychoanalytischen Abwehrmechanismen zu tun hat.)

H86

Frage 1.34: Lösung B

Eine unerlaubte Handlung wird scheinbar vergessen. Es handelt sich um Verdrängung.

F86

Frage 1.35: Lösung B

Ein sehr schönes, biblisches Beispiel für die Projektion.

F95

Frage 1.36: Lösung C

Zu **(A):** Reaktionsbildung: Ein Bedürfnis kann nicht mehr befriedigt werden und wird nun durch eine völlig entgegengesetzte Handlung ersetzt („aus Liebe wird Hass").
Zu **(B):** Verschiebung: Ein Bedürfnis, das an einer Person nicht befriedigt werden kann, wird auf andere Personen verschoben (z.B. Wut auf den Chef wird durch Kritisieren des Ehepartners ausgelebt).
Zu **(C):** Verleugnung: Nicht-wahrhaben-wollen der Realität bei einem psychisch traumatischen Ereignis wie z.B. der Diagnose einer tödlichen Krankheit. Jedes Individuum ist subjektiv irgendwie von seiner eigenen Unsterblichkeit überzeugt und reagiert auf eine solche Diagnose etwa mit dem Gedanken: „Das darf nicht wahr sein, ich habe immer gesund gelebt, die Ärzte müssen sich geirrt haben."
Zu **(D):** Identifikation: Verbietet eine geliebte Person (z.B. Elternteil) das Ausleben eines Bedürfnisses, dann kommt es zum Konflikt, der nach S. Freud durch eine Identifikation mit dieser Person gelöst werden kann.
Zu **(E):** Projektion: Ein Bedürfnis, das man aufgrund seiner Erziehung nicht auszuleben wagt, wird auf andere Leute projiziert und dort übersteigert wahrgenommen, z.B. Projektion eigener Aggressionen von vegetarisch lebenden Studenten auf tierexperimentell arbeitende Professoren.

F96

Frage 1.37: Lösung B

Projektion wurde von Sigmund Freud als ein psychoanalytischer Abwehrmechanismus definiert. Verhaltensweisen und Eigenschaften, die wir selbst zeigen, die aber durch eine strenge Über-Ich-Erziehung verboten wurden, werden auf andere Perso-

nen projiziert. In den „Projektiven Tests" wird dieser Abwehrmechanismus zur Ergründung unbewusster Motive benutzt. Bei den Antwortmöglichkeiten handelt es sich um folgende Abwehrmechanismen:
Zu **(A):** Identifikation.
Zu **(B):** Projektion.
Zu **(C):** Verdrängung.
Zu **(D):** Verschiebung.
Zu **(E):** Sublimierung.

H98   **!**

Frage 1.38: Lösung B

Zu **(A):** Reaktionsbildung: Ein bestraftes Bedürfnis kann nicht mehr ausgeführt werden und wird nun durch eine Handlungsweise am entgegengesetzten Ende des Kontinuums ersetzt. So wird z.B. aus enttäuschter Liebe plötzlich hasserfülltes Verfolgen der ehemals geliebten Person.
Zu **(B):** Regression: Unter Regression versteht Freud die Rückkehr zu frühen Phasen der Bedürfnisbefriedigung, wenn andere Abwehrmechanismen nicht mehr ausreichen. Insbesondere bei extremer Frustration kommt es zur Regression auf die Phase der oralen Triebbefriedigung. Auch beim Patienten im Krankenhaus kann es infolge Schwäche, Erschöpfung und Schmerzen zur Regression kommen. Der Patient fühlt sich dann als Kleinkind, eine Rolle, die häufig von der Institution Krankenhaus noch unterstützt wird.
Zu **(C):** Verdrängung: Nicht oder nur unter Strafe zu befriedigende Bedürfnisse können verdrängt und durch erlaubte Motive ersetzt werden. Der sich gerade (wieder einmal) entwöhnende Zigarettenraucher verdrängt den Wunsch nach der nächsten Zigarette. Verdrängung ist einer der häufigsten Abwehrmechanismen.
Zu **(D):** Verleugnung, Leugnung der Realität: Ein Abwehrmechanismus, der in der Literatur sehr verschieden definiert wird. Man versteht darunter: a) Leugnung von Triebimpulsen, deren Ausleben verboten ist, z.B. homosexuelle Neigungen. b) Leugnen unangenehmer Gefühle wie Minderwertigkeitsgefühle, Versagensängste oder auch Selbstunsicherheit. Verleugnung spielt als Phase des „Nicht-wahrhaben-wollens" auch in den Sterbephasen nach E. Kübler-Ross eine Rolle. c) völlige Leugnung der Realität bei einem erheblichen psychischen Konflikt.
Zu **(E):** Verschiebung: Verbotene Triebwünsche können von einer Person auf eine andere, sogar auf Tiere oder Objekte, verschoben werden. Die Wut auf den Prüfer, der den Studenten hat durchfallen lassen, verschiebt sich auf die Ehefrau zu Hause. Die Liebe zu einem unerreichbaren Rennwagenfahrer wird auf einen ähnlich aussehenden jungen Mann aus der Nachbarschaft verschoben.

K

H93

Frage 1.39: Lösung C

Zu **(1)**, **(4)** und **(5)**: Alle Abwehrmechanismen reduzieren Konfliktdruck durch Diskrepanzen zwischen den Trieben des Es und den Geboten des Über-Ich. Sie reduzieren damit unangenehme Affekte und wirken kurzfristig stabilisierend. Abwehrmechanismen sind immer eine Leistung des Ich, das eine Konfliktlösung abhängig von der jeweiligen Realität anstrebt und die Triebabfuhr erlaubt oder abwehrt.

Zu **(2)** und **(3)**: Verleugnung eines Triebwunsches deutet nicht auf Überhöhung des Selbstbildes hin. Jemand, der z.B. homosexuelle Impulse abwehren muss, hat in der Regel kein überhöhtes Selbstbild. Die unbewusste Orientierung an einer anderen Person führt gleichfalls nicht zur Verleugnung.

H96

Frage 1.40: Lösung A

Es werden folgende psychoanalytischen Abwehrmechanismen beschrieben:
Zu **(A)**: Verdrängung.
Zu **(B)**: Sublimierung.
Zu **(C)**: Verleugnung.
Zu **(D)**: Reaktionsbildung.
Zu **(E)**: Regression.

H96

Frage 1.41: Lösung C

Siehe Kommentar zu Frage 1.40.

F99 **!!**

Frage 1.42: Lösung A

Zu **(A)**: Isolierung: Ein verbotenes Bedürfnis wird in Gedanken oder durch eine symbolische Handlung teilbefriedigt. Diese Befriedigung wird jedoch isoliert, sie wird als fremd, nicht zur eigenen Person gehörig, erlebt. Derartige Handlungen treten besonders in Verbindung mit der Zwangsstörung auf. Die Mutter kann zwar von ihrem Kind berichten, sie hat jedoch die mit dem Tod zusammenhängenden Gefühle völlig isoliert und spricht nun ohne emotionale Beteiligung.

Zu **(B)**: Rationalisierung: Ein unvernünftiges Verhalten wird vor sich selbst oder anderen mit einer scheinlogischen Begründung aufrechterhalten.

Zu **(D)**: Verdrängung: Nicht oder nur unter Strafe zu befriedigende Bedürfnisse können verdrängt und durch erlaubte Motive ersetzt werden. So wird der Tod einer nahestehenden Person nach einiger Zeit verdrängt. In diesem Beispiel hat die Mutter den Tod sicherlich nicht verdrängt, denn sie kann ja darüber berichten.

Zu **(E)**: Verleugnung/Leugnung der Realität: Ein Abwehrmechanismus, der in der Literatur sehr verschieden definiert wird (siehe Lerntext I.12 Abwehrmechanismen).

H99 **!**

Frage 1.43: Lösung B

Zu **(A)**: Projektion: Ein verbotenes Bedürfnis wird auf Personen der Umgebung projiziert und dort wahrgenommen. Projektion bildet die Grundlage für projektive Testverfahren, da eigene Motive nicht nur auf Personen, sondern auf jedes vieldeutige Material projiziert werden. Der Arzt in dem Beispiel projiziert keine eigenen Gefühle oder Motive auf den Patienten.

Zu **(B)**: Die Rationalisierung ist der Versuch, eine nicht-erlaubte oder fehlerhafte Handlung mit scheinlogischen Argumenten zu begründen. Der Arzt hatte natürlich Angst, die Komplikationen mit dem Patienten zu besprechen. Dies kann er aber vor sich selbst bzw. seinem Kollegen nicht zugeben und sucht nun eine scheinlogische Erklärung.

Zu **(C)**: Reaktionsbildung: Ein bestraftes Bedürfnis kann nicht mehr ausgeübt werden und wird nun durch eine Handlungsweise am entgegengesetzten Ende des Kontinuums ersetzt.

Zu **(D)**: Verleugnung/Leugnung der Realität: Ein Abwehrmechanismus, der sehr verschieden definiert wird. Man versteht darunter: a) Leugnung von Triebimpulsen, deren Ausleben verboten ist, z.B. homosexuelle Neigungen. b) Leugnen unangenehmer Gefühle wie Minderwertigkeitsgefühle, Versagensängste oder auch Selbstunsicherheit. c) Völlige Leugnung der Realität bei einem erheblichen psychischen Konflikt. Derartige Verleugnung tritt insbesondere bei der Schizophrenie, z.T. auch bei manisch-depressiven Psychosen häufig auf.

Zu **(E)**: Verschiebung: Verbotene Triebwünsche können von einer Person auf eine andere, sogar auf Tiere oder Objekte, verschoben werden.

H97

Frage 1.44: Lösung B

Zu **(A)**: Isolierung: ein verbotenes Bedürfnis wird durch eine symbolische Handlung teilweise befriedigt. Beispiel: Exzessives Polieren des Silberbestecks bei verbotener Selbstbefriedigung.

Zu **(B)**: Rationalisierung: Versuch, eine verbotene Triebbefriedigung mit scheinlogischen Argumenten zu begründen. Alkoholismus ist eine typische irrationale Handlung des Es mit oralem Befriedigungscharakter. Auf der bewussten Ebene weiß jeder Alkoholiker, dass er seiner Gesundheit schadet und versucht nun mit Scheinbegründungen zu erklären, warum er gerade jetzt trinkt bzw. zur Zeit mit dem Trinken nicht aufhören kann.

Zu **(C):** Reaktionsbildung: ein bestraftes Bedürfnis kann nicht mehr ausgeführt werden und wird nun durch eine entgegengesetzte Handlungsweise ersetzt. So wird z.B. aus dem Hass gegenüber einem Vorgesetzten, den man in diesen Zeiten wachsender Arbeitslosigkeit nicht ausleben darf, plötzlich ehrfürchtige Bewunderung derselben Person.

Zu **(D):** Verleugnung: Ein Abwehrmechanismus, der in der Literatur sehr verschieden definiert wird, siehe Lerntext I.12 Abwehrmechanismen.

Zu **(E):** Verschiebung: Verbotene Triebwünsche können von einer Person auf eine andere, sogar auf Tiere oder Objekte, verschoben werden. Die Liebe zu einem unerreichbaren Tennisidol wird auf einen ähnlich aussehenden jungen Mann aus der Nachbarschaft verschoben.

| H91 | | H86 |

Frage 1.45: Lösung C

Zu **(A):** Rationalisierung.
Zu **(B):** Verschiebung.
Zu **(C):** Reaktionsbildung.
Zu **(D):** Verdrängung.
Zu **(E):** Verleugnung.

| F98 |

Frage 1.46: Lösung E

Psychoanalytische Abwehrmechanismen:
Zu **(A):** Isolierung: Ein verbotenes Bedürfnis wird in Gedanken oder durch eine symbolische Handlung teilbefriedigt.

Zu **(B):** Projektion: Ein verbotenes Bedürfnis wird auf Personen der Umgebung projiziert und dort wahrgenommen.

Zu **(C):** Reaktionsbildung: Ein bestraftes Bedürfnis kann nicht mehr ausgeführt werden und wird nun durch eine Handlungsweise am entgegengesetzten Ende des Kontinuums ersetzt.

Zu **(D):** Verleugnung: Leugnung von Triebimpulsen, deren Ausleben verboten ist, z.B. homosexuelle Neigungen.

Zu **(E):** Verschiebung: Verbotene Triebwünsche können von einer Person auf eine andere, sogar auf Tiere oder Objekte, verschoben werden. Die Wut auf den verhassten Bruder wird auf das Spielzeug verschoben.

| H87 |

Frage 1.47: Lösung B

Zu **(B):** Projektion ist der Schluss von sich selbst auf andere („Was ich selber denk' und tu, das trau' ich auch den andern zu." sagt meine Frau immer zu mir, wenn ich frage, warum sie so spät nach Hause kommt.)

| F89 |

Frage 1.48: Lösung D

Zu **(2):** Charakteristisch für den Abwehrmechanismus der Verleugnung ist die Trennung der Affekte von Tatsachen der Realität und nicht die Trennung des Erlebens- vom Bewusstseinsinhalt (wie soll das gehen?). Nur 39% hatten das richtig. 51% kreuzten die falsche Lösung (E) an.

| H86 |

Frage 1.49: Lösung B

Zu **(1):**   Neurotische Personen verlassen sich zu stark auf bestimmte Abwehrmechanismen, z.B. die Reaktionsbildung bei der Zwangsstörung. Zwangspatienten, um bei diesem Beispiel zu bleiben, zeigen aber auch andere Abwehrmechanismen stärker als normale Personen.

Zu **(2):** Auch der Frauenarzt oder der Urologe sublimiert vielleicht frühkindliche, verbotene Triebimpulse ohne dabei künstlerisch tätig zu sein.

Zu **(3):** Schwierig, schwierig! Projektive Tests gebrauchen den Abwehrmechanismus Projektion, um an unbewusste Inhalte zu kommen. Sie erfassen aber nicht diesen Abwehrmechanismus selbst.

Zu **(4):** Diese Definition ist richtig.

| H88 |

Frage 1.50: Lösung E

Diese Fragestellung ist unfair! Auch nur 30% der Examenskandidaten haben die richtige Lösung angekreuzt. Die weitaus meisten entschieden sich für Lösung (A). Ein projektives Testverfahren nutzt den Abwehrmechanismus Projektion, um an unbewusste Motive zu kommen. Während der Untersuchung können natürlich sämtliche anderen Abwehrmechanismen auch zum Tragen kommen. Der Patient kann sich mit dem Behandler identifizieren und versuchen, die Fragen von dessen Warte aus zu beantworten. Beim Baumtest könnte er sublimieren, indem er einen künstlerisch wertvollen, abstrakten Baum zeichnet, der aber unter Umständen nichts mit seiner Persönlichkeit zu tun hat. Er könnte rationalisieren und Scheinargumente suchen, warum er den Test gerade heute nicht machen kann usw.

| F99 | *!!*

Frage 1.51: Lösung C

Zu **(A):** Isolierung: Ein verbotenes Bedürfnis wird in Gedanken oder durch eine symbolische Handlung teilbefriedigt. Diese Befriedigung wird jedoch isoliert, wird als fremd, nicht zur eigenen Person gehörig, erlebt.

Zu **(B):** Konversion: Umwandlung eines psychischen Konfliktes in körperliche Symptome.

Zu **(C):** Verdrängung: Nicht oder nur unter Strafe zu befriedigende Bedürfnisse können verdrängt und durch erlaubte Motive ersetzt werden. Verdrängung ist der häufigste Abwehrmechanismus, hierbei wird psychische Energie gebunden, um den verdrängten Komplex im Unbewussten einzusperren.

Zu **(D):** Verleugnung/Leugnung der Realität: Ein Abwehrmechanismus, der in der Literatur sehr verschieden definiert wird (s. Lerntext I.12 Abwehrmechanismen.).

Zu **(E):** Verschiebung: Verbotene Triebwünsche können von einer Person auf eine andere, sogar auf Tiere oder Objekte verschoben werden.

H98

Frage 1.52: Lösung B

Verschiebung: Verbotene oder nicht ausführbare Triebwünsche können von einer Person auf eine andere, sogar auf Tiere oder Objekte, verschoben werden. Die Wut auf den Professor, der Sie in der Mündlichen einfach hat durchfallen lassen, wird verschoben auf den Freund oder die Freundin. Erotische Gefühle, die zwischen Geschwistern empfunden werden, aber aufgrund des Inzesttabus nicht ausgelebt werden dürfen, werden auf Jungen/Mädchen der Peergroup verschoben.

H98 *!*

Frage 1.53: Lösung A

Zu **(A):** Konversion: Umwandlung eines psychischen Konfliktes in körperliche Symptome. Das Symptom kann hierbei entweder eine verkappte Art der verbotenen Triebbefriedigung darstellen, die dem Konflikt zugrunde lag, oder die Krankheit dient gerade der Unterdrückung des Triebimpulses. Konversionssymptome haben für den Betroffenen einen direkten funktionalen Zweck, ein Zusammenhang der allerdings unbewusst bleibt.

Zu **(B):** Reaktionsbildung: Ein bestraftes Bedürfnis kann nicht mehr ausgeführt werden und wird nun durch eine Handlungsweise am entgegengesetzten Ende des Kontinuums ersetzt. Nachdem Sie durch die ärztliche Vorprüfung gefallen sind, schmeißen sie alles hin und werden für den Rest Ihres Lebens berufsmäßige(r) Alkoholiker/Alkoholikerin.

Zu **(C):** Regression: Rückkehr zu frühen Phasen der Bedürfnisbefriedigung, wenn andere Abwehrmechanismen nicht mehr ausreichen. Bei extremer Frustration kommt es z.B. zur Regression auf die Phase der oralen Triebbefriedigung. Auch beim Patienten im Krankenhaus kann es infolge Schwäche, Erschöpfung und Schmerzen zur Regression kommen. Der Patient fühlt sich dann als Kleinkind, eine Rolle, die häufig von der Institution Krankenhaus noch unterstützt wird.

Zu **(D):** Verschiebung: Verbotene Triebwünsche können von einer Person auf eine andere, sogar auf Tiere oder Objekte, verschoben werden. Aus Wut über den Ärger mit ihrem Chef verprügelt die Frau abends ihren Ehemann.

Zu **(E):** Wendung gegen das Selbst: Vorwiegend bei aggressiven Triebimpulsen, die nicht ausagiert werden dürfen, besteht die Gefahr, dass diese sich gegen das Selbst richten, etwa in Form von Autoaggressionen oder Suizidtendenzen.

F01

Frage 1.54: Lösung A

Zu **(A):** Isolierung: Eine verbotene Emotion wird vom Ich isoliert, sie wird als fremd, nicht zur eigenen Person gehörig, erlebt. In dem tragischen Fall des Patienten wird das zu dem Gedanken an den eigenen Tod gehörige Gefühl abgespalten, d.h. isoliert, da es die Integrität des Menschen völlig verletzen würde.

Zu **(B):** Projektion: Ein verbotenes Bedürfnis wird auf Personen der Umgebung projiziert und dort wahrgenommen. Beispiel: Projektion bildet die Grundlage für projektive Testverfahren, da eigene (vor allem unbewusste!) Motive nicht nur auf Personen, sondern auf jedes vieldeutige Material projiziert werden (Rorschach-Test, TAT usw.).

Zu **(C):** Die Rationalisierung ist der Versuch, eine verbotene Triebbefriedigung oder ein Verbot mit scheinlogischen Argumenten zu begründen. Rauchen z.B. ist eine typische irrationale Handlung des Es mit oralem Befriedigungscharakter. Auf der bewussten Ebene weiß jeder Raucher, dass er seiner Gesundheit schadet, und versucht nun mit Scheinbegründungen zu erklären, warum er gerade jetzt raucht bzw. zur Zeit mit dem Rauchen noch nicht aufhören kann.

Zu **(D):** Ungeschehenmachen: Durch diesen Abwehrmechanismus versucht man, verbotene, aber bereits durchgeführte Triebhandlungen wieder ungeschehen zu machen. Als Ausgleich für angeblich „schmutzige" Handlungen oder Gedanken (z.B. Masturbation) entwickelt der Zwangsneurotiker einen Waschzwang und wäscht sich ständig die Hände.

Zu **(E):** Sublimierung/Sublimation: Aus primitiven Formen der Triebbefriedigung werden höhere, sozial akzeptierte Formen gebildet. Aus einem Kind, das in der analen Phase mit seinem Kot spielte, wird ein anerkannter Maler. Ein Junge, der in der Kindheit neugierig seine kleinere Cousine untersuchte und dafür von seiner Tante fürchterlich etwas auf die Finger bekam, wird später ein berühmter Gynäkologie-Professor.

1.2.4 Sozialpsychologische Modelle

┌─ **Sozialpsychologische Modelle** ─────────────────────────────────────── I.14 ┐

Soziale Repräsentationen:
Sozialpsychologische Modelle menschlichen Verhaltens gehen unter anderem davon aus, dass unser Wissen nicht nur durch direkte Erfahrungen erworben, sondern zu einem Großteil sozial und kulturell vermittelt wird. Solche Vorstellungen werden als **„kollektive soziale Repräsentationen"** bezeichnet, sie werden von den Mitgliedern einer Gesellschaft in einem gemeinsamen Prozess **sozialer Interaktionen** geschaffen und können auch wieder verändert werden. Die Verbreitung geschieht heute insbesondere über die Medien. Hauptfunktion ist es, dem Einzelnen die Orientierung in unserer komplizierten Umwelt zu erleichtern und Kommunikationen über Sachverhalte zu erlauben, die man gar nicht selbst erlebt hat. Nach **Moscovici** (1981) müssen solche Repräsentationen verankert werden („*anchoring*"), d. h. sie müssen in ein bestehendes Konzept von Vorstellungen integriert werden. Außerdem muss es zur Vergegenständlichung („*objectivation*") kommen, bei der abstrakte Konzepte in allgemeinverständliche Bilder übertragen werden. Solche Repräsentationen beziehen sich natürlich auch auf Begriffe wie Gesundheit und Krankheit. **Hornung** und **Gutscher** nennen als Beispiel, dass die erworbene Immunschwäche AIDS beim ersten Auftreten Anfang der 80er Jahre als „*Schwulenpest*" bezeichnet wurde; eine typische Vergegenständlichung in allgemeinverständliche Begriffe.

Ursachenzuschreibung:
Auch subjektive Theorien über Erkrankungen beinhalten oft solche kollektiven Repräsentationen, insbesondere wenn es um die Beantwortung der Frage nach der Ursache der Krankheit geht. Hierbei spielen auch **Kausalattributionen** (s. o.) eine Rolle. Die drei wichtigsten Dimensionen solcher **Attributionen** sind:
a) interne versus externe **Lokalisation**,
b) **Stabilität** vs. **Labilität** und
c) **Kontrollierbarkeit** vs. **Unkontrollierbarkeit**.
Jemand, der sich im städtischen Schwimmbad einen Fußpilz zugezogen hat, würde eine externe Ursache annehmen, die labil ist und die er nicht hätte kontrollieren können. Ein Migränepatient dagegen, der trotz bekannter Rotweinallergie getrunken hat und daraufhin Kopfschmerzen bekommt, würde von einer internen, stabilen und kontrollierbaren Ursache ausgehen.
Eine Untersuchung von **Rogner, Frey & Havemann** zeigte, dass solche Attributionen auch Einfluss auf das Heilungsgeschehen haben. Nach einem Verkehrsunfall hatten diejenigen Patienten den besten Heilungsverlauf, die den Unfall für unvermeidbar hielten und sich selbst gar keine Schuld zuschrieben. Auch das Gefühl den Krankheitsverlauf und die Symptome (mit)-verantwortlich kontrollieren zu können, führte zu einem kürzeren Aufenthalt in der Klinik. Patienten dagegen, die gedanklich an der Frage „*Warum gerade ich?*" (engl.: „*Why me?*") klebten, verweilten länger im Krankenhaus. Derartige Grübeleien führen offenbar zu Depressionen, die den Heilungsverlauf verzögern können.

Belastende Lebensereignisse
Eine Vielzahl von wissenschaftlichen Untersuchungen beschäftigte sich mit der Frage, in welchem Ausmaß als negativ empfundene, kritische Lebensabschnitte an der Entstehung von psychosomatischen Krankheiten beteiligt sein können. Mit der sogenannten **„Life event"**-Forschung versucht man belastende Lebensereignisse zu messen. Mit Hilfe der **Social Readjustment Rating Scale (SRRS)** wird bestimmten, möglicherweise belastenden sozialen Ereignissen ein zahlenmäßiger Wert zugeordnet, z. B.:

Weihnachtsfest	12 Punkte
Aufnahme einer kleinen Hypothek	17 Punkte
Umzug	20 Punkte
Schwierigkeiten mit Chef	23 Punkte
Ehefrau fängt mit Arbeit an	26 Punkte
Berufliche Veränderung	29 Punkte
Wechsel an neuen Arbeitsplatz	36 Punkte
Tod eines nahen Freundes	37 Punkte
Völliger Wechsel des Berufs	39 Punkte
Schwangerschaft	40 Punkte
Pensionierung	45 Punkte
Entlassung	47 Punkte
Hochzeit	50 Punkte
Schwere Krankheit	53 Punkte
Gefängnisstrafe	63 Punkte
Scheidung	73 Punkte
Tod des Lebenspartners	100 Punkte

Diese Punkte (LCU-Werte) werden dann für einen bestimmten Zeitraum addiert und mit Krankheitshäufigkeiten in Verbindung gesetzt. **Holmes & Rahe** (1967, 1989) stellten fest, dass kranke Menschen in dem Jahr vor ihrer Erkrankung viel höhere LCUs als gesunde hatten.
Der **Cut-off** lag bei 300 LCUs in einem Jahr. **Rahe** (1968) teilte 2.500 Marine-Wehrpflichtige in
1. Niedrig LCU-Gruppe (untere 30 %)
2. Hoch LCU-Gruppe (obere 30 %)
Während des ersten Monats auf See erkrankten doppelt so viele Hoch-LCU-Probanden.

Kritisiert wird an diesem Konzept, dass die aufgelisteten Lebensereignisse nicht zwangsläufig belastend sein müssen. Entscheidender scheint zu sein, wie eine Person mit der Belastung umgeht („Coping").

Anderson (1991) unterschied drei Kategorien von Stressoren:

- Ebene I.: **Chronische Stressoren**
  z.B. Rassismus, hohe Wohndichte, schlechte Lebensbedingungen, wirtschaftliche Not.
- Ebene II.: Wichtige **Lebensereignisse**
  (wie in der SRRS)
- Ebene III.: **Mikrostressoren**, alltägliche Ereignisse (ständige kleine Ärgernisse), z.B. unfreundliche Vorgesetzte, ständige Unterbrechungen, Streit mit der Familie, Schulprobleme usw.

Anderson ist der Ansicht, dass gerade ständige, kleine Mikrostressoren Menschen eher chronisch krank zu machen scheinen als einmalig große Stressoren. Das **„Assessment of Daily Experience Scale"** ist ein Test zur Untersuchung von Mikrostressoren von **Stone & Neale** (1982), der täglich ausgefüllt werden muss. In einer Studie von **Stone, Reed & Neale** (1987) an 79 Probanden über 12 Wochen litten immerhin 30 unter einer infektiösen Krankheit:

- Die Zahl positiver Ereignisse war 3 – 4 Tage vor Ausbruch der Krankheit signifikant niedriger,
- die Zahl negativer Ereignisse war 4 – 5 Tage vor Ausbruch der Krankheit signifikant höher als an Kontrolltagen, auf die keine Erkrankung folgte.

Stigmatisierung:

Das sozialpsychologische Modell beschäftigt sich darüber hinaus mit der **Stigmatisierung**. Ein Stigma ist ein negativ bewertetes Merkmal, so werden z.B. **soziale Randgruppen** (z.B.: Skinheads), Behinderte (Stotterer), Erkrankte (Alkoholiker) oder Angehörige anderer Kulturen („Zigeuner" Sinti/Roma) häufig sozial stigmatisiert. In einer Untersuchung mit erfundenen Fallgeschichten wurde z.B. deutlich, dass AIDS-Kranke, die sich ihre Infektion durch homosexuellen Kontakt geholt hatten (scheinbar kontrollierbar) nach Ansicht der Befragten weniger Mitgefühl verdienen als Patienten, die sich infolge einer Bluttransfusion infiziert hatten (unkontrollierbar). Durch die Stigmatisierung kommt es beim Beobachter auch zu unterschiedlichen Attribuierungen: Um einen gutgekleideten Herrn im Anzug, der bewusstlos in einem Straßenbahnwartehäuschen liegt, kümmern sich die meisten Passanten sofort. Liegt dort aber ein schmuddelig gekleideter „Penner", gehen die meisten einfach vorbei. Die Ursache liegt in der Ursachenzuschreibung, der letztere sei ja selber Schuld an seinem Zustand.

Beobachter, die glauben, dass eine Person ihre Krankheit eigentlich kontrollieren könnte, aber offenbar keinen Beitrag zur Krankheitsbewältigung leistet (z.B.: Alkoholismus), haben weniger Mitleid und reagieren dem Betroffenen gegenüber oft verärgert. Demgegenüber erhalten Patienten, die sich darum bemühen, ihre Krankheit zu kontrollieren und aktiv am Heilungsprozess mitzuarbeiten, vom medizinischen Personal in der Regel mehr emotionale Zuwendung und soziale Unterstützung. Hierdurch kommt es schnell zu sich selbst aufrechterhaltenden Kreisprozessen, da der Patient auf diese Reaktion seines sozialen Umfeldes wiederum jeweils entsprechend reagiert.

Sozialpsychologische Theorien ——————————————————————————— **I.15**

Sozialpsychologische Theorien erklären auch gesundheitsbezogenes Verhalten, etwa Teilnahme an präventiven Maßnahmen. Die **„Theorie des geplanten Verhaltens"** (*theory of reasoned action*, bzw.: *theory of planned behavior*) geht davon aus, dass fünf Elemente hier ausschlaggebend sind:

(1) Verhalten
(2) Verhaltensintention
(3) Einstellung
(4) subjektive Norm und
(5) wahrgenommene Verhaltenskontrolle.

Ein Jugendlicher wird wohl kaum planen (Intention) ein Kondom bei seinem nächsten Sexualkontakt zu benutzen, wenn er eine negative Einstellung dazu hat, seine Freunde ebenfalls keine Präservative benutzen (Norm) und er auch gar keine Ahnung hat, wie man damit eigentlich umgehen muss (Kontrolle).

Ressourcenmodell:

Das sozialpsychologische **Ressourcenmodell** behauptet, dass das Ausmaß an potentiellen Hilfsquellen eine wichtige Rolle bei der Krankheitsentstehung hat. Ressourcen helfen bei der Bewältigung von Anforderungen und schützen die Gesundheit des Individuums. Man unterscheidet:

I. **Interne, personale Ressourcen** des Individuums, (a) psychisch: z.B.: soziale Kompetenz, Wissen, Intelligenz; (b) physisch: z.B. intakte Körpersysteme, funktionierende Sinnesorgane. Aber auch materieller Reichtum, tragfähige Beziehungen, usw. gehören mit zu den eigenen Ressourcen.

II. **Externe Ressourcen** der Umwelt (z.B. Frieden, soziale Gerechtigkeit, stabiles Ökosystem, soziale Absicherung, Chancengleichheit usw.). Diese können unterteilt werden in (a) physikalische (z.B. Rohstoffe), (b) biologische (z.B. Nahrung), (c)

F00

Frage 1.63: Lösung D

Unterschiede im Gesundheits- und Krankheitsverhalten der Angehörigen verschiedener sozialer Schichten gibt es in folgenden Bereichen: Untere Schichten sollen höhere Symptomtoleranz zeigen und entsprechend seltener den Arzt konsultieren. Krebs- und Schwangerenvorsorgeuntersuchungen werden von sozial schwächeren Schichten weniger genutzt. Auch gibt es in den unteren Schichten heute mehr Zigarettenraucher. Der Informationsstand in medizinischen Dingen ist in unteren Schichten geringer. Berufskrankheiten finden sich erklärlicherweise häufiger in den unteren Schichten (z. B. Silikose bei Bergarbeitern, Asbestose bei Chemiewerkern, höheres Unfallrisiko z. B. bei Bauarbeitern), aber auch koronare Herzkrankheiten und viele psychiatrische Störungen sind in den unteren Schichten häufiger. Zuletzt sei noch erwähnt, dass man in unteren Schichten vor allem bei jüngeren Jahrgängen eine generell höhere Mortalität (Sterblichkeit) findet. Damit sind (1) und (2) richtig, (3) dagegen ist verkehrt.

H00

Frage 1.64: Lösung A

Zu **(A):** Angehörige der Unterschicht zeigen oft eher arztmeidendes Verhalten.
Zu **(B)**, **(C)**, **(D)** und **(E):** Die hier beschriebenen Verhaltensweisen gehören eher zur Mittel- bzw. auch zur Oberschicht.

H96

Frage 1.65: Lösung E

Zu **(1):** Die Motivation schleunigst zum Arzt zu gehen, steigt bei mir persönlich mit dem Ausmaß der Schmerzen exponential an.
Zu **(2):** Wer wartet schon gerne mehrere Stunden lang im überfüllten Wartezimmer des Landarztes? Da überlegt sich der eine oder andere vielleicht doch, ob ein schnell gekauftes rezeptfreies Medikament aus der Apotheke nicht ebenso gut hilft.
Zu **(3):** Der Griff ins Portemonnaie tut manchem Patienten mehr weh als die Krankheit.
Zu **(4):** Suchen Sie das Wartezimmer eines beliebigen Arztes (außer Kinderarzt) oder eine beliebige Station (außer Entbindungsstation) auf und zählen Sie mal den Anteil älterer Menschen. Das Drittel alter Leute unserer Gesellschaft verbraucht über zwei Drittel der Kosten unseres Gesundheitssystems.
Zu **(5):** Angehörige der Unterschicht gehen etwas seltener und meist mit schwereren Krankheiten zum Arzt. Die ärztliche Versorgung wird oft schlagartig besser und auch das ärztliche Gespräch dauert erfahrungsgemäß länger, wenn der Arzt eine sozial gleichrangige Person vor sich hat.

H97

Frage 1.66: Lösung B

Wie in vielen Soziologiefragen werden auch hier einige Angaben über den „typischen" Angehörigen der sozialen Ober- und Unterschicht vorausgesetzt, die man keinesfalls generalisieren darf!
Zu **(1):** In den oberen Sozialschichten wird die Bedeutung eines gut gestylten Körpers viel höher als in den unteren Sozialschichten angesetzt. Hier hat der eigene Körper sehr viel eher einen Gebrauchswert, um zum täglichen Überleben zu dienen. Ohne Rücksicht auf die eigene Gesundheit muss ständig harte körperliche Arbeit geleistet werden.
Zu **(2):** Angehörige oberer Schichten haben meist mehr Kenntnisse über Krankheiten und Krankheitssymptome. Sie nehmen Störungen (z. B. Zahnfleischbluten) daher früher zur Kenntnis und suchen schneller den Arzt auf. Mitglieder unterer Schichten reagieren häufig sogar bei sehr ernsten Symptomen (z. B. Blut im Urin) gar nicht oder erst viel zu spät.
Zu **(3):** Obere Schichten setzen sich meist hohe Fernziele und haben dadurch eine weitreichende Zukunftsperspektive. Sie sind dadurch auch eher in der Lage, die Spätfolgen einer gesundheitsschädlichen Lebensweise realistisch einzuschätzen. Unterschichtsangehörige leben diesbezüglich sehr viel mehr in den Tag hinein und feiern die Feste wie sie fallen.
Zu **(4):** Auch im Bereich der Erziehung gibt es zwischen den Schichten beträchtliche Unterschiede. Eltern der unteren Schichten zielen auf Gehorsam, Regelbefolgung und Ordnung ab, es kommt zu körperlichen Strafen; Eltern aus höheren Sozialschichten dagegen auf Eigenverantwortung und Selbständigkeit, es erfolgen eher verbale Auseinandersetzungen und Liebesentzug als Strafe. Ob die unterschiedlichen elterlichen Kontrollstrategien bei Kindern einen nennenswerten Einfluss auf das spätere Gesundheits- oder Krankheitsverhalten des Erwachsenen haben, dazu liegen bislang wenig Studien vor. Zumindest wäre, im Gegensatz zur Auffassung des IMPP, theoretisch denkbar, dass Art und Ausmaß elterlicher Kontrolle (z. B. bei solchen lapidaren Handlungen wie dem regelmäßigen Zähneputzen) langfristig auch Einfluss auf späteres Gesundheitsverhalten haben.

F99

Frage 1.67: Lösung A

Zu **(1):** Der „restringierte Sprachcode" ist angeblich typisch für die Unterschicht: kurze, oft unfertige, starre Sätze; dürftige Syntax; mangelhafte Unterscheidung von Begründung und Folgerung; traditionelle Floskeln und Redensarten; kontextgebunden-defizitär. Dagegen ist der „elaborierte Sprachcode" angeblich typisch für die Mittel- und Oberschicht: grammatisch komplex, stark differenzierter Wortschatz, unterscheidet zwischen Begründung und Folgerung, häufige Verwendung unpersönlicher Fürwörter, Konjunktionen und Präpositionen, kontextunabhängig-autonom.

Zu **(2)** und **(3)**: Eine langfristige Ausrichtung auf Ziele in ferner Zukunft soll bei Angehörigen der oberen Sozialschichten eher zum normalen Repertoire gehören als bei Vertretern aus dem gegenteiligen Pol der Schichtverteilung. Letztere sind eher auf kurzfristige Bedürfnisbefriedigung ausgerichtet, ohne an die langfristigen Folgen zu denken. Zum Erreichen solcher Fernziele (z.B. Chefarzt werden) gehört dann auch die Fähigkeit momentane Bedürfnisse aufzuschieben (jahrelanges BAFöG an der unteren Existenzgrenze). Der Unterschichtler dagegen geht zeitig von der Schule ab, arbeitet am Fließband, um möglichst schnell an Bares zu kommen und kauft sich einen Manta, eine Wohnzimmereinrichtung, einen Superbreitband-Fernseher und eine Playstation auf Pump.

Zu **(4)**: Angehörige der unteren Schichten sehen in ihrem Körper eher ein Instrument, mit dem sie arbeiten bzw. Geld verdienen können, wichtig ist zwar, dass der Körper funktioniert, aber sie achten weniger auf gesundheitliche Vorsorgemaßnahmen als Angehörige der oberen Schichten, für die ihr Körper auch ein Vorzeigeobjekt ist. Viele Skinheads (etc.) müssten demnach zur obersten Oberschicht gehören, da sie sich ständig in Fitnessstudios aufhalten und mit Bodybuilding ihren Körper stylen, denselben aber ansonsten arbeitsmäßig durchaus zu schonen verstehen.

Zu **(5)**: Modell der Kompetenzerwartung (*„self efficacy"*): Soziale Fertigkeiten (*„social skills"*) sind Reaktionsmuster, die es ermöglichen, sich bei der Interaktion mit anderen erfolgreich zu verhalten. Eines der häufigsten Probleme ist mangelnde Selbstsicherheit hinsichtlich der eigenen Kompetenz, eine Situation angemessen zu meistern. Hier wird ein soziales Kompetenztraining (*„behavioral rehearsal"*) empfohlen. Abweichendes Verhalten beruht oft auf Defiziten im Erlernen von sozialen Fertigkeiten im Kindesalter. Dieser Ansatz macht keine direkten Aussagen zum Schichtsystem.

H98

Frage 1.68: Lösung C

Zu **(A)**, **(B)** und **(D)**: Männliche Jugendliche und junge Männer, besonders aus den unteren Sozialschichten, haben im Vergleich zu Frauen und Angehörigen der oberen Sozialschichten ein erhöhtes Mortalitätsrisiko (z.B. Unfall). Damit sind diese drei Aussagen alle falsch.

Zu **(C)**: Die Sterblichkeit von Säuglingen und Kleinkindern ist noch heute in der Unterschicht am höchsten.

Zu **(E)**: Das würde bedeuten, dass koronare Herzkrankheiten in der Unter- und in der Oberschicht am höchsten sind. Sie finden sich aber gehäuft z.B. bei Selbständigen und Freiberuflern aus der Mittelschicht.

H90   F87

Frage 1.69: Lösung B

Zu **(1)**: Milieutheorie.
Zu **(2)**: Drift- und Selektionstheorie.
Zu **(3)**: Siehe Lerntext I.16 Soziologische Modelle.
Vorsicht: Nur 41 % der Kandidaten haben diese Frage richtig gelöst.

H98

Frage 1.70: Lösung E

Psychiatrische Erkrankungen finden sich gehäuft in unteren Sozialschichten. Dieses Ergebnis aus der Sozialforschung kann man allerdings verschieden interpretieren: Höhere Belastungen in unteren Schichten können als Risikofaktor für die Entstehung einer psychiatrischen Erkrankung angesehen werden (Milieutheorie, siehe Lösungsmöglichkeit (C)). Einen anderen Erklärungsansatz bietet die Überlegung, dass psychiatrisch Erkrankte häufig einen sozialen Abstieg erleiden und dann natürlich gehäuft in unteren Schichten gefunden werden. (Drift- und Selektionstheorie). Gefragt wurde nach dieser Drifthypothese, was der letzten Lösungsmöglichkeit entspricht.

F00

Frage 1.71: Lösung C

Zu **(A)**: Dispositioneller Optimismus. Theorie, dass die Erwartung, wie ein Ereignis ausgehen wird, das Handeln beeinflusst. Wünschenswerte Ereigniserwartungen veranlassen ein Individuum zu vermehrter Anstrengung, dieses Ziel auch zu erreichen. Umgekehrt reduzieren Personen ihre Bemühungen, wenn das Ziel unerreichbar erscheint. Dies spielt auch bei dem Ertragen von Stress eine Rolle. Oder würden Sie sich dem Stress der mündlichen Prüfung noch unterziehen, wenn die schriftliche Note „6" ist?

Zu **(B)**: Eysenck entwickelte eine der bekanntesten Persönlichkeits-Theorien. Er reduzierte Persönlichkeit auf vier Hauptdimensionen:

1. Extraversion – Introversion: Extravertierte verhalten sich gesellig und kontaktbereit, Introtierte dagegen schüchterner, zurückgezogener, sie meiden Stimulation und sind kontaktärmer.
2. Emotionale Stabilität – Labilität (= Neurotizismus): Dies ist die Tendenz, in belastenden Situationen neurotische Verhaltensweisen wie Reizbarkeit, Launenhaftigkeit usw. zu zeigen.

3. Realismus – Psychotizismus: Differenziert normales von schizophrenem und manisch-depressivem Verhalten.
4. Intelligenz

Emotionale Stabilität spielt bei der Resistenz gegen Stress eine wichtige Rolle.

Zu **(C)**: Mit Reaktanz bezeichnet man die Trotzreaktion, als vernünftig erkannte Ratschläge nicht zu befolgen, da man sich in seiner Entscheidungsfreiheit eingeschränkt fühlt. Man entwickelt dann eine Reihe von Gründen (Scheingründe), deretwegen man den Ratschlag nicht befolgen zu können meint. Dieses Konzept spielt zur Erklärung der Stress-Anfälligkeit keine Rolle.

Zu **(D)**: Modell der Kompetenzerwartung („*self efficacy*"): Soziale Fertigkeiten („*social skills*") sind Reaktionsmuster, die es ermöglichen, sich bei der Interaktion mit anderen erfolgreich zu verhalten. Eines der häufigsten Probleme ist mangelnde Selbstsicherheit hinsichtlich der eigenen Kompetenz, eine Situation angemessen zu meistern. Hier wird ein soziales Kompetenztraining („*behavioral rehearsal*") empfohlen. Abweichendes Verhalten beruht oft auf Defiziten im Erlenen von sozialen Fertigkeiten im Kindesalter. Mangelnde Kompetenzerwartung wird auch Stressauswirkungen erhöhen.

Zu **(E)**: Zum sozialen Umfeld („*social support*") zählt man: Familie, Verwandtschaft, Freunde, Kollegen und Nachbarn. Alle die also, zu denen der Patient in sozialem Kontakt steht. Diese können z. B. Anerkennung aussprechen, Werte und Hilfeleistungen vermitteln, die wiederum wichtig für die Verarbeitung von Stressfolgen sind.

F94

Frage 1.72: Lösung C

Zu **(1)** und **(5)**: Die Primärprävention dient der Aufrechterhaltung der Gesundheit und ist daher nicht als Krankheitsverhalten zu sehen.
Zu **(2) – (4)**: Richtige Aussagen.

F01

Frage 1.73: Lösung C

Zu **(A)**: Anforderungs-Kontroll-Modell: Ein Modell, das Zufriedenheit/Unzufriedenheit aus den Anforderungen in Relation zu den Kontrollmöglichkeiten, diesen gerecht zu werden, sieht.
Zu **(B)**: Berufliche Autonomie (Unabhängigkeit) lag nicht vor, da der Patient ja in einem Betrieb angestellt war.
Zu **(C)**: Wenn hohe berufliche Anforderungen gestellt werden, andererseits aber nur eine niedrige Belohnung vorhanden ist, kann es zur Gratifikationskrise kommen. Solche jahrelangen Stresszustände führen zu ständigem Bluthochdruck, der wiede-

rum als wesentliche Ursache für koronare Herzerkrankungen angesehen wird.

Zu **(D)**: Kognitive Dissonanz: Zwei oder mehr Erkenntnisse desselben Individuums stehen im Widerspruch zueinander: „*Ich reibe mich für den Betrieb auf, bin aber schlecht bezahlt und selbst von Entlassung bedroht.*" Nur selten wird die Handlungskomponente geändert, meist passt man seine Gedankengänge daran an, erhöht z. B. den Anteil konsonanter Kognitionen oder verringert den Anteil dissonanter Kognitionen („*Aber ich habe Spaß an der Verantwortung.*", „*Ohne mich käme die Firma nie zurecht.*", „*Kündigen kann ich nicht – was soll ich sonst machen?*"). Ob hier kognitive Dissonanz vorliegt, lässt sich nicht entscheiden, da ja weder über die Gedankengänge noch über die Emotionen des Patienten etwas ausgesagt wird.

Zu **(E)**: Soziale Vergleichsprozesse: Personen versuchen ständig, die Richtigkeit ihrer Einstellungen durch Vergleiche der Meinungen von anderen zu überprüfen. Ein Großteil unseres „*small talk*" dient eigentlich nur diesem Zweck.

1.3   Methodische Grundlagen

1.3.1   Hypothesenbildung

—Hypothesenbildung————————————I.17—

Methodische Grundlagen
Um ihr Geschirr abzuwaschen, ihr Bett zu machen und um bei einem Patienten eine Herztransplantation durchzuführen, benutzen Sie bestimmte Methoden des Vorgehens. Wie aber kann man abweichendes Verhalten sicher diagnostizieren? Wie lässt sich beurteilen, ob eine therapeutische Maßnahme erfolgreich war? Was muss man beachten, um epidemiologische Zahlen im Gesundheitswesen zu berechnen? Auch hierzu benötigen wir Methoden, um verlässliche Daten zu gewinnen und diese richtig interpretieren zu können. Das folgende Kapitel beschäftigt sich mit solchen methodischen Grundlagen, die hier exemplarisch für die Bereiche Psychologie und Soziologie vorgestellt werden, aber ebenso auch auf die Medizin übertragen werden können.

Hypothesenbildung
Ein Patient sagt zu Ihnen: „*Gestern war ich noch im heute, aber morgen bin ich schon von vorgestern.*" Worunter leidet der Patient Ihrer Ansicht nach? Schizophrenie? Alzheimer Demenz? Wernicke Aphasie? Oligophrenie? Oder ist es vielleicht doch ein hyperintelligenter Philosophie-Professor? Um das herauszubekommen, werden

Sie Vermutungen bilden und versuchen, diese mit weiteren Untersuchungsmethoden zu prüfen.

Hypothesen:

An der ersten Stelle des Prozesses einer Datengewinnung steht immer die Bildung von **Hypothesen**. Eine solche Hypothese ist eine Vermutung, die in der Regel aus einer Theorie abgeleitet wird. Sie muss falsifizierbar sein, d.h. es muss möglich sein zu zeigen, dass diese Hypothese nicht stimmt. Um diese Falsifizierbarkeit aufzuzeigen, wird jeder Hypothese eine **Alternativhypothese** beigeordnet, die das Gegenteil behauptet, z.B.:

H_1: Der Patient leidet unter einer schizophrenen Störung.

H_0: Der Patient leidet nicht unter einer schizophrenen Störung.

Weitere Hypothesen lassen sich natürlich auch zu den anderen o.g. Krankheitsbildern aufstellen. Entsprechend einer Aussage von **K. Popper** muss prinzipiell immer die Möglichkeit bestehen zu zeigen, dass eine Hypothese falsch ist (**Falsifikation**). Die endgültige Wahrheit einer Behauptung nachzuweisen (**Verifikation**) ist jedoch nicht möglich, da immer noch die Möglichkeit besteht, dass die Hypothese sich irgendwann später doch noch als unrichtig herausstellt. Letztlich sind alle Messungen fehlerbehaftet und können durch Zufälle beeinflusst worden sein. Alle Schlussfolgerungen sind also lediglich Wahrscheinlichkeitsaussagen. Statistische Verfahren der **Biometrie** berücksichtigen dies, indem man dort angibt, mit welcher prozentualen Wahrscheinlichkeit ein Untersuchungsergebnis richtig ist. Die in wissenschaftlichen Artikel oft vorkommende Angabe $p < 0.05$ sagt z.B. aus, dass ein gefundener Unterschied mit 95% Wahrscheinlichkeit „*wahr*" ist und nicht nur durch Zufälle oder Messfehler entstanden ist. Nach der Formulierung einer Vermutung besteht der nächste Schritt nun darin, eine Hypothese prüfbar zu machen. Dazu muss man **Variablen** (= veränderliche Werte) definieren, die man messen kann. Nehmen wir an, Sie möchten eine Untersuchung zu der Frage durchführen, ob Adumbran (ein Tranquilizer = angstlösendes Medikament) die Reaktionszeiten verlängert. Sie planen also ein Experiment mit mehreren **Prae-** (vor Medikamentengabe) und noch mehr **Post-Messungen** (1, 2, 3, ... Stunden nach Adumbran-Einnahme). Wenn Sie neben den Versuchsgruppen „*mit Adumbran*" jetzt noch zwei Kontrollgruppen, eine „*mit Placebo*" (Effekte der Selbstsuggestion) und eine weitere „*völlig ohne Medikament*" (Effekte der Ermüdung durch wiederholte Reaktionsmessungen) einplanen, die örtliche Ethik-Kommission nichts gegen ihre Untersuchung hat und Sie außerdem noch genügend Versuchspersonen finden (aber bitte nicht nur Medizinstudenten, das vermindert die Generalisierbarkeit Ihrer Daten), dann haben Sie schon gut geplant. Noch schöner wird das ganze, wenn Sie Ihr Experiment als **Doppelblindversuch** planen: hierbei wissen weder der Versuchsleiter noch die Patienten, ob ein Placebo oder der Tranquilizer verabreicht wurde, das vermindert den Rosenthal-Effekt (= Artefakte durch Annahmen des Versuchsleiters, s.u.). Die Zuteilung der Patienten auf die Experimental- oder Kontrollgruppen übernimmt eine dritte Person und hält diese Aufteilung schriftlich fest. Die entsprechende Zuordnung welche Person in welcher Gruppe ist, bleibt aber geheim und wird erst nach Durchführung des Versuches bekannt gegeben.

Hypothetische Konstrukte:

Sollte sich dann bei weiteren Experimenten tatsächlich eine eindeutige Beziehung zwischen Intro-/Extraversion und der Wirkung des Tranquilizers zeigen, dann können Sie aus Ihrer intervenierenden Variable ein hypothetisches Konstrukt entwickeln und im Abschlusssatz Ihrer Dissertation darauf hinweisen, dass man Persönlichkeitseigenschaften bei Untersuchungen zur Wirksamkeit von Psychopharmaka keinesfalls außer Acht lassen darf. Hypothetische Konstrukte sind Annahmen darüber, welche Faktoren unsere Persönlichkeit eigentlich ausmachen, z.B. „*Intelligenz*", „*Gedächtnis*", „*Motivation*", „*Neurotizismus*", „*Kausalattribution*" usw. Solche Konstrukte müssen in der Regel operationalisiert werden, d.h. man versucht sie in irgendeiner Form als Variable messbar zu machen. Sie dürfen diesen Zufallsbefund aber nicht als Ergebnis Ihrer Arbeit darstellen, da Sie vorher nicht die Hypothese aufgestellt hatten, dass das so sein könnte. Ein Ergebnis hinaus zu posaunen, zu dem es gar keine vorherige Hypothese gab, ist aber wissenschaftlich ungehörig!

F99 **!**

Frage 1.74: Lösung E

Ein Experiment wird stets durchgeführt um eine Hypothese zu beweisen. Die Hypothese, meist als $H1$ bezeichnet, behauptet einen Unterschied zwischen zwei Gruppen bzw. Stichproben. Dieser Hypothese wird immer eine Nullhypothese H_0 zugeordnet, die davon ausgeht, dass kein Unterschied besteht, d.h. beide Gruppen sind gleich.

In dem Beispiel hießen die Hypothesen z.B.:

H_0: Urschreitherapie ist ebenso effektiv wie Psychoanalyse,

H_1: Urschreitherapie ist effektiver,

H_2: Psychoanalyse ist effektiver.

Nach der Therapie wird statistisch geprüft, ob die Ergebnisse beider Therapiegruppen sich signifikant unterscheiden. Abhängige Variable könnte z. B. das Ausmaß der Angstreduktion von Phobikern in einem Angstfragebogen vor vs. nach der Therapie sein.

Zu **(A):** Dann wäre die Nullhypothese zutreffend. In der Frage wurde H_0 jedoch verworfen.

Zu **(B):** Dann wäre zwar ein Unterschied zwischen den Gruppen vorhanden, der jedoch statistisch nicht signifikant wird. Auch hier wäre die Nullhypothese zutreffend.

Zu **(C)** und **(D):** Das Verwerfen der Nullhypothese bedeutet im allgemeinen, dass eine andere Hypothese zutrifft. Aus dem Text der Frage geht jedoch nicht hervor, welches Verfahren besser abschneidet.

Zu **(E):** Richtig.

Variablen ─── I.18

Variablen sind alle messbaren Werte, durch die sich in Ihrem Versuchsplan irgendwelche Veränderungen ergeben können. Zum Beispiel: Alter und Geschlecht der Versuchspersonen, Höhe der Tranquilizer-Dosis, Größe und Gewicht der Versuchspersonen, Tageszeit der Einnahme, Angstniveau der Versuchsperson, Persönlichkeit des Testleiters, Art der Räume, in denen das Experiment durchgeführt wird, Wetter, vorangegangene oder nachfolgende Bedingungen (schlaflose Nacht oder folgender Zahnarzttermin der Versuchsperson) usw.. Anhand Ihrer Theorie entscheiden Sie, welche Variablen möglicherweise einen, kaum oder gar keinen Einfluss haben dürften. Sie vernachlässigen etwa die Körpergröße der Versuchspersonen und das Wetter am Versuchstag, entscheiden aber z. B. für die Adumbran-Dosis eine gewichtsabhängige Dosierung. Man unterscheidet:

- **Unabhängige Variablen**: Die unabhängigen Variablen (Stimulus) sind diejenigen, die Sie als Versuchsleiter in Ihrem Versuchsplan systematisch variieren. Hierzu gehört die Variable „Medikamenteneinnahme" (Adumbran/Placebo/gar nichts).
- **Konstant-gehaltene Variablen**: Andere unabhängige Variablen, von denen Sie glauben, dass sie möglicherweise einen Einfluss haben könnten, müssen Sie konstant halten. Wenn Sie glauben, dass die Tageszeit einen Einfluss haben könnte, dann muss das Experiment stets zur selben Tageszeit durchgeführt werden (...oder die Tageszeit muss als unabhängige Variable systematisch variiert werden). Wenn Sie glauben, dass das Alter einen Einfluss hat, dann muss auch das Alter konstant gehalten werden, z. B. indem man nur Versuchspersonen im Alter von 20–25 Jahren zulässt. Durch eine solche Konstanthaltung wird allerdings die Generalisierbarkeit Ihrer Daten später erheblich eingeschränkt. Wenn Sie aber keine derartige Einschränkung wollen, dann müssen Sie auch Alter als zusätzliche unabhängige Variable aufnehmen und in Ihrem Versuchsplan systema-

tisch variieren, d. h. Sie müssen Ihren gesamten Versuch mit Stichproben ausreichender Größe in mehreren Altersklassen (10–19, 20–29, 30–39, 40–49,...) durchführen. Wenn Sie dasselbe auch noch für das Geschlecht machen wollen, dann stehen Sie schnell vor dem Problem, dass Sie für die Durchführung Ihres Experimentes 5.000 Personen und zehn Jahre Zeit brauchen. Einen möglichen Ausweg bietet die Randomisierung von Versuchspersonen (s. u.).

- **Abhängige Variablen:** Die abhängigen Variablen (Reaktion) sind diejenigen, die Sie messen wollen. In Ihrem Experiment können Sie einen schwierigen Reaktionstest vorgeben, der z. B. zur Erfassung der Straßenverkehrstauglichkeit geeignet ist. Solche vergleichsweise realistischeren Tests erhöhen die Motivation der Probanden. Als abhängige Variablen können Sie dann z. B. messen: die Leistung in diesem Reaktionstest und auch physiologische Parameter (Herzschlag, galvanischer Hautwiderstand, Atemfrequenz, EEG).
- **Intervenierende Variablen** (*intervenire* = dazwischen kommen): sind weitere Variablen, die einen Einfluss auf das Versuchsergebnis haben, z. B. Organismusvariablen. Nach Durchführung Ihres Experimentes könnten Sie möglicherweise feststellen, dass Adumbran bei 50 % Ihrer Probanden die Verlangsamung der Reaktionszeiten hervorgerufen hat, bei den anderen 50 % dagegen ist es zu einer Beschleunigung durch den Tranquilizer gekommen. Klugerweise haben Sie Ihre Probanden vorher einen Persönlichkeitsfragebogen ausfüllen lassen. Durch *„snooping in the data"* können Sie nun versuchen nachträglich herauszufinden, ob eine direkte Korrelation zu irgendeinem Merkmal besteht. Vielleicht stellen Sie fest, dass die introvertierten Versuchspersonen schneller geworden sind, extravertierte dagegen langsamer. Extraversion/Introversion wäre dann eine solche intervenierende Variable.

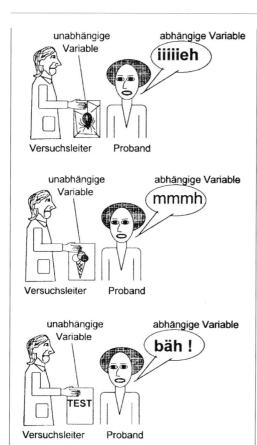

Abb. 1.**2** Die unabhängige Variable wird vom Versuchsleiter variiert, die abhängige Variable ist die Reaktion des Probanden, die gemessen werden soll. Intervenierende Variablen, z. B. Persönlichkeitseigenschaften des Probanden, können dabei Auswirkungen auf diese abhängige Variable haben.

H87 H86

Frage 1.75: Lösung B

Die abhängige Variable (die gemessen wird) ist in diesem Fall das Ausmaß der Überzeugung von der vermeintlichen Wahrheit.

F00 **!**

Frage 1.76: Lösung A

Zu **(1)** und **(2)**: Variablen sind alle messbaren Werte, durch die sich in einem Versuchsplan irgendwelche Veränderungen ergeben können. Die unabhängigen Variablen (Stimulus) sind diejenigen, die der Versuchsleiter in seinem Versuchsplan variiert. Hierzu gehört die Variable „Koffeinmenge" (stark/schwach/gar nichts). Die abhängigen Variablen (Reaktion) sind diejenigen, die gemessen wer-

den sollen. In dem Experiment wäre das die „Einschlafdauer".

Zu **(3)**: Die Nominalskala ist die einfachste Möglichkeit der Skalierung, d. h. Zuordnung von Werten zu einer Skala ohne Aussagemöglichkeiten wie „mehr" oder „weniger". Die einzige Bedingung ist, dass jede Variablenausprägung einem Wert eindeutig zugeordnet werden kann. Der Koffeingehalt hat Ordinalskalenniveau, da eine Abstufung von „nichts" bis „stark" möglich ist. Besser und wissenschaftlich fundierter wäre es natürlich gewesen, wenn das IMPP diese Angabe in Milligramm Coffein gemacht hätte.

Zu **(4)**: Die Ordinalskala beinhaltet Größenrelationen A > B > C > D. Diese Rangordnung sagt nichts über die relative Größe der Unterschiede aus, da die Maßeinheiten unbekannt sind. Die Einschlafdauer (in Stunden:Minuten:Sekunden) lässt sich jedoch sogar auf Verhältniskalenniveau messen.

H92

Frage 1.77: Lösung B

Zu **(A)**: Das wäre ein Hawthorne-Effekt, wussten Sie das? (s. Lerntext II.18 Entscheidungsfehler)

Zu **(B)**: Die systematisch variierten Bedingungen stellen die unabhängige Variable dar.

Zu **(C)**: Projektion oder Rosenthal-Effekt. (s. Lerntext II.18 Entscheidungsfehler)

Zu **(D)**: Die untersuchte Verhaltensänderung stellt die abhängige Variable dar.

Zu **(E)**: Intervenierende Variablen.

H92

Frage 1.78: Lösung D

Siehe Kommentar zu Frage 1.77.

F86

Frage 1.79: Lösung D

Zu **(A)**: Die unabhängige Variable ist Art und Anzahl des Weckens während des Schlafs.

Zu **(B)**: Die Bedingung „Schlaf" ist natürlich nicht überflüssig, wenn man prüfen will, ob Schlafentzug die Konzentration beeinflusst, da man Kontrollgruppen braucht. Möglicherweise wird die Konzentrationsleistung schon alleine durch fünf Nächte im Schlaflabor schlechter.

Zu **(C)**: Die abhängige Variable ist das Ergebnis der Konzentrationstests.

Zu **(D)**: Es ist ein Experiment.

F01 **!**

Frage 1.80: Lösung D

Variierbarkeit gehört zu den grundsätzlichen Kriterien eines Experiments. Sie müssen also mindestens eine unabhängige Variable haben, die Sie variieren können, und eine abhängige, bei der Sie messen, ob durch Ihre Variationen eine Veränderung der Reaktion der Versuchsperson eintritt.

Zu **(A)** und **(B):** Das Ergebnis des Gedächtnistests bildet die abhängige Variable.

Zu **(C)** und **(E):** Die Einteilung in Kontroll- und Versuchsgruppe ist eine Frage des Studiendesigns. Sie hat natürlich indirekt mit der unabhängigen Variablen zu tun, da die Kontrollgruppe das Placebo und die Versuchsgruppe das Verum (Medikament) erhält. Die Gruppen selbst bilden aber natürlich nicht die unabhängige Variable.

Zu **(D):** Variiert wird hier vom Versuchsleiter die Gabe des Medikamentes (Verum) gegen das Scheinmedikament (Placebo). Dies ist die unabhängige Variable.

1.3.2 Operationalisierung

Operationalisierung ————————————————————————————— I.19

Operationalisierung

Zwei Patienten, beide leiden unter einer Lungenentzündung, liegen nebeneinander im Krankenhaus. Ist der eine kränker als der andere? Wie eigentlich misst man den Ausprägungsgrad von „Krankheit"? Bei diesem Begriff handelt es sich um ein **hypothetisches Konstrukt**, ebenso bei Begriffen wie „Persönlichkeit", „Intelligenz" oder „Angst". Seit Jahrhunderten arbeiten Ärzte daran, dieses Konstrukt „Krankheit" überhaupt messbar und objektiv erfassbar zu machen. Es muss in einzelne Werte zerlegt werden, die wir dann messen können. Dieser Prozess wird als **„Operationalisierung"** bezeichnet. Messinstrumente für den Ausprägungsgrad von Krankheit sind z.B. Fieber, das wir mit einem Thermometer messen können oder die Blutsenkungsgeschwindigkeit (BKS, BSG). Ebenso lassen sich auch psychologische („Emotionen") oder soziologische Konstrukte („soziale Schicht") messbar machen.

Um etwas zu messen, benötigt man zunächst einmal eine Skala. Wenn Sie wissen wollen, ob das neue französische Doppelbett in Ihre Studentenbude passt, bilden Sie Ihre Werte auf einer Skala mit den Bezeichnungen Zentimeter oder Meter ab. Für das o.g. Fieber ist es die Celsius-Skala. Auf welcher Skala aber misst man Geschlecht, Beliebtheit und Fleiß? Wir unterscheiden mehrere Arten von Skalen, auf denen man Daten abbilden kann:

- Die **Nominalskala** ist die einfachste Möglichkeit der Skalierung, d.h. Zuordnung von Werten zu einer Skala ohne Aussagemöglichkeiten wie „mehr" oder „weniger". Die einzige Bedingung ist, dass jede Variablenausprägung einem Wert eindeutig zugeordnet werden kann. Eine Beziehung zwischen den Werten gibt es nicht. Statistisch lassen sich hier nur Häufigkeiten auszählen, sowie Modalwerte, Chi-Quadrat-Verfahren und Kontingenztafeln berechnen. Beispiel: Familienstand: 1 = ledig, 2 = verheiratet, 3 = getrennt lebend, 4 = geschieden, 5 = verwitwet.

- Die **Ordinalskala** (Rangordnung) beinhaltet Größenrelationen A > B > C > D (z.B.: Claudia ist attraktiver als Beate, die ist aber hübscher als Christine, die wiederum schöner als Yvonne ist...). Diese Rangordnung sagt nichts über die relative oder absolute Größe der Unterschiede aus, da die Maßeinheiten unbekannt sind. In der statistischen Verrechnung lassen sich hier Mediane und Quartile berechnen und einige nonparametrische Verfahren wie Rangvarianzanalyse und Rangkorrelationskoeffizienten anwenden. Vorsicht: Trotz Vorhandensein von Zahlenwerten kann **keine** Aussage darüber gemacht werden, ob etwa ein Wert doppelt so groß ist wie ein anderer. Beispiel: Die letzte Psychologievorlesung war: 1 = total öde, 2 = ziemlich langweilig, 3 = so lala, 4 = recht interessant, 5 = wirklich tierisch stark!

- **Intervallskalen** stellen die nächst höhere Stufe der Skalierung dar. Sie haben gleich große Abstände zwischen den einzelnen Skaleneinheiten, jedoch noch keinen absoluten Nullpunkt; relative (willkürlich festgesetzte) Nullpunkte kann es dagegen geben. Uhrzeit ist ein Beispiel. In der Psychologie sind es vor allem Standardwert-Skalen wie T-Werte oder IQ-Werte (s.u.), die auf diesem Skalierungsniveau sind. Erst auf diesem Niveau lässt sich der arithmetische Mittelwert berechnen und die meisten parametrischen statistischen Verfahren (Varianzanalyse, t-Test, F-Test, Korrelationskoeffizient) durchführen. Allerdings ist z.T. zu prüfen, ob die Daten normalverteilt sind. Aussagen wie „doppelt" oder „halb so viel" lassen sich auf diesem Niveau ebenfalls noch nicht machen! Eine Person mit einem IQ von 140 ist also auch nicht doppelt so intelligent wie jemand mit einem IQ von 70.

- Die **Verhältnisskala** (Rationalskala, Proportionalskala) hat das höchste Niveau. Neben den o.g. Kriterien hat die Rationalskala einen absoluten Nullpunkt. Erst auf diesem Niveau lassen sich nun endlich Aussagen wie „doppelt" oder

Tab. 1.1   Skalierung

	NOMINAL	ORDINAL	INTERVALL	VERHÄLTNIS
Datenmerkmale	einfache Zuordnung	Rangfolge	gleicher Abstand der Einheiten	absoluter Nullpunkt
zuverlässiger Mittelwert	Modalwert	Median	arithmet. Mittel	geometr. Mittel
zuverlässiges Streuungsmaß	Häufigkeitsverteilung	„range"	Standardabweichung	Standardabweichung
zuverlässige statistische Verfahren	Chi-Quadrat, Kontingenztafeln	non-parametrische Verfahren	parametrische Verfahren	parametrische Verfahren

„*halb so viel*" machen, da der Quotient zweier Skalenwerte eine reale Bedeutung hat. Beispiele aus der Physik sind: Länge, Stromstärke, Gewicht, Mengenangaben. In der Psychologie sind z.B. Reaktionszeiten auf Rationalskalenniveau. Proportionalskalenniveau erlaubt jede beliebige statistische Verrechnung.
Es ist möglich, ein höheres Skalenniveau auf ein niedrigeres herunter zu transformieren, nicht aber umgekehrt, z.B. kann man bei Intervalldaten den Median berechnen, bei Ordinaldaten jedoch nicht das arithmetische Mittel. Wenn Sie Daten auf Nominalskalenniveau gesammelt haben, dann können Sie keine statistischen Verfahren anwenden, die Verhältnisskalenniveau verlangen.

Beispiel Temperatur:
1. Nominalskala: frostig, eisig, winterlich, sommerlich, herbstlich.
2. Ordinalskala: sehr kalt → kalt → mittel → warm → heiß
3. Intervallskala: -10 °C, 0 °C, 10 °C, 20 °C, 30 °C, ..., 100 °C
4. Verhältnisskala: 0 °K, 100 °K, 200 °K, ... 1000 °K (Hinweis: Die Celsiusskala hat nur einen willkürlich festgelegten und keinen absoluten Nullpunkt wie die Kelvin-Skala).

F87

Frage 1.81: Lösung A

Zu **(A):** Die Nominalskala unterscheidet Zuordnungen ohne jegliche Hierarchie.
Zu **(B)–(E):** Siehe Lerntext I.19 Operationalisierung.

F89

Frage 1.82: Lösung E

Zu **(A):** Intervallskala.
Zu **(B):** Ordinalskala.
Zu **(C):** Verhältnis-, Rational- oder Proportionalskala.
Zu **(D):** Ordinalskala.
Zu **(E):** Nominalskala.

F98

Frage 1.83: Lösung A

Zu **I.:** Die Aufzählung unterschiedlicher Schmerzarten (pochend, pulsierend, Druckgefühl) entspricht dem einfachsten Skalenniveau der Nominalskala, d.h. der Zuordnung von Werten zu einer Skala ohne Aussagemöglichkeiten wie „mehr" oder „weniger". Die einzige Bedingung ist, dass jede Variablenausprägung einem Wert eindeutig zugeordnet werden kann. Eine Beziehung zwischen den Werten gibt es nicht.

Zu **II.:** Die Einstufung in eine Rangreihe von 1 bis 10 wäre eine Ordinalskala. Diese beinhaltet Größenrelationen A > B > C > D. Diese Rangordnung sagt nichts über die relative Größe der Unterschiede aus, da die Maßeinheiten unbekannt sind.

H92   H86

Frage 1.84: Lösung C

Auf Intervallskalenniveau lassen sich nur die ersten drei Berechnungen durchführen. Multiplikation oder Division ist hier nicht möglich.

F94   H88

Frage 1.85: Lösung C

Zu **(C):** Daten auf dem Intervallskalenniveau erlauben keine Angaben wie „A ist doppelt so groß wie B", hierfür wäre Verhältnisskalenniveau erforderlich.
Zu **(A), (B), (D)** und **(E):** Siehe Lerntext I.19 Operationalisierung und I.20 Skalierung.

H98   **!**

Frage 1.86: Lösung C

Zu **(1)** und **(2):** Die Nominalskala ist die einfachste Möglichkeit der Skalierung, d.h. Zuordnung von Werten zu einer Skala ohne Aussagemöglichkeiten wie „viel", „mehr" oder „weniger", z. B. Geschlecht. Die einzige Bedingung ist, dass jede Variablenausprägung einem Wert eindeutig zugeordnet werden kann. Eine Beziehung zwischen den Werten gibt es nicht.

Die Ordinalskala beinhaltet Größenrelationen $A > B > C > D$. Diese Rangordnung sagt nichts über die relative Größe der Unterschiede aus, da die Maßeinheiten unbekannt sind, z. B. „sehr schlecht – schlecht – mittelmäßig – gut – besser – am besten".

Intervallskalen stellen die nächst höhere Stufe der Skalierung dar. Sie haben gleich große Abstände zwischen den einzelnen Skaleneinheiten, jedoch noch keinen absoluten Nullpunkt; relative (willkürlich festgesetzte) Nullpunkte kann es dagegen geben, z. B. Temperatur in Grad Celsius.

Verhältnisskala (Rationalskala, Proportionalskala): Diese Skala hat das höchste Niveau. Neben den o. g. Kriterien hat die Rationalskala einen absoluten Nullpunkt. Erst auf diesem Niveau lassen sich Aussagen wie „doppelt" oder „halb so viel" machen, da der Quotient zweier Skalenwerte eine reale Bedeutung hat. Beispiel: Reaktionszeiten.

Bei der Einschätzung Ihrer Konzentration von Null bis vier handelt es sich also um eine Ordinalskala. Lösungsmöglichkeiten 1 und 2 können also nur falsch sein und selbst wenn Sie nicht so ganz genau wissen, was eine Likert-Skala ist, kann dann eigentlich nur noch 3 richtig sein.

Zu (3): Likert-Skala: von Likert entwickelte Bezeichnung für alle Skalen, welche die Intensität einer Einstellung auf einer graduellen Abstufung (z. B. von 1 bis 5) messen. Gegenteil ist die Thurstone-Skala, die zu jedem Item nur eine stimmt/stimmt-nicht Antwort zulässt.

H88

Frage 1.87: Lösung D

Das **geometrische** Mittel (nicht zu verwechseln mit dem arithmetischen Mittel!!!) berechnet sich aus der n-ten Wurzel über x_1 mal x_2 mal x_3 bis x_n. Es verlangt Verhältnisskalenniveau. Nur 20% der Examenskandidaten konnten diese zugegebenermaßen recht gemeine Frage richtig beantworten. Die meisten (70%) kreuzten die falsche Lösung (C) an.

H86

Frage 1.88: Lösung C

Zu (A): Verhältnisskalenniveau setzt einen absoluten Nullpunkt voraus, nicht die Intervallskala.
Zu (B): Bei Intervallskalen sind die Abstände immer gleich.
Zu (C): Bei Rangfolgen können mehrere Objekte den gleichen Rangplatz einnehmen.

Zu (D): Man kann nicht von unteren auf höhere Skalentypen transformieren.
Zu (E): Qualitative Daten sind Daten, die auf Nominalskalenniveau abgebildet werden können. Also ist auch keine Berechnung des arithmetischen Mittels möglich.

H99 **‼**

Frage 1.89: Lösung A

Die Nominalskala beinhaltet lediglich einfache Zuordnungen ohne Beziehungen zwischen den Kategorien wie etwa: 1 = katholisch, 2 = evangelisch, 3 = islamisch, 4 = buddhistisch, 5 = Zeugen Jehovas, 6 = religionslos.

Die Ordinalskala verlangt eine Rangordnung zwischen den Daten, z. B.: Psychologie finde ich: 1 = extrem öde, 2 = langweilig, 3 = so lala, 4 = turnt mich an, 5 = echt kultig!

Das Intervallskalenniveau setzt gleiche Abstände zwischen den einzelnen Skaleneinheiten voraus, es muss jedoch keinen absoluten Nullpunkt geben, einen willkürlich festgesetzten gibt es meist schon (z. B. Intelligenzquotient).

Die Verhältnisskala, auch als Rational- oder Proportionalskala bezeichnet, verlangt gleich große Abstände zwischen den Skalenwerten und einen absoluten Nullpunkt, z. B. Körpergröße, Gewicht, Herzfrequenz.

Zu (A) und (B): Dichotome Fragen lassen nur zwei Antwortmöglichkeiten zu: Ja/Nein, männlich/weiblich oder stimmt/stimmt-nicht.

Zu (C): Fragen können offene Antwortmöglichkeiten vorgeben: *„Was hast Du heute abend vor?"* oder geschlossene: *„Möchtest Du lieber abwaschen oder abtrocknen?"*

Zu (D) und (E): Katalogfragen geben eine Auflistung von Antwortmöglichkeiten vor: *„Ist der Schmerz pochend, stechend, drückend oder hämmernd?"*

H97

Frage 1.90: Lösung C

Zu (A) – (D): Nominalskala: Zuordnung von Werten zu einer Skala ohne Aussagemöglichkeiten wie „mehr" oder „weniger". *„Früher durchgemachte Krankheiten"* haben bestenfalls Nominalskalenniveau.

Rationalskala: Die Rationalskala hat einen absoluten Nullpunkt und gleiche Abstände der Maßeinheiten. Erst auf diesem Niveau lassen sich Aussagen wie „doppelt" oder „halb so viel" machen, da der Quotient zweier Skalenwerte eine reale Bedeutung hat. Beispiel: Herzschlagfrequenz, Anzahl der Leukos im Blut. Auch die meisten anderen klinisch-chemischen Befunde erreichen dieses höchste Skalenniveau.

K

F94   H87

Frage 1.91: Lösung D

Reaktionszeit hat Verhältnisskalenniveau.

H93

Frage 1.92: Lösung B

Die Beantwortung dieser Frage ist einfach, wenn man beachtet hat, dass mit dem **höchsten** Niveau begonnen werden sollte.

F87

Frage 1.93: Lösung B

Die zugrundeliegenden Daten (Familienstand) haben natürlich nur Nominalskalenniveau. Die Aufgabe wurde von nur 43% richtig gelöst.

H99   **!!**

Frage 1.94: Lösung C

Zu **(A):** Das Intervallskalenniveau setzt gleiche Abstände zwischen den einzelnen Skaleneinheiten voraus, es muss jedoch keinen absoluten Nullpunkt geben, einen willkürlich festgesetzten gibt es meist schon (z. B. Uhrzeit).
Zu **(B):** Die Nominalskala beinhaltet lediglich einfache Zuordnungen ohne Beziehungen zwischen den Kategorien wie etwa: 1 = Anatomie, 2 = Physiologie, 3 = Biologie, 4 = Psychologie, 5 = Soziologie, 6 = Chemie.
Zu **(C):** Die Ordinalskala verlangt eine Rangordnung zwischen den Daten, z. B.: Eike finde ich: 1 = extrem attraktiv, 2 = hübsch, 3 = durchschnittlich, 4 = turnt mich nicht so besonders an, 5 = gar nicht mein Typ. Bildungsniveau mit aufsteigenden Schulabschlüssen hat damit Ordinalskalenniveau.
Zu **(D)** und **(E):** Die Verhältnisskala, auch als Rational- oder Proportionalskala bezeichnet, verlangt gleich große Abstände zwischen den Skalenwerten und einen absoluten Nullpunkt. In der Psychologie haben z. B. Reaktionszeiten Verhältnisskalenniveau.

F99

Frage 1.95: Lösung B

Man unterscheidet folgende Skalen:
Nominalskala: einfachste Möglichkeit der Skalierung, d. h. Zuordnung von Werten zu einer Skala ohne Aussagemöglichkeiten „mehr" oder „weniger".
Ordinalskala (Rangordnung): beinhaltet Größenrelationen A > B > C > D. Diese Rangordnung sagt nichts über die relative oder absolute Größe der Unterschiede aus, da die Maßeinheiten unbekannt sind.
Intervallskalen: haben gleich große Abstände zwischen den einzelnen Skaleneinheiten, jedoch noch keinen absoluten Nullpunkt; relative (willkürlich festgesetzte) Nullpunkte kann es dagegen geben.

Verhältnisskala (Rationalskala, Proportionalskala): Diese Skala hat das höchste Niveau. Neben den o. g. Kriterien hat die Rationalskala einen absoluten Nullpunkt. Beispiele sind z. B. Reaktionszeiten.
Zu **(A):** Prozentrangwerte lassen sich schon bei Variablen berechnen, die lediglich Ordinalskalenniveau haben. Durch eine Transformation von Daten lässt sich aber prinzipiell nie ein höheres Skalenniveau erreichen (oft eher eine Reduzierung).
Zu **(B):** Seit 1969 hat sich die Bundesrepublik an das internationale Einheitensystem *(SI = Système International d'Unités)* angeschlossen, hiervon sind insbesondere die Einheiten des klinischen Labors betroffen. Jede Messgröße muss dabei mit folgenden Informationen versehen werden: System, Komponente, Art der Messgröße, Zahlenwert und Einheit. Hinsichtlich der Einheiten werden bestimmte Angaben empfohlen (z. B. Bezug immer auf „Liter" statt auf „Milliliter"). Abkürzungen von Zeitangaben werden ohne Punkt geschrieben (z. B.: min), Einheitszeichen, die nach Personen benannt wurden, werden groß geschrieben (z. B. „R" für Röntgen), alle anderen klein (z. B. „l" für Liter) DIN 1301 und DIN 1355 erlauben außerdem bei Uhrzeiten die Einheitszeichen hochzustellen, d. h. statt wie früher ein Rendevouz mit dem/der Geliebten um halb acht auszumachen, schreibt man nun: 19^h 30^m 00^s, in diesem Fall darf man die Angaben für die Zeiten sogar auf nur je einen Buchstaben verkürzen, aber natürlich weiterhin keinen Punkt machen. Jedem, der sich näher mit dieser spannenden und hochinteressanten Materie auseinandersetzen möchte, sei das Buch von H. Lippert: „SI-Einheiten in der Medizin" empfohlen. Die meisten vom SI-System erfassten Angaben (z. B.: Länge, Fläche, Volumen, Masse, Stoffmengenkonzentration) haben durchaus Rationalskalenniveau. Auch psychologische (z. B. Reaktionszeiten) und psychophysiologische Daten (z. B. galvanische Hautreaktion) lassen sich mit diesem System abbilden.
Zu **(C):** Psychometrische Fragebögen erheben ihre Daten samt und sonders auf Intervallskalenniveau, insbesondere einen absoluten Nullpunkt gibt es bei Persönlichkeitseigenschaften ja in der Regel nicht, auch wenn Sie zwei Stunden vor dem Examen vielleicht das Gefühl haben sollten, sich psychisch auf dem absoluten Nullpunkt zu befinden.
Zu **(D):** Häufigkeitsauszählungen können zwar durchaus Rationalskalenniveau haben, durch die Einteilung in Kategorien findet aber eine Reduzierung des Datenniveaus statt, denn die einzelnen Kategorien haben oft nur Nominal- oder bestenfalls Ordinalskalenniveau.
Zu **(E):** Standardwerte haben nur Intervallskalenniveau. Die z-Werte-Skala reicht übrigens von –3 bis +3 (Mittelwert 0, Standardabweichung ±1).

H00 **!**

Frage 1.96: Lösung B

Der Ausprägungsgrad von Daten muss auf einer Skala abgebildet werden, um Unterschiede erfassen zu können. Man unterscheidet folgende Skalen:

Die Nominalskala beinhaltet lediglich einfache Zuordnungen ohne Beziehungen zwischen den Kategorien wie etwa: 1 = katholisch, 2 = evangelisch, 3 = islamisch, 4 = buddhistisch, 5 = Zeugen Jehovas, 6 = religionslos.

Die Ordinalskala verlangt eine Rangordnung zwischen den Daten, z.B.: Der Aussage *„Rauchen macht schlank"* … : 1 = stimme ich voll zu, 2 = stimme ich zu, 3 = weder/noch, 4 = lehne ich ab, 5 = lehne ich ganz ab.

Intervallskalen haben gleich große Abstände zwischen den einzelnen Skaleneinheiten, jedoch noch keinen absoluten Nullpunkt; relative (willkürlich festgesetzte) Nullpunkte kann es dagegen geben. Uhrzeit ist ein prima Beispiel.

Die Verhältnisskala, auch als Rational- oder Proportionalskala bezeichnet, verlangt gleich große Abstände zwischen den Skalenwerten und einen absoluten Nullpunkt. In der Psychologie haben z.B. Reaktionszeiten Verhältnisskalenniveau.

Außerdem lassen sich Primärdaten, die der Forscher selbst erhoben hat, von Sekundärdaten unterscheiden, die bereits zu anderen statistischen Zwecken erhoben wurden (z.B.: Statistisches Bundesamt) und nun für eine andere Fragestellung nochmals herangezogen werden.

Bei einer direkten schriftlichen Befragung von Schülern werden also Primärdaten erhoben; die fünf Antwortmöglichkeiten werden auf einer Ordinalskala erfasst. Lösung (B) ist richtig.

F00 **!**

Frage 1.97: Lösung A

Zu **(A):** Intervallskalen haben gleich große Abstände zwischen den einzelnen Skaleneinheiten, jedoch noch keinen absoluten Nullpunkt; relative (willkürlich festgesetzte) Nullpunkte kann es dagegen geben. Uhrzeit ist ein Beispiel. In der Psychologie sind es vor allem Standardwert-Skalen wie T-Werte oder IQ-Werte, die auf diesem Skalierungsniveau sind. Aussagen wie „doppelt" oder „halb so viel" lassen sich auf diesem Niveau noch nicht machen.

Zu **(B):** Die Nominalskala ist die einfachste Möglichkeit der Skalierung, d.h. Zuordnung von Werten zu einer Skala ohne Aussagemöglichkeiten wie „mehr" oder „weniger". Die einzige Bedingung ist, dass jede Variablenausprägung einem Wert eindeutig zugeordnet werden kann. Eine Beziehung zwischen den Werten gibt es nicht. Beispiel: Familienstand: ledig, verheiratet, getrennt lebend, geschieden, verwitwet.

Zu **(C):** Die Ordinalskala beinhaltet Größenrelationen. Diese Rangordnung sagt nichts über die relative Größe der Unterschiede aus, da die Maßeinheiten unbekannt sind. Beispiel: *Ich liebe Carla > Yvonne > Claudia > Jeanette > Renate.*

Zu **(D):** Eine Ratingskala ist eine Skala, auf der eine Person („rater") etwas einschätzt. Zum Beispiel lassen sich eigene Gefühle oder das Ausmaß von Aggressionen von Kindern durch Beobachtung bzw. Selbstbeobachtung einschätzen. Das Skalenniveau einer solchen Ratingskala kann unterschiedlich sein. Vorsicht! Der Begriff kann leicht mit Rationalskala (siehe Antwortmöglichkeit (E)) verwechselt werden.

Zu **(E):** Die Verhältnisskala (Rationalskala, Proportionalskala) hat das höchste Niveau. Über die Kriterien der Intervallskala hinaus, hat die Rationalskala einen absoluten Nullpunkt. Erst auf diesem Niveau lassen sich Aussagen wie „doppelt" oder „halb so viel" machen, da der Quotient zweier Skalenwerte eine reale Bedeutung hat. Beispiele aus der Physik sind: Länge, Stromstärke, Gewicht, Mengenangaben. In der Psychologie sind dies z.B. Reaktionszeiten auf Rationalskalenniveau. Proportionalskalenniveau erlaubt jede beliebige statistische Verrechnung.

F01 **!!**

Frage 1.98: Lösung C

Zu **(A) – (E):**

- Die Nominalskala beinhaltet lediglich einfache Zuordnungen ohne Beziehungen zwischen den Kategorien wie etwa: 1 = katholisch, 2 = evangelisch, 3 = islamisch, 4 = buddhistisch, 5 = Zeugen Jehovas, 6 = religionslos.
- Die Ordinalskala verlangt eine Rangordnung zwischen den Daten, z.B. die Psychologie-Vorlesung finde ich 1 = sehr gut, 2 = gut, 3 = durchschnittlich, 4 = schlecht, 5 = völlig unbrauchbar.
- Das Intervallskalenniveau setzt gleiche Abstände zwischen den einzelnen Skaleneinheiten voraus, es muss jedoch keinen absoluten Nullpunkt geben.
- Die Verhältnisskala, auch als Rational- oder Proportionalskala bezeichnet, verlangt gleich große Abstände zwischen den Skalenwerten und einen absoluten Nullpunkt. In der Psychologie haben z.B. Reaktionszeiten Verhältnisskalenniveau.

Anamnesedaten (z.B. früher durchgemachte Erkrankungen) haben eindeutig nur Nominalskalenniveau; die Enzymaktivität im Serum dagegen kann man auf dem höchsten Skalenniveau messen (Rationalskala). Damit ist Lösung (C) richtig.

Skalierung

Wie beurteilen Patienten ihren Hausarzt, Studenten ihren Professor, Ehefrauen ihren Ehemann? Der Ausprägungsgrad einer Eigenschaft kann auf einer Skala abbildbar und damit vergleichbar gemacht werden. Man unterscheidet relative von absoluten Beurteilungsskalen. Bei den **relativen Skalen** wird eine Relation zu anderen Vergleichsobjekten hergestellt, z. B.:
„Italiener sind fleißiger als Deutsche" stimmt/ stimmt nicht
Bei den **absoluten Skalen** wird das Objekt alleine beurteilt:
Italiener sind …
faul -3 -2 -1 0 + 1 + 2 + 3 fleißig
I. Bei den **relativen Beurteilungsskalen** gibt es wiederum verschiedene Arten:

1. **Rangreihenvergleich**: Die Mitglieder einer Gruppe erhalten zum Beispiel die Aufgabe, alle anderen Mitglieder nach dem Kriterium der Beliebtheit in eine Rangreihe zu bringen. Ebenso könnte man einer Person auch zehn Zeitschriften vorlegen und darum bitten, diese nach dem Kriterium der Interessantheit zu ordnen. Zur Auswertung wird jedem Rangplatz ein Zahlenwert zugeordnet. Nach statistischer Auswertung lassen sich dann die (un-)beliebtesten Gruppenmitglieder oder die (un-)interessantesten Zeitungen feststellen.

2. **Paarvergleich**: Bei kleineren Mengen von Items, die eingeschätzt werden sollen, kann man auch zur Methode des Paarvergleichs greifen. Bei einer Heiratsvermittlung müssten der Interessentin dann jeweils Paare von zwei Bewerbern vorgelegt werden (A-B, A-C, A-D, A-E,… B-C, B-D, B-E,…usw.) und die Person muss angeben, welchen von den beiden sie lieber kennenlernen würde (A>B, A<C, A>D, A>E,…B<C, B<D, B<E,…). Auch aus diesen Einzelwerten kann man eine Rangfolge bilden, aus der sie dann den beliebtesten Partner entnehmen und heiraten kann.

3. **Soziographie**: Beim soziometrischen Wahlverfahren gibt man Personen eine Reihe von Fragen vor, für die sie eine andere Person aus ihrer Bezugsgruppe wählen sollen. Das Verfahren eignet sich besonders zur Einschätzung des Betriebsklimas innerhalb von Arbeitsgruppen. Typische Fragen sind etwa: *„Mit wem aus dieser Gruppe würden Sie am liebsten auf einer einsamen Insel stranden?"* Seltener werden auch negative Fragen vorgelegt: *„Wen aus dieser Gruppe würden Sie auf gar keinen Fall zu Ihrer nächsten Geburtstagsfeier einladen?"* Die Ergebnisse werden im allgemeinen in einem Soziogramm z. B. mit grünen (positive Wahl) und roten (negative Wahl) Pfeilen dargestellt. Gruppenführer, beliebte Personen der Gruppe, unbeliebte Personen und Außenseiter können dann erkannt werden.

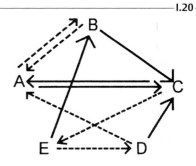

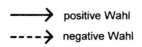

Abb. 1.3   Soziogramm der Personen A, B, C, D und E. Durchgezogene Linien symbolisieren eine positive Wahl, unterbrochene Linien eine ablehnende Wahl. Person C dürfte der Liebling der Gruppe sein, A wird eher negativ beurteilt und E scheint ein Außenseiter zu sein.

II. **Absolute Beurteilungsskalen** sind:

1. **Schätzskalen** (= „*rating scales*"): Der Beurteiler hat die Aufgabe, seine Einstellung oder das Verhalten eines beobachteten Individuums auf einer Skala einzuschätzen. Neben verbalen Skalen:
nicht - kaum - weder/noch - etwas - sehr
gibt es häufig numerische Skalen:
1 – 2 – 3 – 4 – 5 – 6 – 7 – 8 – 9
seltener auch als visuelle Analogskala ganz ohne Zahlenwerte:
gar nicht |– – – – – – – – –| sehr stark
Sollen die Werte später in irgendeiner Form statistisch verrechnet werden, erfolgt meist eine Transformation in eine numerische Skala (z. B. von 1 bis 7). Es lassen sich dann übliche Testgütekriterien berechnen oder auch Normwerte erstellen. Derartige Skalen werden auch in Tests zur Selbst- oder Fremdeinschätzung benutzt:
Ich glaube, dass mein Partner …
nicht gut -3 -2 -1 0 + 1 + 2 + 3 sehr gut …
mit Geld umgehen kann.

2. **Kumulative Punktskala**: Der Beurteiler ordnet seinen eigenen Fähigkeiten, den einer anderen Person oder der Güte eines beurteilten Objektes einen bestimmten Punktwert zu. Meist werden Werte zwischen Null und hundert Punkten vergeben. In der „*Life-event*"-Forschung z. B. werden belastenden Lebensereignissen solche Punktwerte zugeordnet (siehe Lerntext I.14 Sozialpsychologische Modelle)
Life-events sind kritische Lebensereignisse. Sie können sowohl positiv wie auch negativ sein und erfordern eine Neuanpassung der Person an die Situation. Hohe individuelle Punktwerte

korrelieren offensichtlich mit der Ausprägung psychosomatischer Krankheiten.

3. **Check-lists** (Prüflisten): Hier sucht der Beurteiler aus einer Liste von Adjektiven diejenigen heraus, die seiner Meinung nach zutreffen. Bekanntester Schrecken aller Autofahrer sind die Mängellisten beim TÜV. Das folgende Beispiel können Sie einmal ausfüllen, ausschneiden und an die betreffende Person weiterreichen:

Ich halte meinen Psychologie-Professor für:
attraktiv ( )
intelligent ( )
etwas trottelig ( )
schüchtern ( )
nervös ( )
autoritär ( )
vergesslich ( )
warmherzig ( )
psychisch labil ( )

F91
Frage 1.99: Lösung E

Schätzskalen können geradezu nach Lust und Laune konstruiert werden, wenn sie nur eine abgestufte Beurteilung zulassen, z.B.:
sehr gut – gut – mittelmäßig – schlecht – sehr schlecht
oder: 1 2 3 4 5 6 7
oder: –2 –1 0 +1 +2
Wußten Sie das, oder hätten Sie zu den 60% gehört, die diese Frage falsch lösten?

H00 *!*
Frage 1.100: Lösung D

Zu **(A):** Eine Analogskala beinhaltet zwei gegensätzliche Bezeichnungen mit einer in der Regel völlig unbeschrifteten Skala dazwischen, z.B.:
kein Puls |--------------------| schneller Puls
Zu **(B):** Beim Rangreihenvergleich ordnet man Objekte oder Personen nach einem Kriterium, z.B. in eine Reihenfolge danach, wie laut die Babies schreien.
Zu **(C):** Bei den relativen Skalen wird eine Relation zu anderen Vergleichsobjekten hergestellt, z.B.:
„männliche Säuglinge schreien lauter als weibliche"
stimmt / stimmt nicht
Hierzu gehören z.B. Rangreihen- und Paarvergleich.
Zu **(D):** Aus Prüflisten (z.B. Mängelliste beim TÜV oder hier das Apgar-Schema) kann man einen Summenwert erstellen, indem man die Anzahl der angekreuzten Items addiert, bzw. einzelnen Items einen Punktwert zuordnet, der dann aufsummiert wird.

Zu **(E):** Messdaten muss man auf einer Skala abbilden, um den Ausprägungsgrad festzulegen. In Betracht kommen: 1. Die Nominalskala als einfachste Möglichkeit der Skalierung, d.h. Zuordnung von Werten zu einer Skala ohne Aussagemöglichkeiten wie „mehr" oder „weniger". 2. Die Ordinalskala beinhaltet Größenrelationen. 3. Intervallskalen haben gleich große Abstände zwischen den einzelnen Skaleneinheiten, jedoch noch keinen absoluten Nullpunkt. 4. Die Verhältnisskala (Rationalskala, Proportionalskala) hat das höchste Niveau. Über die Kriterien der Intervallskala hinaus, hat diese einen absoluten Nullpunkt.

F91
Frage 1.101: Lösung B

Zu **(1):** Aus Prüflisten resultiert keine relative Beurteilung, da keine Relation vorgegeben wurde (z.B. etwas-mittel-sehr), sondern eine absolute „stimmt/ stimmt-nicht" Beurteilung.
Zu **(2):** Aus Prüflisten kann man einen Summenwert erstellen, indem man die Anzahl der angekreuzten Items addiert. Das ist natürlich nur sinnvoll, wenn die Items gleichsinnig sind, d.h. z.B. nur Mängel anzeigen (Mängelliste beim TÜV).
Zu **(3):** Prüflisten schützen nicht vor den aufgezählten systematischen Beurteilungsfehlern, die Sie erst später in diesem Buch kennenlernen werden. Siehe Lerntext II.18 Entscheidungsfehler.
Vorsicht: Nur 20% der Examenskandidaten haben diese Frage richtig beantwortet.

F96   H93
Frage 1.102: Lösung B

Bei der **Soziometrie** werden Personen befragt, welches Verhältnis sie zueinander haben, z.B.: *„Mit welchem Ihrer Kommilitonen würden Sie gerne Ihren nächsten Urlaub verbringen?", „Welchem Ihrer Mitstudenten würden Sie gerne einmal einen gemeinen Streich spielen?".* Das Ergebnis ist ein Soziogramm, aus dem sich Gruppenführer, Außenseiter und Strukturen zwischen den Mitgliedern ableiten lassen. Siehe „Soziographie" in Lerntext I.20 Skalierung.

F97
Frage 1.103: Lösung C

Zu **(1):** Unabhängige Variablen (Stimulus) sind diejenigen, die Sie als Versuchsleiter in Ihrem Versuchsplan systematisch variieren, hier vermutlich die Alkoholkonzentration im Blut. Das Körpergewicht einer Versuchsperson lässt sich ja nicht systematisch variieren, sondern die Alkoholmenge muss so angepasst werden, dass der gleiche Promillegehalt bei unterschiedlich schweren Personen entsteht.

Zu **(2):** Operationalisierung bedeutet Umsetzung einer Theorie in eine messbare Variable. „Einfluss von Alkohol" wird operationalisiert als konkrete Menge.

Zu **(3):** Die abhängigen Variablen (Reaktion) sind diejenigen, die Sie messen wollen (hier die Konzentrationsfähigkeit).

Zu **(4):** Mit Experimenten versucht man ja gerade, solche Hypothesen über zugrunde liegende Ursachen zu verifizieren!

| H99 | H89 | H88 | H86 | **!** |

Frage 1.104: Lösung C

Zu **(A):** Die unabhängige Variable ist stets das, was vom Versuchsleiter variiert wird, hier also die Behandlungstechnik. Die abhängige Variable ist das, was als Output gemessen wird, hier die Annäherung an das angstauslösende Objekt.

Zu **(B):** Wilhelm Wundt nannte als wichtigste Kriterien des Experimentes: Variierbarkeit, Willkürlichkeit und Wiederholbarkeit.

Zu **(C):** Unabhängige Variable ist die Therapieart; das Ausmaß der Phobie dagegen ist die abhängige Variable. Die Aussage ist also falsch.

Zu **(D):** Operationalisierung bedeutet Umsetzung eines hypothetischen Konstruktes aus dem Elfenbeinturm der Theoretiker („Phobie") in etwas, das in der harten Realität des Pragmatikers gemessen werden kann (hier: Annäherung an das angstauslösende Objekt).

Zu **(E):** Randomisierung: Zuteilung der Patienten nach einem Zufallsprinzip (Münzwurf, Auslosung aus einer Urne) auf die verschiedenen Therapiegruppen. Trifft hier zu.

| F86 |

Frage 1.105: Lösung E

Vigilanz = dauerhafte Aufmerksamkeit.

Zu **(1), (2)** und **(3):** Reaktionszeiten haben Rationalskalenniveau. Die abhängige Variable (= Reaktionszeit) lässt sich damit auch auf Intervall- oder Rangskalenniveau (= Ordinalskala) verarbeiten. Damit ist auch (3) falsch.

| H88 |

Frage 1.106: Lösung E

Die Reize (Lichtstärke, Akustische Reize usw.) sind in der Psycho**physik** die unabhängigen Variablen, die vom Experimentator willkürlich variiert werden. Die subjektive Empfindung des Probanden als abhängige Variable wird in der Regel auf Ratingskalen erfasst. Oft werden als abhängige Variable auch physiologische Vorgänge gemessen.

Von 32 % der Prüflinge richtig beantwortet.

1.3.3 Untersuchungskriterien

─**Testkonstruktion**──────────I.21─

Im Gegensatz zu dem schon erwähnten französischen Bett für Ihre studentische Wohngemeinschaft sind psychische Eigenschaften nicht ganz so einfach zu messen. Psychologen entwickeln hierfür in der Regel Testverfahren. Was ist dabei zu berücksichtigen? Ein Wissenschaftler hat einen Konzentrationstest für Kinder entwickelt. In zwei Minuten sollen auf einem DINA-4-Bogen möglichst viele lächelnde Smileys durchgestrichen werden:

☺ ☹ ☹ ☺ ☺ ☹ ☹ ☺ ☹ ☺ ☺ ☹ ☺ ☹ ☺ ☹ ...

usw.

Sein eigener Sohn, der die 2. Klasse der Grundschule besucht, hat in diesem Test von 100 Aufgaben 82 richtig gelöst. Es stellt sich nun die Frage, ob dies ein gutes oder ein schlechtes Ergebnis ist? 82 hört sich zwar viel an, aber vielleicht schaffen ja alle anderen Zweitklässler sämtliche hundert Smileys in den 2 Minuten? Zur Beantwortung dieser Frage muss er eine **Eichung** durchführen. Hierfür benötigt man eine Eichstichprobe, die repräsentativ für diejenige Bevölkerungsgruppe ist, an welcher der Test angewandt werden soll. Bei einem Konzentrationstest für die 2. Klasse müsste man also eine entsprechende **Stichprobe** aus Schülern der 2. Klasse ziehen. Will er dasselbe für andere Klassen machen, dann muss der Test ebenso für Erst-, Dritt-, Viertklässler usw. normiert werden. Derartige Stichproben umfassen daher oft bis zu 1.000 Individuen und wir lernen daraus, dass jedes Testergebnis nur in Hinblick auf die vergleichbare Altersgruppe interpretiert werden darf!!! Nach der Testdurchführung lassen sich aus der Rohwerteverteilung nun **Normen** erstellen. Als einfachste Möglichkeit könnte man Prozentangaben erstellen (fiktives Beispiel): 5 % der Kinder hatten weniger als 30 Aufgaben richtig, 50 % hatten über 70 Aufgaben richtig, nur 10 % haben über 90 Aufgaben gelöst. Durch Kumulation der Prozentangaben kann der Wissenschaftler eine Reihe von **Prozenträngen** (PR) erstellen, denen jeweils Rohwerte zugeordnet werden (siehe fiktive Tabelle):

Tab. 1.**2**

Rohwert-Intervalle	< 10	10 – 19	20 – 29	30 – 39	40 – 49	50 – 59	60 – 69	70 – 79	80 – 89	90 – 100
PR	0 %	1 %	5 %	7 %	12 %	27 %	50 %	73 %	90 %	100 %

Anhand des Wertes seines Sohnes kann der Forscher nun die relative Angabe machen, dass sein Kind besser war als 90 Prozent der übrigen untersuchten Zweitklässler. Das Ergebnis ist also recht ordentlich.

Als nächstes betrachtet man nun die Verteilung selbst und berechnet den **Mittelwert**. Unser Forscher stellt fest, dass der Gesamtmittelwert der Kinder, die er nun geprüft hat, bei 65 richtig durchgestrichenen Smileys liegt. Im weiteren Verlauf wird man die **Varianz** berechnen (Schwankung der Messergebnisse, Summe der quadrierten Abweichungen vom Mittelwert geteilt durch Anzahl der Messwerte) und die **Standardabweichung** (Abstand vom Mittelwert, Wurzel aus der Varianz).

Standardnormen — I.22

Rohwerte aus verschiedenen Tests lassen sich nicht vergleichen (etwa: „nur" 16 Richtige im HAWIE-Bilderergänzen ist ganz prima, aber satte 179 Richtige im d2-Test ist eher schwach), durch Berechnung der testeigenen Standardabweichung und Transformation in eine bestimmte **Standard-Norm** (T-Wert, Intelligenzquotient usw.) werden die einzelnen Werte unabhängig und die Ergebnisse können nun mit den Werten anderer Tests verglichen werden.

Normalverteilung (Gaußsche Glockenkurve): Die meisten biologischen Variablen sind normalverteilt: würde man die Studentinnen Ihres Semesters nach Größe ordnen, dann gäbe es kaum Studentinnen, die kleiner als 1,50 m sind und auch kaum Studentinnen mit Körpergrößen von über 2,00 m. Die meisten Studentinnen dürften eine Größe zwischen 1,60 und 1,80 m haben. Die Auftretenswahrscheinlichkeit von Extremwerten ist bei normalverteilten Daten gering, Mittelwerte sind am häufigsten. Auch psychische Eigenschaften (z.B. Intelligenz, Konzentrationsfähigkeit) sind in der Regel normalverteilt. Nach Berechnung von Mittelwert und Standardabweichung lässt sich für jeden einzelnen Messwert die Wahrscheinlichkeit angeben, mit der dieser Wert zu erwarten ist. Normalverteilung des Datenmaterials ist eine Voraussetzung bei der Anwendung der meisten statistischen Verfahren. Ist die Normalverteilung nicht gegeben, so müssen „verteilungsunabhängige", **nonparametrische Verfahren** benutzt werden.

Die symmetrische Normalverteilung lässt sich nach Berechnung der Standardabweichung s in zweimal vier Abschnitte einteilen. Im ersten Teil von 1 s liegen je 34,13 Prozent der Probanden. Bis 2 s liegen je weitere 13,59 %, bis 3 s 2,14 % und bis 4 s noch 0,13 %. Durch Aufsummierung lassen sich die kumulativen Häufigkeiten angeben, die dann wieder dem Prozentrang (PR) entsprechen. Alle anderen Standardnormen setzen eine rechnerische Transformation voraus, z.B. für Berechnung des Intelligenzquotienten:

$$IQ = 100 + 15 \cdot \frac{\overline{X}_i - X_i}{s_x}$$

Die 100 wurde hierbei als Mittelwert einfach brutal festgelegt, damit es größer aussieht (man hätte eben so gut einen anderen Wert nehmen können). Die Standardabweichung beim üblichen Intelligenzquotienten beträgt 15. Die folgende Tabelle zeigt einige weitere typische **Standardnormen:**

Tab. 1.**3**   Standardnormen

Standardabweichung	-3 s	-2 s	-1 s	Mittel	+ 1 s	+ 2 s	+ 3 s
z-Werte	- 3,0	- 2,0	- 1,0	0	+ 1,0	+ 2,0	+ 3,0
Prozent je Abschnitt	0,13 %	2,14 %	13,59 %	68,26 %	13,59 %	2,14 %	0,13 %
Prozentrang	0,1 %	2 %	16 %	50 %	84 %	98 %	99,9 %
Stanine		1	3	5	7	9	
C-Wert	0	1	3	5	7	9	11
T-Wert	20	30	40	50	60	70	80
IQ	55	70	85	100	115	130	145
Z-Werte	70	80	90	100	110	120	130

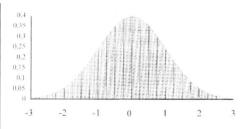

Abb. 1.4 Die Normalverteilung

In die Berechnung des Standardwertes gehen der Mittelwert und die Standardabweichung ein. Nach Transformation der Rohwerte in einen Standardwert lässt sich nicht nur die relative Position des Probanden in Bezug auf die Vergleichsgruppe (hier der Zweitklässler) angeben, sondern man kann auch noch verbale Klassifizierungen hinzufügen. Der Bereich von:
-3 s bis -2 s wird als „weit unterdurchschnittlich" bezeichnet,

von -2 s bis -1 s als „unterdurchschnittlich",
von -1 s bis + 1 s als „durchschnittlich",
von + 1 s bis + 2 s als „überdurchschnittlich"
und bis + 3 s als „weit überdurchschnittlich".
Eine **Transformation** der Standardwerte erlaubt auch den Vergleich von völlig unterschiedlichen Testergebnissen. Beispiel: Eine Definition der Legasthenie verlangt z.B. eine T-Werte-Diskrepanz zwischen Intelligenz- und Rechtschreibtestergebnis von mindestens zehn bis fünfzehn T-Werten. Einen IQ von 115 und einen Rechtschreibtest-Prozentrang von 16 kann man nun beide in T-Werte transformieren und die Differenz berechnen. Für dieses Beispiel käme sogar ein Unterschied von 20 T-Werten heraus. Die Rechtschreibleistung läge damit beträchtlich unter dem allgemeinen Intelligenzniveau, man könnte eine Rechtschreibschwäche diagnostizieren und die förmliche Anerkennung bei der Unteren Schulaufsichtsbehörde beantragen, wenn das Kultusministerium des betreffenden Bundeslandes dies noch zulässt.

Testgütekriterien ———————————————————————— I.23

Einer der wesentlichsten Anwendungsbereiche der Messtheorie innerhalb der Psychologie sind Psychologische Tests. Diese messen Persönlichkeitseigenschaften (z.B. Nervosität, Dominanzstreben, Intelligenz, Gedächtnis oder Konzentrationsvermögen). Derzeit werden alleine von der Testzentrale des Berufsverbandes deutscher Psychologen über 600 derartige Verfahren vertrieben. Wodurch unterscheiden diese Tests sich von dem, was Sie Woche für Woche mit Begeisterung in Ihrer Fernsehzeitschrift ausfüllen, z.B.: „Bin ich ein romantischer Lover-Typ?". Um zu entscheiden, ob ein Test gut oder schlecht ist, werden folgende **Gütekriterien** herangezogen:
1. Objektivität bedeutet, dass ein Testergebnis abhängig von den Testleistungen ist und nicht abhängig vom jeweiligen Versuchsleiter, der den Test mit einem Probanden durchführt. Man unterscheidet:

- **Durchführungsobjektivität**: Die Durchführung des Tests sollte standardisiert ablaufen, ohne irgendwelche Hilfen oder überflüssige Bemerkungen des Testleiters.
- **Auswertungsobjektivität**: Die Auswertung sollte möglichst standardisiert erfolgen, z.B. Auszählung von Antworthäufigkeiten mit einer Schablone und möglichst wenig dem subjektiven Gutdünken des Testleiters überlassen bleiben.
- **Interpretationsobjektivität**: Der Test sollte zu vorher festgelegten Klassifizierungen kommen, möglichst mit abgestufter Merkmalsausprä-

gung, z.B. „Der Proband erreichte einen Prozentrang von 80 auf der Skala Depressivität", statt: „Die Antworten des Patienten tendieren in Richtung eines eher depressiv gestimmtes Selbstbildes". Bei der Diagnosestellung psychiatrischer Krankheiten kommt man allerdings häufig ohne subjektive Gewichtungen nicht aus.
2. Reliabilität ist die Zuverlässigkeit eines Testverfahrens. Die Wiederholung des Messverfahrens soll (zumindest bei stabilen Merkmalen!) gleiche Ergebnisse bringen. Je höher die Reliabilität, desto unabhängiger ist der Test von Zufallsschwankungen und Umweltbedingungen. Hohe Reliabilität ist damit auch abhängig von guter Objektivität. Die Reliabilität wird mit unterschiedlichen korrelationsstatistischen Messtechniken erfasst:

- Retest-Reliabilitätskoeffizient: Eine wiederholte Messung an der gleichen Personengruppe sollte im günstigsten Fall identische Ergebnisse bringen.
- Testhalbierungs-Reliabilität („split-half"): Der Test wird (meist randomisiert, wenn genügend Items vorhanden sind) in zwei Halbformen aufgeteilt und an derselben Stichprobe durchgeführt. Die Ergebnisse der Hälften sollten hoch korrelieren.
- Paralleltest-Reliabilität: Es werden eine oder mehrere gleich schwierige Paralleltestformen (Form A, Form B, …) entwickelt.
- Konsistenzkoeffizient: Jedes einzelne Item wird als kleiner „Einzeltest" gesehen und die Korrelation zwischen den Items wird berechnet.

3. Validität ist die Gültigkeit eines Testverfahrens. Misst der Test wirklich das, was er zu messen vorgibt? Möglicherweise misst ein Intelligenztest mit *Speed*-Aufgaben (unter zeitl. Beschränkung) nur die Belastbarkeit des Probanden, nicht aber sein Denkvermögen. Man unterscheidet verschiedene Arten der Validität:

- Vorhersagevalidität: Lassen sich mit dem Testergebnis (IQ 130) Vorhersagen machen (Proband schafft das Abitur), die dann auch eintreffen?
- Übereinstimmungsvalidität: Stimmt das Ergebnis des Intelligenztests mit einem Außenkriterien überein (Lehrerurteil: *„Ein selten dämlicher Schüler"*)?
- Inhaltliche Validität (Logische Gültigkeit): Ist aus der Art der Aufgaben direkt ersichtlich, was gemessen werden soll? Zum Beispiel bei einem Test, der Englischkenntnisse prüfen soll, ist die Vorgabe von englischen Vokabeln/Texten inhaltlich valide, dasselbe wäre bei Rechenaufgaben für einen Mathematiktest der Fall.

- Konstruktvalidität: Gibt es ein zugrunde liegendes Konstrukt (Theorie) darüber, aus welchen Faktoren „Intelligenz" besteht? Der Test muss sich dann an diesen Faktoren orientieren und spezifische Aufgaben zu den einzelnen Intelligenzbereichen enthalten.

Diese Testgütekriterien bedingen einander in aufsteigender Folge. Ein Test, der nicht objektiv durchgeführt oder ausgewertet werden kann, wird auch eine miserable Retest-Reliabilität haben. Ein Test mit geringer Zuverlässigkeit kann entsprechend keine eindeutigen Vorhersagen machen, da die Testergebnisse bei Wiederholungsmessungen ständig anders ausfallen, er ist also nicht valide. Der Umkehrschluss ist natürlich nicht möglich: Objektivität und Reliabilität sind Voraussetzungen für die Validität. Ein objektiver Test muss aber nicht valide sein; ein wenig valider Test kann dennoch objektiv sein. Also:

$$\text{Objektivität} \rightarrow \text{Reliabilität} \rightarrow \text{Validität}$$

H88

Frage 1.107: Lösung A

Zu **(1):** Objektivität.
Zu **(2):** Reliabilität: Testwertvarianz = wahre Varianz + Fehlervarianz. Der Reliabilitätskoeffizient gibt den Anteil der wahren Varianz an der Varianz der beobachteten Werte an.
Zu **(3)** und **(4):** Reliabilität.

H99 *!!*

Frage 1.108: Lösung C

Objektivität bedeutet, dass ein Testergebnis abhängig von den Testleistungen ist und nicht abhängig vom jeweiligen Versuchsleiter, der den Test mit einem Probanden durchführt. Man unterscheidet: Durchführungsobjektivität, Auswertungsobjektivität und Interpretationsobjektivität.
Zu **(A):** Das wäre die Validität (Gültigkeit) des Tests.
Zu **(B):** Das gehört zur Normierung des Tests.
Zu **(C):** Dies beschreibt die Durchführungs- und Auswertungsobjektivität.
Zu **(D):** Das wäre die innere Konsistenz des Tests, die zur Reliabilität (Zuverlässigkeit) gehört.
Zu **(E):** Das wäre die Sensitivität des Tests.

H96

Frage 1.109: Lösung B

Zu **(1):** Ob der Befragte lügt oder die Wahrheit sagt, wäre eher eine Frage der Validität des Verfahrens. Die drei Objektivitätsarten werden dadurch nicht berührt.

Zu **(2):** Offene Fragen verschlechtern die Auswertungs- und Interpretationsobjektivität ganz erheblich, da sie klassifiziert werden müssen und dabei leicht Fehler auftreten.
Zu **(3):** Die Interrater-Reliabilität („rating", engl. = Einschätzung) prüft die Zuverlässigkeit der Beurteilung verschiedener Interviewer. Trotz der irreführenden Bezeichnung „Reliabilität" handelt es sich damit also um ein Kriterium für die Objektivität.
Zu **(4):** Auch dies wäre eine Problematik aus dem Bereich der Validität.

F95

Frage 1.110: Lösung B

Zu **(1)** und **(2):** Hohe Objektivität ist eine Bedingung für gute Reliabilität. Hohe Reliabilität wiederum muss gegeben sein, damit ein Test überhaupt valide sein kann. Eine gute Durchführungs-, Auswertungs- und Interpretationsobjektivität ist damit das Fundament für die Zuverlässigkeit und Gültigkeit.
Zu **(3):** Reliabilität ist zwar eine Voraussetzung für Validität, ein hoch zuverlässiger Test kann aber völlig ungültig sein. Die Parallelformen der schriftlichen Physikumsprüfung sind wahrscheinlich sehr reliabel, ob man damit aber die „besten" Ärzte herausfiltern kann, ist eine völlig andere Frage.
Zu **(4):** Paarvergleich: Möglichkeit, eine Reihe von Items oder Personen zu ordnen. Es lassen sich z.B. Professoren nach dem Kriterium der Interessantheit ihrer Vorlesung ordnen, indem man von den Studenten immer zwei miteinander vergleichen und

K

beurteilen lässt, welcher die interessantere Vorlesung gehalten hat. Die Zuverlässigkeit eines Tests lässt sich prüfen durch: Testwiederholung (Retestreliabilität), Testhalbierung, Erstellung von Parallelformen, Prüfung der inneren Konsistenz.

F89

Frage 1.111: Lösung E

Da die Objektivität des Tests die Reliabilität beeinflusst und diese wiederum die Validität (Gültigkeit), sind aus den genannten Einflussgrößen Auswirkungen auf alle drei Testgütekriterien zu erwarten.

F88

Frage 1.112: Lösung B

Die z-Skala (kleines z!) hat den Mittelwert Null. Das wussten nur 44 % der Examenskandidaten. Tut mir leid, aber man muss fürs Physikum versuchen, die Hauptstandardwerte auswendig zu lernen, so gut es eben geht. Später können Sie diese Werte nachschlagen, z. B. in diesem Buch.

F98

Frage 1.113: Lösung B

Die vier genannten Aussagen im Text der Frage lassen sich folgenden Testgütekriterien zuordnen: erste Aussage = Auswertungsobjektivität, zweite Aussage = bezieht sich auf kein Testgütekriterium, dritte Aussage = Retestreliabilität, vierte Aussage = mangelnde Validität.
Zu **(A):** Innere Konsistenz: Jedes Item (Aufgabe) wird als eigener kleiner Minitest gesehen und die Korrelation richtiger/falscher Lösungen der Probanden zwischen den Items wird berechnet.
Zu **(B):** Retestreliabilität: Hohe Korrelation der Testergebnisse desselben Probanden bei zwei- oder mehrfacher Durchführung des Testverfahrens. Eine Person, die bei einer erstmaligen Durchführung des Tests ein gutes Ergebnis erreichte, sollte auch bei einer Testwiederholung prima abschneiden.
Zu **(C):** Inhaltsvalidität: Ein Test misst offenkundig das, was er zu messen vorgibt. Zum Beispiel brauchen Vokabeln in einem Englischtest oder Rechenaufgaben in einem Mathematiktest keine weitere Überprüfung des Testgütekriteriums der Validität, denn es ist offenkundig, was sie messen.
Zu **(D):** Konstruktvalidität: Gibt es ein zugrunde liegendes Konstrukt zu dem Test? Der Suizidtest muss sich dann an dieser Theorie orientieren (z. B. Bilanzsuizid vs. Kurzschlusssuizid) und spezifische Aufgaben zu den einzelnen Bereichen der Hypothese enthalten.
Zu **(E):** Kriteriumsvalidität: Lässt sich an einem äußeren Kriterium (Häufigkeit der Suizidversuche) beweisen, dass der Test das Risiko eines Selbst-

mordversuchs bei einer Person gut vorhersagen kann?

F96

Frage 1.114: Lösung C

Zu **(1):** Das wäre Validität (Gültigkeit) des Tests.
Zu **(2):** Testhalbierungs-Reliabilität.
Zu **(3):** Validität.
Zu **(4):** Diese Interrater-Reliabilität heißt zwar auch Reliabilität, prüft aber die Auswertungsobjektivität und nicht die Zuverlässigkeit des Testverfahrens.
Zu **(5):** Retestreliabilität.

H92

Frage 1.115: Lösung A

Zu **(1):** Typische Retestreliabilität. Bei Intelligenztests ist diese Vorgehensweise aber nicht sinnvoll, da die Probanden sich an die Testaufgaben erinnern, was das Ergebnis eventuell verfälschen würde.
Zu **(2):** Hierzu müsste man andere Personen befragen, ob die untersuchte Personengruppe sich im täglichen Leben „intelligent" verhält.
Zu **(3):** Man müsste abwarten, ob die Gruppe eine gute Examensnote bei der Berufsausbildung erreicht.

H97

Frage 1.116: Lösung C

Zu **(1)** und **(2):** Paralleltests und Testhalbierungen („split-half") dienen der Reliabilitätsprüfung und nicht der Ermittlung der Validität.
Zu **(3):** Die Testwiederholung an demselben Probanden muss vergleichbare Ergebnisse liefern, wenn ein Test reliabel sein soll.
Zu **(4):** Lassen sich aufgrund eines Testergebnisses Vorhersagen machen, die dann auch eintreffen, dann spricht dies für die Gültigkeit (Validität) des Verfahrens.

H00 _!!_

Frage 1.117: Lösung D

Zu **(A):** Validität ist die Gültigkeit eines Tests. Misst der Test z. B. wirklich das Persönlichkeitsmerkmal, welches er messen soll? Dies wird u. a. erreicht durch Ausrichtung der Testfragen an einem hypothetischen Konstrukt (_„Lebensqualität"_), d. h. einer Theorie über das zu untersuchende Phänomen.
Zu **(B):** Normierung bedeutet an einer Eichstichprobe von sehr vielen Personen Normwerte zu bestimmen, die später bei einem untersuchten einzelnen Individuum erlauben, Aussagen darüber zu treffen, ob der Testwert dieser untersuchten Person als auffällig (über- oder unter dem Durchschnitt dieser Normstichprobe) bezeichnet werden kann.

Zu **(C):** Objektivität bedeutet, dass ein Test standardisiert durchgeführt wird und dass das Testergebnis abhängig von den Testleistungen und nicht abhängig vom jeweiligen Versuchsleiter ist, bloß weil der den Untersuchten nicht mag.

Zu **(D):** Die Reliabilität (Zuverlässigkeit) eines Testverfahrens sagt aus, ob der Test unabhängig von zufälligen Umwelteinflüssen ist und tatsächlich ein (idealerweise stabiles) Persönlichkeitsmerkmal misst. Neben einer Testwiederholung (schlecht wegen des Wiederholungseffektes) oder Paralleltests (Form-A, Form-B) wird hierzu in dem Beispiel die Testhalbierungs-Reliabilität („*split half*") berechnet.

Zu **(E):** Trennschärfe sagt aus, ob ein Test bzw. eine Testfrage sicher zwischen Merkmalsträgern und Nicht-Merkmalsträgern unterscheiden kann. Items, die nicht trennscharf sind, werden während der Phase der Testkonstruktion in der Regel wieder weggelassen.

F01 **!!**

Frage 1.118: Lösung B

Die Reliabilität (Zuverlässigkeit) eines Testverfahrens sagt aus, ob der Test unabhängig von zufälligen Umwelteinflüssen ist und tatsächlich ein (idealerweise stabiles) Persönlichkeitsmerkmal misst. Neben einer Testwiederholung (schlecht wegen des Wiederholungseffektes, der Proband kennt die Aufgaben dann ja schon) werden hierzu z. B. auch die Testhalbierungs-Reliabilität berechnet oder mit Paralleltests untersucht.

Zu **(A):** Das wäre die Validität (Gültigkeit) des Tests.

Zu **(B):** Das wäre die Sensitivität (kranke Patienten fallen im Test positiv aus) oder Spezifität des Tests (Nicht-Erkrankte haben negative Werte).

Zu **(C):** Das wäre die Validität (Gültigkeit) des Tests.

Zu **(D):** Das wäre die Objektivität des Tests (Durchführungs-, Auswertungs- bzw. Interpretationsobjektivität).

Zu **(E):** Speed-Test: Für eine große Anzahl von etwa gleich schwierigen Fragen steht nur eine begrenzte Zeit zur Verfügung. Nur Probanden mit hoher Merkmalsausprägung können in diesem Zeitraum sehr viele Aufgaben lösen. Power-Test: ansteigender Schwierigkeitsgrad der Aufgaben, aber keine Zeitbegrenzung.

H98   H95 **!!**

Frage 1.119: Lösung E

Validität ist die Gültigkeit eines Testverfahrens. Misst der Test wirklich das, was er zu messen vorgibt? Möglicherweise misst ein Depressionstest nur die Belastbarkeit des Probanden, nicht aber seine Emotionen. Man unterscheidet verschiedene Arten der Validität:

Vorhersagevalidität: Lassen sich mit dem Testergebnis Vorhersagen machen, die dann auch eintreffen? Übereinstimmungsvalidität: Stimmt das Ergebnis des Tests mit Außenkriterien überein? Inhaltliche Validität (logische Gültigkeit): Ist aus der Art der Aufgaben direkt ersichtlich, was gemessen werden soll? Z. B. bei einem Test, der Englischkenntnisse prüfen soll, ist die Vorgabe von englischen Vokabeln/Texten inhaltlich valide. Konstruktvalidität: Gibt es ein zugrunde liegendes Konstrukt darüber, aus welchen Faktoren „Depression" besteht? Der Test muss sich dann an diesen Faktoren orientieren und spezifische Aufgaben zu den einzelnen Bereichen enthalten.

Zu **(A):** Übereinstimmungsvalidität.

Zu **(B):** Trennschärfe des Tests.

Zu **(C):** Inhaltliche Validität, logische Gültigkeit, bzw. Augenscheinvalidität.

Zu **(D):** Übereinstimmungsvalidität.

Zu **(E):** Reliabilität (Zuverlässigkeit) oder innere Konsistenz des Tests.

F94

Frage 1.120: Lösung A

Zu **(A):** Die Validität (Gültigkeit) eines Persönlichkeitstests („hohes/niedriges Ausmaß an Neurotizismus") kann an externen Kriterien wie z. B. dem diagnostischen Urteil des Arztes („psychisch labiler/stabiler Patient") gemessen werden.

Zu **(B):** Retestreliabilität = hohe Korrelation der Testergebnisse desselben Probanden bei zwei- oder mehrfacher Durchführung des Testverfahrens.

Zu **(C):** Paralleltestreliabilität = hohe Korrelation der Testergebnisse desselben Probanden in zwei gleich schwierigen aber unterschiedlichen Parallelformen eines Tests.

Zu **(D):** Reliabilität ist zwar eine Voraussetzung für Validität, die Übereinstimmung von Testergebnis des Persönlichkeitsfragebogens mit der ärztlichen Diagnose beweist jedoch weder die Reliabilität des einen noch des anderen. Hierzu müssten die unter Antwortmöglichkeit (B) und (C) genannten Koeffizienten berechnet werden.

Zu **(E):** Persönlichkeitsfragebögen sind in der Regel sehr viel objektiver als ärztliche Diagnosen, da sie mit standardisierten Fragen erhoben und versuchsleiterunabhängig mit Schablonen ausgewertet werden. Der in der Frage genannte Zusammenhang sagt darüber hinaus nichts über die Objektivität beider Verfahren aus.

H00 **!!**

Frage 1.121: Lösung E

Zu **(A):** Ähnliche Fragen zu einem Bereich (hier z. B. die Therapiemotivation) sollten vom Probanden in derselben Richtung beantwortet werden. Die innere

Konsistenz korreliert diese Antworten und gilt damit als Maß für die Reliabilität (s. u.) des Tests.

Zu **(B):** Objektivität bedeutet, dass ein Testergebnis abhängig von den Testleistungen und nicht von den Instruktionen und der Laune des jeweiligen Versuchsleiters ist, der den Test mit einem Probanden durchführt.

Zu **(C):** Unter Reliabilität wird die Zuverlässigkeit eines Tests verstanden, der bei stabilen Merkmalen auch bei weiteren Untersuchungen derselben Person gleiche Ergebnisse bringen muss. Neben Retest-, Testhalbierungs- und Paralleltestreliabilität kann man hierzu die innere Konsistenz (s. o.) prüfen.

Zu **(D):** Standardisierung eines Tests bedeutet, dass die Durchführungs- und Auswertungsbedingungen genau festgelegt werden, um für alle Prüflinge exakt gleiche Bedingungen zu schaffen. Das Testergebnis darf nicht abhängig davon sein, dass der Versuchsleiter den Test das eine Mal so und das nächste Mal etwas anders durchführt. Standardisierung ist damit Voraussetzung für Objektivität.

Zu **(E):** Validität ist die Gültigkeit eines Tests. Misst der Test wirklich das Persönlichkeitsmerkmal, welches er messen soll? Dies wird z. B. durch den Vergleich mit anderen Tests bestätigt oder durch externe Beurteilung. Im Beispiel haben die meisten Personen, die in dem Test zur *„Therapiemotivation"* ein sehr niedriges Ergebnis erreicht haben (unter 3 auf der C-Skala) die Behandlung dann auch tatsächlich abgebrochen. Der Test dürfte also eine hohe Validität haben.

F00 **!**

Frage 1.122: Lösung E

Zu **(A):** Die innere Konsistenz gehört mit zum Bereich der Reliabilität (Zuverlässigkeit) eines Tests. Die Wiederholung des Messverfahrens soll (zumindest bei stabilen Merkmalen) gleiche Ergebnisse bringen. Je höher die Reliabilität, desto unabhängiger ist der Test von Zufallsschwankungen und Umweltbedingungen und um so geringer ist der Messfehler. Konsistenzkoeffizient: Jedes einzelne Item wird als „Einzeltest" gesehen und die Korrelation zwischen den Items wird berechnet.

Zu **(B):** Normierung bedeutet, an einer Eichstichprobe Testnormen zu bestimmen, die später bei einem untersuchten Individuum erlauben, Aussagen darüber zu treffen, ob der Testwert dieser untersuchten Person als auffällig (über- oder unterdurchschnittlich) bezeichnet werden kann.

Zu **(C):** Objektivität bedeutet, dass ein Testergebnis abhängig von den Testleistungen und nicht abhängig von der Stimmung und dem Wohlwollen des jeweiligen Versuchsleiters ist, der den Test mit einem Probanden durchführt.

Zu **(D):** Reliabilitätskoeffizienten (Test-Zuverlässigkeit) betragen in der Regel nicht 1.0, sondern liegen darunter. Ursache hierfür sind u. a. Messfehler. Genaugenommen müsste man zum Wert des Probanden einen Bereich (Konfidenzintervall) hinzufügen, der durch das Ausmaß des Messfehlers bedingt ist. Hierfür lässt sich ein „Standardmessfehler" berechnen. Der Standardmessfehler spielt eine bedeutende Rolle, wenn man entscheiden muss, ob sich zwei Gruppen von Versuchspersonen in ihren Testwerten (z. B. vor/nach der Therapie) tatsächlich unterscheiden.

Zu **(E):** Validität ist die Gültigkeit eines Tests. Misst der Test wirklich das Persönlichkeitsmerkmal, welches er messen soll? Dies wird u. a. wie hier in dem Beispiel durch den Vergleich mit altbewährten Tests bestätigt oder aber durch externe Beurteilung.

F01 **!**

Frage 1.123: Lösung B

Zu **(B):** Die Validität prüft die Gültigkeit eines Tests: Misst der Test wirklich das, was er zu messen vorgibt? Hierbei spielt auch eine Rolle, ob der Test zwischen Merkmalsträgern und Nicht-Merkmalsträgern unterscheiden kann.

Vierfeldertafeln prüfen, ob erwartete Häufigkeiten mit den real gemessenen Häufigkeiten übereinstimmen. Vierfeldertafeln stellen z. B. die Grundlage für den häufig benutzten χ^2-Test (= Chi-Quadrat-Test) dar. Aber das ist gar nicht so wichtig. Zur Beantwortung dieser Frage benötigen Sie eigentlch keine Kenntnisse aus der Biometrie. Wichtiger ist, dass Sie Sensitivität und Spezifität (s. u.) unterscheiden können.

Sensitivität (Empfindlichkeit): Die Wahrscheinlichkeit, dass bei einem Merkmalsträger (z. B. eine Erkrankung) der entsprechende Test ein positives Ergebnis bringt, bezeichnet man als Sensitivität oder Empfindlichkeit des Tests.

Klarer wird das an einem einfachen Beispiel: Sie haben einen Fragebogen entwickelt, der mit 10 Fragen zwischen Alkoholikern (Merkmalsträger) und Nicht-Alkoholikern (Nicht-Merkmalsträger) unterscheiden kann. Wenn dieser Test sensitiv ist, müsste der Wert „a" im Text der Prüfungsfrage (Testergebnis positiv und endgültige Diagnose auch positiv) sehr hoch sein im Vergleich zu der Gesamtzahl der als positiv eingestuften Probanden (a+b), wobei „b" für Personen steht, die dem Testergebnis nach fälschlicherweise als Alkoholiker beurteilt wurden, jedoch gar keine sind.

Zu **(A)**, **(C)**, **(D)** und **(E):** Spezifität: Die Wahrscheinlichkeit, dass bei einem Nicht-Merkmalsträger (z. B. gesunder Patient) das diagnostische Verfahren ein negatives Ergebnis hat, heißt Spezifität des Tests. In der Vierfeldertafel wird dies durch die Buchstaben „c" und „d" ausgedrückt, wobei „d" die Personen kennzeichnet, die Nicht-Merkmalsträger sind und vom Test auch richtig zugeordnet wurden, und „c", die fälschlicherweise als gesund bezeichneten Alkoholiker meint. Alle Antwortmöglichkeiten mit diesen beiden Buchstaben („c" und „d") fallen also heraus.

F89

Frage 1.124: Lösung B

Zu **(A):** Die Anzahl von Beamten hat Verhältnisskalenniveau, eine Aussage wie *„Ein Viertel …"* kann daher getroffen werden.
Zu **(B):** IQ-Werte haben Intervallskalenniveau und lassen Angaben wie „halb so viel" nicht zu, da der absolute Nullpunkt bei IQ-Tests **nicht** vorhanden ist.
Zu **(C):** Schulzensuren haben Ordinalniveau, Angaben zur Rangfolge können gemacht werden.
Zu **(D):** Puls (absoluter Nullpunkt) hat Verhältnisskalenniveau, Prozentangaben sind möglich.
Zu **(E):** Der IQ hat Intervallskalenniveau, die Berechnung der Streuung ist auf diesem Niveau zulässig.

H96

Frage 1.125: Lösung C

Zu **(1):** Bitte sehen Sie sich hierzu nochmals die Abbildung und die Tabelle im Lerntext I.21 Testkonstruktion an. Aus der Angabe für „Prozent pro Abschnitt" geht hervor, dass im Bereich von ± 1 Standardabweichung um den Mittelwert herum zweimal 34 % (= 68 %) der Normstichprobe liegen.
Zu **(2):** Eine Person hat einen psychologischen Leistungstest gelöst und bekommt nach der Auswertung vom Psychologen einen Prozentrang von 50 zugesprochen. Dies bedeutet, dass 50 % der vergleichbaren Alters-Normstichprobe besser und die anderen 50 % schlechter als diese Person abgeschlossen haben. Das wäre dann also genau die Mitte, oder?
Zu **(3):** Durch die Transformation von Testwerten lassen sich keine solchen Aussagen machen. Es kann sein, dass ein Test mit 100 Aufgaben so leicht ist, dass die meisten Leute 95 Richtige erreichen, dann könnten große Unterschiede der Testwerte im unteren Bereich eventuell nur kleinen Unter-

schieden in den Prozenträngen entsprechen, winzige Unterschiede im obersten Bereich dagegen hätten große Unterschiede des Prozentranges zur Folge. Es kann aber auch sein, dass ein Test so schwer ist, dass die meisten Leute nur 5 von 100 Aufgaben richtig lösen können. Dann wäre das Gegenteil der Fall.

H92   H91

Frage 1.126: Lösung A

Die T-Werte-Norm ist verkehrt. Hier müsste die Zahlenreihe: 30 – 40 – 50 – 60 – 70 stehen. Haben Sie's gewusst? Im Examen 91 hatten nur 26 % diese Aufgabe richtig. Meist wurde die falsche Lösung (B) angekreuzt.

F99 *!*

Frage 1.127: Lösung A

Zur Beantwortung dieser Frage muss man wissen, wieviel Prozent der Bevölkerung welchen Intelligenzquotienten haben. Wenn Sie sich merken, dass 68 % im mittleren IQ-Bereich liegen (IQ 85 – 115, plus/minus eine Standardabweichung), dann können Sie sich den Rest nach der bekannten Formel Pi-mal-Daumenlänge oft einigermaßen richtig abschätzen. Nach Abzug der 68 % bleiben von den 100 % noch 32 % übrig. Davon liegt die Hälfte (16 %) über und die andere Hälfte (16 %) unter dem mittleren Bereich von 68 %. Damit haben also 16 % einen IQ von 115 und höher. 16 % von 625 macht dann genau 100. Die oben genannte Formel hilft übrigens auch, wenn es darum geht zu berechnen, wieviel Liter Wasser man beim Tapezieren in eine Tüte Kleister schütten muss.

F01 *!!*

Frage 1.128: Lösung C

Zu **(A)**, **(B)**, **(D)** und **(E):** Normalverteilung (Gaußsche Glockenkurve): Extremausprägungen (z.B. be-

zu Frage 1.128

Standardabweichung	- 3 s	- 2 s	- 1 s	Mittel	+ 1 s	+ 2 s	+ 3 s
z-Werte (selten)	- 3,0	- 2,0	- 1,0	0	+ 1,0	+ 2,0	+ 3,0
Prozent je Abschnitt	0,13 %	2,14 %	13,59 %	68,26 %	13,59 %	2,14 %	0,13 %
Prozentrang (oft)	0,1 %	2 %	16 %	50 %	84 %	98 %	99,9 %
Schulnoten	6	5	4	3	2	1	
Stanine (z.B. FPI)		1	3	5	7	9	
C-Wert (selten)	0	1	3	5	7	9	11
T-Wert (z.B. MMPI)	20	30	40	50	60	70	80
IQ (z.B. HAWIE)	55	70	85	100	115	130	145
Z-Werte (z.B. IST 70)	70	80	90	100	110	120	130

K

sonders groß oder besonders klein) kommen in der Natur selten vor; am häufigsten ist der mittlere Bereich.

C-Werte, der Intelligenzquotient (IQ), die Stanine-Norm und die Z-Werte gehen von der Normalverteilung der zugrunde liegenden Stichprobe aus.

Zu **(C):** Transformation der Rohwerte in Prozentrangwerte ist eine sehr anspruchslose Methode. Man benötigt hierfür lediglich die Daten der Häufigkeitsverteilung (Anzahl der Probanden, die ein bestimmtes Ergebnis erreicht haben, z. B. 19 Studenten hatten ein „ausreichend", 37 ein „befriedigend" usw. in der Prüfung). Prozentrangangaben sind daher auch bei nicht-normalverteilten Daten möglich.

| H00 | | F94 | | H91 |

Frage 1.129: Lösung C

Zu **(C):** Die Transformation von Rohwerten in Standardwerte dient der Vergleichbarkeit eines Resultates mit der Normierungsstichprobe des Tests.
Zu **(A):** Misst der Test wirklich das, was zu messen ist? Validität = Gültigkeit
Zu **(B):** Siehe Lerntext I.23 Testgütekriterien und I.29 Korrelationskoeffizient.
Zu **(D):** Siehe Lerntext I.19 Operationalisierung
Zu **(E):** Siehe Lerntext I.38 Intelligenz (7-Faktoren-Theorie n. Thurstone; dreidimensionale Matrix n. Guilford).

| H91 |

Frage 1.130: Lösung A

Zu **(1)** und **(2):** Mittelwert und Standardabweichung müssen berechnet werden. Dies wussten nur 35 % der Prüflinge.

| H92 |

Frage 1.131: Lösung E

Zu **(A):** Prozentrangangaben wären auch möglich bei einem Test zur momentanen Stimmung.
Zu **(B):** Für Prozentrangangaben ist die Berechnung von Variabilität und Streuung nicht notwendig. Der Mittelwert ergibt sich sowieso (Prozentrang 50).
Zu **(C):** Prozentrangangaben haben nicht zwangsläufig Intervallskalenniveau.
Zu **(D):** Eine Umrechnung in Prozentwerte hat absolut keinen Einfluss auf die Testreliabilität.
Zu **(E):** Prozentrangangaben sind auch bei nicht-normalverteilten Daten möglich.

| F98 |

Frage 1.132: Lösung A

Zu **(A):** Prozentrangnormen repräsentieren natürlich in der Regel keinen gradlinigen, linearen Maßstab, da die Rohdaten meist normalverteilt sind (Gaußsche Glockenkurve, siehe Abbildung 1.4).

Zu **(B)–(D):** Die übrigen Angaben treffen zu, dies lässt sich an dem Schaubild und der Tabelle im Einzelnen ablesen. Die z-Werte können natürlich in Prozentränge umgerechnet werden. Jede Standardnorm gilt nur in Hinblick auf die Vergleichsgruppe, z. B. für einen 45jährigen Mann wäre das die Gruppe aller 40–50jährigen Männer.

| H96 |

Frage 1.133: Lösung C

Der Patient hat genau den Mittelwert erreicht. Der Mittelwert der IQ-Verteilung liegt definitionsgemäß bei 100.

| H95 | | F91 |

Frage 1.134: Lösung A

Transformation in Prozentrangwerte ist eine sehr anspruchslose Methode. Man benötigt hierfür lediglich die Daten der Häufigkeitsverteilung. Auch das wussten nur 46 % der Studenten.

Psychologische Testverfahren ———————— **I.24**

Legen Sie dieses Buch doch jetzt endlich einmal zur Seite, gehen Sie in die nächste Studentenkneipe, ins Café oder zur Not auch in die Mensa und sehen Sie sich Ihre Kommilitonen einmal ganz genau an. Mit etwas Glück werden Sie bei dieser Forschung im freien Feld feststellen, dass Menschen ganz verschieden aussehen können, z. B. hinsichtlich Größe, Gewicht, Haar- und Augenfarbe. Wenn Sie die Augenfarbe auf die Entfernung nicht so genau erkennen können, dann hilft jetzt nur: ganz nah 'rangehen und tief in die Augen blicken! Trauen Sie sich ruhig und verweisen Sie notfalls auf die Zeilen in diesem Buch, Sie handeln ja schließlich sozusagen in unserem Auftrag.

Leute sehen aber nicht nur unterschiedlich aus, sie verhalten sich auch verschieden. Auch im psychischen Bereich gibt es erhebliche Unterschiede, die man unter anderem mit **psychologischen Testverfahren** zu ergründen versucht. Vor Beginn einer Therapie kann ein solcher Test oft Auskünfte darüber geben, welche sozialen Schwierigkeiten der Ratsuchende hat. Insbesondere im forensischen Bereich (Straftäter-Begutachtung, Sorgerechtsfragen), bei der Berufsberatung oder bei der Diagnostik von psychosomatischen und psychiatrischen Krankheiten können Persönlichkeitstests äußerst hilfreich sein. Manche Fragen, die u. a. mit Hilfe eines solchen Tests beantwortet werden, können für den Untersuchten vielleicht sogar lebensentscheidend sein: Muss ein psychisch kranker Straftäter dauerhaft in einer geschlossenen psychiatrischen Klinik untergebracht werden? Sollte ein introvertierter, schüchterner Mensch Verkäufer oder Sozialarbeiter werden? Zu welchem Elternteil soll der fünfjährige Sohn nach der Scheidung der Eltern? Lügt ein pubertierendes Mädchen, das behauptet, auf der Klassenfahrt vom Mathelehrer vergewaltigt worden zu sein?

1. Projektive Testverfahren:

Der Begriff geht ursprünglich auf den Freudschen Abwehrmechanismus „*Projektion*" zurück. Motive, die man sich nicht selbst zugesteht, werden auf andere Personen projiziert. Die hinter den projektiven Testverfahren stehende Theorie geht davon aus, dass Personen ihre Motive auch auf vieldeutiges Material projizieren. Festgelegt sind hier in der Regel nur die Stimuli (z. B. Klecksbilder von Rorschach) oder die Aufgabe (z. B. „*Baum-zeichnen*" von K. Koch). Es gibt hier kein vorgefasstes Antwortsystem. Aus der Art und Weise, wie der Proband die Aufgabe löst, hofft der Untersucher Aufschlüsse über bewusste und unbewusste Persönlichkeitsanteile und Motive des Probanden zu bekommen. Probanden, die im Rorschach-Test häufig gefährliche Tiere zu erkennen glauben, würden dementsprechend als ängstlich oder aggressiv eingestuft werden. Die Objektivität ist aufgrund der mitunter nur grob gefassten Richtlinien zur Durchführung, Auswertung und Interpretation eher gering. „*Rorschachianer*" benötigen eine mehrjährige Ausbildung um zu annähernd ähnlichen Ergebnissen zu kommen. Der untersuchende Psychologe hat also unter Umständen großen Einfluss auf das Testergebnis. Entsprechend gering sind Reliabilität und Validität der projektiven Testverfahren. Halbprojektive Verfahren wie z. B. der „Rosenzweig Picture-Frustration-Test" versuchen einige dieser Mängel durch standardisierte Bildabfolge und vorgegebene Antwortkriterien zu umgehen. Trotz dieser Mängel werden projektive Tests häufig benutzt, da sie für den Probanden nicht sofort durchschaubar sind. Zum Beispiel kann bei gewalttätigen Straftätern, die sich im Fragebogenverfahren als friedfertig schildern, das Ausmaß der Aggressivität oft erst im projektiven Test erkannt werden.

Allgemein bekannte projektive Testverfahren sind zum Beispiel:

- **Rorschach-Psychodiagnosticum**: zu einer Abfolge von zehn standardisierten, farbigen Tintenklecksbildern soll der Patient seine Assoziationen äußern. Es erfolgt eine Auswertung nach Originalität und Art der Deutung (Gesamt/Detail). **Rorschach** selbst glaubte sogar, mit diesem Test auch Intelligenz erfassen zu können.
- **Thematischer Apperzeptions-Test** (TAT): von **Morgan** und **Murray** entwickelter Test mit 30 schwarzweißen Bildern für unterschiedliche Altersgruppen und Geschlechter. Die Bildtafeln sollen insbesondere emotional ansprechende Situationen darstellen. Je nach Fragestellung werden zehn Tafeln ausgewählt und dem Probanden vorgelegt mit der Aufforderung, dazu eine Geschichte zu erzählen. In der Auswertung werden insbesondere Bedürfnisse ausgezählt und gewichtet.
- **Rosenzweig Picture-Frustration-Test**: In einem Testheft werden 24 Comicbilder mit frustrierenden Situationen vorgegeben. Der Proband soll in einer Sprechblase eine Antwort eintragen.
- **Baum-Test** nach **K. Koch**: Der Proband erhält die Aufgabe einen Baum zu zeichnen. Auswertung nach vorgegebenen Kriterien, z. B. *Wurzeln* = Suche nach Halt, *aufstrebende Äste* = extravertiert, fröhlich, *Narbe im Stamm* = traumatisches Erleben in der Kindheit.
- **Familie in Tieren** (**Brem-Gräser**): Kinder sollen sich vorstellen, jedes Familienmitglied wäre ein Tier und sie sollen dieses Tier dann malen. Neben Analyse der räumlichen Anordnung der Tiere zueinander, werden in der Auswertung jedem Tier Eigenschaften zugeordnet (z. B. *Hirsch* = stolz, edel, draufgängerisch; *Mops* = spaßig, drollig, verwöhnt; *Wal* = friedlich, mächtig, plump).

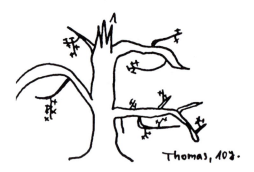

Abb. 1.**5**   Baumtest nach Koch. Zeichnung eines zehnjährigen Kindes kurz vor dem Tod des krebskranken Vaters.

2. Persönlichkeitsfragebögen:

Dem Probanden wird ein Fragebogen mit bezüglich Anzahl und Abfolge standardisierten Fragen vorgelegt. Die Beantwortung erfolgt meist nach vorgegebenen Kriterien, z. B. „stimmt / stimmt nicht" (z. B. FPI) oder abgestuft (z. B. Gießen Test):
„....eher ungeduldig 3 2 1 0 1 2 3 ...eher geduldig"
Die Auswertung erfolgt mit Schablonen, Auszählung der Antworten und Übertragung in Normtabellen. Über Faktorenanalysen (Zusammenfassung zusammengehöriger Korrelationen zwischen der Beantwortung der Fragen) wurden bei den meisten Persönlichkeitsfragebögen unterschiedliche Persönlichkeitsfaktoren entdeckt (z. B. Extraversi-

on-Introversion), auf denen die untersuchten Probanden dann eine bestimmte Merkmalsausprägung erhalten. Durch Aneinanderreihung mehrerer Skalen (Extraversion, Depression, Aggressivität usw.) erhält man ein **Persönlichkeitsprofil**. Vorteil dieser Fragebögen ist die große Objektivität und gute Reliabilität. Die Validität hängt allerdings vom jeweiligen Kriterium ab. Hilfesuchende in einer Beratungsstelle werden Fragebögen in der Regel ehrlich beantworten. Insbesondere bei Gerichtsgutachten werden die begutachteten Personen aber häufig in Richtung auf soziale Erwünschtheit antworten, wodurch das Ergebnis dann erheblich verfälscht wird. Einige Fragebögen beinhalten deshalb sog. **Lügenskalen**, mit denen geprüft wird, ob der Betreffende versucht, sich in bewusst positivem Licht darzustellen. Derartige Fragebögen prüfen prinzipiell nur ab, wie eine Person sich selbst erlebt, ein objektives Bild entsteht hierdurch nicht. Lediglich der Gießen-Test sieht auch eine Fremdbeurteilung durch andere Personen vor, an der die Selbstbeurteilung validiert werden kann. Bekannte Fragebogentests sind unter anderen:

- **Freiburger-Persönlichkeits-Inventar (FPI-R):** Der Test umfasst 138 Fragen zu den Persönlichkeitsbereichen: Lebenszufriedenheit, Soziale Orientierung, Leistungsorientierung, Gehemmtheit, Erregbarkeit, Aggressivität, Beanspruchung, körperliche Beschwerden, Gesundheitssorgen, Offenheit (Lügenskala), Extraversion und Emotionalität.
- **Minnesota Multiphasic Personality Inventory (MMPI):** ein 556 Fragen umfassender Test mit den klinischen Skalen: Hypochondrie, Depression, Hysterie, Psychopathie, Maskulinität-Femininität, Paranoia, Psychasthenie, Schizophrenie, Hypomanie, Introversion-Extraversion und vier Validitätsskalen. Der MMPI eignet sich vor allem für den psychiatrischen Bereich. Es liegt auch eine Kurzform vor.
- **Gießen-Test (GT):** Der Testbogen umfasst 40 Fragen zu den Bereichen: soziale Resonanz, Dominanz, Kontrolle, Grundstimmung, Durchlässigkeit und soziale Potenz. Neben der Selbstbeurteilung liegen auch zwei Parallelformen zur Fremdbeurteilung (männlich/weiblich) vor.
- **16-PF** von **Cattell**. Dieser Persönlichkeitsfragebogen wurde faktorenanalytisch erstellt und misst 16 Persönlichkeitsfaktoren.

3. Leistungstests:
Eine dritte Form psychologischer Tests sind die Testverfahren, in denen die kognitive Leistung gemessen wird. Hierzu gehören z.B.: **Intelligenztests** (s.u.), **Aufmerksamkeitstests** z.B. d2-Aufmerksamkeits-Belastungs-Test, Zahlen-Verbindungs-Test), **Gedächtnistests** (z.B. Benton-Test, Auditiv-Verbaler-Lerntest, Diagnosticum-für-Cerebralschäden), spezielle Tests für die Bewerberauswahl bei der **Berufseignungsdiagnostik** (z.B. die Schlauchfiguren für das räumliche Denken bei angehenden Medizinstudenten) oder Testverfahren aus der **Neuropsychologie** (z.B. Aachener Aphasie Test, Demenz-Test, Mini-Mental, TÜLUC, Wisconsin-Card-Sorting-Test, usw.).

F95
Frage 1.135: Lösung E

Zu **(1):** Leistungsdiagnostische Verfahren sind z.B. Intelligenztests, Konzentrationstests oder Schulleistungstests.
Zu **(2)** und **(3):** Projektive Tests (z.B. Rorschach, Thematischer Apperzeptionstest TAT, Familie-in-Tieren, Baum-Test nach Koch, usw.) gehören zu den Persönlichkeitstests, sie sollen einen Einblick in Motive und die emotionale Verfassung des untersuchten Probanden geben. Durch die meist wenig standardisierte Durchführung lassen sich zwar sehr viele unterschiedliche Aspekte erfassen (große Bandbreite), die Durchführungs-, Auswertungs- und Interpretationszuverlässigkeit ist aber erheblich geringer als bei Fragebogenverfahren (psychometrische Tests, z.B. FPI, MMPI).

F00
Frage 1.136: Lösung B

Freiburger-Persönlichkeits-Inventar (FPI-R): Der Test umfasst 138 Fragen zu den Persönlichkeitsbereichen: Lebenszufriedenheit, soziale Orientierung, Leistungsorientierung, Gehemmtheit, Erregbarkeit, Aggressivität, Beanspruchung, körperliche Beschwerden, Gesundheitssorgen, Offenheit (Lügenskala), Extraversion und Emotionalität.
Zu **(A):** Für eine psychotherapeutische Behandlung geeignet ist prinzipiell jeder, der eine psychische Störung hat, die Einsicht hat, gestört zu sein, und genug Motivation aufbringt, an seinen Problemen zu arbeiten. Das FPI kann behilflich sein, dies auszuloten, ist aber kein spezieller Test für die Therapie-Eignung.
Zu **(B):** Mit dem FPI sollen überdauernde Eigenschaften erfasst werden (und nicht z.B. die momentane Befindlichkeit).

Zu **(C):** Zur Erfassung der „geistigen Reife" wäre wohl ein Intelligenztest erheblich besser geeignet.

Zu **(D):** Der FPI misst das Selbstbild, das eine Person von sich hat. Die Güte „soziale Beziehungen" kann nur indirekt daraus abgeleitet werden. Hierzu wäre z. B. ein Soziogramm besser geeignet.

Zu **(E):** Auch das Ausmaß der Suizidgefährdung kann nur indirekt aus den FPI-Ergebnissen geschlossen werden. Hierfür gibt es aber spezielle Fragebögen.

F97

Frage 1.137: Lösung B

Zu **(A), (C), (D)** und **(E):** Beim 16-PF (16 Persönlichkeitsfaktoren-Test), MMPI (Minnesota Multiphasic Personality Inventory), FPI (Freiburger Persönlichkeits Inventar) und EPI (Eysenck Personality Inventory) handelt es sich um Persönlichkeitsfragebögen, die auf faktorenanalytischer, d.h. statistischer Basis entwickelt wurden.

Zu **(B):** Der Rorschach-Test („Tintenklecksdeuteverfahren") ist dagegen ein projektives Testverfahren.

H94

Frage 1.138: Lösung B

Zu **(A):** Verhaltensanalyse ist eine Technik der Verhaltenstherapie, die bei gestörtem Verhalten nach den positiven und negativen Verstärkern fragt und Änderungen vorschlägt. Zur Verhaltensbeobachtung werden Ratingskalen eingesetzt, die allerdings auch zu den psychometrischen Tests gehören können.

Zu **(B):** Psychometrische Tests, z.B. Persönlichkeitsfragebögen, Intelligenz-, Konzentrations- oder andere Leistungstests erfassen die Ausprägung von Eigenschaften des untersuchten Individuums.

Zu **(C):** Unbewusste Motive lassen sich durch projektive Testverfahren erfassen.

Zu **(D):** Tiefenpsychologische Konstrukte (z.B. das Unbewusste, das Es oder das Über-Ich) lassen sich kaum operationalisieren, d.h. nur schwerlich durch Testverfahren messen.

Zu **(E):** Kausalbeziehungen werden in psychologischen Experimenten durch Variation bzw. Kontrolle der beteiligten Variablen und durch statistische Verfahren untersucht.

H93

Frage 1.139: Lösung C

Zu **(1)** und **(4):** Der Rorschach- und auch der Thematische Apperzeptionstest sind projektive Testverfahren.

Zu **(2)** und **(3):** Der Gießen-Test und der FPI sind Fragebogenverfahren mit standardisierter Durchführung und Auswertung.

F88

Frage 1.140: Lösung B

Zu **(A), (B)** und **(C):** Objektivität, Reliabilität und Informationsgenauigkeit von Persönlichkeitsfragebögen sind sehr hoch. Die Bandbreite ist eingeschränkt durch die Art und Anzahl der Fragen: Wenn im Test keine Fragen zu psychotischen Symptomen sind, dann wird man damit auch keine Diagnose der Schizophrenie stellen können. Die Bandbreite der projektiven Tests hängt diesbezüglich allerdings entscheidend von der Erfahrung des Testleiters ab und nicht zwangsläufig von der Testart!

F94

Frage 1.141: Lösung E

Zu **(1):** Die Trennschärfe einer Frage eines Persönlichkeitstests im Hinblick auf das Konstrukt, das diese Frage messen soll, lässt sich durchaus berechnen. Während der Phase der Testkonstruktion werden Fragen, die sich als nicht trennscharf erwiesen haben, gestrichen oder verbessert. So wird die Aussage „Ich bleibe am Samstag lieber zu Hause als in die Diskothek zu gehen: stimmt/stimmt nicht" trennscharf in Hinblick auf die Persönlichkeitseigenschaft Extra-Introversion sein, die Aussage „Ich bin gerne mal zu Hause: Ja/Nein" dagegen wird kaum trennscharf sein.

Zu **(2):** Auch die Objektivität der Durchführung (Testformular ausfüllen), Auswertung (Schablone) und Interpretation (Interpretationshilfen) lässt sich bei einem Persönlichkeitstest berechnen.

Zu **(3):** Der Standardmessfehler bezieht sich darauf, dass alle Messungen fehlerbehaftet sind, z. B. da der untersuchte Proband eine Frage nicht richtig durchgelesen oder falsch verstanden hat. Die Retest-Reliabilität beträgt deshalb meist nicht $r = \pm 1.0$, sondern liegt darunter. Zum Messwert des Probanden lässt sich deshalb nach Berechnung des sog. Standardmessfehlers ein Konfidenzintervall hinzufügen, der den durchschnittlichen Fehler berücksichtigt. Dieser Messfehler lässt sich bei Persönlichkeitsfragebögen ebenso berechnen wie bei Leistungstests.

H96   F87

Frage 1.142: Lösung B

Zu **(B):** Standardisierte Persönlichkeitsfragebögen mit den in der Frage angegebenen Konstrukten, versuchen in der Regel **überdauernde** Eigenschaften zu messen und nicht aktuelle emotionale Zustände.

Zu **(A), (C), (D)** und **(E):** Siehe Lerntext I.24 Psychologische Testverfahren.

1.3.4   Untersuchungsplanung

— Untersuchungsplanung ——————————————————————————— I.25 —

Stichprobe:

Wie bereits erwähnt, benötigt man zur Durchführung einer psychologischen oder einer soziologischen Untersuchung eine Stichprobe, d.h. eine Anzahl von Probanden, die bereit sind, an der Untersuchung teilzunehmen. Will man die Aussagen später wissenschaftlich auswerten und vor allem auf eine ganze Bevölkerungsgruppe generalisieren, dann muss die Stichprobe möglichst repräsentativ sein. Es gibt unterschiedliche Möglichkeiten dies zu erreichen:

1. Die **Quota-Stichprobe** soll ein verkleinertes Abbild der Grundgesamtheit sein. Hierzu braucht man zunächst Daten des statistischen Jahrbuchs über die Zusammensetzung der Bevölkerung: Prozentualer Anteil von: Männern u. Frauen, Altersklassen (bis 10, 11 – 20, 21 – 30,...), Bildung (Sonderschule, Hauptschule, Realschule, ...), Berufstätigkeit (Selbständige, Beamte, Angestellte,...) und allen anderen Variablen, die der Wissenschaftler bezüglich seiner Hypothesen für relevant hält (Gewicht, Raucher/Nichtraucher, Krankheiten, Körpergröße, Kinderzahl, Herkunft ...). Abhängig vom jeweiligen Prozentsatz werden dann auch in der Stichprobe des Wissenschaftlers gleich große Prozentsätze benötigt. Dieses Verfahren ist äußerst aufwendig und verlangt in der Regel Stichprobengrößen von über 1.000 Probanden. Suchen Sie einmal einen evangelischen 52jährigen, männlichen, geschiedenen Nichtraucher mit Hauptschulabschluss, der verbeamtet ist, drei Kinder und Übergewicht hat, mehr als 2.500 EURO im Monat verdient und an Fußpilz leidet.

2. **Wahrscheinlichkeitsauswahl (Zufallsstichprobe):** Hierbei geht man davon aus, dass bei einer zufälligen Stichprobe gleichfalls eine Repräsentativität gegeben ist, wenn diese Stichprobe sehr groß ist. Außerdem muss sichergestellt werden, dass jede Bevölkerungsgruppe die gleiche Wahrscheinlichkeit hat, in die Untersuchung aufgenommen zu werden, so wie es auch der wahren Verteilung der Gruppe in der Bevölkerung entspricht. Telefonbesitzer dürfen nicht überrepräsentiert sein, nur weil man die Zufallsauswahl anhand des Telefonbuches durchgeführt hat. Eine Befragung am Vormittag auf der Straße schließt die meisten Berufstätigen aus, usw.

3. **Mehrstufige Auswahlverfahren** beinhalten oft Quota- und Wahrscheinlichkeitsstichproben. Insbesondere bei Wahlvorhersagen macht man zunächst eine Quotenaufteilung nach Bundesländern, Städten und Gemeinden; innerhalb dieser führt man dann jedoch Zufallsstichproben (z.B. auf der Straße) durch. Ein ähnlicher Sonderfall ist die **„geschichtete Wahrscheinlichkeitsauswahl"** bei der die Grundgesamtheit zunächst in Schichten aufgeteilt wird, in der dann Zufallsstichproben erhoben werden. Eine weitere Form ist die **Klumpenauswahl** („cluster sample"), bei der Bevölkerungsgruppen zu „Klumpen" zusammengefasst werden, z.B. nach Stadtteil.

4. **Bewusste Auswahlverfahren:** Wenn die Merkmale exakt bekannt sind, die Auswirkungen auf eine abhängige Variable haben, dann kann man eine bewusste Auswahl treffen. Wenn man in einer soziologischen Untersuchung feststellen möchte, ob der Alkoholkonsum der bisherigen Bundeskanzler höher als der unserer Bundespräsidenten war, dann würde man die entsprechenden Probanden bewusst auswählen.

5. **Einzelfallverfahren:** Aufgrund besonderer Merkmale, z.B. Zugehörigkeit zu einer Extremgruppe oder Vorliegen einer sehr seltenen Krankheit, können ohnehin nur wenige, einzelne Personen untersucht werden.

6. **Totalerhebung:** Die Gruppe, für die das Untersuchungsergebnis repräsentativ sein soll ist so klein, dass alle Probanden untersucht werden können. Dies wäre z.B. der Fall, wenn die Arbeitszufriedenheit in einem mittelgroßen Betrieb untersucht wird.

Experiment:

Das Erstellen einer Doktorarbeit stellt für viele Medizinstudenten ein erstrebenswertes Ziel dar. Sie gilt als Nachweis dafür, dass man zumindest einmal im Leben wissenschaftlich gearbeitet hat. Die Durchführung von Experimenten erfreut sich hierbei stetiger Beliebtheit. Der Leipziger **W. Wundt** definierte deshalb drei wesentliche Kriterien, die ein Experiment ausmachen: 1. Willkürlichkeit, 2. Variierbarkeit und 3. Wiederholbarkeit. Das Experiment muss also willkürlich auslösbar sein, es muss eine unabhängige Variable geben, die vom Versuchsleiter variiert wird und das Experiment soll (möglichst überall auf der Welt) unter gleichen Bedingungen wiederholbar sein und vergleichbare Resultate liefern. In der Psychologie hat das Experiment die Aufgabe, **Kausalbeziehungen** zu überprüfen. Grundlage eines Experimentes sind zunächst einmal Hypothesen über das menschliche Verhalten, diese werden wiederum aus Theorien abgeleitet.

diese in eine verstaubte, alte Urne vom Friedhof wirft, gut umrührt und dann die beste Freundin des Freundes seiner Schwester darum bittet, mit verbundenen Augen einige Namen zu ziehen.

Zu **(B):** Bei der Klumpenauswahl ordnet man die Grundgesamtheit zunächst in „Klumpen", etwa nach Alter, Wohnort, Gewicht oder etwas Ähnlichem und führt dann in jedem „Klumpen" eine Zufallsauswahl durch.

Zu **(C):** Mikrozensus nennt man eine kleine Volkszählung, bei der nur eine Stichprobe der Bevölkerung befragt wird (zum Beispiel 20 000 Haushalte).

Zu **(D):** Panel-Studie: spezielle Form einer Längsschnittuntersuchung. Dieselben Personen werden an verschiedenen Zeitpunkten mit den gleichen Verfahren untersucht.

Zu **(E):** Quotastichprobe: Aus den Angaben des Statistischen Jahrbuches über die Zusammensetzung der Bevölkerung wählt man dann eine Stichprobe mit gleichgroßen Prozentsätzen aus. Wenn es in der Gesamtbevölkerung 35% Übersechszigjährige gibt, dann müssen es in der Stichprobe auch 35% sein. Wenn das Statistische Jahrbuch behauptet, dass 40% der Deutschen rauchen, dann sollten auch 40% der untersuchten Probanden Raucher sein, usw.

F98

Frage 1.148: Lösung C

Zu **(A):** Quotenaufteilung: Die Stichprobe wird beispielsweise nach Bundesländern, Städten und Gemeinden aufgeteilt, innerhalb dieser führt man dann Zufallsstichproben (z.B. auf der Straße) durch.

Zu **(B):** Geschichtete Wahrscheinlichkeitsauswahl: Die Grundgesamtheit wird zunächst in Schichten aufgeteilt, in der dann Zufallsstichproben erhoben werden.

Zu **(C):** Bei der Klumpenauswahl (cluster sample) werden Gruppen zunächst zu „Klumpen" zusammengefasst, z.B. nach dem Stadtteil oder der Bevölkerungsgruppe. Die Klumpenauswahl ist eine Form der Wahrscheinlichkeitsauswahl.

Zu **(D):** Zufallsauswahl.

Zu **(E):** Die Quotastichprobe soll ein verkleinertes Abbild der Grundgesamtheit sein. Hierzu benötigt man zunächst Daten des Statistischen Jahrbuchs über die Zusammensetzung der Bevölkerung. Die Stichprobe stellt dann ein prozentual verkleinertes Abbild dieser Grundgesamtheit dar.

H00 **!**

Frage 1.149: Lösung E

Zu **(A):** Extremgruppe: Probanden mit Persönlichkeitseigenschaften in einem Ausprägungsgrad an den äußeren Enden der Normalverteilung (z.B. kleiner oder größer als 2 S.D.).

Zu **(B):** Bei der Klumpenauswahl („*cluster sample*") werden Gruppen zu „Klumpen" zusammengefasst, z.B. nach dem Stadtteil. Die Klumpenauswahl ist eine Form der Wahrscheinlichkeitsauswahl.

Zu **(C):** Eine Panel-Studie ist eine Längsschnitt-Befragung, die in bestimmten Abständen an den gleichen Personen durchgeführt wird.

Zu **(D):** Die Quota-Stichprobe soll ein verkleinertes Abbild der Grundgesamtheit sein. Hierzu benötigt man zunächst Daten über die Zusammensetzung der Bevölkerung. Abhängig vom jeweiligen Anteil werden dann auch in der Quota-Stichprobe gleich große Prozentsätze benötigt.

Zu **(E):** Bei der Zufallsauswahl geht man davon aus, dass bei einer zufälligen Stichprobe gleichfalls eine Repräsentativität gegeben ist. Die Anzahl der Untersuchten sollte möglichst groß sein. Außerdem muss sichergestellt werden, dass jede Bevölkerungsgruppe entsprechend ihres prozentualen Anteils an der Gesamtbevölkerung die gleiche Wahrscheinlichkeit hat, in die Untersuchung aufgenommen zu werden. Untersuchungsrelevante Merkmale werden hier nicht berücksichtigt, die Befragten sollen ja zufällig ausgewählt werden (… allerdings gibt es Unterformen der Zufallsstichprobe wie die Klumpenauswahl, die vorher eine grobe Sortierung nach solchen Merkmalen vornimmt.).

H00 **!**

Frage 1.150: Lösung D

Zu **(A):** Extremgruppe: Probanden mit Persönlichkeitseigenschaften in einem Ausprägungsgrad an den äußeren Enden der Normalverteilung (z.B. kleiner oder größer als 2 S.D.).

Zu **(B):** Bei der Klumpenauswahl („cluster sample") werden Gruppen zu „Klumpen" zusammengefasst, z.B. nach dem Stadtteil. Die Klumpenauswahl ist eine Form der Wahrscheinlichkeitsauswahl.

Zu **(C):** Eine Panel-Studie ist eine Längsschnitt-Befragung, die in bestimmten Abständen an den gleichen Personen durchgeführt wird.

Zu **(D):** Die Quota-Stichprobe soll ein verkleinertes Abbild der Grundgesamtheit sein. Hierzu benötigt man zunächst Daten über die Zusammensetzung der Bevölkerung. Abhängig vom jeweiligen Anteil werden dann auch in der Quota-Stichprobe gleich große Prozentsätze benötigt. Hierbei werden alle Merkmale berücksichtigt, die der Versuchsleiter für relevant hält, z.B.: Geschlecht und Alter, bzw. Merkmale, die der Versuchsleiter nicht für wichtig hält (Führerscheinbesitz, Anzahl der Kinder), gehen in die Auswahl der Probanden nicht ein.

Zu **(E):** Bei der Zufallsauswahl geht man davon aus, dass bei einer zufälligen Stichprobe gleichfalls eine Repräsentativität gegeben ist. Die Anzahl der Untersuchten sollte möglichst groß sein. Außerdem muss sichergestellt werden, dass jede Bevölkerungsgruppe entsprechend ihres prozentualen Anteils an der Gesamtbevölkerung die gleiche Wahrscheinlichkeit hat, in die Untersuchung aufgenommen zu werden.

H93   F91

Frage 1.151: Lösung D

Zu **(D):** Bei einem Quotaverfahren muss der Interviewer im Rahmen vorgegebener Kriterien (Alter, Geschlecht, Schicht) selbständig Probanden suchen. Zu **(A)**, **(B)**, **(C)** und **(E):** Siehe Lerntext I.25, Untersuchungsplanung.

H92

Frage 1.152: Lösung A

Es handelt sich um eine Querschnittsuntersuchung! Zu **(1):** Longitudinalstudie = Längsschnittuntersuchung; Befragung derselben Personen über lange Zeiträume. Zu **(2):** Panelstudie = mehrfache Befragung derselben Probanden mit den gleichen Verfahren zu unterschiedlichen Zeitpunkten. Zu **(3):** Zu „Kohorten" werden Personen zusammengefasst, die zu demselben Zeitpunkt geboren wurden (oder ein anderes signifikantes Ereignis erlebten). Auch Kohortenstudien sind Längsschnittuntersuchungen, in denen über Jahre oder Jahrzehnte insbesondere entwicklungsbedingte Veränderungen untersucht werden.

H94

Frage 1.153: Lösung C

Zu **(1):** Diese Aussage ist falsch, denn sie bezieht sich auf eine Querschnittsanalyse, bei der es zu einer solchen Konfundierung des Alters mit Generationseffekten kommt. Geringeres Allgemeinwissen eines 70jährigen im Vergleich zum 40jährigen in den Daten einer Querschnittsanalyse kann durch geringere Schulbildung entstanden sein und muss nicht auf geistigen Abbau im Alter hindeuten. Zu **(2):** Auch dieser Satz ist nicht richtig. Intraindividuelle Verläufe, d.h. bei derselben Person, sind gerade in Längsschnittuntersuchungen über einen längeren Zeitraum gut festzustellen. Zu **(3):** Eine richtige Aussage. Die Stichprobengröße nimmt bei Längsschnittstudien immer mehr ab, dies hängt mit nachlassender Motivation, Tod mancher Versuchspersonen und anderen Umständen zusammen.

F01

Frage 1.154: Lösung A

Bei Querschnittsuntersuchungen werden zu einem festgesetzten Zeitpunkt Personen unterschiedlichen Alters (z.B. 20-jährige, 30-jährige …) befragt; im Gegensatz hierzu werden bei Längsschnittuntersuchungen dieselben Personen über Jahre oder sogar Jahrzehnte hinweg immer wieder getestet. Zu **(A):** Prävalenz: Häufigkeit einer bestimmten Krankheit in einer Population zu einem Zeitpunkt. Eine Querschnittsuntersuchung an einer größeren Stichprobe kann durchaus Aussagen zur Prävalenz zulassen. Zu **(B):** Eine deskriptive (= beschreibende) Studie macht keine Aussagen über Ursachen von Erkrankungen. Zu **(C):** Dies wäre nur bei einer Längsschnittstudie möglich, wenn zunächst gesunde Personen über längere Zeiträume beobachtet werden, ob, wann und wodurch Krankheiten auftreten. Zu **(D):** Exponierte Personen: Erkranken Arbeiter in einem Kernkraftwerk wirklich häufiger an Krebs? Zu **(E):** Beispiel: Hatten psychosomatisch Kranke vorher wirklich mehr Stress in ihrem Leben als Gesunde?

H98

Frage 1.155: Lösung B

Zu **(A):** Epidemiologie („Seuchenkunde"): Wissenschaft über die Verbreitung von Krankheiten und deren Folgen auf die Bevölkerung. Die deskriptive Epidemiologie beschreibt die Krankheitsentstehung und den Krankheitsverlauf. Zu **(B):** Fall-Kontroll-Studie: Einzelfallstudie mit Kontrollzeiten. Einzelne Personen werden phasenweise der Behandlung mit einem Verum oder einem Placebo ausgesetzt und es wird geprüft, ob sich nur während der Behandlungsphasen mit dem Verum Besserungen zeigen. Der Begriff wird auch verwendet bei nachträglicher Untersuchung einzelner Personen, die einem Risiko ausgesetzt waren, um zu prüfen, ob dieses die Wahrscheinlichkeit des Auftretens einer seltenen Erkrankung bedingt. Jedem Einzelfall wird hierzu ein ähnlicher Kontrollfall zugeordnet. Die Struktur ist ähnlich der Kohortenstudie. Um eine Fall-Kontroll-Studie kann es sich jedoch nicht handeln, da in der Frage nach Gruppen von Erkrankten gefragt wurde. Bei dieser Frage halte ich Lösung (D) für die richtige Lösung, das IMPP hat sich für Lösung (B) entschieden. Zu **(C):** Screening: Vortest zur Auswahl geeigneter Personen, die aufgrund bestimmter Eigenschaften dann an der eigentlichen Untersuchung teilnehmen. Auch als Vorsorgeuntersuchung z.B. Röntgenreihenuntersuchungen. In der Epidemiologie auch Erfassung von prämorbiden Krankheitsstadien.

Zu **(D):** Kohortenstudie: Personen, die zu einem bestimmten Zeitpunkt einem gleichen Ereignis ausgesetzt wurden, bilden eine Kohorte, z. B. alle Frauen, die 1995 Mutter wurden, alle Medizinstudenten, die im Frühjahr 1999 ihr Physikum bestanden haben. Häufig werden Geburtsjahrgänge zur Bildung verschiedener Kohorten benutzt und bezüglich eines oder mehrerer Merkmale verglichen.

Zu **(E):** Prospektive Studie: Die Studie dehnt sich in die Zukunft aus, z. B. Längsschnitterfassung des Krankheitsverlaufs. Gegensatz wäre die retrospektive Analyse vorliegender Daten.

F00

Frage 1.156: Lösung B

Zu **(A):** Fall-Kontroll-Studie: Jeder Fall aus der untersuchten Patientengruppe wird mit einem Fall aus einer gesunden Kontrollgruppe verglichen; dabei versucht man herauszufinden, ob die Erkrankten bestimmte Risikofaktoren häufiger zeigen als die Gesunden. (Der Begriff „Fall-Kontroll-Studie" bezeichnet manchmal aber auch Einzelfallstudien mit Kontrollzeiten. Eine Person wird phasenweise der Behandlung mit einem Verum oder einem Placebo ausgesetzt und es wird geprüft, ob sich nur während der Behandlungsphasen mit dem Verum Besserungen zeigen. Diese ist die einzige Möglichkeit, bei Einzelfallstudien auch den Placeboeffekt zu kontrollieren.)

Zu **(B):** Richtig.

Zu **(C):** Eine kausale Aussage ist aus der hohen negativen Korrelation zwischen Sozialschicht und Cholesterinwert natürlich nicht ableitbar. Korrelationskoeffizienten machen keine Aussagen über die Ursache, sondern weisen nur auf mögliche Zusammenhänge hin. Die Gründe muss man schon durch gezielte Experimente erforschen.

Zu **(D):** Zu „Kohorten" werden Personen zusammengefasst, die zu demselben Zeitpunkt geboren wurden (oder ein anderes wichtiges Ereignis erlebt haben, z. B. Physikum im Jahr 2001). Auch Kohortenstudien sind Längsschnittuntersuchungen, in denen über Jahre oder Jahrzehnte insbesondere entwicklungsbedingte Veränderungen untersucht werden sollen.

Zu **(E):** Die unabhängigen Variablen (Stimulus) sind diejenigen, die der Versuchsleiter in seinem Versuchsplan systematisch variiert. Die abhängigen Variablen (Reaktion) sind diejenigen, die gemessen werden sollen. In der hier genannten Studie wurde gar nichts variiert, sondern es wurden lediglich Daten erhoben.

─── Studiendesign ──────────────────────── I.26 ─

Ein Magenkrebs-Patient erhält eine Zweidrittel-Resektion nach Billroth und stirbt sechs Monate später; ein anderer kauft sich für 1.500,- EURO ein magisches Amulett und überlebt ein ganzes Jahr. Hat man damit nun bewiesen, dass Scharlatanerie besser wirkt als medizinische Techniken? Bei allen Arten medizinischer, psychologischer und soziologischer Untersuchungen kann es zu einer ganzen Reihe von Fehlern kommen, die insbesondere bei Einzelfallstudien oder sehr kleinen Gruppen Ergebnisse stark verzerren können. Derartige verfälschende Einflüsse versucht man in Experimenten mit verschiedenen Vorgehensweisen zu kontrollieren.

1. **Kontrollgruppen:** Neben der Experimentalgruppe, die behandelt wird, sollte es eine oder mehrere Kontrollgruppen geben. Dadurch, dass eine Gruppe nur eine Scheinbehandlung erhält versucht man den Placebo-Effekt (= Glaube an die Wirksamkeit) zu kontrollieren. Insbesondere bei pharmakologischen Studien kann es notwendig sein, eine zweite Kontrollgruppe zu bilden, die weder das Medikament noch das Placebo erhält, um die Auswirkungen der labormäßigen Versuchsbedingungen auf die abhängige Variable zu kontrollieren. Bei Testwiederholungen kann es z. B. passieren, dass Probanden besser (Lerneffekt) oder schlechter (Ermüdungseffekt) werden. Die Gruppen (Experimental-, Placebo-, Wartegruppe) dürfen sich hinsichtlich wesentlicher Variablen wie Alter, Geschlecht, Schwere der Erkrankung usw. natürlich nicht von vorne herein wesentlich voneinander unterscheiden!

2. **Blind- und Doppelblindstudien:** Bei der einfachen Blindstudie weiß nur der Patient nicht, ob er eine Behandlung (Medikament, Therapie) oder ein Placebo erhält. Der Arzt/Therapeut, der die Behandlung verabreicht, weiß ob es ein Placebo oder ein Verum ist. Hierdurch kontrolliert man Effekte der Selbstsuggestion. Stellt man dann auch noch einen Versuchsleiter ein, der lediglich die Daten erhebt, ohne zu wissen, welcher Patient eine wirksame Substanz erhielt, dann spricht man von einem Doppelblindversuch. Hierdurch lässt sich auch noch der Rosenthal-Effekt (Annahmen des Testleiters, s. u.) kontrollieren.

3. **Randomisieren / Parallelisieren:** Für die Durchführung eines Experimentes braucht man immer eine Stichprobe von Probanden, die an dem Versuch teilnehmen. Menschen unterscheiden sich aber voneinander, so dass Veränderungen in der abhängigen Variable dann letztlich nicht auf die sy-

K

stematisch variierte unabhängige Variable zurückgeführt werden können. Es kommt zum sogenannten Stichprobenfehler. Wenn man z.B. die Reaktionszeit von ‚normalen Probanden an Medizinstudenten erhebt und mit der Reaktionszeit von manisch-depressiven Patienten vergleicht, dann kann es sein, dass die Unterschiede letztlich vom Alter abhängen und nicht vom Grad der psychischen Störung. Derartige Stichproben müssen deshalb repräsentativ sein:

- **Randomisieren**: bei sehr großen Stichproben geht man davon aus, dass sich Unterschiede zwischen den Probanden gegenseitig ausgleichen, wenn man die Versuchspersonen nach einem Zufallsprinzip auf die Versuchsgruppen verteilt. Abweichungen tendieren in der Regel in beide Richtungen (jung/alt, klug/dumm, introvertiert/extravertiert,...). Bei einer randomisierten Zuteilung hofft man, dass sich diese Fehler gegenseitig ausgleichen und die Stichproben damit vergleichbar sind, d.h. vor Anwendung der unabhängigen Variable darf es keine systematischen Unterschiede geben.
- **Parallelisieren**: Bei kleinen Stichproben gleichen sich die Unterschiede wahrscheinlich nicht mehr zufällig aus. Hier muss parallelisiert werden, d.h. jedem Probanden aus der Versuchsgruppe muss ein gleichaltriger/gleichgroßer/gleichintelligenter/gleich-extravertierter (...) Proband aus der Kontrollgruppe zugeordnet werden. Abhängig davon, welche Hypothesen man hat, kann dies sehr aufwendig werden. Allerdings können nur diejenigen Unterschiede parallelisiert werden, an die der Wissenschaftler gedacht und die er parallelisiert hat.

F92

Frage 1.157: Lösung B

Zu **(A):** Dies wäre die unabhängige Variable.
Zu **(B):** Richtige Charakterisierung des einfachen Blindversuches.
Zu **(C):** Placeboeffekt.
Zu **(D):** randomisierte Stichprobe.
Zu **(E):** teilnehmende Beobachtung.

F90

Frage 1.158: Lösung C

Zu **(A)** und **(B):** Siehe Lerntext I.23 Testgütekriterien.

Zu **(C):** Die Reihenfolgeeffektprüfung untersucht, ob die Reihenfolge der Testaufgaben einen Effekt hat. Bei einem Fragebogen könnte es möglicherweise Auswirkungen haben, wenn man am Anfang Fragen zum Intimleben stellt („Bevorzugen Sie Cunnilingus beim Geschlechtsverkehr?") und dann allgemeine Fragen stellt („Sind Sie im allgemeinen eher ruhig und ausgeglichen?") oder ob man dieses in umgekehrter Reihenfolge tut.
Zu **(D):** Eine Längsschnittuntersuchung kann man mit dieser Methode durchführen.
Zu **(E):** Bei dem Beispiel der Frage handelt es sich um eine typische Panel-Studie.
Diese Aufgabe wurde nur von 40% der Prüflinge richtig gelöst.

H00

Frage 1.159: Lösung E

Zu **(A):** Ausbalancieren: Wenn ein Experiment mit unterschiedlichen Bedingungen („*kein Medikament*" versus „*geringe Dosierung*" versus „*hohe Dosierung*" eines Tranquilizers) die mehrfache Testung des Probanden verlangt (z.B. Aufmerksamkeitsleistung), kann es durch Übung (Testwiederholungseffekte) zu Verbesserungen kommen, die nichts mit der eigentlichen unabhängigen Variable (Dosierung) zu tun hat. Indem man die Versuchspersonen auf mehrere Gruppen aufteilt und die Reihenfolge der Bedingungen variiert ($1{\to}2{\to}3$; $2{\to}3{\to}1$; $3{\to}2{\to}1$; $1{\to}3{\to}2$ usw.), lassen sich diese Effekte ausbalancieren.
Zu **(B):** Erwartungen des Versuchsleiters können sich auf das Ergebnis eines Experimentes ebenso negativ auswirken wie die Annahmen des untersuchten Probanden. Hiervor schützt das sog. Doppelblind-Experiment, in dem weder der untersuchte Proband noch der Versuchsleiter weiß, ob der Proband zu der Experimental-(Verum)- oder zu der Kontroll-(Placebo)-Gruppe gehört.
Zu **(C):** Variablen, die möglicherweise einen Einfluss auf das Ergebnis des Experimentes haben könnten, aber nicht systematisch variiert werden (= unabhängige Variable), müssen konstant gehalten werden. Wenn Sie glauben, dass die Tageszeit einen Einfluss auf das Versuchsergebnis haben könnte, dann muss das Experiment z.B. stets zur selben Tageszeit durchgeführt werden.
Zu **(D):** Randomisieren / Parallelisieren: Für die Durchführung eines Experimentes braucht man immer eine Stichprobe von Probanden, die an dem Versuch teilnehmen. Menschen unterscheiden sich aber voneinander, sodass Veränderungen in der abhängigen Variable dann letztlich nicht auf die systematisch variierte unabhängige Variable zurückführbar werden. Es kommt zum sogenannten Stichprobenfehler.
Randomisieren: Bei sehr großen Stichproben geht man davon aus, dass sich Unterschiede zwischen

den Probanden gegenseitig ausgleichen, wenn man die Versuchspersonen nach einem Zufallsprinzip auf die Versuchsgruppen verteilt.

Parallelisieren: Bei kleinen Stichproben gleichen sich die Unterschiede nicht mehr aus. Hier muss parallelisiert werden, d. h. jedem Probanden aus der Versuchsgruppe muss ein gleichalteriger / gleichgroßer / gleichintelligenter /gleich-extravertierter/ usw. Proband aus der Kontrollgruppe zugeordnet werden.

Zu **(E)**: Skalierung: Der Ausprägungsgrad von Daten muss auf einer Skala abgebildet werden, um Unterschiede erfassen zu können. Man unterscheidet folgende Skalen: Nominalskala, Ordinalskala, Intervallskala, Verhältnisskala (= Rational- oder Proportionalskala). Durch Skalierung werden keine Störeinflüsse kontrolliert.

1.3.5   Methoden der Datengewinnung

Methoden der Datengewinnung ————————————— I.27

Fällt Ihnen eigentlich auf, dass Sie sich häufig irgendwo kratzen, während Sie dieses Buch hier durcharbeiten? Die Frage ist, was verbirgt sich hinter dem Kratzen? Ein beginnendes Ekzem, eine Hautpilzerkrankung, Neurodermitis oder einfach nur etwas Nervosität? Wenn wir nun die richtige Diagnose für Ihr Verhalten finden wollen, benutzen wir unterschiedliche Verfahren hierfür. Es gibt etliche Möglichkeiten, Daten für eine Untersuchung zu gewinnen, die nicht nur für wissenschaftliche Fragestellungen interessant sind, sondern die durchaus auch jeder Arzt im Krankenhaus benutzt, wenn er versucht, die richtige Diagnose zu stellen, z. B.:

- **Verhaltensbeobachtung** (bei Experimenten auch mit Video-Aufzeichnung): kratzen Sie sich häufiger als andere Personen?
- Erhebung der **Krankheitsgeschichte**: welche Hautkrankheiten hatten Sie bisher?
- **Sozialanamnese**: Leben Sie in Wohnverhältnissen, in denen Läuse, Flöhe und Krätze nichts Ungewöhnliches sind?
- Freie **Exploration**, (un-)strukturiertes **Interview**: gleicht das Kratzen vielleicht einen Mangel an Zuwendung aus? Hat Ihre Mutter Sie als Kleinkind zu selten auf den Arm genommen? Dient das Kratzen als Selbststimulation, bedingt durch den Mangel an sensorischer Reizung beim Lernen?

- Durchführung psychologischer **Testverfahren**: sind Sie emotional besonders labil und daher anfällig für psychosomatische Erkrankungen bei Stress?
- Medizinische und physiologische **Untersuchungsergebnisse**: haben Sie zu hohe IgE, neigen Sie zu übertriebener Ausschüttung von Histamin?

Man unterscheidet außerdem:

Individualdaten: an einzelnen Individuen erhobene Daten;

Aggregatdaten: an Gruppen von Individuen erhobene Mittelwerte.

Primärdaten: vom Forscher selbst erhobene Ergebnisse;

Sekundärdaten: nachträgliche Analyse von Daten, die bereits zu anderen statistischen Zwecken erhoben wurden (z. B. aus dem statistischen Jahrbuch).

Fremdbeurteilung: ein (im besten Fall speziell geschulter) Beobachter beurteilt das Verhalten einer Person, in Testverfahren zum Beispiel im Gießen-Test möglich;

Selbstbeurteilung: der Proband beurteilt sein Verhalten selbst, dies ist gängige Praxis in allen Persönlichkeitsfragebögen (z. B. FPI, MMPI, GT usw.).

F01

Frage 1.160: Lösung C

Hier ist zunächst eine grundsätzliche Überlegung notwendig: Wenn Fehlzeiten und Kündigungsraten auf dieser Intensivstation auf Dauer höher sind als auf vergleichbaren anderen Stationen, dann liegt die Ursache offenkundig nicht in der Persönlichkeit der Mitarbeiter, sondern irgendwo in der Struktur dieser Intensivstation begründet. Alle Verfahren, die auf eine Untersuchung des einzelnen Individuums abzielen, würden daher kaum Theorien über die Ur-

sachen generieren können. Statt dessen muss man versuchen, etwas über Hierarchie, Aufbau und Kommunikationsabläufe zwischen den Mitarbeitern dieser Station zu erfahren.

Zu **(A)**: Biografische Methode: Aus der Biografie einzelner Menschen werden soziologische Theorien geprüft. Neben dem halbstrukturierten Interview werden hier auch Analysen von Tagebüchern, Briefen und Autobiografien durchgeführt. Eine einzelne Kündigung könnte auf die Biografie des Betroffenen zurückführbar sein, aber nicht hohe Fehlzeiten und Kündigungsraten insgesamt.

Zu **(B):** Ein Experiment würde voraussetzen, dass eine unabhängige Variable vorhanden ist, die zur Untersuchung der Fehlzeiten und Kündigungen von den Sozialwissenschaftlern systematisch variiert wird.

Zu **(C):** Bei „Gruppendiskussion" handelt es sich um eine sozialwissenschaftlich definierte Methode, bei der man die Teilnehmer über ein Thema diskutieren lässt und mittels der Verhaltensbeobachtung dann führende, sich anpassende oder zurückhaltende Interaktionspartner ermittelt. Dies lässt Rückschlüsse auf Probleme der Kommunikationsabläufe im Team zu. Lässt man die Teilnehmer obendrein noch über das Thema „Zufriedenheit mit dem Arbeitsplatz" diskutieren, dann schlägt man zwei Fliegen mit einer Klappe.

Zu **(D):** Inhaltsanalyse: Untersuchung des Inhalts von gesprochener oder geschriebener verbaler Kommunikation.

Zu **(E):** Persönlichkeitstests: psychologische Testverfahren, insbesondere Persönlichkeitsfragebögen und projektive Tests, mit denen man die Charaktereigenschaften einer Person zu erfassen versucht.

H98 **!**

Frage 1.161: Lösung B

Primärdaten sind Daten, die ein Forscher direkt selbst erhebt. Sekundärdaten dagegen entstehen aus einer Analyse von bereits bestehendem Datenmaterial, das z.B. zu anderen Zwecken erhoben und dazu bereits ausgewertet wurde.

Die Nominalskala beinhaltet lediglich einfache Zuordnungen ohne Beziehungen zwischen den Kategorien wie etwa: 1 = katholisch, 2 = evangelisch, 3 = islamisch, 4 = buddhistisch, 5 = Zeugen Jehovas, 6 = religionslos.

Die Ordinalskala verlangt eine Rangordnung zwischen den Daten, z.B.: Die Studentin Yasmina Z. finde ich: 1 = extrem attraktiv, 2 = hübsch, 3 = durchschnittlich, 4 = turnt mich nicht so besonders an, 5 = gar nicht mein Typ.

Das Intervallskalenniveau setzt gleiche Abstände zwischen den einzelnen Skaleneinheiten voraus, es muss jedoch keinen absoluten Nullpunkt geben, einen willkürlich festgesetzten gibt es meist schon (z.B. Uhrzeit).

Die Verhältnisskala, auch als Rational- oder Proportionalskala bezeichnet, soll hier noch der Vollständigkeit halber erwähnt werden, verlangt gleich große Abstände zwischen den Skalenwerten und einen absoluten Nullpunkt. In der Psychologie haben z.B. Reaktionszeiten Verhältnisskalenniveau, in der Medizin z.B. die Frequenz des Herzschlages. Die Daten werden also direkt erhoben (primär) und haben ein aufsteigendes Skalenniveau ohne genaue Abstände (Ordinalskala).

F97

Frage 1.162: Lösung B

Primärdaten werden von fleißigen Wissenschaftlern in mühsamer Kleinarbeit direkt erforscht; Sekundärdaten wurden auf diese Weise bereits zu anderen Zwecken erfasst und werden nun von Forschern, die zu faul sind, eigene Daten zu erheben, nachträglich für weitere Fragestellungen statistisch ausgewertet. Ein typisches Beispiel ist der Artikel von Erich Kasten et al. im Heft 1.(8), Seite 72–85 der Zeitschrift für Neuropsychologie: „*Der Bedarf an ambulanter neuropsychologischer Behandlung*". Damit sind die Angaben in den Sätzen (3) und (5) richtig.

F98 H96

Frage 1.163: Lösung B

Zu **(A):** Individualdaten: Befragung von einzelnen Personen.

Zu **(B):** Personen, die an einem Ort sind, ohne eine Beziehung zueinander zu haben, werden soziologisch als „Aggregat" bezeichnet. Da die Personen zu Bezirken zusammengefasst wurden, hat man also Aggregatdaten erhoben.

Zu **(C):** Globaldaten: Der Begriff wird in unterschiedlichen Büchern sehr unterschiedlich, z.T. sogar widersprüchlich definiert: 1. orientierende Daten, die lediglich Hinweise geben sollen. 2. Sehr umfassende Datenerhebung, bei der alle in Betracht kommenden Faktoren erhoben werden. 3. „globale", d.h. weltweite Erhebung von Daten.

Zu **(D):** Primärdaten: vom Forscher direkt durch Befragung oder Untersuchung erhobene Daten im Unterschied zu Sekundärdaten, die lediglich eine weitere statistische Bearbeitung bereits vorliegenden Datenmaterials beinhalten.

Zu **(E):** Qualitative Daten sind Daten, die nur auf Nominalskalenniveau abgebildet werden können (Geschlecht, Beruf, Familienstand).

F94

Frage 1.164: Lösung C

Zu **(A):** Retrospektive Befragung ist ein sehr fehlerbehaftetes Messinstrument, da Personen in ihrer Erinnerung dazu neigen, unangenehme Sachverhalte zu verdrängen und negativ bewertete Persönlichkeitseigenschaften positiv darzustellen.

Zu **(B):** Projektive Testverfahren (z.B. Rorschach-Test, Thematischer-Apperzeptionstest, Familie-in-Tieren) sind ein psychodiagnostisches Messinstrument, um bewusste und unbewusste Motive zu erkennen. Projektive Tests sind umstritten, da die Interpretation des Testergebnisses sehr stark abhängig vom Experimentator ist.

Zu **(C):** In einer prospektiven Längsschnittstudie könnte man zum Zeitpunkt „X" eine große Anzahl von Probanden mit Persönlichkeitsfragebögen untersuchen und dann zu einem späteren Zeitpunkt (z. B. 5, 10, 15 und 20 Jahre später) prüfen, ob bestimmte Charaktereigenschaften eine hohe Korrelation mit dem Auftreten spezifischer Krankheiten zeigen.

Zu **(D):** In einem psychophysiologischen Experiment könnte man überprüfen, ob Leute mit bestimmten Charaktereigenschaften (z. B. hohe Introversion) in einer Stresssituation (Leistungstestbatterie) in bezug auf bestimmte physiologische Parameter (z. B. Cortisolausschüttung) individualspezifisch reagieren. Dies würde aber nicht zwangsläufig beweisen, dass diese Leute später ein höheres Risiko haben, krank zu werden.

Zu **(E):** Ein klinisches Interview ist in der Regel nicht standardisiert, sondern lässt freie Antworten zu. Die Daten sind dann wissenschaftlich kaum auszuwerten.

F96	H95

Frage 1.165: Lösung B

Zu **(A):** Krankheitsinzidenz: Anzahl der Neuerkrankungen in einem bestimmten Zeitraum innerhalb einer Population. Hierzu müsste man versuchen, alle Kranken zu erfassen.

Zu **(B):** Epidemiologische Studie: Untersuchung von Krankheitshäufigkeiten in der Bevölkerung. Dies ist auch mit einer Zufallsauswahl aus den Patientenakten möglich.

Zu **(C):** Primärdaten: direkt erhobene Daten. Hier handelt es sich um die Auswertung bereits vorliegender Akten, also Sekundärdaten.

Zu **(D):** Globaldaten: Der Begriff wird in unterschiedlichen Büchern sehr unterschiedlich, z. T. sogar widersprüchlich definiert: 1. orientierende Daten, die lediglich Hinweise geben sollen. 2. Sehr umfassende Datenerhebung, bei der alle in Betracht kommenden Faktoren erhoben werden. 3. „globale", d. h. weltweite Erhebung von Daten.

Zu **(E):** Quotastichprobe: aus den Angaben des statistischen Jahrbuches über die Zusammensetzung der Bevölkerung wählt man dann eine Stichprobe mit gleich großen Prozentsätzen aus. Wie der Test der Aufgabe eigentlich schon sagt, handelt es sich hier nicht um eine Quota-, sondern um eine Zufallsstichprobe = Wahrscheinlichkeitsauswahl.

F99

Frage 1.166: Lösung A

Fall-Kontroll-Studie: Jeder Fall aus der untersuchten Patientengruppe wird mit einem Fall aus einer gesunden Kontrollgruppe verglichen, z. B. der Vergleich von Krebskranken mit gesunden Personen.

Zu **(A):** Aggregat: Personen, die an einem Ort sind, ohne eine Beziehung zu haben, z. B. Reisende in der Bahnhofswartehalle. Die in einer Fall-Kontroll-Studie untersuchten Patienten bilden natürlich kein Aggregat.

Zu **(B)** und **(C):** Dadurch, dass hier Verhaltensweisen von diversen Einzelfällen erkrankter Patienten mit den Verhaltensweisen Gesunder verglichen werden, lassen sich auch Risikofaktoren feststellen, die lange vor dem Ausbruch der Krankheit lagen.

Zu **(D):** Fall-Kontroll-Studien benötigen oft nur einen sehr geringen Stichprobenumfang und kommen daher auch für seltene Erkrankungen in Betracht.

Zu **(E):** Latenz: Zeitraum zwischen Ansteckung/Verursachung und Ausbruch der Krankheit.

H95

Frage 1.167: Lösung B

Zu **(A):** Panelstudie: Bei der Panelstudie handelt es sich um die spezielle Form einer Längsschnittuntersuchung. Dieselben Personen werden an verschiedenen Zeitpunkten mit den gleichen Verfahren untersucht. Zwei Messtermine und nur zwei Wochen Abstand sind für eine Panelstudie nicht ausreichend.

Zu **(B):** Retestreliabilitätsprüfung: Die Reliabilität (Zuverlässigkeit) eines Testverfahrens sagt aus, ob der Test unabhängig von zufälligen Umwelteinflüssen ist und z. B. tatsächlich ein (idealerweise stabiles) Persönlichkeitsmerkmal misst. Neben einer Testwiederholung (schlecht wegen des Wiederholungseffektes, der Proband kennt die Aufgaben dann ja schon) werden hierzu z. B. auch die Testhalbierungsreliabilität berechnet oder mit Paralleltests untersucht.

Zu **(C):** Prospektive Längsschnittstudie: zuvor geplante Längsschnittstudie mit Festsetzung der Messzeitpunkte bzw. -intervalle mit gezielter zwischenzeitlicher Intervention. Die retrospektive Längsschnittuntersuchung dagegen benutzt vorliegendes Datenmaterial aus den letzten Jahrzehnten und analysiert dies nachträglich.

Zu **(D):** Validitätsprüfung: Validität ist die Gültigkeit eines Tests. Misst der Test z. B. wirklich das Persönlichkeitsmerkmal, welches er messen soll? Dies wird z. B. durch den Vergleich mit anderen Tests bestätigt oder durch externe Beurteilung.

Zu **(E):** Kohortenstudie: Personen, die zu einem bestimmten Zeitpunkt einem gleichen Ereignis ausgesetzt wurden, bilden eine Kohorte, z. B. alle Frauen, die 1998 Mutter wurden. Alle Medizinstudenten, die im Frühjahr 1999 ihr Physikum bestanden haben. Häufig werden Geburtsjahrgänge zur Bildung verschiedener Kohorten benutzt und bezüglich eines oder mehrerer Merkmale verglichen.

F95 F92

Frage 1.168: Lösung C

Zu **(1)**: In dem Text heißt es, dass die Korrelationen in der zu erwarteten Weise „mit der Höhe der Tablettengabe" auftraten. Die Placeboeffekte waren also dosisabhängig.

Zu **(2)**: Kovariation bedeutet, dass zwei Variablen sich in gleicher Richtung verändern. Da hier mit der Steigerung der Herzfrequenz auch die Befindlichkeit und die psychomotorische Präzision sich „in der erwarteten Weise" verändern, ist der Satz richtig.

Zu **(3)**: Individualspezifität: In Belastungssituationen reagieren Personen mit für sie typischen vegetativen Reaktionen (Atmung, Herzfrequenz, Hautwiderstand, o. a.). Da es sich offensichtlich um ein Gruppenexperiment handelt, in dem auch nur die Herzfrequenz als Mittelwert angegeben wurde, lässt sich keine Aussage über die Individualspezifität machen.

H92 F90

Frage 1.169: Lösung D

Zu **(D)**: Das Experiment dient **vorrangig** der Klärung von Kausalbeziehungen.

Zu **(A)**, **(B)**, **(C)** und **(E)**: Siehe Lerntext I.25 Untersuchungsplanung.

H99 **!**

Frage 1.170: Lösung E

Zu **(A)**: Klinische Studien umfassen in der Regel mindestens eine Experimentalgruppe, welche die (vermutlich) wirksame Therapie erhält, und eine Kontrollgruppe, die das Placebo erhält. Diese Gruppen sollten hinsichtlich wesentlicher Variablen (z. B. Alter, Geschlecht) gleich sein. Bei randomisierter Zuteilung kann es aber vorkommen, dass dennoch Unterschiede zwischen den Gruppen auftreten, die notfalls durch willkürliche Zuteilung von Patienten zu einer Gruppe ausbalanciert werden müssen, um die Gleichheit zwischen Experimental- und Kontrollgruppe herzustellen.

Zu **(B)**: Doppelblindversuch: weder der Patient noch der Experimentator weiß, ob das wirksame Medikament (Verum) oder ein Scheinpräparat (Placebo) verabreicht wurde. Hierdurch kann man den Rosenthal- und den Placeboeffekt gering halten. Nur eine dritte Person, meist der übergeordnete Wissenschaftler, besitzt den Code, nach dem eingeteilt wurde, welcher Patient was bekommt. Erst nach der Versuchsdurchführung, zum Zweck der Auswertung der Daten, darf diese Einteilung offenkundig werden.

Zu **(C)**: Parallelisierung: Hinsichtlich Alter, Geschlecht und anderer Variablen, die der Experimentator für wichtig hält, sollen beide Gruppen die glei-

chen Zahlen enthalten. Etwa gleichviel Männer und Frauen in jeder Gruppe; jedem 40jährigen in der Experimentalgruppe wird ein 40jähriger in der Placebogruppe zugeordnet, usw. Dies vermindert Stichprobenfehler. Parallelisierung ist die Methode der Wahl bei kleinen Stichproben.

Zu **(D)**: Durch eine Zufallszuteilung (z. B.: Münzwurf, Lose) eines neuen Patienten auf die Experimental- oder Kontrollgruppe verkleinert man Stichprobenfehler. Randomisierung setzt relativ große Stichproben voraus, damit zufällige Abweichungen sich ausgleichen können.

Zu **(E)**: Varianzanalyse ist eine statistische Methode zur Auswertung von Daten, um festzustellen, ob zwischen mehreren Gruppen (z. B. Experimental- und Placebogruppe) hinsichtlich der abhängigen Variablen Unterschiede zu finden sind und um zu klären, ob diese Unterschiede noch zufällig sein können oder durch die Variation der unabhängigen Variable erklärt werden können. Die Varianzanalyse dient nicht zur Kontrolle von Störeinflüssen.

F96

Frage 1.171: Lösung A

Zu **(1)**: Variierbarkeit gehört zu den grundsätzlichen Kriterien eines Experiments. Sie müssen also eine unabhängige Variable haben, die Sie variieren können und eine abhängige, bei der Sie messen, ob durch Ihre Variationen eine Veränderung eintritt.

Zu **(2)** und **(3)**: Genau anders herum: Bei kleinen Fallzahlen wird man eher parallelisieren, bei großen eher eine Zufallsauswahl treffen.

1.3.6 Datenauswertung und Interpretation

── **Quantitative Auswertungsverfahren** ──── I.28 ─

Die gesammelten Daten sollen nun ausgewertet werden. Der Arzt, der eine medizinische Diagnose über einen Patienten stellen möchte, wird die individuellen Werte des Patienten mit den Normalwerten vergleichen, die er in entsprechenden Nachschlagewerken findet (z. B.: *„Liegen die Zahlen für Leukozyten und Lymphozyten noch im Durchschnittsbereich?"*). Diese Art der Analyse bezeichnet man als quantitative Auswertung. Zur Beantwortung wissenschaftlicher Fragestellungen vergleicht man dagegen meist die Mittelwerte von zwei (oder mehr) Gruppen miteinander. So behauptet der Volksmund z. B. dass Brillenträger intelligenter sind als Nicht-Brillenträger. Wir stellen also **vor** Durchführung der Untersuchungsreihe die folgenden Hypothesen auf:

Nullhypothese H$_0$: Brillenträger und Nichtbrillenträger unterscheiden sich hinsichtlich ihrer Intelligenz nicht.

Alternativhypothese H$_1$: Brillenträger sind klüger als Nichtbrillenträger. Begründung: Der Volksmund behauptet dies seit Jahrhunderten und daher erscheint uns das auch durchaus recht glaubwürdig.

Die zweite mögliche Alternativhypothese H$_2$ (*„Nicht-Brillenträger sind intelligenter als Brillenträger"*) lassen wir weg, da uns für deren Richtigkeit keine sinnvolle Begründung einfällt. Die Aufstellung von Alternativhypothesen deren mögliches Zutreffen man gar nicht begründen kann, ist nicht legitim; die nachträgliche Einführung und Begründung von Hypothesen, wenn Daten vorliegen, die den Vermutungen nicht entsprechen, gilt sogar als grober Fehler wissenschaftlicher Vorgehensweise.

Man könnte diese Frage nun untersuchen, indem man zwei gleichgroße Stichproben von Studenten aus Ihrem Semester einem Intelligenztest unterzieht und für beide Gruppen dann den Mittelwert und die Standardabweichung ausrechnet. Naturgemäß werden sich die Mittelwerte der Brillenträger versus der Nicht-Brillenträger etwas voneinander unterscheiden. Selbst wenn beide Gruppen sich hinsichtlich ihrer Intelligenz nicht unterscheiden, werden sich durch Messfehler geringfügige Differenzen ergeben. Die Frage ist, wie groß muss diese Differenz zwischen den beiden Mittelwerten sein, um im wissenschaftlichen Sinne bedeutsam (= signifikant) zu sein?

Hierzu wird ein **Verlässlichkeitsniveau** festgelegt, d. h. die untere Grenze der tolerierten Wahrscheinlichkeit, dass die Unterschiede zwischen den beiden Gruppen zufällig bzw. durch Messfehler bedingt sind. Dieser Grenzwert, auch als **Signifikanzniveau** mit dem griechischen Buchstaben Alpha bezeichnet, gibt die untere Grenze der Wahrscheinlichkeit an, dass trotz zutreffender Nullhypothese Daten auftreten, welche die Alternativhypothese zu bestätigen scheinen. Üblich sind Signifikanzniveaus von $\alpha = 0{,}05$ (5 %), 0,01 (1 %) und 0,001 (0,1 %). Hierbei kann es zu zwei Arten von Fehlern kommen:

Alpha-Fehler: Fehlentscheidung durch fälschliches Verwerfen einer an sich richtigen Nullhypothese.

Beta-Fehler: Annahme der Nullhypothese, obwohl die Alternativhypothese richtig gewesen wäre.

Die beiden Fehlerarten sind voneinander abhängig. Wählt der Forscher einen sehr kleinen Wert für das Alpha-Niveau, dann wird das Risiko für den Beta-Fehler größer und umgekehrt.

Um zu prüfen, ob der Unterschied zwischen den beiden Verteilungen der Gruppe der Fehlsichtigen versus der Normalsichtigen signifikant (Alternativhypothese trifft zu) oder zufällig (Nullhypothese trifft zu) ist, wird man sich eines biometrischen Tests bedienen. Am häufigsten benutzt werden z. B.:

- Chi-Qudrat-Test
- Students t-Test
- Kolmooroff-Smirnov-Test
- Varianzanalyse
- Kruskal-Wallis-Test

… die Sie später ausführlich in dem Fach medizinische **Biometrie** durchnehmen werden und deren Darstellung wir uns hier sparen, um uns Ihre anhand der Trockenheit dieses Stoffes ohnehin strapazierte Sympathie nicht vollends zu verscherzen.

Qualitative Auswertungsverfahren

Nicht alle Daten lassen sich ohne weiteres quantitativ auswerten. Oft ist (zunächst) nur eine qualitative Schau möglich, dies gilt z.B. für das Durchforsten von Krankenakten, Archivmaterialien oder mündlichen Berichten des Patienten und seiner Angehörigen. Für die Alltagsroutine reicht eine qualitative Analyse dieser Informationsquellen in der Regel aus, für wissenschaftliche Fragestellungen wird der Forscher sich aber doch wieder bemühen, das qualitative in quantitatives Datenmaterial zu überführen, sei es in Form reiner Häufigkeitsauszählungen (*„Wieviele Arztbesuche hat ein Colitis-ulcerosa-Patient pro Jahr im Gegensatz zu einem Morbus-Crohn-Patient?", „Wie häufig sagt ein Partner in einer Beziehung, in der einer von beiden unter einer psychosomatischen Krankheit leidet, das Wort ‚aber'?", „Wie häufig beteiligt sich der Leitende Oberarzt in einer Gruppendiskussion und wie oft wird auf die Beiträge dieser Person gar nicht geantwortet?"*)

Forscher entscheidet sich für Annahme der …	In Wahrheit richtig ist …	
	Nullhypothese H$_0$	**Alternativhypothese H$_1$**
Nullhypothese H$_0$	Richtige Entscheidung Wahrscheinlichkeit $1-\alpha$	Fehlentscheidung Typ II Wahrscheinlichkeit β
Alternativhypothese H$_1$	Fehlentscheidung Typ I Wahrscheinlichkeit α	Richtige Entscheidung Wahrscheinlichkeit $1-\beta$

Korrelationskoeffizient — I.29

Zwischen Merkmalsausprägungen von zwei oder mehr Variablen gibt es häufig Beziehungen. So behauptet ein volkstümlicher Spruch: *„Er lebt auf großem Fuße"*. Bedeutet dies, dass Menschen mit hohen Schuhgrößen mehr Geld ausgeben als Personen mit kleinen Füßen? Man müsste nun mit einer ausgewählten Stichprobe von Probanden eine Messung der Fußlänge durchführen und nachfragen, wie viel sie pro Woche ausgeben. Wenn man nun auf der X-Achse eines Diagramms die Schuhgröße einträgt und auf der Y-Achse die Ausgaben, dann lässt sich jede untersuchte Person mit einem Punkt im Diagramm repräsentieren. Bereits anhand der **Punkteverteilung** ließe sich erahnen, ob ein Zusammenhang besteht. Mathematisch korrekter lässt sich der Zusammenhang durch Einzeichnen einer **„Regressionslinie"** aufzeigen, bei der die Summe der Quadrate der Abweichungen der Punkte von der Y-Achse ein Minimum bildet (Methode der kleinsten Quadrate für eine lineare Regression). Dieselbe Berechnung für die X-Achse ergäbe eine zweite Regressionslinie. Der Korrelationskoeffizient orientiert sich letztlich an dem Winkel zwischen diesen beiden Regressionsgeraden: bei vollkommener Übereinstimmung der Geraden ist die Korrelation hoch ($r = +1$ oder $r = -1$). Wenn die Geraden senkrecht aufeinander stehen, dann ist die Korrelation gering ($r = 0$). Es besteht dann kein Zusammenhang zwischen den Variablen. Negative **Korrelationskoeffizienten** kommen vor, wenn ein gegenläufiger Zusammenhang besteht. So könnte man eventuell vermuten, dass Personen mit geringem Intelligenzquotienten mehr Kinder haben als Personen mit hohem IQ. Das hat bisher leider nie jemand besonders ernsthaft untersucht, aber wenn es stimmen würde, könnte man sich die ganze Mühe mit den Intelligenztests ja vielleicht ersparen. Ein wichtiger Hinweis noch: Korrelationskoeffizienten, das wird oft falsch verstanden, machen keine Aussagen über den kausalen Zusammenhang. Neben möglichen Wechselwirkungen ist insbesondere immer zu bedenken, ob beide Variablen möglicherweise von einer dritten abhängen, die nicht untersucht wurde. So beobachtete der deutsche Psychiater Kretschmer den statistischen Zusammenhang, dass Menschen mit einem schizothymen Temperament häufig einen leptosomen (= mager-hochaufgeschossenen) Körperbau haben und zur Erkrankung der Schizophrenie neigen, die kleinen Dicken (*„Pykniker"*) wurden dagegen eher manisch-depressiv (*„Körperbau und Charakter"*, 1921). Ein kausaler Zusammenhang lässt sich daraus jedoch nicht ableiten; die statistische Korrelation könnte z.B. auch dadurch verursacht worden sein, dass die Erstmanifestation der Schizophrenie häufig in der späten Adoleszenz liegt und dass junge Leute eher einen schlanken Körperbau haben. Das erste Auftreten der manisch-depressiven Psychose liegt dagegen um das 40. Lebensjahr, wenn viele Leute schon etwas fülliger geworden sind.

Zu beachten ist außerdem, dass Zusammenhänge nicht gradlinig sein müssen, häufig finden sich z.B. auch Exponentialkurven, die durch Berechnung einer linearen Regressionslinie nur unzureichend beschrieben werden.

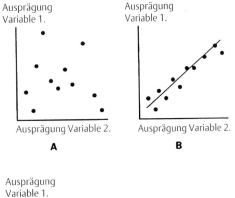

Abb. 1.**6** Unterschiedliche Regressionsgeraden bedeuten unterschiedliche Korrelationskoeffizienten. A = keine Korrelation, B = hohe positive Korrelation, C = hohe negative Korrelation.

Der **Standardmessfehler**

Reliabilitätskoeffizienten, z.B. die Korrelation der Ergebnisse von Mehrfachmessung derselben Probanden mit demselben Test, betragen in der Regel nicht 1.0, sondern liegen darunter. Ursache hierfür sind u.a. **Messfehler**. Testwerte sind im allgemeinen fehlerbehaftet. Genaugenommen müsste man zum Messwert des Probanden einen Bereich (**Konfidenzintervall**) hinzufügen, der durch das Ausmaß des Messfehlers bedingt ist. Hierzu lässt sich ein **Standardmessfehler** berechnen. Der Standardmessfehler spielt eine bedeutende Rolle, wenn man entscheiden muss, ob sich zwei Grup-

Test überhaupt gültige Aussagen hinsichtlich eines oder mehrerer Persönlichkeitsmerkmale machen kann.

F90

Frage 1.180: Lösung C

Zu **(2)** und **(3):** Gemeint ist der Standardmessfehler. Dieser ist abhängig vom Reliabilitätskoeffizienten und von der Standardabweichung.

F97

Frage 1.181: Lösung D

Standardmessfehler: Reliabilitätskoeffizienten betragen in der Regel nicht r = ± 1.0, sondern liegen darunter. Ursache hierfür sind u. a. Messfehler, denn Testwerte sind im allgemeinen fehlerbehaftet. Daher muss man zum Messwert des Probanden einen Bereich (Konfidenzintervall) hinzufügen, der durch das Ausmaß des Messfehlers bedingt ist. Hierzu lässt sich ein Standardmessfehler berechnen. Der Standardmessfehler SM berechnet sich aus der Standardabweichung s und dem Reliabilitätskoeffizienten r nach der Formel: $SM = s \sqrt{1 - r}$. Bekannt sein muss also die Standardabweichung.

H93

Frage 1.182: Lösung C

Der Standardmessfehler berechnet sich nach der Formel: Standardabweichung mal Wurzel aus 1 minus dem Reliabilitätskoeffizienten. Die richtige Lösung auf diese Frage kannten nur 25% der Studenten! Fast ebenso viele tippten auf die falschen Antwortmöglichkeiten (A), (D) und (E).

1.3.7   Ergebnisbewertung

Zu diesem Kapitel wurden bisher keine Prüfungsfragen gestellt.

──── Ergebnisbewertung ───────── I.30 ─

Hat ein Forscher in einer wissenschaftlichen Untersuchung ein signifikantes Ergebnis gefunden, so muss dieses bewertet werden. Sollten wir hinsichtlich unserer Fragestellung tatsächlich festgestellt haben, dass Brillenträger intelligenter sind als Nicht-Brillenträger, so bedarf dies der kritischen Diskussion, Begründung und es Vergleiches mit den Ergebnissen anderer Forscher. Wissenschaftliche Ergebnisse (und z.T. auch ärztliche Diagnosen) müssen hierbei verschiedenen Kriterien entsprechen:
Replizierbarkeit: das Ergebnis einer wissenschaftlich fundierten Versuchsreihe muss unter gleichen Bedingungen überall auf der Welt wiederholbar sein. Insbesondere bei sehr wichtigen

Fragestellungen (z.B. Effektivität lymphokin-aktivierter Killer-Lymphocyten als Waffe gegen Krebs) werden andere Wissenschaftler sehr schnell bemüht sein nachzuprüfen, ob das behauptete Ergebnis wirklich stimmt.
Generalisierbarkeit: ein wissenschaftliches Ergebnis muss notgedrungen an einer überschaubaren Stichprobe erfasst werden (z.B. Prüfung der Wirksamkeit nur bei Melanomen). Es ist eine Frage der Generalisierbarkeit, ob diese Therapie auch bei anderen Krebserkrankungen effektiv ist?
Kreuzvalidierung: Überprüfung des Ergebnisses an unterschiedlichen Maßstäben der Gültigkeit. Desweiteren müssen auch **Anwendungsprobleme** und oft **ethische Probleme** bedacht werden, wenn es um die Veröffentlichung von Forschungsdaten geht. So ist zu fragen, ob die neue Krebstherapie besser und nebenwirkungsärmer als herkömmliche Therapiemethoden (Operation, Chemotherapie, Strahlentherapie) ist und ob es ethisch gerechtfertigt ist, hier bei betroffenen Patienten große Hoffnungen zu wecken.

1.4   Theoretische Grundlagen

1.4.1   Biologische Grundlagen

──── Vergleichende Verhaltensforschung ─────── I.31 ─

Spätestens, wenn zwei Autofahrer versuchen in dieselbe Parklücke einzuparken, merkt man, dass der Mensch nun einmal vom Tier abstammt. Auch wenn wir ein recht großes Großhirn haben, findet man auch beim *Homo sapiens* noch viele Verhaltensweisen, die aus der Urzeit stammen als wir noch auf Bäumen saßen (oder noch nicht einmal das). Die Ethologie (vergleichende Verhaltensforschung) beschäftigt sich mit den biologischen Grundlagen des menschlichen und tierischen Verhaltens, insbesondere mit angeborenem **Instinktverhalten**, das allerdings durch Umwelteinflüsse modifiziert werden kann. Dabei sind die folgenden Termini prüfungsrelevant:
Appetenzverhalten: erblich angelegte triebhafte Verhaltensweisen wie Sexualverhalten und Aggression müssen gelegentlich ablaufen. Wenn sie am Ablauf gehindert werden, kommt es zur Aufstauung von Energie und zur Suche nach einer Möglichkeit der Abreaktion.
Schlüsselreize: bestimmte Reize lösen ein angeborenes Verhaltensschema aus. Verhaltensforscher arbeiten meist mit Attrappen, die lediglich den Schlüsselreiz enthalten. So greifen Stichlinge alle fischähnlichen Objekte an, wenn diese

eine rote Unterseite haben. Auch Säuglinge zeigen bis zu einem bestimmten Alter soziales Lächeln, wenn man ihnen eine runde Pappscheibe mit zwei augenähnlichen Punkten entgegenhält.

Angeborene Auslösende Mechanismen (AAM): Auf einen bestimmten *Schlüsselreiz* reagiert das Tier mit einer spezifischen erblich vorprogrammierten *Reaktion*. Die aufgerissenen Schnäbel von Jungvögeln wirken für die Vogeleltern als Schlüsselreiz und bewirken das Fütterverhalten. Beim Menschen wurde von **K. Lorenz** mit dem „Kindchenschema" (s. Abbildung) ein vergleichbarer Mechanismus gefunden: Puppenköpfe mit großem Kopf, Pausbacken, übergroßen Augen und Stupsnase bewirken eine positive Hinwendung. Durch übernormale (überoptimale) Schlüsselreize kann der AAM sogar noch stärker ausgelöst werden.

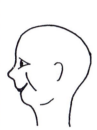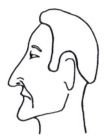

Abb. 1.**7** Typisches Kindchenschema (links) nach Konrad Lorenz im Gegensatz zum kantigen Profil des Erwachsenen (rechts).

Endhandlung: Die durch einen AAM ausgelöste Instinkthandlung endet in der Regel mit einer Endhandlung, durch welche die Triebenergie ab-

reagiert oder das Bedürfnis befriedigt werden kann.

Leerlaufreaktion: Kann eine Triebhandlung über längere Zeit nicht durchgeführt werden, dann zeigt das Tier diese Aktivität auch ohne den Schlüsselreiz. Typisch ist z.B. das Balz- oder Fortpflanzungsverhalten von isoliert gehaltenen Vögeln oder Fischen. Auch gut gefütterte Haushunde versuchen mitunter den Pantoffel ihres Herrchens zu töten.

Übersprungshandlungen: Wird der normale Ablauf einer triebhaften Instinkthandlung gestört, kann es zu Übersprungshandlungen kommen. Ein Hahn, dem es trotz wiederholter Versuche nicht gelingt, eine junge Henne zu begatten, wird plötzlich beginnen, Körner zu picken. Zu Übersprungsbewegungen kommt es bei Konflikten zwischen widersprechenden Trieben. Wenn der Star merkt, dass sein Rivale stärker ist als er selbst, befindet er sich im Konflikt zwischen Weiterkämpfen und Flucht. In dieser Situation kann er Übersprungsputzen zeigen. Auch Menschen zeigen derartige Handlungen, z.B. sich-kratzen oder durch-die-Haare-fahren, wenn sie verlegen sind oder z.B. in einer Diskussion angegriffen werden.

Prägung: Nicht alle Schlüsselreize sind angeboren. K. Lorenz zeigte, dass es **sensible Phasen** gibt, in denen Schlüsselreize erlernt werden. Graugänse halten das Objekt für ihre Mutter, das sie in den ersten Stunden nach ihrer Geburt erblicken (sogar einen sich bewegenden Ball). Das Ergebnis der Prägung ist meist irreversibel, und läßt sich nur in bestimmten Grenzen modifizieren. Auch der Gesang mancher Vögel unterliegt der Prägung. Einige Verhaltensforscher sind der Ansicht, dass auch die menschliche Sprache einer gewissen Prägung unterliegt.

H91

Frage 1.183: Lösung B

Zu **(1)**, **(3)** und **(4)**: Die Aussagen in der Frage sind falsch: Aggression ist im engeren Sinne definiert als ein Verhalten, dessen **Ziel** die Verletzung oder Beschädigung ist. Die Aggressionen richten sich fast ausschließlich jeweils gegen das nächst rangniedrigere oder ranghöhere Tier. Imponiergehabe und Drohgesten sind Teil des Instinktverhaltens. Hier treffen keine Konflikte zwischen zwei gleichstarken Trieben aufeinander.
Zu **(2)**: Richtige Aussage.

H96

Frage 1.184: Lösung E

Zu **(A)**, **(B)**, **(C)** und **(D)**: Der berühmte Verhaltensforscher Konrad Lorenz zeigte, dass es sensible Phasen gibt, in denen Schlüsselreize erlernt werden. Graugänse halten dasjenige Objekt für ihre Mutter, das sie in den ersten Stunden nach ihrer Geburt erblicken (sogar einen sich bewegenden Ball). Das Ergebnis der Prägung ist meist irreversibel, und lässt sich nur in bestimmten Grenzen modifizieren.
Zu **(E)**: Habituation: Gewöhnung an einen gleichbleibenden Reiz. Das hat nun wirklich nichts mit Prägung zu tun.

H89

Frage 1.185: Lösung D

Zu **(1):** Richtige Aussage, Übersprungshandlungen treten auch beim Konflikt zwischen zwei gleichstarken Schlüsselreizen auf.
Zu **(2):** Falsch, denn Übersprungshandlungen gibt es durchaus auch beim Menschen.
Zu **(3):** Derartige ritualisierte Übersprungshandlungen beim Menschen sind z. B.: Kratzen an der Stirn, Bart zwirbeln, Brille zurechtrücken, Zigarette anzünden, am Kugelschreiber herumfummeln usw.

H00

Frage 1.186: Lösung E

Zu **(A):** Appetenzverhalten: Erblich angelegte triebhafte Verhaltensweisen wie Sexualverhalten und Aggression müssen gelegentlich ablaufen. Wenn sie am Ablauf gehindert werden, kommt es zur Aufstauung von Energie und zur Suche nach einer Möglichkeit der Abreaktion.
Zu **(B):** Endhandlung: Die durch einen AAM (Angeborene Auslösende Mechanismen) ausgelöste Instinkthandlung endet in der Regel mit einer Endhandlung, durch welche die Triebenergie abreagiert oder das Bedürfnis befriedigt werden kann.
Zu **(C):** Neue Reize, z. B. ein plötzlicher Knall, verursachen eine Orientierungsreaktion. In erster Linie erfolgt eine Hinwendung zur Reizquelle, parallel kommt es zu Aktivitätsänderungen und zur Senkung der Wahrnehmungsschwellen.
Zu **(D):** Konrad Lorenz zeigte, dass es sensible Phasen gibt, in denen Schlüsselreize erlernt werden. Graugänse halten das Objekt für ihre Mutter, das sie in den ersten Stunden nach ihrer Geburt erblicken (sogar einen sich bewegenden Ball). Das Ergebnis der Prägung ist meist irreversibel, und lässt sich nur in bestimmten Grenzen modifizieren.
Zu **(E):** Wird der normale Ablauf einer triebhaften Instinkthandlung gestört, kann es zu Übersprungshandlungen kommen. Zu Übersprungsbewegungen kommt es insbesondere bei Konflikten zwischen widersprechenden Trieben. Das Tier, das sich nicht entscheiden kann, zeigt einige Zeit ein völlig anderes Verhalten, bevor es sich dem ursprünglichen Problem dann wieder zuwendet.

F98

Frage 1.187: Lösung C

Appetenzverhalten: Erblich angelegte triebhafte Verhaltensweisen wie Sexualverhalten und Aggression müssen gelegentlich ablaufen. Wenn sie am Ablauf gehindert werden, kommt es zur Aufstauung von Energie und zur Suche nach einer Möglichkeit der Abreaktion. Wenn Sie sehen, dass der Testosteronspiegel Ihres Kommilitonen schon in Höhe der Pupillen schwappt, wird's höchste Zeit.

Schlüsselreize: Bestimmte Reize („Claudia Schiffer am FKK-Strand") lösen ein angeborenes Verhaltensschema dann aus, wenn diese Triebstärke hoch genug ist.
Angeborene Auslösende Mechanismen (AAM): Auf einen bestimmten Schlüsselreiz hin reagiert das Tier mit einer spezifischen erblich vorprogrammierten Reaktion. Welche spezifische Reaktion das in dem Beispiel mit Claudia Schiffer und dem Kommilitonen mit dem hohen Testosteronspiegel ist, das dürfen Sie sich jetzt in einem Gedankenexperiment einmal selbst plastisch ausmalen. Das Appetenzverhalten bildet also die Grundlage und der Schlüsselreiz löst dann einen AAM aus.

F99   F95   H88   **!**

Frage 1.188: Lösung C

Zu **(1):** Appetenz: Erblich angelegte triebhafte Verhaltensweisen wie Sexualverhalten, Aggression, Nahrungsaufnahme müssen gelegentlich ablaufen. Wenn sie am Ablauf gehindert werden, kommt es zur Aufstauung von Energie und zur Suche nach einer Möglichkeit der Abreaktion. Die Kopfpendelbewegungen stellen also ein Appetenzverhalten dar. Fraglich erscheint mir, warum junge Leute, darunter auch immer einige unserer Studenten und Studentinnen, beim Tanzen in der Disco auch immer so mit dem Kopf pendeln: Suchen Sie wirklich noch immer die Mutterbrust?
Zu **(2):** Schlüsselreize: Bestimmte Reize lösen ein angeborenes Verhaltensschema aus. Verhaltensforscher arbeiten meist mit Attrappen, die lediglich den Schlüsselreiz enthalten. So greifen Stichlinge alle fischähnlichen Objekte an, wenn diese eine rote Unterseite haben. Für den Säugling ist der Flaschensauger (oder Schnuller) ein überproportionaler Ersatz für die Brustwarze der Mutter.
Zu **(3):** Leerlaufreaktion: Kann eine Triebhandlung über längere Zeit nicht durchgeführt werden, dann zeigt das Tier diese Aktivität auch ohne den Schlüsselreiz. Typisch ist z. B. das Balz- oder Fortpflanzungsverhalten von isoliert gehaltenen Vögeln, Fischen und einsamen Studenten auch ohne Anwesenheit einer weiblichen Partnerin. Zu einer Leerlaufreaktion kommt es dann aber ohne Anwesenheit eines Auslösers, d. h. die in der Lösungsmöglichkeit genannte Attrappe ist fehl am Platz.

F89   H87

Frage 1.189: Lösung C

Zu **(A)**, **(B)**, **(D)** und **(E):** Alle vier Aussagen sind falsch: AAMs kommen auch beim Menschen vor (Beispiel: Kindchenschema), Leerlaufhandlungen benötigen keinen Schlüsselreiz, Prägung ist nicht vorübergehend und Prägung ist zwar irreversibel, lässt sich aber in Grenzen beeinflussen.
Zu **(C):** Richtig: Säuglinge lächeln auch bei Gesichtsattrappen.

Alles, was Menschen können, wie sie sich verhalten und was ihre Persönlichkeit ausmacht, ist letztlich im Gehirn verankert. Durch eine Verletzung des Gehirns kann dadurch nicht nur Ihr gesamtes Fachwissen völlig ausgerottet werden, sondern es kann zu einer vollständigen Veränderung der gesamten Persönlichkeit kommen. **Phineas Gage**, ein kräftiger, bulliger Eisenbahnarbeiter, der es schaffte, sich selbst eine 1 Meter lange Eisenstange durch sein frontales Gehirn zu schießen, verhielt sich hinterher wie ein alberner, kleines Kind. Man unterscheidet vier Gehirnlappen (Frontal-, Temporal-, Parietal- und Okzipitallappen), deren Aussehen und Aufbau Sie aus der Anatomie eigentlich erheblich besser kennen sollten als wir, die unterschiedliche Funktionen besitzen:

1. Frontallappen:

- **Motorische Areale**, vor der Roland-Fissur, dienen der direkten Steuerung bewusster Bewegungen. Infolge einer Schädigung kommt es z. B. zur Halbseitenlähmung.
- **Prämotorische Areale** dienen der Bewegungskombination, z. B. Schwimmen, Fahrrad fahren Klavier spielen usw.
- **Präfrontale Areale**: flexible Anpassung an die Umwelt. Schäden: verminderte Spontanbewegungen, geringe Mimik, stereotypes Bewegungsverhalten, geringes Anpassungsvermögen an veränderte Handlungsabläufe.
- **Frontales Sehfeld**: Koordination von Sehen und Bewegen.
- **Orbitaler Cortex**: Persönlichkeit und Sozialverhalten. Bei Schädigung kommt es zu Persönlichkeitsveränderungen z. B.: Witzelsucht, Albernheit, Euphorie, verminderte Ängstlichkeit, Fehlen von sozialem Anstand, Gleichgültigkeit, Antriebsverlust.
- **Broca-Sprachzentrum**: bei Schädigung kommt es zu gravierenden Wortfindungsstörungen (*„Broca-Aphasie"*): mühsame Suche nach Worten, verlangsamte Sprechflüssigkeit, große Sprachanstrengung, ungrammatische Satzstrukturen, stark eingeschränkter Wortschatz, komplexe Formen werden durch einfache Formen (Infinitiv) ersetzt. Das Schreiben ist ebenso.
- Der Frontallappen hat außerdem großflächige **Assoziationsfelder**, bei denen man davon ausgeht, dass hier wichtige Funktionen für das „logisches Denken" sitzen. Störungen führen oft zu inkompletten Handlungsabläufen, die nicht mehr zu Ende geführt werden. Mitunter entsteht der Eindruck sturer Persönlichkeiten, die stundenlang über einem Problem brüten, aber die Lösung nicht finden, da sie unfähig sind, die einmal eingeschlagene Denkbahn wieder

zu verlassen. Auch das Vorausplanen einer Handlung gelingt nicht mehr angemessen.

2. Temporallappen:

- **Hören**: Im Temporallappen werden u. a. akustische Informationen verarbeitet (Geräusche, Sprache, Musik), z. B. in der Heschl-Windung, sowie in der oberen und mittleren Temporalwindung. Nicht-Musiker verarbeiten musikalische Reize vorwiegend in der rechten Hemisphäre. Profi-Musiker dagegen benutzen auch die linke, analytisch-denkende.
- **Gedächtnis**: Im Temporallappen liegende Strukturen (z. B.: Amygdala, Hippocampus) sind in Verbindung mit dem Limbischen System für die Gedächtnisbildung verantwortlich. Bei einer Schädigung können sich Patienten nichts Aktuelles, Neues mehr merken. Die Merkspanne (kurzfristiges Behalten für eine Minute), aber auch das Altgedächtnis (Lebenslauf bis zum Eintritt der Schädigung, Schul- und Berufswissen) bleiben dagegen meist unbeeinträchtigt.

3. Parietallappen:

- **Somatosensorische Wahrnehmung**. Prüfung z. B. mit der **Zwei-Punkte-Schwelle**. Schäden führen zu Anästhesien, geringe Berührungs- und Schmerzempfindlichkeit.
- **Wernicke Sprachzentrum** im Übergang vom Temporal- zum Parietallappen. Bei einer Schädigung kommt es zur Wernicke Aphasie: Schwierigkeiten, sinnvolle Sätze zu bilden. Der Sprachinhalt ist defekt, nicht aber die Sprachproduktion. Die Patienten sind sich oft nicht bewusst, dass ihre Sprache fehlerhaft ist und reden als sei alles in Ordnung. Viele sind in ihrem Redefluss kaum zu stoppen und sind beleidigt, tut man es doch.Bei Schädigung des Scheitellappens kann es auch zu vielen anderen Funktionseinschränkungen kommen, z. B.:
- Orientierungsstörungen, räumliche **Agnosien**, **Neglekt** (halbseitige Vernachlässigung), auch rechts-links-Verwechslung.
- **Alexie**: Es werden keine Buchstaben mehr erkannt.
- **Dyslexie**: Patient kann nicht mehr lesen.
- **Akalkulie**: Patient kann nicht mehr rechnen.
- **Apraxie**: Unfähigkeit, Handlungsabläufe richtig durchzuführen (z. B. Zähne-putzen, Butterbrot schmieren, Zigarette anzünden).
- **Astereognosie**: Objekte können durch Tasten nicht mehr erkannt werden.
- **Asomatognosie**: Benennung der eigenen Körperteile gelingt nicht mehr. Gliedmaßen werden als fremd empfunden.

4. Okzipitallappen:

Im Okzipitallappen werden visuelle Eindrücke verarbeitet. Dieser Gehirnteil dient ausschließlich dem **Sehen**. Hierbei nimmt die Fovea (Ort des schärfsten Sehens, innere 2°) anatomisch den größten Raum ein, das periphere Gesichtsfeld dagegen nur einen kleinen Raum (**„kortikaler Magnifizierungsfaktor"**). Das visuelle System verzweigt sich aber weiter zu den extrastriären Anteilen (visuelle Areale V3, V4, V5), in denen Farbe, Form und Bewegung verarbeitet werden und die in anderen Gehirnlappen liegen.

Plastizität des Gehirns:

Auch das Gehirn des erwachsenen Menschen oder Tieres ist keine fest verschaltete Einheit, sondern passt sich flexibel an Veränderungen an. Wenn ein Tier eine bestimmte Bewegung über einen längeren Zeitraum übt, so lässt sich eine Vergrößerung des geübten Areals zu Lasten benachbarter Areale nachweisen. Es lassen sich dann Zellantworten von vorher nicht aktivierten Arealen ableiten. Topographische Karten des Gehirns sind daher von Individuum zu Individuum verschieden, je nachdem welche bevorzugten Aktivitäten (Klavierspieler oder Gewichtheber) das Individuum hat.

Auch nach einer **Hirnschädigung** können viele Funktionen durch langdauerndes Training zumindest wieder teilweise aufgebaut werden. Insbesondere bei Kindern ist das Gehirn so plastisch, dass Defizite sogar (fast) völlig ausgeglichen werden können: **Alajouanine & Lhermitte** (1965) untersuchten 35 aphasische Kinder nach einer Hirnläsion. Bei einem Drittel kam es zur vollständigen Erholung der Spontansprache, die meisten anderen zeigten Verbesserungen. Nach einem Jahr hatten 24 Kinder fast normale Sprachfähigkeiten. **Woods & Teuber** (1973) beobachteten 50 Kinder mit Hirnverletzung; die Entwicklung von Geschwistern diente als Kontrolle. Eine Schädigung der rechten Hemisphäre hatte in der Regel kein Defizit der Sprache zur Folge. Frühe linksseitige Verletzungen beeinträchtigten die Sprachfähigkeit kaum, da rechtshemisphärische Sprachzentren die Funktion übernahmen. Der Wechsel der Lokalisation hat aber seinen Preis: oft war die visuellräumliche Orientierung beeinträchtigt. Auch bei angeborenem Funktionsverlust eines Sinnesorgans (z.B. Hören oder Sehen) passen die Gehirnteile, die ursprünglich für die Verarbeitung dieser Informationen vorgesehen waren, sich an das Defizit an und ‚suchen sich andere Aufgaben: **Rebillard et al.** (1977) stellten bei Katzen fest, dass eine frühzeitige auditorische Deprivation zu einer Reaktionsfähigkeit des auditorischen Cortex auf visuelle Reize führte. **Neville et al.** (1983) untersuchten taube Menschen; hier ließen sich größere visuell-evozierte Potentiale (VEPs) über dem temporalen und frontalen Cortex ableiten als bei normalen, hörenden Probanden. **Phelps et al.** (1981) stellten mit MRI- und PET-Untersuchungen fest, dass es bei Früherblindung zu keinerlei anatomischer oder funktionaler Degeneration des Okzipitalcortex kommt. **Hyvärinen et al.** (1981) wie auch **Carlson et al.** (1987) fanden, dass eine frühzeitige visuelle, binokulare Deprivation die Anzahl der Neurone im Parietal- & Okzipitallappen (Area 19 und Area 7) erhöht, die auf taktile Reizung reagieren. **Wanet-Defalque et al.** (1988) führten eine Untersuchung mit auditorischen und taktilen Aufgaben durch. Vermittels PET wurde ein höherer Anstieg des Glukoseverbrauchs im Okzipitallappen bei früherblindeten Personen gefunden im Vergleich zu normalen Patienten, denen bei dem Versuch aber die Augen zugebunden worden waren. Die Arbeitsgruppe um **Näätänen** (1992, 1993) untersuchte ereigniskorrelierte Potentiale bei Blinden und Sehenden. Bei den Früherblindeten war auch bei akustischer Reizung eine EEG-Veränderung in Teilen des okzipitalen und parietalen Cortex vorhanden, die normalerweise der Verarbeitung visueller Information dienen. **J. Gothe et al.** (2001): Früherblindete hatten meist gar keine oder unspezifische Wärme-Empfindungen bei Reizung mit repetitiver transkranieller Magnetstimulation (TMS). Späterblindete sahen in der Regel weiße Skotome aufleuchten.

Regeneration:

Auf Läsion reagiert das Gehirn mit Versuchen der Kompensation:

- **Verhaltenskompensation**: Anwendung neuer Verhaltensstrategien, um das Defizit auszugleichen (Beispiel: Notizen bei Gedächtnisdefizit).
- **„Sprouting"**: Aussprossen von Axonkollateralen, die neue Verknüpfungen schaffen. Im ZNS (im Gegensatz zur Peripherie!) in der Regel aber nur bis zur nächsten Glia-Grenze.
- **Denervierungsüberempfindlichkeit**: Zunahme an Rezeptoren, dies führt zu einer verstärkten Reaktion auf die (wenigen) Transmitter.
- **Disinhibition** (Enthemmung): Aufhebung hemmender Einflüsse eines Systems durch die Läsion erhöht die Aktivierung eines anderen.
- **Nervenwachstumsfaktor** (NGF): Protein, das in der kindlichen Entwicklung das Wachstum von Axonen leitet. Es wird auch nach Läsion sezerniert und unterstützt möglicherweise das neuronale Wachstum.
- **Regeneration und „rerouting"**: Axone oder ihre Kollateralen wachsen in neue Zielgebiete ein, nachdem die alten zerstört wurden.
- **Stille Synapsen**: Schaltstellen, die vorher schon vorhanden waren, aber keine besonders wichtige Funktion erfüllten. Durch die Schädigung werden sie plötzlich wichtig (...etwa wie eine Nebenstraße, wenn die Autobahn gesperrt ist).

- **„Sparing":** Aussparung bestimmter Areale im eigentlich geschädigten Gebiet. Z.B. werden größere Zellen schwerer geschädigt als kleine. Es entstehen intakte *„Inseln"* im geschädigten Areal.
- **Substitution:** eine andere Region im Gehirn ist in der Lage, die Aufgabe des geschädigten Bereiches zu übernehmen. Meist handelt es sich um benachbarte Gehirnbereiche, z.B. aber auch um Bereiche in der anderen Hirnhälfte (z.B. Sprache wird meist auf die nicht-dominante Hirnhälfte umtrainiert).

(… der Witz ist natürlich, aber das haben Sie sicherlich verstanden, dass die Studenten es Jahr für Jahr wirklich nicht merken. Ich vermute, weil sie den Witz längst wieder vergessen haben.)

F99

Frage 1.190: Lösung A

Zu **(A):** Agnosie: Unfähigkeit, Objekte zu erkennen oder deren Funktion zu benennen. Das schönste Beispiel liefert Oliver Sacks in dem neuropsychologischen Bestseller: *„Der Mann, der seine Frau mit einem Hut verwechselte";* die Beschreibung eines Professors, der Straßenlaternen ansprach, weil er sie für Menschen hielt und Hydranten tätschelte, in der Annahme es seien kleine Kinder. Empfehlenswerte, amüsante aber wissenschaftliche Lektüre für die Zeit nach dem Physikum. Allerdings: Gibt es ein Leben nach dem Physikum?

Zu **(B):** Amnesie: Gedächtnisdefizit, z.B. anterograde und retrograde Amnesie nach einem Unfall mit Schädel-Hirn-Trauma. Also fahren Sie am Prüfungsmorgen bitte besonders vorsichtig!

Zu **(C):** Konfabulation: wilde Auffüllung von Gedächtnislücken bei Amnesie mit wirren Erinnerungen, die im allgemeinen aus viel früheren Lebensphasen stammen. Der Patient versucht damit zum Teil seine Gedächtnislücken zu überspielen; oft ist ihm aber gar nicht bewusst, dass die Erinnerungen, die er gerade schildert, nicht aus dem Zeitraum von gestern sondern von vor zwanzig Jahren stammen. Angeblich kommt das Symptom auch bei amerikanischen Präsidenten vor, die nach ihren außerehelichen Sexualpraktiken befragt werden.

Zu **(D):** Motorische oder Broca-Aphasie: Sprachstörung nach einer (meist linksseitigen) Hirnschädigung. Die Patienten möchten etwas sagen, ihnen fallen die richtigen Worte aber nicht mehr ein. Die Sätze wirken außerdem grammatikalisch unbeholfen. Etwa so als wenn Sie jetzt den folgenden Satz ins Englische übersetzen sollen: *„Der Patient hat einen Schädelbasisbruch."*

Zu **(E):** Perseveration: ständige Wiederholung derselben Inhalte bei Menschen mit Gedächtnisdefiziten, die sich nicht daran entsinnen können, das ganze gerade eben schon mal erzählt zu haben. Hinkendes Beispiel: Professor, der jedes Jahr in derselben Vorlesung denselben Witz bringt, in der Meinung, die Studenten würden das nicht merken.

H98

Frage 1.191: Lösung C

Zu **(1):** Auch durch Lernvorgänge können sich leider keine neuen Nervenzellen bilden. Sie müssen mit dem Gesamtsatz Ihrer Neuronen bis an ihr Lebensende auskommen; also gehen Sie vorsichtig damit um! Lernen zeigt sich ab dem Zeitpunkt der Geburt durch Bildung neuer Verknüpfungen zwischen bestehenden Nervenzellen und durch Intensivierung bestehender Verbindungen, z.B. durch Einlagerung bestimmter Stoffe, welche die Erregungsfähigkeit einer synaptischen Verbindung erhöhen.

Zu **(2):** Anpassung an veränderte Bedingungen ist einer der größten Vorzüge des Gehirns bei höher entwickelten Tieren.

Zu **(3):** Nach Hirnläsion kommt es zu einer Neuorganisation, bei der intakte Teile des Gehirns versuchen, die Funktionen der ausgefallenen Bereiche so gut wie möglich zu übernehmen. Aphasiker z.B. lernen oft das Sprechen mit der bis dahin nichtsprachbegabten (meist rechten) Hirnhälfte. Nach Amputation z.B. eines Fingers ist das zugehörige Areal im Gehirn funktionslos und übernimmt andere Aufgaben. Bei Geburtsblinden ist der Okzipitallappen ohne Aufgabe und kann teilweise für akustische Aufgaben „umfunktioniert" werden.

Zu **(4):** Erst das gleichzeitige Zusammenwirken unterschiedlichster Hirnareale ermöglicht höhere Intelligenzleistungen, das wird jedoch nicht als Plastizität bezeichnet.

H96

Frage 1.192: Lösung D

Zu **(1):** Dopamin ist eine Transmittersubstanz, die an diversen Stellen des Gehirns für sehr unterschiedliche Zwecke benutzt wird. Ein Dopaminmangel ist z.B. für den Parkinsonismus verantwortlich, ein Überschuss wird mit der Schizophrenie in Zusammenhang gebracht. Auch im limbischen System, das für Gefühle verantwortlich ist, gehört Dopamin zu den bevorzugten Substanzen.

Zu **(2):** Nach Gabe eines Dopamin-Antagonisten (z.B. Neuroleptika) bleibt das Glücksgefühl natürlich aus, da die Rezeptoren ja blockiert sind. Es kommt also zur Löschung des Verhaltens mit kurzfristiger Erhöhung der Autostimulation, die dann aber immer seltener auftritt.

Zu **(3):** Neuropeptide sind Botenstoffe, die vorwiegend im limbischen System produziert und bei starken Gefühlen ausgeschüttet werden. Endorphine gehören zu den Neuropeptiden, sie werden bei starken Glücksgefühlen freigelassen.

H98

Frage 1.193: Lösung D

Ein bestimmter, netzartig verstreuter Bereich im mittleren Tegmentum wird als Formatio reticularis bezeichnet. Sie erstreckt sich von der Medulla bis ins Mittelhirn. Die Formatio reticularis erreichen Erregungen aller Sinnesqualitäten; insbesondere Schmerz, akustische, sensible, vestibuläre und optische Reize erregen sie. Gruppen von Nervenzellen der Formatio reticularis regulieren z.B. Atmung, Herzschlag, Blutdruck, es gibt außerdem ein Hemm- und ein Erregungszentrum für die Motorik. Das ARAS, aufsteigendes retikuläres Aktivierungssystem, übt zusätzlich über den Thalamus einen Einfluss auf den Wach-Schlaf-Zustand aus. Durch elektrische Reizung des Areals setzt schlagartig ein hellwacher Aktivierungszustand ein. Abhängig von der bevorzugten Transmittersubstanz existieren in der Formatio reticularis verschiedene Regulationssysteme, die stichwortartig in den Fragen beschrieben werden. Lediglich die Aussage (D) ist hierbei nicht richtig. Das adrenerge System ist eher für Aktivierung zuständig und nicht für den Tiefschlaf.

F01 *!*

Frage 1.194: Lösung C

Die elektrische Aktivität des ZNS kann entweder spontan oder evoziert sein, d.h. abhängig von äußeren Reizen. Zur Messung evozierter Potenziale werden z.B. gezielt akustische oder visuelle Reize (Stimuli) gegeben. Das EEG muss hierfür mehrfach gemessen und das Ergebnis gemittelt werden, um die spontane (zufällige) Aktivität auszumitteln.

Die *contingente negative Variation* (CNV) ist ein langsamer, negativer Wechsel im EEG, der in der Periode zwischen der evozierten Reaktion auf gepaarte Stimuli auftaucht, wenn der erste Reiz ein Warnreiz ist und der zweite Reiz eine Reaktion verlangt. Die CNV fällt größer in Situationen aus, die nicht nur die Wahrnehmung, sondern auch die Diskrimination von Stimuli verlangen. Die CNV ist hauptsächlich von Aufmerksamkeitsprozessen und allgemeinem Erregungsniveau (Arousal) abhängig.

Zu **(A)** und **(B)**: Der Versuch beschreibt nicht einfache akustisch evozierte Potenziale, sondern die Anordnung zur Messung der kontingenten negativen Variation.

Zu **(C):** Es handelt sich um kontingente negative Variation zur Prüfung von Aufmerksamkeitsprozessen.

Zu **(D):** Eine Reizerkennung würde verlangen, dass die Studenten unterschiedliche Reize differenzieren müssen, beispielsweise nur bei einem Ton hoher Frequenz, nicht aber bei niedriger Frequenz reagieren.

Zu **(E):** Langsame Hirnpotenziale werden hier gar nicht erfasst.

Zirkadianer Rhythmus und Schlaf — I.33

Nahezu alle Lebewesen zeigen rhythmische Zustandsänderungen von biologischen Funktionen, die auch nach Ausschaltung äußerer Reize (hell-dunkel) weiterlaufen. Man spricht von der biologischen Uhr oder dem zirkadianem Rhythmus. Der natürliche Rhythmus ist jedoch meist etwas kürzer oder länger als 24 Stunden. Aufgrund sozialer Faktoren ist der Mensch aber gezwungen, seine interne Periodik den äußeren Gegebenheiten anzupassen. Unter anderem schwankt z.B. auch die Körpertemperatur und die Ausschüttung von Hormonen in zirkadianen Schwankungen.

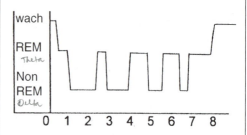

Abb. 1.8 REM- und Tiefschlafphasen im Verlauf einer Nacht; Angabe in Stunden.

Schlafphasen

Während im EEG der wachen Person vorwiegend Alpha- und Beta-Wellen vorkommen, sind es im Schlaf die langsameren Delta- und Theta-Wellen. Theta-Wellen kommen hierbei nicht nur in der Einschlafphase vor, sondern auch in den **REM-Phasen**. REM-Phasen (= **r**apid **e**ye **m**ovement) zeichnen sich durch schnelle Augenbewegungen aus, es sind die Phasen, in denen vorwiegend geträumt wird, sie werden deshalb z.T. auch als **„Paradoxer Schlaf"** bezeichnet. REM-Phasen treten etwa alle 90 Minuten auf und dauern zwischen 10 Minuten und einer halben Stunde. Gegen Morgen, vor allem wenn man ausschlafen kann, nehmen die REM-Phasen an Länge und Häufigkeit zu. Interessanterweise zeigen auch neugeborene Kinder und von Geburt an blinde Personen diese schnellen Augenbewegungen. Wie auch in den Tiefschlafphasen bleibt der Muskeltonus der peripheren Muskulatur in den REM-Phasen außerordentlich niedrig, Atemfrequenz und Herzschlag dagegen kann in den REM-Phasen deutlich erhöht sein, wenn etwas Aufregendes geträumt wird. Auch die sensorischen Schwellen, z.B. für Lärm, sind in den REM-Phasen deutlich erhöht. In den **Non-REM-Phasen** (Tiefschlaf) tritt zwar auch Traumtätigkeit auf, jedoch erheblich weniger: in non-Rem-Phasen geweckte Probanden berichten nur zu

20% von Träumen, in REM-Phasen aber 80%. In beiden Schlafphasen sind die Schläfer sehr schwer zu wecken, Weckversuche in den REM-Phasen (z.B. Radiowecker) werden meist einfach in die Träume integriert. Zwischen den REM- und Non-REM-Phasen gibt es Bewegungsphasen, in denen der Schläfer seine Lage wechselt. In diesen Phasen ist man leichter weckbar.

Schlafentzug

Trotz der relativen Aktivität des Gehirns in den REM-Phasen scheinen gerade diese für die psychische Erholung eine außerordentlich große Rolle zu spielen. Unterdrückt man die REM-Phasen z.B. mit Barbituraten oder durch Alkohol oder weckt man die Personen ständig während des REM-Schlafes, dann kommt es in den darauffolgenden ungestörten Nächten zu einer starken Erhöhung der REM-Phasen (Rebound). Bei längerem Traumentzug kommt es zu Irritierbarkeit, Angstzuständen, Halluzinationen und Auftreten von REM-Phasen im Wachzustand. Diese Symptome lassen sich nicht nur auf den Schlafentzug, sondern auch auf das Fehlen der Traumtätigkeit zurückführen. Verhindert man dagegen vollständig, dass eine Person eine oder mehrere Nächte schläft, dann kommt es in der darauffolgenden ungestörten Nacht vermehrt zum Tiefschlaf. In einigen Kulturen, z.B. im antiken China, wurde Schlafentzug sogar als Foltermethode eingesetzt, die im schlimmsten Fall den Tod des Gefangenen zur Folge haben konnte.

Schlaf und Alter

Im Verlauf des Lebens nimmt die Gesamtschlafdauer immer mehr ab. Neugeborene schlafen etwa 16 Stunden pro Tag, Dreijährige ca. 12 Stunden, Zehnjährige ungefähr 10 Stunden, Erwachsene 8 Stunden und alte Menschen nur noch 6 Stunden pro Nacht. Auch der Anteil an REM-Schlaf ist bei Kleinkindern mit bis zu 50 Prozent sehr viel höher und verringert sich im Lauf des Lebens auf etwa 20% beim alten Menschen.

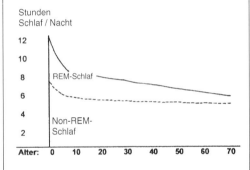

Abb. 1.9   Veränderungen des REM- und des Non-REM-Schlafs im Verlauf des Lebens.

F95

Frage 1.195: Lösung A

Zu **(1)**: Die menschliche Periodik ist ein aktiver Mechanismus mit Änderung physiologischer Parameter, der auch ohne äußere Zeitgeber weiter läuft.

Zu **(2)**: Der Nucleus suprachiasmaticus ist bei Wirbeltieren neben der Epiphyse ein zentraler Schrittmacher für zirkadiane Rhythmen. Die Zerstörung der Zellen hatte bei Versuchstieren eine Auflösung der Tagesrhythmen zur Folge, die durch Transplantation von entsprechendem Nervengewebe wiederhergestellt werden konnte.

Zu **(3)**: Unter „zirkadian" (lat.: circa = ungefähr, dies = Tag) versteht man eine etwa 24 Stunden dauernde Phase.

Zu **(4)**: Infradiane Rhythmen laufen im Rhythmus von wenigen Stunden (z.B. Harnausscheidung), zirkadiane von einem Tag (z.B. Körpertemperatur) und ultradiane haben Tages- und Wochenperiodik (z.B. Menstruationszyklus). Der Schlafzyklus stellt damit ein Beispiel für einen infradianen Rhythmus dar.

H95

Frage 1.196: Lösung C

Zu **(1)**, **(2)** und **(3)**: Der REM-Schlaf, von „rapid eye movement" wird auch als Traumschlaf oder paradoxer Schlaf bezeichnet. Obwohl das Gehirn hier sehr aktiv ist, sind die Personen zunächst schwer weckbar, erst in den Traumphasen gegen Morgen kommt es zum Leichtschlaf. REM-Schlaf ist für die Erholung ebenso wichtig wie der Tiefschlaf (Non-REM-Schlaf). Alkohol und Barbiturate können REM-Phasen unterdrücken, diese werden dann in den darauffolgenden Nächten teilweise nachgeholt. Für den Betreffenden ergibt sich dadurch oft das Bild eines unruhigen Schlafes, der oft wieder zu Schlafmitteln oder der „Einschlafhilfe" Alkohol greifen lässt. Traumphasen werden besonders gegen Morgen länger, das ist wohl jedem bekannt, der am Wochenende länger ausschläft.

Zu **(4)**: Diese Aussage ist falsch, denn Tief- oder Non-REM-Schlaf wird ja gerade vom REM-Schlaf unterschieden. Der Muskeltonus ist zum Glück übrigens auch in den REM-Phasen außerordentlich niedrig, sonst würde die Gefahr bestehen, dass geträumte Bewegungen auch ausgeführt werden, was rasch zum Konkurs aller Firmen führen würde, die französische Doppelbetten herstellen.

H97

Frage 1.197: Lösung C

Zu **(1)**: Generell kommt es im Schlaf zu langsamen Wellen mit hoher Amplitude (z.B. Deltawellen). Speziell während der Traumphasen (REM-Schlaf) tritt aber auch eine unregelmäßige, schnelle EEG-Aktivität mit niedriger Amplitude auf.

Zu **(2):** Kleinkinder schlafen mit 12 – 14 Stunden pro Nacht ohnehin viel länger als alte Leute mit 5 – 7 Stunden. Auch die Dauer der einzelnen Traumphasen ist bei Kindern länger.

Zu **(3):** Eine Alltagserfahrung, die jeder nachprüfen kann, wenn man am Sonntagmorgen ausschlafen kann.

Zu **(4):** Der Tonus wird glücklicherweise niedriger, da wir unter Umständen sonst alle Bewegungen, die wir träumen, auch ausführen würden.

H92

Frage 1.198: Lösung E

Zu **(1)–(4):** Alle vier Aussagen zum REM-Schlaf sind richtig.

H93

Frage 1.199: Lösung C

Zu **(1), (2)** und **(3):** Sexuelle Reaktionen, erniedrigter Muskeltonus und Traumschlaf sind typische Merkmale des REM-Schlafes („rapid eye movement").

Zu **(4):** Schlafspindeln, EEG-Wellen mit geringer Amplitude und einer Frequenz von 13 – 15 HZ, kommen im Tiefschlaf (Non-REM) vor.

H90

Frage 1.200: Lösung C

Zu **(1), (2)** und **(4):** Richtige Aussagen: es kommt im Wachzustand zu vermehrtem Auftreten von EEG-Wellen, die sonst nur im Tiefschlaf auftreten. Lärm wird erst später oder mit einer höheren Intensität wahrgenommen. Auch das Gedächtnis wird merklich schlechter. Also schlafen Sie bitte vor dem Examen gut aus!

Zu **(3):** Dieser Satz ist falsch, denn Halluzinationen treten nach so geringem Schlafentzug in der Regel noch nicht auf. Oder hatten Sie welche nach der letzten durchfeierten Nacht (36 Std-Tag)?

Achtung: nur 11 % haben diese Frage richtig lösen können. Meist wurde (A) angekreuzt.

H99

Frage 1.201: Lösung A

Dement und Kleitmann unterschieden folgende Schlafphasen:

Stadium 1 (Einschlafstadium): Fehlen von α-Wellen, niedrige schnelle Beta-Aktivität, niedrige Theta-Aktivität.

Stadium 2 (leichter Schlaf): niedrige, schnelle Aktivität mit Spindeln und K-Komplexen.

Stadium 3 (mittlerer Schlaf): 10 bis 50 % Delta-Wellen.

Stadium 4 (Tiefschlaf): über 50 % der Zeit Delta-Wellen.

REM-Stadium (Traumschlaf): niederamplitudes EEG, niedere Theta-Wellen (Sägezahnwellen), ähnlich dem Wachstadium ohne Alpha-Wellen.

Zu **(A):** Das REM-Stadium („rapid eye movement") beschreibt die Phasen, in denen am meisten und sehr plastisch geträumt wird.

Zu **(E):** Sehr viele Delta-Wellen (um 3 Hz) sind typisch für Stadium 4 nach Dement und Kleitmann.

H99

Frage 1.202: Lösung E

Siehe Kommentar zu Frage 1.201.

F97

Frage 1.203: Lösung B

Eine schwierige Frage, die den Anfänger vor allem verwirrt, da durch den Drogenmissbrauch nicht feststeht, ob es sich in dem Beispiel um eine pathologische Variante handeln soll oder ob trotzdem ein normales Schlafstadium beschrieben wird? Bei der im Text zitierten „niedrigen, schnellen Aktivität" dürfte es sich um Betawellen handeln, die zwar eigentlich für Wachheit sprechen, in dem *mittleren* Schlafstadium nach Kleitmann können aber kurze Phasen vorkommen, in denen solche Wellen auftreten. Hierfür sprechen insbesondere auch die Schlafspindeln. Nur 17 % der geprüften Studenten fanden die richtige Lösung auf diese Frage. Fast die Hälfte kreuzte die (falsche) Lösung (E) an, was aber verzeihlich ist, da die Frage schlecht gestellt und viel zu schwierig ist.

F99

Frage 1.204: Lösung B

Zu **(A):** Idiopathische Insomnie: Schlaflosigkeit ohne erkennbare Ursache, bzw. Ursache ist nicht nachweisbar.

Zu **(B):** Narkolepsie: zwanghaft anfallsweise Schlafattacken am Tage mit einer Dauer zwischen Sekunden und Stunden; typisch für Studenten der 8.00-Uhr-Vorlesung in abgedunkelten Hörsälen, wenn der Dozent viele langweilige Dias zeigt.

Zu **(C):** Pseudoinsomnie: Der Patient berichtet lediglich von Schlafstörungen, die aber objektiv gar nicht nachweisbar sind oder von einem inkonsequenten Verhalten abhängen (z.B. mehreren Stunden Mittagsschlaf und dem Versuch, abends um 22.00 Uhr wieder ins Bett zu gehen).

Zu **(D):** Schlaflähmung: Schlafparalyse durch Hemmung der Motorik während des Schlafs, damit geträumte Bewegungen nicht ausgeführt werden. Wacht man nachts auf, so hat man dadurch zunächst Bewegungsstörungen. Die Schlafparalyse verhindert aber, dass man bei Alpträumen dem

Partner ein blaues Auge verpasst. Allerdings kann es durch unbequeme Lage (z.B. Druck des Kopfes auf den Nervus radialis im Oberarm) tatsächlich auch zu einer (meist in kurzer Zeit völlig reversiblen) Schlafdrucklähmung kommen. Dann kribbelts ganz furchtbar im Arm.

Zu **(E):** Sekundäre Insomnie: Schlafstörung als Folge einer anderen Grunderkrankung (z.B. Depression) oder als Nebenwirkung eines Medikamentes (z.B. Theophyllin) oder Nachfolge von Drogen (z.B. Koffeinsucht).

F90   H89

Frage 1.205: Lösung D

Alphawellen treten nur bei geschlossenen Augen auf, werden aber durch einen plötzlichen Reiz blockiert. Da keine Aussage darüber gemacht wurde, ob die Versuchspersonen die Augen offen oder geschlossen hatten, kann nach unserer Meinung auch diese Lösung nicht richtig sein.

Die Erhöhung der Herzfrequenz folgt erst mit einer gewissen zeitlichen Verzögerung. Jeder, der z.B. im Straßenverkehr schon einmal einen Zusammenstoß nur in letzter Millisekunde vermeiden konnte, kennt „das Gefühl danach". Dies ist aber eine Extremsituation, die bei unserem Beispiel nicht vorliegt. Es ist deshalb zumindest nicht eindeutig, dass Lösung D richtig ist. Diese Aufgabe wurde in den Examen Herbst '89 und Frühjahr '90 auch außerordentlich häufig falsch gelöst.

H00

Frage 1.206: Lösung B

Zu **(A)**, **(C)**, **(D)** und **(E):** Richtige Aussagen, die jeder, der schon einmal in Übersee war, bestätigen kann.

Zu **(B):** Der Jetlag ist natürlich ein Zustand der inneren Desynchronisation. Die innere Rhythmik stimmt nicht mehr mit den Tageszeiten überein und alles gerät durcheinander.

F00

Frage 1.207: Lösung D

Zu **(A)** und **(B):** Im Verlauf des Lebens nimmt die Gesamtschlafdauer immer mehr ab. Neugeborene schlafen etwa 16 Stunden pro Tag, Dreijährige ca. 12 Stunden, Zehnjährige ungefähr 10 Stunden, Erwachsene 8 Stunden und alte Menschen nur noch 6 Stunden pro Nacht. Auch der Anteil an REM-Schlaf ist bei Kleinkindern mit rund 50 Prozent sehr viel höher und verringert sich im Lauf des Lebens auf etwa 20% beim alten Menschen.

Zu **(C):** Gegen Morgen, vor allem sonntags, wenn man ausschlafen kann, nehmen die REM-Phasen erfahrungsgemäß an Länge und Häufigkeit zu.

Zu **(D):** REM-Phasen treten etwa alle 90 Minuten auf und dauern zwischen zehn Minuten und einer halben Stunde. Der non-REM-Schlaf überwiegt also normalerweise beträchtlich. Überwiegt aber der REM-Schlaf einmal (z.B. in der Nacht vor einer Prüfung), so fühlt die Person sich am nächsten Tag unausgeschlafen und zerschlagen.

Zu **(E):** Trotz der relativen Aktivität des Gehirns in den REM-Phasen scheinen gerade diese für die psychische Erholung eine außerordentlich große Rolle zu spielen. Kurzer REM-Entzug führt am folgenden Tag nach anfänglicher Müdigkeit interessanterweise zu einem hyperaktiven Zustand, jedoch mit verminderter Konzentrationsfähigkeit. Unterdrückt man die REM-Phasen aber längere Zeit z.B. mit Barbituraten oder durch Alkohol oder weckt man die Personen ständig während des REM-Schlafes, dann kommt es in den darauffolgenden ungestörten Nächten zu einer starken Erhöhung der REM-Phasen („*rebound*"). Bei längerem Traumentzug kommt es zu Irritierbarkeit, Angstzuständen, Halluzinationen und Auftreten von REM-Phasen im Wachzustand.

F00

Frage 1.208: Lösung B

Dement und Kleitmann unterschieden folgende Schlafphasen:

Zu **(A):** Stadium 1 (Einschlafstadium): Fehlen von Alpha-Wellen, niedrige schnelle Beta-Aktivität, niedrige Theta-Aktivität.

Zu **(B):** Stadium 2 (leichter Schlaf): Niedrige, schnelle Aktivität mit Spindeln und K-Komplexen.

Zu **(C):** Stadium 3 (mittlerer Schlaf): 10 bis 50% Delta-Wellen.

Zu **(D):** Stadium 4 (Tiefschlaf): über 50% der Zeit Delta-Wellen.

Zu **(E):** REM-Stadium (Traumschlaf): Niederamplitudes EEG, niedere Theta-Wellen (Sägezahnwellen), ähnlich dem Wachstadium ohne Alpha-Wellen.

1.4.2 Lernen

Gedächtnis ────────────────── I.34

Welchen Film haben Sie gestern Abend im Fernsehen gesehen? Was gab es vorgestern zum Mittagessen? Wie hieß Ihre erste Liebschaft? Neben wem haben Sie in der dritten Grundschulklasse gesessen? Lernen setzt zunächst ein intaktes Gedächtnis voraus, die beiden Funktionen sind stark miteinander verwoben: Die Fähigkeit, Informationen zu speichern (also etwas zu lernen) und zu einem späteren Zeitpunkt wieder zu reproduzieren, nennt man Gedächtnis. Man unterscheidet:

1. **Kurzzeitgedächtnis** (primäres Gedächtnis): Nur Teile der komplexen Information unserer gesamten Umgebung werden kodiert und gespeichert (Selektion). Es können maximal etwa 7 ± 2 Elemente nach einmaliger Darbietung im Kurzzeitgedächtnis behalten werden und dies etwa für eine Zeit von einigen Sekunden bis zu maximal einer Minute. Test: eine Zufallsfolge von mehrstelligen Zahlen merken und nachsprechen. Mehr als siebenstellige Zahlen (Mittelwert: 7 ± 2) können die meisten Menschen nach einmaliger Wiederholung nicht im Kurzzeitspeicher behalten.

2. **Arbeitsgedächtnis:** Informationen aus dem primären Gedächtnis können in das sekundäre bzw. **Mittelzeitgedächtnis** überführt werden. Sie dienen dort zum Erledigen all der Dinge, die sie eigentlich heute noch tun wollten. Das Gedächtnis erinnert uns dann, meist erstaunlich pünktlich, daran, dass das Badewasser läuft, wir noch eine Verabredung haben und die Miete noch bezahlen müssen. Nach Erledigung wird der Inhalt rasch aus dem Gedächtnis gelöscht.

3. **Tertiäres Gedächtnis** (**Altgedächtnis**): wichtige Informationen werden längerfristig behalten, wenn sie a) häufig wiederholt werden oder b) mit starken Emotionen verbunden sind (Interessantheitsgrad). Die zweite Methode ist zum Lernen meist einfacher und angenehmer: Wissen, das über einen spannenden Film vermittelt wurde, wird geradezu nebenbei gelernt. Im tertiären Gedächtnis wird die Information dauerhaft, oft über Jahrzehnte hinweg gespeichert. Für die Überführung werden die Informationen weitgehend nach inhaltlichen (z. B. Assoziationen), aber auch nach auditiven und visuellen Gesichtspunkten geordnet kodiert. Bestimmte Abrufreize ermöglichen die Reorganisation des gespeicherten Materials. Ein bestimmter Song als Abrufreiz z. B. löst in uns die Erinnerung an einen längst vergangenen romantischen Abend aus. Nicht nur die Speicherkapazität, sondern auch die gelungene Organisation der Informationen ist für die Behaltensleistung entscheidend.

Auch im ärztlichen Gespräch kommt es darauf an, dass der Patient die nötigen Informationen wirklich behält. Die Behaltensleistung hängt von der Art der Jnformationsübermittlung ab:

- Sinnhaftes wird besser behalten als Unsinniges,
- Angenehmes wird besser behalten als Unangenehmes (Freud'sche Verdrängung),
- Emotionsbehaftetes wird besser behalten als Neutrales.
- Unerledigtes wird besser behalten als Erledigtes: **Zeigarnik-Effekt** (1927).

Folgende Methoden steigern die Behaltensleistung:
a) **Redundanz** (Wiederholung),
b) Plazierung am Anfang (*„primacy effect"*) oder am Ende des Gesprächs (*„recency effect"*).

Gedächtnisstörungen:

A. Interferenz:
Lerninhalte behindern die Speicherung weiterer Informationen. Man unterscheidet: (a) **Proaktive Hemmung** (ein Lernvorgang behindert den darauf folgenden) und (b) **retroaktive Hemmung** (ein Lernvorgang behindert den zurückliegenden, insbesondere wenn der neue Lernvorgang in die Phase zwischen Speicherung und Reproduktion des zurückliegenden fällt).

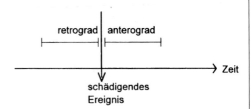

Abb. 1.**10** Die retrograde Amnesie bezieht sich auf den Zeitraum vor einem schädigenden Ereignis (z. B. Unfall mit Schädel-Hirn-Trauma), die anterograde Amnesie auf den Zeitraum danach.

B. Amnesie:
Bezeichnet den Ausfall der Gedächtnisleistung. Man unterscheidet totale und partielle Amnesie (z. B. die Unfähigkeit, sich an ein Schockerlebnis zu erinnern). Eine Amnesie, die hauptsächlich das Arbeitsgedächtnis (Mittelzeitgedächtnis) betrifft, findet man z. B. bei Altersdemenzen oder dem amnestischen Korsakow-Syndrom (siehe unten).

- **Retrograde Amnesie:** Gedächtnislücke für den Zeitraum vor dem schädigenden Ereignis (z. B.: Ein Unfallopfer erinnert sich nicht mehr an die Minuten vor dem Unfall). Aufgrund des Ereignisses fand eine Auslöschung des primären Gedächtnisses statt.
- **Anterograde Amnesie:** Gedächtnislücke für einen Zeitraum nach dem schädigenden Ereignis (z. B.: Ein Unfallopfer erinnert sich nicht mehr an die Fahrt in das Krankenhaus unddie ersten Tage nach der Operation). Die Übertragung vom primären in das sekundäre Gedächtnis ist für einen bestimmten Zeitraum nach dem Ereignis gestört.
- **Psychogene Amnesie:** Auch Abwehrmechanismen (z. B. Verdrängung oder Verleugnung) führen zu partieller Amnesie, die mitunter nur bestimmte, traumatische Lebensereignisse umfasst.

Symptome einer Gedächtnisstörung können sein:

- **Perseveration**: Neigung, Inhalte zu wiederholen. Kommt im Alter, bei Ermüdung, nach Alkoholgenuss oder bei Vergiftungen vor.
- **Konfabulation**: Gedächtnislücken werden mit falschen Phantasiegeschichten überspielt. Der Patient ist dabei allerdings subjektiv meist völlig von der Richtigkeit des Gesagten überzeugt.

Habituation und Adaption ———— I.35

Simple Lern- oder Gedächtnisprozesse zeigen sich schon bei einfachen Tieren. Aufgrund ihres überschaubaren Nervensystems wurde die Meeresschnecke *Aplysia* hierbei besonders gut erforscht. Bei Berührung zieht dieses Tier sich zusammen und schützt insbesondere die Atmungsöffnung. Berührt man die Meeresschnecke aber wiederholt immer wieder, so kommt es zur **Habituation** (Gewöhnung): Wird ein (harmloser) Reiz wiederholt dargeboten, dann schwächt sich die Reaktion ab. Hierbei verändert sich auch die Stärke neuronaler Verschaltungen für längere Zeit, es handelt sich also um einen echten Lernprozess. Auch ich gewöhne mich irgendwann immer an das Knallen am Silvesterabend und zucke nicht mehr konvulsiv zusammen, wenn eines meiner Kinder mir mal wieder einen Knallfrosch vor die Füße wirft. Lediglich bei sehr intensiven Reizen (z.B. Schmerzen) kommt es nicht oder nur in sehr geringem Ausmaß zur Habituation.

Hiervon zu unterscheiden ist die **Adaption**; darunter versteht man die allmähliche Anpassung, wenn ein Reiz kontinuierlich dargeboten wird. Monotone Geräusche z.B. werden nach einiger Zeit gar nicht mehr wahrgenommen.

H92   F83

Frage 1.209: Lösung B

Das sollten Sie sich merken, dass Sie durchschnittlich nur sieben Informationseinheiten auf einmal im Kurzzeitgedächtnis behalten können. 26% der Examenskandidaten hatten schon damit Schwierigkeiten, sich an diese Zahl zu erinnern.

F97

Frage 1.210: Lösung B

Zu **(A)**: Infantile Amnesie: Ein ungebräuchlicher Fachausdruck. Das kindliche Gedächtnis konsolidiert sich erst etwa ab dem Ende des 3. Lebensjahres, vorher können sich Kinder an Sachverhalte

nicht zuverlässig erinnern. Auch danach berichten sie Geschichten oft nur nach dem Aspekt der Wichtigkeit, nicht jedoch in chronologischer Reihenfolge.

Zu **(B)**: Retrograde Amnesie: Gedächtnislücke für den Zeitraum vor dem schädigenden Ereignis (z.B.: Ein Unfallopfer erinnert sich nicht mehr an die Minuten vor dem Unfall). Davon zu unterscheiden ist die anterograde Amnesie: Gedächtnislücke für einen Zeitraum nach dem schädigenden Ereignis.

Zu **(C)**: Negativer Transfer: Transfer bedeutet die Fähigkeit, die im Zusammenhang mit einer Aufgabe gelernten Vorgänge auf eine andere Aufgabe zu übertragen. Dies kann bei der Lösung helfen (positiver Transfer) oder aber gerade hinderlich sein (negativer Transfer). Typisches Beispiel ist die Fabel von dem Esel, der mit Säcken voller Salz durch einen Fluss geht; hinterher ist seine Last plötzlich viel leichter. „Aha", denkt er sich, als er das nächste Mal mit Säcken voller Schwämme beladen ist …

Zu **(D)**: Proaktive Hemmung: Bei der proaktiven Hemmung wird durch einen bereits erfolgten Lernvorgang der nächste behindert: Das wird die Autoren dieser Reihe spätestens dann beinhart erwischen, wenn der Verlag vorschreibt, dass/dass diese Texte künftig nach den Regeln der Rechtschreibreform verfasst/verfasst werden müssen.

Zu **(E)**: Verdrängung ist ein Freudscher Abwehrmechanismus, zu dem wir Ihnen momentan nur wenig sagen können, da wir uns an die Bedeutung dieses Wortes aus irgendeinem Grund momentan nicht so recht erinnern können.

H00

Frage 1.211: Lösung B

Zu **(A)**: Agnosie: Die Betreffenden sind trotz intakter Sinnesorgane und unbeeinträchtigter Sprache unfähig, Objekte oder Personen zu benennen (ein Patient beschreibt eine Blüte als farbiges, gefaltetes Gebilde, kann es aber nicht als „Blume" benennen).

Zu **(B)**: Anterograde Amnesie: Gedächtnislücke für einen Zeitraum nach dem schädigenden Ereignis, z.B.: Ein Unfallopfer erinnert sich zwar an den Unfallhergang selbst, nicht aber an die Fahrt in das Krankenhaus und die ersten Tage danach.

Zu **(C)**: Retrograde Amnesie: Gedächtnislücke für den Zeitraum vor dem schädigenden Ereignis (z.B.: Ein Unfallopfer erinnert sich nicht mehr an die Minuten vor dem Unfall). Aufgrund des Ereignisses fand eine Auslöschung des primären Gedächtnisses statt.

Zu **(D)**: Proaktive Hemmung: Ein Lernvorgang hindert den darauf folgenden.

Zu **(E)**: Retroaktive Hemmung: Ein Lernvorgang behindert das Behalten des zurückliegenden Wissenserwerbs.

F98

Frage 1.212: Lösung D

Zu **(A):** Anterograde Amnesie: Gedächtnislücke für einen Zeitraum nach dem schädigenden Ereignis. Die Übertragung vom primären in das sekundäre Gedächtnis ist hier für einen bestimmten Zeitraum nach dem Ereignis gestört.

Zu **(B):** Retrograde Amnesie: Gedächtnislücke für den Zeitraum vor dem schädigenden Ereignis. Aufgrund des Ereignisses fand eine Auslöschung des primären Gedächtnisses statt.

Zu **(C)** und **(D):** Proaktive (nach vorne gerichtete) Hemmung: Ein Lernvorgang hindert den darauf folgenden. Retroaktive (nach hinten gerichtete) Hemmung: ein Lernvorgang behindert das Behalten des zurückliegenden Wissenerwerbs. Also dürfen Sie jetzt erst einmal ein Päuschen machen, ein Tässchen Kaffee schlürfen und einige Gummibärchen umweltfreundlich vernichten, damit beide Hemmungen sich nicht gegenseitig stören.

Zu **(E):** Verdrängung: nicht oder nur unter Strafe zu befriedigende Bedürfnisse wie auch unangenehme Zwischenfälle können verdrängt werden. An einen peinlichen Satz, den man tagsüber gesagt hat, kann man sich abends nicht mehr genau erinnern.

H91

Frage 1.213: Lösung D

Siehe Lerntext I.34 Gedächtnis.

F92

Frage 1.214: Lösung D

24% der Kandidaten kreuzten (B) falsch an!

Zu **(A):** Kontextspezifizierung: kein psychologischer Fachterminus.

Zu **(B):** Retroaktive Hemmung: Ein Lernvorgang behindert den zurückliegenden, insbesondere wenn der neue Lernvorgang in die Phase zwischen Speicherung und Reproduktion des zurückliegenden fällt.

Zu **(C):** Anterograde Amnesie ist eine Gedächtnisstörung, es handelt sich um eine Gedächtnislücke für einen Zeitraum nach dem schädigenden Ereignis.

Zu **(D):** Proaktive Hemmung: Ein Lernvorgang behindert den darauf folgenden.

H99

Frage 1.215: Lösung E

Zu **(A):** Aphasie: Sprachversagen nach einer meist linksseitigen Hirnschädigung, z.B.: motorische oder Broca Aphasie (expressive Aphasie, Einschränkung bis zum Verlust der Sprachfähigkeit, Telegrammstil, vermehrte Sprachanstrengung), sensorische oder Wernicke Aphasie (rezeptive Aphasie, Verlust des Verständnisses für Sprache, flüssige, aber inhaltsleere Sprache), globale Aphasie (kaum Sprachproduktion, wenige Automatismen oder Floskeln, Echolalie) und Amnestische Aphasie (Spontansprache durch Wortfindungsstörungen leicht beeinträchtigt, geringgradige Störungen des Sprachverständnisses).

Zu **(B):** Extinktion: 1. Löschung bei der klassischen Konditionierung = die Beendigung der Kopplung von angeborenem Reflex und neutralem Reiz hat irgendwann die Verminderung der konditionierten Reaktion zur Folge, bzw. 2. Löschung beim Verstärkungslernen = nach Beendigung einer Belohnung wird das gelernte Verhalten allmählich immer seltener gezeigt.

Zu **(C):** Perseveration: ständige Wiederholung desselben Inhaltes. Die Gedanken „kleben" an derselben Information, die immer und immer und immer und immer und immer wieder erzählt wird. Häufig bei hirngeschädigten Patienten und besonders häufig bei meiner Schwiegermutter zu finden.

Zu **(D):** Proaktive Hemmung: Ein Lernvorgang behindert den darauf folgenden; retroaktive Hemmung: Ein Lernvorgang behindert den zurückliegenden, insbesondere wenn der neue Lernvorgang in die Phase zwischen Speicherung und Reproduktion des zurückliegenden fällt.

Zu **(E):** Retrograde Amnesie: Gedächtnislücke für den Zeitraum vor dem schädigenden Ereignis (z.B.: Ein Unfallopfer erinnert sich nicht mehr an die Minuten vor dem Unfall). Aufgrund des Ereignisses fand eine Auslöschung des primären Gedächtnisses statt. Anterograde Amnesie: Gedächtnislücke für einen Zeitraum nach dem schädigenden Ereignis (z.B.: Ein Unfallopfer erinnert sich zwar an den Unfallhergang selbst, nicht aber an die Fahrt in das Krankenhaus und die ersten Tage nach der Operation, obwohl er in dieser Zeit bei Bewusstsein war). Die Übertragung vom primären in das sekundäre Gedächtnis ist für einen bestimmten Zeitraum nach dem Ereignis gestört.

F89

Frage 1.216: Lösung C

Zu **(A):** 29% der Kandidaten konnten proaktive und retroaktive Hemmung nicht klar unterscheiden!

Zu **(C):** Die Begriffsbestimmung kennzeichnet die Konfabulation.

Zu **(E):** 13% kannten den Begriff Perseveration nicht und den Begriff Perseveration kannten 13 Prozent nicht, wobei das Wort „Perseveration" von dreizehn Prozent nicht gewusst wurde, weil etwa 13% der Studenten im Frühjahr 1989 nicht wussten, was eine Perseveration ist …

K

H93

Frage 1.217: Lösung B

Zu **(A):** Rigidität: unverändertes Festhalten an alten Einstellungen trotz veränderter Bedingungen.

Zu **(B):** Zeigarnik-Effekt: Unerledigte Handlungen werden besser erinnert als abgeschlossene.

Zu **(C):** Reaktionsbildung: psychoanalytischer Abwehrmechanismus. Ein bestraftes Bedürfnis wird durch ein völlig entgegengesetztes, extremes Verhalten ersetzt.

Zu **(D):** Interferenz: Beeinflussung eines Prozesses durch einen anderen. Eine fehlerhaft gelernte Information z. B. behindert die Abspeicherung der richtigen. Oder: Das Erkennen der Farbe des in grün geschriebenen Wortes „ROT" wird durch den verbalen Inhalt des Wortes beeinflusst.

Zu **(E):** Perseveration: ständige Wiederholung desselben Inhaltes. Die Gedanken „kleben" an derselben Information. Häufig bei hirngeschädigten Patienten zu finden und bei genervten Müttern („Hast du deine Zähne geputzt?"). Diese Frage wurde nur von 31 % der Examenskandidaten richtig beantwortet, viele tippten auf Lösung (D) oder (E).

F95

Frage 1.218: Lösung B

Zu **(A):** Perseveration: Haftenbleiben an Gedankengängen mit ständigen Wiederholungen derselben Sachinhalte.

Zu **(B):** Konfabulation: Auffüllung von Gedächtnislücken mit erfundenen Ideen. Oft werden jahrzehntealte Erinnerungen dazu benutzt, um Fragen nach frischen Erlebnissen zu beantworten.

Zu **(C):** Agnosie: Unfähigkeit ein Objekt zu identifizieren, trotz intakter Sinnesorgane und normaler Sprachfähigkeit, z. B. akustische Agnosie (Geräusche werden gehört, können aber nicht benannt werden).

Zu **(D):** Amnesie: allgemeiner Ausdruck für Gedächtnisstörungen, Erinnerungslücken.

Zu **(E):** Rationalisierung: psychoanalytischer Abwehrmechanismus. Ein unvernünftiges Verhalten (z. B. Rauchen) wird vor sich selbst oder anderen mit einer scheinlogischen Begründung aufrechterhalten, etwa: z. Zt. zuviel Stress mit den Prüfungsvorbereitungen für das Physikum, um gerade jetzt aufzuhören.

H00

Frage 1.219: Lösung E

Zu **(A):** Konformität: Übereinstimmung mit den Normen der Gruppe. Hierzu übt jede Gruppe einen gewissen Konformitätsdruck aus, abweichendes Verhalten wird mit Sanktionen bestraft.

Zu **(B):** Transfer bedeutet die Fähigkeit, die im Zusammenhang mit einer Aufgabe gelernten Vorgänge auf eine andere Aufgabe zu übertragen. Dies kann bei der Lösung helfen (positiver Transfer) oder aber gerade hinderlich sein (negativer Transfer).

Zu **(C):** Regression bedeutet Zurückentwicklung. Innerhalb der Psychoanalyse wird hiermit meist ein Abwehrmechanismus bezeichnet, bei dem eine Person in einer Problemsituation auf kleinkindhaftes Verhalten zurückgreift.

Zu **(D):** Retroaktive Hemmung: Ein Lernvorgang behindert das Behalten des zurückliegenden Wissenserwerbs.

Zu **(E):** Das Wort „rigide" bedeutet steif oder starr. Das sture Beibehalten einer Strategie, auch bei veränderten Umständen, bezeichnet man daher als Rigidität.

F01   **!**

Frage 1.220: Lösung B

Zu **(A):** Gesichter-Namen-Strategie: Zu Besonderheiten im Gesicht einer Person assoziiert man den Namen (Herr Busch hat buschige Augenbrauen, Frau Langemehl hat eine lange Nase und ein Gesicht so weiß wie Mehl, Herr Kugler hat einen kugelrunden Kopf, Frau Gruber hat ein Grübchen am Kinn usw.).

Zu **(B):** Das kognitive Modell psychischer Störungen geht davon aus, dass dysfunktionale Gedankengänge Ursache vieler psychischer Störungen sind. Therapietechniken wie die kognitive Umstrukturierung oder die rational-emotive Therapie bemühen sich darum, negative, selbstzerstörerische oder hemmende Gedankengänge („Ich hab' erst 220 Prüfungsfragen beantwortet, das dauert ja noch ewig.") durch positive zu ersetzen („Toll, ich hab' schon 220 Fragen beantwortet, das ging ja blitzschnell".). Kognitives Umstrukturieren ist also eine Therapietechnik und kein Gedächtnistraining.

Zu **(C):** Die *Loci*-Technik verlangt, dass man sich zu einem bestimmten Ort (z. B. einmal quer durch die Wohnung) einen bestimmten Wissensinhalt merkt. Beim (realen oder auch nur phantasierten) Abgehen der Orte nacheinander soll man sich dann an diese Gedächtnisinhalte erinnern.

Zu **(D):** Visuelle Vorstellung („*imagery*"): Listen von unzusammenhängenden Worten (Tisch, Baum, Mond, Pfarrer, Löwe, Papier …) lassen sich besser merken, wenn man sie sich bildhaft vorstellt und versucht, eine möglichst sinnvolle Geschichte daraus zu bilden. Also, frei konfabuliert: *Der Tisch wurde aus einem Baum hergestellt, der von einem Pfarrer bei Mondschein gefällt wurde. Das Sternzeichen des Pfarrers war Löwe, was mich an Papiertiger erinnert …*

Zu **(E):** PQRST-Technik: 1970 von Robinson entwickelte Gedächtnis-Strategie, die sich gerade für Studenten gut eignet. P = *preview* (Überblick über den zu lernenden Text gewinnen), Q = *question* (Welche prüfungsrelevanten Fragen sollen später anhand dieses Textes beantwortet werden?), R = *read* (Text genau lesen), S = *state* (Inhalt wiederholen) und T = *test* (Anfangsfragen abfragen).

F01

Frage 1.221: Lösung E

Beim plötzlichen Auftreten eines neuen Reizes kommt es zur Orientierungsreaktion mit Hinwendung zur Ursache der Reizquelle und Erhöhung des Aktivationsniveaus. Die Orientierungsreaktion ist eine Schreckreaktion mit Adrenalinausstoß und entsprechenden physiologischen Veränderungen, die darauf vorbereiten soll, notfalls zu fliehen oder zu kämpfen.
Zu **(A):** Adaptation: allmähliche Anpassung, wenn ein Reiz kontinuierlich dargeboten wird. Bei monotonen Geräuschen werden diese nach einiger Zeit gar nicht mehr wahrgenommen.
Zu **(B):** Akkommodation: Anpassung eines Organs an den jeweiligen Zustand. Beispiel: Fähigkeit des Auges, sich auf die Entfernung von Objekten einzustellen.
Zu **(C):** Habituation (Gewöhnung): Wird ein Reiz wiederholt dargeboten, dann schwächt sich die Orientierungsreaktion schnell ab.
Dishabituation: entsprechend erneutes Wahrnehmen eines Reizes, an den man eigentlich schon gewöhnt war, oder von vornherein fehlende Habitation. Konzentrieren Sie sich nachts, wenn Sie mal wieder nicht einschlafen können, auf das Ticken des Weckers, das Sie normalerweise eigentlich nie hören?
Zu **(D):** Extinktion: Löschung eines über klassische oder operante Konditionierung gelernten Verhaltens.
Zu **(E):** Habituation (Gewöhnung): Wird ein Reiz wiederholt dargeboten, dann schwächt sich die Orientierungsreaktion schnell ab. Am Montagmorgen zucke ich immer zusammen, wenn mein Chef zur Tür hereinkommt. Bis Freitag habe ich mich aber meistens schon ein bisschen an ihn gewöhnt.

F01 **!**

Frage 1.222: Lösung D

Zu **(A)**, **(B)**, **(C)** und **(E)**: Beim plötzlichen Auftreten eines neuen Reizes kommt es zur Orientierungsreaktion mit Hinwendung zur Ursache der Reizquelle und Erhöhung des Aktivationsniveaus. Die Orientierungsreaktion ist eine Schreckreaktion mit Adrenalinausstoß und entsprechenden physiologischen Veränderungen, die darauf vorbereiten soll, notfalls zu fliehen oder zu kämpfen. Es kommt zu:

- EEG-Desynchronisation (Alpha-Blockade),
- erhöhte Ausscheidung von ACTH,
- Tonuserhöhung der Skelettmuskulatur,
- periphere Vasokonstriktion,
- Zunahme der Hautleitfähigkeit,
- Erhöhung der Herzfrequenz und Veränderung des Blutdrucks,
- Reizschwellenerniedrigung des auditiven und visuellen Systems,
- Erhöhung der Atemfrequenz,
- Pupillenerweiterung,
- Gefühl der psychischen Angespanntheit,
- Verkürzung von Reaktionszeiten.

Zu **(D):** Es kommt natürlich nicht zur Erniedrigung, sondern zur Erhöhung der Sensitivität (Empfindlichkeit) des visuellen und auditiven Systems, man wird ja besonders wachsam.

F99

Frage 1.223: Lösung B

Zu **(A)**, **(C)**, **(D)** und **(E)**: Orientierungsreaktion: Neue Reize, z. B. ein plötzlicher Knall, verursachen eine Orientierungsreaktion. In erster Linie erfolgt eine Hinwendung zur Reizquelle, parallel kommt es zu Aktivitätsänderungen, z. B.: EEG-Desynchronisation (Alphablockade), erhöhte Ausscheidung von ACTH, Katecholaminausschüttung, Tonuserhöhung der Skelettmuskulatur, periphere Vasokonstriktion, wenig verzögert einsetzende Erhöhung der Herzfrequenz und Veränderung des Blutdrucks, Erniedrigung der auditiven Reizschwelle, Erhöhung der Atemfrequenz, Pupillenerweiterung, elektrodermale Aktivität (Sinken des Hautwiderstandes), Gefühl der psychischen Angespanntheit, Verkürzung von Reaktionszeiten.
Zu **(B):** Fluchtverhalten kann, muss aber nicht, ausgelöst werden. Es kann ebensogut zum Kampfverhalten kommen. Auch der Löwe zeigt eine Orientierungsreaktion, wenn ein deutscher Bierbauch-Tourist auf Safari in Zentralfrika mit seiner Nicon-Zoom-Spiegelreflex unbedingt noch einen Meter näher 'ran will.

F98

Frage 1.224: Lösung C

Zu **(1)**, **(2)** und **(4)**: Aktivation hat den Sinn, ein Lebewesen möglichst schnell auf Flucht- oder Kampfreaktionen vorzubereiten. Die Aktivation richtet sich dabei auf den auslösenden Reiz (Feind oder Freund?), sie kann unterschiedliche Intensität haben und wird bewertet. So kann es zum gleichen Ausmaß der Aktivierung kommen, wenn Ihr Vorgesetzter den Raum betritt wie auch wenn Ihre neueste Liebschaft unvermutet an der Wohnungstür klingelt. Die Bewertung dieser Aktivierung kann aber unter Umständen gelegentlich doch recht verschieden ausfallen.

Zu **(3):** Adaptation: allmähliche Anpassung, wenn ein Reiz kontinuierlich dargeboten wird. Bei monotonen Geräuschen werden diese nach einiger Zeit gar nicht mehr wahrgenommen. Die Aktivation lässt also geradezu wieder nach!

F97

Frage 1.225: Lösung C

Zu **(A), (B), (D)** und **(E):** Beim plötzlichen Auftreten eines neuen Reizes kommt es zur Orientierungsreaktion mit Hinwendung zur Ursache der Reizquelle und Erhöhung des Aktivationsniveaus. Die Orientierungsreaktion ist eine Schreckreaktion mit Adrenalinausstoß und entsprechenden physiologischen Veränderungen, die darauf vorbereiten soll, notfalls zu fliehen oder zu kämpfen.

Zu **(C):** Bei der Orientierungsreaktion kommt es zum Einsetzen von Betawellen, Desynchronisation und Alphablockade.

F95

Frage 1.226: Lösung B

Zu **(1), (3)** und **(4):** Habituation bedeutet Gewöhnung an einen ständig wiederkehrenden Reiz. Die übliche Orientierungsreaktion schwächt dabei zusehends ab. Lernen bedeutet in der Psychologie eine Verhaltensänderung durch Erfahrung. Die Wasserschildkröten des Verfassers krabbeln üblicherweise sofort vom Land ins Wasser, wenn sich jemand nähert. Gehen jedoch ständig Personen vorbei, dann bleiben sie irgendwann auf dem Land sitzen. Sie sind nicht nur habituiert, sie haben auch ihr Verhalten geändert und damit etwas gelernt.

Zu **(2):** Das Wort Widerstands- oder Resistenzstadium stammt aus der Stressforschung von Hans Selye, hierbei gewöhnt ein Individuum sich zunächst an eine langdauernde Stresssituation, indem es sämtliche Energiereserven mobilisiert, unter reduzierter Widerstandsfähigkeit gegenüber anderen Stressoren. Siehe Lerntext I.11 Biopsychologische Modelle

Zu **(5):** Beim Auftreten eines neuen Reizes kommt es zur Orientierungsreaktion mit Hinwendung zur Ursache der Reizquelle und Erhöhung des Aktivationsniveaus.

Lernarten ─────────────────────────────── **I.36**

Ein Kind lernt sprechen, ein Fahrschüler lernt das Autofahren und Sie lernen gerade für das Physikum. Grund genug, sich einmal mit den unterschiedlichen Spektren des Begriffes **„Lernen"** auseinanderzusetzen. Lernen ist ein hypothetisches Konstrukt, das in der Psychologie sehr weit gefasst ist, man versteht darunter jede Verhaltensänderung, die durch Erfahrung entstanden ist. **„Verhaltensänderung"** ist die Wahrscheinlichkeit, dass eine Verhaltensweise eines Individuums während eines betrachteten Zeitintervalls zu- oder abnimmt. Es handelt sich also auch um einen Lernprozess, wenn ein Verhalten nicht mehr gezeigt wird. Reifungsprozesse oder durch Drogen oder Pharmaka induzierte Verhaltensänderungen gehören dagegen nicht mit zu den Lernprozessen.

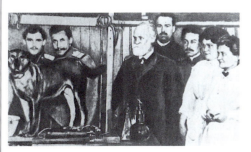

Abb. 1.**11**   I. P. Pawlow erfand das klassische Konditionieren.

Bei den eigentlichen Lernprozessen werden folgende, theoretische Modelle unterschieden:

1. klassische Konditionierung: Lernen von Signalen,
2. operante Konditionierung: Lernen am Erfolg,
3. Imitationslernen: Lernen am Modell,
4. kognitives Lernen: Lernen durch Einsicht,

die wir nun eigentlich im einzelnen lernen müssten. Aber es ist 12:15 h und ich bekomme langsam Hunger. Wie wäre es jetzt zunächst einmal mit einer kurzen Pause bei Ihrem Lernen und einer kleinen Zwischenmahlzeit? Es wäre mir eine Ehre, Sie in die Mensa begleiten zu dürfen. Oder wollen wir lieber ins *Hilton*? Denken Sie doch einmal intensiv an Ihr Lieblingsgericht: Was essen Sie denn gerne? Darf ich Sie einladen?

Klassische Konditionierung:
Wenn Ihnen nun schon vor lauter Appetit der Speichel im Mund zusammenläuft und Sie noch ein kleines Weihnachtsglöckchen auf dem Dachboden finden, dann haben Sie die besten Voraussetzungen, um diesen Lerntext praxisnah am eigenen Beispiel zu verstehen. Die **klassische Konditionierung (``Signallernen")** ist sozusagen die „Urgroßmutter" jedes Lernverhaltens, sie ist sogar schon bei vielen niederen Tierarten zu finden. Auch in der menschlichen Entwicklung kommt es häufig zur klassischen Konditionierung, die allerdings in der Regel weitgehend unbewusst

verläuft. Ein typisches Beispiel: Auf dem Weg zur Frühschicht quälte sich einer der Verfasser dieses Buches lange Zeit morgens gegen 5:55 h todmüde und fast immer zu spät und abgehetzt zur Arbeit (um 6:00 h war Dienstbeginn!). Auf dem Weg zur Arbeitsstelle lag eine Bäckerei, in der es um diese Zeit stets nach Frischgebackenem duftete. Nach einigen Jahren dieser Tätigkeit weckte der Geruch frischer Brötchen dann plötzlich auch am Sonntagmorgen unangenehme Gefühle des abgehetzten Zuspätkommens.

Die Theorie der klassischen Konditionierung wurde von Iwan Petrowitsch **Pawlow** aus Versuchen mit Hunden entwickelt, sie wird den meisten von Ihnen wahrscheinlich schon aus dem Biologie-Unterricht im Gymnasium bekannt sein. Bestimmte Reize lösen bei den meisten Lebewesen reflektorisches Verhalten aus, z.B. Lidschlagreflex bei plötzlich auftauchenden visuellen Objekten. Dies wird als respondentes Verhalten (*respondere*, lat. = antworten) bezeichnet. Der russische Physiologe I.P. **Pawlow** zeigte, dass ein solches angeborenes Verhalten durch Lernprozesse ausgeweitet werden kann.

Nahrung im Maul führte bei Pawlows Hunden zur reflektorischen Speichelproduktion. Dagegen bewirkte ein Glockenton bei den Tieren zunächst lediglich eine Orientierungsreaktion (z.B. Aufschauen). Gab man nun wiederholt einem Hund seine Nahrung direkt nach dem Erklingen eines solchen Geräusches, so setzte der Speichelfluss interessanterweise schon beim Erklingen des Glockentons ein. Der Hund hatte gelernt, aufgrund des Tons eine baldige Nahrungslieferung zu erwarten. Voraussetzung für die klassische Konditionierung ist die Existenz eines **unbedingten Reflexes**, an den das erlernte Verhalten gekoppelt werden kann.

Die Theorie der klassischen Konditionierung besteht leider aus einigen etwas verwirrenden Begriffen, die Sie zunächst einmal verstehen müssen: Der unbedingte (angeborene) Reflex besteht aus a) einem **unbedingten Reiz** (Nahrung in der Schnauze) und b) der dazugehörigen unbedingten Reaktion (Speichelfluss). „Unbedingt" heißt dieser Reflex deshalb, weil auf den Reiz fast zwangsläufig die entsprechende Reaktion folgt. Die klassische Konditionierung besteht nun darin, dass man den unbedingten Reiz (Nahrung in der Schnauze) mit einem neutralen Reiz (Glockenton) verknüpft (siehe obiges Beispiel). Tut man dies wiederholt, so entsteht der **bedingte Reflex** (UCR).

Durch die Konditionierung ist der neutrale Reiz (Glockenton) nun zum bedingten Reiz geworden und die unbedingte Reaktion (Speichelfluss) zur bedingten Reaktion. Jetzt kann die bedingte Reaktion nicht nur durch den unbedingten, sondern auch durch den bedingten Reiz ausgelöst werden,

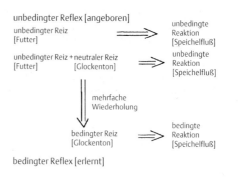

Abb. 1.12   Ablaufschema der klassischen Konditionierung. Die wiederholte Darbietung eines neutralen Reizes in Zusammenhang mit der Auslösung einer unbedingten, angeborenen Reaktion (z.B. Reflex) führt zur Konditionierung. Die angeborene Reaktion lässt sich dann auch durch den neutralen Reiz auslösen.

d.h. der Hund reagiert bereits auf den Glockenton mit Speichelsekretion.

Achtung: Die klassische Konditionierung ist also im Gegensatz zu den später hier folgenden Lernmodellen immer an das Vorhandensein einer unbedingten Reaktion gebunden (angeborener Reflex).

Reizgeneralisation/-diskrimination: Von **Reizgeneralisation** spricht man, wenn ein dem bedingten Reiz ähnlicher Reiz ebenfalls die bedingte Reaktion auslösen kann. Im obigen Beispiel könnte das ein Glockenton anderer Tonhöhe sein, der ebenfalls die Speichelsekretion (bedingte Reaktion) auslösen kann. Von **Reizdiskrimination** spricht man analog, wenn ein dem bedingten Reiz ähnlicher Reiz gerade nicht die bedingte Reaktion auszulösen vermag. Zum Beispiel könnte man das Pawlowsche Experiment so abwandeln, dass dem Hund nach einem Glockenton der Höhe 440 Hertz Futter gegeben wird, nach einem Glockenton der Höhe 1300 Hertz aber nicht.

Belohnungslernen:

Die fünf Begriffe **„operante Konditionierung"**, **„instrumentelle Konditionierung"**, **„Verstärkungslernen"**, **„Belohnungslernen"** und **„Lernen am Erfolg"** bezeichnen den gleichen Mechanismus: wenn Sie 25.000,- EURO im Preisausschreiben gewinnen, werden Sie künftig häufiger an solchen Preisausschreiben mitmachen. **Thorndike** entwickelte 1913 das Prinzip „Lernen am Erfolg", das sich folgendermaßen zusammenfassen lässt:

● Eine Verhaltensweise, auf die ein als angenehm empfundener Zustand folgt, wird beibehalten und künftig häufiger gezeigt.

- Eine Verhaltensweise, auf die ein als unangenehm empfundener Zustand folgt, wird künftig seltener gezeigt oder ganz aufgegeben.

Tiere, z. B. Laborratten probieren nach dem Prinzip „Versuch und Irrtum" (*trial and error*) Verhaltensweisen aus. Sie drücken irgendwann den Hebel A im Käfig und erhalten daraufhin Nahrung. Diese Konsequenz stellt eine Belohnung dar und der Hebel A wird nun häufiger betätigt. Nach Druck auf den Hebel B bekommen sie einen leichten, aber unangenehmen Elektroschock (unangenehme Konsequenz). Dieser Hebel B wird verständlicherweise in der Folgezeit immer seltener benutzt. Als Verstärker werden in dieser Lerntheorie alle Ereignisse bezeichnet, die dazu führen, dass ein Lebewesen sein Verhalten ändert. Man unterscheidet:

- **Positive Verstärker**: Reize, die eine Verhaltensweise belohnen und damit verstärken können:
  a) **Primäre Verstärker** befriedigen primäre Bedürfnisse, solche Verstärker sind z. B. Nahrung, Flüssigkeit, Zuwendung, Sexualität.
  b) **Sekundäre Verstärker** befriedigen entsprechend sekundäre Bedürfnisse, wie Bedürfnisse nach Ehre, Macht, Reichtum oder akademische Titel.
- **Negative Verstärker** sind Reize, die eine Verhaltensweise bestrafen und sie damit zum Verschwinden bringen können, z. B. Schläge, Schimpfen, Rüge, Tadel.

Positive Verstärkung: Eine erwünschte Verhaltensweise wird belohnt. Es können primäre oder sekundäre Verstärker verwendet werden.

Negative Verstärkung: bezeichnet die Beseitigung eines negativen Verstärkers, z. B. wird das Fernsehverbot aufgehoben, weil das Kind nach dem Essen freiwillig den Tisch abgedeckt hat.

Bestrafung: Wird eine Verhaltensweise mit einem negativen Verstärker (Ohrfeige, Geldbuße) oder der Wegnahme eines positiven Verstärkers (Fernsehverbot, Ausgehverbot, Taschengeldentzug, Enterbung) beantwortet, so sinkt deren Auftretenswahrscheinlichkeit.

Vorsicht: Häufig werden positive und negative Verstärker mit Verstärkung verwechselt! Außerdem wird immer wieder die negative Verstärkung mit Bestrafung verwechselt! Hier eine kurze tabellarische Übersicht:

Tab. 1.4   Der Einsatz und Entzug von Verstärkern hat Auswirkungen auf die Häufigkeit, mit der ein Verhalten künftig gezeigt wird.

Verstärker	Einsatz	Entzug
positiver Verstärker (z. B. 10 000 Euro Monatsgehalt)	positive Verstärkung ☺ (Verhalten wird häufiger)	Bestrafung ☹ (Verhalten wird seltener)
negativer Verstärker (z. B. ständiger Tadel durch den Chef)	Bestrafung ☹ (Verhalten wird seltener)	negative Verstärkung ☺ (Verhalten wird häufiger)

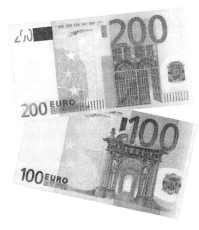

Abb. 1.13   Ein typisch positiver Verstärker, auf den auch Erwachsene fast immer reagieren, deutet auf operante Konditionierung hin.

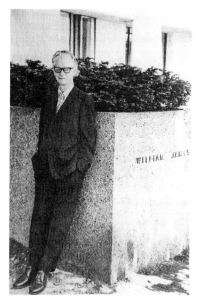

Abb. 1.14   Skinner entwickelte wesentliche Lerngesetze des operanten Konditionierens. Noch heute nennt sich ihm zu Ehren der Lernkäfig für Ratten „Skinner-Box".

Skinner (1938) formulierte diese Theorie weiter aus: Die Auftretenswahrscheinlichkeit einer Verhaltensweise erhöht sich, wenn sie positiv oder negativ verstärkt wird. Es gibt hierbei verschiedene Verstärkungsstrategien:

- **Kontinuierliche Verstärkung**: Jede einzelne gewünschte Verhaltensweise wird verstärkt,
- **Intermittierende Verstärkung**: Nur eine bestimmte Anzahl der gewünschten Verhaltensweisen wird verstärkt:
  a) in **unregelmäßigen** Abständen,
  b) **Quotenverstärkung**: Jede x-te gewünschte Verhaltensweise wird verstärkt,
  c) **Intervallverstärkung**: In einem bestimmten Zeitintervall wird nur einmal eine gewünschte Verhaltensweise verstärkt.

Kontinuierliche Verstärkung bewirkt ein schnelleres Lernen, hinterlässt allerdings löschungsanfälligere Verhaltensweisen als intermittierende Verstärkung.

Aus dieser Lerntheorie erwuchs der sogenannte **Behaviorismus**, der sich nur mit Ein- und Ausgangsvariablen beschäftigt und keine Aussagen darüber macht, was dabei eigentlich im Individuum geschieht. Dies wird als *„black-box"* Phänomen (engl. = schwarzer Kasten) bezeichnet. Nicht betrachtet wurden alle die Variablen, die in der Person selbst wirksam und damit nach Ansicht der Behavioristen nicht messbar waren. Wer sich nicht nur für schwarze Kästen, sondern für das Kasten-Phänomen ganz allgemein interessiert, sollte es nicht versäumen, auf meiner Homepage vorbei zu schauen: http://members.aol.com/Eri-Kasten.

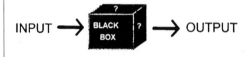

INPUT ⟶ BLACK BOX ? ⟶ OUTPUT

Abb. 1.15 Der Behaviorismus sieht das lernende Individuum als „black box" mit nicht näher interessierenden, innerpsychischen Vorgängen. Betrachtet werden nur Input und Output.

Die **Trennung der beiden Lernarten** ist auch für den Fachmann oft nicht einfach, da es durchaus Überlappungen gibt. Die Unterscheidung gelingt meist, wenn man sich nach folgenden Kriterien richtet:

1. Grundlage für die **Klassische Konditionierung** ist immer das Vorhandensein einer angeborenen Reaktion, insbesondere eines Reflexes, an den die Konditionierung sich ankletten kann. Ist diese unbedingte Reaktion nicht vorhanden, kann es sich auch nicht um diese Lernart handeln. Das klassische Konditionieren kommt schon bei vielen einfachen Tieren vor, spielt aber dennoch beim Menschen eine beträchtliche Rolle. Viele Ängste werden klassisch konditioniert, ebenso entsteht ein Großteil psychosomatischer Krankheiten (z.B. Allergien) mit großer Wahrscheinlichkeit durch klassische Konditionierung, da unser Immunsystem lernfähig ist und (auch auf harmlose Stoffe) konditioniert werden kann. Auch die nostalgischen Gefühle, die Sie verspüren, wenn Sie heute Ihr Lieblingslied aus der Zeit hören, in der Sie noch jung und das erstemal richtig über beide Ohren verliebt waren, wurden so konditioniert.

2. Das **operante bzw. instrumentelle Konditionieren** setzt dagegen voraus, dass ein Lebewesen irgendwann spontan ein Verhalten zeigt. Auf dieses Verhalten reagiert die Umwelt mit einer Konsequenz, die das Individuum als angenehm oder als unangenehm empfindet. Abhängig davon wird dieses Verhalten nun häufiger oder seltener gezeigt. Diese Lernart wird in ihrer ursprünglichen Form insbesondere für die Erziehung von Tieren und die Dressur kleinerer Kinder benutzt. Aber auch wir als Erwachsene reagieren durchaus auf Belohnungen und Bestrafungen. Wird ein Verhalten nicht von außen belohnt oder bestraft, dann kann es sich nicht um diese Lernart handeln.

Extinktion:
Lernvorgänge können auch wieder rückgängig gemacht werden, dies bezeichnet man als **„Löschung"** oder **„Extinktion"**. Da es zur Löschung sowohl bei der klassischen wie auch bei der operanten Konditionierung kommen kann, soll dieses Phänomen hier gesondert behandelt werden. Konditionierte Verhaltensweisen verschwinden wieder, wenn entweder die Verknüpfung von unbedingtem und bedingtem Reiz (klassisch) oder die von Reaktion und Verstärker (operant) wieder aufgegeben wird.

a) Löschung bei klassischer Konditionierung: Wenn Sie Ihrem Partner kurz und kräftig in die Augen pusten, wird dieser einen Lidschlagreflex zeigen. Klatschen Sie nun zehnmal in die Hände und pusten Sie ihm/ihr gleichzeitig in die Augen. Der Lidschlagreflex des Partners wird hierbei auf das Händeklatschen konditioniert. Ab dem 10. Mal klatschen Sie nur noch, pusten jedoch nicht mehr. Zunächst wird der Lidschlagreflex noch mehrmals auftreten (konditionierte Reaktion), aber nach einiger Zeit lässt ihr Partner die Augen trotz Ihres enthusiastischen Klatschens wieder offen: das konditionierte Verhalten wurde wieder gelöscht.

b) Löschung bei instrumenteller Konditionierung: Geben Sie einem (Ihrem?) Kind jeden Morgen eine Tafel Schokolade, wenn es am vorherigen Abend bis acht Uhr ins Bett gegangen ist und Sie danach nicht mehr genervt hat. Wiederholen Sie dies zehn Male kontinuierlich. Das Kind wird schnell lernen, pünktlich schlafen zu gehen. Danach lassen Sie die Schokolade wieder weg. Das Kind geht noch einige Zeit früh schlafen, es fällt dann nach wenigen Tagen aber bald wieder in alte Verhaltensweisen zurück und steht x-mal auf, nachdem Sie es zu Bett geschickt haben, weil es mal muss und noch Durst hat. Auch hier wurde das gelernte Verhalten wieder gelöscht. Wie löschungsresistent die Verhaltensweisen sind, hängt von der Art der vorangegangenen Verstärkung ab:

- Verstärktes Verhalten ist löschungsresistenter als durch Bestrafung konditioniertes Verhalten.
- Negativ verstärktes Verhalten ist löschungsresistenter als positiv verstärktes.
- Intermittierend verstärktes Verhalten ist löschungsresistenter als kontinuierlich verstärktes. Je unregelmäßiger dabei die intermittierende Verstärkung, desto löschungsresistenter das Verhalten.
- Je langsamer etwas gelernt wurde, desto löschungsresistenter das Verhalten (kontinuierliche Verstärkung bewirkt ein schnelleres Lernen als intermittierende Verstärkung).

Systematische Desensibilisierung:
Systematische Desensibilisierung ist eine psychotherapeutische Methode, konditionierte Verhaltensweisen zu löschen. Grundannahme dieser Therapie von Ängsten ist, dass natürlicherweise körperliche Entspannung und ängstliche Erregung nicht gleichzeitig bestehen können. Hierzu werden die „Progressive Muskelentspannung" nach Jakobson oder das „Autogene Training" genutzt. Der Patient verlernt seine Ängste wieder.
Die meisten menschlichen Verhaltensweisen lassen sich nicht ohne weiteres nur durch klassisches oder operantes Konditionieren erklären. Stellen Sie sich vor, Sie müssten das Verabreichen einer Spritze vermittels *„trial and error"* durch instrumentelles Konditionieren erlernen: Sie stechen

die Spritze aufs Geratewohl irgendwo ins Gesäß, treffen den Ischias und werden vom Patienten auf 100.000,- EURO Schmerzensgeld verklagt (negativ empfundene Konsequenz). Folge: an derselben Stelle werden Sie die Spritze nie wieder ansetzen. Zufällig stechen Sie dafür beim nächsten Mal in den äußeren, oberen Quadranten des Po und der Patient lobt sie, weil es diesmal fast gar nicht wehgetan hat (angenehme Konsequenz). Es wäre sehr mühevoll, wenn wir alle unsere Verhaltensweisen so lernen müssten. Zum Glück geht es auch einfacher.

Modelllernen:
Neben der klassischen und operanten Konditionierung hätte ich eine dritte Lernart nun fast vergessen, dabei ist sie ebenso wichtig. Verhaltensweisen können auch dann gelernt werden, wenn die Konsequenzen nicht an der eigenen Person erlebt, sondern lediglich an anderen beobachtet werden. Dies wird dann **„stellvertretende Verstärkung"** genannt. Durch **„Lernen am Modell"** können neue Verhaltensweisen gelernt (*„modeling"*), alte gefördert und auch gelöscht werden. Dies wird auch als **Imitationslernen** bzw. **Beobachtungslernen** bezeichnet und ist eine wichtige und ökonomische Methode, soziale Verhaltensweisen zu erwerben. Vom kindlichen Spracherwerb bis zu differenziertem ethisch-moralischen Verhalten spielt es eine entscheidende Rolle. Das Verhalten eines beobachteten Modells wird allerdings in der Regel in das eigene Verhaltensrepertoire nur aufgenommen, wenn a) das Modell mit seinem Verhalten Erfolg hatte und b) das Modell vom Beobachter positiv bewertet wurde. Modelllernen kann unter Umständen sogar ohne die Beobachtung von Verstärkungen des Modellverhaltens stattfinden, wenn diese Belohnung vom Beobachter antizipiert wird. Auch in der Verhaltenstherapie wird es erfolgreich eingesetzt. Beim Imitationslernen handelt sich damit allerdings lediglich um eine Spezialform der operanten Konditionierung, die auf klassische Konditionierung nicht anwendbar ist. Den Speichelfluss beim Glockenton können Sie nicht nachahmen, das müssen Sie schon selbst ausprobieren.

F90

Frage 1.227: Lösung D

Zu **(1):** 12% hielten diese Aussage für richtig. Sie ist aber falsch: Ein unbedingter Reiz ruft nämlich in fast 100% der Fälle eine unbedingte Reaktion hervor. Definitionsgemäß ist dieser sogenannte unbedingte Reflex angeboren und nicht von Lernprozessen abhängig.

Zu **(3):** 19% hielten diese Aussage für falsch. Sie ist aber richtig: Eine kognitive Struktur setzt kognitives Lernen voraus. Kognitives Lernen beinhaltet den Erwerb und die Verarbeitung von Informationselementen (z.B.: „auf regennasser Fahrbahn können Autos ins Schleudern kommen"). Die dauerhafte Verbindung zwischen Informationselementen („regennasse Fahrbahn" und „Schleudern des Autos") ist eine Voraussetzung für die Fähigkeit, in einer ähnlichen Situation („verschneite Fahrbahn") rich-

Zu **(E)**: „Shaping": (to shape, engl. = formen, gestalten): Es wird schrittweise ein Verhalten aufgebaut oder verändert, indem das Gesamtverhalten in viele Teile aufgesplittet wird, die man dann einzeln erlernen lässt und verstärkt. „Chaining": Verknüpfen des mit „shaping" aufgeteilt gelernten neuen Verhaltens zu einem Gesamtverhalten.

F00

Frage 1.237: Lösung C

Zu **(A)** bis **(E)**: Das *Effektgesetz* stammt von Thorndike: Wenn zwischen einem Reiz und einer Reaktion eine modifizierbare Verknüpfung entsteht, die von einem befriedigenden Zustand gefolgt wird, dann erhöht sich die Stärke dieser Verknüpfung („*satisfying state of affairs*"). Die Verknüpfungsstärke nimmt dagegen ab, wenn ein unbefriedigender Zustand folgt („*annoying state of affairs*"). Diesem Effektgesetz entspricht Lösung (C) am besten.

F96

Frage 1.238: Lösung D

Zu **(A)**: Es handelt sich um eine klassische Konditionierung. Das Wort „Verstärker" gehört zur operanten Konditionierung und hat hier nichts zu suchen.
Zu **(B)**: Der unkonditionierte Reiz löste die Reaktion geradezu zwangsweise aus: Die immunsuppressive Lösung hat eben zwangsläufig eine Suppression des Immunsystems zur Folge, sonst wurde es ja schließlich nicht immunsuppressiv heißen.
Zu **(C)**: Der neutrale Reiz löst gar nichts aus, er muss zunächst einmal mit irgend etwas konditioniert werden. Die Saccharinlösung ist vor dem Experiment ein neutraler Reiz.
Zu **(D)**: Nach dem Experiment ist die Saccharinlösung zu dem konditionierten Stimulus geworden, der die angeborene Reaktion nun auch auslöst.
Zu **(E)**: Diskriminativer Reiz: zu unterscheidender Reiz, im Gegensatz zu einem generalisierbaren Reiz.

F99

Frage 1.239: Lösung A

Zu **(1)**: Sensitivierung: empfindlich machen oder werden; z.B. Sensitivierung auf ein Antigen, das dann eine Allergie auslöst. Die Sensitivierung gehört aus heutiger Sicht mit zur Lernart der klassischen Konditionierung nach Pawlow. Durch die Konditionierung ist der neutrale Reiz (z.B. Pollen, Katzenhaare) hier zum bedingten Reiz geworden und die unbedingte Reaktion (Antikörper-Antigen-Reaktion) zur bedingten Reaktion. Jetzt kann die bedingte Reaktion nicht nur durch den unbedingten, sondern auch durch den bedingten Reiz ausgelöst werden. Dies setzt kein kognitives bzw. assoziatives Lernen voraus.

Zu **(2)**: Habituation: Gewöhnung an einen Dauerreiz (etwa gleichbleibend lautes Geräusch, unverändert unangenehmer Geruch), den man nach einiger Zeit gar nicht mehr wahrnimmt. Dies setzt kein kognitives bzw. assoziatives Lernen voraus. Bitte nicht mit „Habilitation" verwechseln, einem äußerst mühevollen Vorgang, der einen Normalsterblichen auf undurchschaubare Weise in einen Privatdozenten verwandelt.
Zu **(3)**: Modelllernen: Nachahmung eines Verhaltens, wenn das Modell Erfolg hatte. Dies setzt eine kognitive Verarbeitung des Beobachteten und damit assoziatives Lernen voraus.
Zu **(4)**: Operante Konditionierung: Belohnungslernen. Abhängig davon, ob auf ein Verhalten eine positive oder negative Konsequenz folgt, wird dieses Verhalten in Zukunft häufiger oder seltener gezeigt. Dies setzt ein assoziatives Lernen voraus.

H95

Frage 1.240: Lösung A

Reizgeneralisation: Es ist zur klassischen Konditionierung gekommen. Das Misserfolgserlebnis löste eine unangenehme Erregung aus (unbedingter Reflex). Der neutrale Reiz wäre hier der Prüfungsraum, der durch die Konditionierung zum bedingten Reiz wurde. Vom Raum über die Tür, bis zum Äußeren des Gebäudes hat sich dann eine Generalisierung vollzogen.
Zu **(2)**: Operantes Konditionieren würde voraussetzen, dass ein Verhalten belohnt oder bestraft wird. Die Angst vor dem Gebäude wird jedoch in keiner Weise verstärkt.
Zu **(3)**: Appetenz-Aversions-Konflikt: Ein positives Handlungsziel (Arzt werden) kann nur über eine unangenehme Tätigkeit erreicht werden (Prüfung bestehen). Diese Theorie erklärt nicht die Angst vor dem Gebäude.

F86

Frage 1.241: Lösung C

Zu **(C)**: Die Kurve zeigt, dass auch ähnlich hohe Töne die konditionierte Speichelflussreaktion auslösen können. Je unähnlicher der Ton, desto geringer die Reaktion.
Zu **(E)**: Kontingenz beschreibt die Verknüpfungsstärke zwischen Reaktion und Konsequenz (Verstärker) und hat mit dem Schema nichts zu tun.

H87

Frage 1.242: Lösung D

Zu **(4)**: Angst vor einem Schäferhund zum Beispiel kann so stark sein, dass sich die Angst auch auf andere Hunderassen ausdehnt. Die Stärke der bedingten Reaktion (Angst) führt dann dazu, dass nicht nur der ursprüngliche bedingte Reiz (Schäfer-

hund), sondern auch andere ähnliche bedingte Reize (andere Hunderassen) die bedingte Reaktion (Angst) auslösen können (Reizgeneralisation).
34% der Prüfungsteilnehmer kreuzten (C) an und hielten damit Aussage (3) für falsch. Sie ist aber richtig.

F98

Frage 1.243: Lösung B

Zu (A): Positive Verstärkung: Ein belohntes Verhalten tritt häufiger auf.
Zu (B): Unter dem Begriff „negative Verstärkung" versteht man in der operanten Konditionierung die Beendigung einer unangenehmen Situation. Hierdurch wird das Verhalten häufiger. Indem das Kind den Supermarkt nicht betritt, vermindert es seine Angst, d.h. die unangenehme Situation hört auf.
Zu (C): Extinktion: Löschung durch Nichtbeachtung einer Verhaltensweise.
Zu (D): Transfer bedeutet die Fähigkeit, die im Zusammenhang mit einer Aufgabe gelernten Vorgänge auf eine andere Aufgabe zu übertragen. Dies kann bei der Lösung helfen (positiver Transfer: Wer Latein gelernt hat, begreift Französisch schneller) oder aber gerade hinderlich sein (negativer Transfer: englische Worte werden französisch ausgesprochen, wie sprechen Sie z.B. das englische Wort „camouflage" aus? Je besser man Französisch kann, um so mehr Schwierigkeiten hat man, diese Aussprache auf Englisch durchzuführen).
Zu (E): Klassische Konditionierung: Beim Signallernen (= klassische Konditionierung) wird ein neutraler Reiz (z.B. Glockenton) zum Auslöser für eine natürliche Reaktion/Reflex (z.B. Speichelfluss). In dem Beispiel handelt es sich jedoch eindeutig um eine operante Konditionierung.

F89

Frage 1.244: Lösung C

Eine erlernte Reiz-Reaktions-Verbindung soll durch die klassische Konditionierung erst entstehen. Eine angeborene, nicht erlernte Reiz-Reaktions-Verbindung ist Voraussetzung! 13% der Prüfungsteilnehmer kreuzten (D) an.

F97

Frage 1.245: Lösung A

Zu (A): Klassische Konditionierung: Verknüpfung eines neutralen Reizes (Behandlungszimmer des Arztes) mit einer unkonditionierten Reaktion bzw. einem Reflex (Schmerz durch die Spritze) erzeugt die konditionierte Reaktion: Der Anblick des Behandlungszimmers reicht schon aus, um das Kind in Angst und Schrecken zu versetzen.
Zu (B): Operante Konditionierung: Belohnungslernen. Abhängig davon, ob auf ein Verhalten eine positive oder negative Konsequenz folgt, wird dieses Verhalten in Zukunft häufiger oder seltener gezeigt. Dummerweise hielten 30% der geprüften Studenten (B) für richtig und kannten den Unterschied zwischen „klassisch" und „operant" nicht.
Zu (C): Lernen am Modell: Wir alle wollen einmal so schön, reich und erfolgreich wie Boris Becker werden und kaufen daher das Produkt, für das er gerade im Fernsehen Werbung macht, oder etwa nicht?
Zu (D): Negative Verstärkung: Wenn eine Verhaltensweise dazu führt, dass eine Strafsituation beendet wird, dann wird dieses Verhalten häufiger gezeigt. Beispiel: Weil Sie das so schön wussten, dürfen Sie jetzt sofort für heute mit dem Lernen aufhören. Allerdings fürchte ich, Sie haben es nicht gewusst, weil Sie sonst diesen Text nicht lesen würden. Schade. Also machen wir eben weiter.
Zu (E): Prägung: In der Entwicklung gibt es sensible Phasen, in denen Schlüsselreize erlernt und lebenslang behalten werden. Das Ergebnis der Prägung ist meist irreversibel, und lässt sich nur in bestimmten Grenzen modifizieren.

F91   H87

Frage 1.246: Lösung E

Zu (D) und (E): Transfer bedeutet die Fähigkeit, die im Zusammenhang mit einer Aufgabe gelernten Vorgänge auf eine andere Aufgabe zu übertragen. Dies kann bei der Lösung helfen (positiver Transfer) oder aber gerade hinderlich sein (negativer Transfer).

F01

Frage 1.247: Lösung E

Zu (A): Gegenkonditionierung (reziproke Hemmung): Der bisher Angst auslösende Reiz wird mit einer angenehmen Situation gepaart, bis die Person ihre Angst allmählich verlernt.
Zu (B): Übertragung: Konflikte aus der Kindheit (z.B. mit den Eltern oder Geschwistern) konnten nicht gelöst werden und werden nun ein Leben lang auf andere Situationen übertragen, d.h. sie werden in der neutralen Situation der Psychoanalyse auch auf den Therapeuten projiziert. Gegenübertragung: Der Analytiker reagiert nicht mehr neutral, sondern entsprechend der ihm durch den Patienten zugeschriebenen Rolle. Der Patient ‚überträgt' zwar das beim Chef gezeigte Verhalten nun auch auf seine Frau, dabei handelt es sich aber um eine Übertragung im psychoanalytischen Sinne und schon gar nicht um Gegenübertragung.
Zu (C): Modelllernen: Der Patient in diesem Beispiel ahmt nicht das Verhalten anderer Personen nach.
Zu (D): Reizdiskrimination: Hunde reagieren auf Pfeiftöne mit einer Orientierungsreaktion und kommen neugierig heran. Wenn ein Versuchshund nach

einem hohen Pfeifton nun immer eine Dose Schappi bekommt, nach einem tiefen Ton aber einen Elektroschock, so wird sich sein Verhalten entsprechend anpassen. Er hat gelernt, ähnliche, aber eben doch unterschiedliche Stimuli zu trennen.

Zu **(E)**: Reizgeneralisation: ein schönes Beispiel. Nachdem der Patient bei seinem Chef Erfolg hatte, generalisiert er und versucht dasselbe bei seiner Ehefrau. Das sollte ich ja vielleicht auch einmal versuchen, leider stand in der IMPP-Frage nicht, wo man so etwas erlernen kann.

F01

Frage 1.248: Lösung B

Zu **(A)**: Beim normalen Menschen gibt es zu jedem Begriff unterschiedliche Assoziationen; die wichtigste hemmt dabei die weniger wichtigen. Beim Schizophrenen bricht diese Hemmung zusammen, sodass diese Patienten oft auf eher nebensächliche Aspekte einer Frage antworten.

Zu **(B)**: Negativer Transfer: Ein gelernter Sachverhalt wird auf ein anderes Problem übertragen, wo dieses Verhalten aber nicht weiterhilft. In der Frage wird ein lebensnahes Beispiel beschrieben. Dasselbe ist mir übrigens auch passiert, nachdem ich von meinem alten Torpedodreigang (18.000 km in sieben Jahren) auf das Shimano-24-Gang (300 km in bisher fünf Jahren gefahren) umgestiegen bin.

Zu **(C)**: Perseveration: Haften bleiben an Gedanken oder Vorstellungen. Verminderung der Umstellungsfähigkeit auf neue Aufgaben. Ständige Wiederholung derselben Sachverhalte besonders in sprachlichen Mitteilungen. Ständige Wiederholung derselben Sachverhalte besonders in sprachlichen Mitteilungen. Ständige Wiederholung derselben Sachverhalte besonders in sprachlichen Mitteilungen. Ständige Wiederholung derselben Sachverhalte besonders in sprachlichen Mitteilungen. Ursache ist in der Regel eine Schädigung im Bereich des Frontalhirns.

Zu **(D)**: Reizgeneralisation: Verallgemeinerung von einem Reiz (Wespenstich) auf unterschiedliche Reize (alle Fluginsekten werden für gefährlich gehalten: Bienen, Mücken, Hummeln, Fliegen, Schmetterlinge). Reizdiskrimination zeigt den umgekehrten Weg: Kleine Kinder erkennen nach einiger Zeit, dass Schmetterlinge doch harmlos sind.

Zu **(E)**: Lerninhalte behindern die Speicherung weiterer Informationen. Man unterscheidet: proaktive Hemmung (ein Lernvorgang behindert den darauffolgenden) und retroaktive Hemmung (ein Lernvorgang behindert den zurückliegenden, insbesondere wenn der neue Lernvorgang in die Phase zwischen Speicherung und Reproduktion des zurückliegenden fällt).

F94

Frage 1.249: Lösung E

Zu **(1)**: Kontinuierliche Verstärkung z.B. wirkt schneller.

Zu **(2)**: Für ein sattes Individuum z.B. stellt Nahrung keinen Verstärker dar.

Zu **(3)**: Je länger der Abstand, um so geringer die Wahrscheinlichkeit, dass das Individuum den Zusammenhang versteht. Es hat keinen Sinn, wenn Papa die Kinder erst abends für den Unsinn verhaut, den sie am Morgen gemacht haben.

F98

Frage 1.250: Lösung B

Zu **(A)**: Verstärkerpläne legen fest, wann und wie oft ein Verhalten belohnt wird. Hierdurch kann man Einfluss darauf nehmen, wie schnell das neue Verhalten aufgebaut wird (kontinuierliche Verstärkung) und wie löschungsresistent es letztlich ist (intermittierende Verstärkung).

Zu **(B)**: Beim Quotenplan wird das neue Verhalten nur in bestimmten, vorher festgelegten Quoten belohnt und keinesfalls jedesmal.

Zu **(C)**: Wenn im Horoskop steht, dass Sie heute den Traumpartner Ihres Lebens kennenlernen und das dann gelegentlich hin und wieder tatsächlich einmal zutrifft, kann das als intermittierende Verstärkung aufgefasst werden und sie glauben künftig häufiger an den Wahrheitsgehalt von astrologischen Vorhersagen. Wussten Sie übrigens, dass möglicherweise gerade in diesem Jahr Ihre Sterne für das erfolgreiche Absolvieren von Prüfungen jeder Art extrem gut stehen? Für detailliertere Voraussagen hinsichtlich Ihres Physikums überweisen Sie bitte 25,– EURO (zuzügl. 16% MwSt) an den Verfasser dieser Zeilen per Vorauskasse. Wir legen dann die Tarotkarten für Sie. Tun Sie es, denn es ist bestimmt kein Zufall, dass gerade SIE diese Zeilen JETZT lesen!

Zu **(D)**: Wenn ein Glockenton den Speichelfluss beim Pawlowschen Hund auslöst, so kann auch ein ähnlicher Glockenton, vielleicht sogar der Ton einer Flöte diese Reaktion provozieren.

Zu **(E)**: Kontinuierliche Verstärkung, d.h. das neue Verhalten wird immer belohnt, festigt die neue Verhaltensweise besser als intermittierende (unterbrochene, unregelmäßige) Belohnung.

H95

Frage 1.251: Lösung D

Zu **(A)**: Kontinuierliche Verstärkung: Das Verhalten wird jedesmal belohnt, wenn es auftritt. Ein Hund bekommt immer dann einen Hundekeks, wenn er sich auf den Befehl „Sitz!" hinsetzt. Das Verhalten wird schnell erlernt. Hört man aber nach kontinuierlicher Verstärkung mit der Belohnung auf, so verschwindet das antrainierte Verhalten schnell wieder (Löschung), wenn der Hund merkt, dass er keinen Keks mehr bekommt.

Zu **(B)**: Intermittierende Verstärkung: Das Verhalten wird nur in regelmäßigen oder unregelmäßigen Abständen belohnt. Der Hund bekommt nur jedes 2., 3., 4. Mal einen Hundekeks, wenn er gehorcht hat. Diese Verstärkungsart benötigt sehr viel mehr Zeit. Intermittierend verstärktes Verhalten ist aber sehr viel löschungsresistenter, da der Hund ohnehin gewohnt ist, nicht immer eine Belohnung zu erhalten, behält er sein Verhalten auch nach Ausbleiben der Belohnung noch lange bei.

Zu **(C)**: Zuerst intermittierende, dann kontinuierliche Verstärkung hieße die Nachteile zu addieren: dies dauert lange und wäre sehr löschungsanfällig.

Zu **(D)**: Zuerst kontinuierliche und dann intermittierende Verstärkung addiert die Vorteile, es geht schnell und ist löschungsresistent.

H92

Frage 1.252: Lösung D

Zu **(1)**: Nach der Beendigung der positiven Verstärkung nimmt die Auftretenswahrscheinlichkeit ab, es gibt also keinen Lernzuwachs mehr.

Zu **(2)** und **(3)**: Regelmäßige Verstärkung baut ein Verhalten schneller auf als intermittierende Verstärkung, wird aber auch schneller wieder gelöscht.

Zu **(4)**: Das Aufhören des Entzuges eines Strafreizes hat nicht unbedingt eine Beschleunigung des Lernens zur Folge. Fraglich bleibt, ob das IMPP damit meint, dass der Strafreiz nun wieder einsetzt. 91 % haben (D) richtig angekreuzt.

F96

Frage 1.253: Lösung E

Zu **(A)**: Kontinuierliche Verstärkung: Die Laborratte bekommt jedesmal ein Getreidekorn, wenn sie die richtige Taste gedrückt hat. Hiermit erreicht man zwar den schnellsten Lernerfolg, der aber ebenso flink wieder gelöscht wird, sobald die Belohnung ausbleibt.

Zu **(B)**: Fixierter Quotenplan: Die Laborratte bekommt nur in einem festgelegten Prozentsatz der Fälle die Belohnung.

Zu **(C)**: Das Tier erhält in bestimmten Intervallen (z. B. jedes dritte Mal) einen Verstärker.

Zu **(D)**: Siehe (B) und (C).

Zu **(E)**: Das Versuchstier erhält die Nahrung nur in unsystematischen Abständen als Belohnung für das Verhalten. Der Lernaufbau dauert länger, ist aber weitgehend löschungsresistent.

F95

Frage 1.254: Lösung E

Zu **(A)**: Transfer bedeutet die Fähigkeit, die im Zusammenhang mit einer Aufgabe gelernten Vorgänge auf eine andere Aufgabe zu übertragen. Von negativem Transfer spricht man, wenn die Lösung dieser zweiten Aufgabe durch die Übertragung einer veralteten Lösungsstrategie erschwert wird.

Zu **(B)**: Als negative Verstärkung wird ein Verhalten bezeichnet, das häufiger auftritt, weil dadurch eine unangenehme Situation vermieden werden kann (Beendigung eines Strafreizes).

Zu **(C)**: Konditionierung bedeutet einen neutralen Reiz mit einer natürlichen Reaktion zu verbinden, z. B. Speichelflussreflex auf Glockenton beim Pawlowschen Hund. Konditioniert werden können neben Reflexen aber auch höhere Verhaltensweisen wie Bewegung, Sprache, Gedanken, Gefühle und zentralnervöse Prozesse.

Zu **(D)**: In der Verhaltenstherapie baut man komplexe Verhaltensweisen auf, indem man diese in einzelne Handlungen unterteilt und sie durch Verstärkung jeweils separat lernen lässt. Später fügt man diese Bausteine zu einer Verhaltenskette zusammen (z. B. einem geistig Behinderten das Anziehen beibringen).

Zu **(E)**: Wird ein Verhalten nur gelegentlich, in unregelmäßigen Abständen belohnt, so spricht man von intermittierender Verstärkung. Solchermaßen erlernte Verhaltensweisen sind über lange Zeiträume löschungsresistent.

H98

Frage 1.255: Lösung E

Zu **(A)**: Verbale Konditionierung: Es wird ein bestimmtes Sprachverhalten systematisch verstärkt, die verwendeten Verstärker müssen jedoch nicht zwangsläufig verbaler Art sein. Auch nonverbale Verstärker, wie ein Kopfnicken, können verwendet werden.

Zu **(B)** und **(D)**: Reizgeneralisation: Verallgemeinerung von einem Reiz (Wespenstich) auf unterschiedliche Reize (alle Fluginsekten werden für gefährlich gehalten: Bienen, Mücken, Hummeln, Fliegen, Schmetterlinge). Reizdiskrimination zeigt den umgekehrten Weg: Kleine Kinder erkennen nach einiger Zeit, dass Schmetterlinge doch harmlos sind.

Zu **(C)** und **(E)**: Um ein Verhalten aufzubauen und zu verfestigen, kann es belohnt (verstärkt) werden. Man unterscheidet kontinuierliche (dauerhafte, ständige) Verstärkung und intermittierende Verstärkung, d. h. nur gelegentliche oder in Intervallen stattfindende Belohnung. Mit Konditionierung aufgebautes Verhalten ist generell löschungsresistenter, wenn es intermittierend verstärkt wurde als wenn es ständig belohnt wurde. In einem Versuch mit Tauben zeigten diese nach einiger Zeit die abstrusesten Verhaltensweisen, wenn man sie absolut zufällig mit Nahrung belohnte (ständiges Kopfnicken, im Kreis laufen usw.). Abergläubisches Verhalten entsteht oft durch solche zufälligen Belohnungen oder Bestrafungen.

F88   H85

Frage 1.256: Lösung B

Zu **(1)** und **(3)**: Beide Strategien sind Formen der intermittierenden Verstärkung, da nur eine bestimmte Anzahl der gewünschten Verhaltensweisen verstärkt wird.
Intervallverstärkung: In einem Zeitintervall wird nur einmal eine gewünschte Verhaltensweise verstärkt. Quotenverstärkung: Jede x-te gewünschte Verhaltensweise wird verstärkt.
Zu **(2)**: Beim Lernen am Modell wird durch stellvertretende Verstärkung (Verstärkung des Modellverhaltens) Verhalten ausgeformt.

F96

Frage 1.257: Lösung C

Zu **(A)**: Zum Beispiel Nahrung oder Flüssigkeit.
Zu **(B)**: Geld zum Beispiel befriedigt keine direkten elementaren Bedürfnisse, ist also ein sekundärer Verstärker.
Zu **(C)**: Den Entzug eines aversiven Reizes bezeichnen wir als negative Verstärkung. Ein sekundärer Verstärker dagegen befriedigt nur noch höhere Gelüste wie z.B. Macht oder Reichtum.
Zu **(D)**: Würden Sie für 500,– EURO auf der nächsten feucht-fröhlichen Party einen Striptease machen? Nein? Vielleicht für 5.000,– EURO?
Zu **(E)**: Beliebter Satz aus der Kindererziehung: „Warte nur, wenn Papa heute abend kommt, dann wird's was geben!"

H99   F95   **!!**

Frage 1.258: Lösung C

Zu **(A)**: Es gibt positive / negative Verstärkung und primäre / sekundäre Verstärker, jedoch keine sekundäre Verstärkung. Primäre Verstärker erfüllen unmittelbare Bedürfnisse (z.B. Hunger, Durst), sekundäre richten sich auf höhere Bedürfnisse (Lob, Geld, Zuwendung).
Zu **(B)**: Beim Signallernen (= klassische Konditionierung) wird ein neutraler Reiz (z.B. Glockenton) zum Auslöser für eine natürliche Reaktion/Reflex (z.B. Speichelfluss).
Zu **(C)**: Die positive Verstärkung setzt voraus, dass ein Verhalten von außen belohnt wird. Auch eine als angenehm empfundene intrazerebrale Stimulierung als Belohnung für langsamere Herzfrequenz erfüllt dieses Kriterium.

Zu **(D)**: Bei der Reizgeneralisation weitet man eine Lernerfahrung auf ähnliche Objekte aus (Angst vor allen Fluginsekten nach einem Wespenstich), bei der Reizdiskrimination unterscheidet man dagegen zwischen ähnlichen Reizen (Fliegen und Schmetterlinge sind ungefährlich).
Zu **(E)**: Konditionierung bedeutet das Verbinden eines neutralen Reizes mit einer natürlichen Reaktion. Konditioniert werden können neben Reflexen aber auch höhere Verhaltensweisen wie Bewegung, Sprache, Gedanken, Gefühle und zentralnervöse Prozesse.

F90   H89

Frage 1.259: Lösung A

Zu **(A)**: Positive Verstärkung: Einsatz einer Belohnung zum Verhaltensaufbau.
Zu **(B)**: Negative Verstärkung: Diese Aussage ist nur von 62% der Kandidaten richtig als negative Verstärkung erkannt worden. Mit diesem Punkt haben die Studenten immer wieder Schwierigkeiten. Das muss sitzen!
Zu **(C)**: Löschung: Ein Verhalten, das nicht mehr belohnt wird, wird allmählich immer seltener gezeigt.
Zu **(D)**: Bestrafung: Einsetzung einer unangenehmen Konsequenz zum Verhaltensabbau.
Zu **(E)**: Habituation: Nachlassen der Intensität einer Orientierungsreaktion bei Wiederholung eines Reizes.

F90   H89

Frage 1.260: Lösung D

Siehe Kommentar zu Frage 1.259.

F90   H89

Frage 1.261: Lösung B

Siehe Kommentar zu Frage 1.259.

F99   **!!**

Frage 1.262: Lösung E

Zu **(A)**: Bestrafung: Einsatz eines negativen Verstärkers (z.B. körperliche Züchtigung, psychische Demoralisierung) oder Entzug eines positiven Verstärkers (z.B. Fernsehverbot, Stubenarrest, Gameboy wegnehmen). Der Zahnarztbesuch kann nicht als Bestrafung gesehen werden, da hier die Intention fehlt, das Kind durch den Schmerz zu bestrafen.
Zu **(B)**: Identifikation: z.B. beim Modelllernen notwendig, um das Verhalten beobachteter Personen zu übernehmen. Identifikation ist aber auch ein psychoanalytischer Abwehrmechanismus: Bei Frustration in Form von Verbot des Auslebens triebhafter Bedürfnisse kann es zur Identifikation mit der verbietenden Person kommen. Ziel der Identifika-

tion soll eine Minderung des Angstzustandes sein, der durch das Verbot entstanden ist.

Zu **(C)**: Positive Verstärkung: Verhaltensaufbau durch Einsatz eines positiven Verstärkers (Belohnung, Zuwendung) oder Entzug eines negativen Verstärkers (s.o.).

Zu **(D)**: Sekundäre Verstärkung gibt es nicht. Es gibt primäre Verstärker, die der direkten Bedürfnisbefriedigung dienen (z.B. Nahrung) und sekundäre Verstärker, die eher theoretische Bedeutung haben (Ehre, Macht, Ruhm, Einfluss). Außerdem gibt es positive und negative Verstärkung (s.o.)

Zu **(E)**: Das Kind lernt durch Vermeidung negativer Konsequenzen, sich regelmäßig die Zähne zu putzen.

F94

Frage 1.263: Lösung E

Eine ziemlich gemeine Frage, die sich allerdings mit etwas Nachdenken durchaus lösen lässt:

Zu **(1)**: Generalisation. Wer für das Rauchen einer Zigarette von den Eltern bestraft worden ist, wird auch keine Pfeife oder Zigarre mehr im elterlichen Wohnzimmer rauchen.

Zu **(2)**: Modelllernen: Nachahmung eines Verhaltens, wenn das Modell Erfolg hatte.

Zu **(3)**: Ein in der Schule vom Lehrer getadelter Schüler kann für sein störendes Verhalten durchaus soviel Lob von seinen Mitschülern erhalten, dass die Bestrafung das Verhalten nicht vermindert.

Zu **(4)**: Manche Mütter neigen dazu, ihre Kinder ständig und für fast alles was sie tun auszuschimpfen. Da die Kinder sich aber nun einmal irgendwie verhalten müssen, nehmen sie es schließlich in kauf, ständig angemeckert zu werden. Beobachten Sie das doch gelegentlich einmal im nächstgelegenen Kaufhaus mit Spielwarenabteilung („Felix, leg das Auto sofort wieder hin!", „Felix, lass die Puppe los.", „Felix, ich hab' dir doch gesagt, du sollst hier nichts anfassen!").

F94

Frage 1.264: Lösung C

Negative Verstärkung prüft das IMPP besonders gerne, weil die meisten Studenten das nicht können. Wir hoffen, dass Sie das inzwischen verstanden haben.

F98

Frage 1.265: Lösung C

Zu **(1)**: Bedingter Reflex = Konditionierung eines neutralen Reizes (Glockenton) mit einem unbedingten Reflex (Speichelfluss beim Anblick von Currywurst mit Pommes). Klassische Konditionierung

spielt in der Frage keine Rolle, da kein neutraler Reiz genannt wird, der hier konditioniert wurde.

Zu **(2)** und **(3)**: Negative Verstärkung bezeichnet die Beseitigung einer unangenehmen Situation. Durch die Schonhaltung des Armes werden die Schmerzen reduziert. Dieses Konzept aus dem Bereich der operanten Konditionierung trifft also zu.

Zu **(4)**: Habituation bedeutet, dass mit der Wiederholung eines Reizes auf diesen immer schwächer reagiert wird. Habituation führt zur Erniedrigung der Auftretenswahrscheinlichkeit eines Verhaltens. Wenn Sie einmal im Jahr einen Vortrag vor vielen Menschen halten müssen, werden Sie sehr aufgeregt sein. Tun Sie das fast täglich, kommt es zur Habituation und man ist kaum noch nervös. An Schmerz und das Schnarchen der Ehefrau kann man allerdings generell kaum habituieren.

H94

Frage 1.266: Lösung C

Achtung: Mit dieser Frage meint das IMPP nicht eine Definition der Bestrafung als Einsatz einer unangenehmen Konsequenz zum Verhaltensabbau. Hier wird nach den pädagogischen Auswirkungen von Bestrafung (z.B. als körperliche Züchtigung) gefragt.

Zu **(1)** und **(2)**: Bei beiden Sätzen handelt es sich, obwohl Bestrafung eingesetzt wird, um eine positive Verstärkung. In pädagogischer Sicht sind die Sätze aber richtig.

Zu **(3)**: Etwa die Hälfte der von ihren Eltern körperlich misshandelten Kinder strafen später ihre eigenen Kinder wieder genauso.

Zu **(4)**: Bestrafung dient dem Abbau unerwünschten Verhaltens, der Aufbau geschieht durch Belohnung.

F91   H87

Frage 1.267: Lösung B

Zu **(A)**, **(C)**, **(D)** und **(E)**: Richtige Aussagen.

Zu **(B)**: Es ist gerade umgekehrt. 92% der Kandidaten kreuzten (B) richtig an.

H00   **!!**

Frage 1.268: Lösung B

Zu **(A)**: Verhaltensweisen, die weder belohnt noch bestraft werden, werden gelöscht (Extinktion).

Zu **(B)**: Negative Verstärkung durch aktive Vermeidung bezeichnet eine Handlung, mit der eine unangenehme Situation beendet werden kann. Schmerzbefreiung durch Betätigung der Morphiumpumpe gehört dazu.

Zu **(C)**: Negative Verstärkung durch passive Vermeidung bezeichnet ein Verhalten, mit dem eine unangenehme Situation umgangen werden kann, z.B. Isolation/sozialer Rückzug bei sozialen Ängsten.

Zu **(D)**: Positive Verstärkung: Belohnung einer angemessenen Verhaltensweise durch einen positiven Verstärker. Schmerzbefreiung ist kein positiver Verstärker und die Morphiumpumpe wird auch nicht vom Personal eingesetzt, um den Patienten für wohlfeiles Verhalten zu belohnen.

Zu **(E)**: Bei der Reizgeneralisation weitet man eine Lernerfahrung auf ähnliche Objekte aus (Angst vor allen Ärzten nach einer Zahnarztbehandlung), bei der Reizdiskrimination unterscheidet man dagegen zwischen ähnlichen Reizen (Kinderärzte sind eher ungefährlich).

F00

Frage 1.269: Lösung B

Zu **(A)**: Entwöhnung: Sukzessive Reduzierung einer Droge, z.B. bei Alkoholismus oder Nasentropfensucht.

Zu **(B)**: Fehlende Verstärkung: Hier spricht man auch von Löschung: ein Verhalten, das nicht mehr belohnt wird, wird allmählich immer seltener gezeigt.

Zu **(C)**: Negative Verstärkung: Beendigung einer Strafsituation für das Zeigen eines angemessenen Verhaltens: Ein Straftäter wird wegen guter Führung aus dem Gefängnis entlassen.

Zu **(D)**: Gegenkonditionierung (reziproke Hemmung): Der bisher angstauslösende Reiz wird mit einer angenehmen Situation gepaart, bis die Person ihre Angst allmählich verlernt. Beispiel: Ein Kind mit Spinnenphobie bekommt sein Lieblingsgetränk und sein Lieblingseis und beschaut sich derweil in Anwesenheit einer sehr liebevollen Therapeutin ein Buch über Spinnen.

Zu **(E)**: Verstärkerentzug: Der Entzug einer Belohnung (positiver Verstärker) senkt das Auftreten des vorher ausgeübten Verhaltens; die Beendigung einer unangenehm empfundenen Situation (Bestrafung, negativer Verstärker) dagegen erhöht die Wahrscheinlichkeit des Auftretens aller Verhaltensweisen, die kurz vorher gezeigt wurden.

F00   **!!**

Frage 1.270: Lösung C

Zu **(A)**: Extinktion: Löschung eines gelernten Verhaltens z.B. durch langfristiges Ausbleiben einer Konsequenz.

Zu **(B)**: Habituation bedeutet Gewöhnung an einen ständig wiederkehrenden Reiz. Die übliche Orientierungsreaktion schwächt dabei zusehends ab.

Zu **(C)**: Negative Verstärkung: Bezeichnet die Beseitigung eines negativen Verstärkers. Da die Einnahme des Schmerzmittels durch Reduktion einer un-

angenehmen Situation (Rückenschmerzen) belohnt wird, handelt es sich hier um negative Verstärkung.

Zu **(D)**: Positive Verstärkung: Eine erwünschte Verhaltensweise wird belohnt. Es können primäre oder sekundäre Verstärker verwendet werden.

Zu **(E)**: Systematische Desensibilisierung ist eine psychotherapeutische Methode, konditionierte Verhaltensweisen zu löschen. Grundannahme dieser Therapie von Ängsten ist, dass natürlicherweise körperliche Entspannung und ängstliche Erregung nicht gleichzeitig bestehen können. Hierzu werden die „Progressive Muskelentspannung" nach Jakobson und das „Autogene Training" genutzt. Der Patient verlernt seine Ängste wieder.

F86

Frage 1.271: Lösung B

Zu **(B)**: Zum einen ist vorausgegangene Reiz-Reaktions-Verknüpfung nicht nötig, außerdem können neben primären auch sekundäre Verstärker eingesetzt werden.

H99

Frage 1.272: Lösung E

Zu **(A)**: Aversive Konditionierung: Paarung mit einem als unangenehm empfundenen Reiz: Rauchern werden Dias gezeigt. Jedesmal wenn eine Zigarette, ein Aschenbecher oder eine rauchende Person zu sehen ist, gibt es einen leichten Elektroschock, bis das Rauchen generell als etwas Unangenehmes empfunden wird.

Zu **(B)**: Diskriminationslernen in der klassischen Konditionierung: Ein Mensch oder ein Tier lernt den Unterschied zwischen zwei ähnlichen Reizen. Nach einem Glockenton von 500 Hz gibt es einen Müsliriegel, nach einem Ton von 600 Hz aber einen E-Schock.

Zu **(C)**: Klassische Konditionierung nach Pawlow: Durch wiederholte Paarung eines neutralen Reizes (weißer Arztkittel) mit einer unbedingten Reaktion (Schmerz durch die Spritze) entsteht Angst vor Personen mit weißer Kleidung (bedingte Reaktion).

Zu **(D)**: Modell-Lernen: Nachahmen des Verhaltens anderer Personen, die mit ihren Handlungen Erfolg hatten oder insgesamt positiv bewertet werden.

Zu **(E)**: Operantes Konditionieren: Positive Konsequenzen erhöhen die Auftretenswahrscheinlichkeit eines Verhaltens, negative erniedrigen sie. Gutscheine für erwünschte Verhaltensweise stellen eine solche angenehme Folge dar. Das Beispiel stellt ein *„token-system"* dar, das in den 70er Jahren in psychiatrischen Kliniken sehr beliebt war.

F99 **!!**

Frage 1.273: Lösung D

Zu **(A):** Klassische Konditionierung: Lernart nach Pawlow. Durch wiederholte Paarung eines neutralen Reizes (weißer Arztkittel) mit einer unbedingten Reaktion (Schmerz durch die Spritze) entsteht Angst vor Personen mit weißer Kleidung (bedingte Reaktion).

Zu **(B):** Lernen durch Eigensteuerung, kognitives Lernen oder Lernen durch Einsicht: Lernen von theoretischem Wissen, das zunächst einmal keine direkt sichtbare Verhaltensänderung ergibt. Dennoch hat die Person etwas gelernt, was später wieder reproduziert werden kann. Auch Selbstbelohnung und Selbstbestrafung gehören zum Lernen durch Eigensteuerung; alles sind Sonderformen des operanten Konditionierens.

Zu **(C)** und **(E):** Modelllernen: Lernvorgang durch Beobachtung eines Modells. Wenn das Modell Erfolg hat, wird das Verhalten vom Beobachter übernommen. Hierbei spielt die stellvertretende Verstärkung eine wichtige Rolle: Durch Identifikation mit dem Modell erlebt auch der Beobachter den Erfolg positiv. In meiner Wohnung stehen übrigens schon seit Jahren zwei Paare fast neuwertiger 20-kg-Hanteln aus der Zeit, in denen ich mich sehr stark mit Conan, dem Barbar identifiziert habe.

Zu **(D):** Operante Verstärkung: Lernen am Erfolg. Belohnte Verhaltensweisen treten häufiger auf, bestrafte seltener, gelöschte verschwinden. Durch finanzielle Zuwendung erreichen die Eltern, dass ihr Kind häufiger lernt; ob sie die Lernmotivation bei Misserfolg durch Taschengeldentzug verbessern, scheint dagegen eher fraglich. Misserfolg ist ohnehin ein De-Motivator, der Taschengeldentzug verschlimmert die Frustration dann oft nur noch und bringt das Kind dazu, das betreffende Fach zu hassen, was dann auf Jahre hinaus dazu führen wird, dass es hier zu Minderleistungen kommt.

F97   F96

Frage 1.274: Lösung C

Zu **(1):** Extinktion = Löschung. Bei der klassischen Konditionierung kommt es dadurch, dass der konditionierte Stimulus wiederholt nicht mit dem unkonditionierten Stimulus dargeboten wird, zur Löschung des Verhaltens. Bei der operanten Konditionierung lässt man einfach die Belohnung weg. Durch Löschung wird das Verhalten dann nicht mehr gezeigt.

Zu **(2):** Internalisation ist ein Begriff aus der Psychoanalyse (Verinnerlichung von elterlichen Geboten in das eigene Über-Ich) und passt nicht zu den beiden Lernarten.

Zu **(3):** Reizdiskrimination kann eine Verhaltensänderung hervorrufen. Beispiel: Hunde reagieren auf Pfeiftöne mit einer Orientierungsreaktion und kommen neugierig heran. Wenn ein Versuchshund nach einem hohen Pfeifton nun immer eine Dose Chappi bekommt, nach einem tiefen Ton aber einen Elektroschock, so wird sich sein Verhalten entsprechend anpassen.

Zu **(4):** Bei Reizgeneralisierung ändert sich das Verhalten ja nicht. Dasselbe Verhalten wird nur nach ähnlichen Stimuli bzw. in weiteren Situationen ebenfalls gezeigt.

Zu **(5):** „Shaping" (to shape, engl. = formen, gestalten): Therapietechnik, bei der schrittweise ein Verhalten neu aufgebaut oder verändert wird.

H98   **!**

Frage 1.275: Lösung E

Zu **(A):** Diskriminationslernen: Unterscheidungslernen zwischen ähnlichen Stimuli, z.B. in der Klassischen Konditionierung. Man kann das Pawlowsche Experiment so abwandeln, dass dem Hund nach einem Glockenton der Höhe 400 Hz Futter gegeben wird, nach 1200 Hz aber ein E-Schock. Der Erfolg wäre eine Reizdiskrimination zwischen den unterschiedlich hohen Tönen.

Zu **(B):** Klassische Konditionierung: grundsätzliches, einfaches Lernverhalten, bei dem ein bis dahin neutraler Umweltreiz durch die mehrmalige Kopplung mit einem angeborenen Reflex später auch alleine die Reaktion auslösen kann. Klassisches Beispiel der klassischen Konditionierung ist der Speichelfluss nach einem Glockenton bei Hunden.

Zu **(C):** Konditionierung höherer Ordnung: Auf eine klassisch konditionierte Reaktion wird noch eine weitere Stufe aufgepfropft. Der Glockenton beim Pawlowschen Hund wird nun mit einem Lichtblitz gepaart, bis der Lichtblitz auch alleine den Speichelfluss auslöst.

Zu **(D):** Lernen am Modell: Nachahmung von positiv bewerteten Personen, die mit ihrem Verhalten Erfolg haben.

Zu **(E):** Operante Konditionierung: Belohnung von erwünschtem und Löschung (oder Bestrafung) von unangemessenen Verhaltensweisen. Ein Token-Programm, d.h. Münzverstärkungssystem, gehört zum Bereich dieser Lernart.

H00   **!!**

Frage 1.276: Lösung A

Zu **(A):** Operantes Konditionieren: Positive Konsequenzen erhöhen die Auftretenswahrscheinlichkeit eines Verhaltens, negative erniedrigen sie. In diesem Fall wirkt der Summton als negativer Verstärker (Strafe) für falsche Körperhaltung.

Zu **(B)**: Reaktionsgeneralisierung: Verallgemeinerung einer Reaktion, die nun in unterschiedlichen Situationen gezeigt wird.

Zu **(C)**: Reizgeneralisation: Verallgemeinerung von einem Reiz auf ähnliche Reize, die nun dieselbe Reaktion bei einem Individuum auslösen.

Zu **(D)**: Reizkontrolle: Verhaltenstherapeutische Technik, bei der gelernt wird, auslösende Reize für ein Fehlverhalten oder Ängste zu kontrollieren.

Zu **(E)**: Signallernen (= Klassisches Konditionieren): Eine natürliche Reaktion wird mit einem neutralen Stimulus gepaart, bis dieser die Reaktion gleichfalls auslösen kann.

F00 **‼**

Frage 1.277: Lösung D

Zu **(A)** bis **(E)**:
- Klassische Konditionierung: Beim Signallernen (klassische Konditionierung) wird ein neutraler Reiz (z.B. Glockenton) zum Auslöser für eine natürliche Reaktion/Reflex (z.B. Speichelfluss). Der Einsatz von Verstärkern (Belohnung, Bestrafung) kommt hierbei gar nicht vor.
- Operante Konditionierung: Belohnungslernen. Abhängig davon, ob auf ein Verhalten eine positive oder negative Konsequenz folgt, wird dieses Verhalten in Zukunft häufiger oder seltener gezeigt.
- Shaping (to shape, engl. = formen, gestalten): Es wird schrittweise ein Verhalten aufgebaut oder verändert.
- Kontinuierliche Verstärkung: Das Verhalten wird jedesmal belohnt, wenn es auftritt.
- Intermittierende Verstärkung (Intervallverstärkung): Nur eine bestimmte Anzahl der gewünschten Verhaltensweisen wird verstärkt.
- Soziale Verstärker: Zuwendung, im Gegensatz zu materiellen Verstärkern.
- Es gibt positive/negative Verstärk**ung** und primäre/sekundäre Verstärk**er**, jedoch eigentlich keine primäre/sekundäre Verstärkung. Primäre Verstärker erfüllen unmittelbare Bedürfnisse (z.B. Hunger, Durst), sekundäre richten sich auf höhere Bedürfnisse (Lob, Geld, Zuwendung). Richtig wäre also die Abfolge: operante Konditionierung und kontinuierliche oder soziale Verstärkung bzw. sekundäre Verstärker. Dies kommt aber nicht vor. Die Frage ist damit zumindest sehr ungenau formuliert.

H88

Frage 1.278: Lösung E

Ein Kind, das einmal von einem Hund erschreckt wurde, wird nun die weitere Begegnung mit Hunden zu meiden versuchen. Dies bezeichnet man als Vermeidungslernen, weitere negative Situationen (Bestrafungen) sollen damit vermieden werden. Nach Ansicht der Verhaltenstherapeuten ist solches Vermeidungslernen eine wesentliche Grundlage vieler neurotischer Störungen.

(E) kreuzten 84% der Kandidaten richtig an.

F90

Frage 1.279: Lösung B

Zu **(A)**: Konstrukt: Hypothetische Annahme über eine innerpsychische Funktion (z.B. „Persönlichkeit", „Intelligenz"). Lernbedingungen können kein Konstrukt bilden.

Zu **(B)**: Kontingenz: Die Kontingenz der Belohnung oder Bestrafung entscheidet darüber, ob sich hierdurch ein Verhalten ändert.

Zu **(C)**: Verstärker: Gefragt wurde nach den Bedingungen des Erfolgslernens, nicht nach einem anderen Wort für Konsequenz. 65% der Kandidaten kreuzten leider (C) falsch an!

Zu **(D)**: Bedingter Reiz: gehört zum klassischen Konditionieren und nicht zum Erfolgslernen (= operantes Konditionieren).

Zu **(E)**: Strafreiz: Im Beispiel ist ja nicht von einer negativen Konsequenz die Rede.

H95

Frage 1.280: Lösung B

Zu **(A)**: Negative Verstärkung: Beendigung einer Strafsituation für das Zeigen eines angemessenen Verhaltens: Ein Straftäter wird wegen guter Führung aus dem Gefängnis entlassen.

Zu **(B)**: Gefragt wurde nach dem Schmerzverhalten: die Nichtbeachtung stellt hier natürlich eine Löschung dar.

Zu **(C)**: Bestrafung: Beginn einer unangenehmen Situation (Schelte vom Chef) oder Beendigung einer angenehmen Situation (Entlassung aus dem Arbeitsverhältnis, Beginn der Arbeitslosigkeit).

Zu **(D)**: Die Zuwendung für das Durchführen der Therapieplanaktivitäten wäre eine positive Verstärkung gewesen, aber danach wurde ja nicht gefragt, sondern nach dem Schmerzverhalten.

Zu **(E)**: Kognitive Umstrukturierung: Unser Verhalten wird im wesentlichen dadurch beeinflusst, was wir über uns selbst denken. Insbesondere Depressionen und Ängste werden durch solche Denkschemata verursacht: „Die anderen mögen mich nicht", „Immer mache ich alles verkehrt". Mit dem kognitiven Umstrukturieren werden solche negativen Gedankengänge („Ich schaffe das Physikum sowieso nicht, das begreife ich nie …") durch positive ersetzt („Ich kann viele dieser Fragen jetzt schon ganz gut beantworten").

H90

Frage 1.281: Lösung A

Zu **(1):** Klar, denn man möchte nur ungern wieder bestraft werden. Deshalb kommt es so oft zu langanhaltendem Vermeidungslernen und neurotischen Verhaltensweisen.
Zu **(2):** Es ist genau umgekehrt: Unregelmäßig verstärktes Verhalten ist löschungsresistenter.
Zu **(3):** Auch bei der klassischen Konditionierung kommt es zur Löschung.
74% aller Kandidaten haben diese Frage richtig beantwortet!

H97

Frage 1.282: Lösung E

Die Frage ist leicht zu beantworten, wenn Sie an ein praktisches Beispiel denken, etwa den Pawlowschen Hund, den Sie bestimmt kennen. Die unkonditionierte Reaktion ist ein Reflex, z.B. der Speichelfluss beim Geruch oder Anblick von Essen, der konditionierte Reiz ist der Glockenton. Wodurch lässt sich die Löschung des klassisch konditionierten Speichelflusses verhindern?
Zu **(A):** Bestrafung, ein Begriff, der ohnehin nicht aus dem Gebiet der klassischen Konditionierung stammt (sondern dem operanten Konditionieren zuzuordnen ist), ist sicherlich nicht dazu geeignet, diese erlernte Reaktion zum Verschwinden zu bringen.
Zu **(B):** Gegenkonditionierung (reziproke Hemmung): Der bisher angstauslösende Reiz wird mit einer angenehmen Situation gepaart, bis die Person ihre Angst allmählich verlernt. Beispiel: Ein Kind mit Spinnenphobie bekommt sein Lieblingsgetränk und sein Lieblingseis und beschaut sich derweil in Anwesenheit einer sehr liebevollen Therapeutin ein Buch über Spinnen. Das schafft eine neue Konditionierung und verhindert nicht die Löschung.
Zu **(C):** Primäre Verstärkung: Es gibt positive und negative Verstärkung und primäre und sekundäre Verstärker, jedoch keine primäre Verstärkung.
Zu **(D):** Stimuluskontrolle: Kontrolle des Reizes, der ein Verhalten auslöst.
Zu **(E):** Hiermit wiederholt man den Konditionierungsvorgang und verfestigt damit das gelernte Verhalten. In der Tat würde das eine Extinktion verhindern.

F97

Frage 1.283: Lösung E

Derartig theoretische Fragen erklärt man sich selbst am besten an einem Beispiel: Der kleine Erwin hat zum Geburtstag einen Teddybären (neutraler Stimulus) bekommen, kurz danach kommt ein Gewitter und der Blitz schlägt ins Haus ein (unkonditio-

nierter Stimulus, der reflexhaft Panik auslöst). Seitdem hat Erwin Angst vor dem Teddy, der jetzt einen konditionierten Stimulus darstellt – eine klassisch konditionierte Reaktion. Wie könnte man diese Angst löschen (Extinktion)?
Zu **(A):** Durch das Vermeiden des Teddybären würde er die Angst nicht verlernen können, sondern sie würde bestehen bleiben und sich möglicherweise sogar auf alle anderen Kuscheltiere generalisieren.
Zu **(B):** Eine erneute Konfrontation mit dem unkonditionierten Stimulus (Blitzschlag) dürfte bestenfalls eine weitere Konditionierung erzeugen.
Zu **(C):** Eine Änderung der Verstärkerkontingenzen wäre zwar prinzipiell schön, ist aber hier indiskutabel, da wir von einem Beispiel aus dem Bereich der klassischen Konditionierung reden. Verstärker gibt es jedoch nur bei operanter Konditionierung.
Zu **(D):** Bestrafung, auch ein Begriff aus der operanten Konditionierung, führt ganz sicher nicht zur Löschung. Oft wird nur Reaktanz erzeugt (s.o.).
Zu **(E):** Die Koppelung zwischen konditioniertem (Angst vor dem Teddy) und unkonditioniertem Stimulus (Blitzschlag) muss aufgehoben werden. Das würde zur Löschung führen. Hierzu würde es schon reichen, wenn der Teddy zunächst einmal nicht mehr in den tiefsten Tiefen der Spielzeugkiste verschwindet, sondern fortan in der Ecke des Wohnzimmers steht und Erwin lernt, dass Teddybären in der überwiegenden Mehrzahl der Fälle keine Schuld an der Entstehung eines Gewitters haben.

F00

Frage 1.284: Lösung E

Zu **(A):** Biofeedback (feedback, engl. = Rückmeldung): Angestrebt wird eine willkürliche Kontrolle über normalerweise schwer beeinflussbare vegetative Körperfunktionen, indem man diese für den Patienten über einen Monitor sichtbar oder akustisch hörbar macht. Beeinflusst werden können z.B. Herzfrequenz, Blutdruck, Tonus der glatten Muskulatur usw. Dies dürfte beim Autofahren eher schwierig durchzuführen sein.
Zu **(B):** Diskriminationstraining: Unterscheidungslernen zwischen ähnlichen Stimuli, z.B. in der klassischen Konditionierung. Man kann das Pawlowsche Experiment so abwandeln, dass dem Hund nach einem Glockenton der Höhe 400 Hz Futter gegeben wird, nach 1200 Hz aber nicht. Der Erfolg wäre eine Reizdiskrimination zwischen den unterschiedlich hohen Tönen.
Zu **(C):** Reiz- bzw. Stimuluskontrolle: Kontrolle des Reizes, der ein Verhalten auslöst. Hierdurch kann beim Probanden eine Verhaltensänderung ausgelöst werden, indem man den Stimulus gezielt nur zu bestimmten Zwecken einsetzt.

Zu **(D):** Selbstverstärkung: Verhaltenstherapeutische Technik. Das neu zu erlernende Verhalten belohnt sich die Person selbst. Beispiel: Als Anreiz zum Abnehmen werden Kleidungsstücke gekauft, die schon in der Wunschgröße sind und erst nach dem Abspecken so richtig gut sitzen.

Zu **(E):** Systematische Desensibilisierung ist eine psychotherapeutische Methode, konditionierte Verhaltensweisen zu löschen. Grundannahme dieser Therapie von Ängsten ist, dass natürlicherweise körperliche Entspannung und ängstliche Erregung nicht gleichzeitig bestehen können. Hierzu werden die „Progressive Muskelentspannung" nach Jakobson und das „Autogene Training" genutzt. Der Patient verlernt seine Ängste wieder.

H00

Frage 1.285: Lösung E

Zu **(A)** und **(D):** Lerninhalte behindern die Speicherung weiterer Informationen. Man unterscheidet: Proaktive Hemmung (ein Lernvorgang behindert den darauf folgenden) und retroaktive Hemmung (ein Lernvorgang behindert den zurückliegenden, insbesondere wenn der neue Lernvorgang in die Phase zwischen Speicherung und Reproduktion des zurückliegenden fällt).

Zu **(B):** Reaktionsgeneralisierung: Verallgemeinerung einer Reaktion, die nun in unterschiedlichen Situationen gezeigt wird.

Zu **(C):** Reizgeneralisation: Verallgemeinerung von einem Reiz auf ähnliche Reize.

Zu **(D):** Retroaktive Hemmung: Ein Lernvorgang behindert das Behalten des zurückliegenden Wissenserwerbs.

Zu **(E):** Gegenkonditionierung (reziproke Hemmung): Der bisher angstauslösende Reiz wird mit einer angenehmen Situation gepaart, bis die Person ihre Angst allmählich verlernt. Beispiel: Ein Kind mit Spinnenphobie bekommt sein Lieblingsgetränk und sein Lieblingseis und beschaut sich derweil in Anwesenheit einer sehr liebevollen Therapeutin ein Buch über Spinnen. Diese reziproke Hemmung ist auch Grundlage der systematischen Desensibilisierung.

F96

Frage 1.286: Lösung E

Zu **(1):** Das Verhalten attraktiver Modelle wird eher nachgeahmt als das von Leuten, die man nicht so hübsch findet.

Zu **(2):** Der Lernende muss natürlich glauben, dass auch er selbst mit dem nachgeahmten Verhalten Erfolg haben wird. Deshalb versuche ich so selten, Rambo oder Conan nachzuahmen.

Zu **(3):** In der Tat würden es meine Kollegen wohl eher belächeln, wenn ich versuchen würde, mich wie Rambo zu verhalten.

Zu **(4):** Eine Binsenweisheit: In total übermüdeten oder aber in völlig übererregtem Zustand lernt man generell schlechter. Zur theoretischen Erklärung können Sie hier das Modell von Yerkes und Dodson heranziehen, die umgekehrt U-förmige Beziehung zwischen Aktivation und Leistung.

H91

Frage 1.287: Lösung E

Zu **(1)–(4):** Alle genannten Aussagen sind richtig. Im Prinzip gilt alles, was Sie über operantes Konditionieren gelernt haben auch für das Modell-Lernen. 89% der Kandidaten haben (E) richtig angekreuzt.

F97

Frage 1.288: Lösung A

Bandura wies schon vor rund 50 Jahren darauf hin, dass insbesondere Modell-Lernen erhebliche Auswirkungen auf unser Verhalten hat. Ein Großteil unserer Verhaltensweisen haben wir dadurch erlangt, dass wir das Verhalten anderer Menschen kopieren.

Zu **(1):** Das Verhalten eines Modells, welches Erfolg mit seinen Handlungen hatte, wird eher abgekupfert, als dasjenige eines Modells, das damit Schiffbruch erlitten hat.

Zu **(2):** Positiv beurteilte Modelle werden in der Regel lieber nachgeahmt. Es handelt sich aber nicht um eine notwendige Voraussetzung. Mitunter ahmen Kinder z. B. auch Verhaltensweisen des verhassten Stiefvaters nach, der sie nur schlägt und misshandelt (Machtnachahmung).

Zu **(3):** Das Modell muss nicht direkt beobachtbar sein. Menschen sind in der Lage auch aus mündlichen Erzählungen oder Berichten, Büchern und Hörspielen zu lernen.

H88

Frage 1.289: Lösung A

Zu **(1)** und **(3):** Richtige Aussagen, siehe Lerntext I.36 Lernarten.

Zu **(2)** und **(4):** Entspricht dem direkten Lernen am Erfolg.

Zu **(5):** Entspricht dem Lernen durch Einsicht.

1.4.3 Kognition

---Lernen durch Einsicht————————I.37┐

Sie sitzen ja immer noch brav hier, mit dem schwarzen Büchlein vor Ihrer Nase und lernen etwas über das Lernen. Nun, welche Lernart ist das denn, die Sie hier gerade so schön vorführen? Klassische Konditionierung? Nein, keine Bindung an einen Reflex in Sicht, es sei denn der Anblick der vielen Fragen erzeugt bei Ihnen schon einen reflektorischen Schluckauf. Belohnungslernen? Vielleicht, aber das viele Geld, das Sie später einmal verdienen werden, wenn Sie das Physikum bestehen, ist heute noch Lichtjahre entfernt. Modelllernen? Nun gut, die Kommilitonen lernen zwar auch, aber erklärt das wirklich Ihr Verhalten?

Lernen durch Einsicht:
Beim Beantworten der IMPP-Fragen verlassen uns die bisherigen Lerntheorien und wir sind daher gezwungen, noch eine weitere anzufügen, die allerdings nicht nur für das sture Auswendiglernen anatomischer Einzelheiten und psychologischer Theorien gilt: das **kognitive Lernen** oder **Lernen durch Einsicht**. Sie versuchen diese psychologischen Theorien zu verstehen, eine direkt sichtbare Verhaltensänderung ergibt sich dadurch zwar nicht, dennoch haben Sie aber etwas gelernt, das Sie später wieder reproduzieren können. Lerntheorien wie die klassische und die operante Konditionierung suggerieren, dass Lernprozesse lediglich Verhaltensänderungen verursachen. Bei höheren Säugern hinterlassen diese Lernprozesse aber auch veränderte Denkstrukturen, mit deren Hilfe in ähnlichen Situationen sehr viel leichter gelernt wird. Im Experiment von **Tolman** zum Beispiel können Ratten, die es gelernt haben, durch ein Labyrinth zum Futter zu finden, viel schneller durch ein spiegelbildlich aufgebautes Labyrinth zum Futter kommen, als solche Ratten, die nicht vorher gelernt haben, durch das erste Labyrinth zu finden.
Es geht hierbei also nicht um reine Verhaltensänderungen, sondern mehr um das kognitive Verstehen von logischen Zusammenhängen, insbesondere von kausalen Ursache-Wirkungsmechanismen, um den Ablauf dieser Welt vorhersagbar zu machen, was dem Individuum wiederum einen Vorteil sichert. Auch Bewertungen, innere Modelle und Erwartungen können nicht mehr mit Konditionierungstheorien allein erklärt werden, sondern sind ein Prozess des kognitiven Lernens. Mit solchen höheren Lernprozessen beschäftigen sich u.a. die Modelle zur Erklärung von Intelligenz.

F87

Frage 1.290: Lösung E

Zu **(1):** „Lernen am Erfolg" ist nur durch Versuch und Irrtum möglich. „Lernen durch Einsicht" macht einen Versuch in vielen Fällen überflüssig, da der „Irrtum" durch Einsicht vorweggenommen werden kann.
Zu **(2):** Je mehr Irrtümer durch Einsicht vorhergesehen werden können, desto weniger Versuche müssen gemacht werden: Also kann das Einüben eingeschränkt werden.
Achtung: Nur 50% kreuzten (E) richtig an. 28% hielten (C) für richtig.

---Intelligenz————————————I.38┐

Das Konzept der Intelligenz geht ursprünglich auf **A. Binet** (1857–1911) zurück. Um analog zum körperlichen Entwicklungsgrad von Kindern auch ein Maß für die geistige Entwicklung zu haben, entwickelte er eine große Anzahl von Testaufgaben mit ansteigendem Schwierigkeitsgrad (Labyrinthe, Perlen auffädeln, Figuren abzeichnen, Worte nachsprechen). **Stern** (1912) entwickelte das Konzept weiter und berechnete dann erstmals den Quotienten, der dem IQ seinen Namen gab:

$$\text{Intelligenzquotient} = \frac{\text{Intelligenzalter}}{\text{Lebensalter}} \cdot 100$$

Pro gelöster Aufgabe vergab er zwei Monate **Intelligenzalter** und berechnete dann die Differenz zwischen Intelligenz und wahrem Lebensalter. Ein 7-jähriges Kind, das 48 Aufgaben richtig löste, hätte demnach $((48 \cdot 2) : 84) \cdot 100 = 114$ einen IQ von 114. Dementsprechend liegt der Mittelwert bei 100, wenn das Intelligenzalter dem Lebensalter entspricht. Intelligenzquotienten unter 100 sind retardiert und über 100 akzeleriert. Bei Erwachsenen wird die Berechnung dieses klassischen Intelligenzquotienten sinnlos: „Ein 70-Jähriger, der die Leistung eines 93-Jährigen erbringt", wäre kein sinnvoller Vergleich. Daher führte Wechsler das Konzept des **Abweichungs-IQ** ein. Dieser besagt etwas über die relative Position eines Individuums im Vergleich mit seiner Altersgruppe. Grundlage ist die Normierung eines Intelligenztests und die Berechnung der Standardwerte. Durch Transformation des Testergebnisses eines Probanden in einen Standardwert (IQ, IST-Z-Wert, T-Wert, C-Wert) lässt sich aussagen, ob der Proband gut oder schlecht abgeschnitten hat. Ein 10jähriger mit einem IQ von 130 muss also weniger (oder leichtere) Aufgaben richtig lösen als ein 25jähriger mit demselben IQ.

Intelligenztheorien:

Eine einheitliche Theorie über das Konstrukt Intelligenz gibt es nicht. Verschiedene Wissenschaftler entwickelten in den letzten Jahrzehnten unterschiedliche Modellvorstellungen über dieses offenkundig mehrfaktorielle Persönlichkeitsmerkmal. Da hieraus unterschiedliche Tests resultierten, ist es durchaus gewöhnlich, dass verschiedene Testverfahren zu erheblich unterschiedlichen Resultaten bei demselben Probanden kommen können. Diese Unsicherheit über das Wesen der Intelligenz wurde gekrönt durch die operationale Definition von **Boring**, der schlichtweg aussagte: *„Intelligenz ist das, was der Intelligenztest misst."*

Folgende Theorien werden vom IMPP abgefragt:
- **Spearmans** Zweifaktorentheorie (1927):
  a) Generalfaktor der Intelligenz (*g-Faktor*)
  b) Mehrere spezifische Faktoren (*s-Faktoren*)
- **Cattell** unterschied:
  a) Flüssige Intelligenz (*„fluid intelligence"*, logisches Denkvermögen)
  b) Verfestigte Intelligenz (*„crystallized intelligence"*, bildungsabhängig)
- **Thurstones** 7-Faktoren-Theorie (1938):
  Ein faktorenanalytisch berechnetes Modell der Intelligenzdimensionen:
  a) Wortverständnis
  b) Wortflüssigkeit
  c) Rechenfertigkeit
  d) Schlussfolgerndes Denken (*„reasoning"*)
  e) Auffassungsgeschwindigkeit
  f) Räumliches Vorstellungsvermögen
  g) Merkfähigkeit
- **Guilford** (1967) entwickelte ein weiteres Modell der Intelligenz aus einer dreidimensionalen Matrix von $5 \cdot 6 \cdot 4 = 120$ Faktoren:

Operations-formen	Produkte	Inhalte
Kognition	Einheiten	figural
Merkfähigkeit	Klassen	symbolisch
divergentes Denken	Beziehungen	semantisch
konvergentes Denken	Systeme	Verhalten
Bewertung	Transformationen Implikationen	

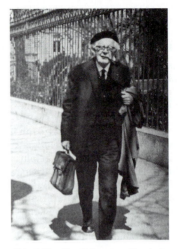

Abb. 1.**16**   Der Schweizer Psychologe J. P. Piaget entdeckte, dass die Intelligenz von Kindern sich schon von Geburt an immer weiter fortentwickelt.

Entwicklung der Intelligenz:

Piaget beschrieb die Intelligenzentwicklung bei Kindern in fünf Phasen:

1. **Sensomotorische Intelligenz** (Geburt bis 2 Jahre): reflexartige Verhaltensweisen, unbewusste Verknüpfung von Mittel und Zweck, aktives Experimentieren, spontanes Erfinden.
2. **Vorbegrifflich-symbolisches Denken** (2–4 Jahre): Entscheidend ist das Entstehen von Vorstellungen und innerer Nachahmung. Das Denken ist sehr egozentrisch und stark am Konkreten, Realistischen orientiert. Symbolfunktionen werden erlangt (Voraussetzung für den Spracherwerb).
3. **Anschauliches Denken** (4–7 Jahre): Das Denken erfolgt in Vorstellungen dem tatsächlichen Ablauf der Dinge. Es ist eingleisig und phänomengebunden.   Vordergründig-aufdringliche Aspekte können noch nicht durch theoretische Beziehungen aufgelöst werden (gleiche Menge von Perlen in einem schmalen und breiten Gefäß wird nicht als gleich erkannt).
4. **Konkrete Denkoperationen** (7–12 Jahre): Das Kind berücksichtigt verschiedene Beziehungen bei einem Problem. Denkvorgänge werden reversibel. Logisch arithmetische Operationen (Addition, Subtraktion) werden verstanden, wenn sie konkreten Charakter haben.
5. **Formale Denkoperationen** (ab 12. Lebensjahr): Denkoperationen werden unabhängig vom Gegenständlichen. Die Richtigkeit eines Gedankenganges muss nicht mehr in der Realität geprüft werden. Kombinationen können gedanklich systematisch durchgespielt werden. Begriffe wie „Wahrscheinlichkeit" oder „Zufall" werden verstanden.

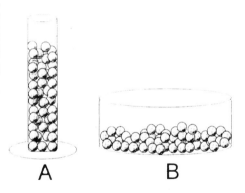

Abb. 1.17 Mengenverständnis. Auf die Frage: „In welchem Glasgefäß sind die meisten Murmeln?" werden Kinder in der Regel auf das höhere Gefäß A deuten. Das entspricht der Phase des anschaulichen Denkens nach Piaget.

Intelligenz-Tests:
Es können **power-Tests** mit ansteigendem Schwierigkeitsgrad der Aufgaben ohne Zeitbegrenzung von **speed-Tests** mit etwa gleichem Schwierigkeitsgrad aber knapper Zeitbegrenzung unterschieden werden. Die gebräuchlichsten Tests sind:

- **HAWIE-R**: Hamburg-Wechsler Intelligenztest für Erwachsene (R = revidierte Form); HAWIK-R: derselbe für Kinder, HAWIVA: Hannover-Wechsler Intelligenztest für das Vorschulalter. Alle Wechsler-Tests sind unterteilt in einen **Verbalteil** (sprachlich-theoretische Intelligenz)

und einen **Handlungsteil** (praktisch konkrete Intelligenz). Der Test hat sowohl power- wie auch speed-Aufgaben und gibt ein Leistungsprofil aus 11 Untertests: Allgemeines Wissen, Allgemeines Verständnis, Zahlennachsprechen, Rechnerisches Denken, Gemeinsamkeiten-finden, Wortschatz, Zahlen-Symbol-Test, Bilderordnen, Bilderergänzen, Mosaik-Test, Figurenlegen.

- **IST**: Intelligenz-Struktur-Test nach Amthauer, auch **IST 70** und **IST-2000**. Angelehnt an die Theorie von Thurstone mit insgesamt 9 Untertests: Satzergänzung, Wortauswahl, Analogien, Gemeinsamkeiten, Merkaufgaben, Rechenaufgaben, Zahlenreihen, Figurenauswahl, Würfelaufgaben. Im Handbuch werden berufstypische Intelligenzprofile angegeben.

- **LPS**: Leistungsprüfsystem, als Kurzform auch als **PSB** (Prüfsystem für Schul- und Bildungsberatung) von Horn. Gleichfalls eng an die 7-Faktoren-Theorie von Thurstone angelehnt. Insgesamt 15 Untertests, ausschließlich unter Zeitdruck durchgeführt, die später folgenden Skalen zugeordnet werden: Allgemeinbildung, Denkfähigkeit, Worteinfall, Technische Begabung, Ratefähigkeit, Wahrnehmungstempo.

- **PMT**: Progressiver Matrizen Test von Raven als „Coloured", „Standard" oder „Advanced Progressive Matrices" für verschiedene Altersstufen. Diese power-Tests gelten als sprachfrei und sollen unabhängig von Kultur- oder Bildungseinflüssen nur den g-Faktor von Spearman erfassen.

H89

Frage 1.291: Lösung D

Zu **(1):** Bei der Testnormierung müssen für jede Altersgruppe Mittelwert, Standardabweichung und Standardwerte (IQ-Werte) berechnet werden. Der mittlere IQ beträgt definitionsgemäß immer 100, sonst wären die Intelligenzquotienten von Probanden verschiedenen Alters oder von denselben Probanden bei Längsschnittuntersuchungen nicht vergleichbar.
Zu **(2):** Der klassische IQ von Stern, berechnet aus dem Quotienten zwischen Intelligenz- und Lebensalter, nahm tatsächlich unterschiedliche Werte an. Rechnen Sie es einmal nach für einen Sechs- und einen 53-Jährigen, die beide drei Jahre unter ihrem Intelligenzalter sind. Das Kind erreicht bei gleicher Differenz (3 Jahre) einen IQ von 150, der Erwachsene von 105. Dieser Mangel führte zur Entwicklung des Abweichungs-IQ.
Zu **(3):** Der Abweichungs-IQ setzt eine Normierung an einer Eichstichprobe voraus. Der klassische IQ

wird nur an Einzelfällen berechnet. Eine Überführung ist daher nicht möglich.
Zu **(4):** Der klassische wie auch der Abweichungs-IQ beziehen beide die Testleistung eines Individuums auf sein Alter. Beim HAWIE z.B. gibt es Normwerte, die streng nach Alter geordnet sind. Nur der Abweichungs-IQ erlaubt aber Vergleiche über das Alter hinweg.
Nur 32% der Studenten konnten diese Aufgabe richtig lösen.

F97

Frage 1.292: Lösung D

Zu **(1):** Zum einen kann man nie sicher sein, dass der Proband sich wirklich maximal angestrengt hat und ob er an diesem Tag (aufgrund des grippalen Infektes, den er seit Wochen mit sich herumschleppt und der gestern abend mit viel Grog bekämpft wurde) seinen intellektuellen Leistungshöhepunkt zum Testzeitpunkt überhaupt erreichen konnte. Zum anderen kann der Test unter Umständen auch einen Decken- oder Bodeneffekt zeigen, d.h. der IQ-Test kann zu leicht oder zu schwer für den Probanden gewesen sein. Zum dritten kann der Proband sein intellektuelles Maximum in seiner persönlichen Lebensgeschichte bei Testung von Kindern noch vor sich haben bzw. bei Testung von alten Menschen bereits weit hinter sich gelassen haben. Wir wissen also nicht, ob das Testergebnis das maximale Leistungsvermögen widerspiegelt.

Zu **(2)**: Das Ergebnis des IQ-Tests gibt einen (ungefähren) Kennwert für die aktuelle kognitive Leistungsfähigkeit.

Zu **(3)**: Der Begriff „Abweichungs-IQ" bedeutet, dass das Ergebnis sich immer nur auf eine genau definierte Altersklasse bezieht. Bei fast allen Intelligenztests gibt es daher Normtabellen, die jeweils nur für bestimmte Altersbereiche gelten.

49 % fanden die richtige Lösung, aber ganze 33 % der Prüflinge hielt stattdessen (C) für richtig.

H95

Frage 1.293: Lösung C

Zu **(1)** und **(2)**: Der Sohn ist möglicherweise intelligenter als der Vater, wenn wir vergessen, dass Tests ohnehin einem Messfehler unterliegen und so geringe Abweichungen kaum aussagefähig sind. Völlig falsch ist in beiden Aussagen aber das Wort „trotz", da sich die Ergebnisse des HAWIE immer nur auf eine Normierungsstichprobe für einen bestimmten Altersbereich beziehen. Auch ein Fünfjähriger könnte deshalb einen IQ von 118 erzielen.

Zu **(3)**: Zur Gliederung des IQ-Bereiches siehe Lerntext I.38 Intelligenz.

H91

Frage 1.294: Lösung B

Zu **(1)**: Die Berechnung des klassischen IQ nach dieser Formel wird beim HAWIE **nicht** durchgeführt.

Zu **(2)**: Alle Wechsler-Tests haben einen Handlungs- und einen Verbalteil (HAWIE, HAWIK, HAWIVA).

Zu **(3)**: Standardwerte können **immer** in Prozentränge umgerechnet werden.

H90

Frage 1.295: Lösung C

Der klassische IQ berechnet sich aus: Intelligenzalter (9 Jahre) geteilt durch Lebensalter (6 Jahre) mal 100 gleich IQ von 150.

H95

Frage 1.296: Lösung A

Zu **(1)**: Diese Aussage ist richtig und u.a. davon abhängig, wie fortbildungsbereit ein Individuum im Lauf seines Lebens war bzw. im Alter noch ist.

Zu **(2)**: Altern ist zwar ein genetisch festgelegter Begriff, es gibt Menschen, die biologisch früh und andere, die biologisch spät altern. Es kommt jedoch nicht zu einem Abbau in allen kognitiven Bereichen. Allgemeinwissen, Urteilsfähigkeit und Menschenkenntnis bleiben oft bis ins hohe Alter erhalten. Reaktionsschnelligkeit, geistige Flexibilität, Wahrnehmungsgeschwindigkeit und einige Gedächtnisfunktionen dagegen verschlechtern sich.

Zu **(3)**: Kristalline („crystallized") Intelligenz: Schulwissen und Allgemeinbildung. Flüssige („fluid") Intelligenz: allgemeines Denkvermögen, Problemlösefähigkeit. Im Alter verschlechtert sich eher die flüssige Intelligenz.

F94

Frage 1.297: Lösung A

Zu **(1)**: Das Ergebnis eines Intelligenztests ist immer nur aussagefähig in bezug auf die Vergleichsgruppe Gleichaltriger. Wie gut oder wie schlecht ein Siebenjähriger im Test abgeschlossen hat, muss man durch Verrechnung des Rohwertes in Standardwerte aus der entsprechenden Tabelle z.B. des HAWIK (Hamburg-Wechsler Intelligenztest für Kinder) für die Normierungsstichprobe der Siebenjährigen heraussuchen. Für Erwachsene werden Altersgruppen der Einfachheit halber zu Klassen zusammengefasst (30–39 Jahre, 40–49 Jahre, usw.).

Zu **(2)**: Das Entwicklungsalter ist ein Begriff aus den ersten Ansätzen der Intelligenztests, es ergibt sich im Prinzip erst aus dem Ergebnis des Tests und ist daher vorher als Information über den Probanden noch gar nicht vorhanden. Abhängig von der Anzahl der in einem Test richtig gelösten Aufgaben wurde früher ein Entwicklungsalter berechnet und in Relation zum wahren Lebensalter gesetzt.

Zu **(3)**: Auch Schulbildung wird nicht als Vorinformation zur Bestimmung des IQ benötigt. Im Gegenteil benutzt man das Ergebnis des Intelligenztests häufiger dazu, um Ratschläge für die weitere Schullaufbahn zu geben.

H99 **!!**

Frage 1.298: Lösung C

Klassischer IQ: Pro gelöster Aufgabe eines Intelligenztests wird eine festgelegte Anzahl von Monaten „Intelligenzalter" vergeben und später die Differenz zwischen Intelligenz und Lebensalter berechnet. Das Modell geht davon aus, dass Intelligenz parallel zum Lebensalter stetig anwächst. Eine solche Berechnung ist schon bei Kindern etwas krumm und wird bei Erwachsenen natürlich schnell völlig sinnlos.

Abweichungs-IQ: relative Position eines Individuums bezüglich seiner Altersgruppe. Grundlage ist die Normierung eines Intelligenztests und die Berechnung der Standardwerte. Jede getestete Person wird dann mit dem Mittelwert der Ergebnisse gleichaltriger Probanden aus der Eichstichprobe verglichen. Der IQ sagt dann lediglich aus, ob die getestete Person besser oder schlechter als dieser Mittelwert abschneidet.

Zu **(A):** Diese Aussage trifft nur auf den klassischen IQ zu (s.o.)

Zu **(B):** Diese Aussage trifft nur auf den Abweichungs-IQ zu (s.o.). Varianz ist übrigens eine Größe zur Charakterisierung der Streuung von Einzelmesswerten um einen Mittelwert herum und lässt sich aus der Standardabweichung (mittlere Abweichung) berechnen.

Zu **(C):** Der Abweichungs-IQ nimmt sowieso Bezug auf die Altersnormierung (s.o.). Für die Berechnung des klassischen Intelligenzquotienten muss allerdings auch eine Altersnormierung durchgeführt werden, um zu entscheiden, wieviel Monate Intelligenzalter einer Aufgabe zugeordnet werden können.

Zu **(D):** Die Nominalskala beinhaltet lediglich einfache Zuordnungen ohne Beziehungen zwischen den Kategorien. Die Ordinalskala verlangt eine Rangordnung zwischen den Daten. Das Intervallskalenniveau setzt gleiche Abstände zwischen den einzelnen Skaleneinheiten voraus, es muss jedoch keinen absoluten Nullpunkt geben, einen willkürlich festgesetzten gibt es meist schon (z.B. Uhrzeit). Die Verhältnisskala, auch als Rational- oder Proportionalskala bezeichnet verlangt gleich große Abstände zwischen den Skalenwerten und einen absoluten Nullpunkt. Intelligenzquotienten haben kein Verhältnisskalenniveau, sondern bestenfalls Intervallskalenniveau.

Zu **(E):** Diese Aussage trifft nur auf den klassischen IQ zu.

H92

Frage 1.299: Lösung D

Zu **(1):** 68 Prozent haben Werte im IQ-Durchschnittsbereich 85–115.

Zu **(2):** Der durchschnittliche IQ (Mittelwert) beträgt 100.

Zu **(3):** Ein Zehnjähriger, der 20 Aufgaben in einem Intelligenztest löst, hat einen viel höheren IQ als ein 20jähriger, der dieselbe Anzahl von Aufgaben löst.

F99 **!**

Frage 1.300: Lösung E

Zu **(A):** Cattell unterschied: flüssige Intelligenz (*„fluid intelligence"*, logisches Denkvermögen) und verfestigte Intelligenz (*„crystallized intelligence"*, bildungsabhängiges Schulwissen etc.). Unser Ultra-Kurz-Intelligenz-Test: Schütteln Sie jetzt mal vorsichtig ihren Kopf und achten Sie darauf, ob's plätschert oder klappert, dann wissen Sie, welche der beiden IQ-Arten bei Ihnen mehr ausgeprägt ist. Aber bitte dabei nichts überschwappen lassen.

Zu **(B):** Spearmans Zweifaktorentheorie der Intelligenz (1927): Generalfaktor der Intelligenz (g-Faktor) und mehrere Spezifische Faktoren (s-Faktoren). Meiner Meinung nach fehlt einigen Politikern der Generalfaktor der Intelligenz völlig, aber das ist meine ganz persönliche Ansicht.

Zu **(C):** Guilford (1967) entwickelte ein weiteres Modell der Intelligenz aus einer dreidimensionalen Matrix von $5 \times 6 \times 4 = 120$ Faktoren: Operationsformen (Kognition, Merkfähigkeit, divergentes Denken, konvergentes Denken, Bewertung), Produkte (Einheiten, Klassen, Beziehungen, Systeme, Transformationen, Implikationen) und Inhalte (figural, symbolisch, semantisch, Verhalten).

Zu **(D):** Jäger lehnte sich eng an das Modell von Thurstone an und war an der Entwicklung des Wilde-Intelligenz-Tests beteiligt. Das muss ein echt naturkundlich orientiertes Team gewesen sein, der Jäger und der Wilde.

Zu **(E):** Thurstones 7-Faktoren-Theorie (1938): Ein faktorenanalytisch berechnetes Modell der Intelligenzdimensionen: a) Wortverständnis, b) Wortflüssigkeit, c) Rechenfertigkeit, d) schlussfolgerndes Denken (*„reasoning"*), e) Auffassungsgeschwindigkeit, f) räumliches Vorstellungsvermögen und g) Merkfähigkeit.

H91

Frage 1.301: Lösung A

Begriffsbildung gehört nicht dazu. Das hatten nur 40% der Prüfungskandidaten richtig. Viele tippten auf (C) Gedächtnis, was leider falsch war.

F90

Frage 1.302: Lösung A

Flüssige Intelligenz gehört zum Intelligenzmodell von Cattell, nicht zu Thurstone.

H94   F92

Frage 1.303: Lösung E

Spearman unterscheidet einen General- und mehrere spezifische Faktoren der Intelligenz. Die s-Faktoren sind voneinander unabhängig. Der Gesamt-IQ berechnet sich aus dem g- und den s-Faktoren.

H96

Frage 1.304: Lösung B

Zu **(1)**: Die Intelligenz im Alter unterliegt weniger einem Abbau als viel mehr stigmatisierenden Vorurteilen. Im Grunde genommen nimmt nur die Reaktionsschnelligkeit im Alter ab; auch alte Leute können hohe Intelligenzquotienten erreichen, wenn man ihnen einfach etwas mehr Zeit für die Lösung als jungen Menschen gibt.

Zu **(2)**: Schon einige Wochen, die ein Patient mit mangelnder Stimulation im Krankenhaus verbringt, verringern die kognitive Leistungsfähigkeit. Jahrelanges funktionsloses Herumvegetieren nach der Pensionierung lässt den Intelligenzquotienten dann erst recht immer weiter absinken. Deshalb sind Schlagworte wie „Aktivierung im Alter" oder „Hirnjogging" heute sehr beliebt. Neuerdings gibt es sogar einige ernstzunehmende Untersuchungen, die das Auftreten von Altersdemenzen mit einer mangelnden Anregung im Alter in Zusammenhang bringen.

Zu **(3)**: Das Defizitmodell, entwickelt durch Querschnittuntersuchungen, fand ein erhebliches Absinken der Intelligenz schon oberhalb des 30. Lebensjahres. Aufwendige Längsschnittuntersuchungen konnten das Defizitmodell zum Glück nicht unterstützen. Allerdings haben die heute über 70jährigen in ihrer Kindheit eine andere Schulbildung genossen und schneiden deshalb bei bestimmten Testaufgaben generell schlechter ab.

H00 **!!**

Frage 1.305: Lösung E

Zu **(A)**: Spearmans Zweifaktorentheorie (1927): a) Generalfaktor der Intelligenz (g-Faktor) und b) Spezifische Faktoren (s-Faktoren).

Zu **(B)**: Theorie von Wechsler, die sich durch Trennung von Verbal- und Handlungsteil in allen Hamburg-Wechsler-Intelligenztests (HAWIE, HAWIK) niederschlägt.

Zu **(C)**: Cattell unterschied: a) Flüssige Intelligenz („*fluid intelligence*", logisches Denkvermögen) und b) Verfestigte Intelligenz („*crystallized intelligence*", bildungsabhängig).

Zu **(D)**: Guilford (1967) entwickelte ein weiteres Modell der Intelligenz aus einer dreidimensionalen Matrix von $5 \times 6 \times 4 = 120$ Faktoren: 1. Operationen (Kognition, Merkfähigkeit, divergentes und konvergentes Denken, Bewertung), 2. Produkte (Einheiten, Klassen, Beziehungen, Systeme, Transformationen) und 3. Inhalte (figural, symbolisch, semantisch, Verhalten, Implikationen).

Zu **(E)**: Thurstones 7-Faktoren-Theorie (1938): Ein faktorenanalytisch berechnetes Modell der Intelligenzdimensionen: a) Wortverständnis, b) Wortflüssigkeit, c) Rechenfertigkeit, d) Schlussfolgerndes Denken („reasoning"), e) Auffassungsgeschwindigkeit, f) Räumliches Vorstellungsvermögen und g) Merkfähigkeit.

H00

Frage 1.306: Lösung A

Zu **(A)**: Cattell unterschied: a) Flüssige Intelligenz („*fluid intelligence*", logisches Denkvermögen) und b) Verfestigte Intelligenz („*crystallized intelligence*", bildungsabhängig). Diese kristallisierte Intelligenz nimmt im Lauf des Lebens gerade nicht ab sondern zu, da wir ja ständig neue Erfahrungen machen, lebenspraktische Fähigkeiten erwerben und eine bessere Menschenkenntnis bekommen.

Zu **(B)**, **(D)** und **(E)**: Richtige Aussagen: Lebenslanges Lernen und ständige geistige Herausforderung schützen vor kognitivem Abbau.

Zu **(C)**: Halbwertszeit des Fachwissens: Zeit, in der Gelerntes veraltet und durch neue Erkenntnisse ersetzt ist. Diese Zeit wird in der Tat gerade in der Medizin immer kürzer.

F00

Frage 1.307: Lösung C

Zu **(A)**–**(E)**: Spearman unterscheidet einen Generalfaktor und mehrere spezifische Faktoren der Intelligenz. Die s-Faktoren sind voneinander unabhängig. Der Gesamt-IQ berechnet sich aus dem g-Faktor und den s-Faktoren. Damit ist (C) richtig.

F00

Frage 1.308: Lösung A

Zu **(A)**: Da ein guter Intelligenztest an einer Stichprobe von gesunden Probanden normiert worden ist, sollte bei einer normalen Person das Intelligenzprofil dann auch relativ homogen ausfallen. Meist geht es aber gerade darum, Defizite festzustellen. Dann ist das Profil notwendigerweise oft mehr heterogen. Dennoch kann der Test hervorragend sein.

Zu **(B)**: Wenn unterschiedlichste Personen alle dasselbe Ergebnis hätten, d.h. keine Streuung der Ergebnisse vorläge, würde der Test nicht gut differenzieren. Für einen guten Test ist es also erforderlich, dass die Ergebnisse einer größeren Population streuen.

Zu **(C)**: Jeder Test muss für irgendeine Grundgesamtheit normiert werden, für die er gelten soll (z.B. aller Erwachsenen, alle Zweitklässler, alle Patienten nach Suizidversuch). Aus dieser Gesamtpopulation wird eine genügend große Eichstichprobe gezogen, deren Ergebnis repräsentativ für die Gesamtheit sein muss.

Zu **(D)**: Das ist die Zuverlässigkeit eines Testverfahrens (Reliabilität). Die Wiederholung des Messverfahrens muss (zumindest bei stabilen Merkmalen!)

ähnliche Ergebnisse bringen, wenn es sich um einen guten Test handeln soll.

Zu **(E):** In der Tat sollte ein guter Test verschiedene Aspekte des hypothetischen Konstruktes „Intelligenz" erfassen (z. B. Allgemeinwissen, räumliches Vorstellungsvermögen, Abstraktionsvermögen usw.).

F01

Frage 1.309: Lösung A

Zu **(A):** Es handelt sich um Spearmans Zweifaktorentheorie (1927), der 1. einen Generalfaktor der Intelligenz (g-Faktor) und 2. mehrere spezifische Faktoren (s-Faktoren) unterschied.

Zu **(B)** – **(E):** Richtige Definitionen, die aber nicht als g-Faktor abgekürzt werden.

F01 *!*

Frage 1.310: Lösung D

Zu **(A)** – **(E):** Einen Intelligenzquotienten von über 130 haben nach dieser Tabelle nur rund 2,2 % der Bevölkerung, d. h. rund zwei von 100 Kindern. Der Forscher braucht aber nicht zwei solcher Kinder, sondern fünfzigmal soviel (= 100 Kinder). Überschlägig gerechnet: Er müsste also (gerundet) 50 × 100, d. h. etwa 5.000 Kinder prüfen, um 100 mit einem IQ von über 130 zu finden. Wenn wir den etwas genaueren Zahlenwert von 2,2 benutzen, kommt man auf die 4.400 Kinder, die in Antwortmöglichkeit (D) genannt wird. Da wird der Begabungsforscher schon ein paar Tage zu tun haben.

F95   H92   H90

Frage 1.311: Lösung D

„Anschaulich – konkret – formal" wären die drei letzten Phasen nach Piaget.

H99 *!*

Frage 1.312: Lösung D

Piaget beschrieb die Intelligenzentwicklung bei Kindern in verschiedenen Phasen:

1. Sensomotorische Intelligenz (Geburt bis 2 Jahre): reflexartige Verhaltensweisen, unbewusste Verknüpfung von Mittel und Zweck.
2. Vorbegrifflich-symbolisches Denken (2 – 4 Jahre): Entscheidend ist das Entstehen von Vorstellungen und innerer Nachahmung. Das Denken ist sehr egozentrisch und stark am Konkreten, Realistischen orientiert.
3. Anschauliches Denken (4 – 7 Jahre): Das Denken erfolgt in Vorstellungen dem tatsächlichen Ablauf der Dinge. Es ist eingleisig und phänomengebunden.
4. Konkrete Denkoperationen (7 – 12 Jahre): Das Kind berücksichtigt verschiedene Beziehungen bei einem Problem. Denkvorgänge werden reversibel.
5. Formale Denkoperationen (ab 12. Lebensjahr): Denkoperationen werden unabhängig vom Gegenständlichen. Die Richtigkeit eines Gedankenganges muss nicht mehr in der Realität geprüft werden.

Zu **(1)** und **(2):** Beides ist typisch für die Phase des vorbegrifflich-symbolischen Denkens. Durch den Erwerb deer Sprache vermag das Kind zwischen Symbol (Vorbegriff) und realem Objekt zu unterscheiden.

Zu **(3)** und **(4):** Reversibilität (Umkehrbarkeit): Nimmt man von allen Holzperlen die schwarzen weg, bleiben die weißen übrig; nimmt man erst die weißen weg, bleiben die schwarzen übrig und Invarianz (Unveränderbarkeit): Die Menge an Holzperlen bleibt gleich, unabhängig davon, ob sie in einem hohen oder in einem flachen Gefäß sind, zeigen sich in der Phase der konkreten Denkoperationen zwischen dem 7. bis zum 12. Lebensjahr.

Zu **(5):** Egozentrisches Denken ist nach Piaget ein Indiz für die Phase des anschaulichen Denkens.

H94   F94

Frage 1.313: Lösung B

Piaget entwickelte eine Abstufung der Intelligenz von Kindern in den im Lerntext genannten Phasen. Null bis zwei Jahre entspricht der Phase der sensomotorischen Intelligenz und vier bis sieben Jahre der Stufe des anschaulichen Denkens.

H94   F94

Frage 1.314: Lösung D

Siehe Kommentar zu Frage 1.313.

H95

Frage 1.315: Lösung C

Zu **(A):** Die Generierung von Hypothesen fällt in die Phase der formalen Denkoperationen (ab 12. Lebensjahr). Hier werden die Denkoperationen unabhängig vom Gegenständlichen, und die Richtigkeit eines Gedankens muss nicht mehr an der Realität nachgeprüft werden.

zu Frage 1.310

Prozent je Abschnitt	0,13 %	2,14 %	13,59 %	68,26 %	13,59 %	2,14 %	0,13 %
Prozentrang	0,1 %	2 %	16 %	50 %	84 %	98 %	99,9 %
IQ (z. B. HAWIK)	55	70	85	100	115	130	145

Zu **(B):** Einfachste Vorstellungen über Beziehungen von Raum und Zeit („wenn ich dort oben gegenhaue, dann bimmelt es") treten schon in der ersten Phase der sensomotorischen Intelligenz (Geburt bis 2 Jahre) auf.

Zu **(C):** Die Reversibilität (Umkehrbarkeit) von Denkoperationen ist eines der typischen Anzeichen der Stufe des konkreten Denkens vom 7. bis zum 12. Lebensjahr.

Zu **(D):** Unter Transduktion versteht man die Übertragung von gelernten Sachverhalten auf ähnliche Situationen oder Gegenstände, es ist eine Vorform des Schlussfolgerns. Eine solche Generalisierung tritt schon in der Phase des vorbegrifflich-symbolhaften Denkens auf. Beispiel: ein Dreijähriger, der sagt: „Ich werde groß, weil ich mein Gemüse immer aufesse, mein Bruder, der wird nicht groß, der isst sein Gemüse ja nie!"

Zu **(E):** Symbolfunktionen werden nach Ansicht von Piaget schon in der Phase des vorbegrifflich-anschaulichen Denkens (2–4 Jahre) erworben, sie bilden die Grundlage für den Spracherwerb, d. h. das Kind versteht, dass das Wort „Mama" ein Symbol für die Person ist.

H95

Frage 1.316: Lösung A

Siehe Kommentar zu Frage 1.315.

H96

Frage 1.317: Lösung D

Zu **(A), (B), (C)** und **(E):** Diese Aussagen treffen auf die letzte Stufe der Intelligenzentwicklung nach Jean Piaget zu.

Zu **(D):** Reversibilität zeigt sich schon in der Phase der konkreten Denkoperationen zwischen dem 7. bis zum 12. Lebensjahr.

F97

Frage 1.318: Lösung C

Das in der Frage geschilderte Beispiel ist eindeutig der Phase des „anschaulichen Denkens" zuzuordnen (Lösung (C)).

H98

Frage 1.319: Lösung A

Piaget beschrieb die Intelligenzentwicklung bei Kindern in fünf Phasen:

1. Sensomotorische Intelligenz (Geburt bis 2 Jahre): reflexartige Verhaltensweisen, unbewusste Verknüpfung von Mittel und Zweck, aktives Experimentieren, spontanes Erfinden.
2. Vorbegrifflich-symbolisches Denken (2–4 Jahre): Entscheidend ist das Entstehen von Vorstellungen und innerer Nachahmung. Das Den

ken ist sehr egozentrisch und stark am Konkreten, Realistischen orientiert. Symbolfunktionen werden erlangt (Voraussetzung für den Spracherwerb).
3. Anschauliches Denken (4–7 Jahre): Das Denken folgt in Vorstellungen dem tatsächlichen Ablauf der Dinge. Es ist eingleisig und phänomengebunden. Vordergründig-aufdringliche Aspekte können noch nicht durch theoretische Beziehungen aufgelöst werden.
4. Konkrete Denkoperationen (7–12 Jahre): Das Kind berücksichtigt verschiedene Beziehungen bei einem Problem. Denkvorgänge werden reversibel. Logisch-arithmetische Operationen (Addition, Subtraktion) werden verstanden, wenn sie konkreten Charakter haben.
5. Formale Denkoperationen (ab 12. Lebensjahr): Denkoperationen werden unabhängig vom Gegenständlichen. Die Richtigkeit eines Gedankenganges muss nicht mehr in der Realität geprüft werden. Kombinationen können gedanklich systematisch durchgespielt werden. Begriffe wie „Wahrscheinlichkeit" oder „Zufall" werden verstanden.

H97

Frage 1.320: Lösung C

Zu **(1)** und **(2):** Piaget beschrieb die Intelligenzentwicklung bei Kindern in fünf Phasen: 1. sensomotorische Intelligenz (Geburt bis 2 Jahre). 2. Vorbegrifflich-symbolisches Denken (2–4 Jahre). 3. Anschauliches Denken (4–7 Jahre). 4. Konkrete Denkoperationen (7–12 Jahre). 5. Formale Denkoperationen (ab 12. Lebensjahr). Die Aufeinanderfolge ist, wie bei einer Treppe, stufenförmig nacheinander. Es kann auch keine Stufe übersprungen werden.

Zu **(3):** Mit diesem Punkt setzen sich insbesondere auch die psychoanalytisch ausgerichteten Entwicklungstheorien von Freud und von Erikson auseinander.

F98

Frage 1.321: Lösung C

Zu **(1)** und **(4):** Die Fähigkeit zu erkennen, dass Personen und Gegenstände auch außerhalb des Blickfeldes weiter existieren, wurde von Piaget als Objektpermanenz bezeichnet. Diese Fähigkeit bildet sich bis zum Ende des zweiten Lebensjahres heraus.

Zu **(2):** Piaget unterschied im Verlauf der Intelligenzentwicklung folgende Phasen: 1. sensomotorische Intelligenz (0–2 Jahre), 2. präoperative Repräsentation bzw. vorbegrifflich-symbolisches Denken (2–4 J.), 3. anschauliches Denken (4–7 J.), 4. konkrete Denkoperationen (7–12 J.) und 5. Formale Denkoperationen (ab. 12. Jahr). Die präoperative Stufe folgt also erst später.

Zu **(3)**: Kognitive Repräsentation ist ein allgemeiner Begriff, der bezeichnet, dass jede Verhaltensweise, jede Erfahrung und jede Vorstellung auf neurobiologischer Ebene im Gehirn vorhanden sein muss.

F00 !

Frage 1.322: Lösung C

Zu **(A)**: Die Fähigkeit zu erkennen, dass Personen und Gegenstände auch außerhalb des Blickfeldes weiter existieren, wurde von Piaget als Objektpermanenz bezeichnet. Diese Fähigkeit bildet sich bis zum Ende des zweiten Lebensjahres heraus.
Zu **(B)**: Artifizielles Denken: Beispiel für das egozentrische Denken des Kindes. Bis zu 6 Jahren glauben Kinder, alle Dinge seien von irgend jemandem hergestellt worden. Ein Berg etwa ist von Gott durch Anhäufung von Erd- und Steinmassen entstanden, ein Flussbett ist ausgegraben worden.
Zu **(C)–(E)**: Piaget entwickelte eine Abstufung der Intelligenz von Kindern in fünf Phasen:
0–2 Jahre: Phase der sensomotorischen Intelligenz (reflexartige Verhaltensweisen, unbewusstes Verknüpfen von Mittel und Zweck).
2–4 Jahre: Phase der präoperationalen Repräsentation (vorbegrifflich-symbolisches Denken, starke Orientierung am Konkreten, Entstehung von Vorstellungen und Nachahmung).
4–7 Jahre: Phase des anschaulichen Denkens (eingleisig-phänomengebundenes Denken. Vordergründige Aspekte können noch nicht durch theoretische Beziehungen gelöst werden). Das Kind befindet sich in der Phase des anschaulichen Denkens.
7–12 Jahre: Phase der konkret-operationalen Denkoperationen (reversible Denkvorgänge, Verstehen von logischen arithmetischen Operationen mit konkreter Grundlage).
ab 12 Jahre: Phase des formal-operationalen Denkens (Denkoperationen unabhängig vom Konkreten, theoretisches Durchspielen von Möglichkeiten). Erst in dieser letzten Phase kommt es zur Fähigkeit, hypothetisch-deduktiv zu denken.

F00 !

Frage 1.323: Lösung C

Piaget entwickelte eine Abstufung der Intelligenz von Kindern in fünf Phasen:
Zu **(A)**: 0–2 Jahre: Phase der sensomotorischen Intelligenz (reflexartige Verhaltensweisen, unbewusstes Verknüpfen von Mittel und Zweck).
Zu **(B)**: 2–4 Jahre: Phase der präoperationalen Repräsentation (vorbegrifflich-symbolisches Denken, starke Orientierung am Konkreten, Entstehung von Vorstellungen und Nachahmung).
Zu **(C)**: 4–7 Jahre: Phase des anschaulichen Denkens (eingleisig-phänomengebundenes Denken. Vordergründige Aspekte können noch nicht durch

theoretische Beziehungen gelöst werden). Das Beispiel-Kind befindet sich in der Phase des anschaulichen Denkens.
Zu **(D)**: 7–12 Jahre: Phase des konkret-operationalen Denkens (reversible Denkvorgänge, Verstehen von logischen arithmetischen Operationen mit konkreter Grundlage).
Zu **(E)**: ab 12 Jahre: Phase der formal-operationalen Denkoperationen (Denkoperationen unabhängig vom Konkreten, theoretisches Durchspielen von Möglichkeiten).

H99 !

Frage 1.324: Lösung E

Zu **(A)–(E)**: Piaget beschrieb die Intelligenzentwicklung bei Kindern in fünf Phasen:
Zu **(A)**: Sensomotorische Intelligenz (Geburt bis 2 Jahre): reflexartige Verhaltensweisen, unbewusste Verknüpfung von Mittel und Zweck, aktives Experimentieren, spontanes Erfinden.
Zu **(B)**: Vorbegrifflich-symbolisches Denken (2–4 Jahre): Entscheidend ist das Entstehen von Vorstellungen und innerer Nachahmung. Das Denken ist sehr egozentrisch und stark am Konkreten, Realistischen orientiert. Symbolfunktionen werden erlangt (Voraussetzung für den Spracherwerb).
Zu **(C)**: Anschauliches Denken (4–7 Jahre): Das Denken erfolgt in Vorstellung dem tatsächlichen Ablauf der Dinge. Es ist eingleisig und phänomengebunden. Vordergründig-aufdringliche Aspekte können noch nicht durch theoretische Beziehungen aufgelöst werden (gleiche Menge von Perlen in einem schmalen und breiten Gefäß wird nicht als gleich erkannt).
Zu **(D)**: Konkrete Denkoperationen (7–12 Jahre): Das Kind berücksichtigt verschiedene Beziehungen bei einem Problem. Denkvorgänge werden reversibel. Logisch arithmetische Operationen (Addition, Subtraktion) werden verstanden, wenn sie konkreten Charakter haben.
Zu **(E)**: Formale Denkoperationen (ab 12. Lebensjahr): Denkoperationen werden unabhängig vom Gegenständlichen. Die Richtigkeit eines Gedankenganges muss nicht mehr in der Realität geprüft werden. Kombinationen können gedanklich systematisch durchgespielt werden. Begriffe wie „Wahrscheinlichkeit" oder „Zufall" werden verstanden.

F99

Frage 1.325: Lösung B

Zu **(A), (C), (D)** und **(E)**: Siehe Kommentar zu Frage 1.326.
Zu **(B)**: Das präoperationale Stadium umfasst die 2. und 3. Phase (vorbegrifflich-symbolisches und anschauliches Denken), reicht also etwa vom zweiten bis zum siebten Lebensjahr.

F01

Frage 1.326: Lösung E

Piaget beschrieb die Intelligenzentwicklung bei Kindern in fünf Phasen:

1. Sensumotorische Intelligenz (Geburt bis 2 Jahre): reflexartige Verhaltensweisen, unbewusste Verknüpfung von Mittel und Zweck, aktives Experimentieren, spontanes Erfinden.
2. Vorbegrifflich-symbolisches Denken (2–4 Jahre): Entscheidend ist das Entstehen von Vorstellungen und innerer Nachahmung. Das Denken ist sehr egozentrisch und stark am Konkreten, Realistischen orientiert. Symbolfunktionen werden erlangt (Voraussetzung für den Spracherwerb).
3. Anschauliches Denken (4–7 Jahre): Das Denken erfolgt in Vorstellungen dem tatsächlichen Ablauf der Dinge. Es ist eingleisig und phänomengebunden. Vordergründig-aufdringliche Aspekte können noch nicht durch theoretische Beziehungen aufgelöst werden (gleiche Menge von Perlen in einem schmalen und breiten Gefäß wird nicht als gleich erkannt).
4. Konkrete Denkoperationen (7–12 Jahre): Das Kind berücksichtigt verschiedene Beziehungen bei einem Problem. Denkvorgänge werden reversibel. Logisch arithmetische Operationen (Addition, Subtraktion) werden verstanden, wenn sie konkreten Charakter haben.
5. Formale Denkoperationen (ab 12. Lebensjahr): Denkoperationen werden unabhängig vom Gegenständlichen. Die Richtigkeit eines Gedankenganges muss nicht mehr in der Realität geprüft werden. Kombinationen können gedanklich systematisch durchgespielt werden. Begriffe wie „Wahrscheinlichkeit" oder „Zufall" werden verstanden.

Zu **(A):** Der Psychoanalytiker C. G. Jung erweiterte den Freudschen Begriff des Unbewussten um das *„kollektive Unbewusste"*, welches das intuitive Verstehen mythischer Symbole aus der Frühgeschichte der Menschen erlaubt. Der Archetyp ist die symbolische Repräsentation solcher Erfahrungen oder Objekte und steht in Verbindung mit instinktiven Empfindungen. Der *„Animus"* ist der männliche und *„Anima"* der weibliche Archetypus. Ich hoffe, diese kurze Schilderung animiert Sie, sich näher damit zu beschäftigen.

Zu **(B):** Artifizielles Denken: Beispiel für das egozentrische Denken des Kindes. Bis zu 6 Jahren glauben Kinder, alle Dinge seien von irgendjemandem hergestellt worden. Ein Berg etwa ist von Gott durch Anhäufen von Erd- und Steinmassen entstanden, ein Flussbett ist ausgegraben worden.

Zu **(C):** Phase des formal-operationalen Denkens (Denkoperationen unabhängig vom Konkreten, theoretisches Durchspielen von Möglichkeiten). Erst in dieser letzten Phase (ca. ab 12 Jahre)

kommt es zur Fähigkeit, hypothetisch-deduktiv zu denken, d. h. Fragestellungen von einer Vermutung (Hypothese) abzuleiten und dann folgerichtig zu lösen.

Zu **(D):** Invarianz (Unveränderbarkeit): Die Menge an Holzperlen bleibt gleich, unabhängig davon, ob sie in einem hohen oder in einem flachen Gefäß sind; Reversibilität (Umkehrbarkeit): Nimmt man von allen Holzperlen die schwarzen weg, bleiben die weißen übrig; nimmt man erst die weißen weg, bleiben die schwarzen übrig. Diese beiden Phänomene zeigen sich in der Phase der konkreten Denkoperationen zwischen dem 7. bis zum 12. Lebensjahr.

Zu **(E):** Die Fähigkeit zu erkennen, dass Personen und Gegenstände auch außerhalb des Blickfeldes weiter existieren, wurde von Piaget als Objektpermanenz bezeichnet. Diese Fähigkeit bildet sich bis zum Ende des zweiten Lebensjahres heraus und gehört damit zur sensumotorischen Phase.

1.4.4   Emotion

—**Emotion**———————————————I.39—

Der 18jährige Patient wirkt hochgradig nervös, hat zitternde Hände, erhöhten Puls und hohe Atemfrequenz, einen hochroten Kopf und offensichtliche Sprachschwierigkeiten. Welche Diagnose stellen Sie? Fieber? Hirninfarkt? Parkinsonismus? Phobie? Angstneurose? Vielleicht ist das alles falsch: möglicherweise ist der Patient schlichtweg nur in Ihre hübsche, junge Arzthelferin verliebt.

Jeder weiß um die Kraft emotionaler Prozesse, aber was ist *„Liebe"* nun wirklich? Was geschieht in unserem Gehirn bei Liebe, Hass, Stress oder Furcht? Mit diesen Fragen beschäftigt sich die **Psychophysiologie**. Es handelt sich um die Schnittmenge zwischen Psychologie, Physiologie und Biologie. Die Psychophysiologie versucht eine Antwort auf die Frage nach den physiologischen Grundlagen unseres Erlebens und Verhaltens zu finden.

Erste Untersuchungen gingen davon aus, dass Personen bei allen Emotionen vorwiegend eine innere Erregung zeigen und diese anhand der äußeren Situation als Angst, Wut oder Liebe interpretieren. Neuere Konzepte beachten vor allem die individualspezifischen Reaktionsmuster: in unterschiedlichen Belastungssituationen reagieren Personen mit für sie typischen physiologischen und vegetativen Reaktionen. Je nachdem welcher Funktionsbereich (Lunge, Haut, Magen) hierbei besonders stark aktiviert wird, kann es im weiteren Verlauf zu bestimmten psychosomatischen Krankheiten kommen (Asthma, Neurodermitis, Magengeschwür, Morbus

Crohn,...). Im umgekehrten Schluss nutzt man diesen Sachverhalt wiederum für gezielte Entspannungsübungen: **Biofeedback** gibt den Patienten eine akustische oder visuelle Rückmeldung über physiologische Parameter, die sonst nicht oder kaum bewusst zur Kenntnis genommen werden (Atemfrequenz, galvanischer Hautwiderstand, EEG) und vermittelt den Patienten so ein direktes Bild ihrer physiologischen Reaktionen. Durch die bewusste Beeinflussung dieser Reaktionen lernen die Patienten sich zu entspannen, was wiederum eine Heilung der psychosomatischen Krankheit zur Folge haben kann. Dasselbe Verfahren wird auch für **Lügendetektoren** verwandt. Die Beziehung zwischen der subjektiv erlebten Intensität von Emotionen und den parallel ablaufenden physiologischen Veränderungen ist keinesfalls linear. Man weiß heute, dass Gefühle mit der Produktion von Neuropeptiden im Limbischen System zusammenhängen, die übrigens wiederum direkte Auswirkungen auf Funktionen des Immunsystems haben können. Die Tabelle führt beispielhaft einige Neuropeptide und ihre Wirkung auf:

Psychophysiologische Parameter:
Auch die Messung physiologischer Größen unterliegt typischen Untersuchungsfehlern und zeigt deshalb nicht immer hohe Reliabilität. Typisches Beispiel: die Atemfrequenz ändert sich sofort, wenn dem Patienten gesagt wird, dass man diese nun untersuchen würde. Unter Erwartungsangst kann auch der Blutdruck und die Pulsfrequenz erheblich zu hohe Werte annehmen (sog. *„Weiße-Kittel-Hypertonie"*). Erfasst werden in der Psychophysiologie vor allem folgende physiologischen Parameter:

- Kardiovaskuläre Aktivität (EKG, Herzfrequenz, Blutdruck);
- Respiratorische Aktivität (Atemfrequenz, Atemtiefe);
- Elektrodermale Aktivität (Hautleitfähigkeit, Hautpotential);
- Elektrische Muskelaktivität (Oberflächen-Elektromyogramm);
- Hormonale Aktivitäten (z.B. Katecholamine, Kortikosteroide);
- Cerebrale Aktivität (Elektroenzephalogramm, evozierte Potentiale, Messung der Hirndurchblutung). Hier unterscheidet man:

Substanz	Ort	Wirkung
Endogene Opioide (Enkephaline, z.B.: beta-Endorphin)	Rückenmark + Hirnstamm	reduzierte Schmerzwahrnehmung bis Analgesie, Bludrucksenkung, Atemdepression
Endogene Opioide	Hypothalamus + Limbisches System	Körpertemperatursenkung, erhöhte Nahrungsaufnahme, gehemmtes Sexualverhalten, Stressreduzierung
Endogene Opioide	Tegmentum, Striatum	Euphorie
Oxytoxin	Thalamus, Hirnstamm	stimuliert mütterliches Verhalten, moduliert Sexualverhalten, reduziert Gedächtnis
Vasopressin	Thalamus, Limbisches System	Blutdruck, fördert Lernen + Gedächtnis
Somatostatin	Cortex cerebri + Hippocampus	Körpertemperatur, fördert Lernen + Gedächtnis
Prolaktin	vorderer Hypothalamus	hemmt männl. Sexualverhalten, fördert weibl. Aufzuchtverhalten
ACTH	Limbisches System + Hippocampus	fördert Aufmerksamkeit, Lernen + Gedächtnis
Substanz-P	Gehirn + Rückenmark	erhöht Erregung + Aktivität, fördert Sexualverhalten, vermittelt Schmerz
CCK-8	Cortex cerebri, olfaktorisches + Limb. System	reduziert Schmerz, reduziert Hunger, schlafanstoßend
Neurotensin	Limbisches System + Rückenmark	reduziert Aktivität und Nahrungsaufnahme, hemt Schmerz
Angiotensin	Hypothalamus	verursacht Durst, reguliert Flüssigkeitsgleichgewicht
Bombesin	Hypothalamus + Mittelhirn	Temperatur, hemmt Nahrungsaufnahme, erhöht Blutdruck
Neuropeptid-Y	Hypothalamus, Thalamus	erhöht Ess- Trinkverhalten, fördert Gedächtnis
Bradykinin	Limbisches System, Rückenmark	leitet Schmerz

- **Beta-Wellen** (um 20 Hz): angespannte Wachheit mit offenen Augen, Erregung.
- **Alpha-Wellen** (um 10 Hz): entspannte Wachheit mit geschlossenen Augen.
- **Theta-Wellen** (um 6 Hz): dösend, tief entspannt, Einschlafstadium.
- **Delta-Wellen** (um 3 Hz): Tiefschlaf.

Daneben existieren eine ganze Anzahl von psychologischen Indikatoren zur quantitativen Erfassung der subjektiven Befindlichkeit des untersuchten Probanden. Neben der einfachen Befragung (*„Wie geht's Ihnen denn heute?"*) kann man **Eigenschaftswörterlisten** (*„check-lists"*) vorlegen, man kann die Aktivierungsveränderungen auf einer Skala einschätzen lassen (Polaritätsprofil: krank -3 -2 -1 0 + 1 + 2 + 3 gesund) oder auch Leistungsveränderungen messen (z. B. Reaktionszeiten, Konzentrationsvermögen).

Psychophysik:
Vorsicht: Psychophysiologie sollte nicht mit **Psychophysik** verwechselt werden. Diese beschäftigt sich mit dem direkten Zusammenhang zwischen einem äußeren Reiz und der subjektiven Empfindung, z. B. subjektive Helligkeitsschätzungen in Abhängigkeit von der Leuchtdichte einer Lichtquelle oder der Bestimmung der Schwelle, ab welcher Lautstärke eine Person einen Ton hören kann (Inkremental- und Dekrementalschwellen).

H99

Frage 1.327: Lösung A

Zu **(A):** Depression ist ein multifaktorielles Krankheitsbild, das sich aus mehreren Emotionen zusammensetzt. Neben Trauergefühlen, Schlaf- und Essstörungen tritt oft auch Angst auf und manchmal gegen die eigene Person gerichteter Zorn, der zum Suizid führen kann.

Zu **(B)** bis **(E):** Plutchik (1980) unterschied acht Grunddimensionen der Emotionen (Basis-Emotionen): Furcht (Panik), Zorn (Wut), Freude (Ekstase), Kummer (Traurigkeit), Vertrauen (Billigung), Abscheu (Ekel), Neugierde (Erwartung) und Erstaunen (Überraschung).

F90

Frage 1.328: Lösung C

Zu **(A):** Es besteht **keine** lineare Beziehung.
Zu **(B):** In einem Versuch von Schachter und Singer wurde ein durch Adrenalin-Injektion hervorgerufener Erregungszustand abhängig von der Situation jeweils anders bewertet.
Zu **(C):** Diese Antwort beschreibt das Konzept der Individualspezifität.
Zu **(D):** Psychosomatische Krankheiten entstehen offenkundig durch solche individualspezifischen Reaktionen.

H92

Frage 1.329: Lösung A

Das Konzept der Individualspezifität besagt, dass Personen in Belastungssituationen mit spezifischen physiologischen Veränderungen bestimmter Organe reagieren, die dann unter Umständen zu psychosomatischen Krankheiten führen können.

H97

Frage 1.330: Lösung D

Reizspezifität bzw. stimulusspezifische Reaktionsweise: Auf bestimmte Reize reagieren Menschen in einer ganz bestimmten, vorhersagbaren Art und Weise, auf ein plötzliches lautes Knallen z. B. mit einer deutlichen Orientierungsreaktion und Adrenalinausstoß. D. h. gleiche Reize lösen gleiche Reaktionen bei verschiedenen Personen und zu verschiedenen Zeiten aus. Gegensatz ist das Konzept der Individualspezifität.

H97

Frage 1.331: Lösung A

Im Gegensatz zur Reizspezifität besagt das Konzept der Individualspezifität: In völlig unterschiedlichen Belastungssituationen (vor einer Prüfung, vor einer Fernreise, vor dem Besuch der Schwiegermutter, vor dem Gespräch mit dem Chef) pflegt dieselbe Person mit für sie typischen vegetativen Reaktionen (z. B. Diarrhoe) zu antworten.

F01

Frage 1.332: Lösung B

Zu **(A):** Konsistenzprinzip: Wenn Charaktereigenschaften unser Verhalten bestimmen, müssten Menschen sich immer gleich (konsistent) verhalten. Andererseits beeinflussen aber auch Situationen unser Verhalten. In stark strukturierten Situationen (Prüfung) ist die Situation ausschlaggebend für das Verhalten, in schwach strukturierten Situationen (Pause) eher die Persönlichkeit. Es gibt viele situationsspezifische Gewohnheiten, in denen bestimmte Persönlichkeitsmerkmale nur in bestimmten Situationen zum Vorschein kommen.

Zu **(B):** Individualspezifische Reaktionsmuster: In unterschiedlichen Belastungssituationen reagieren Personen mit für sie typischen physiologischen und vegetativen Reaktionen. Je nachdem welcher Funktionsbereich (Lunge, Haut, Magen) hierbei besonders stark aktiviert wird (oder das schwächste Glied in der Kette bildet), kann es im weiteren Verlauf zu bestimmten psychosomatischen Krankheiten kommen (Asthma, Neurodermitis, Magengeschwür, Morbus Crohn …).

Zu **(C):** Motivationsspezifität: Heckhausen unterschied intrinsische Lernmotivation, die von der Interessantheit einer Sache ausgeht, von extrinsischer Motivation, dem Versuch, eine gute Zensur vom Lehrer zu bekommen.

Zu **(D):** Es gibt situationsspezifische Gewohnheiten, die dazu führen, dass in ähnlichen Situationen auch ähnliche Verhaltensweisen gezeigt werden (etwa Un-/Pünktlichkeit beim Besuch von Freunden versus Prüfungstermin, Un-/Ehrlichkeit beim Schwarzfahren in der S-Bahn versus Fernreise mit dem Zug), die aber nicht direkt als übergreifende Charaktereigenschaften aufgefasst werden müssen.

Zu **(E):** Stimuli (bestimmte Reize) können ganz bestimmte Reaktionen auslösen, etwa der Anblick des Professors A., bei dem man gerade durchgefallen ist, Angstgefühle, während Professor B. nichts auslöst und Professor C. große Sympathie.

F96

Frage 1.333: Lösung C

Zu **(1):** Das wäre Individualspezifität.
Zu **(2):** Klar. Eine McDonalds-Reklame löst Übelkeit aus, wenn Sie gerade etwas Anständiges gegessen haben. Wenn Sie magenzerreißenden Hunger haben, ist ein doppelter Cheeseburger andererseits vielleicht nicht unbedingt immer das Schlechteste, was einem begegnen kann.
Zu **(3):** Reizspezifität: Gleiche Reize lösen bei verschiedenen Individuen gleiche Reaktionen aus (z. B.: Orientierungsreaktion und Adrenalinstoß bei plötzlichem lauten Knall).

H90

Frage 1.334: Lösung D

Zu **(1), (2)** und **(4):** Diese Aussagen sind richtig.
Zu **(3):** Unterschiedliche Gefühlsqualitäten lassen sich durch psychophysiologische Messverfahren (noch) nicht eindeutig differenzieren. Hierin liegt z. B. die Schwäche von sogenannten „Lügendetektoren".

Aktivation ————————————— **I.40**

Denken Sie jetzt doch einmal ganz intensiv an das Physikum! Bald ist es soweit!!! Haben Sie wirklich schon genug gelernt? Schaffen Sie das überhaupt noch? Wahrgenommene und sogar nur phantasierte Stressreize führen außerordentlich schnell zu einer allgemeinen **Aktivation**. Diese Aktivierung hatte im Laufe der Evolution den Sinn, ein Lebewesen möglichst schnell auf Flucht- oder Kampfreaktionen vorzubereiten. Die meisten dieser Veränderungen entstehen durch Verstärkung der sympathischen und Hemmung der parasympathischen Aktivitäten („*Kampfnerv*" und „*Ruhenerv*"), daneben kommt es zu EEG-Veränderungen und Befindlichkeitsänderungen:

- EEG-Desynchronisation (Alpha-Blockade)
- erhöhte Ausscheidung von ACTH
- erhöhte Katecholaminausschüttung
- Tonuserhöhung der Skelettmuskulatur
- periphere Vasokonstriktion
- wenig verzögert einsetzende Erhöhung der Herzfrequenz und Veränderung des Blutdrucks
- Erniedrigung der auditiven Reizschwelle
- Erhöhung der Atemfrequenz
- Pupillenerweiterung
- elektrodermale Aktivität (Sinken des Hautwiderstandes)
- Gefühl der psychischen Angespanntheit
- Verkürzung von Reaktionszeiten

Yerkes-Dodson-Gesetz:
Leistungen müssen durch Aktivation nicht besser werden. Nach Untersuchungen an Mäusen von **Yerkes und Dodson** (1908), die mit Elektroschock stimuliert wurden, existiert eine umgekehrt U-förmige Beziehung, diese gilt auch für Menschen: Die Leistung nimmt zunächst mit dem Grad der Aktivation zu: müde Versuchspersonen lernen schlecht, wache besser, aber übererregte zeigten dann wieder schlechtere Leistungen. Welches Aktivierungsniveau hierbei optimal ist, das hängt von der Schwierigkeit der Aufgaben ab. Das **Yerkes-Dodson-Gesetz** postuliert, dass komplexe Aufgaben ein niedrigeres Aktivationsniveau fordern als einfache Aufgaben.

Aufmerksamkeit:
Aktivation ist die Grundvoraussetzung für Aufmerksamkeit und Konzentration. Unter **Vigilanz** versteht man die gerichtete Daueraufmerksamkeit bei monotonen Aufgaben. Die **selektive Aufmerksamkeit**, d.h. Richtung der Aufmerksamkeit auf ein bestimmtes Objekt der Umwelt, wird insbesondere von Motiven und Bedürfnissen beeinflusst.

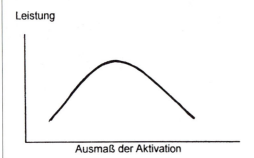

Leistung

Ausmaß der Aktivation

Abb. 1.**18**   Das Yerkes-Dodson-Gesetz postuliert eine umgekehrt U-förmige Beziehung zwischen Aktivation und Leistung.

Angst:

Angst ist ein ganz übles Gefühl, vor allem vor Prüfungen ist es absolut hinderlich, denn es hilft einem auch nicht weiter, wenn man ausgerechnet vor dem wichtigsten Termin seines ganzen Lebens nicht geschlafen hat, unter Durchfall leidet, morgens nichts essen konnte und Magenkrämpfe hat. Dass diese ganzen Krankheitssymptome einzig und alleine auf Angst zurückzuführen sind, merkt man erst, wenn man sich nach dem (bestandenen) Examen plötzlich wieder topfit fühlt. Dennoch gibt es wichtige positive Aspekte der Angst: Dieses Gefühl hat eine wichtige Schutzfunktion. Als **Realangst** soll es uns vor objektiv gefährlichen Situationen warnen und stellt durch die körperliche Begleitsymptomatik den Körper auf Flucht- oder Kampfreaktionen ein. Problematisch ist, dass wir in vielen Angstsituationen heute weder fliehen müssen, noch zu kämpfen brauchen (Prüfungen, Zahnarzt, Horrorfilme), die vegetativen Symptome existieren aber trotzdem, obwohl sie hier gar nicht mehr sinnvoll sind (→ Erinnern Sie sich vor der nächsten mündlichen Prüfung an diese Worte!). Gleichzeitig verspürt man ein unangenehmes Gefühl in Angstsituationen, das als negative Verstärkung wirkt, und man versucht künftig, solche und ähnliche Situationen zu meiden. Dieses Verhalten kann bei konsequenter Weiterverfolgung zu neurotischen Störungen wie Phobie und Angstneurose führen. Die Verhaltenstherapie postuliert daher auch: *„Angst wird man nur los, wenn man sie durchsteht!"*

State anxiety ist der Fachterminus für momentane, situationsbezogene Angst und unterscheidet sich von *trait anxiety*, dem relativ stabilen Persönlichkeitsfaktor der Ängstlichkeit. Personen mit hoher Angstbereitschaft (**trait anxiety**) neigen in allen Situationen dazu, eher ängstlich-vorsichtig zu reagieren.

Neurotische Störungen zeichnen sich durch ein übermäßig starkes Maß an Angst aus. Ein Patient mit einer **Zwangsstörung** kontrolliert ständig z.B. sämtliche elektrischen Geräte in seiner Umgebung, da er Angst hat, es könne etwas passieren. Der **Hypochonder** projiziert seine Angst auf körperliche Krankheiten und entdeckt täglich neue Symptome (meist unheilbarer, tödlicher) Krankheiten an sich selbst. Bei der **Phobie** richtet die Angst sich auf spezifische Objekte, Personen oder Situationen (z.B. Belonephobie = Angst vor spitzen Gegenständen, Bibliophobie = Angst vor Büchern, Klaustrophobie = Angst vor engen, dunklen Räumen, Agoraphobie = Angst vor großen Plätzen und Menschenansammlungen, Phobophobie = Angst vor der Angst). Phobien unterscheiden sich von der **Angststörung**, bei der Patienten eher unter frei fluktuierenden Panikanfällen leiden, die zu jedem beliebigen Zeitpunkt auftreten können, zum Beispiel genau jetzt. Phobien sind durch verhaltenstherapeutische Intervention gut zu behandeln, durch systematische Desensibilisierung verlernt der Patient seine Angst in praktischen Übungen, wobei auftretende Ängste durch Entspannungsverfahren neutralisiert werden. Angststörungen werden mehr mit psychoanalytischen Behandlungsmethoden angegangen.

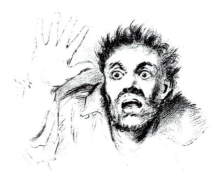

Abb. 1.**19**   Leidet diese Person Ihrer Ansicht nach unter trait oder unter state anxiety, unter Furcht, Phobie oder einer Angststörung? (Aus: Hertl, 1993, Der Gesichtsausdruck des Kranken, Thieme-Verlag)

Frage 1.335: Lösung C

Zu **(1):** Die galvanische Hautreaktion (elektr. Hautleitfähigkeit) ist ein sehr sensibles Maß für Aktivationsveränderungen und keinesfalls unabhängig von der Reizintensität.

Zu **(2):** Sie ist u. a. durch akustische Reize (Worte, Lärm, Musik) auslösbar.

Zu **(3):** Die GHR zeigt Aktivations**veränderungen** an.

Zu **(4):** Auch durch Messung des Hautwiderstandes lässt sich die Art der zugrunde liegenden Emotion nicht unterscheiden. Der Zeiger schlägt immer aus, und Sie können bestenfalls versuchen zu raten, ob der Patient sich vor Ihnen fürchtet, Sie hasst oder in Sie verliebt ist. Daher können auch Lügendetektoren bislang noch keine Aussage über emotionale Inhalte machen.

Frage 1.336: Lösung A

Der elektrische Hautwiderstand wird gemessen, indem über zwei in einer bestimmten Entfernung liegende Punkte der Haut ein niedriger Gleichstrom geleitet wird. Die äußere, verhornte Schicht der Haut setzt diesem Strom einen Widerstand entgegen, der u. a. von der Temperatur und der Durchfeuchtung der Haut abhängig ist. Die Durchlässigkeit der Haut für Wasser steigt nämlich exponentiell mit der Temperatur an. Durch den austretenden Schweiß verbessert sich auch die Hautleitfähigkeit bzw. erniedrigt sich der elektrische Widerstand.

Zu **(A):** Eine hohe positive Korrelation ergibt sich, wenn zwei Variablen sich gleichsinnig verändern. Eine hohe Erregung hat aber eine hohe Hautleitfähigkeit zur Folge bzw. einen geringen Hautwiderstand. Die Korrelation ist also nicht positiv, sondern negativ. Die Angabe in der Antwortmöglichkeit ist also falsch und gefragt wurde ja, welche Aussage nicht zutrifft. Daher ist diese falsche Aussage also die richtige Lösung. Das verwirrt mich auch immer wieder.

Zu **(B):** Die Hautleitfähigkeit wird direkt an der Hautoberfläche gemessen und ist daher kein gutes Maß für die basale Aktivität der Haut. Allerdings läuft der Strom zum Teil auch durch tiefere Hautschichten, sodass deren Zustand durchaus auch eine gewisse Rolle spielt.

Zu **(C):** Die Hautleitfähigkeit hängt primär vom Schwitzen der Haut ab, nicht aber von phasenhaft verlaufenden Veränderungen (z. B. durch Schlaf-Wach-Rhythmus).

Zu **(D):** Erregung des Sympathicus („Kampfnerv") führt zur größeren Durchfeuchtung der Haut (d. h. Verringerung des Hautwiderstandes). Spontane Veränderungen des Hautwiderstandes sind eher zufallsbedingt und müssen für wissenschaftliche Studien durch vielfache Messwiederholungen ausgemittelt werden.

Zu **(E):** Psychophysik beschäftigt sich mit dem direkten Zusammenhang zwischen einem äußeren Reiz und der subjektiven Empfindung, z. B. subjektive Helligkeitsschätzungen, und sollte nicht mit der Psychophysiologie verwechselt werden, nach der hier gefragt wird.

Frage 1.337: Lösung A

Zu **(1):** Im entspannten Zustand mit geschlossenen Augen herrschen Alphawellen (um 10 Hz) vor. Im Wachzustand mit offenen Augen finden sich Betawellen, um 20 Hz. Diese Antwortmöglichkeit ist also richtig.

Zu **(2):** Die Amplitude (Schwingungsweite der Wellen) nimmt nicht zu sondern ab.

Zu **(3):** Das Frequenzspektrum wechselt von dem Alpha- in den Betabereich. Den Deltabereich um 3 Hz findet man im Tiefschlaf.

Zu **(4):** Die Zuwendung zu einem Außenreiz dürfte eine Potentialschwankung zur Folge haben, allerdings lässt sich diese in der Regel nur nach Mittelung erkennen (z. B. visuell evozierte Potentiale).

!

Frage 1.338: Lösung D

Im Elektroenzephalogramm (EEG) unterscheidet man:

- Betawellen (um 20 Hz): angespannte Wachheit mit offenen Augen, Erregung.
- Alphawellen (um 10 Hz): entspannte Wachheit mit geschlossenen Augen.
- Thetawellen (um 6 Hz): dösend, tief entspannt, Einschlafstadium.
- Deltawellen (um 3 Hz): Tiefschlaf.

Die Theta-Aktivität entspricht damit Lösungsmöglichkeiten (D) und Ihr eigener Aktivitätsgrad bei der Beantwortung dieser Fragen hier, so scheint es mir, auch.

Frage 1.339: Lösung D

Eine Abbildung, die vom IMPP aus dem Lehrbuch von Pöppel et al. über Medizinische Psychologie entnommen wurde und bei der einiges durcheinandergebracht wurde:

Kurve 1
ist richtig bezeichnet mit „angespannter Aufmerksamkeit"

Kurve 2
stellt Schlaf dar und nicht „entspannt"

Kurve 3
wurde im Originaltext mit „Dösen" bezeichnet, der verwandte Begriff „Schläfrigkeit" ist akzeptabel.

Kurve 4
stellt richtig den Tiefschlaf dar.

H98

Frage 1.340: Lösung C

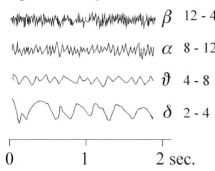

β 12 - 40

α 8 - 12

ϑ 4 - 8

δ 2 - 4

0   1   2 sec.

Zu **(A):** Dies wäre z. B. der Fall bei einem evozierten Potential, z. B. EEG-Veränderung nach visueller Stimulation mit einem Lichtblitz. Allerdings heben sich z. B. auch Schlafspindeln deutlich vom EEG-Hintergrund ab.
Zu **(B):** Ebenfalls ein evoziertes Potential, das hier durch sensorische Stimulation ausgelöst wird.
Zu **(C):** Betawellen (um 20 Hz): angespannte Wachheit mit offenen Augen, Erregung.
Alphawellen (um 10 Hz): entspannte Wachheit mit geschlossenen Augen.
Thetawellen (um 6 Hz): dösend, tief entspannt, Einschlafstadium.
Deltawellen (um 3 Hz): Tiefschlaf.
Der Wechsel von der Alpha- auf die Betaaktivität entspricht also der Änderung vom entspannten Zustand zur Außenzuwendung.
Zu **(D):** Dies würde bedeuten, dass der Proband vom entspannten Wachzustand in den Schlaf fällt.
Zu **(E):** Amplitude: Schwingungsweite. Diese nimmt beim Wechsel von Alpha- zur Betaaktivität nicht zu, sondern eher etwas ab. Die Frequenz (Zahl der Schwingungen pro Zeiteinheit) dagegen nimmt zu.

F98

Frage 1.341: Lösung E

Betawellen (um 20 Hz): angespannte Wachheit mit offenen Augen, Erregung.
Alphawellen (um 10 Hz): entspannte Wachheit mit geschlossenen Augen.
Thetawellen (um 6 Hz): dösend, tief entspannt, Einschlafphase.
Deltawellen (um 3 Hz): Tiefschlaf.
Der Tiefschlaf wird damit am besten durch Lösungsmöglichkeit (E) beschrieben: Delta- und Thetawellen; der hochaktivierte Zustand dagegen durch Lösungsmöglichkeit (B): desynchrone Betawellen. Bei der Desynchronisation kommt es übri-

gens zum Einsetzen von Betawellen und zur Alphablockade.

F98

Frage 1.342: Lösung B

Siehe Kommentar zu Frage 1.341.

H96

Frage 1.343: Lösung A

Zu **(1):** Im Vergleich zum Non-REM-Schlaf kommt es in den Traumphasen zur EEG-Desynchronisation.
Zu **(2):** Genau umgekehrt: Bei der Desynchronisation kommt es zum Einsetzen von Betawellen und zur Alphablockade.
Zu **(3):** Im Tiefschlaf würde es nur dann zur Desynchronisation kommen, wenn man Sie weckt und dann sind selbst Sie ja nicht mehr im Tiefschlaf.

H00 **!**

Frage 1.344: Lösung C

Zu **(A):** Synchronisierte Alpha-Wellen (um 10 Hz): entspannte Wachheit mit geschlossenen Augen.
Zu **(B):** Während im EEG der wachen Person vorwiegend Alpha- und Beta-Wellen vorkommen, sind es im Schlaf und bei Bewusstlosigkeit die langsameren Delta- und Theta-Wellen.
Zu **(C):** Der Wechsel von entspanntem Wachzustand (Alpha-Wellen, um 10 Hz) in den angespannten Zustand (Beta-Wellen, um 20 Hz) geht mit einer Frequenzerhöhung einher und nicht mit einer Erhöhung der Amplitude.
Zu **(D):** Stressreize führen zu einer allgemeinen Aktivation, dabei kommt es u.a. zur EEG-Desynchronisation (Alpha-Blockade).
Zu **(E):** Theta-Wellen (um 6 Hz): dösend, tief entspannt, Einschlafstadium.

H00

Frage 1.345: Lösung E

Aufgrund von thamalischen Schrittmachern existiert im Gehirn eine synchrone Grundaktivität im EEG; durch äußere Ereignisse kommt es zur Desynchronisierung des EEG (z. B. Alpha-Blockade), die als Zeichen der Aktivierung gilt. Auslöser sind z. B. sensorische Reize (z. B. visuelle oder akustische Stimulation bei evozierten Potenzialen), motorische Tätigkeiten oder kognitive Vorgänge (z. B. Kopfrechnen). Die Desynchronisation ist meist topographisch auf bestimmte Hirnareale begrenzt (z. B. Verringerung des okzipitalen Alpha-Rhythmus bei visuellen Reizen). Solche ereigniskorrelierte Potenziale lassen sich meist nur durch Mittelung aus dem spontanen EEG zeigen. Das Verfahren zeigt sich sensitiv in Hinblick auf viele kognitive Funktionen (Aufmerksamkeit, Sprache, Gedächtnis) und dient u.a. zur Demenzdiagnostik. Bereits die Erwartung eines kommenden Reizes verändert das EEG. Traumaktivität lässt sich durch dieses Verfahren schon alleine deshalb nicht prüfen, da ja kein auslösendes Ereignis vorliegt.

H00

Frage 1.346: Lösung D

Zu **(A):** Unter Adaption versteht man die allmähliche Anpassung, wenn der Reiz kontinuierlich dargeboten wird. Beispiel: Monotone Geräusche werden nach einiger Zeit gar nicht mehr wahrgenommen.
Zu **(B):** Plötzlich auftretende neue Reize führen zu einer allgemeinen Aktivation, die den Sinn hat, ein Lebewesen möglichst schnell auf Flucht- oder Kampfreaktionen vorzubereiten. Die meisten dieser Veränderungen entstehen durch Verstärkung der sympathischen und Hemmung der parasympathischen Aktivitäten („*Kampfnerv*" und „*Ruhenerv*"), z.B.: erhöhte Ausscheidung von ACTH, Desynchronisation im EEG (Alpha-Blockade), Tonuserhöhung der Skelettmuskulatur, periphere Vasokonstriktion, Erhöhung der Herzfrequenz und Veränderung des Blutdrucks, Erhöhung der Atemfrequenz, Pupillenerweiterung. Aktivation wäre als Antwort im Prinzip richtig, das IMPP fragt aber stets nach der „*Bestantwort*" und das ist in diesem Fall Lösung (D).
Zu **(C):** Habituation (Gewöhnung): Wird ein Reiz wiederholt dargeboten (Knallen am Sylvesterabend), dann schwächt sich die Orientierungsreaktion schnell ab.
Zu **(D):** Neue Reize, z.B. ein plötzlicher Knall, verursachen eine Orientierungsreaktion. In erster Linie erfolgt eine Hinwendung zur Reizquelle, parallel kommt es zu den oben genannten Aktivitätsänderungen und zur Senkung der Wahrnehmungsschwellen.
Zu **(E):** Hans Selye unterschied verschiedene Stadien der Stressreaktion: 1. Alarmreaktion, 2. Resistenzstadium (Widerstandsstadium) und 3. Erschöpfungsstadium.

F00

Frage 1.347: Lösung E

Zu **(A)**, **(B)**, **(C)** und **(D):** Beta-Wellen (um 20 Hz): Angespannte Wachheit mit offenen Augen, Erregung.
Alpha-Wellen (um 10 Hz): Entspannte Wachheit mit geschlossenen Augen.
Theta-Wellen (um 6 Hz): Dösend, tief entspannt, Einschlafstadium.
Delta-Wellen (um 3 Hz): Tiefschlaf.
Bei der Orientierungsreaktion durch eine plötzliche Aktivierung kommt es im EEG zur Desynchronisation mit Einsetzen von Beta-Wellen und Alpha-Blockade. Da Beta-Wellen eine höhere Frequenz als Alpha-Wellen haben, kommt es also auch zur Frequenzerhöhung.
Zu **(E):** Der K-Komplex gehört zum leichten Schlaf. Dement und Kleitmann unterschieden folgende Schlafphasen:

- Stadium 1 (Einschlafstadium): Fehlen von Alpha-Wellen, niedrige schnelle Beta-Aktivität, niedrige Theta-Aktivität.
- Stadium 2 (leichter Schlaf): Niedrige, schnelle Aktivität mit Spindeln und K-Komplexen.
- Stadium 3 (mittlerer Schlaf): 10 bis 50% Delta-Wellen.
- Stadium 4 (Tiefschlaf): über 50% der Zeit Delta-Wellen.

H00

Frage 1.348: Lösung D

Zu **(A)**, **(C)** und **(E):** Appetenz-Aversions-Konflikte (Ambivalenzkonflikt): Vor dem Erreichen eines positiven Ziels muss eine unangenehme Tätigkeit erledigt werden: Wenn Sie Ihr Examen bestehen wollen, müssen Sie diese Prüfungsfragen lernen. Zum doppelten Ambivalenzkonflikt kommt es, wenn gleich mehrere positive und negative Charakteristika des erstrebten Zieles vorhanden sind.
Zu **(B):** Appetenz-Appetenz-Konflikte: Eine Person muss sich zwischen zwei gleichstarken positiven Möglichkeiten entscheiden: Kaufe ich mir von 50,-DM einen neuen Pullover oder eine neue Hose?
Zu **(D):** Aversions-Aversions-Konflikte: Entscheidung zwischen zwei negativen Möglichkeiten: weiter die Schmerzen ertragen oder sich der Operation unterziehen?

F96

Frage 1.349: Lösung B

Zu **(1)** und **(2):** Zur Schwellenbestimmung wird in der Psychophysik die Intensität eines Reizes immer weiter erhöht, bis der Proband den Stimulus in der entsprechenden Sinnesmodalität wahrnimmt.
Zu **(3):** Toleranz bezeichnet den zugelassenen Betrag der Abweichung zwischen Soll- und Ist-Zustand. Überschreitet dieser Betrag die Toleranzschwelle, dann wird die Motivation des Individuums zu handeln geweckt. Hierbei kann es sich sowohl um biologische Variablen handeln (Toleranz gegenüber dem eigenen Durst) wie auch um sozialpsychologische Sachverhalte (Toleranz gegenüber Andersdenkenden). Welche Abweichungen bestehen denn zwischen Ihrem Soll- und Ist-Zustand gerade? Lässt sich dem irgendwie abhelfen?

| H88 |

Frage 1.350: Lösung A

Gefragt wird nach Psycho**physik**! Psychophysik beschäftigt sich mit dem direkten Zusammenhang zwischen einem äußeren Reiz und der subjektiven Empfindung.
Achtung: Im Examen Herbst '88 wussten das nur 30 %, die meisten Prüflinge tippten auf Lösung (C) und verwechselten damit Psychophysik mit Psychophysiologie.

| F97 |

Frage 1.351: Lösung A

Nach Untersuchungen von Yerkes und Dodson (1908) existiert eine umgekehrt U-förmige Beziehung zwischen Aktivation und Leistung. Die Leistung nimmt zunächst mit dem Grad der Aktivation zu: Müde Versuchspersonen lernen schlecht, wache besser, aber übermäßig erregte zeigten dann wieder schlechtere Leistungen. Welches Aktivierungsniveau hierbei optimal ist, hängt aber auch von der Schwierigkeit der Aufgaben ab. Das Yerkes-Dodson-Gesetz postuliert, dass komplexe Aufgaben ein niedrigeres Aktivationsniveau fordern als einfache Aufgaben. Damit sind alle Aussagen, die das IMPP sich überlegt hat, falsch.

| F95 |

Frage 1.352: Lösung D

Zu **(A)**, **(B)**, **(C)** und **(E)**: Pupillenerweiterung und Erhöhung von Blutdruck, Herzschlagfrequenz und Atmung sind typische Angstsymptome.
Zu **(D)**: In Angstzuständen verringert sich die periphere Durchblutung (periphere Vasokonstriktion, „blasse Haut"), dadurch sinkt der galvanische Hautwiderstand.

| H96 |

Frage 1.353: Lösung D

Zu **(A)**: Bei Panik handelt es sich um übersteigerte Angstreaktionen, bekannt sind Massenpaniken z. B. bei Katastrophen. Der eigentliche Panikanfall entsteht plötzlich, mitunter auch ohne direkt fassbare Ursache in völlig unterschiedlichen Situationen.
Zu **(B)**: „Trait anxiety" bezeichnet ein relativ stabiles Persönlichkeitsmerkmal der allgemeinen Angstbereitschaft und wird unterschieden von der „state anxiety", der momentanen, situationsbezogenen Angst.
Zu **(C)**: Unter Realangst versteht man sinnvolle Furcht vor einer tatsächlich existierenden Gefahr.
Zu **(D)**: Neurotische Ängste, meist Phobien, beziehen sich auf spezifische Objekte oder Situationen, etwa Tiere (Spinnenphobie), Gegenstände (Belonephobie) oder räumliche Gegebenheiten (Agoraphobie, Klaus-

trophobie). Daneben kann es zur Angstneurose kommen, die sich durch unvorhersehbare, frei fluktuierende Angstanfälle kennzeichnen lässt. Sogar jetzt, in diesem Moment könnte es dazu kommen.
Zu **(E)**: Als Furcht werden Gefühle vor einem real gefährlichen Objekt oder einer tatsächlich bedrohlichen Situation bezeichnet.

| F90 |

Frage 1.354: Lösung D

„State anxiety" ist situationsbezogene Angst. Das wussten nur 13 % der Examenskandidaten, die meisten (64 %) verwechselten es mit „trait anxiety"! Eine Phobie ist eine auf Objekte oder Situationen gerichtete Angst.

| F90 |

Frage 1.355: Lösung B

Siehe Kommentar zu Frage 1.354.

| H95 |

Frage 1.356: Lösung E

Zu **(2)** und **(3)**: Unter Repression versteht man die Unterdrückung oder Verleugnung von Bedürfnissen oder Gefühlen. Ein „Sensitizer" (Sensitiver Reaktionstyp) zeigt sich in überempfindlicher Eindrucksfähigkeit für Erlebnisreize. Der „Repressor" verleugnet Gefahren, der „Sensitizer" dagegen nimmt mögliche Gefahren geradezu übermäßig wachsam wahr.
Zu **(1)**: Nur der Sensitizer sucht die Informationen. Der Repressor unterdrückt seine Angst, indem er diese Aufklärung gerade meidet (siehe Antwortmöglichkeit 3).

| H87 |

Frage 1.357: Lösung B

Zu **(1)**: Frei flottierende Angst tritt unabhängig von Situationen auf.
Zu **(2)**: Es könnte sich möglicherweise um eine phobische Reaktion handeln, allerdings ist der Realangst-Anteil hier auch zu berücksichtigen.
Zu **(3)**: Reaktionsbildung ist ein Begriff aus der Psychoanalyse. Siehe Lerntext I.12 Abwehrmechanismen.

| F99 | **!**

Frage 1.358: Lösung D

Zu **(1)** und **(4)**: Bei Panik handelt es sich um übersteigerte Angstreaktionen, bekannt sind Massenpaniken z. B. bei Katastrophen. Der eigentliche Panikanfall entsteht plötzlich, mitunter auch ohne direkt fassbare Ursache in völlig unterschiedlichen Situationen, das kann auch abends oder nachts sein.

Zu **(2)** und **(3)**: Unter Realangst versteht man sinnvolle Furcht vor einem real gefährlichen Objekt oder einer tatsächlich bedrohlichen Situation. Neurotische Ängste dagegen, meist Phobien, beziehen sich auf (harmlose!) spezifische Objekte oder Situationen, etwa Tiere (Spinnenphobie), spitze Gegenstände (Belonephobie) oder räumliche Gegebenheiten (Agoraphobie, Klaustrophobie).

F00

Frage 1.359: Lösung D

Zu **(A)**: „*State anxiety*" ist der Fachterminus für momentane, situationsbezogene Angst und unterscheidet sich von „*trait anxiety*", dem relativ stabilen Persönlichkeitsfaktor der Ängstlichkeit. Personen mit hoher Angstbereitschaft (trait anxiety) neigen in allen Situationen dazu, eher ängstlich-vorsichtig zu reagieren.
Zu **(B)**: Hypochondrie: Völlige Dramatisierung selbst kleinster Beschwerden. Ständiges Selbstmitleid. Durch das ängstliche Belauschen von Körperfunktionen und völlig übermäßige Tabletteneinnahme werden diese Funktionen dann allerdings tatsächlich oft gestört.
Zu **(C)**: Konversion: Umwandlung eines psychischen Konfliktes in körperliche Symptome. Das Symptom kann hierbei entwede eine verkappte Art der verbotenen Triebbefriedigung darstellen, die dem Konflikt zugrunde lag, oder die Krankheit dient gerade der Unterdrückung des Triebimpulses. Konversionssymptome treten vor allem bei einer früher als „Hysterie" bezeichneten Störung auf, z.B. als Lähmungen, Sensibilitätsstörungen oder Blindheit. Sie haben für den Betroffenen einen direkten funktionalen Zweck, ein Zusammenhang, der allerdings unbewusst bleibt.
Zu **(D)**: Bei Panik handelt es sich um übersteigerte Angstreaktionen, bekannt sind Massenpaniken z.B. bei Katastrophen. Der eigentliche Panikanfall entsteht plötzlich, mitunter auch ohne direkt fassbare Ursache in völlig unterschiedlichen Situationen, das kann auch abends oder nachts sein. Die Lösung ist jedoch nicht besonders eindeutig, die Herzneurose, früher auch als „Herzphobie" bezeichnet, hat dieselben Symptome, so dass man m. E. auch Lösung (E) für richtig halten könnte.
Zu **(E)**: Bei der Phobie richtet die Angst sich auf spezifische Objekte, Personen oder Situationen (z.B. Belonephobie = Angst vor spitzen Gegenständen, Bibliophobie = Angst vor Büchern, Klaustrophobie = Angst vor engen, dunklen Räumen, Agoraphobie = Angst vor großen Plätzen und Menschenansammlungen, Phobophobie = Angst vor der Angst). Phobien unterscheiden sich von der Angststörung, bei der Patienten eher unter frei fluktuierenden Panikanfällen leiden, die zu jedem beliebigen Zeitpunkt auftreten können.

── Aggression ────────── I.41

Geschichtsbücher lassen sich praktisch an jeder beliebigen Stelle aufschlagen, die Seite wird immer von Kriegen, Gewalt und Mord handeln. Der Mensch, so scheint es, ist eines der aggressivsten Lebewesen. Eine ganze Anzahl von Forschern hat versucht, die Ursachen für **Aggressionen** hierfür herauszufinden. Einige der wichtigsten Theorien sollen kurz skizziert werden:

1. Psychoanalytische Aggressions-Theorie:
Sigmund **Freud** ging zunächst nur von einem Trieb aus, dem Eros und glaubte alle Handlungen letztlich auf sexuelle Bedürfnisse zurückführen zu können. Erst im späteren Lebenswerk entwickelte er die Theorie eines Gegenspielers. Der **Thanatos** (Todestrieb) soll für alle zerstörerischen Handlungen verantwortlich sein. Wie alle Triebe verlangt er gelegentlich die Möglichkeit einer Abreaktion (Jähzornanfälle ohne Grund).

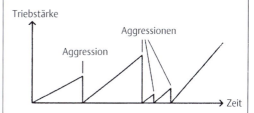

Abb. 1.**20** Sexuelles Verhalten muss der Mensch gelegentlich durchführen, um seinen Sexualtrieb abzureagieren. Freud postulierte dasselbe für eine vom Thanatos produzierte Aggressionsenergie, die wir immer wieder abreagieren müssen. Diese Triebenergie wird angesammelt, bis sie abgeführt werden kann. Kommt es lange Zeit nicht zur Aggressionsabfuhr, so ist eine entsprechend hohe Triebstärke vorhanden.

2. Instinkttheorie:
Konrad Lorenz und **Irenäus Eibl-Eibesfeldt** entdeckten, dass Aggression im Tierreich eine arterhaltende Funktion hat, aggressive Lebewesen können sich besser durchsetzen als friedfertige. Lorenz unterscheidet **extraspezifische** Aggression gegen andere Spezies (zwecks Ernährung) von **intraspezifischer** Aggression, innerhalb der eigenen Art, z.B. Brunftkämpfe der Hirsche. Diese stellen einen innerartlichen Regelmechanismus dar, durch den das kräftigste (und aggressivste!) Tier sich besser vermehren kann als schwache Tiere. Letztlich ist auch der Mensch über hunderttausende von Jahren auf hohe Aggressivität gezüchtet worden; ein schweres biologisches Erbe!

3. Lerntheorie:

A. Bandura wies darauf hin, dass insbesondere Modelllernen erhebliche Auswirkungen auf aggressives Verhalten hat. Kinder, die in einem Film aggressives Verhalten beobachtet hatten, benahmen sich hinterher erheblich feindseliger als die Kontrollgruppe.

4. Frustrations-Aggressions-Theorie:

Dollard und **Miller** gehen davon aus, dass Aggression eine Folge von Frustration ist. Die Frustration ist dabei um so stärker, je größer das abgelehnte Bedürfnis ist und je näher die Person an der Befriedigung des Bedürfnisses war. Je stärker die Frustration, desto größer die nachfolgende Aggression, wobei mehrere kleine Frustrationen sich aufsummieren können. Die Aggression kann verschoben werden, so dass sie nicht unbedingt die frustrationsauslösende Person treffen muss.

Achtung: Beachten Sie bitte, dass dies nur eine mögliche Folge von Frustration ist. Durch frustrierende Erlebnisse können ebensogut Depression, Regression oder Fixierung entstehen!

F96

Frage 1.360: Lösung D

Die Frage geht auf die psychoanalytische Theorie zur Erklärung von aggressiven Handlungen zurück. Der Thanatos (Todestrieb) soll für alle zerstörerischen Handlungen verantwortlich sein. Wie alle Triebe verlangt er gelegentlich die Möglichkeit einer Abreaktion. Diese Triebenergie wird angesammelt, bis sie abgeführt werden kann. Kommt es lange Zeit nicht zur Aggressionsabfuhr, so ist eine entsprechend hohe Triebstärke vorhanden. Durch aggressive Handlungen wird diese Triebenergie abgebaut, es kommt zur Katharsis. Menschen müssen demnach, in gewissen Abständen immer wieder aggressive Handlungen durchführen, um die Triebenergie des Thanatos zu vernichten. Sinnvoll ist eine Abreaktion in sportlichen Tätigkeiten (z.B. Fußball spielen).

H97

Frage 1.361: Lösung D

Zu **(A):** Verbale wie auch physische Aggressivität kann gerade bei verhaltensgestörten Kindern und neuernannten Hochschulprofessoren zur dominanten Reaktion werden, mit der auf jede tendenziell frustrierende Situation reagiert wird.

Zu **(B):** Durch eine Verhinderung des externen Aggressionsabbaus kommt es oft zur Autoaggression.

Zu **(C):** Wenn eine Person ihre Interessen durch aggressive Verhaltensweisen immer wieder durchsetzen kann, kommt es zu einer (Selbst-)Verstärkung dieses Verhaltens.

Zu **(D):** Die Katharsistheorie geht davon aus, dass es nach der Abreaktion der Aggression zu einer Katharsis, d.h. Seelenreinigung, kommt. Das „Aggressions-Reservoir" muss erst wieder aufgefüllt werden, die Aggressivität tritt also zunächst kaum oder nur sehr schwach auf. Die Lerntheorie hat eine völlig gegenteilige Auffassung. Hier geht man davon aus, dass Personen, die sich durch aggressives Verhalten durchsetzen können, belohnt werden und dieses Verhalten also immer häufiger zeigen.

Zu **(E):** Komplizierter kann man diesen Sachverhalt nicht mehr ausdrücken! Natürlich gibt es auch gesellschaftlich angepasste Formen der Aggression, die durchaus mit sozialen Motiven einhergehen, etwa einem Polizeieinsatz gegen Rowdies, die unbescholtene Bürger belästigen.

F93

Frage 1.362: Lösung D

Frustration entsteht durch aufgezwungenen Verzicht auf Triebbefriedigung und hat in der Regel depressives oder aggressives Verhalten zur Folge. Das Ausmaß der Frustrationstoleranz gibt an, in welchem Ausmaß eine Person frustrierende Situationen ertragen kann, ohne depressiv oder aggressiv zu reagieren. Damit sind nur die Aussagen (1) und (3) richtig.

Für 44% der Prüflinge war diese Frage einfach, genau 44% kreuzten aber die falsche Antwortmöglichkeit (C) an und konnten mit dem Ausdruck „Verzicht auf ausweichendes Verhalten" nichts anfangen.

F90

Frage 1.363: Lösung A

Zu **(1)** und **(3):** Richtige Aussagen zur Frustrations-Aggressions-Theorie.

Zu **(2):** Das wäre die Instinkttheorie.

Zu **(4):** Damit ist vermutlich die psychoanalytische Theorie gemeint.

Zu **(5):** Das wäre die Instinkttheorie.

F01

Frage 1.364: Lösung B

Zwangsneurose bzw. Zwangsstörung: Zwangsgedanken an schreckliche Gefahren, Unfälle oder Krankheiten bringen den Patienten zu Zwangshandlungen, etwa das ständige Kontrollieren von Elektrogeräten, der innere Zwang, Säuberungsrituale durchzuführen (Waschzwang), oder auch der Sammelzwang, verbunden mit der Unfähigkeit, nicht mehr benötigte Gegenstände oder Unterlagen wegzuwerfen.

Zu **(A)** und **(C)**: Die meisten Neurotiker haben eher Schwierigkeiten damit, Ärger oder Feindseligkeit auszudrücken. Gerade die Zwangsstörung kann als Abwehrsystem gegen unerlaubte aggressive Impulse verstanden werden.

Zu **(B)**: Neurotische Störungen entstehen immer auf der Grundlage von Angst. Durch seine Symptome versucht der Zwangsneurotiker, seine Angst zu kontrollieren und ihrer Herr zu werden. Das mehrfache Kontrollieren von elektrischen Geräten oder, ob die Haustür abgeschlossen ist, führt zu einer kurzfristigen Beruhigung, die als angenehm empfunden wird. Nach kurzer Zeit steigt die Angst dann aber wieder an und der Zwangsneurotiker muss erneut sein Ritual durchführen, damit die Angst sich vermindert.

Zu **(D)** und **(E)**: Minderwertigkeitsgefühle und auch Trauer sind eine Folge vieler neurotischer Störungen, da dem Betreffenden immer mehr klar wird, dass sein Verhalten auffällig ist und sich die soziale Umwelt immer weiter zurückzieht. Neurotisch Gestörte sind aber nicht in der Lage, ihr Verhalten zu ändern. Mit den Zwangshandlungen wird aber nicht die Minderwertigkeit oder die Trauer, sondern die Angst bekämpft.

F94

Frage 1.365: Lösung B

Zu **(A)**: Die Attributionstheorie von Heider geht davon aus, dass wir für bedeutsame Ereignisse immer Kausalzusammenhänge vermuten und Leistungsergebnisse auf Eigenschaften des Stimulus, der Umgebung oder der Person zurückführen. Welche Erklärung haben eigentlich Sie dafür, dass Sie damals das Abitur geschafft haben?

Zu **(B)**: In einem Versuch von Schachter und Singer wurde ein durch Adrenalin hervorgerufener unspezifischer Erregungszustand abhängig von der Situation (lustig-heiter oder verbal-aggressiv) von den Versuchspersonen jeweils anders bewertet.

Zu **(C)**: Die Entwicklung von Basisemotionen wie Angst, Liebe, Hass hat in der Evolution zu selektiven, arterhaltenden Vorteilen geführt.

Zu **(D)**: Biologische Aggressionstheorien (z.B. von Lorenz oder Eibl-Eibesfeldt) gehen davon aus, dass Aggression ein instinktgebundenes, angeborenes Verhalten ist, das durch bestimmte Schlüsselreize ausgelöst werden kann. Unterschieden wird z.B. auch zwischen extra- und intraspezifischer Aggression.

Zu **(E)**: Man unterscheidet primäre, angeborene Grundbedürfnisse wie Hunger, Durst Schlaf usw. von sekundären Motiven wie Bedürfnis nach Anerkennung, Geltungsstreben, Selbstverwirklichung.

Schmerz ─────────────────── I.42

„Bevor der Arzt mit der Spritze in die Vene stach, hantierte er noch längere Zeit damit vor den Augen des Patienten herum und setzte ihm auseinander, warum er zur Blutabnahme heute eine so dicke Kanüle brauche. Als er dann endlich die Spritze ansetzte, fiel der Patient in Ohnmacht.“

Schmerz dient dem Schutz vor einer Verletzung des Körpers. Aufgrund unterschiedlicher Typen von Schmerzrezeptoren lässt sich ein heller, stechender und gut lokalisierbarer Schmerz (**Primärschmerz**) unterscheiden von einem eher dumpfen und ausgebreiteten Schmerz (**Sekundärschmerz**). Der scharfe, stechende Schmerz führt in der Regel zur sofortigen Fluchtreaktion, der dumpfe Schmerz erzwingt eine Schonhaltung des betreffenden Organs. Außerdem unterscheidet man den Oberflächenschmerz (Haut), Tiefenschmerz (Kopfschmerzen) und den Eingeweideschmerz. Schmerz unterliegt kaum der Habituation oder der Adaptation, sondern wird über lange Zeiträume gespürt. Dennoch gibt es psychische Einflussgrößen. Konzentration auf einen zu erwartenden Schmerz (s. Beispiel oben) verstärkt das Schmerzerleben. Verletzungen, die man sich unmerklich bei handwerklicher Arbeit zuzieht, spürt man oft erst später. Je bedrohlicher ein Schmerz erlebt wird, um so mehr tut er subjektiv weh. Interessanterweise kann Schmerzwahrnehmung durch soziale Fak-

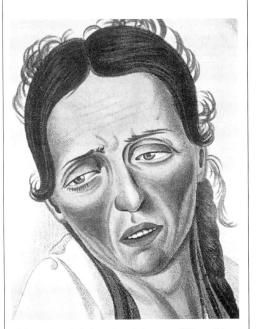

Abb. 1.**21**   Anhaltender Schmerz (Bäumgärtner, 1842) wirkt zermürbend [Aus: M. Hertl, 1993; Der Gesichtsausdruck des Kranken, Thieme-Verlag]

toren verstärkt oder verringert werden. Masochisten empfinden bestimmte Schmerzreize sogar als lustvoll. Bei ständiger mütterlicher Fürsorge für das Herzeigen kleiner Wunden verstärkt sich die Schmerz-Wahrnehmung von Kindern. Aus anthropologischen Untersuchungen ist bekannt, dass einzelne Völker sich die Schmerzwahrnehmung bei bestimmten kulturellen Handlungen geradezu abgewöhnen können (z.B.: „Feuerlaufen"). Auch veränderte Bewusstseinszustände können die Schmerzwahrnehmung abschwächen oder vergrößern, insbesondere der chronisch depressive Patient stellt sein Schmerzerleben häufig in den Vordergrund.

Schmerzgedächtnis:
Starker Schmerz kann dazu führen, dass sich ein Schmerzgedächtnis für die betroffene Körperstelle herausbilden kann. Dieses Schmerzgedächtnis führt dazu, dass der Patient sensibilisiert wird und künftig häufiger Schmerz dieser Art spüren wird, eine oft chronische Belastung. Aus Sicht der Schmerzforscher ist es daher wichtig, Schmerz z.B. nach einer Operation medikamentös völlig zu unterdrücken, damit sich ein solches Schmerzgedächtnis nicht ausbilden kann. **Phantomschmerzen** entstehen, wenn ein Körperteil amputiert wird, die Person das nicht mehr vorhandenen Glied aber dennoch spürt, da das dazu gehörige Hirnareal ja noch vorhanden ist.

H95

Frage 1.366: Lösung C

Zu **(1):** Die subjektiv wahrgenommene Schmerzintensität hängt nicht direkt mit dem Ausmaß der tatsächlichen Gewebsschädigung und damit auch nicht mit der Menge freigesetzter „Schmerzstoffe" (z.B. Histamin) zusammen.
Zu **(2):** Je hilfloser eine Person dem Schmerz ausgeliefert ist, um so stärker wird der Schmerz wahrgenommen. Schon die Kontrollmöglichkeit, durch die Möglichkeit eine Tablette einnehmen zu können, senkt die Schmerzwahrnehmung.
Zu **(3): Adjektivskala:** der Schmerz ist: ( ) sehr stark, (X) stark, ( ) mittel, ( ) leicht, ( ) kaum wahrnehmbar;
visuelle Analogskala:
leichter |–|–|–|-X-|–| schwerer Schmerz
Zu **(4):** Auch kulturelle Bedingungen beeinflussen die Schmerzwahrnehmung und -äußerung („Jungen weinen nicht"). Die Schmerzschwelle an sich ist aber sehr viel mehr durch biologische Bedingungen bestimmt.

F99   H96

Frage 1.367: Lösung B

Zu **(A):** Die sensorische Komponente informiert über Intensität und Einwirkungsdauer.
Zu **(B):** Richtig.
Zu **(C):** Die affektive Komponente informiert über den Grad des Unlusterlebnisses.
Zu **(D):** Die motorische Komponente drückt sich in reflektorischen Schutz- oder Fluchtbewegungen aus.
Zu **(E):** Die vegetative Komponente lässt sich durch Reaktionen des autonomen Nervensystems kennzeichnen.

F96

Frage 1.368: Lösung A

Zu **(1):** Gerade Krebspatienten steigern sich oft in mystische, mythische und mysteriöse Gedankengänge hinein, um zu erklären, warum gerade sie diese Krankheit bekommen haben. Sühne für erlebte Schuld kann hier eine große Rolle spielen. Manche sprechen dann gar von einer „Strafe Gottes".
Zu **(2):** In psychosomatischer Hinsicht können Menschen, die bei sich selbst kaum Gefühle zulassen können, Verlusterlebnisse somatisieren und als körperlichen Schmerz wahrnehmen.
Zu **(3)–(5):** Diese Erklärungstheorien für Schmerzkonzepte setzen sich nur mit muskulär bedingten Schmerzen auseinander. Gefragt wurde aber nach den „psychogenetischen" Konzepten; etwas mit „Psycho" muss die Lösungsmöglichkeit also zu tun haben.

H94

Frage 1.369: Lösung D

Die Gate-control-Theorie von Melzack und Wall (1965), fortentwickelt von Melzack und Casey (1968), geht davon aus, dass Schmerz von entsprechenden Rezeptoren ausgeht und über Rückenmark, Thalamus und Limbisches System bis zum Cortex verläuft. Jedem Durchgangsstadium entspricht eine spezifische Schmerzerfahrung.
Zu **(1)** und **(4):** Das dynamisch-aktive und das phasisch-dimensionale System gehören nicht zur Gate-control-Theorie.
Zu **(2):** Das sensorisch-diskriminative System hat die Aufgabe der Wahrnehmung von Schmerz in bezug auf Ort und Intensität.
Zu **(3):** Das affektiv-motivationale System bewertet die Schmerzreize zum einen nach emotionalen Kriterien, zum anderen dient es der Handlungsvorbereitung.
Zu **(5):** Das kognitiv-evaluative System bewertet den Schmerzreiz nach kognitiven Maßstäben und

vergleicht ihn mit früheren Schmerzen. Aufgrund von Erfahrungen werden Reaktionsmöglichkeiten abgeleitet.

H99

Frage 1.370: Lösung D

Zu **(A)**, **(B)**, **(C)** und **(E)**: Diese Techniken werden zur Behandlung chronischer Schmerzpatienten erfolgreich eingesetzt. Chronischer Schmerz ist kein Ereignis, dem ein Patient hilflos ausgeliefert sein muss, sondern kann durch eine Vielzahl therapeutischer Techniken durchaus in seiner Stärke beeinflusst werden. Schon alleine die Konzentration weg vom Schmerz, hin zu angenehmen Seiten des Lebens kann die Schmerzen beträchtlich lindern.
Zu **(D)**: Wenn soziale Verstärker (d.h. Belohnung in Form von Zuwendung) immer dann gezeigt werden, wenn der Patient Schmerzen äußert, dann verfestigt man nach den Gesetzen der operanten Konditionierung diesen Zusammenhang und fördert den Krankheitsbeginn. Dies ist also genau kontraindiziert.

H97

Frage 1.371: Lösung A

Zu **(A)**: Damit würde man die Äußerung von Schmerzen ja belohnen, es käme zum Krankheitsgewinn und der Patient würde seinen Schmerz immer häufiger äußern.
Zu **(B)** – **(E)**: Diese Verhaltensweisen würden den Krankheitsgewinn löschen (Überhören von Schmerzäußerungen) und Verhaltensweisen belohnen, die vom Schmerz ablenken (Beschäftigung trotz Schmerzen). Dadurch, dass dem Patienten nicht gesagt wird, wann und in welcher Dosierung Schmerzmittel reduziert werden, verhindert man einen negativen Placeboeffekt.

F01

Frage 1.372: Lösung B

Zu **(A)**: Die affektiv-motivationale Komponente bezieht sich auf die gefühlsmäßige Bewertung eines Unlusterlebnisses. Herzschmerzen lösen naturgemäß Angstgefühle aus, die dann als Motivator für ein Verhalten dienen.
Zu **(B)**: Richtig. Die kognitiv-bewertende Komponente bewertet ein Schmerzereignis z.B. als harmlos, bedrohlich oder gefährlich. Ein möglicher Gedankengang kann dann auch sein, dass es eigentlich gar nicht das Herz ist, was da wehtut; bestimmt hat sich wieder nur eine Lungenspitze unter der Rippe verklemmt.
Zu **(C)**: Die motorische Komponente drückt sich in reflektorischen Schutz- oder Fluchtbewegungen aus.

Zu **(D)**: Die sensorische Komponente informiert über Intensität und Einwirkungsdauer.
Zu **(E)**: Die vegetative Komponente lässt sich durch Reaktionen des autonomen Nervensystems kennzeichnen.

· ·
1.4.5   Motivation

Motivation ——————————————— I.43

„Warum sitzen Sie jetzt eigentlich hier und lesen dieses Buch? Haben Sie denn wirklich nichts besseres zu tun?" Das ist eine Frage der **Motivation**. Wenn Sie sicher sind, dass Sie momentan keine anderen, wichtigeren Bedürfnisse zu befriedigen haben, dann sollten Sie sich die folgenden Unterscheidungen einprägen:
Homöostase: dient der Konstanthaltung physiologischer Größen (Körpertemperatur, Blutzuckerwert, …) im Sinne eines Regelkreises mit Ist- und Sollwert. Bei homöostatischen Bedürfnissen muss immer ein physiologischer Mangelzustand vorhanden sein, dessen Befriedigung lebenswichtig ist. Homöostase ist damit die Grundlage für die meisten primären Bedürfnisse.
Primäre Motive dienen der Selbsterhaltung, sie sind angeboren und direkt lebensnotwendig. Es handelt sich insbesondere um die Bedürfnisse nach: Essen, Trinken, Schlafen, Atmen und Umweltreizung. Auch Träumen, Muttertrieb und Sexualität werden hierunter subsummiert.
Sekundäre Motive sind erlernte Bedürfnisse wie z.B. Leistungsmotivation, Besitz- oder Machtstreben, Streben nach Schönheit, Prestigestreben etc.
Bedürfnishierarchie: **A. Maslow** war der Ansicht, dass der Mensch niemals einen Zustand der völligen Bedürfnisbefriedigung erreicht. Sobald ein Wunsch befriedigt worden sei, taucht sofort ein anderer auf, um seinen Platz einzunehmen. Maslow ordnete die Bedürfnisse hierarchisch. Der Mensch kann sich seiner Meinung nach erst den höheren Bedürfnissen zuwenden, wenn die unteren in ausreichendem Maße befriedigt sind:
1. Physiologische Bedürfnisse (Essen, Trinken, Schlafen,…)
2. Bedürfnis nach Sicherheit
3. Bedürfnis nach Zuwendung
4. Bedürfnis nach Anerkennung und Wertschätzung
5. Bedürfnis nach Selbstverwirklichung.

Leistungsmotivation:
Das Ausmaß der Leistungsmotivation ist unter anderem von sozialen Faktoren während der Erziehung abhängig und bleibt lebenslang ein er-

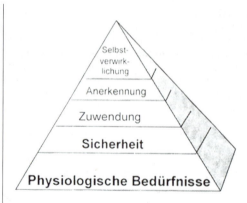

Abb. 1.**22**   Die Bedürfnispyramide von Maslow.

staunlich stabiles Persönlichkeitsmerkmal. Die Ursachen für Erfolg oder Misserfolg werden allerdings nicht nur in der eigenen Leistung gesucht. Die Theorie der **Kausal-Attribution** unterscheidet: Personen können **internal** kausal attribuieren, d.h. sie gehen davon aus, dass Erfolg oder Misserfolg von der eigenen Leistung abhängt, oder sie können **external** attribuieren, d.h. die Ursache in anderen Personen („*Der Unterricht des Dozenten war schlecht.*") oder in Schicksalsschlägen suchen („*Die Klausur war viel zu schwer*").

Man unterscheidet darüber hinaus erfolgssuchende und misserfolgsmeidende Personen. **Erfolgssuchende** schreiben Erfolg der eigenen Persönlichkeit zu, Misserfolg jedoch den Umweltbedingungen. **Misserfolgsmeidende** tun das Gegenteil: Erfolg liegt daran, dass man ihnen eine zu leichte Aufgabe gab; Misserfolg beweist ihnen, dass sie zu nichts taugen.

Die Theorie von **Heider** (1958) fasst zusammen, dass Handlungsausgänge von zwei Haupt- und vier Unterfaktoren abhängig sind:

Personenfaktoren:	Fähigkeit
	Motivation
Umgebungsfaktoren:	Schwierigkeit der Aufgabe
	Zufall

Personen neigen nach dieser Theorie dazu, das Handlungsergebnis kausal überwiegend nur einem der vier möglichen Bereiche zuzuordnen. So erfolgen **Zufallsattributionen** besonders dann, wenn Handlungsergebnisse starken Schwankungen unterliegen. Auf Fähigkeit wird mehr attribuiert, wenn zwei Personen mit dem gleichen Einsatz zu unterschiedlichen Ergebnissen kommen.

Eine andere Einteilung der Leistungsmotivation stammt von **Heckhausen**. Er unterscheidet **intrinsische Lernmotivation**, die von der Interessantheit der Sache ausgeht (B.: Einzeller durch ein Mikroskop selbst beobachten) und **extrinsische Lernmotivation** (Vokabeln-lernen wegen Belohnung durch die Eltern oder Angst vor dem Lehrer).

Konflikte:
Lewin geht davon aus, dass der Mensch sich häufig in Konflikten zwischen verschiedenen Motiven befindet. Lewins Konfliktklassen beschreiben Annäherungskräfte (Appetenz) oder Vermeidungskräfte (Aversion). Er unterscheidet:

- **Appetenz-Appetenz-Konflikt**: Eine Person muss sich zwischen zwei gleichstarken positiven Möglichkeiten entscheiden: Kaufe ich mir von 50,- EURO (mehr Geld hab' ich nunmal nicht!) einen schicken Pullover oder eine flotte Hose?
- **Aversions-Aversions-Konflikt**: Entscheidung zwischen zwei negativen Möglichkeiten: *„Möchtest Du lieber abwaschen oder lieber das Geschirr abtrocknen"*?
- **Appetenz-Aversions-Konflikt** (= **Ambivalenzkonflikt**): Vor dem Erreichen eines positiven Ziels muss eine unangenehme Tätigkeit erledigt werden: Wenn Sie Ihr Examen bestehen wollen, müssen Sie diese Prüfungsfragen lernen.
- Zum **doppelten Ambivalenzkonflikt** kommt es, wenn gleich mehrere positive und negative Charakteristika des erstrebten Zieles vorhanden sind: Heiratskandidat(in) A. ist sehr attraktiv aber ziemlich dämlich und echt arm; B. ist absolut hässlich, aber klug und hat total superreiche Eltern. Wen würden Sie denn nehmen, verehrte/r Leser/in?

Solche Entscheidungskonflikte kommen auch in der Medizin häufig vor. Ein Patient, der von einer Krebserkrankung geheilt werden will, muss z.B. erst eine Operation und Chemotherapie durchstehen. Ein Patient mit Neurodermitis muss Kortisonsalbe auftragen, wodurch sich zwar die Immunreaktion verringert, welche die Haut aber wiederum schädigt.

Kognitive Dissonanz:
Festinger entwickelte das Modell der **„kognitiven Dissonanz"**, das eine weitere Art von Entscheidungskonflikten berücksichtigt. Hierbei stehen im selben Individuum zwei Erkenntnisse im Widerspruch (= kognitive Dissonanz), die mit einer Erklärung in Eintracht gebracht werden müssen (kognitive **Konsonanz**), z.B. indem eine der beiden Erkenntnisse angezweifelt wird. Häufig besteht Diskrepanz zwischen der kognitiven, der affektiven und der Handlungskomponente eines Verhaltens. Nur selten wird die Handlungskomponente geändert, meist passt man seine Kognitionen nachträglich an das eigene Verhalten an. Beliebtes Beispiel:

1. *„Ich rauche."* (Handlungskomponente)
2. *„Rauchen macht Spaß, man fühlt sich so erwachsen."* (Affektive Komponente)
3. *„Ich sollte besser nicht rauchen, weil der Gesundheitsminister behauptet, dass Rauchen meine Gesundheit gefährdet."* (Kognitive Dissonanz)
4. *„Es gibt Leute, die ihr Leben lang rauchen und trotzdem bis ins hohe Alter gesund bleiben. Ich rauche ja auch gar nicht so viel. Der Gesundheitsminister raucht bestimmt heimlich. Solange es mir gut geht, kann ich weiter rauchen. Falls ich gesundheitliche Beschwerden bekomme, kann ich jederzeit mit dem Rauchen aufhören ..."* (Versuch, kognitive Dissonanz zu reduzieren und Konsonanz zu erreichen).

F00

Frage 1.376: Lösung C

Zu **(A)**, **(B)**, **(D)** und **(E)**: Das Ausmaß der Leistungsmotivation ist von sozialen Faktoren während der Erziehung abhängig, bleibt dann aber lebenslang ein erstaunlich stabiles Persönlichkeitsmerkmal. Personen können internal kausal attribuieren, d.h. sie gehen davon aus, dass Erfolg oder Misserfolg von der eigenen Leistung abhängt (*„Ich war echt zu faul die letzten Wochen ..."*, oder sie können external attribuieren, d.h. die Ursache in anderen Personen (*„Der Unterricht des Dozenten war miserabel."*) oder in Schicksalsschlägen suchen (*„Das war ein Pechtag!"*). Man unterscheidet erfolgssuchende und misserfolgsmeidende Personen. Erfolgssuchende schreiben Erfolg der eigenen Persönlichkeit zu, Misserfolg jedoch den Umweltbedingungen. Misserfolgsmeidende tun das Gegenteil: Erfolg liegt daran, dass man ihnen eine zu leichte Aufgabe gab; Misserfolg beweist ihnen, dass sie zu nichts taugen. Ob das Ergebnis einer Handlung (Zensur in einem Testat) als ermutigend oder frustrierend empfunden wird, hängt aber auch von dem persönlichen Anspruchsniveau ab: Erfolgssuchende wählen hier oft ein zu hohes Niveau, Misserfolgsmeidende dagegen ein zu niedriges.

Zu **(C)**: Empathie: Einfühlungsvermögen in andere. Grundlage der meisten humanistischen Psychotherapien.

H92

Frage 1.373: Lösung B

Bei homöostatischen Bedürfnissen muss ein physiologischer Mangelzustand vorliegen, dessen Befriedigung lebensnotwendig ist. Die Autoren dieser Frage gehen offensichtlich davon aus, dass dies bei Sexualität, Neugierde und Betätigungsdrang nicht der Fall ist. Dies steht allerdings im gewissen Widerspruch zum Konzept des psychischen Hospitalismus.

F88   H85

Frage 1.374: Lösung C

Siehe Lerntext I.43 Motivation.

F98

Frage 1.375: Lösung C

Zu **(A)**, **(B)**, **(D)** und **(E)**: Voraussetzungen zur Entwicklung der Leistungsmotivation.

Zu **(C)**: Dieser Begriff stammt aus der Entwicklungspsychologie der Moral. Man unterscheidet: 1. Moralischer Realismus: Moralische Regeln werden als etwas Festes von außen übernommen; das Kind hält sich an Gebote und Verbote von Autoritäten, um Strafe zu vermeiden. 2. Heteronome Moral: Das Kind entwickelt im Umgang mit Gleichaltrigen eine kooperative Moral, die auf Wechselseitigkeit besteht. Es entwickeln sich erste, noch relativ starre Gerechtigkeitsvorstellungen. 3. Autonome Moral: Mit 11 bis 12 Jahren überwiegt der Gerechtigkeitsbegriff der „Billigkeit"; das Kind ist in der Lage, starre Regeln abzuwandeln und diese der Situation anzupassen. Es hat Einsicht in den Sinn von Wertvorstellungen und zeigt soziale Verantwortung.

F96

Frage 1.377: Lösung E

Zu **(1)**: Beide Aufgabentypen unterstützen die Misserfolgserwartung dieser Personen. Wenn diese die richtige Lösung in sehr leichten Aufgaben finden, dann attribuieren sie external auf die Aufgabenschwierigkeit und nicht auf ihre Fähigkeiten. Bei fehlerhafter Lösungen zu schwerer Aufgaben schlussfolgern sie jedoch, dass es an ihnen gelegen hat (internale Attribuierung).

Zu **(2)** und **(3)**: Zur Lösung dieser beiden Fragen können Sie das Yerkes-Dodson-Gesetz heranziehen, das eine umgekehrt U-förmige Beziehung zwischen dem Ausmaß der Aktivation und der Leistung postuliert. Da Motivation und physiologische Aktivation eng zusammenhängen, gelten dieselben Aussagen. Ein mittleres Ausmaß an Motivation das Physikum zu bestehen ist daher optimal. Falls Sie doch durchfallen, haben Sie eine zweite Chance, ihren eigentlichen Traumberuf zu ergreifen.

F98

Frage 1.378: Lösung E

Zu **(A):** Wenn sich erfolgsorientierte Kinder zu häufig hohe Ziele setzen würden, die sie gar nicht erreichen können, wären sie wohl ziemlich schnell misserfolgsorientiert.

Zu **(B):** Erfolgsorientierte Kinder kommen nach Ansicht der Soziologen eher aus den oberen Sozialschichten. Warum eigentlich?

Zu **(C):** Das wäre zwar ein prima Trick, würde die Leistungsmotivation dieser Kinder aber nicht befriedigen.

Zu **(D):** Das wären die Kinder mit „Furcht vor Misserfolg".

Zu **(E):** Richtige Lösung.

F01

Frage 1.379: Lösung D

Zu **(A):** Richtig, erfolgsmotivierte Personen schreiben Erfolg ihren eigenen Fähigkeiten zu; bei Misserfolg schieben sie die Schuld aber auf die Umwelt.

Zu **(B):** Richtig, durch das Erreichen dieser realistischen Ziele können sie sich selbst beweisen, dass sie hohe Fähigkeiten haben. Misserfolgsmotivierte dagegen setzen sich oft zu hohe Ziele, deren Nichterreichen ihnen dann wiederum beweist, dass sie zu nichts taugen.

Zu **(C):** Richtig, ein Ziel zu erreichen, das einem eher zufällig, völlig ohne eigene Leistung, zufällt, erhöht ja weder das Selbstbewusstsein noch stellt es eine Belohnung für hohe Leistungsmotivation dar.

Zu **(D):** Leistungsmotivation und Leistung stehen zwar in einer Beziehung, diese muss aber nicht proportional sein. So gibt es z.B. nach Yerkes Dodson eine umgekehrt U-förmige Beziehung zwischen Aktivation und Leistung. Diese Aussage ist also nicht richtig.

Zu **(E):** Richtig, bei Versagen geben Misserfolgsmotivierte sich selbst die Schuld (internale Attribuierung) und nicht der Umwelt.

F99 **!**

Frage 1.380: Lösung D

Zu **(A):** Frustration entsteht durch aufgezwungenen Verzicht auf Triebbefriedigung und hat in der Regel depressives oder aggressives Verhalten zur Folge. Wie werden Sie reagieren, wenn Sie durch das Physikum fallen sollten: depressiv, aggressiv, regressiv oder einfach nur primitiv?

Zu **(B):** Kognitive Dissonanz: Zwei oder mehr Erkenntnisse desselben Individuums stehen im Widerspruch zueinander: „*Ich sollte jetzt lernen, aber ich denke immer nur an Susi.*" Leider schafft man es nur selten, die Handlungskomponente zu ändern,

meist passt man einfach seine Gedankengänge an, um die kognitive Dissonanz aufzulösen.

Zu **(C):** Nach der Theorie des „*health locus of control*" haben Überzeugungen und Erwartungen des Individuums hinsichtlich der Frage, ob die eigene Krankheit besiegt werden kann oder nicht, erhebliche Auswirkungen auf den weiteren Krankheitsverlauf.

Zu **(D):** Man unterscheidet erfolgssuchende und misserfolgsmeidende Personen. Erfolgssuchende schreiben Erfolg der eigenen Persönlichkeit zu (*„I'm the champion"*), Misserfolg jedoch dem IMPP (*„Die Fragen waren zu schwer"*). Misserfolgsmeidende tun das Gegenteil: Erfolg liegt daran, dass man ihnen eine zu leichte Aufgabe gab; Misserfolg beweist ihnen, dass sie zu nichts taugen. Oft suchen gerade sie sich Aufgaben heraus, die eigentlich zu schwierig für sie sind (z.B. das Physikum …) und beweisen sich damit, dass ihr Vorurteil stimmt.

Zu **(E):** Mit Reaktanz bezeichnet man die Trotzreaktion, als vernünftig erkannte Forderungen nicht zu befolgen, da man sich in seiner Entscheidungsfreiheit eingeschränkt fühlt. Man entwickelt dann eine Reihe von Gründen (Scheinargumente), deretwegen man die Anforderung nicht befolgen zu können meint. Bei Ratschlägen zur Verhaltensänderung sollte man daher darauf bedacht sein, dem Patienten (zumindest scheinbar) eine Wahlfreiheit zu lassen. Direkte Befehle werden oft umgangen.

F95

Frage 1.381: Lösung E

Zu **(1):** Beim Aversions-Aversions-Konflikt muss die Person sich zwischen zwei negativen Möglichkeiten entscheiden: Möchten Sie jetzt gerade lieber Ihr Medizinstudium abbrechen und von der Sozialhilfe leben oder weiter für das Physikum lernen?

Zu **(2):** Der Appetenz-Appetenz-Konflikt verlangt eine Wahl zwischen zwei Handlungsalternativen, die beide gleichermaßen stark positiv bewertet werden: Chefarzt an einer Privatklinik oder Universitätsprofessor werden?

Zu **(3):** Beim Appetenz-Aversions-Konflikt muss vor dem Erreichen eines positiven Ziels eine unangenehme Handlung durchgeführt werden: Zwiebeln schälen für die Bratkartoffeln. Beim doppelten Appetenz-Aversions-Konflikt sind es zwei Dinge, die beide sowohl angenehme wie auch unangenehme Seiten haben: Heiratskandidat(in) A ist reich und hässlich, B dagegen ist attraktiv aber arm.

Zu **(4):** Der Appetenz-Aversions-Konflikt wird mitunter auch als Ambivalenzkonflikt bezeichnet.

H97

Frage 1.382: Lösung B

Sie freuen sich darauf, irgendwann einmal Arzt/Ärztin zu sein, dies entspricht dem Appetenzgradienten (Annäherungsgradient), der früh beginnt und um so mehr ansteigt, je näher Sie dem ersehnten Ziel kommen. Allerdings haben Sie auch Angst vor den notwendigen Prüfungen wie z.B. dem bevorstehenden Physikum (Aversionsgradient, Abneigung). Dieser Gradient beginnt sehr spät, verläuft aber recht steil. Ein Konflikt entsteht, wenn sich zwei gleichstarke Handlungsalternativen gegenüberstehen, d.h. dort wo die Linien sich kreuzen. Dies entspricht der Lösungsmöglichkeit (B). Dieses simple Modell lässt sich im Tierversuch gut anwenden, scheitert aber beim Menschen schon alleine an der Beobachtung, dass Sie trotz des stetig ansteigenden Aversionsgradienten pünktlich zur Prüfung erscheinen werden.

H98 **!**

Frage 1.383: Lösung A

Zu **(A):** Nach Meinung der Soziologen hat ein gesunder Körper vor allem für Angehörige der oberen Sozialschichten einen hohen Symbol- und Prestigewert. Für Angehörige der unteren sozialen Schichten dient der Körper angeblich im wesentlichen zur Arbeit und zur Erfüllung der Pflichten; er hat lediglich Gebrauchswert.

Zu **(B)–(E):** Festinger entwickelte das Modell der „kognitiven Dissonanz". Hierbei stehen im selben Individuum zwei Erkenntnisse im Widerspruch (z.B.: Eine verheiratete Frau liebt ihren Mann und geht trotzdem fremd), die mit einer Erklärung in Eintracht gebracht werden müssen (kognitive Konsonanz), z.B. indem eine der beiden Erkenntnisse angezweifelt wird. Häufig besteht Diskrepanz zwischen der kognitiven, der affektiven und der Handlungskomponente eines Verhaltens. Nur selten wird die Handlungskomponente geändert, meist passt man seine Kognitionen nachträglich an das eigene Verhalten an („Ich kann eben zwei Männer gleichzeitig lieben! Was mein Partner nicht weiß, tut ihm auch nicht weh.") Auch die Lösungsmöglichkeiten (B) bis (E) zeigen mögliche Strategien auf, um kognitive Dissonanz zu reduzieren.

H97

Frage 1.384: Lösung C

Zu **(A):** Die Attributionstheorie geht davon aus, dass wir für bedeutsame Ereignisse immer Kausalzusammenhänge vermuten und Leistungsergebnisse auf Eigenschaften des Stimulus, der Umgebung oder der Person zurückführen. Über die Ursachenzuschreibung des Heilungserfolges werden in der Frage keine Aussagen gemacht.

Zu **(B):** Gegenübertragung beschreibt den Einfluss unbewusster Konflikte und Wünsche des Analytikers in der Psychoanalyse (z.B. kann der Analytiker auf die Vaterübertragungen des Patienten unbewusst mit der Übernahme einer Vaterrolle reagieren, die seinen eigenen frühkindlichen Vater-Kind-Erlebnissen entspricht). Da es keine Aussage darüber gibt, ob der Patient etwas überträgt, kann man auch keine Gegenübertragung vermuten.

Zu **(C):** Kognitive Dissonanz: Zwei oder mehr Erkenntnisse desselben Individuums stehen im Widerspruch zueinander: „Der Patient ist mir unsympathisch, aber ich helfe dem Patienten durch eine schwierige Operation." Nur selten wird die Handlungskomponente geändert, meist passt man seine Gedankengänge daran an, erhöht z.B. den Anteil konsonanter Kognitionen („Eigentlich ist der Patient mir doch recht sympathisch.") oder verringert den Anteil dissonanter Kognitionen.

Zu **(D):** Lernen am Erfolg ist ein Synonym für operante Konditionierung, dem Verhaltensauf- oder -abbau durch Einsetzen von Verstärkern.

Zu **(E):** Durch positive Identifikation mit einem Modell erfolgt ebenfalls ein Verhaltensaufbau. Die Identifikation mit Arnold Schwarzenegger alleine reicht aber leider zum Muskelaufbau.

H00

Frage 1.385: Lösung A

Zu **(A):** Kognitive Dissonanz tritt auf, wenn zwei (oder mehr) widersprüchliche Erkenntnisse in einem Individuum aufeinandertreffen. „Rauchen ist ungesund" und „Ich rauche stark" ist ein klassisches Beispiel. Die Person kann nun entweder die kognitive Komponente ändern oder ihre Handlung ändern. Meist ändern Menschen dann nur ihre Einstellungen, seltener die Handlungen. Dies ist hier der Fall, der Patient versucht die kognitive Dissonanz zu reduzieren, indem er die gesundheitlichen Risiken des Rauchens geringer als die von Übergewicht einschätzt.

Zu **(B):** Selbstwirksamkeitserwartung ist ein von Bandura geprägter Begriff und bedeutet die Erwartung eines Effektes/Erfolges eigenen Handelns (Selbstwirksamkeit) unter gegebenen Situationsbedingungen unabhängig von dem realen Ergebnis.

Zu **(C):** Das Modell soziokultureller Benachteiligung geht davon aus, dass Angehörige bestimmter sozialer Schichten bzw. Kulturen von vorne herein schlechtere Chancen auf Bildung und angemessene Berufstätigkeit haben.

Zu **(D):** Soziale Vergleichsprozesse: Personen versuchen ständig, die Richtigkeit ihrer Einstellungen durch Vergleiche der Meinungen von anderen zu überprüfen. Ein Großteil unseres „small talk" dient eigentlich nur diesem Zweck.

Zu **(E):** Schichtspezifische Symptomaufmerksamkeit: Angehörige der unteren Sozialschichten schenken selbst schweren Symptomen (z.B.: Blut im Urin) sehr viel weniger Beachtung und zeigen oft auch ein eher arztmeidendes Verhalten als Personen aus höheren Sozialschichten.

H99

Frage 1.386: Lösung D

Zu **(A):** Bei Frustration in Form von Verbot des Auslebens triebhafter Bedürfnisse kann es zur Identifikation mit der verbietenden Person kommen. Ziel der Identifikation soll eine Minderung des Angstzustandes sein, der durch das Verbot entstanden ist. So endet nach Freud die Kastrationsangst des Knaben in der ödipalen Phase durch Identifikation mit dem Vater. Identifikation spielt bei der Über-Ich-Bildung eine wichtige Rolle und dürfte auch dabei eine Rolle gespielt haben, dass der Arzt seinem Vater nacheiferte und mit dem Rauchen begann. Identifikation entspricht aber nicht dem in der Frage definierten Mechanismus. (Spannungsreduzierung durch zurechtgelegte Argumente).

Zu **(B):** Modell-Lernen: Das Nachahmen des Verhaltens von Personen, die mit ihrem Verhalten Erfolg hatten oder die ansonsten bewundert werden, spielt beim Rauchen zwar eine große Rolle, entspricht aber gleichfalls nicht dem geschilderten Mechanismus.

Zu **(C):** Rauchen wird von den Psychoanalytikern als Fixierung auf die orale Phase gesehen. Wenn ein Mensch in dieser frühen Entwicklungsphase zuviel oder zuwenig Befriedigung erhielt, sucht er sein Leben lang nach einer Stimulation durch orales Verhalten (z.B. essen, trinken, rauchen).

Zu **(D):** Kognitive Dissonanz tritt auf, wenn zwei (oder mehr) widersprüchliche Erkenntnisse in einem Individuum aufeinandertreffen. *„Rauchen ist ungesund"* und *„Ich rauche stark"* ist ein klassisches Beispiel. Die Person kann nun entweder die kognitive Komponente oder ihre Handlung ändern. Meist ändern Menschen dann nur ihre Einstellungen, seltener die Handlungen. Dies entspricht dem geschilderten Beispiel.

Zu **(E):** Reaktionsbildung ist ein psychoanalytischer Abwehrmechanismus: Ein Bedürfnis kann nicht mehr befriedigt werden und wird nun durch eine völlig entgegengesetzte Handlung ersetzt.

H96

Frage 1.387: Lösung E

Zu **(1):** Nach dem Konzept der Wahrnehmungsabwehr („perceptual defense") werden unangenehme oder tabuisierte Reize unbewusst abgelehnt. Experimentell wurden hierfür z.B. Worte tachistoskopisch dargeboten. Gewisse „Tabuworte", die wir aus Gründen des sozialen Anstandes hier nicht zitieren möchten, wurden gar nicht, schlechter oder erst zeitlich verzögert erkannt. Auch kritische Gedanken zur eigenen Person könnten auf diese Art abgewehrt werden.

Zu **(2):** Die Welle des „Think positive!" aus Amerika: Gedanken, mit denen man sich selbst kaputt macht („Ich habe heute wieder nur ganz wenig für das Physikum gearbeitet und werde sowieso das Studium nicht schaffen…") werden durch positive Gedanken ersetzt: „Prima, dass ich schon wieder ein paar Fragen abgearbeitet habe. Nur weiter so!"

Zu **(3):** Eigentlich reicht es doch auch völlig aus, wenn Sie das Physikum im übernächsten Jahr machen. Warum denn unbedingt jetzt schon? Sie setzen sich doch nur selbst unter Stress.

1.4.6 Persönlichkeit und Verhaltensstile

Persönlichkeitstypologien ───────────── I.44

Marcel trinkt gerne mal einen, er sitzt abends lange in den Kneipen, flirtet mit den Mädchen und kommt dann morgens regelmäßig zu spät zu den Vorlesungen. Eberhard dagegen ist eher Einzelgänger, er liest abends im Bett Lehrbücher und kommt stets 15 Minuten vor der Vorlesung schon in den Hörsaal. Menschen unterscheiden sich offenkundig in ihrem Verhalten. Worin aber liegen die Ursachen dafür? Um solche Unterschiede begründen zu können, bedient sich die Psychologie einer Fülle von Theorien und hypothetischer Konstrukte. Modelle darüber, was „Persönlichkeit" ist, bilden die theoretischen Grundlagen dieser Wissenschaft.

Persönlichkeitstypologien:
Menschen unterscheiden sich nicht nur hinsichtlich Körpergröße, Augenfarbe und Geschlecht, sondern auch psychisch. In derselben Situation, z.B. einem Seminar, verhalten Studenten sich verschieden: manche reden viel, manche selten, ein Teil sagt gar nichts. Aufgrund solcher beobachtbarer Verhaltensunterschiede versucht man mit Persönlichkeitstypologien Menschen in unterschiedliche Kategorien einzuteilen. Grundlage der Einteilung sind hervorstechende Merkmale oder Ähnlichkeiten des Verhaltens und Erlebens. **Galenos** unterschied schon im 2. Jahrhundert nach Christus vier Persönlichkeitstypen, die kategorialen Charakter hatten:
- **Sanguiniker** (heiter, aktiv),
- **Choleriker** (reizbar, unausgeglichen),
- **Phlegmatiker** (bedächtig, behäbig),
- **Melancholiker** (verzagt, schwermütig).

Im Mittelalter kam die Idee auf, dass Menschen, die Ähnlichkeiten mit Tieren haben, auch deren Charaktereigenschaften besitzen, z.B. Löwe oder der „Schafsmensch" nach **Porta**. Diese Charakterkunde setzte sich bis ins 20. Jahrhundert hinein fort. Später versuchte man aus der Ausprägung vor allem des Gesichts auf Persönlichkeitseigenschaften zu schließen, z.B. ein vorstehendes Kinn sollte zeigen, dass jemand energisch und durchsetzungsfähig ist; das zurückweichende Kinn dagegen zeigt den Willensschwachen.

Der Wiener **Franz Joseph Gall** (1757 – 1828) entwickelte die *„Phrenologie"* zu einer eigenen Wissenschaft weiter. Gall glaubte, dass unterschiedliche Formen des Schädelknochens auf unterschiedliche Größen des darunter liegenden Gehirns deuten und diese wiederum auf spezifische Talente und Verhaltensweisen. Gall entwickelte seine Theorie schon im knabenhaften Alter von 9 Jahren, als er einen *„kuhäugigen"* Mitschüler beobachtete, der sich Fremdworte sehr viel besser merken konnte als andere Kinder. Fortan hielt Gall vorstehende Augen und ein gutes verbales Gedächtnis für zusammengehörig. Diese Lehre hielt sich bis zum Ende des 19. Jahrhunderts und trieb seltsame Blüten.

Kretschmer, deutscher Nervenarzt, beobachtete Zusammenhänge zwischen Körperbau, Charakter und Neigung zu bestimmten psychiatrischen Erkrankungen (*„Körperbau und Charakter"*, (1921):

A) **Leptosomer Typus** (schmalaufgeschossen, mager): emotional kühl, zurückhaltend, ungesellig, introvertiert. Neigung zur Schizophrenie.

B) **Athletischer Typus** (kräftig-derber Wuchs, betontes Muskelrelief): schwerfällig, phlegmatisch, explosibel, zuverlässig. Neigung zur Epilepsie.

C) **Pyknischer Typus** (gedrungene, runde Figur; weiches, breites Gesicht auf kurzem massigen Hals; fleischig-stumpfe Nase): gesellig, gemütvoll, praktisch-veranlagt, extravertiert. Neigung zur Zyklothymie (Affektive oder manisch-depressive Psychose).

D) **Dysplastischer Typus**: Mischtyp mit Negativmerkmalen, der sich nicht eindeutig zuordnen lässt.

Gleich zwei der klassischen Persönlichkeitsmodelle stammen von **Sigmund Freud**:

A) Das **Topographische Modell** unterscheidet drei Teile der Persönlichkeit:

- Das **Bewusste** bezieht sich auf das im Moment bewusst erfasste Erleben, augenblickliche Wahrnehmungen und Gedanken.
- Das **Vorbewusste** umfasst Erinnerungen und Wissensinhalte, die durch aktive Aufmerksamkeit in das Bewusste gebracht werden können.
- Das **Unbewusste** (nicht *„Unterbewusste"*!) beinhaltet verdrängte, meist unangenehme Erinnerungen oder nicht erlaubte Triebwünsche. Diese sind dem Individuum nicht bewusst, da sie sonst seine Integrität in Frage stellen würden. Gegen das Bewusstwerden besteht sogar ein erheblicher Widerstand, die Erinnerung

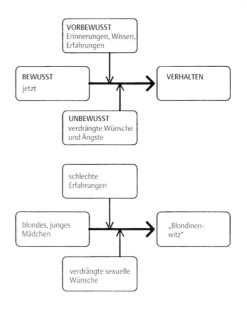

Abb. 1.**23** Das topographische Modell unterscheidet bewußte, vorbewußte und unbewußte Anteile der Persönlichkeit, die Auswirkungen auf das Verhalten haben können.

daran ist angstauslösend. Traumatisch-belastende Lebensereignisse und nicht erlaubte Wünsche werden rasch ins Unbewusste verdrängt. Sie sind jedoch keinesfalls vergessen, sondern beeinflussen das Verhalten des Menschen erheblich. Durch die psychoanalytische Therapie sollen diese Erlebnisse, Wünsche oder Gedanken bewusst gemacht werden. In symbolisch veränderter Form zeigen sich unbewusste Inhalte aber auch außerhalb der Therapie, etwa im Traum (Manifester **Trauminhalt** verbirgt den latenten Traumgedanken), in **Fehlleistungen** (Vergessen, Versprechen, Vergreifen, Verlegen) und im Witz.

B) Das Freudsche **Instanzenmodell** trennt:

- Das **Es** ist ab der Geburt vorhanden und funktioniert nach dem **Lustprinzip**, d.h. es verlangt sofortige Befriedigung aller als lustvoll erlebten Aktivitäten, es ist der Sitz irrationaler Leidenschaften. Alle Vorgänge im Es sind unbewusst, es ist der Sitz für **Eros** (Liebestrieb) und **Thanatos** (Todestrieb).
- Das **Über-Ich** ist der Sitz des **Gewissens** und des **Ich-Ideals**. Es ist mit einem übergeordneten Richter vergleichbar und bildet sich während der Erziehung durch allmähliche Übernahme (Internalisierung) der elterlichen Gebote und Verbote, z.B. durch **Identifikation**. Das Über-Ich kann als Gegenspieler des Es gesehen werden. Es enthält sowohl bewusste wie auch vorbewusste und unbewusste Anteile.

● Das **Ich** ermöglicht die Anpassung der Wünsche des Es und der Gebote des Über-Ichs an die Realität (**Realitätsprinzip**) und kann deshalb als Vermittler betrachtet werden. Mit Hilfe der Abwehrmechanismen (Verdrängung, Konversion, Projektion usw.) lassen sich ungerechtfertigte Ansprüche der anderen beiden Instanzen abwehren. Das Ich hat sowohl bewusste wie auch unbewusste Anteile! Freud verglich das Ich mit einem Reiter, das Es mit dem Pferd.

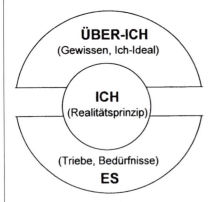

Abb. 1.24 Das Instanzenmodell trennt das triebhafte „Es", das moralische „Über-Ich" und das dazwischen vermittelnde, realitätsorientierte „Ich".

S. Freud unterschied darüber hinaus **Persönlichkeitstypen** nach dem Zeitpunkt der Fixierung (Festkleben) in einer der Phasen der psychosexuellen Entwicklung (Tabelle 1.5).

C. G. Jung unterschied vier „*Versionstypen*" seelischer Grundfunktionen: Denken, Empfinden, Fühlen und Intuieren. Diese gibt es in zwei Richtungen, abhängig davon, ob die Person extravertiert oder introvertiert ist. Der **Extravertierte** zeigt ein entgegenkommendes, offenes Wesen. Er knüpft leicht neue Beziehungen. Der **Introvertierte** zeigt ein zögerndes, reflexives, zurückgezogenes Wesen, das leicht in die Defensive abgedrängt wird (Tabelle 1.6).

Der deutsche Psychiater K. **Schneider** teilte Menschen 1934 nach psychopathologischen Begriffen ein. Er unterschied:

1. Hyperthymiker: betriebsam, gesellig, wortgewandt, praktisch, mit wenig Tiefgang und Verlässlichkeit.
2. Depressive: mürrische Pessimisten mit der Neigung zu hypochondrischer Selbstbeobachtung.
3. Selbstunsichere: komplizierte Naturen, die mit ihren Erlebnissen nicht fertig werden und zu Zwangskrankheiten neigen.
4. Fanatiker: Querulanten, Sektierer, Weltbeglücker.
5. Geltungsbedürftige: Aufschneider, Scheinheilige, Lügner.

Tab. 1.5 Fixierung auf einer psychosexuellen Phase und Persönlichkeitstyp nach S. Freud.

psychosexuelle Entwicklungs-Phase	Persönlichkeits-Typ	Merkmale	Krankheit
orale Phase	oraler Charakter	passiv-abhängig	Schizophrenie, endogene Depression
anale Phase	analer Charakter	reinlich, pedantisch geizig, Eigensinn	Zwangsneurose
phallische Phase	phallischer Charakter	aggressiv, verwegen, entschlossen	Phobie, Hysterie

Tab. 1.6 Persönlichkeitstypologie nach C.G. Jung.

Funktionstyp	extravertiert	introvertiert
Denktypus	orientiert sich an objektiven Tatsachen	orientiert sich an subjektiven Ideen
Empfindungstypus	naiver Realismus	ahnungsreich, bedeutungsvoll
Fühltypus	an Normen angepasst, vernünftig	subjektbezogen, indirekte Anpassung
Intuitiver Typus	Treue zur Anschauung	Phantast, Träumer

6. Stimmungslabile: launenhafte Menschen mit periodischen Stimmungsschwankungen, Drang zur Veränderung, Hang zur Sucht.
7. Explosible: reizbare Naturen mit Neigung zu impulsiven Gewalttaten und jähen Kurzschlussreaktionen.
8. Gemütlose: ungehinderte Brutalität ohne Mitleid, Scham oder Ehrgefühl.
9. Willenlose: schwunglose Ja-Sager, ohne Halt, leicht verführbar.
10. Asthenische: Menschen mit geringer körperlicher und charakterlicher Belastbarkeit.

H88   H86
Frage 1.388: Lösung B

Zu **(1):** Persönlichkeitstypologien klassifizieren nach hervorstechenden Merkmalen.
Zu **(2):** Es existieren in den Typologien nur die Persönlichkeitstypen, keine Abstufungen.
Zu **(3):** Die Kategorisierung geschieht nach bestimmten Ähnlichkeiten im Verhalten.
Zu **(4):** Statistische Voraussetzungen wie Normalverteilung werden nicht verlangt.

H89
Frage 1.389: Lösung E

(1) Idiographie untersucht individuelle Besonderheiten im Gegensatz zur (3) nomothetischen Vorgehensweise, die auf allgemeine Grundsätze abzielt. (2) Statistisch orientierte Persönlichkeitsdiagnostik ist nomothetisch.

F95   H87
Frage 1.390: Lösung E

Zu **(1):** Psychopathien, psychische Störungen gehen in die Typologien von Schneider, Kretschmer und Freud ein.
Zu **(2):** Konstitution bildet die Grundlage der Lehre von Kretschmer.
Zu **(3):** Psychoanalytische Entwicklungsstufen begründen die Charakterlehre von S. Freud.
Zu **(4):** Extra-/Introversion bildet die Grundlage der Typologie von C. G. Jung.

F91
Frage 1.391: Lösung C

Kretschmer berücksichtigte das Alter nicht. Die Erstmanifestation der Schizophrenie tritt bei jüngeren Leuten auf, die eher noch schlank (leptosom) sind, die manisch-depressive Psychose eher um das 40. bis 50. Lebensjahr, wenn man etwas dicklicher geworden ist (pyknischer Körperbau). Diese Vernachlässigung der Alterskomponente wird Herrn Kretschmer heute oft vorgeworfen. 55 % der Prüflinge konnten diese Frage leider nicht beantworten.

H93   F90
Frage 1.392: Lösung E

Links ist ein leptosomer Typus dargestellt. Diese Menschen haben ein schizothymes Temperament und neigen zur Schizophrenie. Rechts sieht man einen Pykniker mit zyklothymen Temperament und hohem Risiko zur manisch-depressiven Psychose. Leptosome neigen nach Kretschmer nicht zur Depression.

F95
Frage 1.393: Lösung D

Zu **(1)**, **(2)** und **(3):** Siehe Lerntext I.44 Persönlichkeitstypologien.
Zu **(4):** Das kollektive Unbewusste ist Bestandteil der Persönlichkeitstheorie von C. G. Jung.

H98   H96   H94   **!**
Frage 1.394: Lösung D

Zu **(1):** Das Über-Ich enthält nach S. Freud wie auch das Es neben bewussten sehr viele unbewusste Anteile.
Zu **(2):** Das Über-Ich enthält Werte und moralische Vorstellungen. Bei Befolgung dieser Normen wird die Person mit Stolz belohnt, bei Bestrafung drohen Schuldgefühle, die auch in unbewussten Selbstbestrafungstendenzen geäußert werden können.
Zu **(3):** Die Werte und moralischen Vorstellungen des Ich-Ideals und des Gewissens, der Untergliederungen des Über-Ich, entstehen im Verlauf der Entwicklung durch Übernahme dieser Normen von den Eltern.
Zu **(4):** Abwehrmechanismen sind ein typisches Werkzeug des Ich, im wesentlichen um unerwünschte Triebimpulse des Es abzuwehren oder zu verdrängen.

F98
Frage 1.395: Lösung E

Die Aufteilung in Es, Ich und Über-Ich wird als Instanzen- oder auch als Strukturmodell bezeichnet.
Zu **(1):** Eine Primärgruppe beruht auf wichtigen emotionalen Bindungen (Familie, Lebensgemeinschaft). Normvorstellungen, die man aus seiner Primärgruppe erhält, bilden das Über-Ich und nicht das Ich.
Zu **(2):** Das Ich erzeugt Abwehrmechanismen (z.B. Fixierung, Verdrängung, Regression, Konversion, Projektion, Verschiebung usw.) zur Beseitigung unerwünschter Impulse, Emotionen oder Gedanken.

Zu **(3):** Primärprozeß: Vorgänge, die durch das Es gesteuert werden und die nicht der Realitätsprüfung unterliegen. Säuglinge handeln ausschließlich auf dieser Basis, beim Erwachsenen finden sich Primärprozesse z. B. noch im Traum und bei Psychotikern. Der unkontrollierbare Kaufrausch, in den der Verfasser am Monatsanfang immer verfällt, wenn er gerade sein Taschengeld bekommen hat, ist ein typischer Primärprozess. Warum ich mir dann immer Krawatten kaufe, obwohl ich nie welche trage, hat bestimmt unbewusste Gründe.

Zu **(4):** Das Ich ermöglicht die Anpassung der Wünsche des Es und der Gebote des Über-Ich an die Realität (Realitätsprinzip) und kann deshalb als Vermittler betrachtet werden. Mit Hilfe der Abwehrmechanismen lassen sich ungerechtfertigte Ansprüche der anderen beiden Instanzen abwehren. Das Ich hat sowohl bewusste wie auch unbewusste Anteile. Freud vergleicht das Ich mit einem Reiter, das Es mit dem Pferd.

H96

Frage 1.396: Lösung C

Zu **(1)** und **(4):** Das Es ist bereits bei der Geburt vorhanden und beinhaltet Triebregungen, die nach sofortiger Bedürfnisbefriedigung verlangen. Diese Inhalte gelten nach Sigmund Freud als unbewusst.

Zu **(2):** Das Es ist bereits in der ersten, der oralen Phase vorhanden.

Zu **(3):** Nicht das Es, sondern das Ich entwickelt Abwehrmechanismen gegen unerwünschte Triebregungen.

H91

Frage 1.397: Lösung C

Zu **(1):** Ich, Es und Über-Ich gehören zum Instanzenmodell!

Zu **(2):** Gewissen gehört zum Über-Ich.

Zu **(3):** Das Es arbeitet nach dem Lustprinzip.

Zu **(4):** Neurotische Symptome entstehen durch einen Kompromiss zwischen verbotenen Impulsen und der Abwehr gegenüber solchen Impulsen.

Zu **(5):** Zwischen den drei Instanzen kommt es ständig zu Konflikten. Bereits morgens, wenn Sie aufstehen sollen, möchte das Es noch weiterschlafen und das Über-Ich befiehlt Ihnen, rechtzeitig zur Vorlesung zu erscheinen. Ihr armes Ich muss nun versuchen, einen Kompromiss zu finden.

H94

Frage 1.398: Lösung C

Zu **(1):** Das Wirken von Eros (Sexualtrieb) und Thanatos (Todestrieb) wird innerhalb der Psychoanalyse als „energetisches Modell" bezeichnet.

Zu **(2)** und **(4):** Die Aufteilung in Es, Ich und Über-Ich wird als Instanzen- oder auch als Strukturmodell bezeichnet. Das Es ist bei der Geburt vorhanden und gilt als Sitz der Triebe, die Inhalte gelten als unbewusst. Das Über-Ich erwächst aus der Erziehung der Eltern und beinhaltet sowohl bewusste wie auch unbewusste Anteile. Das Ich arbeitet nach dem Realitätsprinzip und passt das Ausleben der Bedürfnisse der Außenwelt an. Es enthält vorwiegend bewusste, jedoch z. T. auch unbewusste Anteile.

Zu **(3):** Die verschiedenen Persönlichkeiten leiten sich her aus einer Fixierung auf bestimmte Phasen der von Freud definierten psychosexuellen Entwicklung des Kindes (orale Phase, anale Phase, phallische Phase). So verhält sich z. B. der anale Charakter reinlich, pedantisch und eigensinnig.

F01

Frage 1.399: Lösung B

Zu **(A):** Das wäre eine Fixierung auf die anale Phase.

Zu **(B):** Das ist die gefragte Fixierung auf die phallische Phase.

Zu **(C):** Das wäre die Sublimierung von analen Triebimpulsen.

Zu **(D):** Eine Perversionsform.

Zu **(E):** Eine Fixierung auf die anale Phase.

F90

Frage 1.400: Lösung B

Der anale Charakter nach S. Freud neigt zu zwanghaften Störungen.

(D) Der hysterische Reaktionstyp äußert sich durch extravertiertes Verhalten und übertrieben ausdrucksvolle Reaktionen, demonstrative Fassade.

(E) Der genitale Charakter ist die reife Persönlichkeit des Erwachsenen, sozusagen als Fixierung auf der genitalen Phase, mit normaler sexueller Befriedigung.

F92

Frage 1.401: Lösung B

Zu **(1):** phallischer Charakter

Zu **(2):** oraler Charakter

Zu **(3):** phallischer Charakter

Zu **(4):** analer Charakter

H93   F89

Frage 1.402: Lösung C

Durch Fixierung in der analen Phase nach S. Freud kommt es zum „analen Charakter", der sich zwanghaft verhält.

H94

Frage 1.403: Lösung C

Zu **(1):** Unbewältigte psychische Konflikte gelten als Ursache, nicht jedoch als Folge von neurotischer Symptombildung.

Zu **(2)** und **(3):** Intrapsychische Konflikte, etwa der Wunsch nach der Befriedigung eines verbotenen Triebes (z.B. Geschlechtsverkehr mit der eigenen Schwester) lösen Angst aus, um diese Angst zu dämpfen kommt es zum Einsatz von Abwehrmechanismen, etwa der Reaktionsbildung (z.B. einer Diskriminierung der Schwester).

Zu **(4):** Intrapsychische Konflikte entstehen durch unvereinbare Ansprüche zwischen dem Es und dem Über-Ich. Das hier zitierte Ich-Ideal ist ein Teil des Über-Ich.

H94

Frage 1.404: Lösung A

Zu **(1):** Diese Aussage ist richtig. Das übernommene elterliche Verbot des Exhibitionismus ruft Scham hervor, ein Gefühl, das der Entblößung künftig entgegensteht. Dieser gravierende Wechsel erfüllt die Kriterien des Abwehrmechanismus der Reaktionsbildung.

Zu **(2):** Bei Exhibitionismus handelt es sich nicht um einen von Freud als solchen definierten Abwehrmechanismus. Der hierbei vom Ich benutzte Abwehrmechanismus ist die Reaktionsbildung, was ja in der Titelzeile der Frage auch richtig bezeichnet wurde.

Zu **(3):** Die Neigung des Kindes zum Exhibitionismus entspringt direkt dem Eros aus dem Es. Es handelt sich also um einen Trieb, der abgewehrt werden muss, jedoch keinesfalls um einen Abwehrmechanismus.

F91

Frage 1.405: Lösung D

Zu **(A):** Das ist falsch, denn Freud betonte als einer der ersten die große Wichtigkeit gerade der frühkindlichen Lernprozesse für die weitere Persönlichkeitsentwicklung einschließlich der Entstehung neurotischer Störungen.

Zu **(B):** Auch falsch: Freud betont zwar, dass die ersten fünf Lebensjahre sehr wichtig für die Persönlichkeitsentwicklung sind, in seiner dynamischen Trieblehre ist aber ausreichend Raum für spätere Veränderungen.

Zu **(C):** Triebunterdrückung ist gemäß dem Instanzenmodell völlig normal.

Zu **(D):** Richtige Aussage: Durch Fixierung auf eine frühkindliche Phase kommt es zu bestimmten Persönlichkeitsformen (oraler Charakter, analer Charakter, usw.)

Zu **(E):** Kurt Schneider hatte seine eigene Typologie (siehe Lerntext I.44 Persönlichkeitstypologien).

Faktorenanalytische Persönlichkeitsmodelle — I.45

Da die meisten Personen eher Mischtypen sind, ist eine eindeutige Zuordnung zu den Kategorien dieser älteren Typologien in der Regel kaum möglich. Die Persönlichkeitstypologien wurden inzwischen durch statistisch-faktorenanalytisch begründete, **mehrdimensionale Persönlichkeitsmodelle** abgelöst und spielen heute nur noch eine historische Rolle. Neuere Persönlichkeitsmodelle benutzen nicht mehr Introspektion oder Einzelfallanalyse, sondern statistische Methoden zur Theoriebildung. Grundlage des Vorgehens ist, dass sich das Konstrukt Persönlichkeitseigenschaft in irgendeiner Form in Verhalten äußern muss, Verhalten ist messbar. Im einfachsten Fall werden einer möglichst großen Anzahl von Probanden Listen mit Fragen über alltägliche Verhaltensweisen vorgelegt: *„Gehen Sie gerne auf Parties?", „Leiden Sie häufig unter Kopfschmerzen?", „Werden Sie leicht unsicher, wenn ein Vorgesetzter Sie kritisiert?"* Die Antworten einer Person korrelieren in irgendeiner Form untereinander. Jemand der nicht gerne auf Partys geht, wird möglicherweise auch leichter unsicher, wenn man ihn kritisiert. Vielleicht leidet er auch häufiger unter Kopfschmerzen. Aus diesem korrelationsstatistischen Ansatz ist die Methode der **Faktorenanalyse** hervorgegangen. Diese reduziert die große Anzahl der Korrelationen in gleicher Richtung auf einige wesentliche Faktoren. Strenggenommen hängt es hierbei allerdings vom Wissenschaftler ab, welche Fragen er den Probanden vorlegt, wie viele Faktoren er extrahiert und wie er diese benennt. So gesehen ist auch die Faktorenanalyse nur eine Methode, die lediglich das ordnet, was man ihr zum Ordnen vorlegt.

Cattell entwickelte die erste statistische Persönlichkeitstheorie. Seiner Ansicht nach spielen Person, Situation und Zeit eine Rolle. Mit der **P-Technik** untersucht man an einem Probanden viele Merkmale zu verschiedenen Zeitpunkten. Mit der **R-Technik** werden viele Menschen bezüglich mehrerer Merkmale in einer bestimmten Situation untersucht und mit der **Q-Technik** üglich eines Merkmals zu verschiedenen Zeitpunkten. Cattell entwickelte den **16 PF-Test** mit folgenden unabhängigen Persönlichkeitsdimensionen:

1. Intelligenz
2. Gewissenhaftigkeit
3. Nüchternheit
4. Selbstvertrauen
5. Selbstsicherheit
6. Selbstachtung
7. Selbstbeherrschung
8. Entspanntheit
9. Umgänglichkeit

10. Draufgängerhaftigkeit
11. Kontaktbereitschaft
12. Begeisterungsfähigkeit
13. Selbstgenügsamkeit
14. Selbstbehauptung
15. Offenheit
16. Beharrlichkeit.

Eysenck entwickelte eine der bekanntesten Theorien, auf die sich auch viele Testverfahren beziehen. Er reduzierte Persönlichkeit auf vier Hauptdimensionen:

1. **Extraversion – Introversion**: Extravertierte verhalten sich gesellig und kontaktbereit, sie benötigen ein hohes Maß an äußerer Stimulation um auf ein als angenehm empfundenes Erregungsniveau zu kommen. Introvertierte dagegen scheinen eine sehr viel niedrigere Grenze zu haben, was den Übergang des Erregungsniveaus in unangenehme Bereiche betrifft. Sie verhalten sich daher schüchterner, zurückgezogener, meiden Stimulation und sind kontaktärmer.

2. **Stabilität – Labilität** (= **Neurotizismus**): dies ist die Tendenz, in belastenden Situationen neurotische Verhaltensweisen wie Reizbarkeit, Launenhaftigkeit usw. zu zeigen.

3. **Realismus – Psychotizismus**: differenziert normales von schizophrenem und manisch-depressivem Verhalten

4. **Intelligenz**
(siehe hierzu Lerntext I.38)
Situationismus:
Obwohl diese faktorenanalytischen Persönlichkeitsmodelle heute noch Grundlage vieler Tests sind, gelten auch sie schon wieder als überholt. **Gutjahr** definierte Persönlichkeit als:

$$V = f(P, U)$$

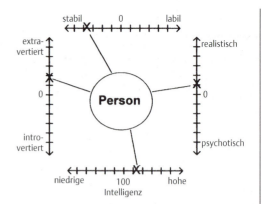

Abb. 1.**25**   Eysenck unterschied vier Dimensionen der Persönlichkeit: Extraversion – Introversion, Stabilität – Labilität, Realismus – Psychotizismus und Intelligenz. Auf jeder dieser vier Skalen kann einer Person ein Wert (x) zugeordnet werden.

d.h. Verhalten als Funktion von Persönlichkeit und Umwelt. Dies impliziert, dass man Verhalten niemals als einzig abhängig von der Persönlichkeit, sondern auch als von der Umwelt abhängig betrachten muss. Der sog. „**Situationismus**" postuliert, dass Verhalten im wesentlichen von der momentanen Situation abhängt, allerdings zeigen unterschiedliche Personen in derselben Situation unter Umständen unterschiedliches Verhalten. Der „**Interaktionismus**" vereint beide Ansätze: In stark strukturierten Situationen (z.B. Vorlesung) ist die Umwelt ausschlaggebend, in schwach strukturierten Situationen (Pause) dagegen eher die Persönlichkeit.

H93

Frage 1.406: Lösung E

Mit Hilfe der korrelationsstatistischen Methode der Faktorenanalyse wurden von den genannten Modellen nur die Persönlichkeitstheorien von Eysenck (3) und von Cattell (5) entwickelt. Auch bei der Beantwortung dieser Frage hatten nur 37% der Studenten Glück, ganze 35% hielten Antwort (A) für richtig, was leider falsch ist.

F97

Frage 1.407: Lösung B

Zu (1): Persönlichkeitsmodelle (z.B. von Freud, Jung, Schneider, Cattell oder Eysenck) treffen in der Regel keine explizite Unterscheidung zwischen angeborenen und erlernten Eigenschaften.
Zu (2): Die Annahme, dass es Persönlichkeitseigenschaften (z.B. Extraversion, Intelligenz, emotionale Stabilität) gibt, die zeitlich stabil bleiben und sich über Jahre hinweg in konkretem Verhalten niederschlagen, ist eine der wichtigsten Grundannahmen der Persönlichkeitspsychologie. Hiervon unterschieden werden natürlich momentane Stimmungen, die zeitlich instabil sind.

Zu **(3):** Mit Reiz-Reaktions-Schema ist die klassische Konditionierung gemeint. Klassische Konditionierung ist natürlich nur eine von verschiedenen Möglichkeiten Persönlichkeitseigenschaften zu modifizieren. Als alleinige Erklärung sehen statistische Persönlichkeitsmodelle sie deshalb nicht an.

Im Frühjahr '97 konnten nur 29% der Studenten diese Frage richtig beantworten; immerhin 40% glaubten, dass (D) richtig ist.

F95

Frage 1.408: Lösung A

Zu **(A):** Eysenck fand vier Grunddimensionen der Persönlichkeit: 1. Extraversion vs. Introversion, 2. Stabilität vs. Labilität, 3. Realismus vs. Psychotizismus und 4. Intelligenz.

Zu **(B):** Der Repressor verleugnet Gefahren, der Sensitizer nimmt sie übertrieben stark wahr.

Zu **(C):** Psychisch traumatische Erlebnisse lassen sich nach der psychoanalytischen Lehre ins Unbewusste verdrängen oder mit ausgleichenden Handlungen überkompensieren (siehe z.B. Adlers Theorie der Überkompensation bei Minderwertigkeit).

Zu **(D):** Neurasthenie: Erschöpfungssyndrom mit depressiven Zuständen z.B. nach chronischem Schlafentzug oder als Symptom bei Neurosen und Psychosen. Psychasthenie: psychische Überempfindlichkeit mit Neigung zu neurotischen Störungen und vegetativen Störungen.

Zu **(E):** Zyklothymie: periodische Stimmungsschwankungen von heiter bis zu traurig, jedoch noch nicht im Ausmaß der affektiven Psychose. Schizothymie: Veranlagung zur Schizophrenie mit entsprechenden, jedoch noch nicht krankhaften Symptomen.

H99 *!!*

Frage 1.409: Lösung E

Eysenck reduzierte Persönlichkeit auf vier Hauptdimensionen:
1. Extraversion – Introversion,
2. Stabilität – Labilität (= Neurotizismus),
3. Realismus – Psychotizismus und
4. Intelligenz.

Zu **(A)** bis **(D):** Richtige Aussagen.

Zu **(E):** Extraversion <–> Introversion und Stabilität <–> Labilität (Neurotizismus) sind in dem Modell von Eysenck zwei unabhängige Dimensionen der Persönlichkeit. Daher kann man nicht zwangsläufig mehr Introvertierte unter Personen mit hohem Neurotizismuswert finden. Unabhängige Dimensionen entstehen ja aus der Faktorenanalyse (einer statistischen Auswertungsmethode, die ähnliche Korrelationen zu Faktoren zusammenfasst), da sie gerade nicht untereinander korrelieren.

F98 H92

Frage 1.410: Lösung C

Zu **(1)**, **(2)** und **(4):** Eysenck reduzierte das hypothetische Konstrukt „Persönlichkeit" auf vier Hauptdimensionen:
1. Extraversion – Introversion, 2. Stabilität – Labilität (= Neurotizismus), 3. Realismus – Psychotizismus, 4. Intelligenz

Zu **(3):** Zyklothymie: periodische Stimmungsschwankungen von heiter bis zu traurig, jedoch noch nicht im Ausmaß der affektiven Psychose. Schizothymie: Veranlagung zur Schizophrenie mit entsprechenden, jedoch noch nicht krankhaften Symptomen. Diese Einteilung spielt eine Rolle in der Klassifizierung nach Körperbautypen von Herrn Dr. Kretschmer.

F94

Frage 1.411: Lösung C

Patienten mit einer hohen Ausprägung der Persönlichkeitsdimension „Neurotizismus" haben viele Probleme und innere Konflikte. Sie sind leicht reizbar, erregbar, können sich aber auch abgespannt und matt fühlen. Sie haben häufige Wechsel der Launen, überwiegend ist die Stimmung jedoch bedrückt oder ängstlich. Sie grübeln oft über ihr Leben nach, leiden unter Minderwertigkeitsgefühlen und neigen zu Tagträumereien. Von Verwandten und Bekannten fühlen Sie sich kaum verstanden. Auch gesundheitlich machen sie sich viele Sorgen und fühlen sich sehr häufig unter Stress gesetzt und psychosomatisch gestört (z.B. Schlaflosigkeit). Verschlossen müssen Personen mit hohem Neurotizismus jedoch nicht zwangsläufig sein. Verschlossenheit ist eher ein Zeichen für Introversion.

H00

Frage 1.412: Lösung E

Zu **(A):** Kognitive Persönlichkeitskonzeption: Menschen unterscheiden sich durch kognitive Stile der Informationsverarbeitung und des Problemlösens. Piagets kognitives Persönlichkeitsmodell z.B. geht davon aus, dass Entwicklung ein Reifungsprozess ist, der in Phasen verläuft, die sich durch bestimmte Denkstrukturen charakterisieren lassen.

Zu **(B):** Konstitutionstypologie: Kretschmer beschrieb den leptosomen, den pyknischen, den athletischen und manchmal auch noch den dysplastischen Typus und glaubte, dass der Körperbau eng mit dem Charakter zusammenhängt.

Zu **(C):** Der lerntheoretische Ansatz ging davon aus, dass jedes Verhalten und damit auch Persönlichkeitseigenschaften erlernt worden sind.

Zu **(D):** Der psychodynamischer Ansatz geht zurück auf die psychoanalytische Theorie von Sigmund

Freud (Es, Ich, Über-Ich und Einteilung in Bewusstes, Vorbewusstes und Unbewusstes). Der Ansatz heißt psychodynamisch, da betont wird, dass eine ständige Wechselwirkung der Kräfte zwischen einzelnen Persönlichkeitsanteilen Ausschlag gebend für das Verhalten ist.

Zu **(E):** Statistische Persönlichkeitsmodelle: Grundlage des Vorgehens ist, dass sich das Konstrukt Persönlichkeitseigenschaft in irgendeiner Form in Verhalten äußern muss, Verhalten ist messbar. Im einfachsten Fall werden einer möglichst großen Anzahl von Probanden Listen mit Fragen über alltägliche Verhaltensweisen vorgelegt. Die Antworten korrelieren in irgendeiner Form untereinander. Aus diesem korrelationsstatistischen Ansatz ist die Methode der Faktorenanalyse hervorgegangen. Diese reduziert die große Anzahl der Korrelationen in gleicher Richtung auf einige wesentliche Faktoren. Eysencks Persönlichkeitsmodell beruht auf diesem Verfahren.

F86

Frage 1.413: Lösung A

Gemeint sind die ersten beiden Persönlichkeitsdimensionen von Eysenck:

emotionale Labilität
|
|
Introversion --------- Extraversion
|
|
emotionale Stabilität

F86

Frage 1.414: Lösung D

Siehe Kommentar zu Frage 1.413.

F86

Frage 1.415: Lösung B

Siehe Kommentar zu Frage 1.413.

F86

Frage 1.416: Lösung C

Siehe Kommentar zu Frage 1.413.

F96

Frage 1.417: Lösung B

Zu **(A):** Kretschmer beschrieb den leptosomen, den pyknischen, den athletischen und manchmal auch noch den dysplastischen Typus.

Zu **(B):** Georg Alexander Kelly (1905–1967) beschäftigte sich vor allem mit sozialpsychologischen Modellen von Motivation und Persönlichkeit; er entwickelte u. a. den „role-construct-repertory-test". Kelly ging u. a. davon aus, dass unsere Konstrukte weniger von der realen Umwelt, sondern sehr viel mehr von unserer eigenen Biographie herbeigeführt werden.

Zu **(C):** Piagets kognitives Persönlichkeitsmodell geht davon aus, dass Entwicklung ein Reifungsprozess ist, der in Phasen verläuft, die sich durch bestimmte Denkstrukturen charakterisieren lassen.

Zu **(D):** Eysenck entwickelte ein statistisch-faktorenanalytisches Persönlichkeitsmodell mit den Hauptachsen Extra-Introversion und Neurotizismus.

Zu **(E):** Lersch entwickelte eine Schichtentheorie, die davon ausgeht, dass das Seelische in einander aufgelagerten Schichten aufgeteilt ist. Nachdem diese hochinteressante Theorie bedauerlicherweise mehrere Jahrzehnte lang gar keine Rolle mehr in der Psychologie spielte, wurde sie kurzfristig wieder aktuell, nachdem irgendjemand festgestellt hatte, dass ja auch das menschliche Gehirn aus verschiedenen physiologischen Schichten von Nervenzellen aufgebaut ist. Korrelationsstatistische Versuche, die Schichten von Lersch mit den anatomischen Hirnschichten in Übereinstimmung zu bringen, brachten jedoch bisher leider kein besonders sinnvolles Ergebnis.

F99   H95   F94   H92   H90   **!**

Frage 1.418: Lösung B

Zu **(A):** Aktionismus: Theorie, die davon ausgeht, dass jeder Empfindung ein motorischer Impuls zugrunde liegt. Erst durch Analyse der Motorik lassen sich seelische Erlebnisse verstehen.

Zu **(B):** Interaktionismus: Theorie, die eine Wechselwirkung zwischen Persönlichkeitseigenschaften und Situation annimmt. In schwach determinierten Situationen (Pausen) kommen Persönlichkeitseigenschaften mehr zum Vorschein als in stark determinierten Situationen (Drill auf dem Kasernenhof).

Zu **(C):** Situationismus: Theorie, die Umweltbedingungen (Situation) als ausschlaggebend für das Verhalten ansieht.

Zu **(D):** Prädispositionismus: Theorien, die davon ausgehen, dass menschliche Charaktereigenschaften im wesentlich genetisch vorherbestimmt sind.

Zu **(E):** Individualismus: Theorie, die das Individuum als einzige Grundlage aller gesellschaftlicher Erscheinungen betrachtet.

───── **Persönlichkeit und Krankheit** ───────────────────────────── **I.46** ─┐

Besonders in den Jahren zwischen 1960 und 1980 versuchten Psychologen bestimmte Persönlichkeitseigenschaften zu finden, die den Betreffenden anfällig für psychosomatische Erkrankungen machen sollten. So beschrieb schon der kanadische Arzt Sir William **Osler** (1849–1919) den typischen Angina-Patienten als: „.... *geistig wie körperlich gleichermaßen tätigen, energischen und ehrgeizigen Mann, dessen Maschinen immer ‚volle Kraft voraus' laufen.*" **Friedman & Rosenman** untersuchten 1958 Herzinfarkt-Patienten und stellten fest, dass diese eine ganz bestimmte Persönlichkeits-Struktur haben. Sie unterschieden:

Typ A
- Leistungsorientiert;
- ständig unter Zeitdruck (ausgeprägter Sinn, wie schnell die Zeit vergeht);
- Konkurrenzstreben;
- zeigen beträchtliche Aggressivität & Feindseligkeit;
- andere beherrschen wollen;
- hohe selbstgesetzte Ziele;
- in erster Linie zählt die Arbeit;
- innerer Zwang zur Aktivität, wollen immer zwei Dinge auf einmal tun;
- glauben, dass etwas nur klappt, wenn sie sich selbst darum kümmern;
- in einer Schlange zu stehen und zu warten macht sie völlig aggressiv;
- sprechen und gestikulieren schnell;
- wackeln mit den Knien, trommeln mit den Fingern, zwinkern oft;
- Glück machen sie nur an materiellen Gütern fest.

Typ B
- sucht Erholung;
- braucht viel Ruhe;
- entspannt sich in der Freizeit;
- ausgewogene Begegnung mit anderen.

Friedman & Rosenman zeigten in der berühmt gewordenen **Western Collaborative Group Study** mit 3.524 Männern im Alter von 39–59 Jahre, dass 7% der beobachteten Männer nach 8 Jahren an einer Herzkrankheit litten: hiervon gehörten 2/3 zum Typ-A, bzw. genauer gesagt, der Typ-A hatte ein um 2,4fach erhöhtes Risiko für einen Herzinfarkt. Außerdem wurde in einer weiteren Untersuchung festgestellt, dass der Typ-A ein 5-fach erhöhtes Risiko für einen zweiten Herzinfarkt hatte. In den 70er Jahren wurden darauf hin viele psychologische Untersuchungen durchgeführt, die diese Idee zu bestätigen schienen.
Dies war Anlass, dass man auch für andere Krankheiten typische Persönlichkeitsstrukturen suchte; so sollten z. B. **Asthmatiker** nach Ansicht unterschiedlicher Forscher folgende Eigenschaften besitzen:
- sie können Wut, Angst, Traurigkeit nicht ausdrücken
- besitzen hohe Werte bei sozialer Konformität
- Neigen dazu, Aggressionen zu vermeiden und in sich hineinzufressen
- sie können nicht „Nein" sagen, ohne Schuldgefühle zu entwickeln
- sie neigen zu zwanghaftem Verhalten.
- Sie neigen zu Abhängigkeit und Fehlanpassung
- Sie zeigen übertriebene Unterwürfigkeit, Empfindlichkeit, Angst, Übergenauigkeit, Perfektionismus, Zwänge

Für **Neurodermitiker** galt folgende Persönlichkeitsstruktur:
- empfindsam und doch angespannt,
- kontaktarm und doch zuwendungsbedürftig,
- vernunftbetont und doch zärtlichkeitshungrig,
- kühl und doch verletzbar
- sie sind meist hochintelligent und neigen dazu, alles rational erklären zu wollen.
- Sie neigen zu übermäßiger Selbstbeherrschung
- Sie sind mit ihrem Körper im Grunde genommen wenig vertraut.
- Sie überschreiten leicht die Grenzen ihrer Leistungsfähigkeit, weil sie die Signale des Körpers überhören.

Es wurde aber bald kritisch hinterfragt, ob diese Persönlichkeitseigenschaften nicht eher Folge als Ursache der Erkrankung sid. In der Tat stellten mehrere Untersuchungen dann fest, dass die meisten „typischen" Charaktereigenschaften nur im akuten Krankheitsschub vorhanden waren, in symptomfreien Zeiten oder bei einer Heilung konnten sie nicht mehr nachgewiesen werden.
Das Typ-A/Typ-B-Modell wurde dann 1988 vehement angegriffen, da **Ragland & Brand** an den Männern, die an der *Western Collaborative Group Study* teilgenommen hatten, geprüft hatten, wie viele inzwischen tatsächlich an einer Herzattacke gestorben waren? Ragland und Brand kamen zu dem erstaunlichen Ergebnis, dass mehr Typ-B Patienten an einer Koronarkrankheit verstorben waren. Dies ließ erheblichen Zweifel an der Richtigkeit des Modells aufkommen.
Heute betrachtet man das Typ-A-Konzept als ein zu vereinfachtes Konstrukt. Eine Untersuchung von **Almada** (1991) konnte zeigen, dass Typ-A Todesfälle besonders hoch bei Probanden mit hoher Feindseligkeit auftraten, nicht aber bei Typ-A-Personen, die mit ihrem Lebensstil durchaus glücklich waren. Insbesondere für **essentielle Hypertonie** und auch für den vergleichsweise harmlosen **Angina pectoris** Anfall gibt es sicherlich eine prädisponierende Lebensweise mit Hektik, Stress

(Typ-A-Verhalten), aber auch mit falscher cholesterinhaltiger Ernährung, reichlichem Alkohol- und Tabakgenuss (eher Typ-B-Verhalten). Der Typ-B, der gerne mal *„Fünfe gerade sein lässt"*, zu spät zur Arbeit kommt, Aufgaben nicht pünktlich erledigt und kein Freund übermäßiger Anstrengung ist, hat ja auch so seine Probleme. Auf der anderen Seite kann der leistungsorientierte, oft sportliche Typ-A, der ja Erfolg im Leben hat, durchaus zufrieden sein und damit gesund bleiben.

Für den klassischen Herzinfarkt dagegen, an dem Menschen dann ja durchaus sterben können, gibt es weniger prädisponierende Persönlichkeitseigenschaften, da die Ablösung eines Blutgerinsels, welches dann Koronararterien verstopft und zum Myokardinfarkt führt, im wesentlichen ein schicksalhaftes Ereignis ist.In dem heute gültigen **Multikausalitätsprinzip** bei der Erklärung der Verursachung von Krankheiten ist die Persönlichkeit daher nur eine von mehreren möglichen Risikofaktoren.

H98 !

Frage 1.419: Lösung B

Zu **(A):** Eysenck entwickelte eine der bekanntesten Persönlichkeitstheorien. Er reduzierte Persönlichkeit auf vier Hauptdimensionen: 1. Extraversion – Introversion, 2. Stabilität – Labilität (= Neurotizismus), 3. Realismus – Psychotizismus und 4. Intelligenz.

Zu **(B):** Friedman und Rosenman unterschieden den leistungsorientierten, machthungrigen, ständig unter Zeitdruck stehenden Typ-A vom bequemen, verträglichen Typ-B, der jeder Hektik aus dem Wege geht und ständig Entspannung sucht. Die beiden Wissenschaftler zeigten korrelationsstatistisch, dass der Typ-A deutlich häufiger Herzinfarkte erleidet als der Typ-B. Das im Fragentext genannte Verhalten passt ganz wunderbar auf den Typ-A.

Zu **(C):** Sigmund Freud postulierte, dass sich nach einer Fixierung auf die anale Phase der psychosexuellen Entwicklung der „anale Charakter" herausbildet. Menschen mit diesen Persönlichkeitseigenschaften verhalten sich reinlich, pedantisch, geizig und neigen zum Eigensinn. Mitunter leiden sie unter Zwangsstörungen.

Zu **(D):** Ein „Sensitizer" (Sensitiver Reaktionstyp) zeigt sich in überempfindlicher Eindrucksfähigkeit für Erlebnisreize. Der Repressor verleugnet Gefahren, der Sensitizer dagegen nimmt mögliche Gefahren geradezu übermäßig wachsam wahr.

Zu **(E):** Theodor W. Adorno (1903 – 1969) war ein deutscher Philosoph (teilweise marxistisch angehauchte dialektische Gesellschaftskritik), Vertreter der sog. „Frankfurter Schule". Der autoritäre Führungsstil zeichnet sich dadurch aus, dass der Gruppenführer alle Aktivitäten befiehlt, die Gruppennormen bestimmt und über Sanktionierungen wacht.

H99

Frage 1.420: Lösung A

Zu **(A):** Hohe Anforderungen bei niedriger Kontrollmöglichkeit führen zu Stress und damit zu einem erhöhten Risiko für psychosomatische Erkrankungen wie z. B. Herzinfarkt.

Zu **(B):** Gratifikation: Sonderzuwendungen des Arbeitgebers an den Arbeitnehmer für besondere Leistungen (Erfindung einer produktionsvereinfachenden Technik) oder zu besonderen Anlässen (z. B.: Weihnachtsgeld, Urlaubsgeld, Treueprämie, Jubiläumsgeld).

Zu **(C):** Soziale Benachteiligung: In Relation zu Kindern der oberen Sozialschichten haben Kinder aus den unteren Schichten von vorne herein schlechtere Startchancen für Ausbildung und Beruf.

Zu **(D):** Soziale Vergleichsprozesse: Laut **Festinger** (1954) sind Personen bestrebt, eigene Kognitionen mit den Einstellungen anderer Menschen zu vergleichen, sofern man diese nicht direkt an der Realität prüfen kann. Zum Abgleich dienen allerdings vorwiegend Menschen, die der Person ähnlich sind.

Zu **(E):** Sozialer Rückhalt: Unterstützung und emotionale Zuwendung (*„social support"*) durch die Familie oder Bekannte.

H00

Frage 1.421: Lösung D

Zu **(A)**, **(B)**, **(C)** und **(E):** Jeder Psychologie-Professor, der etwas auf sich hält, entwickelt im Lauf seines Lebens mindestens ein Persönlichkeitsmodell. Über alle Modelle hinweg finden sich aber immerhin einige Eigenschaften, die sehr stabil immer wieder genannt werden, die *„big five"* (Halverson):

1. Extraversion/Introversion (Orientierung nach außen bzw. innen)
2. Neurotizismus (mangelnde emotionale Stabilität)
3. Verträglichkeit/Aggressivität
4. Rigidität (Gewissenhaftigkeit)
5. Offenheit für Erfahrung

Zu **(D):** Lebenszufriedenheit gehört leider nicht dazu. Eigentlich schade.

1.4.7   Entwicklung und primäre Sozialisation (Kindheit)

— Entwicklungspsychologie ———————————————————— I.47 ¬

Die Entwicklungspsychologie beschäftigt sich mit der motorischen, kognitiven, sprachlichen und sozialen Entwicklung des Menschen von der Geburt bis in das Alter. Der momentane Entwicklungsstand eines Kindes setzt sich hierbei aus drei Faktoren zusammen:

1. **Genetische Disposition** (große Eltern haben große Kinder)
2. **Lebensalter** (Funktionsreifung des ZNS)
3. **Sozialisationseinflüsse** (Erziehung, Umwelt)

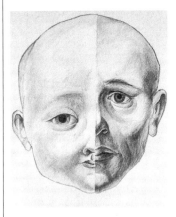

Abb. 1.**26**   Veränderungen der Gesichtsproportionen von der Kindheit bis ins Alter. [Aus: Hertl, 1993; Der Gesichtsausdruck des Kranken, Thieme-Verlag]

Entwicklungspsychologie – Überblick in Stichworten:

Pränatal: ZNS-Reifung ca. ab der 3. Schwangerschaftswoche. Signallernen ist schon pränatal möglich. Das Kind hört z. B. die Sprache der Mutter schon vor der Geburt.

Geburt: Sinnesorgane sind weitgehend funktionstüchtig. Schon wenige Tage alte Säuglinge bevorzugen komplizierte Muster im Gegensatz zu einfarbigen Flächen. Das Kind lernt schnell das angeborene Trinkverhalten zu optimieren. Körperkontakt schafft **Urvertrauen**. Die Sprachentwicklung beginnt mit Schreien bei Unlustgefühlen. Schon innerhalb der ersten vier Wochen lernt das Kind, in Bauchlage seinen Kopf kurz anzuheben.

3. Monat: Das Kind beginnt Gesichter anzulächeln, eine im ethologischen Sinn angeborene Verhaltensweise, die den **Muttertrieb** verstärkt. Dies **soziales Lächeln** wird zunächst auch Attrappen gegenüber gezeigt. Zufallseffekte werden aktiv wiederholt. Sprachlich treten langgezogene Vo-

kale auf. Etwa ab dem 4. Monat kann das Kind mit Unterstützung sitzen.

6. Monat: Das Kind beginnt zu robben oder zu krabbeln. In der Sprache kommt es zu **Silbengeplapper**, sog. *„Lallsprache"*. Kind ahmt Verhaltensweisen anderer nach.

8.-Monats-Angst: sog. *„Fremdeln"*, das plötzlich gegenüber fremden Personen auftritt und zeigt, dass das Kind zwischen bekannten und unbekannten Personen unterscheiden kann. Außerdem lernt das Kind in diesem Alter aufzustehen, dabei hält es sich z. B. an Möbeln fest.

1 Jahr: Das Kind reagiert auf Lob und Tadel; erste Denkhandlungen (um den Tisch herumgehen, um den Keks zu bekommen) lassen sich beobachten. Einzelwörter (*„mama, dada, ada ada"*) treten auf und werden von den Eltern mit Zuwendung belohnt.

1;6 Jahre (= 1 Jahr und 6 Monate!): Kind kann alleine gehen; nachahmendes Verhalten zeigt sich auch erst Stunden oder Tage verzögert. **Einwortsätze** treten auf, Abbildungen von Objekten werden erkannt.

2 Jahre: Treppen steigen, schnelles Laufen, Essen mit dem Löffel; das Kind kann einen Turm aus mehreren Bauklötzen bauen. Einfache Bilderbuchgeschichten werden verstanden. Das Kind sagt einfache Sätze mit Nomen und Verb, spricht aber von sich selbst oft noch in der dritten Person (*„Maike will Lokololade ham"*).

3.–5. Jahr: sog. **Fragealter**; Kind lernt Stuhl und Urin zu kontrollieren. Freundschaften mit Gleichaltrigen lösen Eltern als alleinige Bezugspersonen ab. Leistungsmotiviertes Verhalten wird gezeigt. Rollenspiele treten auf. Stabilisierung der **Erinnerungsfähigkeit** (praktisch keine Erinnerungen vor dem 3. Lebensjahr!). Sprachlich z. T. noch Probleme mit einzelnen Lautverbindungen, oft kommt eine Phase des **Entwicklungsstotterns** vor.

6.–10. Jahr: Durch die Einschulung kommt es zur weiteren kognitiven Entwicklung (Lesen-, Schreiben- und Rechnenlernen). Ausgeprägter Sinn für Leistung und Wettbewerb. Freundschaften werden wichtiger als die Eltern. **Vorpubertät:** Cliquen- und Bandenbildung: Jungen mit Jungen und Mädchen nur mit Mädchen.

Pubertät: Umorientierung auf die Subkultur Jugendlicher, bewusstes Freimachen von der Autorität Erwachsener: ständige Konflikte mit Eltern, Lehrern, Vorgesetzten. Oft Schulprobleme. Psychische Krisen und Selbstwertproblematik sind häufig; ständige Auseinandersetzung mit dem Äußeren. Schamhaftes Erwachen der Sexualität durch

Wachstum/Veränderung der äußeren Geschlechtsorgane und erste Menstruation bzw. Pollution. Entstehung jugendlicher Liebe (*„häufig wechselndes Händchenhalten"*). Ausprobieren von Alkohol, Tabak und Drogen.

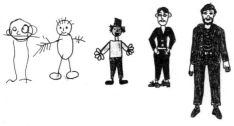

Abb. 1.**27**   Der Mann-Zeichen-Test lässt durch Auszählung von Details der Zeichnung in Relation zum Alter des Kindes die Berechnung eines Intelligenzquotienten zu. Von links nach rechts: ca. 3 Jahre, 5 Jahre, 7 Jahre, 10 Jahre, 13 Jahre.

Entwicklungsstufen:
Es gibt viele Versuche, die menschliche Entwicklung in einzelne Stufen zu unterteilen. Am bekanntesten sind die Entwicklungsphasen nach **Erikson**, die sich über das gesamte Leben erstrecken:
1. **Urvertrauen versus Urmisstrauen** (1. Lebensjahr): entsprechend den Umweltbedingungen lernt das Kind seiner Umgebung zu vertrauen oder zu misstrauen.
2. **Autonomie versus Scham und Zweifel** (2.–3. Lebensjahr): durch die Möglichkeit die Umwelt unabhängig zu erforschen, kommt es zur Autonomie; bei übermäßiger Kritik oder Unterdrückung der kindlichen Neugier dagegen zu Scham und Zweifel.
3. **Initiative versus Schuldgefühl** (4.–5. Lebensjahr): abhängig von Erziehungs- und Umweltbedingungen entsteht Initiative oder Schuldgefühl.
4. **Leistung versus Minderwertigkeit** (6.-11. Lebensjahr): von Bedeutung sind nun auch Schule und Gleichaltrige. Bei Unterdrückung der Aktivitäten kommt es zu Minderwertigkeitsgefühlen.
5. **Identität versus Rollendiffusion** (12.-18. Lebensjahr): der Jugendliche entwickelt seine eigene Identität, seine eigenen Ziele oder es entwickeln sich negative Weltbilder mit Rollendiffusion, z.B. Drogenabhängigkeit oder Kriminalität bei Jugendlichen.
6. **Intimität versus Isolation** (junges Erwachsenenalter): es entstehen emotionale, sexuelle oder moralische Bindungen an andere Personen oder aber Isolation und Einsamkeit.
7. **Zeugende Fähigkeit versus Stagnation** (mittleres Erwachsenenalter): Familie, Beruf und gesellschaftliche Interessen können im Mittelpunkt stehen oder es kommt zur Stagnation.
8. **Ich-Integrität versus Verzweiflung** (Alter): entweder beschließt der alte Mensch sein Leben mit Zufriedenheit und positiver Rückschau oder er reagiert mit Verzweiflung, da er seine Ziele im Leben nicht erreichen konnte.

H00   **!**

Frage 1.422: Lösung B

Erikson gliederte die menschliche Entwicklung in 8 Phasen, die sich über das gesamte Leben erstrecken:
1. Urvertrauen versus Urmisstrauen: 1. Lebensjahr;
2. Autonomie versus Scham und Zweifel: 2.–3. Lebensjahr;
3. Initiative versus Schuldgefühl: 4.–5. Lebensjahr;
4. Leistung versus Minderwertigkeit: 6.–11. Lebensjahr;
5. Identität versus Rollendiffusion: 12.–18. Lebensjahr;
6. Intimität versus Isolation: Junges Erwachsenenalter;
7. Zeugende Fähigkeit versus Stagnation: Mittleres Erwachsenenalter;
8. Ich-Integrität versus Verzweiflung: Alter;
Damit ist Lösung (B) am richtigsten.

H00   **!**

Frage 1.423: Lösung D

Siehe Kommentar zu Frage 1.422

F00

Frage 1.424: Lösung B

Zu **(A)–(E):** Erikson gliederte die menschliche Entwicklung in acht Phasen, die sich über das gesamte Leben erstrecken:
1. Urvertrauen versus Urmisstrauen: 1. Lebensjahr; entsprechend den Umweltbedingungen lernt das Kind, seiner Umgebung zu vertrauen oder zu misstrauen. (Die Phase entspricht der oralen Phase nach Freud.)
2. Autonomie versus Scham und Zweifel: 2.–3. Lebensjahr; durch die Möglichkeit, die Umwelt unabhängig zu erforschen, kommt es zur Autonomie. Bei übermäßiger Kritik oder Unterdrückung

der kindlichen Neugier zu Scham und Zweifel. (Entspricht der analen Phase nach Freud.)

3. Initiative versus Schuldgefühl: 4.–5. Lebensjahr; abhängig von Erziehungs- und Umweltbedingungen entsteht Initiative oder Schuldgefühl. (Entspricht der phallischen Phase nach Freud.)

4. Leistung versus Minderwertigkeit: 6.–11. Lebensjahr; von Bedeutung sind nun auch Schule und Gleichaltrige. Bei Unterdrückung der Aktivitäten kommt es zu Minderwertigkeitsgefühlen. (Entspricht der Latenzzeit von Freud.)

5. Identität versus Rollendiffusion: 12.–18. Lebensjahr; der Jugendliche entwickelt seine eigene Identität, seine eigenen Ziele oder es entwickeln sich negative Weltbilder mit Rollendiffusion, z.B. Drogenabhängigkeit oder Kriminalität bei Jugendlichen. (Nach Freud beginnt hier die genitale Phase.)

6. Intimität versus Isolation: Junges Erwachsenenalter; es entstehen emotionale, sexuelle oder moralische Bindungen an andere Personen oder aber Isolation und Einsamkeit.

7. Zeugende Fähigkeit versus Stagnation: Mittleres Erwachsenenalter; Familie, Beruf und gesellschaftliche Interessen können im Mittelpunkt stehen oder es kommt zur Stagnation.

8. Ich-Integrität versus Verzweiflung: Alter; entweder beschließt der alte Mensch sein Leben mit Zufriedenheit und positiver Rückschau oder er reagiert mit Verzweiflung, da er seine Ziele im Leben nicht erreichen konnte.

Die Adoleszenz (Jugendalter) gehört damit in die Phase der Rollendiffusion (Lösung (B)).

H91

Frage 1.425: Lösung B

Säuglinge beginnen erst etwa nach dem sechsten Monat zu krabbeln.

H94

Frage 1.426: Lösung E

Zu **(1):** Das soziale Lächeln des Säuglings in den ersten Lebensmonaten ist zunächst ein angeborenes Verhalten, es wird jedoch schnell durch operante Konditionierung verstärkt, da die Eltern positiv auf das Lächeln reagieren, das Kind dafür auf den Arm nehmen, streicheln oder andere Formen der Zuwendung zeigen.

Zu **(2):** Verhaltensforscher haben herausgefunden, dass das Lächeln auch durch andere Reize ausgelöst werden kann. Es genügt z.B. eine große runde Pappscheibe mit zwei augenförmigen runden Kreisen, um das Lächeln auszulösen. Es handelt sich daher um einen echten AAM.

Zu **(3):** Durch dieses angeborene Lächeln des Kindes wird das mindestens teilweise instinktiv bedingte

Elternverhalten noch weiter unterstützt, sodass es hierdurch in den ersten Lebensmonaten zu einer noch engeren Bindung zwischen Eltern und Kind kommt.

F94

Frage 1.427: Lösung E

Zu **(1):** Kleinkinder am Ende des 1. Lebensjahres können ein menschliches Gesicht durchaus schon differenziert wahrnehmen und problemlos bekannte Leute erkennen.

Zu **(2):** Neugeborene ändern ihren Gesichtsausdruck zunächst nur abhängig von inneren Zuständen, sie weinen bei Schmerz oder Hunger und lachen, wenn sie sich freuen. Der Gesichtsausdruck von Kleinkindern wird aber schon sehr früh auch bewusst zur Kommunikation mit Erwachsenen eingesetzt.

Zu **(3):** Mit der Acht-Monatsangst, dem sog. Fremdeln, ist das Kind in der Lage, zwischen bekannten Familienmitgliedern und völlig unbekannten Fremden zu unterscheiden. Auf bekannte Personen reagieren sie dann spontan freudig, auf Fremde ängstlich und zurückhaltend.

F95

Frage 1.428: Lösung D

Zu (A)–(E)

ca. 6 Monate: Silbengeplapper („dadadadadada")

ca. 9 Monate: verstärkte Artikulation und Dehnung der Silben („daaaada")

ca. 1 Jahr: Einzelwörter („mama", „baba", „ada ada")

ca. 1½ Jahre: Einwortsätze („fänsehn?")

ca. 2 Jahre: einfache Sätze mit Nomen und Verb („Du Oma dehn?")

--- **Psychosexuelle Entwicklung nach Freud** — I.48 ┐

Sie beobachten ein etwa fünfjähriges Kind im Krankenhaus, das heftig masturbiert und nach einiger Zeit offenkundig einen Orgasmus erlebt. *„Ist das normal?"* werden Sie sich anschließend mit Recht fragen.

Nach **Freud** bestehen ab der Geburt Triebimpulse, deren Befriedigung Lustgewinn auslöst. Da Freud den Begriff der Sexualität sehr weit fasste, bezeichnete er diese stufenförmig ablaufende Entwicklung, die er im wesentlichen an seinen eigenen Kindern erkannte, als **„psychosexuelle Phasen"**. Bei Fixierung (= Festhalten) auf einer dieser Stufen kann es zu typischen Persönlichkeiten wie z.B. dem „analen Charakter" kommen. Vorweg soll erwähnt werden, dass zumindest einige Abschnitte relativ kulturspezifisch für typische Verhaltensweisen des 19. Jahr hunderts sind. Neuere Untersuchungen von Kinsey und von Masters und Johnson fanden erhebliche Unterschiede. Die Freudschen Phasen sind aber dennoch klassisch:

1. **Orale Phase** im 1. Lebensjahr: Der Mund vermittelt die höchste Lustbefriedigung. Insbesondere das Saugen an der Mutterbrust oder Lutschen am eigenen Daumen vermittelt dem Säugling angenehme Gefühle. Die Phase ist insbesondere wichtig beim Aufbau eines gesunden **Urvertrauens**. Außerdem wird die oral-erotische (1. Hälfte) von der oral-aggressiven Phase (2. Hälfte) unterschieden, in der das Kind auch Zähnchen hat und zubeißen kann.

2. **Anale Phase** (2.–3. Lebensjahr): Die Ausscheidungsfunktionen stehen im Vordergrund. Das Kind erlebt die Entleerung als lustvoll. Später wird durch die Gebote der Eltern auch das Zurückhalten der Exkremente als lustvoll empfunden. Über die Ausscheidungsfunktionen lernt das Kind, dass es Macht über die Eltern hat. Es entwickelt sich Trotz gegen die Eltern, aber auch Kooperationsbereitschaft. Neben der Defäkation steht auch der restliche eigene Körper und die Manipulation daran im Interesse des Kindes.

3. **Phallische (ödipale) Phase** (4.–5. Lebensjahr): Der Ausdruck phallische Phase stammt von „*Phallus*", dem erigierten, männlichen Geschlechtsorgan. Nach Freud gibt es eine ganze Anzahl von Phallusobjekten in unserer Kultur, wie z. B. Zigarren, Zeppeline, Füllfederhalter, Kugelschreiber und anderes. Bitte beachten Sie diesen symbolischen Charakter, wenn Sie in Stresssituationen dazu neigen, an ihrem Schreibutensil herumzukauen. Beide Geschlechter entdecken in der ödipalen Phase ihre erogenen Zonen und stimulieren diese durch **Masturbation**. Knaben sind zu Erektionen fähig. Sexuelle Höhepunkte sind in diesem Alter keine Seltenheit und völlig normal. Interessanterweise verdrängen die meisten Personen diese kindliche Betätigung später vollkommen und auch Eltern sprechen selten darüber.

   a) Der **Knabe** verliebt sich in seine Mutter, er stellt fest, dass diese aber bereits mit dem Vater verheiratet ist und er hasst den Vater fortan (**Ödipuskomplex**). Irgendwann beobachtet er ein nacktes Mädchen oder eine unbekleidete Frau und stellt fest, dass diese keinen Penis hat, sondern einen klaffenden Riss an derselben Stelle. Nach Freud löst dies eine **Kastrationsangst** aus. Der Junge glaubt, dass ihn diese Strafe auch ereilt, wenn er weiter mit dem Vater konkurriert. Statt dessen identifiziert er sich nun einfach mit seinem Papa und übernimmt hiermit dessen Werte und Anschauungen. Es bildet sich das Über-Ich weiter aus. Eine mögliche Ursache für Homosexualität soll nach Ansicht der Psychoanalytiker darin liegen, dass der Junge einen liebevoll-zärtlichen Vater und eine dominante, strenge Mutter hat.

   b) Das **Mädchen** verliebt sich in den Vater und konkurriert mit der Mutter (**Elektrakomplex**). Auch das Mädchen beobachtet irgendwann einen nackten Knaben oder Mann und sieht dessen Organ. Dies löst den **Penisneid** in ihr aus, sie möchte auch etwas derartiges haben, eine Frage, die kleine Mädchen in diesem Alter tatsächlich häufig stellen (*„Wann wächst mir denn sowas?"*). Die Identifikation mit der Mutter ist häufig erschwert, da auch das Mädchen sich zunächst mit dem dominanteren Familienmitglied identifiziert (…das war damals anscheinend noch der Vater?). Erst später kommt es zur Übernahme der weiblichen Rolle.

4. **Latenzzeit** (6 Jahre bis Pubertätsbeginn): Es tritt eine Unterbrechung der psychosexuellen Entwicklung ein, beide Geschlechter hören mit der Selbstbefriedigung auf, das erotische Interesse am eigenen Körper erlischt völlig.

5. **Genitale Phase** (ab Pubertät): Es kommt zur reifen heterosexuellen Betätigung des Erwachsenen.

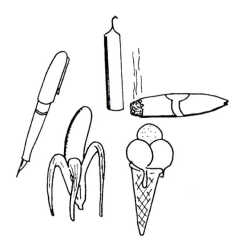

Abb. 1.**28**   Einige typische Phallusobjekte nach Sigmund Freud.

H92

Frage 1.429: Lösung D

Die Reihenfolge lautet: oral-anal-phallisch-Latenz-zeit-genital. Dem kommt wohl die Antwort (D) am nächsten.

H93   F87

Frage 1.430: Lösung C

Und noch einmal zur Wiederholung für die Nach-zügler, die glauben, die Fragen auch ohne Kenntnis des Lerntextes beantworten zu können:
Zu **(A):** Orale Phase (1. Jahr): der Mund steht als befriedigendes Organ im Vordergrund.
Zu **(B):** Anale Phase (2.–3. Jahr): Reinlichkeitserzie-hung und damit Beherrschung von Urin- und Stuhl-abgang wird als lustvoll erlebt.
Zu **(C):** Phallische oder ödipale Phase (4.–5. Jahr): Das Kind verliebt sich in den gegengeschlechtlichen Elternteil und tritt in Konkurrenz zum gleichge-schlechtlichen. Die Kastrationsangst beendet diese Phase beim Jungen, es kommt zur Identifikation mit dem Vater.
Zu **(D):** Latenzzeit (6. Jahr – Pubertät): Verlagerung sexueller Bedürfnisse, das Kind konzentriert sich mehr auf Schule und Kameradschaft).
Zu **(E):** Genitale Phase (ab der Pubertät): Reife Se-xualität des Erwachsenen.

H89

Frage 1.431: Lösung C

Libido ist die sexuelle Energie, die dem Eros ent-springt. Diese Energie verlangt nach gelegentlicher Abfuhr, die entsprechend der Phase der psychose-xuellen Entwicklung auf unterschiedlichem Weg möglich ist. Libido ist damit von Geburt an vorhan-den.

H91

Frage 1.432: Lösung D

Zu **(1):** Die exzessive Bindung des kleinen Mäd-chens an den **Vater** wird als weiblicher Ödipuskom-plex oder (besser) Elektrakomplex bezeichnet.

F98

Frage 1.433: Lösung D

Störungen in der Bewältigung können z. B. zur Fixie-rung auf eine Phase führen, die zur Folge haben kann, dass es im späteren Leben zu einer Regression (Zurückentwicklung) auf typische Verhaltensweisen dieser Phase kommen kann. Dies bedeutet jedoch nicht, dass nächst höhere Phasen nicht erreicht und durchlaufen werden können. Diese sind zumindest teilweise ja auch vom biologischen Lebensalter ab-hängig.

F01

Frage 1.434: Lösung B

Zu **(A):** Anale Phase (2.–3. Jahr): Reinlichkeitserzie-hung und damit Beherrschung von Urin- und Stuhl-abgang wird als lustvoll erlebt. Auch wenn Jürgen ständig „*Scheiße*" sagt, befindet er sich aber nicht in der analen Phase. Er geht in die Grundschule, d. h. er ist zwischen 6 und 10 Jahren alt und damit für die anale Phase schon viel zu groß!
Zu **(B):** Latenzzeit (6. Jahr – Pubertät): Verlagerung sexueller Bedürfnisse, das Kind konzentriert sich mehr auf Schule und Kameradschaft. Da Jürgen in die Grundschule geht, dürfte er altersmäßig in die-sen Abschnitt fallen.
Zu **(C)** und **(E):** Phallische oder ödipale Phase (4.–5. Jahr): Das Kind verliebt sich in den gegenge-schlechtlichen Elternteil und tritt in Konkurrenz zum gleichgeschlechtlichen. Die Kastrationsangst beendet diese Phase beim Jungen, es kommt zur Identifikation mit dem Vater.
Zu **(D):** Orale Phase (1. Jahr): Der Mund steht als befriedigendes Organ im Vordergrund.

F96

Frage 1.435: Lösung E

Ödipuskomplex: Der Knabe verliebt sich in seine Mutter. Er stellt nun aber völlig überraschend fest, dass diese bereits mit dem Vater verheiratet ist. Er hasst den Vater fortan. Das Mädchen verliebt sich im Verlauf der ödipalen Phase in den Vater und konkurriert mit der Mutter (Elektrakomplex). Dem-nach beschreiben die Lösungsmöglichkeiten (2) und (4) die ödipale Konstellation und die Antworten (1) und (3) sind aus psychoanalytischer Sicht blanker Unsinn, obwohl auch das in realen Familien hin und wieder einmal vorkommen soll, nur hat Sigmund Freud sich damit leider nicht auseinandergesetzt, und ich weiß deshalb bis heute noch nicht, warum nicht nur mein Sohn, sondern auch meine Töchter immer so frech zu mir sind.

─ **Sozialisation** ─────────────────── I.49 ─

„Sozialisation" ist ein gemeinsamer Begriff aus der Entwicklungspsychologie und der Soziolo-gie. Man versteht darunter den Prozess der An-eignung gesellschaftlicher Werte, Normen und Handlungsmuster. Zugrunde liegt die Annahme des Interaktionismus: menschliche Persönlich-keitsentwicklung ist eine wechselseitige Bezie-hung zwischen biologischem Organismus und sozialer Umwelt. Sozialisation beginnt mit der Geburt und ist ein lebenslanger Prozess der ständigen Anpassung an Wertvorstellungen, die sich verändern. Man unterscheidet:
1. **Primäre Sozialisation**: Prozess der Erziehung durch die Kernfamilie. Das Kind lernt u. a.:

Sprache, Sauberkeit, Vertrauen, Unterscheidung von Recht und Unrecht, Anpassung.
2. **Sekundäre Sozialisation**: durch
   a) Kindergarten (Rücksichtnahme)
   b) Schule (Lesen, Rechnen, Leistungsanforderung)
   c) Gleichaltrige, *„peer-group"* (Kameradschaft)
   d) Beruf (Produktion, Unterordnung, Verantwortung).

Außerdem lässt sich das Konzept der **geschlechtsspezifischen Sozialisation** abgrenzen: Jungen werden anders als Mädchen erzogen, Aggression wird bei Jungen eher toleriert, Weinen mehr bei Mädchen. Das Mädchen bekommt eine Puppenstube zum Geburtstag, der Junge einen Werkzeugkasten. Beides dient durchaus auch heute noch der Vorbereitung auf das spätere, geschlechtsspezifische Verhalten der Erwachsenen.

F89

Frage 1.436: Lösung A

Zu **(1):** Richtig: Primäre Sozialisation geschieht in der Kernfamilie.
Zu **(2)** und **(3):** Falsch: Das ist sekundäre Sozialisation.
Zu **(4):** Die Grundlagen für die moralische Urteilsfähigkeit werden zwar während der frühen Kindheit schon gelegt, diese bilden sich aber erst sehr viel später, während der sekundären Sozialisation, ganz aus. Deshalb kann diese Antwort nicht eindeutig als falsch angesehen werden.

H88

Frage 1.437: Lösung C

Elternhaus gehört zur **primären** Sozialisation.

H92

Frage 1.438: Lösung B

Sozialisation ist nicht nur mit Erziehung gleichzusetzen, sondern umfasst erheblich mehr z. B. Schule, Berufsausbildung usw.

H98

Frage 1.439: Lösung D

Zu **(A):** Gewissensbildung: Übernahme von Normen und Geboten in das eigene Über-Ich. Bei Verstößen straft das Über-Ich mit Schuldgefühlen. Dies könnte zutreffen, nicht jedoch die Stereotypisierung: Stereotype sind Bilder, die man von Angehörigen einer fremden Gruppe (Heterostereotype: alle Italiener sind ...) oder der eigenen Gruppe (Autostereotype: alle Ärzte sind ...) hat. Diese Bilder sind

stark verallgemeinernd (= generalisiert) und vereinfacht.
Zu **(B):** Gewissensbildung unter (A). Verhaltenskonvergenz: zielgerichtetes Verhalten zur Lösung eines Problems.
Zu **(C):** Sozialisation: Prozess der Aneignung gesellschaftlicher Werte, Normen und Handlungsmuster. Dies könnte zutreffen, nicht jedoch die bereits unter (A) erklärte Stereotypisierung.
Zu **(D):** Richtige Lösung. Sozialisation: s. o.; Verinnerlichung von Normen: Übernahme elterlicher Gebote und Verbote und gesellschaftlicher Anforderungen in die eigene Persönlichkeit.
Zu **(E):** Siehe unter (B) und (D).

Moralentwicklung ────────────── I.50

Andere Entwicklungspsychologen beschäftigten sich mit der Entstehung einzelner kognitiver Verhaltensweisen, z.B. der Entwicklung des Moral-Begriffes bei Kindern. Der Schweizer **J. Piaget** unterschied:
1. **Moralischer Realismus**: moralische Regeln werden als etwas Festes von außen übernommen; das Kind hält sich an Gebote und Verbote von Autoritäten, um Strafe zu vermeiden.
2. **Heteronome Moral**: das Kind entwickelt im Umgang mit Gleichaltrigen eine kooperative Moral, die auf Wechselseitigkeit besteht. Es entwickeln sich erste, noch relativ starre Gerechtigkeitsvorstellungen.
3. **Autonome Moral**: mit 11 bis 12 Jahren überwiegt der Gerechtigkeitsbegriff der *„Billigkeit"*; das Kind ist in der Lage starre Regeln abzuwandeln und diese der Situation anzupassen. Es hat Einsicht in den Sinn von Wertvorstellungen und zeigt soziale Verantwortung.

Kohlberg (1963) dagegen unterschied 6 Stufen der moralischen Entwicklung:
1. Orientierung an Strafe und Gehorsam
2. Naiver instrumenteller Hedonismus (*„hedone"* gr. = Lust).
3. Moral des *„braven Kindes"*, wobei Wert auf gute Beziehungen zu den Erwachsenen und auf ihren Beifall gelegt wird.
4. Autoritätsgestützte Moral.
5. Moral des Vertrages (Abkommen) und des demokratisch akzeptierten Gesetzes.
6. Moral der individuellen Gewissensgrundsätze.

F92

Frage 1.440: Lösung E

Piaget beschäftigt sich nicht nur mit der Intelligenzentwicklung, sondern auch mit der Entwicklung der moralischen Urteilsfähigkeit. Er unterschied im Jahr 1954 die folgenden drei Phasen:
1. Moralischer Realismus: Moralische Regeln werden als etwas Festes von außen übernommen; das Kind hält sich an Gebote und Verbote von Autoritäten, um Strafe zu vermeiden.
2. Heteronome Moral: Das Kind entwickelt im Umgang mit Gleichaltrigen eine kooperative Moral, die auf Wechselseitigkeit besteht. Es entwickeln sich erste, noch relativ starre Gerechtigkeitsvorstellungen.
3. Autonome Moral: Mit 11 bis 12 Jahren überwiegt der Gerechtigkeitsbegriff der „Billigkeit", das Kind ist in der Lage starre Regeln abzuwandeln und diese der Situation anzupassen. Es hat Einsicht in den Sinn von Wertvorstellungen und zeigt soziale Verantwortung.

H99

Frage 1.441: Lösung E

Kohlberg entwickelte 1963 eine Stufenlehre moralischer Entwicklung:
* Orientierung an Strafe und Gehorsam
* Naiver instrumenteller Hedonismus (Erfüllung individueller Bedürfnisse)
* Moral des „braven Kindes", wobei Wert auf gute Beziehungen zu Erwachsenen und ihren Beifall gelegt wird
* Autoritätsgestützte Moral
* Moral des Vertrages (Abkommen) und des demokratisch akzeptierten Gesetzes
* Moral der individuellen Gewissensgrundsätze
Zu **(A):** Das wäre die 1. Stufe.
Zu **(B):** Das wäre die 2. Stufe.
Zu **(C):** Das wäre die 5. Stufe.
Zu **(D):** Das wäre die 6. Stufe.
Zu **(E):** Das ist die gefragte 3. Stufe.

F99

Frage 1.442: Lösung C

Kohlberg (1963) unterschied 6 Stufen der moralischen Entwicklung:
1. Orientierung an Strafe und Gehorsam
2. Naiver instrumenteller Hedonismus („hedone" gr. = Lust).
3. Moral des „braven Kindes", wobei Wert auf gute Beziehungen zu den Erwachsenen und auf ihren Beifall gelegt wird.
4. Autoritätsgestützte Moral.
5. Moral des Vertrages (Abkommen) und des demokratisch akzeptierten Gesetzes.
6. Moral der individuellen Gewissensgrundsätze.

Ute argumentiert auf der 5. Stufe, die man auch als Phase der Gegenseitigkeit persönlicher Beziehungen bezeichnen kann. Über Ausschlussdiagnose lässt sich erkennen, dass sie die Phase der autoritätsabhängigen Entscheidungen schon verlassen hat, die Moral der individuellen Gewissensgrundsätze aber noch nicht erreicht hat.
Piaget dagegen entwickelte eine andere Abstufung, auf die sich einige der Antwortalternativen beziehen. Er unterschied:
1. Moralischer Realismus: Moralische Regeln werden als etwas Festes von außen übernommen; das Kind hält sich an Gebote und Verbote von Autoritäten, um Strafe zu vermeiden.
2. Heteronome Moral: Das Kind entwickelt im Umgang mit Gleichaltrigen eine kooperative Moral, die auf Wechselseitigkeit besteht. Es entwickeln sich erste, noch relativ starre Gerechtigkeitsvorstellungen.
3. Autonome Moral: Mit 11 bis 12 Jahren überwiegt der Gerechtigkeitsbegriff der „Billigkeit"; das Kind ist in der Lage starre Regeln abzuwandeln und diese der Situation anzupassen. Es hat Einsicht in den Sinn von Wertvorstellungen und zeigt soziale Verantwortung.

F00

Frage 1.443: Lösung B

Zu **(A)**, **(C)**, **(D)** und **(E)**: Kohlberg entwickelte 1963 eine Stufenlehre moralischer Entwicklung:
1. Orientierung an Strafe und Gehorsam.
2. Naiver instrumenteller Hedonismus (Erfüllung individueller Bedürfnisse).
3. Moral des „braven Kindes", wobei Wert auf gute Beziehungen zu Erwachsenen und ihren Beifall gelegt wird.
4. Autoritätsgestützte Moral.
5. Moral des Vertrages (Abkommen) und des demokratisch akzeptierten Gesetzes.
6. Moral der individuellen Gewissensgrundsätze.
Zu **(B):** Der Ausdruck „präkonventionelles Niveau" ist so ungebräuchlich, dass bei dieser Frage nur geraten werden kann, deduktiv vorzugehen. „Prä" heißt vor und eine „Konvention" ist ein Abkommen. Es muss sich also um die Vorstufe der Moralentwicklung auf der Basis gegenseitiger Übereinkünfte handeln. Dem kommt Lösungsmöglichkeit (B) am nächsten. Gemeint ist wohl die 5. Phase nach Kohlberg.

┌── **Hospitalismus** ──────────────I.51 ┐

Bereits 1798 berichtete **C. W. Hufeland**, dass von 7000 Findelkindern eines Waisenhauses in Paris nach zehn Jahren nur noch 180 lebten, trotz ausreichender Pflege und Ernährung. Unter „psychischem Hospitalismus" versteht man Folgeerscheinungen von längerem Heim-

oder Krankenhausaufenthalt bei Kindern, die durch sensorische Deprivation und Mangel an emotionaler Zuwendung entstehen. **Pfaundler** (1925) untersuchte Hospitalismusschäden systematisch und beschrieb drei Phasen:

1. Phase der **Unruhe** (lautstarker Protest nach der Trennung von der Mutter)
2. Phase der **Resignation** (Verleugnung, das Kind wirkt oberflächlich angepasst)
3. Phase der **Verzweiflung** (das Kind zieht sich völlig zurück, wird depressiv, verfällt körperlich und stirbt im schlimmsten Fall).

Bekannt wurde insbesondere **René Spitz** (1960) mit dem Krankheitsbild der **anaklitischen Depression**, das schon im Säuglingsalter durch die Trennung von der Mutter auftaucht und zu massiven Verhaltensschwierigkeiten führt. Besonders gefährdet sind nach Spitz Kinder zwischen dem 6. und 11. Lebensmonat. Je länger die Trennung andauert und je größer die **Deprivation** (Reizentzug, z. B. fehlender Kontakt) ist, um so stärker ist der psychische Schaden. Kurze Trennungen nach dem 5. Lebensjahr haben geringere Folgeschäden, wenn das Kind bis dahin ein hohes Maß an Vertrauen aufbauen konnte.

A) **Frühsymptome**: Allgemeine körperliche, geistige, sprachliche **Retardierung**; gehemmte Motorik; Appetitlosigkeit und Gewichtsverlust; überängstliche Reaktionen gegenüber Neuem; **Kontaktverweigerung**; Kinder reagieren mit Weinen auf Ansprechen; **Verhaltensstörungen** (Daumenlutschen, Nägelbeißen, u. a.); **Autoaggressionen** (selbstzerstörerisches Verhalten); Depressive Verhaltensweisen und Apathie; monotone Schaukelbewegungen (**Jactationen**) und **Marasmus** (körperl. und geistiger Verfall).

B) **Dauerfolgen**: Bei Trennungen von mehr als 5 Monaten Dauer bei jüngeren Kindern kommt es zu irreversiblen Schäden, die sich oft lebenslang mit folgenden Symptomen niederschlagen können: bleibende intellektuelle Defizite, Stimmung des Misstrauens gegen alles Fremde, Bindungs- und Kontaktunfähigkeit oder Distanzlosigkeit, mangelnde Empathie, geringe Frustrationstoleranz, hohes Risiko für: Drogenabhängigkeit, Neurosen, Delinquenz (= Kriminalität).

In neuerer Zeit wurden durch experimentelle Untersuchungen die Grundlagen für den psychischen Hospitalismus entdeckt. Sogar bei gesunden, erwachsenen Probanden führt ein längerer Reizentzug (**Deprivation**) zu psychotischen Zuständen mit Halluzination und Wahn, die auch von Gefangenen in Einzelhaft berichtet wurden. Auch kognitive Leistungen waren erheblich herabgesetzt. Die Experimente von **Harlow** an Affen, die 6 Monate in völliger Isolation aufgezogen wurden, zeigten ebenfalls gestörtes Verhalten. Arbeiten von **Schanberg** (1988) an Ratten zeigten einen Rückgang an Somatotropin und Beta-Endorphinen im Gehirn durch den Mangel an Zuwendung. Bereits das Bestreichen mit einem feuchten Pinsel konnte bei den Rattenbabys Deprivationserscheinungen verhindern. In einer klinischen Studie an Frühgeborenen im Brutkasten entwickelten sich Babys deutlich besser, wenn man ihnen mehrmals täglich den Rücken sanft massierte.

F91

Frage 1.444: Lösung E

Zu **(2):** Hyperkinese gehört im eigentlichen Sinne nicht dazu. Das hyperkinetische Syndrom (Hyperaktivität, „Zappelphilipp") entsteht vermutlich durch einen minimalen Hirnschaden. Allerdings können auch hospitalisierte Jungen motorisch äußerst unruhig sein (z. B. ständige Schaukelbewegungen). Man spricht dann jedoch nicht von Hyperkinese.

F90

Frage 1.445: Lösung C

Zu **(2):** „Klammern an Pflegekräfte" nennt Spitz nicht als Symptom. Wenn diese sich anklammern lassen würden, dann käme es auch kaum zu Hospitalismusschäden. Durch patientenbezogene Einzelpflege versucht man in den Kinderkliniken heute ja auch das Problem in den Griff zu bekommen.

H90

Frage 1.446: Lösung A

René Spitz behauptete, dass die größte Gefährdung zwischen dem 5. und 11. Monat liegt. Aufgrund neuerer Ergebnisse ist aber anzuzweifeln, ob Lösung (A) wirklich richtig ist (siehe Versuch von Schanberg im Lerntext I.51 Hospitalismus). Lösung (D) wäre akzeptabler gewesen, wurde aber vom IMPP als falsch bewertet. Dementsprechend haben nur 18 % der Examenskandidaten diese Frage richtig beantworten können.

H94   F92

Frage 1.447: Lösung C

Bei derartigen Fragen besteht die Gefahr, dass Ärzte und Krankenschwestern später glauben, Hospitalismussymptome würden im ersten halben Lebensjahr nicht auftreten. Das stimmt aber nicht! Siehe Lerntext I.51 Hospitalismus.

Nur 52 % der Kandidaten lösten die Frage richtig. 27 % tippten auf Lösung (A) und halten damit Hospitalismus auch nach dem vierten Lebensjahr für gefährlich. Diese Lösung, obwohl vom IMPP falsch bewertet, erscheint den Autoren aber erheblich korrekter!

F88

Frage 1.448: Lösung D

Bei den Rhesusaffen wurden Störungen des Sexualverhaltens und autistisches Rückzugsverhalten beobachtet.

1.4.8 Entwicklung und Sozialisation im Lebenslauf

Entwicklung und Sozialisation im Lebenslauf ────────────────────── I.52

Die Entwicklung hört mit der Kindheit nicht auf. Auch im weiteren Lebensalter gibt es typische Abläufe:

Adoleszenz: erste sexuelle Erfahrungen (*Können Sie sich eigentlich noch an Ihren ersten Kuss erinnern?*); Schulabschluss, Beginn der Berufsausbildung.

Erwachsenenalter: Endgültige Loslösung von den Eltern, dadurch aber oft Beruhigung des Konfliktpotentials. Selbständigkeit, Hineinwachsen in berufliche Aufgaben. Länger andauernde Partnerschaften, die mitunter sogar bis zur Heirat und Übernahme der Elternrolle führen können, in der sich das ganze dann von einer anderen Position aus wiederholt.

Lebenskrisen:

Die Entwicklungspsychologie beschäftigt sich nicht nur mit der kindlichen Entwicklung, sondern auch mit typischen **Lebenskrisen**, die im Erwachsenenalter, nach der Pensionierung und im Alter entstehen. Der folgende Teil umreißt kurz einige typische Fragen zu diesem Gebiet:

Richter beschäftigte sich im Wesentlichen mit den Auswirkungen von defekten Familien, insbesondere der **Scheidung**, auf Eltern und Kind. Im Vorfeld der Scheidung versucht jeder Elternteil das Kind als Bundesgenosse zu gewinnen. Intuitiv weiß das Kind natürlich, dass es durch das Bündnis automatisch zum Gegner des anderen Elternteils wird. Bei geschiedenen Familien kann das Kind leicht zum Partnerersatz werden, eine Rolle, in der es hoffnungslos überlastet ist. Nach Richter versuchen Eltern häufig auch das Kind als Substitut (= Stellvertreter) der eigenen negativen Identität zu benutzen (Sündenbock). Hieraus resultieren Verhaltensstörungen des Kindes, welches das schwächste Glied in der Kette „Familie" ist.

Eine typische Problematik zwischen dem 40. und 50. Lebensjahr ergibt sich durch die **Midlife-Crisis**, dem Gefühl unaufhaltsam älter zu werden, ohne seine Lebensziele verwirklichen zu können (*dieses Gefühl ist wohl bereits jedem Medizinstudenten vertraut…*). Zum Teil führt dies zum Rückfall in pubertäre Verhaltensweisen, zum anderen Teil aber auch in Alkoholismus, Depression oder Suizid. Negative Lebensbilanzen (Scheidung, Alter, Arbeitslosigkeit, chron. Krankheiten, Alkoholismus, Schulden usw.) können zum sog. **Bilanzsuizid** führen, plötzlich eintretende, unkontrollierbare Ereignisse hoher Unerwünschtheit (z. B.: Partner ist fremdgegangen) zum **Kurzschlussselbstmord**.

Der Eintritt in das Rentenalter löst häufig den „**Pensionierungsschock**" aus: Bis dahin berufstätige Menschen wissen nicht, was sie mit ihrer Freizeit anfangen sollen. Die **Aktivitätstheorie** von **Tartler** (1961) behauptet, dass nur jemand glücklich und zufrieden ist, der produktiv sein kann. Funktionsverlust und Inaktivität führen zur Depression. Im Gegensatz dazu glauben Vertreter der **Disengagement-Theorie** von **Cumming & Henry** (1961), dass Menschen im Alter von sich aus dazu neigen, Kontakte zu reduzieren und die Produktivität einzustellen. Die allmähliche Entbindung von sozialen Aufgaben sei wichtig als Vorbereitung auf den Tod.

Das **Defizit-Modell**, entwickelt durch Querschnittuntersuchungen mit dem Army-Alpha-IQ-Test, fand ein erhebliches Absinken der Intelligenz schon oberhalb des 30. Lebensjahres. 60-jährige lagen bezüglich ihrer intellektuellen Leistungsfähigkeit unter dem Niveau der 18jährigen. Aufwendige Längsschnittuntersuchungen konnten das Defizit-Modell nicht unterstützen. Lediglich die Reaktionsschnelligkeit sinkt mit dem Alter ab, das Allgemeinwissen bleibt lange erhalten. Allerdings haben die heute 70- und 90jährigen in ihrer Kindheit eine schlechtere Schulbildung genossen und schneiden deshalb bei bestimmten Testaufgaben generell schlechter ab.

Einstellungen:

Betrachten Sie nun einmal einen 500-Euroschein, ein pornographisches Bild oder den Berg von noch nicht abgewaschenem Geschirr in Ihrer Küche. Was empfinden Sie? Die innerpsychische Wahrnehmung eines Objektes bildet nicht nur das Objekt selbst ab, sondern wird auch durch folgende, im Verlauf der Sozialisation erworbene Faktoren des Betrachters beeinflusst:

1. seine **Motivation** und **Werthaltungen** (moralische Einstellung), z.B.: Objekten, denen der Betrachter besondere Bedeutung zumisst, wird er besondere Aufmerksamkeit schenken (niedrige Wahrnehmungsschwelle);
2. seine **Persönlichkeitseigenschaften**, z.B.: eine geizige Person sähe 1.000,- EURO Spende für das Kinderhilfswerk als Verschwendung an, eine großzügige Person als durchaus angemessen;
3. sein **soziales Umfeld**: Gruppen üben auf ihre Mitglieder einen Konformitätsdruck aus, der auch Wahrnehmungsinhalte umfasst, etwa Stereotype (z.B. Feindbilder).
4. seine individuelle **Lerngeschichte**, z.B.: konkrete Erfahrungen mit Objekten oder Personen erzeugen Einstellungen.

Unter dem Begriff **Einstellung** fasst man Systeme von Meinungen, Überzeugungen und Anschauungen eines Menschen zusammen. Zu den Einstellungen gehören u.a. auch:

- **Stereotype**, d.h. Bilder bzw. Vorurteile, die man von Angehörigen einer fremden Gruppe (Heterostereotype) oder der eigenen Gruppe (Autostereotype) hat. Diese Bilder sind stark verallgemeinernd und vereinfacht. Solch ein Stereotyp ist z.B. „Alle Schotten sind geizig".
- Soziale **Stigmatisierung** (*stigma*, lat.-gr. = Zeichen, Brandmal): Menschen mit bestimmten Merkmalen (z.B. einer Behinderung) werden Eigenschaften zugeschrieben, die sie gar nicht zwangsläufig haben und die sie oft erniedrigen.

F90

Frage 1.449: Lösung E

Kritische Lebensereignisse führen zu psychischen Erkrankungen, wenn …

Zu **(1):** … die Ereignisse unerwünscht und nicht kontrollierbar sind (z.B. schwere körperliche Krankheit)

Zu **(2):** … nicht vorhersagbar sind (z.B. plötzlicher Unfalltod des Ehemannes)

Zu **(3):** … sie früh im Leben eintreten.

Alle drei Items sollen richtig sein. Allerdings ist (3) ernsthaft anzuzweifeln, da junge Menschen oft noch ausreichend Ressourcen haben, um Lebenskrisen zu bewältigen. Durch die Perspektivlosigkeit scheitern ältere Menschen oft daran. Dementsprechend ist z.B. auch die Suizidquote bei Alten am höchsten.

H98

Frage 1.450: Lösung A

Zu **(A):** Androgynie (Pseudohermaphroditismus): Vorhandensein der Keimdrüsen des einen und der Geschlechtsmerkmale des anderen Geschlechts. Bei der femininen Form sind Keimdrüsen und chromosomales Geschlecht weiblich, das äußere Aussehen jedoch eher männlich. Bei der maskulinen Form, auch als Reifenstein-Syndrom bekannt, sind Keimdrüsen und Chromosomen männlich, die äußeren Genitale und Geschlechtsmerkmale jedoch eher weiblich.

Zu **(B):** Selbstwirksamkeitserwartung ist ein von Bandura geprägter Begriff und bedeutet die Erwartung eines Effektes/Erfolges eigenen Handelns (Selbstwirksamkeit) unter gegebenen Situationsbedingungen unabhängig von dem realen Ergebnis.

Zu **(C):** Personale Kontrollstrategie: Die Funktion einer Gruppe wird durch Kontrolle bestimmter Zentralpersonen überprüft.

Zu **(D):** Rollenidentifikation: Mit einer bestimmten sozialen Rolle (als Ehepartner, als Elternteil, als Arzt/Ärztin, als Student/Studentin usw.) muss man sich identifizieren, um die Rolle tragen und ausführen zu können. Gegenteil: Rollendistanz.

Zu **(E):** Statuskonsistenz (mitunter auch als Statuskongruenz bezeichnet): Personen, deren einzelne Statusmerkmale etwa auf dem gleichen Niveau sind, z.B. hohes Ausbildungsniveau und gutes Einkommen. Das Gegenteil ist die Statusinkonsistenz: Personen, bei denen sich Statusmerkmale in ihren Niveaus deutlich unterscheiden.

F00

Frage 1.451: Lösung D

Zu **(A)**, **(B)**, **(C)** und **(E)**: Richtige Aussagen.

Zu **(D):** Identitätskrisen, Minderwertigkeitsgefühle, negative Selbsteinschätzung kommen in der Pubertät häufig vor. Daran können Sie sich sicherlich noch gut erinnern, oder?

H96

Frage 1.452: Lösung C

Ein Arbeitsplatzwechsel des Ehemannes hat meist keine großen Auswirkungen; es sei denn der neue Arbeitsplatz liegt in Chicago, die Frau ist der englischen Sprache nicht mächtig und reicht die Scheidung ein. Aber das wäre wohl kein besonders charakteristisches Ereignis. Vielleicht könnte man dasselbe auch mit Chemnitz und Sächsisch als Sprache konstruieren, das wäre dann schon häufiger. Eine Bagatellfrage, die auch ohne großes Vorwissen beantwortet werden kann. Vermutlich wird kein einziger Student diese Frage jemals falsch beantworten und diesen Kommentar hier lesen. Liest überhaupt jemand diese Kommentare?

Frage 1.453: Lösung E

Zu **(1)** und **(2)**: Frauen unternehmen mehr Suizidversuche als Männer, bevorzugt aber mit Tabletten; dadurch können sie häufiger reanimiert werden. Männer bevorzugen meist „härtere" Methoden, dadurch ist die Anzahl der vollendeten Suizide hier größer.

Zu **(3)**: Junge Menschen begehen oft Suizidversuche, die aber häufig nur als Appell an die Umwelt (Lehrer, Eltern, Exfreundin) gemeint und von der Ausführung daher oft dilettantisch sind. Häufig rechnen sie geradezu damit, noch rechtzeitig gefunden zu werden. Ein Suizidtoter kommt hier auf bis zu 1.000 Suizidversuche. Insbesondere aufgrund von Einsamkeit und chronischen Schmerzen sind Suizidversuche alter Menschen dagegen extrem ernst gemeint. Hier enden etwa 80% der Suizidhandlungen tödlich!

Zu **(4)**: Entscheidend dafür, ob eine Person in einer Krise einen Suizidversuch unternimmt oder nicht ist das soziale Netzwerk; hierzu gehört auch die Ehe bzw. die Familie. Schon alleine die Verantwortung für Partner oder Kinder hält viele Suizidgefährdete glücklicherweise davon ab, Selbstmord zu begehen.

Frage 1.454: Lösung E

Zu **(1)**: Konzentrationsstörungen können zwar ein Symptom der Depression sein (die wiederum dem Selbsttötungsversuch oft vorangeht), müssen aber beim präsuizidalen Symptom nicht unbedingt auftreten.

Zu **(2) – (4)**: Typische Symptome, die auf einen drohenden Suizid hinweisen.

Frage 1.455: Lösung B

Zu **(3)**: Diese Aussage ist nur bedingt falsch. Das Disengagement macht durchaus Aussagen darüber, dass ältere Menschen dazu neigen, weniger sozialen Kontakt zu haben und Interaktionen zu vermeiden. Lediglich von Isolation wird von den Autoren nicht gesprochen. Wir halten, im Gegensatz zum IMPP, die Antwort eher für richtig.

Dementsprechend haben nur 19% der Examenskandidaten diese Frage richtig beantwortet.

Frage 1.456: Lösung D

Zu **(1)**: Im Gegenteil: Der plötzliche Tod des Ehepartners hat oft stärkere Emotionen zur Folge als der Tod nach langer chronischer Krankheit, der für den Hinterbliebenen unter Umständen sogar eine Entlastung darstellen kann.

Zu **(2)**: Stress hat fast immer eine Schwächung des Immunsystems zur Folge und vor allem die Lifeevent-Forschung hat gezeigt, dass der Tod des Ehepartners als hochgradige psychische Belastung anzusehen ist.

Zu **(3)**: Besonders ältere Männer sehen nach dem Tod ihrer Frau keinen Sinn mehr im Leben. Oft sterben sie kurz danach und bei älteren Leuten wird mitunter nach den Ursachen gar nicht weiter gefahndet. Im höheren Alter reicht es mitunter aber aus, Selbstmord zu begehen, indem z. B. einige Tage lang das Herzmedikament weggelassen wird.

Zu **(4)**: Natürlich verhält es sich genau umgekehrt: Das Risiko krank zu werden (und an dieser Krankheit zu sterben) ist durch den Zusammenbruch des Immunsystems kurz nach dem Tod des Ehepartners am höchsten. Auch der Kurzschlusssuizid tritt nur im direkten Zusammenhang mit derart hoffungslosen Lebenssituationen auf.

Frage 1.457: Lösung E

Alle Lebenskrisen erhöhen das Risiko für Suizid.

Frage 1.458: Lösung D

Zu **(A)**: Mit sozialer Wahrnehmung bezeichnet man die Tatsache, dass unsere Wahrnehmung nicht ein Objekt selbst abbildet, sondern ein Objekt quasi durch eine gefärbte Brille sieht. Dabei wird die Wahrnehmung gefärbt durch: Werthaltungen und Motivation, Persönlichkeitseigenschaften, soziales Umfeld und individuelle Lerngeschichte.

Zu **(B)**: Prägung beschreibt allgemein den Einfluss von Bildungs- und Sozialwelt auf einen Menschen. Die hier beschriebene Einstellung kann das Ergebnis einer Prägung sein!

15% der Examensteilnehmer kreuzten (B) falsch an!

Zu **(C)**: Motivationen müssen nicht überdauernd sein, oder sind Sie jetzt immer noch so hoch motiviert wie am Anfang des Buches?

Zu **(D)**: Einstellungen: richtige Lösung.

Zu **(E)**: Fähigkeiten sind zwar in der Regel überdauernd und durch Lernprozesse geformt, beinhalten aber keine komplexen Systeme von Anschauungen.

F98

Frage 1.459: Lösung E

Zu **(1):** Die Entwicklung eines positiven oder negativen Selbstkonzeptes hängt zunächst von der Wertschätzung der Eltern ab. Auch im weiteren Leben ist unser Selbstbild stark von der Rückmeldung durch andere Personen abhängig.

Zu **(2):** Ein positives Selbstkonzept ist häufig an körperliche Unversehrtheit gebunden. Chronische Krankheiten können dieses Selbstkonzept verändern. Querschnittgelähmte oder spät Erblindete z. B. brauchen oft Jahre, bis sie die Behinderung verarbeitet und ein neues Selbstbewusstsein aufgebaut haben.

Zu **(3):** Je näher man dem Idealbild kommt, das man von sich selbst hat, um so positiver wird das Selbstkonzept; auch der Verfasser dieser Zeilen weiß, dass er unbedingt etwas mehr Sport treiben und die Lachfalten unter den Mundwinkeln liften lassen sollte.

Zu **(4):** Ständige Kritik von anderen zerstört das Selbstkonzept, ebenso wie positive Rückmeldung die Einstellung zu sich selbst verbessern kann. Warum warten Sie immer nur darauf, dass Sie gelobt werden. Sagen Sie anderen Menschen doch auch ab und zu mal etwas Nettes!

F96

Frage 1.460: Lösung D

Zu **(3):** Einstellungen können manchmal auch außerordentlich komplex und kompliziert sein. Denken Sie einmal an Ihre Einstellung zu dem Begriff „Medizinstudium".

Zu **(4):** Kognitive Einstellungen („Meinem Partner gehört das Haus, deshalb sollte ich nicht fremdgehen.") und reale Verhaltensweisen können ziemlich weit auseinanderdriften. Besonders, wenn man weit von Zuhause weg ist und das Gegenüber so sinnliche Lippen hat.

H94   F91

Frage 1.461: Lösung E

Zu **(1):** Autostereotype sind verallgemeinernde Bilder, die sich jemand von Mitgliedern der eigenen Bezugsgruppe macht. Sie können durch Identifikation entstehen.

Zu **(2):** Stereotype Fremden gegenüber (Heterostereotype) können auf Projektion basieren. Eigene unerwünschte Fehler werden auf andere Personen übertragen („die faulen Ausländer").

Zu **(3):** Sublimierung bezeichnet einen Vorgang, bei dem der Sexualtrieb auf andere nicht sexuelle Aktivitäten umgelenkt wird.

Zu **(4):** Generalisierung ist eines der Hauptmerkmale von Stereotypen!

H91

Frage 1.462: Lösung E

Zu **(A):** Stereotype kann man zwar auch durch Erfahrung ändern, sie erweisen sich aber in der Regel als äußerst stabil.

Zu **(B):** Ich kenne einen Professor, der fleißig ist = alle Professoren sind fleißig.

Zu **(C):** „Soziale Distanz" bedeutet wenig Kontakt zu Menschen, über die stereotypisiert wird.

Zu **(D):** Autostereotype sind verallgemeinernde Bilder, die einer sich von Mitgliedern der eigenen Bezugsgruppe macht. Sie können durch Identifikation entstehen.

Zu **(E):** Trotz Vorurteilen schaffen die meisten Menschen es, sich im täglichen Leben tolerant zu verhalten. In einem amerikanischen Experiment gaben die meisten (weißen) Restaurantbesitzer an, sie würden keine Chinesen bedienen. Ein chinesisches Ehepaar bekam dann aber fast von allen vorher Befragten problemlos Essen.

F98

Frage 1.463: Lösung A

Zu **(1)** und **(2):** Stereotype sind Bilder, die man von Angehörigen einer fremden Gruppe (Heterostereotype) oder eigenen Gruppe (Autostereotype) hat. Diese Bilder sind stark verallgemeinernd und vereinfacht. Das in der Frage angesprochene „Selbstverständnis" der Gruppe würde mit dem Begriff Autostereotyp übereinstimmen und die Vorstellungen über die Ziele der anderen Gruppen mit dem Begriff „Hetereosterotyp".

Zu **(3):** Unter „Kollusion" versteht man ein meist geheimes Einverständnis von mehreren Personen.

Zu **(4):** Nach dem Konzept der Wahrnehmungsabwehr („perceptual defense") werden unangenehme oder tabuisierte Reize unbewusst abgelehnt. Experimentell wurden hierfür z. B. Worte tachistoskopisch dargeboten. Gewisse „Tabuworte" wurden gar nicht, schlechter oder erst zeitlich verzögert erkannt. Auch kritische Gedanken zur eigenen Person könnten auf diese Art abgewehrt werden.

H95

Frage 1.464: Lösung C

Zu **(1):** Stigmatisierung: Menschen mit bestimmten Eigenschaften werden von der Gesellschaft bestimmte Merkmale zugeschrieben. In der Regel werden diese Individuen damit zu Außenseitern, d. h. von der Gesellschaft „abgestempelt".

Zu **(2):** Der Begriff Anomie wurde im wesentlichen von Dürkheim (1897) in Verbindung mit Suizid geprägt. Unter sozialer Anomie versteht man den plötzlichen Abriss sämtlicher gesellschaftlicher Beziehungen, der zu einem Gefühl der Desorientiertheit führt. So begehen z.B. verwitwete, alleinstehende Menschen häufiger Selbstmord als andere.

Zu **(3)**: Die Integration in eine Bezugsgruppe würde ganz entgegengesetzt Identitätskrisen vermeiden und das psychosomatische Wohlbefinden aufrechterhalten.

Zu **(4)**: Intergenerationenmobilität wird vor allem dann zu Identitätskrisen führen, wenn es zu einem schwerwiegenden Abstieg kommt. Der Sohn des Herzogs verspielt nach dem Tod des Vaters sein gesamtes Erbe und wird Bettler.

H86

Frage 1.465: Lösung D

Zu **(1)**, **(3)** und **(4)**: Durch Belohnungs- und Modelllernen kommt es auch zur Selbststeuerung von Verhalten. Das dürfte klar sein. Selbstbelohnung und Selbstbestrafung sind eine Sonderform des operanten Konditionierens, die bei der Sozialisation natürlich eine große Wichtigkeit haben.

Zu **(2)**: Zur Ausbildung des Über-Ichs kommt es nicht nach lerntheoretischer, sondern nach psychoanalytischer Auffassung.

1.4.9 Soziodemographische Determinanten des Lebenslaufs

Soziodemographische Determinanten des Lebenslaufs ————————— I.53

Die **Demographie** (demos, griech. = das Volk) befasst sich mit der Entstehung und Veränderung von Bevölkerungen. Sie beschreibt dabei die Veränderungen in einer Stadt, einer Region oder in einem Land. Großes Gewicht liegt bei Bevölkerungsbewegungen infolge von Geburten, Sterbefällen und Ein- bzw. Auswanderungen. Hierbei werden Menschen oft zu **Kohorten** zusammengefasst: Personen, die zu einem bestimmten Zeitpunkt einem gleichen Ereignis ausgesetzt sind (z.B.: gleiches Geburtsjahr; Frauen, die alle in dem gleichen Jahr Mutter wurden; Studenten, die im gleichen Jahr das Physikum bestanden).

Demographischer Übergang:
Bis zum Anfang des 19. Jahrhunderts waren sowohl Sterbeziffer, als auch Geburtenziffer sehr hoch (**Agrargesellschaft**). In der **frühindustriellen Gesellschaft** des 19. Jh. sank dann die Sterbeziffer. Ursache hierfür war der Rückgang der Säuglingssterblichkeit durch bessere Ernährungsbedingungen. Die Geburtenziffer blieb dann auch in der frühindustriellen Gesellschaft unvermindert hoch. Die Folge war ein enormes Bevölkerungswachstum. Diese frühindustrielle Gesellschaft kam dann in die Phase des **demographischen Übergangs**. Die Sterbeziffer sank weiterhin und es sank nun auch die Geburtenziffer. In der **industriellen Gesellschaft** halten sich Geburten- und Sterbeziffer nun wieder die Waage.

Bevölkerungspyramide:
Die **Bevölkerungspyramide** der Bundesrepublik sagt etwas über die Zusammensetzung der Bevölkerung aus. Die Bevölkerungspyramide ist zusammengesetzt aus:

- absolute Anzahl einer Altersklasse (z.B. Kohorte der 54jährigen);
- die Jahrgangskohorten sind nach dem Geschlecht unterteilt (absolute Anzahl der weiblichen 54jährigen, der männlichen 54jährigen);

Entsprechend kann man aus der Bevölkerungspyramide zusätzlich folgendes ableiten:

1. Anteil der Personen im erwerbsfähigen Alter an der Gesamtbevölkerung. Man erkennt die Problematik der Altersversorgung: Die jetzt geburtsschwachen Jahrgänge müssen später einmal die Kosten der Altersversorgung für die zahlenmäßig starken älteren Jahrgänge tragen.
2. Frauen- oder Männerüberschüsse in einem jeweiligen Jahrgang.
3. Geburtsausfälle in bestimmten Jahren z.B. auf Grund von Kriegen.

Veränderungen in der Zusammensetzung der Bevölkerung, die auf Geburten und Sterbefällen beruhen, werden mit folgenden Begriffen beschrieben:

- **Geburtenziffer:** Gesamtzahl der Lebendgeburten geteilt durch mittlere Gesamtbevölkerung.
- **Sterbeziffer (= Mortalität, Sterblichkeit):** Gesamtzahl der Sterbefälle geteilt durch mittlere Gesamtbevölkerung (die Mitteilung der Gesamtbevölkerung ist nötig, da sich die Bevölkerungszahl über das Jahr ändert).
- **Perinatale Sterblichkeit:** Summe aller Sterbefälle zwischen der 28. Schwangerschaftswoche und der ersten Lebenswoche bezogen auf 1.000 Lebend- und Totgeburten.
- **Säuglingssterberate:** Summe aller Sterbefälle im Alter zwischen Geburt und einem Jahr Alter geteilt durch die Summe aller Lebendgeborenen. Die Säuglingssterberate sank in den alten

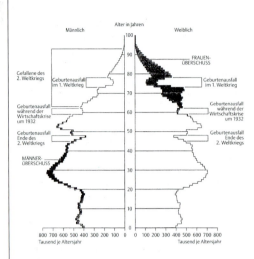

Abb. 1.**29**   Bevölkerungspyramide der Bundesrepublik Deutschland am 1. Jan. 1993 (aus: Statistisches Jahrbuch 1994, Statistisches Bundesamt).

Bundesländern weiterhin von 23,4 pro 1.000 Lebendgeborene (1970) auf 7,1 pro 1.000 Lebendgeborene (1990)!

- **Natürliche Bevölkerungsbewegung:** Darunter versteht man die Veränderung der Bevölkerungszahlen durch Geburten und Sterbefälle. **Achtung:** Aus- und Einwanderungen zählen nicht zu den natürlichen Bevölkerungsbewegungen!
- **Geburtenüberschuss:** Geburtenziffer minus Sterbeziffer. Man erhält dieselbe Zahl, wenn man die Anzahl Lebendgeborener eines Jahres pro 1.000 der mittleren Bevölkerung eines Jahres berechnet und von dem Ergebnis die Anzahl Gestorbener pro 1.000 der mittleren Bevölkerung eines Jahres abzieht.
- **Sterbetafel:** Sie enthält die altersspezifischen Sterblichkeiten eines Jahres (z.B. die Anzahl der Sterbefälle der 75jährigen). Sie dient der Berechnung der Lebenserwartung eines Neugeborenen.
- **Nettoreproduktionsziffer:** Diese Messgröße soll angeben, ob bei Fertilitätsverhältnissen eines Jahrgangs die Bevölkerung schrumpft, gleich groß bleibt oder wächst. Dazu fragt man, in welchem Maße Frauen sich durch die Geburt eines Mädchens „reproduzieren". Das

Fertilitätsalter wird zwischen 15 und 45 Jahren angesetzt.

- **Geschlechtsspezifische Geburtenziffer:** Summe aller weiblichen Lebendgeburten geteilt durch mittlere Gesamtbevölkerung.
- Das **Wachstum** einer Bevölkerung wird beeinflusst durch: die Fruchtbarkeit; die Heiratshäufigkeit (nimmt in westlichen Industrienationen an Bedeutung ab, da Kinder auch ohne Heirat geboren und aufgezogen werden) und den Generationsabstand (vergrößert sich, wenn Frauen erst sehr spät Kinder gebären, dann wächst die Bevölkerung langsamer).

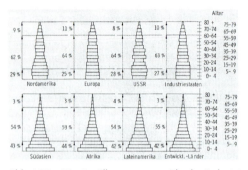

Abb. 1.**30**   Die Bevölkerungspyramide der Industriestaaten unterscheidet sich sehr von derjenigen der Entwicklungsländer, dies ist z.B. abhängig vom Geburtenüberschuss und der Sterbeziffer [Aus: Schaefer & Blohmke, 1978; Sozialmedizin, Thieme-Verlag]

Unter **demographischem Altern** verstehen die Soziologen die Verschiebung der Altersverteilung innerhalb einer Gesellschaft. Als Anfang des 20. Jahrhunderts die Geburten in Deutschland rückläufig wurden und die durchschnittliche Lebenserwartung sich allmählich immer weiter erhöhte, veränderte sich auch die Verteilung der Altersgruppen in der Bevölkerungspyramide. Das Durchschnittsalter der Bevölkerung betrug um 1900 noch 27 Jahre, 1950 rund 35 und 1985 lag es bereits bei 37 Jahren. 1970 betrug der Anteil der über 65jährigen knapp 5%, heute liegt er bei 20% und im Jahre 2030 voraussichtlich bei 30%. Durch diese Entwicklung wird bald einer großen Gruppe von Rentnern und Pensionären eine verhältnismäßig kleine Gruppe von Erwerbstätigen gegenüberstehen. Das treibt sowohl die Kosten der Renten, als auch des Gesundheitssystems in die Höhe.

Morbidität und Mortalität ————————————————————— I.54

Morbidität (*morbidus*, lat.=krank) ist definiert als Auftretenshäufigkeit von Krankheit innerhalb einer Population über einen bestimmten Zeitraum. Morbidität teilt sich auf in:

a) **Inzidenz**: Anzahl der Neuerkrankungen an einer bestimmten Krankheit innerhalb einer Population und innerhalb eines Zeitintervalls (meist Jahresinzidenz: Anzahl der Neuerkrankungen pro Jahr).

b) **Prävalenz**: Gesamthäufigkeit der Anzahl von Personen mit einer bestimmten Krankheit innerhalb einer Population zu einem Zeitpunkt (Stichtag).

Mortalität:

a) **Mortalität** (Sterblichkeit) kommt in der **Epidemiologie** vor als:
  - Rückgang der Bevölkerung durch Todesfälle;
  - das Verhältnis der Anzahl der Sterbefälle zum Durchschnittsbestand der Population.

b) **Letalitätsziffer** (*letalis*, lat.=tödlich) ist definiert als: Anzahl an einer bestimmten Krankheit Verstorbener, bezogen auf 1.000 an dieser Krankheit Erkrankte innerhalb eines Zeitintervalls.

c) **krankheitsspezifische Sterbeziffer**, diese ist definiert als Anzahl an einer bestimmten Krankheit Verstorbener bezogen auf die mittlere Bevölkerung dieses Jahres.

Achtung: Letalität und krankheitsspezifische Sterbeziffer werden leicht verwechselt. Letztere darf man wiederum nicht mit der allgemeinen Sterbeziffer (Mortalität) verwechseln.

Die Todesursachen haben sich in diesem Jahrhundert gegenüber dem letzten entscheidend verändert. Ursache dafür sind die Verbesserungen der medizinischen Versorgung und der hygienischen Bedingungen.

- **Todesursachen** im 19. Jahrhundert (hierarchisch geordnet) waren:
  1. Säuglingssterblichkeit (Geburtskomplikationen, Fehlernährung und Infektionskrankheiten)
  2. Infektionskrankheiten (z.B. Tuberkulose)
- **Todesursachen gegen Ende des 20. Jahrhunderts** waren:
  1. Herz-Kreislauf-Krankheiten (50%)
  2. Krebs (bösartige Neubildungen: 25%)
  3. Dagegen Infektionskrankheiten nur noch 0,9%!

Während die Infektionskrankheiten als Todesursache in den letzten 20 Jahren noch weiter abgenommen haben, blieben die Herz-Kreislauf-Erkrankungen und bösartige Tumoren als Todesursache etwa gleich.

Herz-Kreislauf-Erkrankungen und bösartige Tumoren konnten im 19. Jahrhundert nicht wesentliche Todesursachen sein, da die Menschen nur selten das Alter erreichten, in dem diese Krankheiten sich häufen (über 60 Jahre Alter). Diese Entwicklung ist also eher ein Zeichen des medizinischen Fortschritts und zumindest bezogen auf die Lebenserwartung, ein enormer Erfolg. Dies gilt auch für viele Entwicklungsländer, die Rate z.B. für Krebserkrankungen ist hier niedriger als in den Industrieländern, da die meisten Menschen dort schon vor dem 60. Lebensjahr sterben.

Todesfälle in jungen Jahren (es gibt einen ersten Sterblichkeitsgipfel im Alter zwischen 20 und 25) sind meist bedingt durch: Unfälle, Selbstmorde (häufiger bei Männern) und Gewalttätigkeit.

Geschlecht und Krankheit ————————— I.55

Männer haben generell ein höheres Mortalitäts-Risiko, z.B.: Autounfälle, Mord, Suizid, Leberzirrhose, Herzerkrankungen oder Lungenkrebs. Umgekehrt zeigen **Frauen** aber eine höhere Morbidität, z.B.: Diabetes, Magen-Darm-Beschwerden oder. Rheuma. Außerdem finden wir häufigere Arztbesuche von Frauen und Verordnung von mehr verschreibungspflichtigen Medikamenten. Mögliche Ursachen:

- Frauen sind weniger aggressionsbereit, zielen weniger auf Leistung, Macht & Wettbewerb ab.
- Andererseits ist die Stellung der Frau oft eher mit Frustrationen verbunden (Kindererziehung und Haushalt statt Beförderung im Beruf).

- Aufgrund genetischer und biologischer Ursachen (z.B. Schutzfunktion von Östrogenen) werden Frauen älter als Männer.

F00

Frage 1.466: Lösung C

Zu **(A)–(E)**: Die Theorie des „demographischen Überganges" (auch als demographische Transformation bezeichnet) unterscheidet vier Entwicklungsphasen:

- Phase 1: In der vorindustriellen Agrargesellschaft existiert hohe Sterblichkeit und hohe Geburtenrate. Aufgrund von Epidemien, Kriegen und Hungersnöten nimmt die Gesellschaft nur langsam zu.

- Phase 2: In der frühindustriellen Phase kommt es durch Verbesserungen der hygienischen und sanitären Verhältnisse zu einem Rückgang der Sterblichkeit, insbesondere der Säuglingssterblichkeit. Folge ist ein enormes Bevölkerungswachstum.
- Phase 3: Während der Übergangsperiode (in Europa etwa bis Mitte des 20. Jahrhunderts) fällt die Geburtenziffer ab; hierdurch reduziert sich auch der Bevölkerungszuwachs. Die Gründe liegen in der Veränderung der Familienstruktur und der Empfängnisverhütung.
- Phase 4: Die moderne Industriegesellschaft ist sowohl durch niedrige Geburten- wie auch Sterbeziffer gekennzeichnet. Das Bevölkerungswachstum ist relativ gering. Vorübergehend kommt es hier auch zu einer Zunahme des Anteils älterer Menschen.

F00

Frage 1.467: Lösung E

Zu **(A)**–**(D)**: Richtige Aussagen.
Zu **(E)**: Infolge der mangelhaften Möglichkeiten der Empfängnisverhütung in der frühindustriellen Bevölkerung bekamen Frauen ihre Kinder oft schon viel früher und wurden ebenfalls oft im höheren Lebensalter noch schwanger. Hier besteht heute eine gewisse Wahlfreiheit, wann man Kinder haben möchte. Hierdurch hat sich die Dauer der Reproduktionsphase aber eher eingeengt.

F01

Frage 1.468: Lösung E

Bevölkerungsbewegung: Veränderungen in der Zusammensetzung der Bevölkerung.
Zu **(A)**: Das wäre die soziale Mobilität oder auch die vertikale Mobilität: Es wird zu einem besseren oder schlechteren Statusmerkmal gewechselt, dementsprechend verändert sich auch die Schichtzugehörigkeit.
Zu **(B)**: Demografischer Übergang: Bis Anfang des 19. Jahrhunderts waren sowohl Sterbeziffer als auch Geburtenziffer sehr hoch (Agrargesellschaft). In der frühindustriellen Gesellschaft des 19. Jahrhunderts sank dann die Sterbeziffer. Ursache hierfür war der Rückgang der Säuglingssterblichkeit durch bessere Ernährungsbedingungen, nicht aber durch eine bessere medizinische Versorgung (erst im 20. Jahrhundert!). Die Geburtenziffer blieb dann auch in der frühindustriellen Gesellschaft unvermindert hoch. Die Folge war ein enormes Bevölkerungswachstum. Diese frühindustrielle Gesellschaft kam dann in die Phase des demografischen Übergangs. Die Sterbeziffer sank weiterhin und es sank nun auch die Geburtenziffer. In der industriellen

Gesellchaft halten sich Geburten- und Sterbeziffer nun wieder die Waage.
Zu **(C)**: Geografische Mobilität. Aus- und Einwanderungen zählen nicht zu den natürlichen Bevölkerungsbewegungen.
Zu **(D)**: Geografische Mobilität.
Zu **(E)**: Natürliche Bevölkerungsbewegung: Darunter versteht man speziell die Veränderung der Bevölkerungszahlen durch Geburten und Sterbefälle über Jahre, Jahrzehnte oder Jahrhunderte hinweg.

F95

Frage 1.469: Lösung C

Zu **(A)**: Für das Sinken der Sterbeziffer in der frühindustriellen Gesellschaft war im wesentlichen der Rückgang der Säuglingssterblichkeit durch verbesserte Ernährung verantwortlich.
Zu **(B)**: In den vorindustriellen Gesellschaftsformen durften Sklaven und Leibeigene oft nicht heiraten. Die Heiratshäufigkeit korreliert daher gleichfalls, allerdings nicht so stark, mit dem Bevölkerungswachstum, da zunehmend mehr Kinder auch unehelich geboren wurden.
Zu **(C)**: Die Erwerbstätigkeit von Frauen ist eher kinderfeindlich und senkt das Bevölkerungswachstum.
Zu **(D)**: In der Frühphase der Industriegesellschaft wurden Arbeitnehmer so schlecht bezahlt, dass eine Mitarbeit von Kindern oft notwendig war.
Zu **(E)**: Die Familie, insbesondere Söhne als Sicherung für das Alter, spielte vorwiegend in Agrargesellschaften eine wichtigere Rolle. Auch in der frühindustriellen Gesellschaft gab es noch keine finanzielle Absicherung für das Alter.

F96

Frage 1.470: Lösung D

Während Frauen Ende des 19. Jahrhunderts noch sehr viel mehr Kinder bekamen und dies über einen erheblich längeren Zeitraum (15 bis 50 Jahre), hat sich dieses Verhältnis heute sehr verändert. Die meisten Leute bekommen ihre (wenigen) Kinder zwischen dem 25. und dem 40. Lebensjahr. Hierdurch kommt es zur zeitlichen Verdichtung und zur Verlängerung der Spätphase. Eine Verlängerung der Zeitspanne familiären Zusammenlebens kann es schon alleine deshalb nicht geben. Hinzu kommt die hohe Scheidungsrate.

H96

Frage 1.471: Lösung C

Diese Frage ist extrem schwierig. Schämen Sie sich nicht, wenn Sie die falsche Lösung angekreuzt haben! Lebenserwartung wird definiert als 1. die zum Zeitpunkt seiner Geburt erwartete geschlechtsspezifische Lebensdauer eines Neugeborenen oder 2. für jede Altersklasse und für jedes Geschlecht noch zu erwartenden Lebensjahre. Nach dem Klinischen Wörterbuch Pschyrembel hat sich die Lebenserwartung bei der Geburt im 20. Jahrhundert folgendermaßen verändert:

Jahr	Frauen	Männer
1901/10	48,3	44,8
1924/26	58,8	55,9
1932/34	62,8	59,9
1949/51	68,5	64,7
1960/62	72,4	66,9
1970/72	73,8	67,4
1979/81	76,6	69,9

Zu **(A):** Die durchschnittliche Lebenserwartung liegt zur Zeit etwa bei 75 Jahren. Dies entspricht natürlich nicht der durchschnittlichen Anzahl von Jahren, welche die Menschen eines Jahrganges (z.B. alle im Jahre 1903 Geborenen) noch zu leben haben. Die Lebenserwartung eines 95jährigen kann ja nicht mehr an der durchschnittlichen Lebenserwartung gemessen werden, die erheblich niedriger liegt.

Zu **(B):** Aus den jeweiligen altersspezifischen Sterblichkeiten berechnet man die Sterbetafel. Sie bildet die Grundlage zur Berechnung der Lebenserwartung.

Zu **(C):** Dies soll nach Ansicht des IMPP die richtige Definition darstellen.

Zu **(D):** Welches Alter Sie persönlich erreichen werden, das kann Ihnen nur der liebe Gott sagen, aber keine Statistik.

Zu **(E):** Der Begriff „mittlere Gesamtbevölkerung" klingt zwar wie ein Widerspruch in sich selbst, ist aber wirklich ein Terminus der Soziologen. Die Mittelung der Gesamtbevölkerung ist nötig, da sich die Bevölkerungszahl über das Jahr ändert.

H95

Frage 1.472: Lösung E

Zu **(1):** Das Durchschnittsalter der Bevölkerung liegt ganz erheblich unter der durchschnittlichen Lebenserwartung. Es betrug um 1900 noch 27 Jahre, 1950 rund 35 und 1985 lag es bereits bei 37 Jahren. Die durchschnittliche Lebenserwartung ist dagegen gut doppelt so hoch.

Zu **(2):** Anhand der durchschnittlichen Lebenserwartung kann man sich natürlich ausrechnen, wie lange man im statistischen Durchschnitt noch zu leben haben könnte.

Dieser Wert muss von der altersspezifischen Sterbewahrscheinlichkeit unterschieden werden: Je älter ein Mensch bereits geworden ist, um so höher liegt die altersspezifische Sterbewahrscheinlichkeit. Die weitere Lebenserwartung eines 85-Jährigen kann ja nicht mehr an der durchschnittlichen Lebenserwartung gemessen werden, die z. Zt. noch erheblich niedriger liegt.

Zu **(3):** Richtige Angabe. Eine Person, die mit 40 schon an einer Krankheit stirbt, verliert im statistischen Sinne rund 36 Jahre im Vergleich zur durchschnittlichen Lebenserwartung.

H99

Frage 1.473: Lösung D

Zu **(1):** Gesunde Menschen leben in der Regel auch länger. In den Entwicklungsländern mit geringer Lebenserwartung sind insbesondere Infektionskrankheiten weit verbreitet. Allerdings werden in den Industrie-Nationen mit hoher Lebenserwartung auch viele chronisch Kranke durch gute medizinische Versorgung lange am Leben erhalten, was den Krankenstand dort erhöht.

Zu **(2):** Lebenserwartung hängt sehr viel stärker von gesunder Lebensführung ab als vom Stand des Gesundheitswesens. Ganz falsch erscheint diese Aussage aber nicht, denn mit Hilfe guter medizinischer Versorgung in den hochzivilisierten Ländern können nicht nur chronisch Kranke lange Zeit am Leben gehalten werden, sondern auch viele Krankheiten geheilt oder über präventive Maßnahmen verhütet werden. Die Lebenserwartung steigt also auch mit der Güte medizinischer Versorgung.

Zu **(3):** Sterberate: Summe aller Sterbefälle in einer Altersgruppe. Hieraus lässt sich die durchschnittliche Lebenserwartung berechnen. Diese Zahlen dienen unter anderem auch zur Berechnung der Allgemeinen Sterbetafel: eine vom Statistischen Bundesamt regelmäßig veröffentlichte Tabelle, in der für jeden Geburtsjahrgang die statistische Wahrscheinlichkeit angegeben ist, das Ende des betreffenden Jahrzehnts noch zu erleben.

F98

Frage 1.474: Lösung C

Demographisches Altern hängt ab von: (a) Geburtenziffer, (b) Säuglingssterblichkeit und (c) Erhöhung der Lebenserwartung. Antwortmöglichkeit (C) schiebt die Schuld eingleisig nur dem Rückgang der Säuglingssterblichkeit zu und ist damit nicht richtig.

F00

Frage 1.475: Lösung C

Unter demographischem Altern verstehen die Soziologen die Verschiebung der Altersverteilung innerhalb einer Gesellschaft. Als Anfang des 20. Jahrhunderts die Geburten in Deutschland rückläufig wurden und die durchschnittliche Lebenserwartung sich allmählich immer weiter erhöhte, veränderte sich auch die Verteilung der Altersgruppen in der Bevölkerungspyramide. Das Durchschnittsalter der Bevölkerung betrug um 1900 noch 27 Jahre, 1950 rund 35 und 1985 lag es bereits bei 37 Jahren. 1970 betrug der Anteil der über 65-Jährigen knapp 5% heute liegt er bei weit über 15%. Durch diese Entwicklung wird bald einer großen Gruppe von Rentnern und Pensionären eine verhältnismäßig kleine Gruppe von Erwerbstätigen gegenüberstehen. Das treibt sowohl die Kosten der Renten, als auch des Gesundheitssystems in die Höhe. Demographisches Altern hängt vor allem von Geburtenziffer und Säuglingssterblichkeit ab, erst in zweiter Linie von der Erhöhung der Lebenserwartung.

Zu **(A):** Das ist richtig, da beide Altersgruppen in die Berechnung der durchschnittlichen Lebenserwartung und die Verteilung der Bevölkerungspyramide eingehen.

Zu **(B):** Eine überalterte Bevölkerung hat z.B. viel mehr Herz-Kreislauf-Erkrankungen, Krebs und Schäden des Bewegungsapparates.

Zu **(C):** Ein starker Rückgang der Säuglingssterblichkeit wurde etwa vor 100 Jahren verzeichnet. In den letzten 20 Jahren hat sich diese Ziffer kaum verändert.

Zu **(D):** Richtige Aussage, wegen der Zunahme des Anteils der Alten an der Bevölkerung. Ältere Menschen haben häufig gleichzeitig eine Vielzahl unterschiedlichster Krankheiten.

Zu **(E):** Zustand der Funktionen und das Ausmaß, in dem die Lebensqualität durch Krankheiten eingeschränkt wird, haben bei überalterter Bevölkerung natürlich eine wichtige Aussagekraft.

H95

Frage 1.476: Lösung D

Zu **(D):** Die Nettoreproduktionsziffer gibt an, in welchem Ausmaß sich die Fruchtbarkeit von Frauen durch die Geburt weiblicher Nachkommen reproduziert. Das Fertilitätsalter wird dabei zwischen 15 und 45 Jahren angenommen. Diese Definition wird durch Antwortmöglichkeit (D) am besten beschrieben.

H93

Frage 1.477: Lösung D

Und noch einmal zur Wiederholung:

Zu **(A):** Allgemeine Sterbeziffer: gesamte Anzahl der Gestorbenen, geteilt durch die durchschnittliche Bevölkerungszahl eines Jahres.

Zu **(B):** Mortalität: dasselbe wie (A).

Zu **(C):** Morbiditätsziffer: Auftretenshäufigkeit einer bestimmten Krankheit innerhalb einer Population über einen bestimmten Zeitraum.

Zu **(D):** Letalität: Anzahl der Menschen, die an einer bestimmten Krankheit versterben. Bei der Letalität bezieht man sich nicht auf die Gesamtbevölkerung, sondern nur auf die bereits an dieser Krankheit erkrankten Patienten.

Zu **(E):** Inzidenz: Anzahl der Neuerkrankungen an einer Krankheit in einem bestimmten Zeitraum (z.B. 1 Jahr pro 100 000 Menschen), im Gegensatz zur Prävalenz: Gesamtzahl der zu einem bestimmten Zeitpunkt Erkrankten.

H88 **!**

Frage 1.478: Lösung C

Achtung: Die krankheitsspezifische Sterbeziffer darf man nicht mit der Letalität verwechseln!
Die Letalität ist definiert als die Anzahl der an einer bestimmten Krankheit Verstorbenen bezogen auf 1000 an dieser Krankheit Erkrankte. (Im Zähler kann dann auch nicht die absolute Anzahl der an einer bestimmten Krankheit Gestorbenen stehen!) Die krankheitsspezifische Sterbeziffer ist die absolute Anzahl der an einer bestimmten Krankheit Verstorbenen/mittlere Bevölkerung eines Jahres. Nur 15% der Kandidaten haben diese Frage richtig beantwortet.

H90

Frage 1.479: Lösung E

Siehe Lerntext I.54 Morbidität und Mortalität. 90% der Kandidaten kreuzten (E) richtig an.

F01 **!!**

Frage 1.480: Lösung B

Zu **(A):** Morbidität (morbidus, lat.= krank) ist definiert als Auftretenshäufigkeit von Krankheit innerhalb einer Population über einen bestimmten Zeitraum. Morbidität ist ein allgemeiner Ausdruck für die beiden unten definierten Begriffe Inzidenz und Prävalenz.

Zu **(B):** Inzidenz (incidere, lat.= hineinfallen) ist definiert als: Anzahl der Neuerkrankungen an einer bestimmten Krankheit innerhalb einer Population innerhalb eines Zeitintervalls.

Zu **(C):** Krankenstand: Anzahl Erkrankter in einer bestimmten Population und in einem bestimmten Bereich.

Zu **(D)** Periodenprävalenz (praevalere, lat.= das Übergewiht haben) ist definiert als: Häufigkeit einer bestimmten Krankheit innerhalb einer Population in einem festgelegten Zeitraum (Periode).

Zu **(E):** Prävalenz (praevale lat.= das Übergewicht haben) ist definiert als: Häufigkeit einer bestimmten Krankheit innerhalb einer Population zu einem festgelegten Zeitpunkt.

F89

Frage 1.481: Lösung D

Zu **(A):** Das beschreibt die Prävalenz.
Zu **(B)** und **(C):** Ob ein Patient sich in Behandlung befindet oder nicht, geht in diese Ziffern nicht ein.
Zu **(D):** Richtige Aussage.
Zu **(E):** Beschreibt die Letalität.

F98   H90   H87

Frage 1.482: Lösung E

Zu **(A)–(D):** Siehe Lerntext I.54 Morbidität und Mortalität.
Zu **(E):** Im Fragetext wird die Inzidenz definiert.

H96   H94

Frage 1.483: Lösung A

Zu **(1):** Richtige Aussage.
Zu **(2):** Das ist die Inzidenz.
Zu **(3):** Darüber sagen diese Ziffern (Morbidität, Prävalenz, Inzidenz) nichts aus.

H93   H86

Frage 1.484: Lösung C

Zu **(1):** Mikrozensus nennt man eine „kleine" Volkszählung, bei der nur eine Stichprobe der Bevölkerung befragt wird (Zum Beispiel hier: 20.000 Haushalte).
Zu **(2):** Inzidenz ist definiert als Anzahl der Neuerkrankungen an einer bestimmten Krankheit, innerhalb einer Population, innerhalb eines Zeitintervalls.
Zu **(3):** Morbidität bezeichnet die Häufigkeit einer bestimmten Krankheit oder auch Erkrankungen überhaupt in einer Bevölkerung. Genau dies wird im Fragetext beschrieben.
Zu **(4):** Mortalität ist definiert als: Sterbefälle/mittlere Bevölkerung eines Jahres.

F01

Frage 1.485: Lösung C

Zu **(A):** Inhalt des Statistischen Jahrbuches der BRD.
Zu **(B):** Gemeint sind die Schichten.
Zu **(C):** Zu „Kohorten" werden Personen zusammengefasst, die zu demselben Zeitpunkt geboren wurden (oder ein anderes wichtiges Ereignis erlebt haben, z. B. das Physikum im Jahr 2001). Kohortenstudien sind Längsschnittuntersuchungen, in denen über Jahre oder Jahrzehnte insbesondere entwicklungsbedingte Veränderungen untersucht werden. Dies beschreibt die Lösungsmöglichkeit (C) am besten.
Zu **(D):** Veränderung der Bevölkerungszahlen durch Geburten und Sterbefälle bezeichnet man als natürliche Bevölkerungsbewegung.

Zu **(E):** Das könnte keine Kohorte sein, da dann ja jedes Jahr andere Personen untersucht werden.

1.4.10 Sozialstrukturelle Determinanten des Lebenslaufs

Soziale Rolle ————————————— **I.56**

Jeder Mensch nimmt in der Gesellschaft verschiedene **soziale Positionen** ein, z. B.: Familienvater, Hausmann, Elternratsvorsitzender in der Schule usw. **Soziale Rolle** nennt man nun die Summe derjenigen Verhaltensweisen und Einstellungen, die für die jeweilige soziale Position erwartet werden und typisch sind. Man unterscheidet:

- Eine **formelle Rolle** nennt man die festgelegten Erwartungen an den Inhaber einer zugeschriebenen Position (z. B. Geschlecht) oder einer erworbenen Position (Beruf, Ehe).
- Eine **informelle Rolle** nennt man die weniger festgelegten, bewussten oder unbewussten Erwartungen an Mitglieder einer bestimmten Bezugsgruppe, z. B. einer Jugendclique.

Rollendifferenzierung: Wenn sich eine Gruppe neu bildet, werden bewusst oder unbewusst mit den Aufgaben auch die entsprechenden Rollen herausgearbeitet und verteilt.
Rollendistanz: bezeichnet die Distanz einer Person zu seiner Rolle. Dabei zeigt die Person durch ihr Verhalten, dass sie sich nicht mit ihrer Rolle identifiziert. Beispiel: ein Prüfling, der unpünktlich zu seiner mündlichen Promotionsverteidigung mit Iron-Maiden-T-Shirt, kurzen Hosen und Turnschuhen erscheint.
Rollensegmente: Eine Rolle besitzt mehrere Segmente (= Anteile), die sie ausmachen.
Rollenkonformität: Die Einhaltung von Normen wird durch die Mitglieder einer entsprechenden Bezugsgruppe kontrolliert. Dies geschieht mit Sanktionen. Wenn Mitglieder einer Gruppe sich dann verhalten, wie es ihrer Rolle entspricht (z. B.: ein Arzt handelt uneigennützig und kompetent), so verhalten sie sich rollenkonform.
Uniformität: Im Rahmen von Rollenkonformität entsteht Uniformität, d. h. Gruppenmitglieder verhalten sich auf einigen Ebenen fast identisch (z. B. Kleidung, Sprache).
Rollenkonflikte: Häufig gibt es Schwierigkeiten bei der Erfüllung der Verhaltenserwartungen, die mit einer Rolle verbunden sind. Man unterscheidet:

- **Interrollenkonflikte** (*inter*, lat. = zwischen): Jeder Mensch hat nicht nur eine, sondern mehrere Rollen gleichzeitig zu erfüllen. Zwischen diesen Rollen kann es zu Konflikten kommen, die man Interrollenkonflikte nennt. Zum Beispiel kann es für eine Frau schwierig sein, gleichzeitig die Rollen als Mutter, Ehefrau, Elternbeiratsvorsitzende in der Schule und Ärztin befriedigend zu erfüllen, z. B. wenn zum gleichen Zeitpunkt unterschiedliche Erwartungen daran geknüpft werden: der Mann möchte mit ihr ins Theater, die Kinder wollen nicht alleine zu Hause bleiben, ein Patient ruft an und braucht sofortige Hilfe.

- **Intrarollenkonflikte** (*intra*, lat. = innerhalb): Rollen können aus verschiedenen Rollensegmenten bestehen. Die Arztrolle zum Beispiel setzt sich aus Verhaltenserwartungen zusammen, die (a) vom Patienten, (b) von den Angehörigen des Patienten, (c) von der Krankenkasse oder (d) vom Arbeitgeber des Patienten an den Arzt gestellt werden. Zum Beispiel kann es für einen Arzt schwierig sein, dem Wunsch eines Patienten zu folgen, der bei einer Bagatellerkrankung eine Arbeitsunfähigkeitsbescheinigung wünscht. Einerseits möchte er dem Patienten helfen, andererseits erwartet der Arbeitgeber des Patienten vom Arzt, dass dieser den Patienten nur im Notfall von der Arbeit befreit. Auf der dritten Seite erwartet die Krankenkasse Kosteneinsparungen.

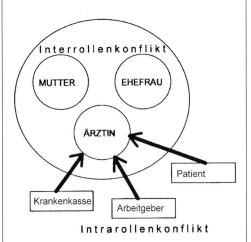

Intrarollenkonflikt

Abb. 1.31   Jede Person ist Träger mehrerer Rollen, an die von außen her Erwartungen herangetragen werden. Dies führt zu Intra- und Interrollenkonflikten.

H96

Frage 1.486: Lösung B

Zu **(A)**, **(C)**, **(D)** und **(E)**: Richtige Aussagen.
Zu **(B)**: Beim Intrarollenkonflikt knüpfen sich verschiedene Verhaltenserwartungen an dieselbe Rolle. Denken Sie einmal an die Erwartungen an Ihre Rolle als „Medizinstudent/-in", die von folgenden Personen gemacht werden: Ihren Eltern, Ihren Geschwistern, Ihren Kommilitonen, Studenten anderer Fächer, Leute auf der Straße, Ihren Professoren, den Patienten. Die Schilderung in Lösungsmöglichkeit (B) beschreibt dagegen den Interrollenkonflikt, der dadurch entsteht, dass jede Person Träger verschiedener Rollen ist (hier Berufstätige und Mutter).

H95   H91   F85

Frage 1.487: Lösung C

Zu **(A)**: Richtige Definition.
Zu **(B)**: Zum Beispiel kann es für einen Arzt schwierig sein, dem Wunsch eines Patienten zu folgen, der eine Arbeitsunfähigkeitsbescheinigung wünscht. Die Verantwortung des Arztes dem Patienten gegenüber (Rollensegment 1) steht dann im Widerspruch zu seiner Verantwortung dem Arbeitgeber des Patienten gegenüber (Rollensegment 2).
Zu **(C)**: Diese Aussage ist falsch, denn Rollendistanz bezeichnet die Distanz einer Person zu ihrer Rolle. Dabei verhält sich die betreffende Person zwar rollenkonform, zeigt aber z.B. durch Kritik, dass sie sich nicht mit ihrer Rolle identifiziert.
Zu **(D)** und **(E)**: Richtige Aussagen.

H91

Frage 1.488: Lösung E

Zu **(1)**: Soziale Rollen sind definiert als die Summe derjenigen Verhaltensweisen und Einstellungen, die für die jeweilige soziale Position erwartet werden und typisch sind. Als solche sind soziale Rollen Maßstäbe, nach denen man beurteilt wird (Fremdbeurteilung) und sich selbst beurteilt (Selbstbeurteilung).
Zu **(2)**: Als Arzt gehört man zu der Gruppe Mediziner und muss entsprechende Rollenerwartungen erfüllen.
Zu **(3)**: Rollenverlust z.B. bei der Pensionierung. Rollenkonflikt: Siehe Lerntext I.56 Soziale Rolle.
Zu **(4)**: Rollendistanz bezeichnet die Distanz einer Person zu ihrer Rolle. Meist äußert sich diese Distanz nur in Kritik an der Rolle, während dennoch rollenkonform gehandelt wird! Daher wird nach außen der Eindruck erweckt, der Rollenträger handele autonom und rollenunabhängig. Nur 46 % der Kandidaten haben (E) richtig angekreuzt.

H96   F94

Frage 1.489: Lösung B

Zu **(A):** Soziale Distanz würde ein Vorurteil gegen eine andere Gruppe beinhalten.
Zu **(B):** Richtige Angabe.
Zu **(C):** Reattribuierung/Reattribution (= Neuzuschreibung): kognitive Technik in der Verhaltenstherapie, bei der „verzerrte Realitätswahrnehmung" durch Neuzuschreibung des Bedeutungsgehaltes der Therapie zugänglich gemacht wird. Haben Sie das etwa alles schon wieder vergessen?
Zu **(D):** Kognitive Dissonanz: Siehe Lerntext I.43 Motivation.
Zu **(E):** Rollenkonflikt: Siehe Lerntext I.56 Soziale Rolle.

H99

Frage 1.490: Lösung C

Zu **(A):** Rollenidentifikation: Wie groß ist das Ausmaß, in dem Sie sich mit Ihrer Rolle als Fernsehzuschauer identifizieren?
Zu **(B):** Rollenschöpfung: Übernahme von einzelnen Rollen (Führer, Mitläufer, Außenseiter) in einer neu gebildeten Gruppe, z.B. in Ihrer Seminargruppe im ersten Semester.
Zu **(C):** Rollensektor: Teil einer Rolle. Als Arzt/Ärztin hat man zu unterschiedlichen Zeitpunkten (Noteinsatz, Visite, Bereitschaftsdienst) dieselbe Rolle unterschiedlich auszuführen. Auch verschiedenen Personen gegenüber (Patienten, Kollegen, Arzthelferinnen, Krankenschwestern usw.) gibt es unterschiedliche Sektoren derselben Rolle.
Zu **(D):** Rollensequenz: Eine Person durchläuft eine Reihe unterschiedlicher Rollen, z.B. in Abhängigkeit von der Tageszeit.
Zu **(E):** Statusinkonsistenz: Inkongruenz zwischen Ausbildung und Verdienst (z.B.: habilitierter Sinologe und später Sozialhilfeempfänger oder: Sonderschulabschluss und Maximalverdienst auf dem Kiez in St. Pauli).

H00

Frage 1.491: Lösung B

Zu **(A):** Interpersoneller Konflikt: Schwierigkeiten zwischen mehreren Personen.
Zu **(B):** Interrollenkonflikt: Eine Person ist gleichzeitig Träger mehrerer Rollen, hier: Ärztin, Beraterin einer Selbsthilfegruppe und Sprecherin einer Umwelt-Organisation. Die unterschiedlichen Erwartungen Außenstehender, die an diese Rollen gestellt werden, können kollidieren. Dies führt zum Interrollenkonflikt.
Zu **(C):** Intrarollenkonflikt: Zwischen unterschiedlichen Rollensegmenten kann es zu Konflikten kommen. Zum Beispiel kann es für einen Arzt schwierig

sein, dem Wunsch eines Patienten zu folgen, der bei einer Bagatellerkrankung eine Arbeitsunfähigkeitsbescheinigung wünscht. Einerseits möchte er den Patient arbeitsunfähig schreiben, andererseits erwartet der Arbeitgeber des Patienten vom Arzt, dass dieser den Patienten nur im Notfall von der Arbeit befreit. Auf der dritten Seite erwartet die Krankenkasse Kosteneinsparungen.
Zu **(D):** Kognitiver Konflikt: z.B. kognitive Dissonanz; im Individuum stehen zwei Erkenntnisse im Widerspruch, die in Einklang gebracht werden müssen: „Ich habe jetzt eigentlich überhaupt gar keine Lust mehr weiterzulernen, aber ich mache ja trotzdem immer noch weiter."
Zu **(E):** Motivationaler Konflikt: Unterschiedliche Motive stehen im Konflikt, z.B. Befriedigung des Bedürfnisses nach Nahrungsaufnahme versus Sicherheitsbedürfnis bei einem Neandertaler, der noch mit Säbelzahntigern kämpfen musste, um in den Genuss eines frischen Koteletts zu kommen.

H93

Frage 1.492: Lösung C

Zu **(1):** Interrollenkonflikt: Konflikt zwischen unterschiedlichen Rollen, die von derselben Person eingenommen werden. Der Verlag erwartet von mir als Autor, dass ich diese Fragen schleunigst kommentiere, meine Kinder möchten aber heute, am Samstag, lieber zum Weihnachtsbasar im Kindergarten (Vaterrolle).
Zu **(2):** Intrarollenkonflikt: Konflikt, der durch die Ansprüche verschiedener Personen an dieselbe Rolle entsteht. Der Patient möchte vom Arzt Massagen verschrieben bekommen, der Gesundheitsminister verlangt, dass der Arzt Massagen nur sparsam verschreibt.
Zu **(3):** Annäherungs-Vermeidungs-Konflikte entstehen nur im Individuum: Ein ersehntes Ziel (Freund/in) kann nur erreicht werden, wenn man eine unangenehme Situation durchsteht und sie/ihn anspricht und zum Essen einlädt. Mit Verhaltenserwartungen der Gesellschaft hat das nichts zu tun.

H92   F89   F87

Frage 1.493: Lösung B

Zu **(2):** Hier sind zwei Rollensegmente der Arztrolle miteinander im Konflikt, also handelt es sich um einen Intrarollenkonflikt.
Zu **(1):** Das alte Beispiel: Es handelt sich um einen Interrollenkonflikt zwischen Mutter- und Arztrolle.
Zu **(4):** Intrarollenkonflikt zwischen zwei Rollensegmenten der Arztrolle (Arzt-Patient, Arzt-Arbeitgeber)
Zu **(3):** Interrollenkonflikt zwischen Arztrolle und Familienmitgliedsrolle.

H98 H95 *!*

Frage 1.494: Lösung C

Zu **(1):** Mit sozialer Differenzierung ist die Aufgliederung einer Gesellschaft in Klassen, Stände oder Schichten gemeint. Wenn Sie nun zweimal um die Ecke denken, werden Sie feststellen, dass zur Einteilung in Schichten z.B. auch Ausbildung und Berufstätigkeit herangezogen werden. Diese Differenzierung bildet aber überhaupt erst die Grundlage für das Entstehen von Rollen und damit auch von Rollenkonflikten.

Zu **(2):** Bezugsgruppen sind definitionsgemäß Gruppen, mit denen eine Person sich identifiziert und deren Ziele und Meinungen sie sich zu eigen macht. Ein Träger der Arztrolle identifiziert sich zwar nicht unbedingt mit Patienten und Krankenkassen als Bezugsgruppe, aber hier sieht die Soziologie auch vor, dass die Verhaltenserwartungen solcher Gruppen eine soziale Rolle definieren. Diese Lösungsmöglichkeit ist also richtig (siehe Lerntext I.56 Soziale Rolle).

Zu **(3):** Intrarollenkonflikte entstehen aus generellen Verhaltenserwartungen an einen Rollenträger. Persönliche Besonderheiten der Interaktionspartner können diese zwar beeinflussen, sie rufen den Konflikt aber nicht hervor.

Zu **(4):** Interrollenkonflikt: Eine Person ist gleichzeitig Träger mehrerer Rollen (Arzt, Ehemann, Vorsitzender des Brieftaubenzüchtervereins, …). Die unterschiedlichen Erwartungen Außenstehender, die an diese Rollen gestellt werden, können kollidieren. Etwa, wenn der Arzt am selben Tag seinen Hochzeitstag feiern soll, eine Vereinsversammlung stattfindet und er zu einem Notfall gerufen wird.

Zu **(5):** „Double-bind" (oder Doppelbindungs-Theorie): Der Inhalts- und der Beziehungsaspekt einer Aufforderung klaffen auseinander, sodass die angesprochene Person zwangsläufig immer widersprüchlich zu einem Teil der Aufforderung handeln muss.

F99 H94

Frage 1.495: Lösung D

Beim Intra-Rollenkonflikt knüpfen sich verschiedene Verhaltenserwartungen an dieselbe Rolle. Der Inter-Rollenkonflikt dagegen entsteht dadurch, dass jede Person Träger verschiedener Rollen ist, an die unterschiedliche Forderungen gestellt werden. So sind Sie z.B. gleichzeitig Student, Kind ihrer Eltern, Freund oder Freundin, Verkehrsteilnehmer, Fernsehzuschauer usw.; zu einem bestimmten Zeitpunkt können an diese Rollen gleichzeitig unterschiedliche Forderungen gestellt werden.

Zu **(A):** Der Arzt ist nonkonform hinsichtlich der Rollennorm für seinen Beruf, z.B. möchte er keinen Not- oder Wochenenddienst schieben, obwohl dies zu den üblichen Rollenerwartungen gehört.

Zu **(B):** Dies wäre ein Inter-Rollenkonflikt. Die Familie sieht den Arzt in der Rolle als Ehemann/Vater und stellt Ansprüche, die anderen Ärzte sehen ihn in der Rolle als Kollegen und haben ihre eigenen Erwartungen. Der Konflikt entsteht dann daraus, dass der Mann unterschiedliche Rollen innehat und die Erwartungen oft nicht gleichzeitig erfüllen kann: Samstagnachmittag machen die Kollegen eine Tagung, die Kinder möchten in den Zoo und die Ehefrau würde gerne spazieren gehen.

Zu **(C):** Das sollte der Patient sich dann doch bitteschön erstmal gründlich überlegen, was er denn nun will, bevor er das bundesdeutsche Gesundheitswesen in Anspruch nimmt und Kosten verursacht.

Zu **(D):** Hier richten zwei verschiedene Gruppen unterschiedliche Erwartungen an den Arzt in seiner (einen) Rolle als Mediziner. Das wäre der Intra-Rollen-Konflikt.

Zu **(E):** Auch das soll wohl schon mal vorgekommen sein, dass unterschiedliche Menschen widersprüchliche Erwartungen haben. Daraus resultiert jedoch kein Rollenkonflikt für den Arzt.

Soziale Gruppe ————————————— I.57

Das Lernen für das Physikum in einer Gruppe hat eine Menge Vorteile: man kann sich gegenseitig helfen, Bücher untereinander ausleihen, Mitschriften vergleichen, Arbeitsmaterial austauschen, man entdeckt Lücken schneller, das Lernen macht sehr viel mehr Spaß, wenn man sich gegenseitig abfragt und man kann echt nette Leute dabei kennenlernen. Eine Gruppe besteht aus zwei oder mehr Personen, die durch gemeinsame Ziele, Interessen oder Eigenschaften miteinander in sozialer Beziehung stehen. Man unterscheidet folgende soziale Gruppenarten:

- Eine **Primärgruppe** beruht auf wichtigen emotionalen Bindungen (Familie, Lebensgemeinschaft).
- Eine **Sekundärgruppe** besteht aus weniger eng verbundenen Mitgliedern, sie beruht auf gemeinsamen Aufgaben und Traditionen (Arbeitsgruppen, z.B. Gruppe der Ärzte einer Klinik).
- **Formelle Gruppen** werden von außen gebildet. Rollenverteilung und Interaktion der Gruppenmitglieder sind bis zu einem gewissen Maße vorstrukturiert (z.B. Arbeitsgruppe, Ärzte und Pflegekräfte auf einer Station).
- **Informelle Gruppen** werden von ihren Mitgliedern aufgrund von Sympathie füreinander gebildet (Jugendcliquen). In formellen Gruppen bilden sich oft informelle Untergrüppchen nach gegenseitiger Zuneigung.

- **peer Group** (*peer*, engl. = Ebenbürtiger, Gleicher): Eine Gruppe von Personen mit gleichem Alter, Status oder Berufszugehörigkeit (z. B.: nicht nur jugendliche Clique, sondern auch: Peer-Group der C4-Professoren).
- **Interessengruppe**: Die Mitglieder finden sich aufgrund eines gemeinsamen Interesses zusammen und bemühen sich um Durchsetzung (Lobby, z. B.: Patientenschutzbund)
- **Bezugsgruppe**: An diese Gruppe ist das Mitglied emotional stark gebunden. Es bezieht von ihr seine Werte für sein Denken und Verhalten (z. B.: Hartmann-Bund für Ärzte).
- **Aggregat**: Personen, die an einem Ort sind, ohne miteinander in Beziehung zu treten (Bahnhofswartehalle, Wartezimmer eines Arztes) werden soziologisch **nicht** als Gruppe aufgefasst, sondern als Aggregat!

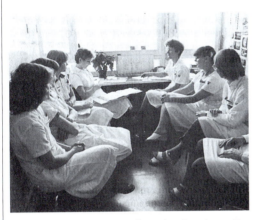

Abb. 1.**32** In einer Gruppe herrscht eine eigene Dynamik. Welche Stellung haben Sie in den Gruppen, denen Sie angehören? [Aus: Juchli, 1987; Krankenpflege, Thieme-Verlag]

Warum darf ein Professor an einem heißen Sommertag seine Vorlesung nicht in der Badehose halten? In Gruppen beeinflussen sich die Mitglieder untereinander, es werden Verhaltenserwartungen (Normen) an die einzelnen Mitglieder gestellt. Die Befolgung von Normen wird durch Sanktionen kontrolliert (soziale Kontrolle). **Positive Sanktionen** (Belohnung) dienen der Verstärkung erwünschten Verhaltens, **negative Sanktionen** werden zur Bestrafung von Verhalten angewandt, das den Normen nicht entspricht. Das Ziel von Sanktionen ist **Verhaltenskonformität** (*conformis*, lat. = gleichförmig, ähnlich) der Gruppenmitglieder. Je stärker die emotionale Bindung eines Mitglieds an eine Gruppe, desto größer ist der normierende Einfluss der Gruppe auf das Mitglied! In Gruppen entstehen Rollen durch Arbeitsteilung und durch unterschiedliche Bedürfnisse der Mitglieder. Eine Rolle ist die Summe derjenigen **Verhaltenserwartungen**, die für eine bestimmte Position in der Bezugsgruppe typisch sind. Solch eine Position kann z. B. der „*Klassenkasper*" sein: Albernheit, Stören im Unterricht, geringe Leistungen in der Schule machen dann die Position des „Klassenkaspers" aus, sie den Rolleninhaber dann aber zwingt, dieses Verhalten immer weiter zu zeigen. Eine Rolle, die man einmal hat, kann sehr anhänglich sein.

Führungsstile:
Möchten Sie einmal Boss werden? Derjenige, der so richtig etwas zu sagen hat? Wie werden Sie sich dann verhalten? Sind Sie eher der nette, kollegiale Chef oder mehr eine richtige Autorität? In Gruppen gibt es in der Regel einen Leiter, Anführer oder Chef. Man unterscheidet nach **Kurt Lewin** folgende Führungsstile:
Autokratischer Stil: Der Gruppenführer befiehlt autoritär Aktivitäten, bestimmt die Gruppennormen und wacht über Sanktionierungen. Die Mitglieder sind meist eher unzufrieden, da sie selbst kaum freien Handlungsspielraum haben, sondern lediglich Befehlsempfänger sind. In Notstandsituationen (Armee, Intensivstation) kann dieser Führungsstil dennoch nützlich sein.
Laissez-faire-Stil: Der Gruppenleiter greift kaum in die Entscheidungsprozesse ein und kommentiert nur selten. Die Mitglieder der Gruppe haben maximale Freiheit ihre Aufgaben auszuführen (oder auch nicht…), eine Kontrolle der Effektivität findet kaum statt. Aufgaben werden unter diesem Führungsstil weniger effektiv bewältigt. Die Zufriedenheit der Mitglieder ist durch diesen Mangel an Erfolg nur anfangs hoch, schließlich aber auch niedrig.
Demokratischer Stil: Arbeitsaufgaben werden demokratisch verteilt unter Berücksichtigung der Meinung aller Gruppenmitglieder. Der Gruppenführer unterstützt Entscheidungsprozesse, die sich auf Aktivitäten, Normen oder Sanktionen beziehen. Die Mitglieder sind meist zufriedener, als in autokratisch geführten Gruppen, die Effektivität bei der Bearbeitung ist zufriedenstellend.

Soziale Ungleichheit:

Vergleichen Sie jetzt doch mal den Inhalt ihres Portemonnaies mit dem Ihres Nachbarn. Wie wäre es mit einem kleinen, sozialistischen Finanzausgleich, so dass Sie beide dasselbe besitzen? Sowohl materielle Güter (z.B. Einkommen), als auch immaterielle (z.B. soziales Prestige, Bildung, gesundheitliche Risiken am Arbeitsplatz) sind in einer Gesellschaft nicht gleich verteilt. Man spricht von **sozialer Ungleichheit.** Inwieweit diese Ungleichverteilung Einfluss auf Krankheitsverhalten (Teilnahme an Vorsorgeuntersuchungen) oder etwa die Auftretenswahrscheinlichkeit bestimmter Krankheiten in bestimmten Schichten hat, ist eine für die Medizin relevante Frage.

Gesellschaftsformen:

1. **Kastengesellschaft:** die Kaste wird durch einen spezifischen Sittenkodex bestimmt, Zugehörigkeit meist aufgrund der Geburt. Unterschiede in bezug auf wirtschaftliche Tätigkeit oder religiöse Vorstellungen.
2. **Ständegesellschaft:** ein Stand ist eine in sich geschlossene Gruppe mit gemeinsamen Wertmaßstäben („Standesbewusstsein"). Sie werden gebildet nach Herkunft (Geburt), wirtschaftlicher Lage, Beruf und Bildung.
3. **Klassengesellschaft:** eine Klasse ist eine selbständige Gruppe der Bevölkerung. Der Begriff bezieht sich auf die junge Industriegesellschaft des 19./Anfang 20. Jahrhunderts in Europa (Marx, s.o.).
4. **Schichtungsgesellschaft:** Gebräuchliches Modell einer modernen Dienstleistungsgesellschaft. Einteilung meist in Ober-, Mittel- und Unterschicht nach bestimmten Kriterien.

Soziale Schichten:

Da der Begriff „Soziale Schicht" ein hypothetisches Konstrukt ist, muss er operationalisiert werden. Dazu gibt es in der Soziologie mehrere Verfahren, von denen nur die zwei wichtigsten hier genannt werden:

- Ermittlung von **Statusmerkmalen**: Einkommen des Haushaltes, Ausbildungsstand und Berufsposition des Haushaltsvorstands werden jeweils mit Punkten bewertet. Die Summe erlaubt dann eine Zuordnung des Haushalts in eine soziale Schicht. Es werden aber auch andere Statusmerkmale verwendet, wie z.B. berufliche Autonomie oder Wohngegend. Dagegen werden Religionszugehörigkeit, Rasse, Familienstand oder ähnliches nicht zu den Statusmerkmalen gezählt.
- **Soziale Selbsteinstufung** (Kleining/Moore): Probanden stufen ihren Beruf in vorgegebene Berufsprestigegruppen ein. Man erhält sehr

ähnliche Ergebnisse wie bei dem obigen Verfahren. Die Selbsteinstufung ist jedoch weniger aufwendig.

Problematisch bei der Einteilung sozialer Schichten ist immer die Festlegung einer Grenze zwischen den Schichten, die meist relativ willkürlich festgelegt wird, z.B. nach dem Einkommen: Ab wie viel Euro Monatseinkommen fängt Ihrer Ansicht nach die soziale Oberschicht an? In welche Sozialschicht gehören Medizinstudenten? Damit ist die Zugehörigkeit eines Individuums zu einer Schicht ebenfalls recht willkürlich.

Mobilität:

Zwischen den einzelnen Schichten kann ein Individuum hin und her wandern. Dies bezeichnet man als **„vertikale Mobilität":** es wird zu einem besseren oder schlechteren Statusmerkmal gewechselt, dementsprechend verändert sich auch die Schichtzugehörigkeit. Beispiel: Aufstieg eines einfachen Bankangestellten zum Direktor.

Man unterscheidet außerdem, ob es sich nur um den sozialen Auf- oder Abstieg einer Person handelt (**Intra-Generationen-Mobilität**), oder um eine Statusverbesserung/-verschlechterung zwischen zwei Generationen (**Inter-Generationen-Mobilität**). Beispiel für letztere: Der Vater hat einen Hauptschulabschluss und ist Schuster und der Sohn hat ein Studium abgeschlossen und arbeitet als Betriebswirt.

Die vertikale Mobilität sollte nicht verwechselt werden mit der **horizontalen oder geographischen Mobilität,** diese umfasst alle Bewegungen von Menschen im geographischen Raum, z.B. Umzug von einer Stadt in eine andere.

Status:

Auf welche Weise gelangt man zu einem sozialem Status? Man unterscheidet zwei Mechanismen:

- Der **zugeschriebene Status** wird einer Person ohne ihr Zutun von der Gesellschaft zugeschrieben, z.B. Geschlecht, Alter, soziale Herkunft.
- Den **erworbenen Status** erwirbt man sich durch Fähigkeiten und Leistung. Er hängt entsprechend von der Ausbildung ab. Beispiele sind Titel (Prof. Dr. med.) oder Berufspositionen (Abteilungsleiter, Chefarzt).

Da der soziale Status einer Person von mehreren Statusmerkmalen (Einkommen, Ausbildung, Beruf) abhängt, unterscheidet man:

- **Statuskonsistenz**: Personen, deren einzelne Statusmerkmale etwa auf dem gleichen Niveau sind, z.B.: Eine Person hat folgende Ausbildung durchlaufen: Abitur, Medizinstudium, Approbation, Promotion. Sie arbeitet jetzt als Ärztin in einer Klinik und verdient 3.750,- EURO brutto monatlich.

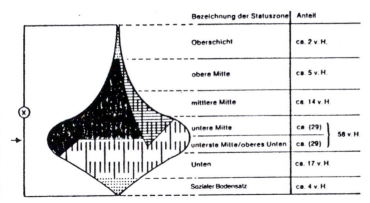

Bezeichnung der Statuszone	Anteil
Oberschicht	ca. 2 v.H.
obere Mitte	ca. 5 v.H.
mittlere Mitte	ca. 14 v.H.
untere Mitte	ca. (29)
unterste Mitte/oberes Unten	ca. (29) 58 v.H.
Unten	ca. 17 v.H.
Sozialer Bodensatz	ca. 4 v.H.

Die Markierungen in der breiten Mitte bedeuten:

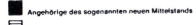

■ Angehörige des sogenannten neuen Mittelstands

▤ Angehörige des sogenannten alten Mittelstands

☐ Angehörige der sogenannten Arbeiterschaft

Punkte zeigen an, daß ein bestimmter gesellschaftlicher Status fixiert werden kann.

Senkrechte Striche weisen darauf hin, daß nur eine Zone bezeichnet werden kann, innerhalb derer jemand etwa im Statusaufbau liegt.

⊗ = Mittlere Mitte nach den Vorstellungen der Bevölkerung

→ = Mitte nach der Verteilung der Bevölkerung. 50 v.H. liegen oberhalb bzw. unterhalb im Statusaufbau

Abb. 1.**33**   Statusaufbau der Bevölkerung der Bundesrepublik ohne neue Länder (aus: K. M. Bolte, S. Hradil: Soziale Ungleichheit in der Bundesrepublik Deutschland, Leske + Budrich, Opladen 1988).

- **Statusinkonsistenz:** Personen, bei denen sich Statusmerkmale in ihren Niveaus deutlich unterscheiden. Beispiel: Nach dem Abitur hat die Person Philosophie studiert, promoviert und ist nun habilitierter Privatdozent ohne Anstellung. Die Person fährt daher gelegentlich für einen Taxiunternehmer und verdient etwa 750,- EURO monatlich. Oder: nach dem Sonderschulabschluss wird jemand zunächst ungelernter Hilfsarbeiter im Hamburger Hafen. Über entsprechende Kontakte in der Kraftmaschinenabteilung eines Body-Building-Studios erlernt er dann den freien Beruf als selbständiger Zuhälter in St.Pauli und verdient ca. 30.000,- bis 50.000,- EURO monatlich (mehr oder weniger steuerfrei).

Schichtspezifisches Verhalten:

Auch in der Bundesrepublik sind Statusmerkmale, wie Einkommen, Berufsprestige, Ausbildung und andere ungleich verteilt. Aus der Verteilung der Statusmerkmale lässt sich ein zwiebelförmiges **Schichtungsmodell** konstruieren. Die einzelnen Schichten sind nicht scharf voneinander abgrenzbar, sondern die Übergänge sind fließend.

In Bezug auf diese Schichteinteilung haben Soziologen einige interessante Fragen geprüft: Lassen sich Unterschiede sich zwischen den Schichten hinsichtlich Erziehungsstil, Arbeitsteilung in der Familie, Sprachgewohnheiten, Konsumverhalten, sexuelle Normen, Zukunftsorientierung oder Gesundheits- und Krankheitsverhalten finden? Tabelle 1.6 gibt eine kurze Übersicht über die wichtigsten Unterschiede.

Sprachcodes:

Zur Sozialisation gehört auch der Spracherwerb. Die Soziologie geht davon aus, dass sich die Sprache von Kindern und Erwachsenen aus der sozialen Unterschicht von denen aus der Mittelschicht und Oberschicht unterscheidet.

- **Restringierter Sprachcode** (Unterschicht): kurze, oft unfertige, starre Sätze; dürftige Syntax; mangelhafte Unterscheidung von Begründung und Folgerung; traditionelle Floskeln und Redensarten; kontextgebunden-defizitär.
- **Elaborierter Sprachcode** (Mittel-, Oberschicht): grammatisch komplex; stark differenzierter Wortschatz; unterscheidet zwischen Begründung und Folgerung; häufige Verwendung unpersönlicher Fürwörter, Konjunktionen

Tab. 1.6   Merkmale typischer Verhaltensweisen von Angehörigen aus der sozialen Unter- und Mittelschicht.

Merkmal	Unterschicht	Mittelschicht
Erziehungsziele	Gehorsam, Regelbefolgung, Ordnung	Eigenverantwortung, Selbständigkeit
Erziehungsverhalten	Reaktion auf faktisches Verhalten, eher körperliche Sanktionen	Reaktionen auf Handlungsabsichten, eher verbale Argumentationen und Liebesentzug als Sanktionsmittel
Zukunfts-Orientierung	eher gegenwartsbezogene Haltung, niedriges Anspruchsniveau	eher zukunftsorientierte Haltung; Bereitschaft, Belohnungen aufzuschieben, hohes Anspruchsniveau
Sprachstil	eher restringierter Sprachcode: kurze, unvollendete Sätze unzulängliche Syntax formelhafte Redewendungen Vermischung von Tatsachen und Begründungen	eher elaborierter Sprachcode: komplexe Satzkonstruktionen genaue grammatikalische Ordnung variable Auswahl von Adjektiven und Adverbien explizite Artikulation von Absichten

und Präpositionen; kontextunabhängig-autonom. Auf Kritik von außen wird z. B. im restringierten Sprachcode mit *„Lass mich doch mit deinem Mist in Ruh'!"* und im elaborierten Code mit *„Würden Sie Ihre Argumentation bitte noch einmal überdenken!"* geantwortet.

Der jeweilige Sprachcode hat nach Ansicht vieler Psychologen und Soziologen insbesondere in der Schule große Auswirkungen, da Lehrer selbst zur Mittelschicht gehören und den elaborierten Sprachcode bevorzugen. Hierdurch kommt es zur sozialen Benachteiligung von Kindern aus der Unterschicht. Aber auch zwischen Arzt und Patient kann es manchmal hapern.

H93   H91   H89

Frage 1.496: Lösung B

Zu **(A):** Rollenkonformität: Übereinstimmung eines Verhaltens mit den Erwartungen an eine Rolle.
Zu **(B):** Die angebotene Formulierung entspricht der Definition der „sozialen Schicht".
Zu **(C):** Soziale Position: Position eines Individuums in den Schichten.
Zu **(D):** Gruppenkohäsion: Zusammenhalt der Mitglieder einer Gruppe.
Zu **(E):** Statuskristallisation: einheitliche Ausprägung mehrerer Statusmerkmale.

H99

Frage 1.497: Lösung C

Zu **(A):** Horizontale Mobilität: Wanderungen von Menschen in einem geographischen Raum, z. B. Umzug von einer Stadt in eine andere.
Zu **(B):** Devianz: von der Norm abweichendes Verhalten. Die Labeling-Theorie geht davon aus, dass Abweichler von der Umwelt als solche definiert und dann entsprechend behandelt werden, wodurch das abweichende Verhalten dann verstärkt oder sogar überhaupt erst hervorgerufen wird.
Zu **(C):** Soziale Ungleichheit: Unterschiede von Ausbildung und Einkommen führen zur Ungleichheit der Angehörigen verschiedener sozialer Schichten. Damit verbunden ist die soziale Ungerechtigkeit:

verschiedene Chance in Abhängigkeit von der sozialen Schicht, aus der eine Person stammt.
Zu **(D):** Statusinkonsistenz: Inkongruenz zwischen Ausbildung und Verdienst (z. B.: Abitur, Medizinstudium, Promotion, freie Arztpraxis auf der einen und monatlicher Negativverdienst auf der nächsten Reform des Gesundheitswesens auf der anderen Seite).
Zu **(E):** Vertikale Mobilität bezeichnet Auf- und Abstiegsbewegungen von einer Schicht in eine höhere oder niedrigere.

H96

Frage 1.498: Lösung D

Die Trias Ausbildung, berufliche Position und Höhe des Einkommens wird nach allgemeiner Übereinkunft zur Bildung des sozialen Schichtindexes herangezogen.

F98

Frage 1.499: Lösung B

Zu **(1)** und **(3):** Die Schichten werden aufgrund mehrerer Statusmerkmale konstruiert. Einkommen des Haushaltes, Ausbildungsstand und Berufsposition des Haushaltsvorstands werden jeweils mit Punkten bewertet. Die Summe erlaubt dann eine Zuordnung des Haushalts zu einer sozialen Schicht. Am leichtesten ist die Zuordnung, wenn alle Merkmale in die gleiche Richtung tendieren: hohes Einkommen, Studienabschluss und leitende Position im Beruf. Natürlich decken sich die Indikatoren nicht immer, bei vielen Personen kommt es zur Statusinkonsistenz, d.h. dass die Statusmerkmale sich in ihren Niveaus deutlich unterscheiden. Dies ist zum Beispiel bei Rentnern, Hausfrauen und Studenten der Fall. Welcher sozialen Schicht würden Sie persönlich sich denn zuordnen? Steigt die Anzahl solcher statusinkonsistenter Personen in einer Gesellschaft übermäßig stark an, dann wird das Prinzip der Homogenität (Gleichförmigkeit) der Statusmerkmale zueinander verletzt und das soziologische Schichtenmodell verliert seinen allerletzten Sinn.

Zu **(2)** und **(4)**: In den meisten hochtechnisierten Gesellschaften ist die Mittelschicht in diesem Jahrhundert stark angewachsen. Dies macht eine vertikale Differenzierung jedoch nicht überflüssig, die Unterschicht und die Oberschicht gibt es trotzdem auch weiterhin. Hinsichtlich Erkrankungs- und Sterblichkeitsrisiko (Morbidität und Mortalität) gibt es heute noch Schichtsunterschiede: Das Unfallrisiko eines Bauarbeiters bleibt nun einmal einfach größer als das eines leitenden Angestellten im Finanzamt.

F97

Frage 1.500: Lösung B

Zu **(1)**: In der Tat, sonst könnte sich der Fleischereifachverkäufer demnächst um den Posten als Universitätsprofessor bewerben.
Zu **(2)**: Aus dem Begriff „funktionalistische Schichtungstheorie" geht schon hervor, dass hier die Funktion eines Individuums für die Gesellschaft eine wichtige Rolle spielt.
Zu **(3)**: Eine Behauptung aus der Zeit des Marxismus-Leninismus.
Nur 44% der Studenten hatten (B) richtig geraten, ganze 37% kreuzten stattdessen (C) an.

H96

Frage 1.501: Lösung B

Die „Versorgungsklasse" erhält eine Versorgung von der Gemeinschaft, da diese Menschen vorübergehend oder dauernd nicht in der Lage sind, sich selbst zu versorgen. Dies stimmt mit der Lösungsmöglichkeit (B) überein. Die übrigen Antworten beschreiben überwiegend Bevölkerungsteile, die sich selbst versorgen bzw. sogar noch andere mitversorgen könnten.

H94

Frage 1.502: Lösung A

Zu **(A)**: Der Familienstand (ledig, verheiratet, geschieden, verwitwet) ist für den Status nicht ausschlaggebend.

Zu **(B)–(E)**: Hiermit lässt sich der soziale Status bestimmen.

F94

Frage 1.503: Lösung B

Zu **(A)**: Das wäre gerade nicht erworben, etwa ein Adelstitel mit Reichtum.
Zu **(B)**: Ein erworbener Status wird durch eigene Leistungen erreicht.
Zu **(C)**: Eine soziale Position kann man erreichen oder verlieren, aber nicht neu einrichten.
Zu **(D)**: Das wäre intergenerative Mobilität.

F96

Frage 1.504: Lösung A

Die Soziologen unterscheiden hier den „zugeschriebenen Status", der bereits bei der Geburt einer Person existiert (z.B. Adelstitel), vom „erworbenen Status", den man im Verlauf des Lebens erreichen kann. Damit gehören (1) Geschlecht und (3) Herkunft zum zugeschriebenen Status, bzw. (2) Beruf und (4) Ausbildung zum erworbenen.

F95

Frage 1.505: Lösung C

Zu **(1)**: Die horizontale Mobilität beschäftigt sich nur mit Wanderungen von Personen im geographischen Raum. Dies hat keine Auswirkungen auf die Statuskonsistenz.
Zu **(2)** und **(3)**: Richtige Aussagen.
Zu **(4)**: Ein Gesamtwert z.B. aus Ausbildung, Beruf und Einkommenshöhe würde logischerweise nichts über Statuskonsistenz aussagen können.

H98

Frage 1.506: Lösung E

Der soziale Status einer Person hängt von einer Reihe von Statusmerkmalen (Einkommen, Ausbildung, Beruf) ab. Statuskonsistenz: Personen, deren einzelne Statusmerkmale etwa auf dem gleichen Niveau sind, z.B.: Eine Person hat mit Ach und Krach die Sonderschule abgeschlossen, arbeitet jetzt als ungelernter Hilfsarbeiter im Münchener Zoo und mistet dort den Elefantenstall aus. Statusinkonsistenz: Personen, bei denen sich Statusmerkmale in ihrem Niveau deutlich unterscheiden: Nach dem Abitur hat die Person Philosophie studiert, promoviert, ist nun habilitierter Privatdozent ohne Anstellung und lebt von der Sozialhilfe.

H95

Frage 1.507: Lösung A

Zu **(1)** und **(2)**: Der Status kann durch ein Merkmal (z.B. Bildung) oder durch gemeinsame Verrechnung mehrerer Merkmale (Bildung, Einkommen, Besitzstand, Wohngegend, Berufstätigkeit) erfolgen.

Damit ist Lösung (C) nicht korrekt. Es sind die Mittelschichtler, die bereits sanktionierend auf Verhaltensabsichten reagieren. Die Unterschichtsmütter reagieren erst sauer, wenn's schon passiert ist.

F94

Frage 1.521: Lösung D

Unter einem sozialen Netzwerk versteht man das Unterstützungspotential, das die direkte Umwelt zur Verfügung stellen kann. Es kann sich dabei um soziale Unterstützung handeln, aber auch um finanzielle, technische oder emotionale Hilfen. Neben familiären Netzwerken sind besonders Freundschaften, Nachbarschaften, Berufskontakte und Vereinszugehörigkeiten soziale Netzwerke. Hinzu kommen professionelle Netzwerke durch soziale, psychologische oder medizinische Einrichtungen. Ein dichtes soziales Netz fängt den Betroffenen in der Belastungssituation ab.
Zu **(1)**, **(2)** und **(4)**: Richtige Aussagen.
Zu **(3)**: Angehörige der Unterschicht verfügen insbesondere in Hinblick auf institutionalisierte Netzwerke über wenig Kompetenz.

H92

Frage 1.522: Lösung C

Zu **(1)**: Eltern der **Unter**schicht orientieren sich bei der Kindererziehung im Vergleich zur Mittelschicht öfter an Leitbildern wie Regelbefolgung und Ordnung.
Zu **(2)** und **(3)**: Richtige Aussagen.
Zu **(4)**: Die Mittelschicht benutzt psychologische Sanktionen. In der Unterschicht gibt's auch schon mal kräftig eins hinter die Ohren.

F91

Frage 1.523: Lösung D

Zu **(1)**: Funktionelle Spezifität: Der Arzt habe nur zum Zwecke des Erkennens und der Beseitigung von Krankheiten zu handeln.
Zu **(2)** und **(3)**: Richtige Aussagen.

H93

Frage 1.524: Lösung B

Zu **(1)** und **(2)**: Richtige Angaben.
Zu **(3)**: Die Zuordnung einer Person zu einer Schicht z.B. nach dem Kriterium Einkommen sagt nichts aus über die Ausbildung. Statuskonsistenz oder -inkonsistenz lassen sich daher nicht daraus ablesen.
Zu **(4)**: Sozialer Wandel verändert ggf. das Schichtenmodell und führt zu einer anderen Verteilung der Schichten. Aus einem einzigen Verteilungsmodell lassen sich solche Änderungen natürlich nicht entnehmen.

H96   H90

Frage 1.525: Lösung E

Vorsicht: Das Schichtungsmodell der Bundesrepublik (siehe Lerntext I.58 Soziale Schichten) sollte man relativ genau kennen. Nur 38% der Kandidaten haben diese Frage richtig beantwortet!

F96   H88

Frage 1.526: Lösung D

Zu **(A)**: Die Oberschicht mit rund 2% der Bevölkerung kann alleine aufgrund ihrer geringen Größe kaum zum Wachstum der Mittelschicht beitragen.
Zu **(B)**: Eine eindeutige Fixierung des sozialen Status ist kaum möglich, sondern hängt von den zugrundegelegten Kriterien und (oft willkürlichen) Grenzen ab.
Zu **(C)**: Die Oberschicht ist viel kleiner.
Zu **(D)**: Eine richtige Aussage. Die meisten Menschen überschätzen ihre gesellschaftliche Position.
Zu **(E)**: Statusinkonsistenz findet sich vor allem im mittleren Bereich. Die abgefallenen Oberschichtler und die aufgestiegenen Unterschichtsangehörigen treffen sich hier.

F89

Frage 1.527: Lösung B

Zu **(1)**: Der Oberschicht gehören etwa 2% der Bevölkerung an.
Zu **(2)**: Dabei hätten Angehörige unterer Schichten eher ein dichotomes Gesellschaftsbild, wohingegen das Gesellschaftsbild höherer Schichten differenzierter sei.
Zu **(3)**: Keine genaue, sondern eine ungefähre Abgrenzung mit fließenden Grenzen.
19% der Kandidaten haben auch (3) für richtig erachtet!

F98

Frage 1.528: Lösung A

Zu **(1)**: Richtige Aussage.
Zu **(2)**: Intergenerativ, d.h. zwischen zwei oder mehr Generationen, kann es natürlich zu einer Veränderung der Berufe, z.B. vom Facharbeiter zum Angestellten, kommen.
Zu **(3)**: Die Schichten werden aufgrund mehrerer Statusmerkmale (Einkommen, Berufsprestige, Bildung) konstruiert. Familiäre Herkunft, d.h. beispielsweise ein Adelstitel, spielt heute kaum noch eine Rolle.
Zu **(4)**: Der Anteil der Facharbeiter ist bei weitem größer.

H00

Frage 1.529: Lösung D

Den Wandel der Erwerbsstruktur hat Fourastié wie folgt beschrieben. Er teilt den Erwerbsbereich zunächst in drei Sektoren ein:

- Primärer Sektor: Land- und Forstwirtschaft, Produktionsbereich mit mittlerem technischen Fortschritt;
- Sekundärer Sektor: Industrie, Produktionsbereich mit starkem technischen Fortschritt;
- Tertiärer Sektor: private und öffentliche Dienstleistungsberufe, geringer technischer Fortschritt.

Nach Fourastié bewirken zwei Faktoren den Wandel der Erwerbsstruktur (= Verteilung der Erwerbstätigen auf die drei Sektoren!):

- Technischer Fortschritt: Je größer die Technisierung eines Sektors, desto geringer ist der Personalbedarf.
- Nachfrage: Je stärker die Nachfrage, desto größer ist der Personalbedarf.

Auf die drei Sektoren wirken die beiden Faktoren wie folgt:

1. In der Forst- und Landwirtschaft sei die Nachfrage wenig steigerbar, zusätzlich nehme der technische Fortschritt mäßig zu. Es ist leicht einzusehen, dass in diesem Sektor Arbeitsplätze stark abgebaut wurden und werden.
2. In der Industrie nehme die Nachfrage durch neue Produkte zwar zu, durch den starken technischen Fortschritt, der hier den Nachfragezuwachs überwiege, kam und komme es auch in diesem Sektor zu einem Verlust von Arbeitsplätzen.
3. Im Dienstleistungsbereich sei die Nachfrage steigerbar und die Technisierungsmöglichkeiten gering, daher werde es einen Erwerbstätigenzuwachs geben. Der Dienstleistungssektor ist also weniger technisierbar als die beiden anderen Sektoren.

Lösung (D) entspricht damit dem Modell von Fourastié am besten.

H92

Frage 1.530: Lösung A

Zu **(1):** Richtig.

Zu **(2):** Der schottische Theologe **Malthus** sagte 1798 ein enormes Bevölkerungswachstum voraus, das zu Kriegen und Hungersnöten führen werde. Er forderte daher eine Senkung der Fertilität durch sexuelle Enthaltsamkeit.

Zu **(3):** Der Rückgang der Beschäftigten im primären Sektor ist eine Folge der besonders guten Technisierbarkeit.

Zu **(4):** Der Bedarf an landwirtschaftlichen Produkten nimmt mit dem Bevölkerungswachstum zu. Die Ursache für den Rückgang der Beschäftigten liegt in

der Technisierbarkeit der landwirtschaftlichen Arbeit und daran, dass relativ zum Bedarf an landwirtschaftlichen Produkten der Bedarf an Dienstleistungen gestiegen ist.

34% der Kandidaten kreuzten (B) falsch an.

F99 **!**

Frage 1.531: Lösung A

Zu **(A):** In vorindustriellen Zeiten (bzw. auch heute noch in den ärmeren Ländern) hatten Familien meist viele Kinder, da diese zur Sicherung der Ernährung im Alter dienten. Technisierung und damit höherer Wohlstand machen dies nicht nur überflüssig, sondern sind wegen der zunehmenden Überbevölkerung sogar schädlich. Es kommt also zur Verminderung (Kontraktur, Zusammenziehen) der Familiengröße.

Zu **(C):** Bis Anfang des 19. Jahrhunderts waren sowohl Sterbeziffer als auch Geburtenziffer sehr hoch (Agrargesellschaft). In der frühindustriellen Gesellschaft des 19. Jh. sank dann die Sterbeziffer. Ursache hierfür war der Rückgang der Säuglingssterblichkeit durch bessere Ernährungsbedingungen, nicht aber durch eine bessere medizinische Versorgung (erst im 20. Jahrhundert!). Die Geburtenziffer blieb dann auch in der frühindustriellen Gesellschaft unvermindert hoch. Die Folge war ein enormes Bevölkerungswachstum. Diese frühindustrielle Gesellschaft kam dann in die Phase des demographischen Übergangs. Die Sterbeziffer sank weiterhin, und es sank nun auch die Geburtenziffer. In der industriellen Gesellschaft halten sich Geburten- und Sterbeziffer nun wieder die Waage.

Zu **(D):** Der Familienzyklus (vergl. Generationenabstand) war früher (bzw. ist heute noch in den Entwicklungsländern) eher geringer, da die Menschen viel früher Kinder bekamen; die Geburt des ersten Kindes lag durchweg weit unterhalb des 20. Lebensjahres. In technisierten Ländern dagegen liegt die Geburt des ersten Sprößlings durchschnittlich weit oberhalb des 20. Lebensjahres.

Zu **(E):** Den Wandel der Erwerbsstruktur hat Fourastié wie folgt beschrieben: Er teilt den Erwerbsbereich zunächst in drei Sektoren ein. Primärer Sektor: Land- und Forstwirtschaft, Produktionsbereich mit mittlerem technischen Fortschritt. Sekundärer Sektor: Industrie, Produktionsbereich mit starkem technischen Fortschritt. Tertiärer Sektor: private und öffentliche Dienstleistungsberufe, geringer technischer Fortschritt. Nach Fourastié bewirken zwei Faktoren den Wandel der Erwerbsstruktur (= Verteilung der Erwerbstätigen auf die drei Sektoren!): Technischer Fortschritt: Je größer die Technisierung eines Sektors, desto geringer ist der Personalbedarf. Nachfrage: Je stärker die Nachfrage, desto größer ist der Personalbedarf. Auf die drei Sektoren wirken die beiden Faktoren wie folgt:

1. In der Forst- und Landwirtschaft sei die Nachfrage wenig steigerbar, zusätzlich nehme der technische Fortschritt mäßig zu. Es ist leicht einzusehen, dass in diesem Sektor Arbeitsplätze stark abgebaut wurden und werden.
2. In der Industrie nehme die Nachfrage durch neue Produkte zwar zu, durch den starken technischen Fortschritt, der hier den Nachfragezuwachs überwiege, kam und komme es auch in diesem Sektor zu einem Verlust von Arbeitsplätzen.
3. Im Dienstleistungsbereich sei die Nachfrage steigerbar und die Technisierungsmöglichkeiten gering, daher werde es einen Erwerbstätigenzuwachs geben. Der Dienstleistungssektor ist also weniger technisierbar als die beiden anderen Sektoren.

F99   **!**

Frage 1.532: Lösung B

Zu **(B):** Der schottische Theologe Malthus sagte schon 1798 ein enormes Bevölkerungswachstum voraus, das zu Kriegen und Hungersnöten führen werde. Er forderte daher eine Senkung der Fertilität durch sexuelle Enthaltsamkeit.
Siehe auch Kommentar zu Frage 1.531.

F99

Frage 1.533: Lösung C

Zu **(1):** Zunahme von Arbeitsteilung und Spezialisierung sind Merkmale des Modernisierungsprozesses.
Zu **(2):** Der zugeschriebene Status wird einer Person ohne ihr Zutun von der Gesellschaft zugeschrieben, z. B. Geschlecht, Alter, soziale Herkunft. Den erworbenen Status dagegen erwirbt man sich durch Fähigkeiten und Leistung. Er hängt entsprechend von der Ausbildung ab. Beispiele sind Titel (Prof. Dr. med.) oder Berufspositionen (Abteilungsleiter, Chefarzt). Durch Modernisierung nimmt die Geltungskraft des zugeschriebenen Status also ab, zugunsten des erworbenen Status.
Zu **(3):** Der Drang nach Individualisierung ist ein typisches Anzeichen moderner Gesellschaften. Von Piercing über Tattoos bis zu grüngefärbten Haaren: Es ist schier unglaublich, was Menschen alles tun, um sich aus der grauen Masse herauszuheben.
Zu **(4): Max Weber** entwickelte eine Definition, die das äußere vom inneren Handeln und dessen Bedeutungshaltigkeit unterscheidet. Handeln soll hierbei ein menschliches Verhalten sein, wenn der Handelnde damit einen subjektiven Sinn verbindet. Hierbei wird der Definitionsrahmen für „Handeln" sehr weit gestreckt, neben äußerem und inneren Tun kann auch Dulden oder Unterlassen dazugehören. Weber unterscheidet a) zweckrationales, b) wertrationales, c) affektuelles und d) traditionelles Handeln. Zweckrationales Handeln bedeutet „verständliches Sichverhalten zu Objekten für Akteur und Beobachter". Wertrationales Handeln ist das, was den Menschen zu einer moralischen Person machen soll. Unter „sozialem Handeln" versteht M. Weber außerdem ein Verhalten, welches nach dem vom Handelnden gemeinten Sinn auf das Verhalten anderer bezogen wird oder in seinem Ablauf daran orientiert ist.

H99

Frage 1.534: Lösung E

Zu **(A)**, **(C)** und **(D):** Richtige Aussagen.
Zu **(B)** und **(E):** Soziale Positionen beschreiben den Platz, den ein Individuum im sozialen System einnimmt. Da es auf die Funktion ankommt, sind Positionen zunächst einmal von der Person unabhängig. Hierbei sind Position und Rolle nahe verwandte Begriffe. Bevorzugung positionaler Kontrollstrategien bei kindlichen Regelverstößen bedeutet, dass die erziehungsberechtigte Person auf sturen Regeln und Verhaltensvorschriften beharrt und diese nicht an die Situation oder Person anpasst. Was ein Kind nicht darf, das darf es nun einmal nicht, auch wenn seit seiner Geburt schon 23 Jahre vergangen sind und inzwischen Haare auf der Brust wachsen. Dieses Beharren auf einmal festgelegten Positionen ist nach Ansicht der Soziologen eher typisch für Angehörige der unteren Sozialschichten, nicht aber für die Mittelschicht. Wie Lösungsmöglichkeit (B) schon behauptet, greifen Mittelschichtler eher zu personalen Kontrollstrategien, sie sehen die Person im Vordergrund und stimmen Verhaltensvorschriften auf individuelle Fähigkeiten ab.

1.5   Kommentare aus Examen Herbst 2001

H01   **!**

Frage 1.535: Lösung C

Zu **(A):** Konfidenzintervall: Testwerte sind im Allgemeinen fehlerbehaftet. Genau genommen müsste man zum Messwert des Probanden einen Bereich („Konfidenzintervall") hinzufügen, der durch das Ausmaß des Messfehlers bedingt ist. Hierzu lässt sich ein Standardmessfehler berechnen, der eine bedeutende Rolle spielt, wenn man entscheiden muss, ob sich zwei Gruppen von Versuchspersonen in ihren Testwerten tatsächlich unterscheiden oder ob der Unterschied noch im zufälligen Bereich liegt, d. h. nur durch den Messfehler entstanden ist.

Zu **(B):** Median: mittelster Wert; Mittelwert für Daten auf Ordinalskalenniveau. Definition von Standardmessfehler siehe Lösungsmöglichkeit (A).

Zu **(C):** Gaußsche Glockenkurve: Die meisten biologischen Variablen sind normalverteilt, d.h. die Auftretenswahrscheinlichkeit von Extremwerten ist bei normalverteilten Daten gering, Mittelwerte sind am häufigsten (glockenförmiger Kurvenverlauf). Nach Berechnung von Mittelwert und Standardabweichung lässt sich für jeden einzelnen Messwert die Wahrscheinlichkeit angeben, mit der dieser Wert zu erwarten ist. Normalverteilung des Datenmaterials ist eine Voraussetzung bei der Anwendung der meisten statistischen Verfahren. Die symmetrische Normalverteilung lässt sich nach Berechnung der Standardabweichung „s" in zweimal vier Abschnitte einteilen. Im ersten Teil von $\pm 1\,s$ liegen je 34,13 % der Probanden, bis $\pm 2\,s$ liegen je weitere 13,59 %, bis $\pm 3\,s$ je 2,14 % und bis $\pm 4\,s$ noch jeweils 0,13 %.

Zu **(D):** Benötigt wird die Standardabweichung (siehe Lösungsmöglichkeit (C)) und nicht der Standardmessfehler.

Zu **(E):** Reliabilität ist die Zuverlässigkeit eines Testverfahrens. Die Wiederholung des Messverfahrens soll (zumindest bei stabilen Merkmalen) gleiche Ergebnisse bringen. Je höher die Reliabilität, desto unabhängiger ist der Test von Zufallsschwankungen und Umweltbedingungen. Die Reliabilität wird mit unterschiedlichen korrelationsstatistischen Messtechniken erfasst, z. B. Retest-Reliabilitätskoeffizient, Testhalbierungs-Reliabilität („split-half"), Paralleltest-Reliabilität oder Konsistenzkoeffizient.

H01

Frage 1.536: Lösung E

Zu **(A):** Korrelation: Zwischen Merkmalsausprägungen von zwei oder mehr Variablen gibt es häufig Beziehungen, z. B. zwischen dem zeitlichen Aufwand der Vorbereitungen für das Physikum und den Zensuren in Punkten von 0 bis 15. Studenten, die wenig gelernt haben, sollten auch schwächere Leistungen bringen, Studenten, die viel gelernt haben, höhere. Bereits anhand der Punkteverteilung ließe sich erahnen, ob ein Zusammenhang besteht. Mathematisch korrekter lässt sich der Zusammenhang durch Einzeichnen einer „Regressionslinie" aufzeigen, bei der die Summe der Quadrate der Abweichungen der Punkte von der Y-Achse ein Minimum bildet (Methode der kleinsten Quadrate für eine lineare Regression). Dieselbe Berechnung für die X-Achse ergäbe eine zweite Regressionslinie. Der Korrelationskoeffizient orientiert sich letztlich an dem Winkel zwischen diesen beiden Regressionsgeraden: Bei vollkommener Übereinstimmung der Geraden ist die Korrelation hoch ($r = +1$ oder $r = -1$). Wenn die Geraden senkrecht aufeinander stehen, ist die Korrelation gering ($r = 0$). Es besteht dann kein Zusammenhang zwischen den Variablen. Negative Korrelationskoeffizienten kommen vor, wenn ein gegenläufiger Zusammenhang besteht, z. B. Höhe der Nebeneinnahmen eines Professors und Anwesenheit zu Hause bei Frau und Kindern.

Zu **(B):** Könnte im Winter der Fall sein: friert's oder friert's nicht?

Zu **(C):** Wenn man vorher ein Signifikanzniveau festgelegt hat, kann man immer eindeutig sagen, ob die Hypothese angenommen werden kann oder abgelehnt werden muss.

Zu **(D):** Gaußsche Glockenkurve: Die meisten biologischen Variablen sind normalverteilt, d.h. die Auftretenswahrscheinlichkeit von Extremwerten ist bei normalverteilten Daten gering, Mittelwerte sind am häufigsten. Nach Berechnung von Mittelwert und Standardabweichung lässt sich für jeden einzelnen Messwert die Wahrscheinlichkeit angeben, mit der dieser Wert zu erwarten ist. Normalverteilung des Datenmaterials ist eine Voraussetzung bei der Anwendung der meisten statistischen Verfahren. Die symmetrische Normalverteilung lässt sich nach Berechnung der Standardabweichung s in zweimal vier Abschnitte einteilen. Im ersten Teil von $\pm 1\,s$ liegen je 34,13 % der Probanden, bis $\pm 2\,s$ liegen je weitere 13,59 %, bis $\pm 3\,s$ je 2,14 % und bis $\pm 4\,s$ noch jeweils 0,13 %.

Zu **(E):** Zur Beantwortung wissenschaftlicher Fragestellungen vergleicht man meist die Mittelwerte von zwei (oder mehr) Gruppen miteinander. Man stellt vor Durchführung der Untersuchungsreihe die folgenden Hypothesen auf:

- Nullhypothese H_0: Die beiden Gruppen unterscheiden sich nicht signifikant voneinander.
- Alternativhypothese H_1: Die beiden Gruppen unterscheiden sich signifikant voneinander.
- Ob ein Unterschied zufällig oder signifikant (bedeutsam) ist, wird vor der Versuchsdurchführung durch Festlegung eines Signifikanzniveaus bestimmt, d.h. der Irrtumswahrscheinlichkeit (0,1 %, 1,0 %, 5 % o.ä.), die man bereit ist, durch Akzeptierung einer eigentlich falschen Hypothese notfalls in Kauf zu nehmen.

H01 **!**

Frage 1.537: Lösung A

Zu **(A):** Intervallskalen haben gleich große Abstände zwischen den einzelnen Skaleneinheiten, jedoch noch keinen absoluten Nullpunkt; relative (willkürlich festgesetzte) Nullpunkte kann es dagegen geben. Uhrzeit ist ein Beispiel. In der Psychologie sind es vor allem Standardwert-Skalen wie T-Werte oder IQ-Werte, die auf diesem Skalierungsniveau sind. Da das Ergebnis eines Fragebogens in der Regel in solche Standardwerte transformiert wird, geschieht die Interpretation auf diesem Skalenniveau!

Zu **(B):** Die Nominalskala ist die einfachste Möglichkeit der Skalierung, d.h. Zuordnung von Werten zu einer Skala ohne Aussagemöglichkeiten wie „mehr" oder „weniger". Die einzige Bedingung ist, dass jede Variablenausprägung einem Wert eindeutig zugeordnet werden kann. Eine Beziehung zwischen den Werten gibt es nicht. Die Untersuchung mit Fragebögen über „stimmt"- versus „stimmt-nicht"-Antworten geschieht zwar oft auf diesem Niveau, aber bereits die Häufigkeitsauszählung der Rohwerte (z.B. Anzahl der ‚stimmt'-Antworten zu einer Skala wie „Introversion" hat ein höheres Niveau. Gefragt wurde aber nicht hiernach, sondern nach dem Niveau, auf dem Fragebögen interpretiert werden.

Zu **(C):** Die Ordinalskala (Rangordnung) beinhaltet Größenrelationen A > B > C > D. Diese Rangordnung sagt nichts über die relative oder absolute Größe der Unterschiede aus, da die Maßeinheiten unbekannt sind. Der Gießen-Test erfragt z.B. bestimmte Verhaltensweisen auf einer solchen siebenstufigen Skala.

Zu **(D)** und **(E):** Die Rationalskala (= Verhältnisskala oder Proportionalskala) hat das höchste Niveau. Neben den o.g. Kriterien hat die Rationalskala einen absoluten Nullpunkt. Erst auf diesem Niveau lassen sich nun endlich Aussagen wie „doppelt" oder „halb so viel" machen, da der Quotient zweier Skalenwerte eine reale Bedeutung hat. Die reine Häufigkeitsauszählung der Antworten (z.B. „stimmt"-Antworten zu der Skala „Introversion") erreicht dieses Niveau. Hierauf bezieht sich die Frage aber nicht. Gefragt wurde aber nach dem Niveau, auf dem die Interpretation erfolgt.

H01 **!!**

Frage 1.538: Lösung D

Variablen sind alle messbaren Werte, durch die sich in einem Experiment irgendwelche Veränderungen ergeben können. Zum Beispiel: Alter und Geschlecht der Versuchspersonen, Höhe der Medikamenten-Dosis, Größe und Gewicht der Versuchspersonen, Tageszeit der Einnahme, Angstniveau der Versuchsperson, Persönlichkeit des Testleiters, Art der Räume, in denen das Experiment durchgeführt wird, Wetter, vorangegangene oder nachfolgende Bedingungen usw. Anhand Ihrer Theorie entscheiden Sie, welche Variablen möglicherweise einen, kaum oder gar keinen Einfluss haben dürften. Man unterscheidet:

- unabhängige Variablen: Die unabhängigen Variablen (Stimulus) sind diejenigen, die Sie als Versuchsleiter in Ihrem Versuchsplan systematisch variieren.
- konstant-gehaltene Variablen: Andere unabhängige Variablen, von denen Sie glauben, dass sie möglicherweise einen Einfluss haben könnten, müssen Sie konstant halten.
- abhängige Variablen: Die abhängigen Variablen (Reaktion) sind diejenigen, die Sie messen wollen.
- intervenierende Variablen (lat. *intervenire* = dazwischen kommen): Dies sind weitere Variablen, die einen Einfluss auf das Versuchsergebnis haben, z.B. Organismusvariablen.

Zu **(A):** Training versus Placebogabe sind nicht die abhängigen, sondern eine der unabhängigen Variablen, d.h. diejenigen, die hier variiert werden.

Zu **(B):** Die Dauer des Trainingsprogramms ist mit vier Monaten eine konstant gehaltene Variable.

Zu **(C):** Intensität des Trainings ist keine intervenierende, sondern eine der unabhängigen Variablen, d.h. diejenigen, die hier variiert werden.

Zu **(D):** Richtig. Die Behandlungsbedingungen (Placebo versus Training und innerhalb des Trainings noch einmal die Intensität des Trainings) sind die unabhängigen Variablen, die hier variiert werden.

Zu **(E):** Vigilanz und Konzentrationsfähigkeit der Probanden sind nicht unabhängige, sondern intervenierende Variablen, auf die man schlecht einen Einfluss hat und die Messfehler verursachen.

H01

Frage 1.539: Lösung B

Zu **(A):** Individualdaten: an einzelnen Individuen erhobene Daten.

Zu **(B):** Aggregatdaten: an Gruppen von Individuen erhobene Mittelwerte. Hier werden einzelne Bezirke zu Aggregaten zusammengefasst und miteinander verglichen.

Zu **(C):** Globaldaten: globale, d.h. umfassende Daten ohne eigentliche Zielrichtung.

Zu **(D):** Primärdaten: vom Forscher selbst erhobene Ergebnisse. Im Gegensatz dazu sind Sekundärdaten: nachträgliche Analyse von Daten, die bereits zu anderen statistischen Zwecken erhoben wurden. In der Frage ist keine klare Aussage enthalten, ob hier Primär- oder Sekundärdaten erhoben wurden.

Zu **(E):** Nicht alle Daten lassen sich ohne weiteres quantitativ (d.h. in Ziffern oder Werten) auswerten. Oft ist zunächst nur eine qualitative Schau möglich, dies gilt z.B. für das Durchforsten von Krankenakten, Archivmaterialien oder mündlichen Berichten des Patienten und seiner Angehörigen. Für die Alltagsroutine reicht eine qualitative Analyse dieser Informationsquellen in der Regel aus, für wissenschaftliche Fragestellungen wird der Forscher sich aber doch wieder bemühen, das qualitative in quantitatives Datenmaterial zu überführen, z.B. in Form reiner Häufigkeitsauszählungen.

H01 **!**

Frage 1.540: Lösung D

Korrelation: Zwischen Merkmalsausprägungen von zwei oder mehr Variablen gibt es häufig Beziehungen; hier wird z. B. geprüft, ob der erste Wert eines Patienten ebenso oder völlig anders ausfällt als der zweite Wert. Die Korrelation müsste hoch sein, wenn die Daten der Patienten in der Prae- versus Post-Testung sich in gleicher Richtung verändern. Der Koeffizient von r = 0,03 ist aber extrem niedrig, d. h. die Daten fallen völlig verschieden aus. Aufgrund der Kenntnis des Wertes der Voruntersuchung lässt sich bei einem so geringen Korrelationskoeffizienten keine Annahme bilden, wie der Wert der Nachuntersuchung wahrscheinlich sein wird.

Zu **(A)**: Objektivität bedeutet, dass ein Testergebnis abhängig von den Testleistungen ist und nicht abhängig vom jeweiligen Versuchsleiter, der den Test mit einem Probanden durchführt. Man unterscheidet: Durchführungsobjektivität, Auswertungsobjektivität und Interpretationsobjektivität. Über den Korrelationskoeffizienten zwischen zwei Testwertergebnissen an denselben Personen könnte man bestenfalls Aussagen zur Reliabilität des Tests machen; die Objektivität wird hierdurch nicht berührt.

Zu **(B)**: Wenn Patienten in diesem vorher/nachher-Setting praktisch gleiche Testwerte haben, müsste sich das in einer hohen Korrelation niederschlagen. Der Korrelationskoeffizient liegt aber nahe bei Null.

Zu **(C)**: Eine gleichsinnige Veränderung aller Patienten (von tief nach hoch oder umgekehrt) müsste sich gleichfalls in einer hohen Korrelation zeigen.

Zu **(D)**: Ein Korrelationskoeffizient von r = 0,03 ist so gering, dass die Testwerte desselben Patienten völlig verschieden ausfallen. Manche sind erst hoch und später niedrig, andere sind niedrig bei der Vortestung und in der Nachuntersuchung hoch; weitere haben sich gar nicht verändert. Ein klarer Trend der Veränderung über alle Patienten hinweg ist nicht erkennbar. Aufgrund eines solchen Korrelationskoeffizienten lässt sich z. B. anhand des Prae-Wertes keine Voraussage machen, wie der Post-Test-Wert ausfällt.

Zu **(E)**: Die Korrelation von r = 0,03 ist so minimal, dass die Aussage nicht möglich ist, es fänden sich bei der Posttestung im Durchschnitt leicht erhöhte Testwerte.

H01

Frage 1.541: Lösung B

Zu **(B)**: Gefragt wurde nach affektiven, d. h. gefühlsmäßigen Komponenten. Der Begriff *„extrem stark"* ist aber ungerichtet und umfasst keine emotionale Bewertung.

Zu **(A)**, **(C)**, **(D)** und **(E)**: *„Beunruhigend"*, *„störend"*, *„quälend"* und *„unerträglich"* lassen sich auf einer gefühlsmäßigen Dimension abbilden.

H01 **!**

Frage 1.542: Lösung D

Zu **(A)**: Dass beim Schauen eines Horrorfilmes aller Wahrscheinlichkeit nach die Augenmuskeln aktiviert werden, bedarf vermutlich keines speziellen Kommentars.

Zu **(B)**: Katecholamine sind z. B. Adrenalin, Noradrenalin und Dopamin. Die Freisetzung von Adrenalin in Stresssituationen – dazu gehört auch ein Horrorfilm – dürfte jedem geläufig sein.

Zu **(C)**: Im EEG lassen sich unterscheiden:
- Beta-Wellen (um 20 Hz): angespannte Wachheit mit offenen Augen, Erregung,
- Alpha-Wellen (um 10 Hz): entspannte Wachheit mit geschlossenen Augen,
- Theta-Wellen (um 6 Hz): dösend, tief entspannt, Einschlafstadium,
- Delta-Wellen (um 3 Hz): Tiefschlaf.

Beta-Wellen bei einem Horrorfilm sind also normal.

Zu **(D)**: Falsch: Der Hautwiderstand unter einer Stressbedingung steigt nicht, sondern sinkt!

Zu **(E)**: Unter psychischer Anspannung steigt der Blutdruck.

H01

Frage 1.543: Lösung C

Zu **(A)**, **(B)**, **(D)** und **(E)**: Das wären individualspezifische Reaktionen: In unterschiedlichen Belastungssituationen reagieren Personen mit für sie typischen physiologischen und vegetativen Reaktionen. Je nachdem, welcher Funktionsbereich (Lunge, Haut, Magen) hierbei besonders stark aktiviert wird, kann es im weiteren Verlauf unter Umständen sogar zu bestimmten psychosomatischen Krankheiten an dem bevorzugten (evtl. vorgeschädigten) Organsystem kommen.

Zu **(C)**: Reizspezifische Reaktionsmuster: Abhängig von der Reizart kommt es bei unterschiedlichen Personen zu gleichen physiologischen Abläufen.

H01 **!**

Frage 1.544: Lösung *** Diese Frage wurde aus der Wertung genommen.

Die elektrische Aktivität des ZNS kann entweder spontan oder evoziert sein, d. h. abhängig von äußeren Reizen. Zur Messung evozierter Potentiale werden z. B. gezielt akustische oder visuelle Reize (Stimuli) gegeben. Das EEG muss hierfür mehrfach gemessen und das Ergebnis gemittelt werden, um die spontane (zufällige) Aktivität auszumitteln.

Zu **(A)**, **(C)** und **(E)**: Die *contingente negative Variation* (CNV) ist ein langsamer, negativer Wechsel im EEG, der in der Periode zwischen der evozierten Reaktion auf gepaarte Stimuli auftaucht, wenn der erste Reiz ein Warnreiz ist und der zweite Reiz eine Reaktion verlangt. Die CNV fällt größer in Situationen aus, die nicht nur die Wahrnehmung, sondern auch die Diskrimination von Stimuli verlangt. Die CNV ist hauptsächlich von Aufmerksamkeitsprozessen und allgemeinem Erregungsniveau (Arousal) abhängig.

Zu **(B)**: Problematische Lösungsmöglichkeit: Die CNV wird zwar nicht direkt durch einen Stimulus provoziert, taucht aber nach einem Vorreiz auf, während die Versuchsperson auf den nächsten Reiz wartet. Die CNV gehört damit zwar nicht direkt zu den evozierten Potenzialen, sie taucht aber nur in Untersuchungen zu evozierten Potenzialen auf. Von daher ist hier keine echte Lösung möglich.

Zu **(D)**: Die Erwartungswelle wird in der Tat im Spontan-EEG nachgewiesen, wenn die Reaktion auf den Vorreiz abgeklungen ist und die Versuchsperson auf den eigentlich zu bearbeitenden Stimulus wartet.

H01 *!*

Frage 1.545: Lösung B

Zu **(A)**: REM-Phasen (= *rapid eye movement*) zeichnen sich durch schnelle Augenbewegungen aus; es sind die Phasen, in denen vorwiegend geträumt wird, sie werden deshalb z.T. auch als „paradoxer Schlaf" bezeichnet. REM-Phasen treten etwa alle 90 Minuten auf und dauern zwischen 10 Minuten und einer halben Stunde. Gegen Morgen, vor allem wenn man ausschlafen kann, nehmen die REM-Phasen an Länge und Häufigkeit zu. Paradoxer Schlaf ist damit also natürlicher Bestandteil des Schlafes und stört nicht die zeitliche Struktur.

Zu **(B)**: Richtige Aussage.

Zu **(C)**: Schnelle Augenbewegungen haben dem REM-Schlaf (= *rapid eye movement*) gerade den Namen gegeben; hier wird auch am meisten geträumt.

Zu **(D)**: REM-Schlaf ist gerade eben kein Tief-Schlaf, der daher auch als non-REM-Schlaf bezeichnet wird.

Zu **(E)**: Narkolepsie, d. h. Schlafattacken am helllichten Tag, gehört nicht zum paradoxen Schlaf.

H01

Frage 1.546: Lösung A

Dement und Kleitmann unterscheiden folgende Schlafstadien:

- Stadium 1: Fehlen von Alpha-Wellen, niedrige, schnelle Beta-Aktivität und niedrige Theta-Aktivität.

- Stadium 2: niedrige, schnelle Aktivität mit Spindeln und später K-Komplexen.
- Stadium 3: 10 – 50 % der Zeit Delta-Wellen.
- Stadium 4: über 50 % der Zeit Delta-Wellen.
- REM-Stadium: nieder-amplitudiges EEG mit niederen Theta-Wellen (Sägezahnwellen), ansonsten wie im aufmerksamen Wachzustand, aber ohne Alpha-Wellen.

Zu **(A)**: Ein niedrig-amplitudiges, desynchronisiertes EEG spricht für REM-Schlaf.

Zu **(B)**: Langsame Theta-Wellen treten vorwiegend im Tiefschlaf auf.

Zu **(C)**: Alpha-Rhythmus mit an- und abschwellender Amplitudenhöhe tritt beim Übergang vom Wachbewusstsein zum Einschlafen auf.

Zu **(D)**: Beta-Spindeln und K-Komplexe treten im leichten Schlaf auf.

Zu **(E)**: Vertexzacken gelten als „physiologisches Einschlafmoment" und treten im Einschlafstadium zusammen mit Theta-Wellen auf.

H01 *!*

Frage 1.547: Lösung A

Zu **(A)**: Hans Selye hat im klassischen Tierversuch verschiedene Stadien der Stressreaktion untersucht:
1. Alarmreaktion: In der Schockphase kommt es kurzfristig zu Blutdruckabfall, Tachykardie und Hypoglykämie und verringerter Widerstandskraft. Wenig später setzt die Gegenschockphase mit verstärkter ACTH-Ausschüttung ein, wodurch es zur Sekretionssteigerung der Nebennierenhormone kommt, insbesondere Cortison wird ausgeschüttet (Gluconeogenese). Diese körperlichen Abwehrmechanismen wirken dem Schock entgegen.
2. Resistenzstadium (Widerstandsstadium): Das Individuum gewöhnt sich zeitweise an den Stresszustand, indem es alle Energiereserven aktiviert. Es zeigt höhere Sympathikusaktivität und weitere Steigerung der NNR-Hormon-Produktion. Es kommt zur Hypertrophie des steroiden Adrenalgewebes der Nebennieren.
3. Erschöpfungsstadium: Die Reserven sind aufgebraucht, die Adaptation an die Stresssituation bricht zusammen. Das Individuum gerät in einen Zustand völliger Erschöpfung, die ständige Cortisolausschüttung hat zur Immunsuppression geführt. Dieser Zustand kann zum Tod führen.

Zu **(B)**: Seligman entwickelte 1975 das Konzept der gelernten Hilflosigkeit aus tierexperimentellen Studien. Hunde, die Serien von Elektroschocks auch mit Aufwendung aller Kräfte nicht entkommen konnten, wurden schließlich passiv und ertrugen dann auch andere Situationen hilflos, in denen Möglichkeiten zur Flucht gegeben waren. Seligman übertrug diese Ergebnisse auf die reaktive Depression beim Menschen. Kinder, die lernen, dass sie

K

aversiven Reizen ohnehin nicht entgehen können, flüchten sich in eine passiv-abwartende Rolle. Auch im weiteren Leben glauben solche Personen, dass sie geringe Kontrollmöglichkeiten auf ihre Umwelt haben.

Zu **(C):** Habituation (Gewöhnung): Wird ein Reiz wiederholt dargeboten, dann schwächt sich die Orientierungsreaktion schnell ab.

Zu **(D):** Homöostase: dient der Konstanthaltung physiologischer Größen (Körpertemperatur, Blutzuckerwert …) im Sinne eines Regelkreises mit Ist- und Sollwert. Bei homöostatischen Bedürfnissen muss immer ein physiologischer Mangelzustand vorhanden sein, dessen Befriedigung lebenswichtig ist. Homöostase ist damit die Grundlage für die meisten primären Bedürfnisse.

Zu **(E):** Das topografische Modell von Sigmund Freud unterscheidet drei Teile der Persönlichkeit:

- Das **Bewusste** bezieht sich auf das im Moment bewusst erfasste Erleben, augenblickliche Wahrnehmungen und Gedanken.
- Das **Vorbewusste** umfasst Erinnerungen und Wissensinhalte, die durch aktive Aufmerksamkeit in das Bewusste gebracht werden können.
- Das **Unbewusste** beinhaltet verdrängte, meist unangenehme Erinnerungen oder nicht erlaubte Triebwünsche. Diese sind dem Individuum nicht bewusst, da sie sonst seine Integrität in Frage stellen würden. Gegen das Bewusstwerden besteht sogar ein erheblicher Widerstand, die Erinnerung daran ist angstauslösend. Traumatischbelastende Lebensereignisse und nicht erlaubte Wünsche werden rasch ins Unbewusste verdrängt. Sie sind jedoch keinesfalls vergessen, sondern beeinflussen das Verhalten des Menschen erheblich.

H01

Frage 1.548: Lösung C

Zu **(A):** Richtige Aussage: Hoffnung (auf Heilung) reduziert die Schmerzempfindlichkeit.

Zu **(B):** Vigilanz ist Dauer-Aufmerksamkeit bzw. Wachheit. Wird die Vigilanz geringer, dann ist der Patient nicht mehr so stark auf seine Schmerzen konzentriert. Die Schmerzempfindlichkeit sinkt also.

Zu **(C):** Mit zunehmendem Alter wird die Schmerzempfindlichkeit eher geringer.

Zu **(D):** Depressive sind gedanklich häufig auf unangenehme Körperzustände fixiert und nehmen diese viel stärker wahr als andere.

Zu **(E):** Soziale Isolation (z.B. Einbettzimmer im Krankenhaus) hat ebenfalls zur Folge, dass man sich mehr auf den eigenen Körper fokussiert, da keine Ablenkung vorhanden ist.

H01

Frage 1.549: Lösung E

Zu **(A):** Angeborene auslösende Mechanismen (AAM): Auf einen bestimmten *Schlüsselreiz* reagiert das Tier mit einer spezifischen erblich vorprogrammierten *Reaktion*. Die aufgerissenen Schnäbel von Jungvögeln wirken für die Vogeleltern als Schlüsselreiz und bewirken das Fütterverhalten. Beim Menschen wurde von K. Lorenz mit dem „Kindchenschema" ein vergleichbarer Mechanismus gefunden: Puppenköpfe mit Pausbacken, übergroßen Augen und Stupsnase bewirken eine positive Hinwendung. Durch übernormale (überoptimale) Schlüsselreize kann der AAM sogar noch stärker ausgelöst werden.

Zu **(B):** Endhandlung: Die durch einen AAM ausgelöste Instinkthandlung endet in der Regel mit einer Endhandlung, durch welche die Triebenergie abreagiert oder das Bedürfnis befriedigt werden kann.

Zu **(C):** Intentionsbewegung: in Form, Intensität oder Frequenz unvollständige Bewegung, die häufig in Konfliktsituationen auftaucht.

Zu **(D):** Orientierungsreaktion: Ein plötzlich auftretender Reiz (z.B. ein Knall) löst eine Reaktion mit kurzfristiger Aktivation aus.

Zu **(E):** Übersprungshandlung: Wird der normale Ablauf einer triebhaften Instinkthandlung gestört, kann es zu Übersprungshandlungen kommen. Ein Hahn, dem es trotz wiederholter Versuche nicht gelingt, eine junge Henne zu begatten, wird plötzlich beginnen, Körner zu picken. Zu Übersprungsbewegungen kommt es bei Konflikten zwischen widersprechenden Trieben. Wenn der Star merkt, dass sein Rivale stärker ist als er selbst, befindet er sich im Konflikt zwischen Weiterkämpfen und Flucht. In dieser Situation kann er Übersprungsputzen zeigen. Auch Menschen zeigen derartige Handlungen, z.B. Sich-Kratzen oder Durch-die-Haare-Fahren, wenn sie verlegen sind oder z.B. in einer Diskussion angegriffen werden.

H01

Frage 1.550: Lösung B

Zu **(A):** Triebe: Freud nahm zuerst den Sexualtrieb als einzige Motivationsquelle an. Später unterschied er Eros (Liebestrieb) und Thanatos (Todestrieb). Triebziel ist das Ziel, durch welches der jeweilige Trieb sich entladen kann.

Zu **(B):** Das topografische Modell unterscheidet drei Teile der Persönlichkeit:

- Das **Bewusste** bezieht sich auf das im Moment bewusst erfasste Erleben, augenblickliche Wahrnehmungen und Gedanken.
- Das **Vorbewusste** umfasst Erinnerungen und Wissensinhalte, die durch aktive Aufmerksamkeit in das Bewusste gebracht werden können.

- Das **Unbewusste** beinhaltet verdrängte, meist unangenehme Erinnerungen oder nicht erlaubte Triebwünsche. Gegen das Bewusstwerden besteht erheblicher Widerstand, die Erinnerung daran ist angstauslösend. Traumatisch-belastende Lebensereignisse und nicht erlaubte Wünsche werden rasch ins Unbewusste verdrängt. Sie sind jedoch keinesfalls vergessen, sondern beeinflussen das Verhalten des Menschen erheblich.

Zu **(C):** Primärprozesse gehören eher zum Unbewussten, Sekundärvorgänge eher zum Bewussten. In den psychischen Primärprozessen versucht die Libido des „Es", jedes Verlangen zu befriedigen; im Gegensatz dazu versucht das ‚Ich" in den Sekundärvorgängen, seine libidinösen Kräfte auf gemäßigtere Bahnen zu lenken.

Zu **(D):** Angstabwehr: Freud betrachtete Angst als Folge unterdrückter sexueller Spannungen. Er meinte, dass libidinöse Triebenergie, die als gefährlich wahrgenommen wird, unterdrückt, abgeschnitten und zu Angst umgeformt werde.

Zu **(E):** Das Freudsche Instanzenmodell trennt drei Bereiche:

- Das **Es** ist ab der Geburt vorhanden und funktioniert nach dem Lustprinzip, d.h. es verlangt sofortige Befriedigung aller als lustvoll erlebten Aktivitäten; es ist der Sitz irrationaler Leidenschaften. Alle Vorgänge im Es sind unbewusst; es ist der Sitz für Eros (Liebestrieb) und Thanatos (Todestrieb).
- Das **Über-Ich** ist der Sitz des Gewissens und des Ich-Ideals. Es ist mit einem übergeordneten Richter vergleichbar und bildet sich während der Erziehung durch allmähliche Übernahme (Internalisierung) der elterlichen Gebote und Verbote, z.B. durch Identifikation. Das Über-Ich kann als Gegenspieler des Es gesehen werden. Es enthält sowohl bewusste wie auch vorbewusste und unbewusste Anteile.
- Das **Ich** ermöglicht die Anpassung der Wünsche des Es und der Gebote des Über-Ichs an die Realität (Realitätsprinzip) und kann deshalb als Vermittler betrachtet werden. Mit Hilfe der Abwehrmechanismen (Verdrängung, Konversion, Projektion usw.) lassen sich ungerechtfertigte Ansprüche der anderen beiden Instanzen abwehren. Das Ich hat sowohl bewusste wie auch unbewusste Anteile! Freud verglich das Ich mit einem Reiter, das Es mit dem Pferd.

H01 ❗

Frage 1.551: Lösung C

Zu **(A):** Identifikation: Bei Frustration in Form eines Verbots des Auslebens triebhafter Bedürfnisse kann es zur Identifikation mit der verbietenden Person kommen. Ziel der Identifikation soll eine Minderung des Angstzustandes sein, der durch das Verbot entstanden ist.

Zu **(B):** Die Rationalisierung ist der Versuch, eine verbotene Triebbefriedigung oder ein Verbot mit scheinlogischen Argumenten zu begründen.

Zu **(C):** Reaktionsbildung: Ein bestraftes oder angstauslösendes Bedürfnis kann nicht mehr ausgeführt werden und wird nun durch eine Handlungsweise am entgegengesetzten Ende des Kontinuums ersetzt. Auch bei dem Beispiel handelt es sich um Reaktionsbildung. Die Angst davor, HIV-positiv zu sein, wird verdrängt, kommt aber auf einem ganz anderen Feld zum Vorschein, indem der Angestellte nun AIDS-Prävention betreibt und andere vor den Risiken dieser Krankheit warnt.

Zu **(D):** Sublimierung/Sublimation: Aus primitiven Formen der Triebbefriedigung werden höhere, sozial akzeptierte Formen gebildet.

Zu **(E):** Verschiebung: Verbotene Triebwünsche können von einer Person auf eine andere, sogar auf Tiere oder Objekte, verschoben werden.

H01

Frage 1.552: Lösung D

Zu **(A):** Habituation: Abnahme der Reaktionsrate bei wiederholter Darbietung eines identischen Reizes. Die Darbietung eines neuen Reizes in einer Serie identischer Reize dagegen führt zur Dishabituation.

Zu **(B)** und **(E):** Trauern und zwanghaftes Grübeln sind Anzeichen einer Depression und nicht einer Phobie.

Zu **(C):** Trennungsangst: vorwiegend bei kleinen Kindern und verliebten Studenten, wenn die Freundin in der vorlesungsfreien Zeit ohne ihn nach Italien reisen will.

Zu **(D):** Bei der Phobie richtet die Angst sich auf spezifische Objekte, Personen oder Situationen (z.B. Belonephobie = Angst vor spitzen Gegenständen, Bibliophobie = Angst vor Büchern, Klaustrophobie = Angst vor engen, dunklen Räumen, Agoraphobie = Angst vor großen Plätzen und Menschenansammlungen, Phobophobie = Angst vor der Angst). Typisch ist das Vermeidungsverhalten der Phobiker. Sie könnten ihre Angst loswerden, wenn sie sich aktiv mit dem angstauslösenden Objekt bzw. der Situation auseinandersetzen würden. Stattdessen vermeiden sie dies und vergrößern ihre Angst hierdurch sogar noch.

H01

Frage 1.553: Lösung B

Zu **(A):** Die so genannte „Attributionstheorie" beschäftigt sich mit der Ursachenzuschreibung für Ereignisse. Gedanken über die Ursachen einer Erkrankung und auch über die Behandlungsmöglichkeiten können in den Bereich 1. der externalen Kontrollüberzeugung gehören, d.h. außenstehende Mächte oder das Schicksal werden verantwortlich gemacht, oder 2. von der internalen Kontrollüberzeugung abhängen, d.h. man sieht die Verantwortlichkeit in sich selbst.

Zu **(B):** Konfabulieren nennt man das Ausfüllen von Gedächtnislücken entweder mit frei erfundenen Geschichten, öfter aber mit älteren Erinnerungsfetzen, von denen der Patient meint, es wäre gerade eben erst geschehen.

Zu **(C):** Konvergieren (= zusammengehen): zum Beispiel Konvergenz der Augen zur Fusion der beiden Netzhautbilder. Auch in der Entwicklungspsychologie: Konvergieren von Anlage- und Umwelteinflüssen zur Entstehung eines neuen Verhaltens.

Zu **(D):** Perseveration: Neigung, Inhalte mehrfach zu wiederholen. Kommt bei Ermüdung, nach Alkoholgenuss, mitunter im Alter, oft auch im Alter oder häufig im Alter vor.

Zu **(E):** Kognitives Umstrukturieren (auch als rational-emotive Therapie bezeichnet) ist eine psychologische Behandlungstechnik, bei der Personen lernen sollen, ein belastendes Erlebnis oder eine angstbesetzte Handlungsweise in neuem Licht zu sehen.

H01 **!!**

Frage 1.554: Lösung E

Zu **(A):** Negativer Transfer: Ein gelerntes Verhalten wird auf eine ähnliche neue Situation übertragen, wo es aber gar nicht wirkt. Wer gelernt hat, dass man Schrauben und Muttern im Uhrzeigersinn festdreht und gegen den Uhrzeigersinn löst, wird sich beim Abbauen der alten Fahrradpedale (Linksgewinde!) schwer tun.

Zu **(B):** Negative Verstärkung: bezeichnet die Beseitigung eines negativen Verstärkers, z.B. eine Strafe wird aufgehoben, da man sich kooperativ verhalten hat.

Zu **(C):** Bei der klassischen Konditionierung wird ein neutraler Reiz (Glockenton) an eine natürliche Reaktion (Speichelfluss beim Anblick von Fressen) geknüpft, bis der ehemals neutrale Reiz die Reaktion alleine auslösen kann. Bei einer Konditionierung höherer Ordnung wird nun ein zweiter neutraler Reiz (z.B. Aufleuchten einer Lampe) an diesen Glockenton geknüpft, bis der zweite Reiz alleine gleichfalls die konditionierte Reaktion auslösen kann.

Zu **(D):** Verhaltenskettenbildung („*chaining*"): Ein in Einzelschritten geübtes Verhalten (z.B. Lernen sich selbst anzuziehen bei einem geistig behinderten Kind), wird zu einer Verhaltenskette zusammengefügt.

Zu **(E):** Verstärkungsstrategien:
- **Kontinuierliche Verstärkung**: Eine gewünschte Verhaltensweise wird immer verstärkt.
- **Intermittierende Verstärkung**: Nur eine bestimmte Anzahl der gewünschten Verhaltensweisen wird verstärkt: 1. in unregelmäßigen Ab-

ständen, 2. Quotenverstärkung: Jede x-te gewünschte Verhaltensweise wird verstärkt, 3. Intervallverstärkung: In einem bestimmten Zeitintervall wird nur einmal eine gewünschte Verhaltensweise verstärkt.

Dass der Spieler weiterhin hohe Beträge setzt, lässt sich durch intermittierende Verstärkung erklären. Diese erzeugt löschungsresistentes Verhalten, das auch weiter gezeigt wird, wenn schon lange gar keine Belohnung mehr aufgetreten ist.

H01 **!**

Frage 1.555: Lösung B

Zu **(A):** Aus irgendeinem Grunde nehmen unerwünschte Verhaltensweisen eigentlich immer von alleine zu; das braucht man nicht zu verstärken, zumindest nicht bei meinen Kindern.

Zu **(B):** Negative Verstärkung: bezeichnet die Beseitigung eines negativen Verstärkers, z.B. wird eine Strafe aufgehoben, da man sich kooperativ verhalten hat.

Zu **(C)** und **(D):** Das Ignorieren einer Verhaltensweise wird in der Lerntheorie als Löschung oder Extinktion bezeichnet.

Zu **(E):** Verstärkungsstrategien:
- **Kontinuierliche Verstärkung**: Eine gewünschte Verhaltensweise wird immer belohnt.
- **Intermittierende Verstärkung**: Nur eine bestimmte Anzahl der gewünschten Verhaltensweisen wird belohnt: 1. in unregelmäßigen Abständen, 2. Quotenverstärkung: Jede x-te gewünschte Verhaltensweise wird verstärkt, 3. Intervallverstärkung: In einem bestimmten Zeitintervall wird nur einmal eine gewünschte Verhaltensweise verstärkt.

H01 **!!**

Frage 1.556: Lösung E

Zu **(A):** Cattell unterschied: 1. flüssige Intelligenz („*fluid intelligence*", logisches Denkvermögen) und 2. verfestigte Intelligenz („*crystallized intelligence*", bildungsabhängig).

Zu **(B):** Spearmans Zweifaktorentheorie (1927): 1. Generalfaktor der Intelligenz (*g-Faktor*) und 2. mehrere spezifische Faktoren (*s-Faktoren*).

Zu **(C):** Guilford (1967) entwickelte ein Modell der Intelligenz aus einer dreidimensionalen Matrix von 5 Operationsformen mal 6 Produkten mal 4 Inhalten = 120 Faktoren.

Zu **(D):** Jäger lehnte sich eng an das Modell von Thurstone. Seine Ideen flossen bei der Entwicklung des Wilde-Intelligenztests mit ein. Ansonsten sind seinen Vorstellungen die internationale Anerkennung leider verwehrt geblieben. Das Modell von Jäger findet sich heute in kaum einem Lehrbuch.

Zu **(E):** Thurstone schuf 1938 ein faktorenanalytisch berechnetes Modell der Intelligenzdimensionen: 1. Wortverständnis, 2. Wortflüssigkeit, 3. Rechenfertigkeit, 4. schlussfolgerndes Denken („*reasoning*"), 5. Auffassungsgeschwindigkeit, 6. räumliches Vorstellungsvermögen und 7. Merkfähigkeit.

H01

Frage 1.557: Lösung B

Zu **(A)**, **(C)**, **(D)** und **(E):** Gedächtnis, logisches Denken, räumliches Vorstellungsvermögen und sprachliche Fähigkeiten werden in den meisten Intelligenztests geprüft (z. B. HAWIE, LPS, IST usw.).
Zu **(B):** Kreativität und Fantasie werden in Intelligenztests nicht direkt geprüft. Wenngleich sie bei einigen Aufgaben indirekt mit einfließen, hat kein IQ-Test eine eigene Auswertungsskala hierfür.

H01 *!*

Frage 1.558: Lösung D

Zu **(A):** Das Konzept der Intelligenz geht ursprünglich auf A. Binet (1857–1911) zurück. Um analog zum körperlichen Entwicklungsgrad bei Kindern auch ein Maß für die geistige Entwicklung zu haben, entwickelte er eine große Anzahl von Testaufgaben mit ansteigendem Schwierigkeitsgrad (Labyrinthe, Perlen auffädeln, Figuren abzeichnen, Worte nachsprechen). Stern (1912) entwickelte das Konzept weiter und berechnete dann erstmals den Quotienten, der dem IQ seinen Namen gab, indem er das Intelligenzalter durch das Lebensalter teilte und das Ergebnis mit hundert multiplizierte. Dieses Konzept des klassischen Intelligenzquotienten ist aber auf Erwachsene nicht mehr anwendbar.
Zu **(B):** Dieses Verhältnis beschreibt in der Regel der Rohwert jedes einzelnen Untertests.
Zu **(C):** Der Abweichungs-IQ bezieht sich immer nur auf die jeweilige Altersklasse des untersuchten Probanden und nicht auf die Gesamtbevölkerung.
Zu **(D):** Richtige Aussage. Der Abweichungs-IQ bezieht sich auf den Durchschnitt der Altersgruppe des Untersuchten.
Zu **(E):** Der IQ nach Wechsler hat zwar einen Mittelwert von 100, aber eine Standardabweichung von 15.

H01

Frage 1.559: Lösung D

Zu **(A)**, **(B)**, **(C)** und **(E):** Zirkadianer Rhythmus: Nahezu alle Lebewesen zeigen rhythmische Zustandsänderungen von biologischen Funktionen, die auch nach Ausschaltung äußerer Reize (hell-dunkel) weiterlaufen. Man spricht von der biologischen Uhr oder dem zirkadianem Rhythmus. Unter anderem ändert sich z. B. auch die Körpertemperatur und die Ausschüttung von Hormonen in zirkadianen

Schwankungen. Äußere Zeitgeber (z. B. helles Tageslicht) synchronisieren diese inneren Oszillatoren; oft ist man aufgrund sozialer Faktoren zur Phasenverschiebung gezwungen, um den biologischen Rhythmus an den äußeren Zeitgeber (Uhren) anzupassen. Nach meiner persönlichen Erfahrung vor allem Montagmorgens, Dienstagmorgens, Mittwochmorgens, Donnerstagmorgens und Freitagmorgens.
Zu **(D):** Isolationsexperimente, bei denen Menschen ohne Tageslicht und äußere Zeitgeber völlig alleine waren, zeigten, dass der zirkadiane Rhythmus der meisten Menschen länger als 24 Stunden ist. Eine Feststellung, die nach Erich von Däniken die mysteriöse Frage aufwirft, ob Menschen eventuell gar nicht vom Planeten Erde, sondern von einem anderen Planeten mit etwas längerer Tagesdauer stammen? Eine Frage, die das IMPP zum Glück nicht stellt und die daher auch hier unkommentiert bleiben muss.

H01 *!*

Frage 1.560: Lösung B

Zu **(A)**, **(C)**, **(D)** und **(E):** Die Entwicklung der Intelligenz wurde insbesondere von dem Schweizer Jean Piaget untersucht. Aufgrund seiner Beobachtungen unterschied er mehrere typische Stufen:
- Die **Phase der sensumotorischen Intelligenz** umfasst die ersten beiden Lebensjahre. Abgesehen von reflexartigen Verhaltensweisen kann das Kind nach der Geburt zunächst eigentlich gar nichts Richtiges. Es kommt dann zur Ausbildung einer unbewussten Verknüpfung von Mittel und Zweck, aktivem Experimentieren und spontaner Entstehung neuer Verhaltensweisen.
- Die zweite Phase wird als **präoperationale Phase** bezeichnet und dauert vom 2. bis zum 7. Lebensjahr. Mitunter wird sie noch aufgeteilt in die Phase des vorbegrifflich-symbolischen Denkens (2–4 Jahre) und die des anschaulichen Denkens (4–7 Jahre). Die Intelligenz ist hier zunächst noch sehr egozentrisch und stark am Konkreten, Realistischen orientiert. Das Denken folgt auch in den Vorstellungen dem tatsächlichen Ablauf der Dinge. Es ist eingleisig und phänomengebunden. Vordergründig-aufdringliche Aspekte können noch nicht durch theoretische Beziehungen aufgelöst werden. Es kommt dann zum Entstehen von Vorstellungen, innerer Nachahmung und zum Spracherwerb.
- Die nächste Phase ist die **konkret-operationale Stufe** (7–12 Jahre). Das Kind berücksichtigt nun schon verschiedene Beziehungen bei einem Problem. Denkvorgänge werden reversibel, einfache logisch-arithmetische Operationen (Addition, Subtraktion) werden verstanden, wenn sie konkreten Charakter haben.

- Die vierte und letzte Phase ist schließlich die der **formal-operationalen Stufe** (ab 12. Lebensjahr): Denkoperationen werden nun unabhängig vom Gegenständlichen. Die Richtigkeit eines Gedankenganges muss nicht mehr in der Realität geprüft werden. Kombinationen können gedanklich systematisch durchgespielt werden und Begriffe wie *„Wahrscheinlichkeit"* oder *„Zufall"* werden verstanden.

Zu **(B):** In der Phase des vorbegrifflich-symbolischen Denkens (2–4 Jahre) ist das Denken zwar sehr egozentrisch, dennoch hat Piaget dies nicht als „egozentrisches", sondern als „präoperationales" Stadium bezeichnet.

H01

Frage 1.561: Lösung A

Zu **(A):** Nach Piaget besagt der kindliche Egozentrismus, dass ein kleines Kind die meisten Ereignisse der Umwelt unabhängig von der eigenen Existenz und dem eigenen Verhalten erlebt. Es fällt ihm leicht, Objekte im Sinne der augenblicklichen Bedürfnisbefriedigung zu assimilieren, dagegen schwer, die eigenen Vorstellungen an die Umweltgegebenheiten zu akkommodieren. Bei der Akkommodation werden alte Schemen angepasst oder neue entwickelt.

Zu **(B)** und **(D):** Ein Problem, das vor allem mit dem Fremdeln (8-Monats-Angst) zusammenhängt: Auf fremde Personen reagieren Kinder plötzlich ängstlich.

Zu **(C):** Hierbei würde es sich nach Piaget um Assimiliation handelt (siehe Lösungsmöglichkeit (A)).

Zu **(E):** Mutter-Kind-Bindung ist eher ein genetisch bedingtes, zum Teil instinkthaft ablaufendes Verhalten. Akkommodation bezieht sich auf kognitive Verarbeitungsprozesse.

H01

Frage 1.562: Lösung*** Diese Frage wurde aus der Wertung genommen.

Zu **(A)** und **(E):** Objekte, die als Ersatz für die Bezugsperson stehen, wenn diese nicht zur Verfügung stehen, bezeichnet man als Ersatz- bzw. Übergangsobjekte. Hierzu gehören u.U. auch der Teddybär oder die Lieblingspuppe. Um Übergangsobjekte handelt es sich in der Regel, wenn diese zeitlich befristet den Übergang des Entzuges von dem Bezugsobjekt erleichtern, um Ersatzobjekte dagegen, wenn es sich um einen endgültigen Entzug handelt. Zum Beispiel wird der eigene Daumen Ersatzobjekt für die Mutterbrust, wenn das Kind nicht mehr gestillt wird. Um hier richtig differenzieren zu können, enthält die Frage zu wenig Informationen.

Zu **(B):** Das Objekt stellt ein Modell dar.

Zu **(C):** Hier treten Symbole an die Stelle des verlorenen Objektes.

Zu **(D):** Projektion der Trauer nach einem Verlusterlebnis auf ein Objekt.

H01   **!**

Frage 1.563: Lösung E

Zu **(A):** Sich selbst erfüllende Prophezeiung („*self fullfilling prophecy*"): Aufgrund der Voraussage, dass eine Person Misserfolg erleiden wird, verhält sie sich auch so, dass der Misserfolg geradezu zwangsläufig eintritt.

Zu **(B):** Unangenehme Erinnerungen oder nicht erlaubte Triebwünsche werden nach der psychoanalytischen Theorie verdrängt. Sie sind dem Individuum nicht bewusst, da sie sonst seine Integrität in Frage stellen würden. Gegen das Bewusstwerden besteht sogar ein erheblicher Widerstand, die Erinnerung daran ist angstauslösend. Durch die psychoanalytische Therapie werden u.a. gerade die Ursachen dieser Widerstände analysiert.

Zu **(C):** Verdrängung: Nicht oder nur unter Strafe zu befriedigende Bedürfnisse können verdrängt werden. So wird ein peinliches Verhalten nach einiger Zeit verdrängt, d.h. aus der bewussten Erinnerung ins Unbewusste abgespalten. Man weiß, dass da *„irgendetwas Peinliches"* war, kann sich aber an den Inhalt gar nicht mehr so genau erinnern. Verdrängung ist der häufigste Abwehrmechanismus.

Zu **(D):** Verleugnung bzw. Leugnung der Realität ist ein Abwehrmechanismus, der in der Literatur sehr verschieden definiert wird. Man versteht darunter 1. Leugnung von Triebimpulsen, deren Ausleben verboten ist, z.B. homosexuelle Neigungen, 2. Leugnen unangenehmer Gefühle wie Minderwertigkeitsgefühle, Versagensängste oder auch Selbstunsicherheit, 3. völlige Leugnung der Realität bei einem erheblichen psychischen Konflikt.

Zu **(E):** Festinger entwickelte das Modell der „kognitiven Dissonanz", das Entscheidungskonflikte berücksichtigt. Hierbei stehen im selben Individuum zwei Erkenntnisse im Widerspruch (kognitive Dissonanz), die mit einer Erklärung in Eintracht gebracht werden müssen (kognitive Konsonanz), z.B. indem eine der beiden Erkenntnisse angezweifelt wird. Häufig besteht Diskrepanz zwischen der kognitiven, der affektiven und der Handlungskomponente eines Verhaltens. Nur selten wird die Handlungskomponente geändert, meist passt man seine Kognitionen nachträglich an das eigene Verhalten an. Der Alkoholiker in dem Beispiel befindet sich in dem Konflikt, weiter zu trinken und dadurch immer kränker zu werden oder aufzuhören und damit auf die angenehme Alkoholwirkung verzichten zu müssen. Er löst dies durch die Kognition, ihm sei es angenehmer, freudvoll kurz als lustlos lange zu leben.

H01 ❗

Frage 1.564: Lösung C

Zu **(A):** Extinktion: Löschung, d.h. Verlernen einer bisher verstärkten Verhaltensweise, die nicht mehr belohnt wird.

Zu **(B):** Habituation (Gewöhnung): Wird ein- und derselbe Reiz wiederholt dargeboten, dann schwächt sich die Orientierungsreaktion ab.

Zu **(C):** Negative Verstärkung: bezeichnet die Beseitigung einer unangenehmen Situation durch ein aktives Verhalten. Der Schmerz wird weniger, wenn der Patient eine Tablette einnimmt. Hierdurch wird nach den Lerngesetzen dieses Verhalten häufiger gezeigt. Der Patient nimmt jetzt schon bei leisen Anzeichen eines Schmerzes sein Medikament.

Zu **(D):** Positive Verstärkung: Eine erwünschte Verhaltensweise wird belohnt. Um positive Verstärkung kann es sich hier nicht handeln, da ja keine eigentliche Belohnung eintritt, sondern nur die Beendigung eines unangenehmen Zustands.

Zu **(E):** Systematische Desensibilisierung ist eine psychotherapeutische Methode, um erlernte, aber fehlangepasste Verhaltensweisen zu löschen. Grundannahme dieser Therapie von Ängsten ist, dass natürlicherweise körperliche Entspannung und ängstliche Erregung nicht gleichzeitig bestehen können. Hierzu werden die „progressive Muskelentspannung" nach Jakobson oder das „autogene Training" genutzt und eine Angsthierarchie erstellt. Diese wird dann Stufe für Stufe in der Vorstellung, im Rollenspiel und im Alltagsleben durchgearbeitet. Der Patient verlernt seine Ängste wieder.

H01 ❗

Frage 1.565: Lösung B

Zu **(A):** Simple Lern- oder Gedächtnisprozesse zeigen sich schon bei einfachen Tieren. Aufgrund ihres überschaubaren Nervensystems wurde die Meeresschnecke *Aplysia* hierbei besonders gut erforscht. Bei Berührung zieht sich dieses Tier zusammen und schützt insbesondere die Atmungsöffnung. Berührt man die Meeresschnecke aber immer wieder, so kommt es zur Habituation (Gewöhnung): Wird ein (harmloser) Reiz wiederholt dargeboten, dann schwächt sich die Reaktion ab. Hierbei verändert sich auch die Stärke neuronaler Verschaltungen für längere Zeit; es handelt sich also um einen echten Lernprozess.

Zu **(B):** Die klassische Konditionierung verknüpft neutrale Reize mit angeborenen Reflexen. Hier besteht der Mechanismus darin, dass man den unbedingten Reiz (Erbrechen nach Chemotherapie) mit einem neutralen Reiz (Anblick der Klinik) verknüpft hat. Durch mehrfache Wiederholung entstand der bedingte Reflex, d.h. schon beim Betreten der Klinik kommt es zur Übelkeit.

Zu **(C):** Verhaltensweisen können auch dann gelernt werden, wenn die Konsequenzen nicht an der eigenen Person erlebt, sondern lediglich an anderen beobachtet werden. Dies wird dann „stellvertretende Verstärkung" genannt. Durch „Lernen am Modell" können neue Verhaltensweisen gelernt („*modelling*"), alte gefördert und auch gelöscht werden. Dies wird auch als Imitationslernen bzw. Beobachtungslernen bezeichnet und ist eine wichtige und ökonomische Methode, soziale Verhaltensweisen zu erwerben.

Zu **(D):** Negative Verstärkung bezeichnet die Beendigung einer unangenehmen Situation durch ein aktives Verhalten. Das Verhalten wird hierdurch häufiger.

Zu **(E):** Das operante bzw. instrumentelle Konditionieren setzt voraus, dass ein Lebewesen irgendwann spontan ein Verhalten zeigt. Auf dieses Verhalten reagiert die Umwelt mit einer Konsequenz, die das Individuum als angenehm oder als unangenehm empfindet. Abhängig davon wird dieses Verhalten nun häufiger oder seltener gezeigt.

H01

Frage 1.566: Lösung A

Zu **(A):** Operante verhaltensmedizinische Verfahren belohnen angemessene und löschen unangemessene Verhaltensweisen. Belohnung (z.B. in Form sozialer Zuwendung durch das Pflegepersonal), wenn der Patient sich von den Schmerzen ablenkt und trotz Schmerzen aktiv wird, ist ein solches Beispiel.

Zu **(B):** Imaginative Techniken werden z.B. bei der Krebstherapie angewandt, indem der Patient sich vorstellt, dass sein Immunsystem den Krebs angreift und vernichtet.

Zu **(C):** Experimentelle Schmerzmessungen beinhalten keine Therapie, gehören also nicht zu operanten Behandlungsverfahren.

Zu **(D):** Operante Behandlungsverfahren setzen voraus, dass der Patient für ein aktiv gezeigtes Verhalten vom Therapeuten (bzw. von anderen Personen) belohnt wird. Die Gabe von Schmerzmitteln „*bei Bedarf*" erfüllt dieses Kriterium nicht.

Zu **(E):** Reduktion körperlicher Aktivität bei chronischen Schmerzen ist ja bei diesen Patienten gerade nicht erwünscht und darf daher auch nicht belohnt werden.

H01

Frage 1.567: Lösung E

Zu **(A):** Wallston & Wallston (1981) entwickelten die *Health-Locus-of-Control-Theorie*, die von der Attributionstheorie abgeleitet wurde: 1. Personen mit internalen Kontrollüberzeugungen meinen, dass Gesundheit vom eigenen Verhalten abhängig ist. 2. Personen mit externalen Kontrollüberzeugungen dagegen erleben Krankheit als fremdbestimmt, von anderen Personen, vom Schicksal oder vom Zufall abhängig.

Zu **(B)**: Kausalattribution: Man unterscheidet erfolgssuchende und misserfolgsmeidende Personen. Erfolgssuchende schreiben Erfolg der eigenen Persönlichkeit zu, Misserfolg jedoch den Umweltbedingungen. Misserfolgsmeidende tun das Gegenteil: Erfolg liegt daran, dass man ihnen eine zu leichte Aufgabe gab; Misserfolg beweist ihnen, dass sie zu nichts taugen.

Zu **(C)**: Mit dem Begriff Reaktanz bezeichnet man die Trotzreaktion, als vernünftig erkannte Ratschläge nicht zu befolgen, da man sich in seiner Entscheidungsfreiheit eingeschränkt fühlt (Rauch- und Alkoholverbot, Diät). Man entwickelt dann eine Reihe von Gründen (Scheingründe), deretwegen man den Ratschlag nicht befolgen zu können meint. Reaktanz setzt folgendes voraus: 1. Wird die Freiheit zur Ausübung eines Verhaltens bedroht, so steigt die Attraktivität dieses Verhaltens erheblich an. 2. Personen sind daher bestrebt, eine bedrohte oder verloren gegangene Freiheit wieder zurück zu erlangen. 3. Die Reaktanz-Theorie gilt nur, wenn die Freiheitseinengung als illegitim empfunden wird.

Zu **(D)**: Repression: Der repressive Reaktionstyp (*„repressor"*) unterdrückt seine emotionalen Reaktionen auf mögliche Gefahren.

Zu **(E)**: Sensitization: Der sensitive Reaktionstyp (*„sensitizer"*) nimmt Gefahren übermäßig stark wahr und ist emotional viel damit beschäftigt. Ein Patient, der alles über den Ablauf und mögliche medizinische Risiken einer Behandlung wissen will, gehört vermutlich zu diesem Typus.

H01 *!*

Frage 1.568: Lösung B

Zu **(A)**: Aufwertungsprinzip (Steigerungsprinzip): Prinzip der Kausalattribution. Wenn ein Ereignis trotz widriger Faktoren eintritt, werden die Ursachenfaktoren als besonders stark angesehen.

Zu **(B)**: Fundamentaler Attributionsfehler: Eigene Handlungen schreibt man eher externalen Faktoren (d. h. der Situation oder der Handlung einer anderen Person) zu. Beobachter aber schreiben mit größerer Wahrscheinlichkeit dieselben Handlungen internalen Faktoren (Persönlichkeit, Fähigkeit oder Motivation des Handelnden) zu. Dieses Attributionsgesetz wird als Akteur-Beobachter-Verzerrung (*actor-observer*) bezeichnet. Hierbei machen die Beobachter den Fehler, nicht die Handelnden selbst.

Zu **(C)**: Stereotype, d. h. Bilder bzw. Vorurteile, die man von Angehörigen einer fremden Gruppe (Heterostereotype) oder der eigenen Gruppe (Autostereotype) hat. Diese Bilder sind stark verallgemeinernd und vereinfacht.

Zu **(D)**: Projektion: Bei der Projektion werden eigene Persönlichkeitseigenschaften auf andere Menschen projiziert. Meist handelt es sich um negative Charaktereigenschaften (z. B. Unordentlichkeit), die dann besonders bei einem anderen (etwa beim eigenen Kind oder Nachbarn) bemerkt werden und nun, nach Sigmund Freud, dort stellvertretend bestraft werden.

Zu **(E)**: Wahrnehmungsabwehr (*„perceptual defense"*): Tabuworte werden bei tachistoskopischer Kurzzeitdarbietung später oder gar nicht erkannt bzw. schlechter oder nicht erinnert.

H01

Frage 1.569: Lösung B

Zu **(A)**: Anomie: 1. Eine Form der Aphasie, bei der es zu Schwierigkeiten beim Erinnern von Bezeichnungen kommt. 2. Von E. Durkheim wurde der Begriff „Anomie" aber auch benutzt als Erschütterung der Gruppenmoral mit der Folge abweichenden Verhaltens z. B. bei Jugendlichen.

Zu **(B)**: Häufig gibt es Schwierigkeiten bei der Erfüllung der Verhaltenserwartungen, die mit einer Rolle verbunden sind. Man unterscheidet:

- **Interrollenkonflikte** (lat. *inter* = zwischen): Jeder Mensch hat nicht nur eine, sondern mehrere Rollen (Medizinstudent, Bruder, Sohn, Mitglied im Sportverein usw.) gleichzeitig zu erfüllen. Zwischen diesen Rollen kann es zu Konflikten kommen, die man Interrollenkonflikte nennt.

- **Intrarollenkonflikte** (lat. *intra* = innerhalb): Ein und dieselbe Rolle besteht aus verschiedenen Rollensegmenten: Die Arztrolle zum Beispiel setzt sich aus Verhaltenserwartungen zusammen, die 1. vom Patienten, 2. von den Angehörigen des Patienten, 3. von der Krankenkasse oder 4. vom Arbeitgeber des Patienten an den Arzt gestellt werden.

Zu **(C)**: Kollusion: Zusammenspiel von zwei oder mehr Personen in einem sozialen System: 1. oft im Sinne eines geheimen Einverständnisses benutzt; 2. in der Familientherapie wird der Ausdruck benutzt für eingespielte Schemen, welche die Ehepartner nicht durchschauen und daher auch nicht daraus ausbrechen können.

Zu **(D)**: Rollendistanz: bezeichnet die Distanz einer Person zu seiner Rolle. Dabei zeigt die Person durch ihr Verhalten, dass sie sich nicht mit ihrer Rolle identifiziert. Beispiel: Ein Prüfling, der unpünktlich zu seiner mündlichen Promotionsverteidigung mit Iron-Maiden-T-Shirt, kurzen Hosen und Turnschuhen erscheint.

Zu **(E)**: Devianz: abweichendes Verhalten. Sekundäre Devianz: Gesellschaftliche Reaktionen und Vorurteile verstärken das abweichende Verhalten.

den. Beides bedeutet nicht, dass der Patient gleich-berechtigt (symmetrisch) mitreden darf.

Zu **(D):** Der nondirektive oder klientenzentrierte Gesprächsstil (z. B. nach Rogers) setzt symmetrische Kommunikation voraus.

F89

Frage 2.5: Lösung E

Noch 8 % der Kandidaten kreuzten (D) an und hielten damit Aussage (2) für falsch. Dennoch entsprechen Aussage (1), (2) und (4) den Erfahrungen der meisten Kandidaten (85 %). Endlich einmal eine sinnvolle Frage, die den späteren Oberärzten einmal vor Augen hält, was im Krankenhaus eigentlich alles falsch läuft. Hoffentlich werden Sie das später einmal besser machen.

H97

Frage 2.6: Lösung B

Zu **(1):** Der Medizinbetrieb zwingt zum Glück niemanden, emotionale Bedürfnisse der Patienten zu ignorieren. Es steht Ihnen frei, sich neben der körperlichen Symptomatik auch damit zu beschäftigen!

Zu **(2):** Das wäre keine typische soziale Distanz der Arzt-Patienten-Beziehung, sondern ein Generationenkonflikt.

Zu **(3):** Da Privatpatienten oft aus den besser verdienenden Bevölkerungsgruppen stammen, wäre fraglich, in welche Richtung diese Einkommensunterschiede laufen sollen?

Zu **(4):** Die im soziologischen Sinn richtige Definition sozialer Distanz zwischen Arzt und Patient. An der Fragestellung ist natürlich zu kritisieren, dass viele Patienten auch aus der gleichen sozialen Schicht wie der Arzt stammen. Dann bleibt als Indikator allerdings nur noch die „medizinische Kompetenz" übrig.

H93   H91

Frage 2.7: Lösung D

Zu **(A)** und **(B):** Es handelt sich um eine Projektion.

Zu **(C):** Abwehrmechanismen reduzieren immer einen Konfliktdruck, der durch einen verbotenen Triebimpuls entsteht.

Zu **(D):** Von einer iatrogenen (= durch den Arzt hervorgerufenen) Fixierung spricht man nur dann, wenn der Arzt bewusst oder unbewusst durch bestimmte Verhaltensweisen den Patienten an sich bindet oder dessen Symptomatik aufrechterhält.

Zu **(E):** Projektion gehört mit zu den Beurteilungsfehlern. Siehe Lerntext II.18 Entscheidungsfehler.

F97

Frage 2.8: Lösung D

Zu **(A)** und **(C):** Emotionale Stabilität vs. Labilität (= Neurotizismus): Dies ist die Tendenz, in belastenden Situationen neurotische Verhaltensweisen wie Reizbarkeit, Launenhaftigkeit usw. zu zeigen, was der Patient in dem Beispiel aber nicht macht. Immerhin ein rundes Viertel der Studenten hielt fälschlicherweise diese Lösung für richtig.

Zu **(B):** Extraversion vs. Introversion: Extravertierte verhalten sich gesellig und kontaktbereit, Introvertierte dagegen schüchterner und zurückgezogener, sie vermeiden übermäßige Stimulation und sind kontaktärmer.

Zu **(D):** Von iatrogener Fixierung (iater, griech. = Arzt) spricht man, wenn Patienten durch ärztliche Einstellungen und ärztliches Handeln dazu gebracht werden, an bestimmten Einstellungen, Krankheiten und Ängsten festzuhalten. Durch die „sehr eingehende Untersuchung des Herzens" verfestigt sich bei dem Patienten die Vorstellung, an einer Herzkrankheit zu leiden.

Zu **(E):** Mit Regression (lat. regredi = zurückgehen) bezeichnet man den Rückschritt von einer höheren Entwicklungsstufe auf eine niedrigere. Nach S. Freud kommt es dadurch zum Wiederauftreten von Verhaltensweisen früherer Entwicklungsstufen. Die Institution Krankenhaus erzwingt oft eine Regression der Patienten, indem diese wie unmündige Kleinkinder behandelt werden.

F95

Frage 2.9: Lösung D

Mit iatrogener Fixierung (vom griechischen „iater"=Arzt) ist eine übermäßig starke Bindung des Patienten an den Arzt gemeint. Hierdurch kann es u. a. dazu kommen, dass Krankheitssymptome („iatrogene Krankheiten") über lange Zeiträume aufrechterhalten werden, um den Arzt weiter aufsuchen zu können.

F99

Frage 2.10: Lösung B

Zu **(A):** Autosuggestion: sich selbst etwas einreden. Der Placeboeffekt kann häufig mit Autosuggestion (*„Mir geht's schon viel besser, weil ich ja diese echt teure Tablette geschluckt habe"*) erklärt werden.

Zu **(B):** Von iatrogener Fixierung (iater griech. = Arzt) spricht man, wenn Patienten durch ärztliche Einstellungen und ärztliches Handeln dazu gebracht werden, an bestimmten Einstellungen, Krankheiten und Ängsten festzuhalten. Durch die eingehende körperliche Untersuchung, ohne auf psychische Anteile einzugehen, entsteht beim Patient die Ansicht, es würde sich doch um eine organische Störung handeln.

Zu **(C):** Die Nichtbefolgung ärztlicher Anweisungen wird Non-Compliance genannt. Obwohl der Leidensdruck durch die meisten Krankheiten den Patienten eigentlich zur Compliance zwingen sollte, ist die Nichtbefolgung ärztlicher Anweisungen traurige Realität bei der überwiegenden Anzahl von Patienten. Dies gilt insbesondere, wenn den Patienten lediglich Anweisungen gegeben werden, die nicht ausreichend erklärt und begründet wurden.

Zu **(D):** Reaktanz bezeichnet das Phänomen, dass verbotene oder in ihrer Ausübung stark bedrohte Verhaltensweisen erheblich an Attraktivität gewinnen und nun *„erst recht"* ausgeführt werden. Dies gilt insbesondere dann, wenn das Verbot als illegitim, ungerechtfertigt erscheint. Verbote sollte man daher immer begründen und bei Geboten Handlungsalternativen nennen.

Zu **(E):** Somatisierung: Abdrängung ins Körperliche. Viele Patienten finden es nicht besonders schick unter einer psychischen Störung zu leiden (z.B. Depression), weil sie vor sozialer Stigmatisierung Angst haben. Sie schildern dann beim Arzt nur die somatische Seite ihrer Störungen (Schlaf- und Appetitlosigkeit, Engegefühl beim Atmen, Kopfschmerzen usw.), ansonsten geben sie an, es würde ihnen *„eigentlich ganz gut"* gehen.

H99

Frage 2.11: Lösung A

Zu **(A):** Laiensystem: Mit Laienätiologie werden Alltagsvorstellungen zur Entstehung von Krankheiten bezeichnet, das Wort Laienzuweisung bezeichnet darüber hinaus auch alltägliche Ratschläge aus dem Bekanntenkreis zur Behandlung von Krankheiten. Eine Fehlorientierung durch dieses Laiensystem dürfte jedoch nicht zu einer übermäßig engen Bindung an den Arzt („iatrogene Fixierung") führen.

Zu **(B):** Mit „iatrogene Fixierung" (vom griech. „iater" = Arzt) ist eine übermäßig starke Bindung des Patienten an den Arzt gemeint. Hierdurch kann es u.a. dazu kommen, dass Krankheitssymptome über lange Zeit aufrecht erhalten werden, um den Arzt weiterhin aufsuchen zu können.

Zu **(C):** Der Hypochonder projiziert seine Angst auf körperliche Krankheiten und entdeckt ständig neue Symptome (meist unheilbarer, tödlicher) Krankheiten an sich selbst. Beim Arzt glaubt er, Hilfe erhalten zu können. Viele Hypochonder suchen sich ihre Wohnung im selben Haus, in dem auch eine Arztpraxis ist oder direkt neben einem Krankenhaus.

Zu **(D):** Patienten können durch ärztliche Einstellungen und ärztliches Handeln dazu gebracht werden, an bestimmten Einstellungen, Krankheiten und Ängsten festzuhalten. Ein Patient mit unklaren Kopfschmerzen kann z.B. durch die ärztliche Einstellung, es handle sich um eine Krankheit rein organischer Genese, eine Psychotherapie ablehnen. Iatrogene Krankheiten werden sogar durch ärztliches Fehlverhalten hervorgerufen.

Zu **(E):** Durch menschliche Zuwendung und medizinische Hilfe unterstützt der Arzt diese Fixierung natürlich notwendigerweise.

2.1.2 Arztrolle

— Arztrolle ————————————————— II.2 —

Soziale Rolle nennt man die Summe derjenigen Verhaltensweisen und Einstellungen, die für die jeweilige soziale Position erwartet werden und typisch sind. Der amerikanische Soziologe **Parsons** (1961) beschreibt fünf Verhaltenserwartungen an den Arzt:

1. **Funktionale Spezifität**: Der Arzt habe nur zum Zweck des Erkennens und der Beseitigung von Krankheiten zu handeln.
2. **Uneingeschränkte Hilfsbereitschaft** (universelle Wertorientierung, Universalität): Ein Arzt soll alle Patienten gleich behandeln, ungeachtet ihrer sozialen Stellung und persönlichen Eigenarten.
3. **Affektive** (gefühlsmäßige) **Neutralität**: Die Hilfeleistungen des Arztes dürfen weder durch Sympathie noch Antipathie beeinträchtigt werden.
4. **Fachliche Kompetenz**: Vom Arzt werden Wissen und Fähigkeit zum Erkennen und Behandeln von Krankheiten erwartet.
5. **Kollektivitätsorientierung / Altruismus** (lat. *alter* = der andere): Der Arzt habe uneigennützig zu handeln, also die Notlage des Patienten nicht zu seinen Gunsten auszunutzen.

Basisasymmetrie:
Aus dem klassischen Rollenverständnis von Arzt und Patient ergibt sich (leider!), dass die Beziehung zwischen Arzt und Patient oft *asymmetrisch* ist: der Arzt tritt als Fachautorität auf (Wissen, Kompetenz), mit hohem Sozialstatus und in der Position des Gebenden. Der Patient kommt besorgt und durch seine Krankheit behindert und in der Position des Nehmenden. Bereits hierin liegt beträchtliches Konfliktpotential. Ein typisches Ereignis ist etwa die Chefvisite im Krankenhaus, während der auch heute noch oft genug mit lateinischen Fachausdrücken ÜBER den Patienten gesprochen wird, statt MIT ihm. Trotz dieser Basisasymmetrie gibt es verschiedene Interaktionsstile zwischen Arzt und Patient, die sich zwischen den folgenden Extremen bewegen:

- **autokratischer (direktiver) Stil**: Der Arzt trifft Anordnungen, ohne dass der Patient in den Entscheidungsprozess mit einbezogen wird,

- **nicht-direktiver Stil**: arbeitsteilige Partnerschaft, in welcher der Patient zur aktiven Mitarbeit ermutigt wird.

Der Interaktionsstil in der Beziehung zwischen Arzt und Patient hat bedeutenden Einfluss auf die Compliance (s. u.). Zu den Zielen eines **ärztlichen Gespräches** gehören:

- Aufbau einer Beziehung zum Patienten;
- Gewinnung von Informationen über den Patienten;
- Informierung des Patienten; Entlastung und emotionale Stützung des Patienten;
- Sicherung der Compliance (Zusammenarbeit).

Iatrogene Fixierung:
Von **iatrogener Fixierung** (iater gr. = Arzt) spricht man, wenn Patienten durch ärztliche Einstellungen und ärztliches Handeln dazu gebracht werden, an bestimmten Einstellungen, Krankheiten und Ängsten festzuhalten. Ein Patient mit unklaren Kopfschmerzen kann z.B. durch die ärztliche Einstellung, es handle sich um eine Krankheit rein organischer Genese, eine Psychotherapie ablehnen.

F98   H96   H93

Frage 2.12: Lösung C

Zu **(C)**: Emotionale Stabilität zählte Herr Parsons leider nicht zu den typischen Rollenerwartungen an den Arzt. Das ist eigentlich schade, denn es würde gut dazu passen. Diese Frage konnten nur 57% der leidgeprüften Studenten richtig beantworten.

F91

Frage 2.13: Lösung D

Zu **(1)**: Parson beschäftigte sich mit Verhaltens**erwartungen** an den Arzt und nicht mit Verhaltensweisen des Arztes.
Zu **(3)**: Emotionale Wärme gehört nach Parsons (leider, leider!) auch nicht dazu.
Zu **(2)** und **(4)**: Richtige Aussagen.

F91

Frage 2.14: Lösung A

Der Arzt handelt zum einen nicht uneigennützig (Altruismus) und zum anderen dient sein Handeln nicht nur der Erkennung und Beseitigung der Krankheit (funktionale Spezifität). Über seine Kompetenz und affektive Neutralität wird im Text nichts ausgesagt.

H97   F94

Frage 2.15: Lösung C

Zu **(1)**: Uneingeschränkte Hilfsbereitschaft (universelle Wertorientierung, Universalität): Als Arzt sollen Sie alle Ihre Patienten gleich behandeln, ungeachtet ihrer sozialen Stellung und persönlichen Eigenarten. Die Tatsache, dass ein Patient AIDS hat, darf nicht dazu führen, dass dieser Patient abgelehnt wird.
Zu **(4)**: Kollektivitätsorientierung (Altruismus): Der Arzt hat uneigennützig zu handeln, also die Notlage des Patienten nicht zu seinen Gunsten auszunutzen. Hierzu gehört auch, dass der Arzt notfalls sogar Nachteile in Kauf nehmen muss (Wegbleiben anderer Patienten), um dem AIDS-Kranken zu helfen.

F01

Frage 2.16: Lösung A

Der amerikanische Soziologe Parsons (1961) beschreibt fünf Verhaltenserwartungen an den Arzt (bezogen auf westliche Industriegesellschaften) bzw. die Arztrolle:
1. Funktionale Spezifität: Der Arzt hat nur zum Zweck des Erkennens und der Beseitigung von Krankheiten zu handeln. Er muss seine Grenzen kennen und bei Bedarf an andere Fachleute delegieren.
2. Uneingeschränkte Hilfsbereitschaft (universelle Wertorientierung, Universalität): Der Arzt soll alle Patienten gleich behandeln, ungeachtet ihrer sozialen Stellung und persönlichen Eigenarten.
3. Affektive (gefühlsmäßige) Neutralität: Die Hilfeleistungen des Arztes dürfen weder durch Sympathie noch Antipathie beeinträchtigt werden.
4. Fachliche Kompetenz: Vom Arzt werden Wissen und Fähigkeit zum Erkennen und Behandeln von Krankheiten erwartet.
5. Kollektivitätsorientierung/Altruismus (lat. alter = der andere): Der Arzt hat uneigennützig zu handeln, also die Notlage des Patienten nicht zu seinen Gunsten auszunutzen.

Zu **(A)**: Diese Aussage gehört zum Bereich der „funktionalen Spezifität". Der Frauenarzt hat seine Funktion erfüllt und überweist nun an den Facharzt auf einem spezifischeren Gebiet.
Zu **(B)**: Dies würde in die Bereiche der affektiven Neutralität und der fachlichen Kompetenz fallen. Unabhängig von Sympathie oder Antipathie darf der Arzt nur auf Grundlage der medizinischen Erkenntnisse handeln.
Zu **(C)**: Eine sehr wichtige Aussage, der ich hier unbedingt noch zufügen möchte, dass Rauchen insgesamt ungemein negative Auswirkungen hat und Sie sich alle meine Sympathien verscherzen, wenn Sie auch jetzt einfach noch weiter rauchen.

Zu **(D)**: Das wäre uneingeschränkte Hilfsbereitschaft.

Zu **(E)**: Eine solche Aussage könnte in den Bereich der fachlichen Kompetenz fallen. Allerdings hat dieser Arzt keinen blassen Schimmer von psychosomatischen Konversionsstörungen, mit denen der Patient nur Zuwendung erreichen will.

H89

Frage 2.17: Lösung C

Zu **(1)**, **(2)** und **(3)**: Richtige Aussagen zur Arztrolle.
Zu **(3)**: Die Arztrolle ist eine „erworbene Rolle".
Vorsicht: 23 % der Kandidaten haben (E) angekreuzt. Den Unterschied zwischen einer „zugeschriebenen Rolle" (z. B. Herkunfts- und Geschlechterrolle) und einer „erworbenen Rolle" (z. B. Berufsrolle, Ehepartner) sollte man sich merken.

F00

Frage 2.18: Lösung E

Zu **(A)**: Die „Vorschriften des Sozialrechts" bedingten eine äußere Kontrolle durch soziale Instanzen.
Zu **(B)**: Von einem Arzt wird z. B. nach Parsons erwartet, dass
1. er uneingeschränkt hilfsbreit ist,
2. affektiv neutral bleibt,
3. uneigennützig handelt und
4. kompetent ist.
Die Summe dieser Erwartungen an die Position des Arztes machen nach Parsons die Arztrolle aus. In der Tat besteht hier eine Kluft der Parsonschen Erwartungen zu den Kostenfragen und dem Bemühen um wirtschaftlichen Erfolg.
Zu **(C)**: Die Arztrolle setzt sich aus Verhaltenserwartungen zusammen, die z. B. vom Patienten, von den Angehörigen des Patienten, von der Krankenkasse, vom Arbeitgeber des Patienten oder von den Arzthelferinnen an den Arzt gestellt werden.
Zu **(D)**: Rollensektor: Teil einer Rolle. Als Arzt/Ärztin hat man zu unterschiedlichen Zeitpunkten (Noteinsatz, Visite, Bereitschaftsdienst) dieselbe Rolle unterschiedlich auszuführen. Auch verschiedenen Personen gegenüber (Patienten, Kollegen, Arzthelferinnen, Krankenschwestern usw.) gibt es unterschiedliche Sektoren derselben Rolle.
Zu **(E)**: Rollenkonflikt: Man unterscheidet den Interrollenkonflikt zwischen verschiedenen Rollen einer Person (z. B. als Arzt, als Ehemann, als Freund, als Mieter, als Fernsehzuschauer usw.) vom Intra-Rollenkonflikt durch Ansprüche verschiedener Leute (von den Patienten, von der Ehefrau, von der Freundin, von den Eltern, von den Kollegen) innerhalb einer Rolle (z. B. als „Mann"). Auf den Interrollenkonflikt geht das Zitat nicht ein.

2.1.3 Krankenrolle

Krankenrolle ─────────────────────── II.3

Nach **Parsons** ist Krankheit …
- ein unerwünschter Zustand, der den Kranken von seinen Alltagsverpflichtungen entbindet.
- Der Kranke kann entsprechend für seine Minderleistungen nicht verantwortlich gemacht werden.
- Der Kranke hat Genesungswillen zu zeigen und entsprechend zu handeln (Aufsuchen eines Arztes).

Jede Erkrankung hat typische Veränderungen zur Folge. Nach **Lazarus** (1979) werden hier im wesentlichen aufgezählt:
1. Unmittelbare Lebensbedrohung und Angst zu sterben;
2. Bedrohung der körperlichen Intaktheit und Unversehrtheit;
3. Belastung durch die Notwendigkeit der Anpassung an neue Umwelten wie das Krankenhaus usw.;
4. Bedrohung des Selbstkonzeptes und der Zukunftsplanungen;
5. Veränderungen des gewohnten Handlungssystems und infolgedessen Gefährdung der Erfüllung bisher ausgeübter Rollen und Tätigkeiten und damit verbundene Trennung von der Familie, den Freunden sowie anderen bisher vorhandenen Bezugspersonen und sozialen Unterstützungssystemen.

Als typisches **Krankheitsverhalten** ergeben sich nach **Schmidt** (1984) daraus dann: „*Versuche zur Reduktion der Bedrohlichkeit der krankheitsbedingten Umweltbedingungen und Aktivierung von Kräften zur Genesung, wobei das Verstehen der medizinischen Probleme und der daraus folgenden Behandlungsanweisungen von zentraler Bedeutung ist.*"

Krankheitsgewinn:
Krankheiten haben offenbar nicht immer nur negative Folgen. Schon aus Ihrer frühen Kindheit wissen Sie, dass taktisches Fehlen vor der entscheidenden Mathematikarbeit am Ende des Schuljahres manchmal noch die Versetzung retten konnte. Die simulierten Bauchschmerzen retteten nicht nur vor der Klassenarbeit, sondern auch die Mami blieb zu Hause und kochte Kamillentee. Sigmund **Freud** beschäftigte sich schon recht früh mit Möglichkeiten, aus einer Erkrankung auch einen Gewinn ziehen zu können. Er untersuchte dies primär an Neurotikern, das System lässt sich aber auf fast alle Erkrankungen anwenden. Mit **primärem Krankheitsgewinn** bezeichnete Freud die *inneren Vorteile*, die ein Neurotiker aus seinen neurotischen

Symptomen zieht: Danach liegt der Neurose ein Konflikt zu Grunde, der intrapsychische Spannung erzeugt. Dieser unbewusste Konflikt kann durch Symptombildung verringert werden. Interessanter für unseren Kontext ist der **sekundäre Krankheitsgewinn**, damit bezeichnete Freud die *äußeren Vorteile*, die ein Patient aus bereits bestehenden Symptomen ziehen kann, insbesondere die Zuwendung, die ein Kranker von seiner Umgebung erhält. Sowohl primärer als auch sekundärer Krankheitsgewinn stehen einer Heilung entgegen. Im Gegenteil, ein Mensch, der sich durch das Vorzeigen von Krankheitssymptomen vor Stress und Belastungen schützen kann und obendrein auch noch durch Zuwendung belohnt wird, wird diese Möglichkeit aller Wahrscheinlichkeit immer häufiger anwenden.

Coping:
Die Krankheit und diese damit verbundenen Bedrohungen müssen verarbeitet werden. Das **Coping-Modell** von **Lazarus** (1966) unterscheidet mehrere Bewältigungsreaktionen:
a) **Informationssuche** (im medizinischen Wörterbuch nachschlagen, den Arzt fragen),
b) direkte **Aktionen** (Medikamente einnehmen, Selbsthilfegruppe aufsuchen),
c) **Aktionshemmung** (Rückzug, Verminderung von Arbeitstätigkeiten) und
d) **intrapsychische und kognitive Prozesse** (Ignorieren der Krankheit, Herunterspielen oder Überbewertung der Symptome).
Nach Ausführung einer Bewältigungsreaktion kommt es zu einer **Neubewertung** der Situation, die ggf. weitere Bewältigungsmechanismen zur Folge haben mit erneuter Neubewertung usw. (Kreisprozess).

Transaktionales Modell der Krankheitsverarbeitung:
Heim et al. (1983) beschreiben ähnliche Reaktionen, die als „**Transaktionales Modell** der Krankheitsverarbeitung" bekannt wurden und den zeitlichen Aspekt mitberücksichtigen:
1. **Wahrnehmung**: Am Anfang der Erkrankung steht die Wahrnehmung von Symptomen.
2. **Kognitive Verarbeitungen**: Die Veränderung des Gesundheitszustandes wird bewertet.
3. **Bewältigungsformen**: Hier werden drei Möglichkeiten unterschieden:
   a) **Handeln**:
   ● Kompensation (sich etwas Gutes gönnen),
   ● Zuwendung-suchen,
   ● Rückzug,
   ● Wut-ausleben,
   ● Altruismus (anderen helfen),
   ● Zupacken (*„Damit werde ich schon fertig!"*);

b) **Kognition**:
● Dissimulieren (Krankheit herunterspielen),
● Ablenken (Aufmerksamkeit auf etwas anderes lenken),
● Valorisieren (sich selbst aufwerten),
● Problemanalyse (vernünftiges Abwägen und Entscheiden),
● Vermeiden (Problem aus dem Wege gehen),
● Rumifizieren (ständiges Grübeln über Krankheit),
● Stoizismus (mit Fassung tragen);
c) **Intrapsychisch-emotional**:
● Haltung-bewahren (Selbstkontrolle),
● Fatalismus (aufgeben, resignieren),
● Auflehnung (Protest),
● Selbstbeschuldigung (Fehler suchen),
● Emotionen ausdrücken,
● Religiosität (Halt im Glauben).

Soziale Unterstützung:
Eine weitere wichtige Rolle bei der Krankheitsverarbeitung spielt auch die **soziale Unterstützung** (Fremdhilfen durch das direkte soziale Umfeld), die durch Stabilität, Dichte und Qualität des sozialen Netzwerkes einer Person bestimmt wird.
Cohen & Wills (1985) unterschieden:
● **Strukturelle soziale Unterstützung** (Größe des soziales Netzwerk, Familien, Zahl der Freunde)
● **Funktionelle soziale Unterstützung** (Qualität der Beziehung, emotionale Zuwendung)
Zu der Wichtigkeit sozialer Unterstützung beim Auftreten von Krankheiten gibt es eine Fülle medizinpsychologischer Untersuchungen, von denen einige exemplarisch erwähnt werden sollen: **Blazer** (1982) fand, dass ältere Menschen mit hoher sozialer Unterstützung auch eher positives Gesundheitsverhalten zeigten (z.B. gesunde Ernährung, Nichtrauchen, mäßiger Alkoholgenuss). **Kiecolt-Glaser** (1984): Studenten mit hoher Einsamkeit wiesen während der Abschlussprüfung herabgesetzte Immunfunktionen auf. **Ruberman et al.** (1984): Todesfälle nach einem Herzinfarkt bei Männern korrelierten hoch mit mangelnder sozialer Unterstützung. **Schoenbach et al.** (1986) fanden, dass die Sterblichkeit einer älteren Population in enger Beziehung zur strukturellen Unterstützung stand. **Seeman & Syme** (1987): Frauen mit hoher funktioneller Unterstützung litten seltener an Atherosklerose. **Goodenow, Reisine & Grady** (1990): Frauen mit hoher funktionaler Unterstützung kamen besser mit rheumatischer Arthritis zurecht. **Turkington** (1992): Von Herzpatienten, die niemand hatten, mit dem sie reden konnten, starben dreimal mehr als von der sozial integrierten Kontrollgruppe. **Glaser et al.** (1992) Nach einer Impfung (Hepatitis-B) zeigten sozial-integrierte Studenten stärkere Immunreaktionen auf

den Impfstoff auf. **Spiegel et al.** (1989) und **Levy & Roberts** (1992): Krebs-Patienten mit hoher sozialer Unterstützung hatten eine bessere Prognose.

Regression:

Krankheit kann, wie bereits oben gesagt, auch zu Rückzug führen: **Regression** (*regredi*, lat. = zurückgehen) bezeichnet einen Rückschritt in frühere (kindliche) Verhaltensweisen, der in Kliniken gefördert wird durch:

a) **Institutionelle Faktoren** (alle wesentlichen Entscheidungen zum Tagesablauf sind dem Patienten abgenommen);

b) **Situative Faktoren** (der Patient verbringt den ganzen Tag im Bett und wird gepflegt) und

c) **Individuelle Faktoren** (z. B. sekundärer Krankheitsgewinn).

F01

Frage 2.19: Lösung B

Zu **(A):** Mit primärem Krankheitsgewinn bezeichnete Sigmund Freud die inneren Vorteile, die ein Neurotiker aus seinen neurotischen Symptomen zieht: Danach liegt der Neurose ein Konflikt zu Grunde, der intrapsychische Spannung erzeugt. Dieser intrapsychische (unbewusste) Konflikt oder die Spannung kann durch Symptombildung verringert werden. Mit sekundärem Krankheitsgewinn bezeichnete S. Freud die äußeren Vorteile, die ein Neurotiker aus bereits bestehenden Symptomen ziehen kann, wie z.B. die Zuwendung, die ein Kranker von seiner Umgebung erhält, oder die Befreiung von Alltagsverpflichtungen. Die Abweichung von üblichen sozialen Verpflichtungen könnte also nur einen Beleg für sekundären Krankheitsgewinn darstellen.

Zu **(B):** Krankenrolle: Nach Parsons ist Krankheit ein unerwünschter Zustand, der den Kranken von seinen Alltagsverpflichtungen entbindet. Der Kranke kann für seine Minderleistungen nicht verantwortlich gemacht werden. Er hat Genesungswillen zu zeigen und entsprechend zu handeln (Aufsuchen eines Arztes).

Zu **(C):** Von iatrogener Fixierung (*iater* griech. = Arzt) spricht man, wenn Patienten durch ärztliche Einstellungen und ärztliches *Handeln* dazu gebracht werden, an bestimmten Einstellungen, Krankheiten und Ängsten festzuhalten. Entbindung von Pflichten ist keine Folge der iatrogenen Fixierung.

Zu **(D):** Unter Devianz versteht man von der Norm abweichendes Verhalten. Sekundäre Devianz entsteht als Folge, wenn das deviante Verhalten durch gesellschaftliche Reaktionen verstärkt wird.

Zu **(E):** Die Abweichung von üblichen sozialen Verpflichtungen wird in der Regel nur negativ sanktioniert, wenn die Gesellschaft meint, der Betreffende sei gesund oder würde nur simulieren. Bei sichtlich kranken Personen wird dieses Verhalten entschuldigt.

F00

Frage 2.20: Lösung A

Zu **(A):** Mit primärem Krankheitsgewinn bezeichnet S. Freud die inneren Vorteile, die ein Neurotiker aus seinen neurotischen Symptomen zieht: Danach liegt der Neurose ein Konflikt zu Grunde, der intrapsychische Spannung erzeugt. Diese intrapsychische (unbewusste) Spannung kann durch Symptombildung verringert werden. Mit sekundärem Krankheitsgewinn bezeichnete S. Freud die äußeren Vorteile, die ein Neurotiker aus bereits bestehenden Symptomen ziehen kann, wie z.B. die Zuwendung, die ein Kranker von seiner Umgebung erhält und die Befreiung von Alltagsverpflichtungen. Das Konzept kann auch auf viele psychosomatische und sogar auf somatische Krankheiten übertragen werden. Sowohl primärer als auch sekundärer Krankheitsgewinn stehen einer Heilung entgegen.

Zu **(B)–(E):** Dies würde die Bereitschaft des Patienten, sich an ärztliche Vorgaben zu halten, eher erhöhen.

H91   H89

Frage 2.21: Lösung E

(A)–(D) kennzeichnen den sekundären Krankheitsgewinn.

Nur 53 % der Kandidaten kreuzten richtig (E) an!

F92   H88

Frage 2.22: Lösung A

Zu **(1)**, **(3)** und **(4):** Diese Aussagen kennzeichnen den **sekundären** Krankheitsgewinn.

Achtung: Nur 41 % der Kandidaten kreuzten richtig (A) an. Die Mehrzahl konnte damit primären von sekundärem Krankheitsgewinn nicht klar unterscheiden.

H94

Frage 2.23: Lösung D

Zu **(D):** Richtige Definition des primären Krankheitsgewinns.

Zu **(A)**, **(B)**, **(C)** und **(E):** Sekundärer Krankheitsgewinn.

H87

Frage 2.24: Lösung B

Es handelt sich natürlich um einen sekundären Krankheitsgewinn. Nur 49 % der Kandidaten kreuzten (B) richtig an. Zwangssymptome sind z. B. Kontrollzwang, Zählzwang, Sammelzwang usw.

F95   F89

Frage 2.25: Lösung E

Zu **(A):** Gruppensolidarität: Ausmaß, in dem eigene Bedürfnisse zurückgestellt werden, damit die Gruppe ihre Ziele durchsetzen kann.
Zu **(B):** Gruppenkohäsion: Bindungsstärke, Zummenhalt der Gruppenmitglieder.
Zu **(C):** Positive Verstärkung: Durch den Einsatz eines Belohnungsreizes wird ein Verhalten häufiger.
Zu **(D):** Primärer Krankheitsgewinn: Vorteile, die ein Neurotiker aus seinen angstmeidenden Verhaltensweisen zieht.
Zu **(E):** Sekundärer Krankheitsgewinn: Zuwendung der Umgebung für das Zeigen von Krankheitssymptomen. Um die Zuwendung zu erhalten, manifestieren sich dann oft die Symptome.

F94

Frage 2.26: Lösung A

Zu **(A):** Konversion bezeichnet einen Abwehrmechanismus, bei dem durch Ausbildung von körperlichen Symptomen ein zunächst unlösbar erscheinender Konflikt gelöst werden kann. Eine Ehefrau, die ihren Mann zwar liebt, aber aufgrund ihrer Erziehung den Geschlechtsverkehr mit ihm als ekelerregend empfindet, entwickelt eine hysterische Lähmung des Unterleibes und kann dadurch die Annäherungsversuche ihres Mannes abwehren, den Konflikt lösen, aber aufgrund der Krankheit trotzdem Zuwendung von ihrem Mann erhalten. Unter primären Krankheitsgewinn versteht Freud hierbei die Vorteile, die ein Neurotiker aus seinen Symptomen zieht.
Zu **(C)** und **(D):** Diese Antwortmöglichkeiten bezeichnen den sekundären Krankheitsgewinn.

H00

Frage 2.27: Lösung E

Zu **(A):** Aggravation: Übertreibung von Krankheitssymptomen. Dies ist hier nicht der Fall, da die Patienten durch Nicht-Einnahme ihrer Medikamente ja dann alsbald tatsächlich wieder krank werden.
Zu **(B):** Von iatrogener Fixierung (*iater* gr. = Arzt) spricht man, wenn Patienten durch ärztliche Einstellungen und ärztliches Handeln dazu gebracht werden, an bestimmten Einstellungen, Krankheiten und Ängsten festzuhalten.
Zu **(C):** Internalisierung: Verinnerlichung der Krankenrolle.
Zu **(D):** Unter Devianz versteht man von der Norm abweichendes Verhalten. Sekundäre Devianz entsteht als Folge, wenn das deviante Verhalten durch gesellschaftliche Reaktionen verstärkt wird.
Zu **(E):** Primärer Krankheitsgewinn: Vorteile, die ein Neurotiker aus seinen Symptomen zieht und wel-

che die Neurose dadurch aufrechterhalten (meist Angstlinderung und Verminderung der Konfliktspannung). Unter sekundärem Krankheitsgewinn versteht Freud, dass Kranke mehr Zuwendung erhalten und von Alltagspflichten entbunden werden. Patienten, die sich im Krankenhaus wohler als zu Hause fühlen, profitieren vermutlich von der Zuwendung durch das Personal und zeigen sekundären Krankheitsgewinn.

H96

Frage 2.28: Lösung B

Lazarus beschreibt körperliche Krankheiten als Stress, auf den die Person verschieden reagieren kann: 1. Suche nach Informationen, 2. Sofortiges Handeln, ohne viel zu überlegen, 3. Nichthandeln, Vermeiden von Aktivitäten, 4. Intrapsychische Reaktionen. Lösungsmöglichkeit (B) kommt dabei nicht vor.

F97

Frage 2.29: Lösung C

Zu **(1)** und **(2):** Eine Betonung des kognitiven Aspektes würde bedeuten, dass die Person sich bewusst ist, dass der Stress auch eigenen Gedankengängen entspringt und damit umstrukturiert werden könnte. Völlig falsch erscheint diese Aussage allerdings nicht, da auch Lazarus davon ausgeht, dass die persönliche Bewertung einer Situation den Stress verursacht. Das Schwergewicht liegt hier wohl darauf, ob die Theorie das nun explizit „betont" oder nicht?
Zu **(3):** Nach Lazarus („Copingforschung") sind alle Reize Stressoren, die von einer Person subjektiv als bedrohlich empfunden werden. Allgemein gesagt, kommt es nach Ansicht von Lazarus zur Verschiebung von Reizgegebenheiten bei Stress auf Bewältigungsstrategien und innerpsychische Prozesse der Reizverarbeitung. Lazarus unterschied: „Primary appraisal" (erste Bewertung des Reizes als bedrohlich/belastend, günstig/positiv, neutral/irrelevant); „secondary appraisal" (Bewertung der eigenen Handlungsfähigkeit bezüglich des Reizes, Bewältigung); „reappraisal" (neue Einschätzung der Situation unter Einbezug der eigenen Fähigkeiten).
Haben Sie das verkehrt gelöst? Macht nichts, nur 40% der Studenten kreuzten im Examen F97 die richtige Lösung an.

H97

Frage 2.30: Lösung B

Zu **(A):** In der Stresstheorie von Lazarus wird zwar auch die subjektive Bewertung beschrieben, ob eine Situation mit eigenen Mitteln zu bewältigen ist (nicht stresserzeugend) oder ob die Person sich in ihren Möglichkeiten überfordert sieht (stresserzeugend). Dies ist jedoch nicht die *primäre* Bewertung, nach der gefragt wurde!

Zu **(B):** Primäre Bewertung im Copingkonzept nach Lazarus (1966): Es hängt von den subjektiven Bewertungen einer Person ab, ob Stress als irrelevant, als negativ oder sogar als positiv eingeschätzt wird.

Zu **(C):** Problemorientierte Stressbewältigung: z.B. Schuldnerberatung.

Zu **(D):** Emotionsregulierende Stressbewältigung: z.B. nondirektive Gesprächspsychotherapie.

H98

Frage 2.31: Lösung C

Zu **(C):** Das Coping-Modell von Lazarus (1966) beschäftigt sich mit der Krankheitsverarbeitung. Nach diesem Modell hängen die Reaktionen auf eine Krankheit entscheidend von zwei kognitiven Prozessen ab: 1. Bewertung der aktuellen Bedrohung und 2. Einschätzung der eigenen Bewältigungsmöglichkeiten. Aufgrund dieses Bewertungsprozesses kann es zu vier unterschiedlichen Bewältigungsreaktionen kommen: Informationssuche, direkte Aktionen, Aktionshemmung und intrapsychische, kognitive Prozesse. Nach Ausführung erfolgt eine Neubewertung der Situation. Nach Heim et al. (1983) gehören zu den intrapsychischen Prozessen, nach denen im Text gefragt wird, z.B.: Haltung bewahren, Selbstkontrolle, Fatalismus, Resignation, Auflehnung, Protest, Selbstbeschuldigung, Emotionen, Religiosität.

Zu **(A), (B), (D)** und **(E):** Diese Bewältigungsformen wurden von Heim et al. (1983) samt und sonders dem Bereich der Aktionen zugeordnet. Die vollständige Liste möglicher Handlungen lautet: Kompensation, Aussprache suchen, Rückzug, Wut ausleben, Altruismus, Zupacken.

H00 *!!*

Frage 2.32: Lösung C

Zu **(A)**, **(B)** und **(E):** Nach Lazarus („*Copingforschung*") sind alle Reize Stressoren, die von einer Person subjektiv als bedrohlich empfunden werden. Ob eine Person eine Situation als bedrohlich, irrelevant, negativ oder sogar als positiv einschätzt, hängt demnach nur von der persönlichen Bewertung ab. Allgemein gesagt kommt es nach Ansicht von Lazarus zur Verschiebung von Reizgegebenheiten bei Stress auf Bewältigungsstrategien und innerpsychische Prozesse der Reizverarbeitung. Lazarus unterscheidet hier: „*Primary appraisal*": erste Bewertung des Reizes als bedrohlich/belastend, günstig/positiv, neutral/irrelevant. „*Secondary appraisal*": Bewertung der eigenen Handlungsfähigkeit bezüglich des Reizes (Bewältigung). Im weiteren Verlauf kann es zum „*Reappraisal*" kommen,

einer neuen Einschätzung der Situation unter Einbezug der eigenen Fähigkeiten.

Zu **(C)** und **(D):** Unter Coping versteht man Bewältigungsstrategien zur Auseinandersetzung mit der Krankheit. Lazarus war einer der wesentlichen Begründer dieses Copingkonzeptes. Demnach hat der Patient die Chance, seiner Krankheit folgendermaßen zu begegnen: Zum einen können durch aktive Handlungen Bewältigungsstrategien gebildet werden, um Probleme zu beseitigen, die in direktem Zusammenhang mit der Krankheit stehen. (Ein Rollstuhlfahrer z.B. bringt wesentliche Einrichtungsgegenstände wie Kleiderhaken in einer neuen Höhe an.) Zum anderen können sich kognitive und emotionale Bewältigungsstrategien ausbilden. Die Informationssuche gehört zum Bereich des problemorientierten Copings.

F95

Frage 2.33: Lösung E

Zu **(1)–(4):** Das Copingkonzept von Lazarus (1966) und Cohen und Lazarus (1980) umfasst vier Hauptformen der Reaktionen im Krankheitsfall: Suche nach Informationen, sofortiges spontanes Handeln, Vermeidung von Aktivitäten oder intrapsychische Reaktionen (z.B. Leugnen der Krankheit, Herunterspielen des Ernstes oder Überbetonung der Symptome). Neuere Arbeiten haben eine ganze Reihe von Copingstrategien untersucht, darunter z.B. Depressivität, Aktivität, Unterdrücken oder Ausdrücken von Emotionen, Ängstlichkeit und andere. Letztlich können die in der Frage genannten Items damit alle als Copingstrategie benutzt werden.

F91

Frage 2.34: Lösung D

Die Fragestellung ist unglücklich. Die beste Lösung wäre wahrscheinlich: Regression ist dreifach verursacht: Durch die prämorbide Persönlichkeit (Persönlichkeitsstruktur vor Krankheitsausbruch), durch die Krankheit und durch den Systemcharakter des Krankenhauses. 27% der Kandidaten kreuzten (B) falsch an.

F97

Frage 2.35: Lösung A

Keine der fünf Angaben ist richtig. Es handelt sich um eine adäquate Krankheitsbewältigung.

Zu **(1):** Sublimierung/Sublimation: Aus primitiven Formen der Triebbefriedigung werden höhere, sozial akzeptierte Formen gebildet. Aus einem Jungen, der Spinnen und Käfer aufschnitt und untersuchte, dafür zur Strafe aber von der Mutter Hausarrest bekam, was auch nichts nützte, weil er dort die

nen, flüchten sich in eine passiv-abwartende Rolle. Auch im weiteren Leben glauben solche Personen, dass sie geringe Kontrollmöglichkeiten auf ihre Umwelt haben.

Zu **(E):** Langanhaltende Belastung und Gefühle der Hilflosigkeit führen zu einer Verringerung des Noradrenalinspiegels im Gehirn, was mit der Monoamintheorie der Depression übereinstimmt. (Allerdings erhöhen einige antidepressive Medikamente den Noradrenalinspiegel und wirken auch. Vermutlich hat auch Serotonin hier wesentliche modulierende Effekte.)

F96

Frage 2.42: Lösung C

Zu **(1)**, **(2)** und **(4):** Siehe Lerntext II.4 Erlernte Hilflosigkeit.
Zu **(3):** Die Tiere sind nicht aggressiver. Sie verhalten sich ängstlich-passiv.

F95

Frage 2.43: Lösung C

Zu **(A):** Seligman entwickelte dieses Modell an Tierversuchen mit Hunden.
Zu **(B):** Katecholamine sind eine Gruppe von Transmittersubstanzen, die nach heutigem Kenntnisstand z.B. an der Entstehung der Depression beteiligt sind.
Zu **(C):** Das ständige Erleben von Hilflosigkeit führt auf Dauer zu Passivität und Depression.
Zu **(D):** Das Gefühl der Hilflosigkeit entsteht nur dann, wenn die betreffende Person keine Möglichkeit mehr hat, die Situation noch in irgendeiner Form zu beeinflussen (Vergleichen Sie Ihr Gefühl mit 60 km/h (a) in der Achterbahn oder (b) als Fahrer im eigenen Auto).
Zu **(E):** Die Versuchstiere von Seligman lernten, dass sie Elektroschocks nicht entkommen konnten. Später ertrugen Sie Situationen, in denen Sie das aversive Ereignis durch Handlung hätten vermeiden können, völlig passiv.

H94

Frage 2.44: Lösung B

Zu **(1)** und zu **(4):** Misserfolgsmotivation und Depression sind eine häufige Folge der erlernten Hilflosigkeit, jedoch nicht die Ursache dafür.
Zu **(2):** Die Nicht-Kontrollierbarkeit der Situation hielt Seligman für das wesentliche, auslösende Moment.
Zu **(3):** In dem ursprünglichen Versuch von Seligman wurde das Fluchtverhalten, das die Tiere auf Strafreize normalerweise gezeigt hätten, geradezu verhindert.

F99   *!*

Frage 2.45: Lösung E

Seligman entwickelte 1975 das Konzept der gelernten Hilflosigkeit aus tierexperimentellen Studien. Hunde, die Serien von Elektroschocks nicht entkommen konnten, wurden passiv und ertrugen auch andere Situationen hilflos, in denen Möglichkeiten zur Flucht gegeben waren. Inzwischen hat man in den Gehirnen dieser Tiere Veränderungen des Serotonin- und Noradrenalinspiegels festgestellt. Ähnliche Veränderungen zeigen sich auch bei einigen Arten der Depression. Seligman übertrug diese Ergebnisse auf die reaktive Depression beim Menschen. Kinder, die lernen, dass sie aversiven Reizen wie z.B. Schlägen nicht entgehen können, flüchten sich in eine passiv-abwartende Rolle. Auch im weiteren Leben glauben solche Personen, dass sie geringe Kontrollmöglichkeiten auf ihre Umwelt haben. Damit sind alle drei Aussagen richtig.

H99

Frage 2.46: Lösung B

Zu **(A)**, **(C)**, **(D)** und **(E):** Unkontrollierbare Ereignisse sollten am besten logischerweise external, spezifisch und variabel erklärt werden. Jemand, der negative Handlungsausgänge internal (auf sich selbst) zurückführt, dies stabil immer macht und auch noch global generalisiert, wird sicherlich Gefühle der Hilflosigkeit entwickeln, pessimistisch denken, unter Minderwertigkeitsgefühlen leiden und depressiv werden. Mit etwas „think positive" lässt sich da möglicherweise vieles wieder gutmachen. Also nehmen Sie diesen Kommilitonen mal etwas ans Händchen und laden Sie ihn zu Ihrer nächsten Party ein.
Zu **(B):** Fatalismus: religiöse Einstellung, nach welcher das Schicksal das Leben des Menschen bestimmt. Die Einzelperson selbst kann nichts tun, um ihr Schicksal zu beeinflussen, alles ist vorherbestimmt und im großen Buch des Lebens schon im Augenblick der Geburt verzeichnet. Die Attribuierung ist hierbei nicht internal, sondern external auf „das Schicksal", „Gott" oder eine andere Macht gerichtet.

H00   *!*

Frage 2.47: Lösung C

Es handelt sich um eine reformulierte Fassung zur Theorie der gelernten Hilflosigkeit von Seligman, die folgende Ursachen für Ereignisse annimmt:
- Ursprung:
  - internale Attribuierung: Der Mensch betrachtet sich selbst als Ursache eines Ereignisses
  - externale Attribuierung: Andere Menschen oder die Umstände sind verantwortlich.

- Wirkungsdauer:
  - stabile Attribuierung: Zeitlich stabile oder immer wiederkehrende Faktoren werden für das Ereignis verantwortlich gemacht.
  - variable Attribuierung: Variable oder zufällige Ursachen führten zum Handlungsausgang.
- Wirkungsbreite:
  - spezifische Attribuierung: Die Auswirkungen bleiben auf ein Ereignis beschränkt.
  - globale Attribuierung: Das Ereignis hat Auswirkungen auf viele Bereiche.

Zu **(A)**, **(B)**, **(D)** und **(E)**: Depressive Verstimmung, Gefühle der Hilflosigkeit, Selbstvorwürfe und vermindertes Selbstwertgefühl sind internale, globale und stabile Attributionsmuster.

Zu **(C)**: Bei Informationssuche würde der Patient zum einen external attribuieren, d.h. die Schuld für die Rückenschmerzen liegt nicht alleine in ihm, zum anderen würde er variabel attribuieren und nicht stabil (die Schmerzen können auch wieder verringert werden).

F00

Frage 2.48: Lösung *** Diese Frage wurde aus der Wertung genommen.

Zu **(A)–(E)**: Es handelt sich um eine reformulierte Fassung zur Theorie der gelernten Hilflosigkeit von Seligman, die folgende Ursachen für Ereignisse annimmt:
- Ursprung:
  1. internale Attribuierung: Der Mensch betrachtet sich selbst als Ursache eines Ereignisses;
  2. externale Attribuierung: Andere Menschen oder die Umstände sind verantwortlich.
- Wirkungsdauer:
  3. stabile Attribuierung: Zeitlich stabile oder immer wiederkehrende Faktoren werden für das Ereignis verantwortlich gemacht;
  4. variable Attribuierung: Variable oder zufällige Ursachen führten zum Handlungsausgang.
- Wirkungsbreite:
  5. spezifische Attribuierung: die Auswirkungen bleiben auf ein Ereignis beschränkt;
  6. globale Attribuierung: Das Ereignis hat Auswirkungen auf viele Bereiche.

Die Aussage des Patienten ist auf jeden Fall internal („Ich bin…"). Sie erscheint ziemlich global („…total…"), allerdings kann man argumentieren, dass „…in meinem Beruf" dann doch wieder spezifisch ist. Ob die Aussage stabil oder variabel ist, lässt sich gleichfalls kaum entscheiden, da keine Zeitangabe vorliegt (z.B. „immer" versus „momentan"). Die Frage ist damit nicht beantwortbar und wurde nachträglich aus der Wertung genommen.

F99 **!**

Frage 2.49: Lösung C

Es handelt sich um eine reformulierte Fassung zur Theorie der gelernten Hilflosigkeit von Seligman, die folgende Ursachen für Ereignisse annimmt:
- Ursprung:
  - internale Attribuierung: Der Mensch betrachtet sich selbst als Ursache eines Ereignisses.
  - externale Attribuierung: Andere Menschen oder die Umstände sind verantwortlich.
- Wirkungsdauer:
  - stabile Attribuierung: Zeitlich stabile oder immer wiederkehrende Faktoren werden für das Ereignis verantwortlich gemacht.
  - variable Attribuierung: Variable oder zufällige Ursachen führten zum Handlungsausgang.
- Wirkungsbreite:
  - spezifische Attribuierung: Die Auswirkungen bleiben auf ein Ereignis beschränkt.
  - globale Attribuierung: Das Ereignis hat Auswirkungen auf viele Bereiche.

Zu **(A)** und **(B)**: Der pessimistische Attributionsstil sucht die Ursache für das Versagen in der Person, also nicht in externen Faktoren wie hier (z.B. *„Andere Menschen mögen mich nicht", „Die Arbeit war zu schwierig", „Das Wetter hat mir einen Streich gespielt"*).

Zu **(C)**: Depressive sehen in sich selbst die Schuld für Versagen (internal), dies ist eine Eigenschaft, die sich auf alle Lebensbereiche auswirkt (global) und die sich auch über längere Zeiträume nicht verändert (stabil).

Zu **(D)**: Der depressive Attributionsstil ist nicht variabel, sondern stabil.

Zu **(E)**: Depressive sehen die Schuld an ihrem Versagen nicht in spezifischen Fehlern oder Charaktereigenschaften, sondern sie sehen sich global als zu schwach, zu dumm oder zu unfähig in allen Lebensbereichen an.

F96

Frage 2.50: Lösung D

Zu **(1)**: Internale Attribution: „Ich werde das Physikum nicht bestehen, weil ich schon immer dümmer war als andere." Externale Attribution: „Wenn ich das Physikum nicht bestehe, dann nur deshalb, weil diese Prüfung viel zu schwierig ist."

Zu **(2)**: Strukturierte versus unstrukturierte Attributionen sind kein Teil einer Handlungstheorie.

Zu **(3)**: Global: „Ich bin kein Typ für mündliche Prüfungen und werde spätestens dort völlig versagen." Spezifisch: „Warum muss ich gerade in Psychologie mündlich geprüft werden; das ist das Fach, das mir am wenigsten liegt."

Zu **(4)**: Stabil: „Bis jetzt habe ich bei Prüfungen immer versagt und werde auch immer versagen."

Variabel: „Ich habe zwar schon einmal bei einer Prüfung versagt, aber das ist schon lange her. Andere Examina habe ich dafür bestanden."

H95

Frage 2.51: Lösung E

Es handelt sich um eine reformulierte Fassung zur Theorie der gelernten Hilflosigkeit von Seligman, die folgende Ursachen für Ereignisse annimmt:
- Ursprung: – internale Attribuierung: Der Mensch betrachtet sich selbst als Ursache eines Ereignisses; – externale Attribuierung: andere Menschen oder die Umstände sind verantwortlich.
- Wirkungsdauer: – stabile Attribuierung: Zeitlich stabile oder immer wiederkehrende Faktoren werden für das Ereignis verantwortlich gemacht; – variable Attribuierung: Variable oder zufällige Ursachen führten zum Handlungsausgang.
- Wirkungsbreite: – spezifische Attribuierung: Die Auswirkungen bleiben auf ein Ereignis beschränkt; – globale Attribuierung: Das Ereignis hat Auswirkungen auf viele Bereiche.

Zu **(A):** Internal-variabel-global wäre z.B.: „Ich sollte mehr Zeit für die Patienten haben."
Zu **(B):** External-stabil-spezifisch: „Bei einem Glioblastom gibt es eben keine Überlebenschancen."
Zu **(C):** Internal-stabil-spezifisch wäre z.B.: „Ich bin unfähig, mit Krebspatienten umzugehen."
Zu **(D):** External-variabel-spezifisch: „Wenn der Patient sich hätte operieren lassen, hätte er überlebt."
Zu **(E):** Internal-stabil-global: „Ich hätte nicht Arzt werden sollen."

Frage 2.52: Lösung B

Siehe Kommentar zu Frage 2.51.

Frage 2.53: Lösung A

Zu **(A):** Aggressive Gespanntheit gehört nicht zum Konzept von Engel und Schmale.
Zu **(B)–(E):** Richtige Aussagen.

Frage 2.54: Lösung B

Aaron Beck war ursprünglich Psychoanalytiker, entwickelte dann aber ein kognitives Modell der Depression, das dysfunktionale Überzeugungen und Denkweisen des Patienten in Frage stellt. Nach Beck führen insbesondere negative unlogische Gedankengänge über sich selbst und die Umwelt, selektive Wahrnehmung von Fehlern, Überbewertung und Misserfolgen und Übergeneralisierung einer negativ verlaufenden Handlung auf zukünftige Handlungen in die Depression: *„Was sind Sie doch*

für ein armes Würmchen, dass Sie alle diese Fragen bearbeiten müssen. Das schaffen Sie bis zum Physikum sowieso nicht mehr…"

2.1.4 Kommunikation und Interaktion

Kommunikation und Interaktion — II.5

Kommunikation ist definiert als Übermittlung von Informationen zwischen einem Sender und einem Empfänger. Man unterscheidet verbale und nonverbale Kommunikation.
1. **Verbale Kommunikation:** Sprache ist für Menschen einer der wichtigsten Informationsträger. Hier unterscheidet man den **linguistischen** (Inhalt, Grammatik, Vokabular) und den **paralinguistischen Aspekt** (Rhythmus und Tempo der Sprache, Betonungen, Stimmqualität). Auch Schriftsprache zählt natürlich zur verbalen Kommunikation. Statt der Paralinguistik kann man hier graphologische Merkmale berücksichtigen (…insofern der Text noch mit der Hand geschrieben wurde, z.B. ein Arztrezept!).
2. **Nonverbale Kommunikation:** Auch über den Körper kann man Informationen austauschen. Hierzu gehören z.B.: **Körpersprache** ist wohl die ursprünglichste Methode, um sich verständlich zu machen. Über **Körperkontakt** können wir unsere elementarsten Bedürfnisse (Liebe, Hass) viel mehr als mit Worten zeigen. Die **Mimik** spielt beim Menschen wohl die zentralste Rolle innerhalb der nonverbalen Kommunikation, da wir beim Gespräch automatisch sehr viel mehr auf das Gesicht des Interaktionspartners achten als auf den gesamten restlichen Körper. Man kann praktisch jedes Gefühl durch einen entsprechenden **Gesichtsausdruck** zeigen, es handelt sich um angeborene Verhaltensweisen (auch bei blinden Kindern), Mimik ist daher international verständlich. Der erfahrene Arzt kann mitunter schon aus dem Gesichtsausdruck des Kranken erste Diagnosen darüber ableiten, wie der Patient sich fühlt, ob er Schmerzen hat und verzweifelt oder depressiv ist. Hierbei sind es vor allem die Augen, mit denen man kommunizieren kann. Die Beobachtung des **Blickkontaktes** zwischen zwei Menschen kann einem Beobachter in der Regel kurzfristig sagen, welches Verhältnis diese Personen zueinander haben und was in ihnen gerade vor sich geht: der autoritäre Chef sieht den Untergebenen an, dieser blickt eher weg. Jemand der lügt, wird in der Regel den Blickkontakt vermei-

den; Schizophrene blicken mitunter dem Gesprächspartner ständig stur in die Augen. Eine weitere Möglichkeit, mit dem Körper zu kommunizieren ist die **Körperhaltung**. Die Art wie jemand sitzt oder steht kann oft sehr viel mehr Aufschluss über seine Gefühle zulassen als ein langes Gespräch. Unsere Stimmung drückt sich sofort und sehr direkt in der Körperhaltung aus. Hierzu gehört auch die **Gestik** (z. B. „*Stinkefinger*", *Abwinken*, *Vogel-zeigen*). Sogar vermittels von **Gegenständen** betreiben wir Kommunikation. So drückt zum Beispiel das Tragen des Eheringes aus, dass man verheiratet ist. Eine mit Schmuck behangene Frau versucht mit ihrem Reichtum zu protzen. Auch mit dem vergoldeten Klingelknopf und Türgriffen aus teurem Messing zeigen Sie schon am Praxiseingang jedem neuen Patienten, wie es mit Ihren Finanzen bestellt ist. **Kleidung** ist in diesem Bereich wohl der ausdrucksstärkste „Gegenstand" mit dem wir kommunizieren. Der depressive, von Sorgen niedergedrückte Mensch greift eher zu tristen, grauen Farben. Fühlt man sich gesund, fröhlich und voller Elan, dann darf es auch einmal der knallige rotgelbe Pulli sein. Auch der weiße Arztkittel als eine **Uniform** besitzt starken Ausdruckswert. Durch die Wahl der Kleidung drücken wir jeden Morgen etwas über uns selbst aus, welche Persönlichkeit wir haben und wie wir uns an diesem Tag fühlen. Sogar mit unserem **Haarschnitt** sagen wir etwas über unsere Persönlichkeit aus. Durch unsere Kleidung und unseren Haarschnitt werden wir von anderen unterscheidbar und tauchen aus der grauen Masse auf. Auch räumliche **Nähe** oder **Distanz** zwischen zwei oder mehr Personen sagt etwas über ihre Beziehung aus. Zwei Liebende haben eine sehr geringe Distanz, zwischen den Mitarbeitern einer Institution wird die Entfernung während der Arbeit naturgemäß etwas größer sein. Noch größer ist sie auf der Straße, beim Zusammentreffen völlig fremder Personen. Jeder Mensch hat eine **Intimdistanz**, die ungefähr mindestens eine Armeslänge beträgt. Diese Distanz versuchen wir, so gut wie möglich im täglichen Leben einzuhalten, etwa beim Einkaufen oder in der Schlange in der Mensa. Eine Verringerung der Distanz durch Fremde wird als unangenehm empfunden. Auch der Schreibtisch in der Arztpraxis z.B. schafft Distanz zwischen dem Arzt und dem Patienten. Andererseits sind gerade Ärzte gezwungen, die Intimdistanz bei körperlichen Untersuchungen ständig zu durchbrechen.

Aspekte der nonverbalen Kommunikation werden oft nicht bewusst wahrgenommen oder ausreichend berücksichtigt, obwohl gerade

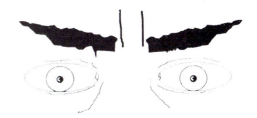

Abb. 2.**1** Augen als Möglichkeit der nonverbalen Kommunikation. So sollte Ihr Professor während der Prüfung möglichst nicht blicken.

diese eine Fülle zusätzlicher Informationen liefern können: häufiger Blickkontakt z. B. ist eine unabdingbare Voraussetzung, bevor man jemandem sagt, dass man ihn/sie liebt.

Watzlawick-Axiome:
Der amerikanische Psychologe **Paul Watzlawick** unterschied folgende Grundgesetze der Kommunikation:

1. „*Man kann nicht nicht-kommunizieren*". Jedes Verhalten ist also Kommunikation. Sowohl Worte und Schweigen als auch Handeln oder die trotzige Weigerung zu antworten haben Kommunikationscharakter!

2. „*Kommunikation hat einen Inhalts- und einen Beziehungsaspekt.*" Neben der reinen inhaltlichen Aussage lässt sich aus jeder Kommunikation etwas über die Beziehung der Interaktionspartner aussagen. Abhängig vom Gesichtsausdruck, Lautstärke, Tonfall und anderen paralinguistischen Begleitphänomenen (Lachen, Weinen, Seufzen, Stöhnen) muss etwa der Satz „*Du Ferkel!*" dadurch sehr unterschiedlich interpretiert werden.

3. „*Kommunikationspartner neigen dazu, Kommunikationsabläufe unterschiedlich zu interpunktieren*", d. h. Interaktionspartner nehmen unterschiedliche Teile des Gesprächs oder Verhaltens als wichtig wahr und geben damit auch eine unterschiedliche Deutung. Im wesentlichen meint Watzlawick damit, dass jeder Interaktionspartner in seinen Handlungen und Aussagen nur die Reaktion auf das sieht, was der Interaktionspartner zuvor gesagt oder getan hat. Dies erschwert die Antwort auf die Schuldfrage bei zerstrittenen Paaren meist erheblich.

4. „*Menschliche Kommunikation bedient sich digitaler und analoger Modalitäten. Digitale Kommunikationen (= verbale Kommunikation) haben eine komplexe und vielseitige logische Syntax, aber auf dem Gebiet der Beziehungen eine unzulängliche Semantik. Analoge Kommunikationen (= nonverbal) dagegen besitzen die-*

Bei gleichberechtigten Partnern kann eine double-bind-Situation durch Meta-Kommunikation (Kommunikation über die Art der Kommunikation) aufgelöst werden.

Zu **(D):** Empathie (Einfühlungsvermögen in andere) würde wahrscheinlich eher verhindern, dass eine Person double-bind zeigt.

Zu **(E):** Soziale Nähe ist ein schwer zu definierender „Wischiwaschibegriff". Damit kann z.B. auch die Nähe hinsichtlich der sozialen Schicht von Personen gemeint sein oder wie weit räumlich jemand von sozial stigmatisierten Personen (Punks, Skinheads, Drogensüchtigen, Asylanten, Zigeunern, Farbigen) wohnt.

F95

Frage 2.62: Lösung B

Jones und Gerard (1967) unterschieden vier Interaktionsniveaus zwischen zwei oder mehr Personen:

- Pseudokontingente Interaktion: Die Verhaltensweisen werden nur durch eigene Verhaltenspläne bestimmt, die Definition dieser Ziele erfolgte schon vor der Interaktion. Die wesentliche Interaktion mit dem Gesprächspartner besteht darin, zu warten, bis dieser aufhört zu sprechen.
- Asymmetrische Kontingenz: Ein Interaktionspartner agiert nach vorher festgelegten Zielen, der zweite reagiert lediglich auf den ersten. Typisches Beispiel ist die Arztvisite im Krankenhaus.
- Reaktive Kontingenz: Es gibt hier zwar eine wechselseitige Orientierung auf die Aussagen des Partners, jedoch ohne eigene Ziele. Die Interaktion verläuft sprunghaft spontan, häufig in Zusammenhang mit starken Emotionen.
- Wechselseitige Kontingenz: Die Interaktionspartner verfolgen eigene Vorstellungen, sie sind jedoch bemüht, diese anhand der Interaktion mit ihren Gesprächspartnern zu verändern. Es kommt zum gemeinsamen Problemlösen mit echtem Austausch von Beziehungen.

F95

Frage 2.63: Lösung A

Siehe Kommentar zu Frage 2.62.

Übertragung / Gegenübertragung — II.6

Übertragung ist ein aus der psychoanalytischen Theorie stammender Begriff von **S. Freud:** Während der psychoanalytischen Therapie werden frühkindliche Einstellungen, Wünsche und Gefühle der Mutter, Vater und anderen nahen Bezugspersonen auf den Analytiker projiziert. Dementsprechend verhält sich der Patient gegenüber dem Analytiker, wie er sich diesen Personen gegenüber in früher Kindheit verhalten hat. („biographische Übertragung"). Die Übertragung kann positive oder negative Gefühlstönung haben. Dieser Übertragungsbegriff im engeren psychoanalytischen Sinne lässt sich ausweiten: So findet Übertragung im obigen Sinne nicht nur in der analytischen Therapie statt, sondern auch gegenüber dem Arzt, wenn dieser während der Behandlung eine Beziehung zum Patienten aufbaut. Durch die asymmetrische Interaktion ergibt sich oft ein Abhängigkeitsverhältnis, so dass der Patient im Arzt dann eine Vater/Mutterfigur sieht. Unter Umständen geht der Arzt darauf ein, da diese Abhängigkeit des Patienten seinen eigenen Wunschvorstellungen entspricht und verhält sich entsprechend, was man als Gegenübertragung bezeichnet.

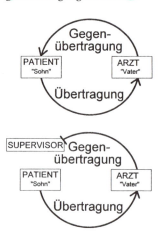

Abb. 2.**3** Der Patient überträgt frühkindliche Erfahrungen auf den Psychoanalytiker. Diese Situation verführt den Therapeuten leicht dazu, auch seine Probleme auf den Patienten zu projizieren. Durch Supervision (z.B. Balint-Gruppen) lässt sich diese Gegenübertragung blockieren.

Gegenübertragung beschreibt den Einfluss unbewusster Konflikte und Wünsche des Analytikers in der Psychoanalyse (z.B. kann der Analytiker auf die Übertragungen des Patienten unbewusst mit der Übernahme einer Vaterrolle reagieren, die seinen eigenen frühkindlichen Erleb-

nissen entspricht). Soll eine Psychoanalyse Erfolg haben, muss der Analytiker seine Gegenübertragungen kennen, das heißt, sich seiner unbewussten Konflikte und Wünsche bewusst werden. Dazu dienen sowohl **Selbsterfahrung** (**Lehranalyse**) als auch stetige Selbstreflexion (eventuell mit Hilfe von Balintgruppen). Die Analyse der Gegenübertragung liefert dem Arzt wertvolle Kenntnisse über die Gefühle und Konflikte des Patienten.
Balintgruppen (nach: M. **Balint**, ungarischer Psychoanalytiker, 1896 – 1970) sind Arbeitsgruppen, in denen Ärzte ihre ärztlichen oder insbesondere ihre psychotherapeutischen Erfahrungen unter Anleitung eines Gruppenleiters (**Supervisor**) besprechen. Ziel ist die Einsicht des Arztes in den Einfluss seiner unbewussten Einstellungen und Wünsche auf die Arzt-Patient-Interaktion. Außerdem soll dem Arzt die Angst vor Patienten genommen werden.

H96

Frage 2.64: Lösung B

Zu **(A):** Introjektion: Phantasierte Einverleibung eines nicht mehr verfügbaren Liebesobjektes.
Zu **(B):** Übertragung: richtige Lösung, siehe Lerntext II.6 Übertragung/Gegenübertragung.
Zu **(C):** Widerstand: Da eine Erinnerung an die verdrängte Ursache einer neurotischen Störung meist angstauslösend und unangenehm ist, bringt der Patient Widerstand gegen die aufdeckenden Deutungen des Analytikers auf, indem er widerspricht, lauthals schimpft, verspätet erscheint oder Termine vergißt.
Zu **(D):** Konversion: Abdrängung eines unlösbaren psychischen Konfliktes in körperliche Symptome.
Zu **(E):** Regression: Zurückentwicklung in kindliche Stadien. Regression kann auch ein psychoanalytischer Abwehrmechanismus sein. Auch die Institution Krankenhaus erzeugt oft eine Regression, wenn Patienten wie unmündige Kinder behandelt werden.

F94

Frage 2.65: Lösung E

Zu **(1):** Der trainierte Arzt kann seine eigene Gegenübertragung kritisch überwachen und verhindern. Die Übertragung des Patienten kann er nicht verhindern, ganz im Gegenteil dient ihm diese, um die Ursachen der neurotischen Probleme des Patienten zu erkennen, da dieser unbewusste Konflikte in die Arzt-Patienten-Beziehung hineinprojiziert.
Zu **(2):** Die Übertragung des Patienten, der dem Arzt gegenüber so reagiert wie in seiner Kindheit dem

eigenen Vater gegenüber (z.B. frech-trotzig), löst im Arzt entsprechende Reaktionen aus (z.B. autoritär). Der psychoanalytisch geschulte Arzt lebt diese Gegenübertragung jedoch in der Therapie nicht aus, sondern sieht in seinen eigenen Reaktionen lediglich einen wichtigen Hinweis darauf, wie die Probleme des Patienten entstanden sein könnten.
Zu **(3):** Gegenübertragungen können die ärztliche Beurteilung des Patienten ganz erheblich verzerren, wenn der Arzt darin nicht geschult ist und sich nicht bewusst ist, dass es sich um Gegenübertragungsphänomene handelt. Hierbei hilft die Balint-Gruppe.

F97   F90

Frage 2.66: Lösung D

Zu **(1):** Das wäre eine Gegenübertragung, d.h. der Analytiker verkennt seine Beziehung zum Patienten und überträgt seine eigenen ungelösten Konflikte auf diesen.
Zu **(2)**, **(3)** und **(4):** Übertragung/Gegenübertragung: In der psychoanalytischen Therapie soll es zur Übertragung kommen, d.h. der Patient überträgt positive wie auch negative Gefühle aus seinem bisherigen Leben, vorzugsweise aus der Kindheit, auf den Analytiker.

F92

Frage 2.67: Lösung C

Zu **(1):** Frühere Erfahrungen werden auf den Psychoanalytiker übertragen.
Zu **(2):** Der Analytiker deutet diese Übertragungen.
Zu **(3):** Übertragung ist kein Abwehrmechanismus.
Zu **(4):** In männlichen Therapeuten sieht der Patient z.B. häufig eine Vaterfigur.
Zu **(5):** Übertragung findet auch im täglichen Leben statt. Zum Beispiel übertragen Menschen ihre Beziehungen zu den Eltern oft später auf ihren Ehepartner.

F96

Frage 2.68: Lösung C

Zu **(A):** Projektion: Verhaltensweisen und Eigenschaften, die wir selbst zeigen, die aber durch eine strenge Über-Ich-Erziehung verboten wurden, werden auf andere Personen projiziert.
Zu **(B):** Identifikation: Bei Frustration in Form von Verbot des Auslebens triebhafter Bedürfnisse kann es zur Identifikation mit der verbietenden Person kommen. Ziel der Identifikation soll eine Minderung des Angstzustandes sein, der durch das Verbot entstanden ist.
Zu **(C):** Übertragung/Gegenübertragung: In der psychoanalytischen Therapie soll es zur Übertragung kommen, d.h. der Patient überträgt Gefühle aus sei-

nem bisherigen Leben, vorzugsweise aus der Kindheit, auf den Analytiker. Gefahr ist die Gegenübertragung, d.h. der Analytiker verkennt seine Beziehung zum Patienten und überträgt seine eigenen ungelösten Konflikte auf diesen.

Zu **(D):** Empathie: Einfühlungsvermögen in andere. Um Empathie hätte es sich bei der geschilderten Situation auch handeln können, wenn nicht die Erinnerung an die früher gekannte Person aufgetaucht wäre.

Zu **(E):** Generalisierung: Schluss vom Einzelnen auf das Ganze: Ich kenne einen reichen Arzt, also werden alle Ärzte reich.

F01

Frage 2.69: Lösung E

Zu **(A):** Aus dem Rollenverständnis von Arzt und Patient ergibt sich, dass die Beziehung zwischen Arzt und Patient meist asymmetrisch ist: Der Arzt tritt auf als Fachautorität (Wissen, Kompetenz) mit hohem Sozialstatus und in der Position des Gebenden. Der Patient kommt besorgt, durch seine Krankheit behindert und in der Position des Nehmenden. Mit emotionalen Vorerfahrungen beider hat das nichts zu tun, sondern mit dem erworbenen Ausbildungs- und Kenntnisstand.

Zu **(B):** Piaget unterschied im Verlauf der Intelligenzentwicklung folgende Phasen: 1. sensumotorische Intelligenz (0–2 Jahre), 2. vorbegrifflich-symbolisches Denken (2–4 J.), 3. anschauliches Denken (4–7 J.), 4. konkrete Denkoperationen (7–12 J.) und 5. formale Denkoperationen (ab 12. Jahr).

Zu **(C):** „Soziale Distanz" bedeutet, wenig Kontakt zu Menschen zu haben, über die dann auch noch stereotypisiert wird.

Zu **(D):** Bestimmte Krankheiten überschreiten soziokulturelle Barrieren nicht, d.h. sie kommen überwiegend oder fast ausschließlich in bestimmten Kulturen oder bestimmten Schichten vor.

Zu **(E):** Übertragung: Konflikte aus der Kindheit (z.B. mit den Eltern oder Geschwistern) konnten nicht gelöst werden und werden nun ein Leben lang auf andere Situationen übertragen, d.h. sie werden in der neutralen Situation der Psychoanalyse auch auf den Therapeuten projiziert. Gegenübertragung: Der Analytiker reagiert nicht mehr neutral, sondern entsprechend der ihm durch den Patienten zugeschriebenen Rolle. In der Frage überträgt der Patient emotionale Vorerfahrungen auf den Arzt, was in Letzterem wiederum eine gefühlsmäßige Reaktion auslöst, worin dann die Gefahr der Gegenübertragung liegt. Beispiel: Patientin, die als Kind anklammerndes Verhalten an den Vater gezeigt hat, wenn sie krank war, versucht dies nun auch bei dem Arzt. Abhängig von dessen persönlicher Lebensgeschichte wird er dieses zulassen oder abwehren.

F99 **!**

Frage 2.70: Lösung A

Zu **(A):** SORKC-Schema: Verhaltensmodell von Kanfer und Saslow. Es lassen sich folgende fünf Faktoren unterscheiden (S-O-R-K-C): Stimulus, Organismus, Reaktion, Konsequenz, Contingenz. Das SORKC-Schema ist Teil der Verhaltensanalyse aus der Verhaltenstherapie. Balint-Gruppen dagegen sind in der Regel psychoanalytisch orientiert. Zwischen Verhaltenstherapeuten und Psychoanalytikern zieht sich eine tiefe Kluft unterschiedlicher Annahmen über das, was eine wirklich gute Therapie ausmacht und daher hat das SORKC-Modell bei den Analytikern nichts zu sagen.

Zu **(B)–(E):** Balintgruppen (nach M. Balint, ungarischer Psychoanalytiker, 1896–1970) sind Arbeitsgruppen, in denen Ärzte ihre medizinischen oder insbesondere ihre psychotherapeutischen Erfahrungen unter Anleitung eines Gruppenleiters (Supervisor) besprechen. Ziel ist die Einsicht des Arztes in den Einfluss seiner unbewussten Einstellungen und Wünsche auf die Arzt-Patienten-Interaktion. Außerdem soll dem Arzt die Angst vor Patienten genommen werden.

F94

Frage 2.71: Lösung B

Zu **(1)** und **(2):** Richtige Aussagen.

Zu **(3)** und **(4):** Balint-Gruppen sind in der Regel tiefenpsychologisch bzw. psychoanalytisch ausgerichtet. In der Verhaltenstherapieausbildung heißt dasselbe dann „Supervisionsgruppe".

2.1.5 Besonderheiten der Kommunikation und Kooperation

┌─ Besonderheiten der Kommunikation ──── II.7 ┐
│ und Kooperation

In der Interaktion Arzt-Patient kann es zur Kooperation (Compliance), aber auch zum Konflikt kommen. Erstaunlich viele Patienten befolgen ärztliche Anweisungen nicht. Zunächst einige Definitionen:

Gesundheitsverhalten: Das Verhalten von sich gesund fühlenden Individuen, mit dem Ziel, Krankheiten zu vermeiden bzw. schon im symptomfreien Stadium zu erkennen (z.B. Krebsvorsorge-Untersuchungen).

Krankheitsverhalten: Das Verhalten von sich krank fühlenden Individuen, mit dem Ziel, die Krankheit diagnostizieren zu lassen und zu bekämpfen. In dem Prozess zwischen erstem

Krankheitsgefühl und Genesung spielen folgende Stadien des Krankheitsverhaltens eine Rolle:
1. Symptomwahrnehmung,
2. Symptombewertung (Selbstdiagnose),
3. Entscheidung für oder gegen eine Behandlung (ggf. Selbstmedikation) und
4. Coping.

Als „*under-utilizer*" bezeichnet man eine Person mit Krankheitszeichen, die einen Arzt nicht oder erst dann aufsucht, wenn die Krankheit bereits weit fortgeschritten ist.

Reaktanz:

Mit dem Begriff **Reaktanz** bezeichnet man die Trotzreaktion, als vernünftig erkannte Ratschläge nicht zu befolgen, da man sich in seiner Entscheidungsfreiheit eingeschränkt fühlt (Rauch- & Alkoholverbot, Diät). Man entwickelt dann eine Reihe von Gründen (Scheingründe), deretwegen man den Ratschlag nicht befolgen zu können meint. Reaktanz setzt folgendes voraus:
1. Wird die Freiheit zur Ausübung eines Verhaltens bedroht, so steigt die Attraktivität dieses Verhaltens erheblich an.
2. Personen sind daher bestrebt, eine bedrohte oder verlorengegangene Freiheit wieder zurück zu erlangen.
3. Die Reaktanz-Theorie gilt nur, wenn die Freiheitseinengung als illegitim empfunden wird.

Bei Ratschlägen zur Verhaltensänderung sollte man daher darauf bedacht sein, dem Patienten eine Wahlfreiheit zu lassen. Beispiel: einem älteren Patienten mit chronischem Husten wird vom jungen Assistenzarzt das Rauchen strikt verboten. Der Patient raucht trotzdem weiter (Reaktanz), weil er das Verbot für ungerechtfertigt hält, denn er glaubt nicht, wirklich krank zu sein. Hätte der Arzt statt des strikten Verbotes die Gründe für die notwendige Nikotinabstinenz vermittelt und dem Patienten dann die Freiheit eingeräumt, sein Rauchverhalten wenigstens einzuschränken, hätte er möglicherweise mehr Erfolg gehabt.

Non-Compliance:

Compliance (Zusammenarbeit, Mitarbeit) im medizinischen Sinne bedeutet die Befolgung therapeutischer oder diagnostischer Anweisungen wie z.B. Medikamenteneinnahme, Termineinhaltung, Diätvorschriften. Die Nicht-Befolgung ärztlicher Anweisungen wird entsprechend **Non-Compliance** genannt. Obwohl der Leidensdruck durch die meisten Krankheiten den Patienten eigentlich zur Compliance zwingen sollte, ist die **Nichtbefolgung ärztlicher Anweisungen** traurige Realität bei der überwiegenden Anzahl von Patienten und wird in vielen wissenschaftlichen Arbeiten beschrieben. So zeigten **Schmidt** (1984) und **Raspe** (1983), dass ein Nichtbefolgen ärztlicher Anwei-

sungen (Non-Compliance) sogar bei lebenswichtigen Verordnungen unter 50 % bleiben kann. **Ley** wies schon 1977 darauf hin, dass insbesondere bei der Einnahme von Psychopharmaka die Streubreite bei der Einnahme zwischen 8 % und 92 % der Patienten liegen kann. Allerdings weisen verschiedene Autoren (z.B. **Schmidt**, 1984; **Epstein & Cluss**, 1982; **Ley**, 1977) in diesem Zusammenhang darauf hin, dass die Ursache für dieses Verhalten nicht als typisches Krankheitsverhalten zu sehen ist, sondern dass die Schuld hierfür eher in mangelnder Aufklärung durch den Arzt über Sinn und Wirkung seiner Verordnung zu sehen ist. Ein deutlicher Anstieg der Befolgungen, so heißt es z.B. im Lehrbuch von **Rosemeier** (1990) „*...ließ sich durch verbesserte Instruktionen erzielen*". Hieraus lässt sich ableiten, dass das Nichtbefolgen von Verordnungen also kein typisches Anzeichen von Krankheitsverhalten, sondern ein typisches Anzeichen für mangelnde Aufklärung durch den verordnenden Arzt ist.

Obwohl ärztliche Anweisungen meist klar und sinnvoll sind, verhalten viele Patienten sich aber völlig irrational, sie verändern die vorgeschriebene Einnahme von Medikamenten selbständig oder ignorieren die ärztlichen Vorschriften gänzlich. Wissen um gesundheitliche Probleme alleine reicht nicht aus, um notwendige Maßnahmen zu befolgen: In einer amerikanischen Studie mussten 30 % der Teilnehmer ausgeschlossen werden, weil sie es nicht geschafft hatten, eine einzige Pille pro Tag regelmäßig einzunehmen. Das Interessanteste dabei: Alle Patienten dieser Untersuchung waren selbst Mediziner! Nur etwa 50 % chronisch Kranker halten sich an ärztliche Vorgaben, ganze 20 % der in Apotheken ausgegebenen Medikamente werden gar nicht eingenommen, sondern landen im Mülleimer. Nach Angaben der Studie eines bekannten Pharmakonzerns verursacht dies rund 5 Milliarden Euro Kosten pro Jahr. Falsch oder gar nicht eingenommene Medizin verursachen darüber hinaus durch Krankenhauseinweisung, Arztbesuche und Notfalleinsätze weitere 4,5 Milliarden Euro Kosten für unser Gesundheitssystem. Wenn man auch noch indirekte Kosten durch verlorene Arbeitszeit berücksichtigt, entsteht durch Fehlverhalten von Patienten ein **gesamtwirtschaftlicher Schaden** von über 10 Milliarden EURO pro Jahr.

Demgegenüber gibt es erstaunlich wenige Untersuchungen darüber, was viele Patienten so unwillig macht? Einer der Gründe, warum Medikamente nicht eingenommen werden, liegt in der ausufernden Beschreibung möglicher unerwünschter **Nebenwirkungen** und **Komplikationen**, zu der die Pharma-Hersteller aber juristisch verpflichtet sind. Viele Patienten nehmen aus Angst vor Nebenwirkungen solche Medikamente gar nicht erst oder setzen sie zu früh ab. Andere nehmen die Medizin nur bei akuten Beschwerden, dann aber einfach in höherer Dosierung. Die meisten Patienten verschweigen diese Unregelmäßigkeiten aber ihrem Arzt, der daraufhin oft die Medikamentierung verändert, da die Symptomatik sich aus seiner Sicht ja nicht entscheidend gebessert hat, was zum völligen Chaos führen kann.

Ein zweiter Grund liegt darin, dass etliche Patienten das Gefühl haben, ihr Arzt hört ihnen nicht richtig zu, viele fühlen sich **bevormundet**. Detaillierte Aufklärung über die Krankheit alleine genügt oft nicht, meist muss der Arzt auch die Ängste des Patienten berücksichtigen oder dafür sorgen, dass die Behandlung in den Alltag des Patienten passt. Eine Medizin zu verordnen, die nach dem Frühstück eingenommen werden soll ist sinnlos, wenn der Patient morgens gar nichts isst. Leider ist Zeit in den meisten Arztpraxen heute knapp, da Beratung nach den gültigen Gebührenordnungen noch immer schlecht honoriert wird und der Arzt aus ökonomischen Gründen gezwungen ist, möglichst viele Patienten pro Stunde durchzuschleusen.

Neuerdings versucht man insbesondere bei chronisch Kranken die Compliance durch Schulungsgruppen zum **„Selbstmanagement"** zu verbessern. In einer Studie an nierenkranken Patienten lag die Sterblichkeit der unbehandelten Kontrollgruppe in einem Zehnjahresintervall bei 48 %, bei der Selbstmanagement-Gruppe aber nur bei 16 %. Ähnliche Langzeiterfolge konnten z. B. für Patienten mit Herzinfarkt, Asthma oder Diabetes nachgewiesen werden. Vor allem **individuelle Betreuung** kann die Zusammenarbeit fördern. Oft reichte es schon alleine, wenn die Patienten regelmäßig von einer Krankenschwester angerufen und nach Änderungen des Befindens befragt wurden. Manche Patienten haben auch ihre eigenen Mutmaßungen über die Ursachen ihrer Krankheit und wechseln so lange den Arzt, bis sie einen finden, der ihnen zuhört und ihre Annahmen erst nimmt. Behandlungsvorschläge werden vor allem dann befolgt, wenn sie den eigenen Vorstellungen des Patienten entsprechen.

H00

Frage 2.72: Lösung E

Zu **(A):** Frustrationsintoleranz: Personen reagieren schon bei geringer Enttäuschung stark emotional (z. B. aggressiv oder depressiv).
Zu **(B):** Unter „*Kollusion*" versteht man ein, meist geheimes, Einverständnis von mehreren Personen.

Zu **(C):** Misserfolgsmotivation: Misserfolgsmotivierte Personen schreiben einen Misserfolg ihren eigenen Fähigkeiten zu, einen Erfolg jedoch sehen sie als zufällig durch gerade begünstigende Umweltbedingungen an.
Zu **(D):** Paradoxe Intervention: Einer Person mit einer neurotischen Störung wird eines ihrer Symptome geradezu verschrieben; sie muss z. B. zwanghaftes Verhalten mehrfach täglich ausführen. Dies nimmt nicht nur den Leidensdruck, sondern führt oft auch gerade zur Abnahme neurotischer Verhaltensweisen.
Zu **(E):** Die Reaktanz-Theorie macht interessante Aussagen darüber, warum Menschen sich meist nicht so verhalten wie sie sich verhalten sollten. Nach Ansicht dieser Theorie liegt die Ursache darin, dass jedes verbotene Verhalten an Attraktivität gewinnt.

F89

Frage 2.73: Lösung C

Zu **(1):** Verleugnung der Bedrohlichkeit eines Herzinfarkts ist ein Abwehrmechanismus. Siehe Lerntext I.12 Abwehrmechanismen.
Zu **(2):** Compliance (Zusammenarbeit, Mitarbeit) im medizinischen Sinne bedeutet die Befolgung therapeutischer oder diagnostischer Anweisungen (z. B. Medikamenteneinnahme). Die dargestellte Situation ist zwar ein Beispiel für schlechte Compliance. Compliance ist aber kein für dieses Verhalten verantwortlicher psychologischer Vorgang!
Zu **(3):** Doppelbindung ist eine Form der paradoxen Kommunikation. Siehe Lerntext II.5 Kommunikation und Interaktion.
Zu **(4):** Arbeit als Angstabwehr ist ein verbreitetes Mittel und könnte hier vorliegen.

H98   H95   **!**

Frage 2.74: Lösung A

Zu **(A):** Negative Verstärkung, das wird immer wieder verwechselt, ist die Beendigung einer als unangenehm empfundenen Situation, hierdurch wird das vorher gezeigte Verhalten häufiger! Negative Verstärkung ist keine Bestrafung. Wenn krankheitsbedingte Beschwerden reduziert werden, dann handelt es sich hierbei also genau um diese Beendigung einer unangenehmen Situation, d. h. um negative Verstärkung. Patienten, die sich genau an die ärztlichen Anweisungen gehalten haben, werden dadurch also verstärkt und die Bereitschaft zur künftigen Compliance verfestigt sich.
Zu **(B)** und **(C):** Mit primärem Krankheitsgewinn bezeichnete Sigmund Freud die inneren Vorteile, die ein Neurotiker aus seinen neurotischen Symptomen zieht: Danach liegt der Neurose ein Konflikt zu Grunde, der intrapsychische Spannung erzeugt. Die-

ser intrapsychische (unbewusste) Konflikt oder die Spannung kann durch Symptombildung verringert werden. Mit sekundärem Krankheitsgewinn bezeichnete S. Freud die äußeren Vorteile, die ein Neurotiker aus bereits bestehenden Symptomen ziehen kann, wie z.B. die Zuwendung, die ein Kranker von seiner Umgebung erhält oder die Befreiung von Alltagsverpflichtungen. Sowohl primärer als auch sekundärer Krankheitsgewinn stehen einer Heilung von neurotischen Symptomen entgegen.

Zu **(D):** Das wäre die Beendigung einer angenehmen Situation, d.h. im Sinne des operanten Konditionierens eine Bestrafung.

Zu **(E):** In der operanten Konditionierung unterscheidet man: a) Primäre Verstärker befriedigen primäre Bedürfnisse, z.B. Nahrung, Flüssigkeit, Zuwendung, Sexualität. b) Sekundäre Verstärker befriedigen keinen direkt lebensnotwendigen Bedarf, sondern eher höhere Bedürfnisse wie z.B. Ehre, Macht, Reichtum oder akademische Titel.

H95

Frage 2.75: Lösung C

Compliance ist definiert als Befolgung ärztlicher Anordnungen und kooperative Mitarbeit des Patienten im Behandlungsverlauf. Rund 50% der Patienten befolgen z.B. Verordnungen von Medikationen nicht, zeigen also Non-compliance. Die Compliance wird von mehreren Faktoren beeinflusst: 1. Patientenfaktoren (Alter, Geschlecht, Bildung, soziale Einbettung, medizinisches Wissen); 2. Krankheits- und Therapiefaktoren (Art, Schweregrad und Dauer der Krankheit, Art und Komplexität der Behandlung); 3. Beziehungsfaktoren (Art der Arzt-Patient-Kommunikation, Zufriedenheit des Patienten). Es spielen also alle vier Lösungsmöglichkeiten eine Rolle. Gefragt wurde jedoch nur nach dem positiven Zusammenhang zur Compliance. Sackett et al. (1976) fanden folgende Anteile in verschiedenen Studien:

Zu **(1)** und **(3):** Soziologische, psychologische und demographische Faktoren: eher ein positiver Zusammenhang (20,3 bis 47,1% der Studien positiv, 4,5–5,1% negativ, 48,8–74,2% kein Zusammenhang)

Zu **(2):** Therapieart: eher negativer Zusammenhang (59,7% negativ, 6.4% positiv, 33,9% kein)

Zu **(4):** Starker Zusammenhang (68,8% positiv, 0% negativ, 31,2% kein).

H00

Frage 2.76: Lösung E

Mit Non-Compliance wird das Nichtbefolgen ärztlicher Anweisungen verstanden. Welche der hier dargestellten Ausreden der Patientin *„am ehesten"* ein Beispiel für besonders intelligente Non-Com-

pliance darstellt, dürfte allerdings Haarspalterei sein. Vermutlich trifft Lösung (E) zu, da gerade die zunächst genaue Befolgung der ärztlichen Anweisungen als Grund für die spätere Non-Compliance angegeben wird; hierdurch schiebt die Patientin die Schuld für ihr Versagen dem Arzt in die Schuhe. Bei allen anderen Antwortalternativen (A) bis (D) trifft die Verantwortung die Patientin selbst.

H00

Frage 2.77: Lösung D

Zu **(A):** Individualspezifität: In Belastungssituationen wie z.B. mündlichen Prüfungen reagieren Menschen mit spezifischen Reaktionen. Der eine wird rot, der zweite wird blass, der dritte leidet unter Schweißausbruch, der vierte wird ohnmächtig, der fünfte wird aggressiv, der sechste bekommt Ausschlag, der siebte leidet unter Harndrang, der achte unter Diarrhöe, der neunte unter Obstipation.

Zu **(B):** Konversion: Umwandlung eines psychischen Konfliktes in körperliche Symptome. Das Symptom kann hierbei entweder eine verkappte Art der verbotenen Triebbefriedigung darstellen, die dem Konflikt zugrunde lag, oder die Krankheit dient gerade der Unterdrückung des Triebimpulses. Konversionssymptome treten vor allem bei der Hysterie auf, z.B. als Lähmungen, Sensibilitätsstörungen oder Blindheit. Sie haben für den Betroffenen einen direkten funktionalen Zweck, ein Zusammenhang, der allerdings unbewusst bleibt.

Zu **(C):** Die Reaktanz-Theorie macht interessante Aussagen darüber, warum Menschen sich meist nicht so verhalten, wie sie sich verhalten sollten. Nach Ansicht dieser Theorie liegt die Ursache darin, dass ein plötzlich ungerechtfertigt verbotenes Verhalten an Attraktivität gewinnt und daher *„nun erst recht!"* durchgeführt wird.

Zu **(D):** Reaktivität: Verfälschung von Untersuchungsdaten gerade durch die Tatsache, dass der Patient untersucht wird. Dasselbe geschieht regelmäßig, wenn Sie einer Person sagen, Sie würden jetzt die Atemfrequenz auszählen. Der Betroffene hört sofort mit der Spontanatmung auf und atmet nun willkürlich und damit meist falsch.

Zu **(E):** Symptomverstärkung: z.B. durch sekundären Krankheitsgewinn (Zuwendung durch die Umwelt) kann es dazu kommen, dass Krankheitssymptome immer häufiger gezeigt werden.

┌─ **Der Placebo-Effekt** ──────────── II.8

Dass Glaube heilen kann ist nicht nur eine Volksweisheit. Der Placebo-Effekt ist inzwischen so gut erforscht, dass man ihm mehr Nutzen zubilligt als so mancher anderer medizinischer Methode. Einige Beispiele: In einem Versuch von **Rehder** (1955) wurden drei schwerkranke Frauen (Gallen-Entzündung, Zustand nach Unterleibs-Op. und Krebs) ohne ihr Wissen von einem „Fernheiler" behandelt. Es trat aber keine Besserung ein. Nun wurde ihnen aber gesagt, sie würden von einem Fernheiler behandelt werden (ohne dass dieser etwas machte). Es kam tatsächlich zu einer vorübergehenden Besserung bei allen drei Frauen, die zweite war sogar dauerhaft geheilt. In dem Artikel von **Traut & Parselli** (1957) wurde berichtet, dass 80 % der Patienten mit rheumatischer und degenerativer Arthritis positiv auf Placebo reagierten. **Herzhaft** (1969) untersuchte den sog. **Nocebo-Effekt**: Nach Einnahme eines Placebos leiden Personen auch unter unerwünschten Nebenwirkungen, wenn diese auf dem Beipackzettel erwähnt werden, z. B.: Übelkeit, Kopfschmerzen, Schlaflosigkeit, Müdigkeit, Durchfälle, Herzrasen, Blässe, Hautausschläge, usw. **Evans** (1974) führte in einem Übersichtsartikel über 11 Doppelblindstudien mit 908 Schmerz-Patienten auf, dass 36 % eine mindestens 50 % Besserung zeigten. Evans stellte außerdem in eigener Untersuchung fest: Placebo wurde als 1. Aspirin, 2. Darvon oder 3. Morphium verabreicht. Abhängig davon, wie stark das Medikament angeblich war, wuchs auch die Schmerzbeseitigung. Auch **Fields & Levine** (1981) fanden, dass Placebo-behandelte Patienten über signifikant weniger Schmerzen berichteten als unbehandelte Kontrollgruppen.

Entscheidend für die Wirksamkeit scheint vor allem die **Art der Instruktion** durch den Arzt zu sein. In eine Experiment von **Lyerly et al.** (1964) erhielten die Personen ein Amphetamin (anregend), ihnen wurde aber gesagt, sie hätten ein Sedativum (beruhigend) erhalten. Die meisten verhielten sich daraufhin apathisch. **Penick & Hinkle** (1964) stellten fest, dass Phenmetrazin nur zu einer appetitzügelnden Wirkung führte, wenn man den Patienten gesagt hatte, dass es sich um einen Appetitzügler handelte. **Halm** (1970): Aspirin verstärkte Stimmungen, wenn man man den Probanden dies vorher suggeriert hatte. **Dinnerstein & Halm** (1970) verabreichten Placebo und erzählten der 1. Gruppe es sei ein „Energiespender" und der 2. Gruppe es sei ein Beruhigungsmittel. Es

wurde jeweils die entsprechende Wirkung erreicht.

Letztlich scheint es also demnach entscheidend für die Wirksamkeit einer ärztlichen Therapie zu sein, dass auch der Arzt an den Nutzen seiner Behandlung glaubt! **Feldman** (1956) stellte fest, dass Psychiater, die begeistert von Chlorpromazin, einem Beruhigungsmittel, waren, bei 77 % ihrer Patienten eine Besserung erzielten. Psychiater die skeptisch gegenüber Chlorpromazin waren, dagegen nur zu 10 %. **Uhlenhuth et al.** (1959) fand, dass sowohl echte Medikamente wie auch Placebos gute Erfolge bei interessiert und begeistert wirkenden Ärzten zeigten; bei gelangweilt wirkenden Ärzten, wirkten sowohl das Verum wie auch das Placebo schlechter. Ebenso fanden **Benson & McCallie** (1979), dass neue Behandlungsmethoden gegen Angina-pectoris-Anfälle (z. B. Vitamin-E, Brustarterien-Operation usw.) nur solange zu einer Verbesserung von 70–90 % führten wie sie auch als neu angepriesen wurden. Später sank die Wirksamkeit schnell auf deutlich unter 40 %.

Lundh (1987) wies in seiner Erklärung zum Placebo-Effekt darauf hin, dass Krankheitssymptome sind nie gleich stark sind, sondern normalen Fluktuation unterliegen. Der Glaube an eine Besserung („Diese Behandlung wird mich heilen") fokussiert das Denken auf die positive Seite der Symptomveränderung. Der Placeboeffekt zeigte sich in weiteren wissenschaftlichen Studien außerdem als abhängig von:

- der Persönlichkeit des Patienten;
- der Art der Krankheit (z. B. Migräne-Kopfschmerz- 23 % Heilwirkung, Nicht-Migräne-Kopfschmerz- 62 % Heilwirkung);

Leider verfälscht der Placebo-Effekt auch wissenschaftliche Studien zur Nützlichkeit neuer Behandlungsverfahren. Um heute Aussagen über die Wirksamkeit einer neuen Therapie zu machen, muss die Wirksamkeit des Verum (Therapie) mit der Wirksamkeit eines Placebos (Scheinbehandlung) verglichen werden. Dazu verwendet man den Blindversuch und den Doppelblindversuch.

H98   F97   **!**

Frage 2.78: Lösung D

Zu **(A):** Durch Autosuggestion kann der Patient sich selbst einreden, dass es ihm nach Einnahme dieser Tablette bestimmt schon viel besser gehen wird.
Zu **(B):** Heterosuggestion: Außenstehende Menschen wie der Arzt oder auch Angehörige können den Placeboeffekt verstärken, wenn sie vom Patienten erwarten, dass es ihm nun viel besser geht.

Zu **(C):** Wenn Sie einem Hypochonder zehn Nächte nacheinander eine Schlaftablette geben und er daraufhin immer einschläft, in der 11. Nacht aber nur noch ein gleich aussehendes Placebo, dann wird er trotzdem gut einschlafen: Er ist darauf konditioniert worden.
Zu **(D):** Projektion: Ein eigenes, aber vom Über-Ich streng verbotenes Bedürfnis wird auf Personen der Umgebung projiziert, dort übersteigert wahrgenommen und verurteilt. Wirft Ihnen Ihr Partner eigentlich auch immer vor, dass Sie mit anderen flir-

ten, obwohl sie absolut treu sind? Ach, Sie flirten nie und sind trotzdem absolut untreu. Interessant. Zu **(E):** Rosenthal-Effekt: Veränderung der Leistung, bedingt durch die Erwartungen des Versuchsleiters. In einer Reihe von Experimenten konnte Rosenthal seit 1967 demonstrieren, dass die Erwartungen des Versuchsleiters das Untersuchungsergebnis beeinflussen können. Der Arzt z.B. weiß, ob der Patient ein wirksames Medikament oder ein Placebo erhält und verhält sich dementsprechend. Der Patient spürt dieses unterschwellig, was dann auch Auswirkungen auf seine Krankheitssymptome haben kann.

H95

Frage 2.79: Lösung C

Zu **(1):** Placeboeffekte können in entsprechend kontrollierten Blind- oder Doppelblindstudien selbstverständlich auch statistisch ausgewertet werden, z.B. t-Test der Mittelwerte von Placebo- und Verumgruppe.
Zu **(2):** Eine richtige Aussage.
Zu **(3):** Auch Placebos können Nebenwirkungen haben!
Zu **(4):** Wenn der Patient nur fest genug daran glaubt, dass ein Verum als Nebenwirkung Durchfall verursacht, dann wird er auch welchen bekommen. Selbst, wenn es sich vielleicht nur um eine Salbe gegen Fußpilz gehandelt hat.
Zu **(5):** Kochsalzlösung mit der dicken Kanüle intramuskulär verabreicht wirkt meist mehr als in Tropfenform sanft getrunken.

H90   F90

Frage 2.80: Lösung C

Zu **(4):** Zur Unterscheidung Placeboeffekt – iatrogene Fixierung: beides sind zwar Suggestionsauswirkungen (suggestio, lat. = Eingebung, Einflüsterung), während jedoch der Placeboeffekt durch den alleinigen Glauben an eine wirksame Behandlung beim Patienten einen positiven therapeutischen Effekt erzielt, hält der Patient im Falle der iatrogenen Fixierung an bestimmten Einstellungen, Krankheiten und Ängsten fest. Wieder wurde von rund 10% der Kandidaten (E) falsch angekreuzt!

F92

Frage 2.81: Lösung B

Zu **(1)** und **(2):** Bei Doppelblindversuchen erhält eine Gruppe in der Regel eine Placebobehandlung, um die Erwartungen der Versuchspersonen oder Versuchsleiter zu kontrollieren.
Zu **(3):** Unerwünschte Nebenwirkungen können auch schon eintreten, wenn die Versuchsperson nur glaubt, ein wirksames Medikament erhalten zu haben.

F95

Frage 2.82: Lösung A

Zu **(1):** Der Placeboeffekt ist durchaus auch objektiv nachweisbar, indem man der einen Gruppe von Versuchspersonen ein Placebo gibt und eine weitere Gruppe gar nichts erhält. Oft zeigt die Placebogruppe dann im Vergleich zur Wartegruppe eine Besserung.
Zu **(2):** Oft sind es gerade unbeabsichtigte Äußerungen des Versuchsleiters (Heterosuggestion), die den Placeboeffekt verstärken oder sogar hervorrufen. Dies kontrolliert man dann mit Doppelblindversuchen, bei denen auch der Versuchsleiter nicht weiß, ob ein Patient das Placebo oder das wirksame Verum erhält; er kann sich dann auch nicht verplappern. Unter Autosuggestion sind Vorstellungen des Probanden selbst zu verstehen, der sich unter Umständen natürlich auch Gedanken darüber macht, ob er ein Placebo oder ein wirksames Medikament erhalten hat. In dem Alkoholexperiment eines Kollegen verhielt ein Jugendlicher sich kürzlich völlig angetrunken, bis man ihm verriet, dass sich in der Mixtur, die er erhalten hatte, nur Cola und ein Hauch Pfeffer befunden hatte, jedoch absolut kein Alkohol.
Zu **(3):** Patienten, die häufig Medikamente erhalten und dabei die Erfahrung gemacht haben, dass diese ihnen helfen, werden mit hoher Wahrscheinlichkeit auch dann eine Besserung zeigen, wenn sie nur das Placebo bekommen. Umgekehrt werden negative Erfahrungen mit Pharmaka unter Umständen auch eine Wirksamkeit des Verums in der subjektiven Bewertung des Patienten verringern.

H97

Frage 2.83: Lösung C

Um Beurteilungsfehler in wissenschaftlichen Studien zu vermeiden, greift man auf Doppelblindversuche zurück, in denen der Arzt/Psychologe/Soziologe und der Patient/Proband keine Informationen über Hypothesen, Versuchsbedingungen und Zuteilung der Variablen auf die Untersuchungsgruppen hat. Dies weiß nur der Versuchsleiter, der mit dem Patienten keinen direkten Kontakt haben darf.
Zu **(1):** Selbstverständlich können Sie nicht nur ein Placebo mit einem Verum vergleichen, sondern auch zwei Medikamente gegeneinander testen oder, falls Sie darin einen Sinn sehen, auch zwei wirkstofffreie Substanzen.
Zu **(2):** Die Aufklärungspflicht verlangt, den Patienten mitzuteilen, dass sie an einem klinischen Versuch teilnehmen. Ohne Einverständnis der örtlichen Ethik-Kommission zu diesem Punkt darf heute keine Arzneimittelprüfung mehr durchgeführt werden.

halb Interviews so weit wie möglich zu standardisieren. Dies gilt bezüglich Inhalt der Fragen, Antwortmöglichkeiten und Reihenfolge der Fragen. Außerdem schult man die Interviewer. Nach Durchführung der Befragung wird mit den üblichen Testgütekriterien versucht, die Gültigkeit der Ergebnisse zu validieren, bzw. systematische Fehlerquellen herauszufiltern.

Dies alles ist natürlich in der Routine des ärztlichen Gesprächs nicht möglich. Dennoch haben viele Ärzte einen bestimmten subjektiv festgelegten **Fragenkatalog**, den sie mit neuen Patienten abarbeiten. Solche „halbstandardisierte" Interviews findet man z. T. bei anamnestischen oder explorativen Befragungen eines Patienten. Diese sind dann sinnvoll, wenn die wissenschaftliche Bedeutung gering ist, aber möglichst viele Informationen gefunden werden sollen.

F90

Frage 2.85: Lösung B

Zu **(A)**, **(C)**, **(D)** und **(E)**: Siehe Lerntext II.10 Exploration und Interview.

Zu **(B)**: Ein standardisiertes Interview hat normalerweise keine therapeutische Funktion, es sei denn, der Befragte befindet sich seit drei Jahren in Einzelhaft und freut sich über die menschliche Zuwendung.

F90

Frage 2.86: Lösung A

Zu **(1)**: Die Schichtzugehörigkeit (Sprachstil, Kleidung, nonverbales Verhalten) des Interviewers kann das Antwortverhalten beeinflussen: z. B. Sprachcode eines Studenten aus München bei Befragung eines Hilfsarbeiters im Hamburger Hafen.

Zu **(2)**, **(3)** und **(4)**: Das Geschlecht des Fragenden, das Alter des Befragten und die aktuelle Befindlichkeit können natürlich die Antworten ebenfalls beeinflussen.

H90

Frage 2.87: Lösung A

Zu **(1)**: Je geringer die Standardisierung des Interviews, desto höher ist die Wahrscheinlichkeit für das Auftreten von systematischen Fehlern.

Zu **(2)**: Offene Fragen erhöhen die Wahrscheinlichkeit von systematischen Fehlern.

Zu **(3)**: Geschlossene Fragen senken die Fehlerwahrscheinlichkeit.

Zu **(4)**: Dichotome Fragen (Ja/Nein, stimmt/stimmt-nicht-Antwortmöglichkeiten) senken die Fehlerwahrscheinlichkeit bezüglich systematischer Fehler durch den Interviewer.

H97

Frage 2.88: Lösung A

Offene Frage: Es wird keine Antwortmöglichkeit vorgegeben, z. B.: *„Beschreiben Sie den Schmerz doch bitte einmal genauer!"*
Sondierungsfrage: Sonderfall einer offenen Frage, die der ersten Information dient, z. B.: *„Haben Sie manchmal Kopfschmerzen?"*
Geschlossene Frage: Die Frage wird von einer Reihe vorgegebener Antwortmöglichkeiten begleitet, wie z. B. im II. Teil der Frage.
Dichotome Frage: ein Sonderfall geschlossener Fragen. Es gibt nur zwei Antwortmöglichkeiten, z. B. ja/nein, männlich/weiblich, oder – wie hier – pochender vs. drückender Schmerz.

F97

Frage 2.89: Lösung E

Sondierende Frage (Sondierungsfrage): Allgemein gehaltene Frage, die der ersten Erörterung dient: *„Wie würden Sie Ihr Liebesleben beschreiben?"* Die Antwortmöglichkeiten auf Fragen können offen sein, d. h. der Gesprächspartner hat jetzt die Gelegenheit, ganz viel dazu zu erzählen: *„Berichten Sie mir von Ihrer jetzigen Beziehung?"*, oder sie können geschlossen sein, d. h. mit vorgegebenen Antwortmöglichkeiten: *„Sind Sie in Ihrer jetzigen Beziehung eigentlich sehr unglücklich oder ist Ihr Partner tatsächlich einfach nur todlangweilig?"*.

Eine Sonderform geschlossener Fragen sind dichotome Fragen, bei denen der Befragte nur zwischen zwei Antwortmöglichkeiten (meist Ja/Nein) wählen kann: *„Da Deine momentane Beziehung eh' nicht so glücklich ist, darf ich Dich heute abend zum Essen einladen?"*

Ähnlich ist die Katalogfrage, d. h. eine Aufzählung von Alternativen, denen der Gesprächspartner zustimmen oder sie ablehnen kann: *„Möchtest Du denn vielleicht mit mir heute abend zu 'ner Party, ins Kino oder ins Theater gehen, oder wollen wir einfach bei mir zu Hause ein bisschen fernsehen?"* Eine weitere, in dieser Abfolge nicht auszulassende Katalogfrage wäre dann: *„Möchtest Du lieber Tee, Kaffee oder heiße Milch zum Frühstück?"* In der IMPP-Aufgabe handelt es sich bei dem ersten Beispiel also um eine Katalogfrage und bei dem zweiten Beispiel um eine dichotome Frage.

H90

Frage 2.90: Lösung B

Zu **(B)**: Bei Persönlichkeitsfragebögen werden in der Regel geschlossene Fragen mit vorgegebenen Antwortmöglichkeiten (meist: stimmt/stimmt nicht) verwendet, um die Auswertung zu erleichtern und die Objektivität zu erhöhen.

Zu **(A)**, **(C)** und **(D)**: Alle anderen Verfahren arbeiten vorwiegend mit offenen Fragen.

F96

Frage 2.91: Lösung A

Zu **(1)**: Geschlossene Frage: Es ist keine freie Antwort möglich, der Patient sollte bevorzugt nur mit „Ja" oder „Nein" antworten: *„Haben Sie das jetzt endlich einmal verstanden, oder nicht!?"*
Zu **(2)**: Katalogfrage: Aufzählung von Alternativen, denen der Patient zustimmen oder sie ablehnen kann.
Zu **(3)**: Suggestiv: *„Ihre Schmerzen sind eher brennend, nicht wahr?"*
Zu **(4)**: Sondierend: *„Wie würden Sie Ihre Schmerzen beschreiben?"*

F92

Frage 2.92: Lösung D

Zu **(1)**: Geschlossene Fragen sind wissenschaftlich besser auswertbar und vergleichbar als offene.
Zu **(2)**: Geschlossene Fragen bedeuten für den Patienten eine Einschränkung, da er Ihnen dann unter Umständen nie erzählen kann, dass seine ständig wiederkehrenden Magengeschwüre vielleicht auch von dem beruflichen Stress als Bauleiter für eine kurz vor dem Konkurs stehende Hochbaugesellschaft abhängen könnten.
Zu **(3)**: Durch geschlossene Fragen kann es dementsprechend zu einer diagnostischen Einengung kommen.

Verhaltensbeobachtung ──────────────────────────── II.11

Neben der einfachen **Anamnese** und der freien **Exploration** gehört dazu vor allem die Verhaltensbeobachtung. Die **Verhaltensbeobachtung** wird oft *„eher nebenbei"* gemacht, sie kann aber äußerst wichtige Zusatzaspekte liefern. Der Arzt beobachtet z.B., dass eine Patientin während eines Gespräches ständig an ihrer Hand kratzt. Aus diesem Verhalten leitet er Schlussfolgerungen ab (etwa: *„Die Patientin hat eine Schuppenflechte"; „Die Patientin hört mir nicht zu", „Der Gesprächsinhalt macht die Patientin nervös"*; usw.). Im privaten wie auch im beruflichen Leben benutzt man die Verhaltensbeobachtung häufig, um Hypothesen über den emotionalen Zustand eines beobachteten Individuums zu bilden. Verhaltensbeobachtung bezieht hierbei verbale wie auch nonverbale Anteile mit ein. Die Verhaltensbeobachtung ist eine der am häufigsten angewandten Methoden der Psychologie und der Soziologie. Während man im Alltag nur unsystematische Beobachtungen durchführt, lässt sich die Verhaltensbeobachtung in wissenschaftlichen Untersuchungen durch **Standardisierung** der Beobachtungssituation benutzen, um quantitative, statistisch verrechenbare Zahlenwerte über das Verhalten von Menschen zu erhalten.
So könnte ein Wissenschaftler die Vermutung hegen, dass es in Kindergärten vermehrt zu Aggressionen zwischen den Kindern kommt, wenn diese aus den oberen sozialen Schichten stammen, weil er die (private) Erfahrung gemacht hat, dass Kinder von Akademikern meist schlecht erzogen und frech sind. Da er selbst voreingenommen ist (er weiß um seine Hypothesen und er weiß, welche Kindergärten welchem sozialen Milieu zuzuordnen sind), schickt er zehn unvoreingenommene **Beobachter**, nach einem Zufallsprinzip verteilt, in je zehn Kindergärten der Stadt. Hierbei tauchen nun vielfältige Probleme auf. Ein einziger Beobachter würde (vermutlich) immer etwa dasselbe Kriterium anlegen, was eine aggressive Handlung ist. Bei mehreren unabhängigen Beobachtern muss man diese zunächst schulen, z.B. anhand von Videofilmen, und zwar solange, bis die Beobachtungsergebnisse zwischen den Beobachtern vergleichbar geworden sind. Dies geschieht meist mit Schätzskalen (z.B. von Null bis 10), in denen die Beobachter das Ausmaß der jeweiligen Aggressivität ankreuzen können. Hierzu muss zunächst genau definiert werden, was Aggression ist (z.B.: am Pullover reißen, an den Haaren ziehen, umschubsen, schlagen; oder auch: anschreien, Spielzeug wegnehmen, Sandburg eines anderen Kindes zertrampeln, …). Auch dies geschieht meist durch Ankreuzen vorgegebener Antwortkategorien.
Auch die Anwesenheit eines Beobachters kann das Ergebnis verfälschen, da sich die Kinder u.U. anders verhalten, wenn sie von einer oder zwei fremden Personen beobachtet werden (Hawthorne-Effekt). Es gibt daher folgende Varianten:
1. **offen – verdeckt**: ist der Beobachter erkennbar oder ist er nicht sichtbar, sitzt er z.B. hinter einer Einwegglasscheibe oder hinter einer Hecke versteckt?
2. **teilnehmend – nicht-teilnehmend**: nimmt der Beobachter, z.B. als angeblicher Praktikant, am Spiel der Kinder teil oder sitzt er nur passiv in einer Ecke?
3. **systematisch – unsystematisch**: folgt die Beobachtung dem spontanen Interesse des Beobachters oder gibt es ein festgelegtes Schema, nach dem er beobachtet und die Beobachtungen aufzeichnet.

Standardisiert werden muss außerdem die **Beobachtungsdauer** (5 Minuten, 10 Minuten, eine halbe Stunde, …) und der **Beobachtungszeitpunkt** (morgens beim freien Spiel, während des Frühstücks, bei Gruppenspielen usw.).

Wenn Sie, verehrter Leser, nun meinen, dass das ganze Sie ohnehin nichts angeht, da Sie den Facharzt für Anaesthesie oder den Beruf des Pathologen anstreben und nicht vorhaben übermäßig viel mit Ihren Patienten zu reden, möchte ich es mir zum Schluss dieses Lerntextes nicht nehmen lassen anzumerken, dass die fachlich gute Beherrschung des partnerzentrierten Gesprächsstils oft auch etwas nützt, um einen bleibenden Eindruck bei Ihrem neuen Schwarm zu hinterlassen.

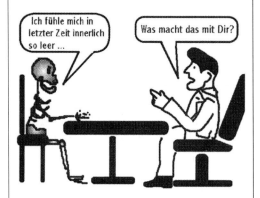

Abb. 2.5 Die Bemerkung des Beraters lässt auf ein tiefgreifendes Verständnis der Probleme des Klienten schließen.

F90

Frage 2.95: Lösung D

Grundlage der Gesprächspsychotherapie nach Rogers ist die Annahme, in der Therapie müsse man die Selbstheilungskräfte des Patienten mobilisieren. Daher sind Ratschläge (1), Überredungsversuche (2) und rationale Kritiken, die vom Arzt ausgehen (3), nicht förderlich.

F96   H91

Frage 2.96: Lösung C

Zu (1) – (3): Richtige Aussagen.
Zu (4): Verhaltensempfehlungen zählen gerade nicht zum klientenzentrierten, non-direktiven Gesprächsstil.
Vorsicht: 25% kreuzten fälschlich (E) an!

F97   F95   H94   **!**

Frage 2.97: Lösung C

Zu (1), (3) und (5): Nach Rogers sind drei Grundhaltungen für die Durchführung der Gesprächspsychotherapie wichtig: sorgende Zuwendung, Echtheit und Empathie.

Zu (2): Universalität bedeutet, dass ein Verhalten bei unterschiedlichen Populationen auf der ganzen Welt vorgefunden wird. So ist allen Sprachen ein bestimmter Rhythmus zusammengehöriger Wortfolgen in einem Zeittakt von etwa 3 Sekunden gemeinsam. Auch mimischer Ausdruck ist universal, Weinen oder Lachen wird von allen Völkern verstanden und auch blinde Kinder zeigen dieses Verhalten.
Zu (4): Der amerikanische Soziologe Parsons beschrieb 1961 fünf Verhaltenserwartungen an den Arzt. Neben funktionaler Spezifität, fachlicher Kompetenz, gleiche Hilfsbereitschaft bei allen Menschen und uneigennützigem Altruismus gehört auch affektive Neutralität dazu.

F01

Frage 2.98: Lösung D

Zu (A), (B), (C) und (E): Grundlagen der klientenzentrierten Gesprächspsychotherapie nach Carl Rogers sind Wertschätzung und Wärme zeigen, Echtheit des Beraters, Empathie und Förderung der Introspektion. Hierzu dient der non-direktive Gesprächsstil: Nur der Klient weiß, was wirklich richtig für ihn ist. Ratschläge und Interpretationen können ihm nicht helfen. Der Berater kritisiert auch nicht.
Zu (D): Biologisch determinierte Vorgänge (z. B. genetische Einflüsse) würden sich sicherlich nicht durch klientenzentrierte Gesprächstherapie beeinflussen lassen.

F01

Frage 2.99: Lösung A

Zu (A): Einsicht ist u. a. eine Funktion der kognitiven Verhaltenstherapie (z. B. Einsicht in destruktive Gedankengänge: *„Den ganzen Stoff schaffe ich nie!"*) und auch der Psychoanalyse (Einsicht in verdrängte traumatische Erlebnisse: *„Ich bin so misserfolgsmotiviert, weil ich mich als Kind Weihnachten blamiert habe, als ich das Gedicht aufsagen sollte"*.).
Zu (B) – (E): Grundlagen der klientenzentrierten Gesprächspsychotherapie nach Carl Rogers sind Wertschätzung und Wärme zeigen, Echtheit des Beraters, Empathie und Förderung der Introspektion. Hierzu dient der non-direktive Gesprächsstil: Nur der Klient weiß, was wirklich richtig für ihn ist. Ratschläge und Interpretationen können ihm nicht helfen. Der Berater kritisiert nicht, sondern konfrontiert lediglich mit Widersprüchen in den Aussagen des Klienten. Eine wesentliche Aufgabe des Beraters ist darüber hinaus das Verbalisieren von nonverbal oder paralinguistisch gezeigten Emotionen, die dem Klienten häufig nicht bewusst sind. Wie geht es Ihnen dabei, wenn Sie diese Kommentare hier lesen? Wie fühlen Sie sich, wenn Sie eine

Frage nicht richtig gelöst haben? Ist es oft so, dass Sie das Gefühl haben, sich wirklich ausreichend auf das Physikum vorzubereiten?

F96

Frage 2.100: Lösung C

Direktiver Gesprächsstil: Der Arzt will rasch Informationen vom Patienten haben und stellt geschlossene Fragen, die der Patient oft nur mit Ja oder Nein beantworten kann. Non-direktiver Gesprächsstil:

Der Arzt überlässt es im wesentlichen dem Patienten, worüber gesprochen wird, er schränkt den Patienten möglichst wenig ein, vermeidet es, zu loben oder zu tadeln oder selbst Vorschläge zur Problemlösung zu machen. Allerdings sollte der Patient dazu angehalten werden, über persönlich relevante Erfahrungen zu sprechen und nicht nur über Alltagsbanalitäten. Damit sind (1), (2) und (3) direktiv; Antwortmöglichkeit (4) dagegen ist non-direktiv.

2.2.3 Körperliche Untersuchung

Zu diesem Kapitel wurden bisher keine Prüfungsfragen gestellt.

Körperliche Untersuchung ——————————————————————————————————— II.13

„Machen Sie sich mal frei." - Die Verletzung der körperlichen **Intimsphäre** beginnt schon, wenn der Patient vom Arzt aufgefordert wird, sich zu entkleiden. Eine zwangsläufig notwendige Maßnahme, die in der Medizin so häufig ist, dass kaum ein Arzt sich Gedanken darüber macht, dass hierdurch bei einigen Patienten starke Emotionen ausgelöst werden können. Für junge Mädchen und ebenso für ältere Männer mit einer prüden Erziehung kann es aber durchaus beängstigend und verletzend sein, sich vor einer fremden Person entblößen zu müssen. Dies gilt um so mehr, falls darüber hinaus noch weitere Personen anwesend sind; z. B. wenn die Arzthelferin plötzlich hineinkommt, nur um etwas zu holen.

Jeder Mensch hat das Recht auf eine Intimsphäre. Unbekannte lassen wir normalerweise nicht näher als eine Armlänge an uns herankommen. Im Setting einer medizinischen Untersuchung wird diese Intimsphäre jedoch stetig verletzt. Ärzte und Krankenpflegepersonal berühren den Patienten nicht nur an intimsten Stellen, sondern sind in Ausübung ihres Berufes häufig sogar gezwungen, dem Patienten Schmerzen zuzufügen, etwa beim Blutabnehmen oder bei Operationen. Auch im Bereich psychologischer Untersuchungen wird diese Instimsphäre häufig durchbrochen, da notwendigerweise Sachverhalte erfragt werden müssen, über die der normale Mensch nicht unbedingt mit jedem spricht – und schon gar nicht mit einer fremden oder wenig bekannten Person. Hierdurch ergeben sich zwangsläufig Konflikte im Rollenverständnis des Arztes wie auch des Psychologen, die beide dem Patienten ja eigentlich helfen wollen.

Auch den Ärzten fällt das Durchbrechen der Intimschranke des Patienten nicht leicht. Den Herzschlag des Patienten kann man z. B. sehr gut abhorchen, indem man das Ohr gegen den Brustkorb des

Patienten gelegt wird. Das heute übliche Stethoskop gilt nach **Engelhard** historisch als Versuch, diese medizinische Handlung aus einer gewissen Entfernung durchführen zu können, ohne dem Patienten dabei im wahrsten Sinne des Wortes *„zu nah"* zu kommen. Dass Ärzte dennoch nahezu ständig die körperliche Intimsphäre des Patienten durchbrechen, bedeutet aber nicht, dass sie auch im psychischen Bereich kritische Fragen stellen können. Wichtige Fragen über psychische Probleme (etwa im sexuellen Bereich oder zum Alkoholkonsum) werden mit einer Feinfühligkeit umgangen, welche die Mediziner in anderen Bereichen völlig vermissen lassen.

Wie würde es Ihnen gehen, wenn Sie die nächste Woche mit fünf völlig fremden Personen in einem Zimmer schlafen sollten und auch tagsüber niemals aufstehen dürfen? Auch die im Krankenhaus heute noch übliche Unterbringung des Patienten in **Mehrbettzimmern** ist problematisch. Der deutsche Erwachsene ist es gewohnt, mit seinem Partner oder alleine zu schlafen und jeder von uns hat gelegentlich das Bedürfnis sich einmal zurück zu ziehen und alleine zu sein. Dies ist im Krankenhaus meist nicht mehr möglich. Auch wenn es für einzelne Patienten sinnvoll ist, Gesprächspartner zu haben und sich mit anderen Patienten austauschen zu können, ist der Aufenthalt im Mehrbettzimmer für die meisten von uns doch mit starken Einschränkungen verbunden. Dies beginnt bei ständigen Störungen, erzwungener Veränderung des Wach-Schlaf-Rhythmus, Verrichten der Notdurft in Gegenwart anderer (**Urinieren** und **Defäkation** bei Bettlägerigen), bis hin zu Handlungen der Ärzte und des Pflegepersonals im Intimbereich (z. B. **Ganzkörperwäsche**, **Katheterlegen**). Selbst wenn die Patienten die Notwendigkeit dieser Handlungen einsehen: angenehm ist es für sie nicht! Hierzu muss darauf hingewiesen werden, dass dem Patienten eine möglichst befriedigende Situation gegeben werden sollte, schließlich soll er ja gesund werden. Die Belastungen schon alleine durch Mehrbettenzimmer im Krankenhaus haben eher negativen Einfluss.

Krönung im Durchbruch der Intimsphäre ist wahrscheinlich die gynäkologische Untersuchung. So beschreibt D. B. Hellmann in ihrem Buch „*Zwei Frauen*", wie sie als 18jährige im Krankenhaus zur gynäkologischen Untersuchung sollte. Nachdem sie sich „*freigemacht*" und auf dem Untersuchungsstuhl Platz genommen hatte, kam aber ohne vorherige Ankündigung nicht der Frauenarzt alleine herein, sondern brachte ein Rudel von dreißig oder vierzig Studenten mit, die alle mal die „*virgo intacta*" anschauen und untersuchen sollten.

2.3 Urteilsbildung und Entscheidung

2.3.1 Arten der diagnostischen Entscheidung

Zu diesem Kapitel wurden bisher keine Prüfungsfragen gestellt.

Arten der diagnostischen Entscheidung ──────────────────────────── II.14

Da sitzen Sie nun als frischgebackener Arzt in Ihrem toppmodern eingerichteten Praxiszimmer und Ihr erster Patient kommt herein und sagt, er hat seit Stunden furchtbare Bauchschmerzen, und zwar genau solche von der ganz schrecklichen Art. Was werden sie nun tun, außer rot zu werden und anzufangen zu stottern?

Wenn ein neuer Patient mit unklaren Unterleibsbeschwerden zum Arzt kommt, muss letzterer mit Hilfe unterschiedlicher Diagnoseverfahren zunächst Informationen sammeln. Aufgrund dieser ersten Informationen werden erste **Hypothesen** über die Krankheitsursache gebildet, die man dann mit Hilfe weiterer Untersuchungsverfahren zu untermauern versucht (…*funktionelle Dyspepsie? Colon irritable? Morbus Crohn? Oder einfach nur was Falsches gegessen?*). Am Ende sollte eine klare **Diagnose** stehen, auf deren Basis die **Behandlung** eingeleitet wird. Nach der Behandlung sollte erneut geprüft werden, ob die Krankheit geheilt ist. Wenn ja, so ist die medizinische Aufgabe erfüllt; falls nicht, so muss der Arzt erneut mit der Diagnostik beginnen und neue Hypothesen bilden. Theoretisch wird dieses Vorgehen im sogenannten **TOTE-Modell** beschrieben (*test → operate → test → exit*). Aus jedem Diagnosedurchgang („*test*") folgt eine medizinische Handlung („*operate*"), deren Effektivität in einer erneuten Testung gezeigt werden muss. Erst dann darf es zu Beendigung („*exit*") kommen. In der medizinischen Praxis des Allgemeinarztes ist dies leider häufig nicht der Fall. Bei erfolgreicher Therapie kommen die meisten Patienten nicht mehr wieder in die Praxis des Allgemeinarztes, bei mangelndem Heilungserfolg wechseln sie mitunter selbständig zum Facharzt. Dem Allgemeinarzt fehlt dadurch häufig die Rückmeldung, ob seine Behandlung überhaupt etwas genützt hat.

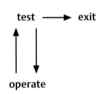

Das TOTE-Modell (test-operate-test-exit) versinnbildlicht Urteilsbildung und Entscheidungsprozesse. Im medizinischen Bereich sollten Fehlentscheidungen aber bitte nicht dazu führen, dass der Patient das Modell schließlich buchstäblich erfüllt!

Grob lassen sich unterschiedliche Arten der Diagnostik trennen:
- **Selektionsdiagnostik** (z. B. Auswahl von geeigneten Personen, Personalauslese usw.);
- **Interventionsdiagnostik** (z. B. medizinische Diagnostik zur Einleitung und Überprüfung einer Therapie);
- **Klassifikationsdiagnostik** (Einstufung von Personen in ein Schema, z. B. Brillenträger vs. Nicht-Brillenträger);
- **Funktionsdiagnostik** (Überprüfung einzelner Funktionen, z. B. Konzentration, Gedächtnis);
- **Entwicklungsdiagnostik** (Test, ob ein Kind die seinem Alter entsprechenden Fertigkeiten besitzt);
- **Verlaufsdiagnostik** (Beurteilung z. B. im Verlauf einer Intervention);

Der Prozess der Diagnostik untersteht bestimmten Regeln, um zu einer Entscheidung zu gelangen. Diese Strategien legen mit *wenn → dann*-Bestimmungen fest, was der Entscheidungsträger unter einzelnen Bedingungen tun soll, welche Daten zu erheben oder zu verwerfen sind und welche Handlungen daraus zu folgern sind. Man unterscheidet **Makrostrategien**, in denen die Suchrichtung festgelegt wird von **Mikrostrategien** mit Auswahl der für die Fragestellung sensiblen Testverfahren oder sogar einzelner Fragen (Items) an den Patienten. Der diagnostische Ablauf kann dabei:

1. flexibel sein (**feed-back** orientiert), d.h. nach jedem Zwischenergebnis muss die Entscheidung für weitere diagnostische Verfahren an den jeweiligen Kenntnisstand angepasst werden (s. auch TOTE-Modell);
2. festgelegt sein (**fed-forward**), d.h. durch die Organisationsstruktur ist der Ablauf bereits festgelegt (z.B. Personalauslese, schriftliche Multiple Choice Prüfungen). Hierbei gibt es oft verschiedene Stufen, bei **one-stage** Selektion wird die diagnostische Entscheidung schon nach dem ersten Testdurchgang gefällt (z.B.: Abitur vorhanden → Studienzulassung, bzw.: kein Abitur → keine Zulassung). Bei **two-stage** Auswahl wird ein Teil der Gruppe im ersten Durchgang abgelehnt, der zweite Teil wird einem weiteren Test unterworfen, bis hin zu **multiple-stage** Plänen.

2.3.2   Grundlagen der Entscheidung

Zu diesem Kapitel wurden bisher keine Prüfungsfragen gestellt.

Grundlagen der Entscheidung ────────────────────────────────── II.15

Insbesondere für vergleichende epidemiologische Untersuchungen spielt es eine große Rolle, dass Erkrankungen weltweit anhand derselben Maßstäbe diagnostiziert werden. Typische Fragen sind z.B.: *„Haben Krebserkrankungen durch Technisierung, Umweltverschmutzung oder Atomkraftwerke zugenommen?"* oder: *„Führt die Urbanisierung dazu, dass immer mehr Menschen unter neurotischen Störungen leiden?"* Um Krankheiten einheitlich klassifizieren zu können, existieren Kataloge von Krankheiten, deren Symptomatik und Hinweise zur Differentialdiagnose. Am gebräuchlichsten ist die **ICD** (*„International Classifikation of Diseases"*):

Auszug für den Bereich psychischer Störungen der Klassifikation von Krankheiten nach dem ICD-10 („International Classification of Diseases").

ICD-10	Bezeichnung	Beispiele
F0	Organische, einschließlich symptomatische psychische Störungen	Alzheimer Demenz, Vaskuläre Demenz, Alkoholdelir, Verhaltensstörung durch organ. bedingte Funktionsstörung des Gehirns
F1	Psychische und Verhaltensstörungen durch psychotrope Substanzen	Alkohol, Opioide, Cannabinoide, Sedativa, Hypnotika, Kokain, Koffein, Halluzinogene, Tabak usw.
F2	Schizophrenie, schizotype und wahnhafte Störungen	Schizophrenie, wahnhafte Störungen, psychotische Störungen, schizoaffektive Störungen
F3	Affektive Störungen	Manische Episode, Bipolare affektive Störung, Depressive Episode
F4	Neurotische-, Belastungs- und somatoforme Störungen	Phobische Störungen, Angststörungen, Zwangsstörung, Dissoziative Störungen, somatoforme Störungen
F5	Verhaltensauffälligkeiten mit körperlichen Störungen und Faktoren	Essstörungen, Schlafstörungen, sexuelle Funktionsstörungen, Missbrauch von nicht-abhängigkeitserzeugenden Substanzen
F6	Persönlichkeits- und Verhaltensstörungen	Persönlichkeitsstörungen, Störungen der Impulskontrolle, Störungen der Geschlechtsidentität, Störungen der Sexualpräferenz
F7	Intelligenzminderung	leichte, mittelgradige, schwere, schwerste Intelligenzminderung
F8	Entwicklungsstörungen	Entwicklungsstörungen der Sprache, schulischer Fertigkeiten, motorischer Funktionen, Autismus, Asperger-Syndrom
F9	Verhaltens- und emotionale Störungen mit Beginn in der Kindheit und Jugend	Hyperkinetische Störungen, Störungen des Sozialverhaltens, Emotionale Störungen, Tics, Mutismus

Besonders für psychische Krankheiten wird daneben oft auch das **DSM** („Diagnostisches und Statistisches Manual") benutzt. Das Multiaxiale Klassifikationsschema nach dem **DSM** versucht, auch die körperliche und psychosoziale Seite zu berücksichtigen. Es trennt:

Ia. Psychiatrische Achse
psychisch auffällig ← → psychisch stabil
Ib. Somatische Achse
körperlich krank ← → körperlich gesund
II. Soziale Behinderung
behindert ← → intakt
III. Faktoren der sozialem Umwelt und der individuellen Lebensbewältigung
wird stigmatisiert ← → wird integriert
dekompensiert ← → kompensiert Störungen

Bei chronischen Erkrankungen wird in der Regel die **ICIDH** (*International Classification of Impair-*

ments, Disabilities and Handicaps, WHO, 1980) zu Rate gezogen, die – wie der Name ohnehin schon sagt – folgende Bereiche unterscheidet:
- *Disease* (Krankheit)
- *Impairment* Gesundheitsschaden)
- *Disability* (Fähigkeitsstörung)
- *Handicap* (Beeinträchtigung)

Gerdes & Weis (2000) nennen das Beispiel eines Patienten mit arterieller Verschlusskrankheit (*disease*), die zur Amputation eines Beines führt (*impairment*), mit der Folge, dass die Person nicht mehr am Fließband stehen kann (*disability*) und den Arbeitsplatz verliert (*handicap*). Eine kürzlich vorgelegte Neufassung der ICIDH-2 (WHO, 1997) soll künftig positive Begriffe verwenden, d.h. „*activities*" statt *disabilities* und „*participation*" (Teilnahme am gesellschaftlichen Leben) statt *handicaps*.

| 2.3.3 | Urteilsqualität und Qualitätskontrolle |

Zu diesem Kapitel wurden bisher keine Prüfungsfragen gestellt.

Urteilsqualität und Qualitätskontrolle ——————————————————————— II.16

Ärzte wie auch Heilverfahren unterliegen strengen **Zulassungsbestimmungen**, um die Qualität medizinischer Versorgung auf einem möglichst hohen Niveau zu halten. So hat die Kassenärztliche Bundesvereinigung unter den Zulassungsbestimmungen für Ärzte u.a. festgelegt: „*Der Arzt muss zur Ausübung der vertragsärztlichen Tätigkeit geeignet sein. Ungeeignet für die Ausübung vertragsärztlicher Tätigkeit in eigener Praxis ist ein Arzt mit geistigen oder sonstigen in seiner Person liegenden schwerwiegenden Mängeln (§21 Ärzte-ZV)."*

Der Einsatz von Arznei- und Heilmittel erfordert die aus der ärztlichen Diagnostik hervorgehende eindeutige **Indikationsstellung**, Abwägung nichtmedikamentöser Behandlungsmöglichkeiten, medizinische Auswahlentscheidung unter Risiken- und Nutzenabwägung, Dosierung bzw. Festlegung von Behandlungsintervallen sowie die **Verlaufsbeobachtung** des Behandlungsergebnisses und auftretender **Wechselwirkungen** oder unerwünschter Nebenwirkungen, ggf. mit Therapieänderung. Die Verantwortung für die Auswahl notwendiger Arzneimittel und die Verordnung von Heilmitteln muss der behandelnde Arzt tragen. Dem Hausarzt obliegt darüber hinaus die zentrale **Dokumentation** und Koordination der von seinen Patienten erhobenen Untersuchungsbefunden,

Anamnesen, einzunehmenden Arzneimitteln, in Anspruch genommenen Heilmitteln usw. Dies geschieht zwar in der Regel in Interaktion mit anderen Berufsgruppen (wie z.B. Apothekern), die Kassenärztliche Bundesvereinigung weist aber eindeutig darauf hin, dass andere Berufsgruppen keine medizinische Kompetenz in der Diagnosestellung oder -überprüfung und der Arzneimitteltherapieentscheidung haben.

Der Arzt darf nur Behandlungsverfahren anwenden bzw. Medikamente verschreiben, die vom Zulassungsausschuss der KBV anerkannt wurden und Eingang in die entsprechenden Gebührenverzeichnisse gefunden haben. Therapieverfahren müssen hierzu zunächst einmal ihren Nutzen in Studien nachweisen, die unter doppelblinden Bedingungen mit Placebo-Kontrolle durchgeführt wurden, um in den Genuss einer Zulassung zu kommen. So gibt es keine Leistungspflicht bei Therapieverfahren, deren therapeutischer Nutzen nicht belegt ist oder die nach den Kriterien des SGB V unwirtschaftlich sind.

Der Katalog nicht anerkannter Methoden ist recht lang und muss vom Arzt beherrscht werden, da er diese Leistungen nicht abrechnen kann. Zu den von der KBV **nicht** zugelassenen Methoden gehören z.B.: Elektro-Akupunktur, Hyperbare Sauerstofftherapie, Hämatogene Oxydationstherapie

K

(HOT), Blutwäsche nach Wehrli, Sauerstoff-Infusions-Therapie (SIT), Ozon-Eigenbluttherapie, CO_2-Insufflationen (Quellgasbehandlung), Immunoaugmentative Therapie, Magnetfeldtherapie, Autohomologe Immuntherapie nach Kief, Haifa-Therapie, Doman-Delacato-Therapie, Hyperthermiebehandlung der Prostata, Bioresonanzdiagnostik und -therapie, Kombinierte Balneo-Phototherapie, Thermotherapie der Prostata, Hochdosierte, selektive UVA1-Bestrahlung, Colon-Hydro-Therapie, Extrakorporale Stoßwellentherapie, Pulsierende Signaltherapie, Niedrigdosierter Ultraschall, Ultraviolettbestrahlung des Blutes (UVB).

2.3.4 Entscheidungskonflikte

Zu diesem Kapitel wurden bisher keine Prüfungsfragen gestellt.

Entscheidungskonflikte ──────────────────────────────────── II.17

Ärzte sind ständig gezwungen, Entscheidungen zu treffen, die im extremsten Fall über Leben und Tod eines Patienten entscheiden. Hierzu kann es zu **Entscheidungskonflikten** kommen. Wieviel Sinn hat es, einen Patienten mit rezidiviertem, metastasierendem Leberkarzinom und schlechter Prognose erneut zu operieren und mit Zytostatika und/oder Radiatio zu behandeln? Hat es Sinn, eine 96jährige nach schwerem Schlaganfall monatelang auf der Intensivstation zu beatmen? Das Leid, das die Patienten möglicherweise zu ertragen haben, muss hier abgewogen werden gegen das Ausmaß, in dem eine Heilung oder zumindest eine Verlängerung des Lebens möglich ist. Eine wichtige Rolle spielt dabei auch, welche **Lebensqualität** der Patient mittelfristig haben wird? Soweit möglich, sollte hier der Wille des Patienten ausschlaggebend sein. Auch dies ist nicht immer möglich, etwa bei psychotischen Patienten in einer psychiatrischen Klinik, die andere bedrohen, sich aber in ihrem paranoiden Zustand weigern, Medikamente einzunehmen: Darf man einem solchen Patienten mit Gewalt, gegen seinen Willen, Neuroleptika spritzen?

Häufigster Konflikt ist heute bedauerlicherweise der zwischen den Kosten einer Behandlung und dem Nutzen. So werden sehr teure Behandlungen oft von den Kassen nicht mehr oder nur sehr zögernd übernommen, wenn eine endgültige Heilung des Patienten nicht mehr erwartet werden kann. Gerade bei sehr alten Patienten können im Prinzip sinnvolle Therapievorschläge (z.B. Reha-Maßnahme bei einem 80jährigen) schlichtweg abgelehnt werden. Auch mit den Kosten für die Hospizbehandlung tut das deutsche Gesundheitswesen sich schwer, da hier nicht mehr kausal sondern nur noch pallativ behandelt wird. Ein anderes Beispiel ist das der Methadon-Behandlung für Süchtige, die nicht kausal heilt, aber die Zeit bis zum Freiwerden eines Therapieplatzes zu überbrücken hilft.

Schlimmer noch ist die derzeitige **Budgetierung** der Arztpraxen. Abhängig von den Fallzahlen werden Höchstmengen erlaubter ärztlicher Handlungen und Verordnungen (z.B.: Verschreibung von Massagen) vorgegeben. Überschreitet der Arzt sein Budget, so arbeitet er den Rest des Quartals kostenlos, da er diese Leistungen nicht mehr zur Abrechnung bringen kann. Der wird mit bestimmten Leistungen also geizig sein, was wiederum Unmut bei dem Patienten hervorruft: Sein Bekannter (der am Quartalsanfang da war) bekam die Leistung noch ohne Probleme, ihm (am Quartalsende!) wird trotz höheren Leidensdrucks dasselbe verwehrt. Patienten bringen recht wenig Verständnis hierfür auf. Da die **Arztbindung** heute nicht mehr so hoch ist, wandern viele dann rasch zu einem anderen Arzt ab. In Zeiten der **Ärzteschwemme** können viele Mediziner sich das heute nicht erlauben.

2.3.5   Entscheidungsfehler

─ **Entscheidungsfehler** ── II.18 ─

Bei der Beurteilung menschlicher Verhaltensweisen kommt es leicht zu bestimmten, typischen Fehlern, die dann das Beurteilungsergebnis systematisch verfälschen können. Man spricht hier von sog. *„systematischen Tendenzen"* oder **Beurteilungsfehlern**. Die Fehler ergeben sich zum Teil dadurch, dass bewusst oder unbewusst nur bestimmte Verhaltensweisen des beobachteten Individuums wahrgenommen werden. Aus der Wahrnehmungspsychologie ist u.a. bekannt, dass Menschen dazu neigen, das wahrzunehmen, was sie wahrnehmen möchten. Insbesondere Bedürfnisse und Motive beeinflussen die menschliche Wahrnehmung hierbei erheblich. So wird man bei einem Spaziergang durch eine Stadt sehr viel mehr Restaurants oder Imbissstuben bemerken, wenn man großen Hunger hat. Ebenso wird man bei einem Menschen, den man unsympathisch findet, eher unangenehme Charaktereigenschaften bemerken, z.T. werden positive Verhaltensweisen dieses Menschen dann sogar umstrukturiert: Wenn ein Punk oder Skinhead einer älteren Dame über die Straße hilft, wird z.B. jemand mit bösartigen Gedanken davon ausgehen, dass der Jugendliche ihr an der nächsten Straßenecke die Handtasche klauen wird. Weitere typische Beurteilungsfehler sind:

1. **Rosenthal-Effekt** (Pygmalion-Effekt): Veränderung der Leistung bedingt durch die Erwartungen des Versuchsleiters. In einer Reihe von Experimenten konnte **Rosenthal** 1967 demonstrieren, dass die Erwartungen des Versuchsleiters das Untersuchungsergebnis beeinflussen können. In einem typischen Feldexperiment wurde von einigen Schülern, die in einem Intelligenztest lediglich ein durchschnittliches Ergebnis erzielt hatten, behauptet, dass diese außerordentlich intelligent seien und im nächsten Halbjahr sehr gute Leistungsfortschritte zu erwarten sein würden. Tatsächlich hatten sich die Leistungen dieser Schüler nach dem angegebenen Zeitraum verbessert. Rosenthal führte den Effekt darauf zurück, dass der Lehrer diese Schüler in Erwartung der Leistungssteigerung nun besonders gefördert hatte. Durch verbale und nonverbale Verhaltensweisen signalisiert man seinem Interaktionspartner, ob man eine positive oder negative Meinung von ihm hat. Oft genug wird sich dieser dann entsprechend verhalten. Selbst genetisch identische Ratten erzielten schnellere Reaktionszeiten, nur weil man den Versuchsleitern weisgemacht hatte, in der einen Gruppe wären angeblich die „klügeren" und in der anderen die „dümmeren" Tiere zusammengefasst.

2. **Haloeffekt** (Überstrahlungsfehler): Bei der Persönlichkeitseinschätzung lässt man sich häufig von besonders auffälligen, hervorstechenden Merkmalen leiten und überträgt diese Beurteilung dann auf andere Merkmale. Ein typischer Haloeffekt wäre z.B. bei einem Professor vorhanden, der von einer besonders hübschen Studentin annimmt, dass diese auch äußerst intelligent sei. Derartige Effekte sind gerade im Volksglauben häufig vorhanden. So gelten allgemein Fehlsichtige (Brillenträger) als klug, Fettleibige als gemütlich und Stotterer, Schielende oder Leute mit zusammengewachsenen Augenbrauen als intellektuell minderbegabt. Sehr verwandt ist auch der nächste Fehler.

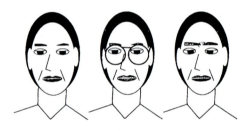

Abb. 2.**6**   Beurteilungsfehler, Haloeffekt. Welche dieser drei Personen studiert Ihrer Ansicht nach Medizin?

3. **Logischer Fehler**: Der Beurteiler geht davon aus, dass ähnliche Charaktereigenschaften miteinander verkoppelt sind. So kann man etwa von einer ordentlichen Person glauben, sie sei auch besonders fleißig oder von einem Professor, er könne besonders gut operieren. Dabei muss es sich nicht um beobachtbare Merkmale handeln, sondern es kann sich auch um vermutete Eigenschaften handeln.

4. **Kontrastfehler**: Um die „Normalität" der Persönlichkeitseigenschaften eines Menschen bewerten zu können, benötigt man einen Vergleichsmaßstab. Statistische Normtabellen liegen dem Beobachter aber meist nicht vor, so dass man auf subjektive Maßstäbe ausweicht. Am häufigsten legen Versuchsleiter den Maßstab der Normalität dann bei sich selbst an. Ein sehr kontaktreicher, extravertierter Versuchsleiter würde das Verhalten einer Person X als schüchtern einstufen. Ein anderer Versuchsleiter, der selbst eher ängstlich und kontaktarm ist, würde dasselbe Verhalten von X als extravertiert einstufen. Häufig wird das direkte Umfeld als Vergleichsmaßstab benutzt. Bekannt

geworden ist ein in den siebziger Jahren durchgeführter Versuch, bei dem derselbe Deutschaufsatz mehreren Lehrern aus dem ganzen Bundesgebiet vorgelegt wurde. Dieser Aufsatz erhielt von den Lehrern Noten zwischen sehr gut und völlig ungenügend, da jeder Lehrer seine eigene Klasse als Vergleichsmaßstab heranzog.

5. **Strengefehler/Mildefehler**: Versuchsleiter neigen dazu, bekannte Personen milder zu beurteilen als völlig unbekannte. So wird ein bayerischer Dorfpolizist, der einen Kraftfahrer wegen überhöhter Geschwindigkeit angehalten hat, diesen u. U. ohne Bußgeld weiterfahren lassen, wenn er feststellt, dass es sich um den Gemeindepfarrer handelt. Bei einigen Versuchsleitern kann es auch zu einem Umschlagen kommen, derart, dass solchermaßen bekannte Personen dann gerade negativ beurteilt werden. In Verbindung mit dem Haloeffekt würde ein Professor eine besonders attraktive Studentin dann geradezu strenger beurteilen als andere, damit man ihm nicht nachsagen kann, dass er hübsche Studentinnen bevorzuge. In dem Versuch, dem Mildefehler auszuweichen, begeht man dann den Strengefehler.

6. **Projektion**: Bei der Projektion werden eigene Persönlichkeitseigenschaften auf andere Menschen projiziert. Meist handelt es sich um negative Charaktereigenschaften (z. B. Unordentlichkeit), die dann besonders bei einem anderen (etwa bei dem eigenen Kind oder bei dem Nachbarn) bemerkt werden und nun, nach Sigmund Freud, dort stellvertretend bestraft werden. (Zur Projektion als psychoanalytischer Abwehrmechanismus siehe Lerntext I.12).

7. **Hawthorne-Effekt**: Das Wissen darüber, an einer wissenschaftlichen Untersuchung teilzunehmen, verändert bereits das Verhalten. **E. Mayo** führte Ende der Zwanziger Jahre eine betriebspsychologische Untersuchung in den Hawthorne-Werken durch, in denen nachgewiesen wurde, dass soziale Beziehungen zwischen den Arbeitnehmern wichtiger für die Produktivität als Lohnsystem und Arbeitsbedingungen sind. Gerade bei tristen Arbeitsbedingungen spielte die Kommunikationsmöglichkeit innerhalb von Arbeitsgruppen eine erhebliche Rolle in Beziehung auf die Arbeitszufriedenheit. Als weiteres Ergebnis dieser Hawthorne-Studie wurde dann festgestellt, dass sich die Produktivität der Arbeitnehmer unabhängig von der Art der systematischen Variation der Arbeitsbedingungen jedesmal dann verbesserte, wenn die Arbeitnehmer wussten, dass sie Teil einer wissenschaftlichen Untersuchung waren. So wie sich die Spontanatmung bei einem Patienten sofort verändert, wenn der Arzt ihm sagt, dass er nun die Atemfrequenz untersuchen würde, verbesserten die Arbeiter der Hawthorne-Werke ihre Leistung, wenn sie merkten, dass sie von den Wissenschaftlern beobachtet wurden. In Erweiterung dieses Effektes geht man heute nicht nur davon aus, dass das Gefühl untersucht zu werden das Verhalten verändern kann, sondern dass auch das Ausmaß der Zuwendung, die einem Probanden in einem psychologischen Versuch zuteil wird, das Ergebnis verfälschen kann.

8. **Ja-sage-Tendenz**: Probanden neigen im allgemeinen eher dazu, die Frage nach dem Vorhandensein von Persönlichkeitseigenschaften oder Verhaltensweisen zu bejahen als diese zu verneinen: *„Halten Sie sich eher für intelligent?"*, *„Finden andere Sie sympathisch?"* oder: *„Sind Sie im allgemeinen ruhig und ausgeglichen?"*

9. **Soziale Erwünschtheit**: Insbesondere in (durchschaubaren) Fragebogentests antworten Probanden häufig im Sinne von sozialer Erwünschtheit, wenn das Testergebnis juristische Konsequenzen hat. So wird ein inhaftierter Sexualstraftäter, der Mädchen und junge Frauen vergewaltigt und körperlich misshandelt hat, bei einem solchen Test bemüht sein, sich als warmherzig, freundlich und friedlich zu schildern. Auch bei forensischen (gerichtlichen) Gutachten zur Sorgerechtsfähigkeit der klagenden Elternteile ist der Effekt meist ausgeprägt.

10. **Suggestion**: Fremdsuggestion (*„Dieser Test ist ganz leicht"*) oder Autosuggestion (*„Ich kann das sowieso nicht"*) kann ebenfalls eine systematische Fehlerquelle sein. Unbedachte Äußerungen eines Versuchsleiters, der eventuell lediglich freundlich sein will (*„Sie werden das schon schaffen"* oder: *„Sehen Sie sich doch Ihre letzte Antwort noch einmal an"*!), können ein Beurteilungsergebnis ebenso verfälschen wie Probanden, die bei einem Stressexperiment das Autogene Training (*„Ich bin ganz ruhig …"*) anwenden.

11. **Tendenz zur Mitte** (zentrale Tendenz) / **Tendenz zu Extremwerten**: Besonders unsichere Personen neigen dazu, bei Fragebogenverfahren überzufällig häufig den mittleren Wert anzukreuzen, besonders dann, wenn dieser *„weder/noch"* ist. Im Gegensatz hierzu kreuzen z. B. selbstsichere Personen oft sehr viele Extremwerte an. Auch bei Fragebögen, bei denen mit „stimmt/stimmt-nicht" geantwortet werden soll, würden die Unsicheren oft sehr viele stimmt-nicht-Urteile abgeben, die Selbstsicheren würden ständig „stimmt" ankreuzen.

gen (z. B. Medikamente einnehmen, Bettruhe einhalten). Der fehlerhafte Schluss vom Erscheinungsbild auf die Compliance wäre ein Haloeffekt.

H94   H91

Frage 2.111: Lösung A

Zu **(1)** und **(2)**: Haloeffekt bzw. logischer Fehler: Die Ärztin schließt von der (beobachteten) Pünktlichkeit auf die (nicht beobachtete) Bereitschaft Medikamente regelmäßig einzunehmen.

H93

Frage 2.112: Lösung D

Zu **(A)**, **(D)** und **(E)**: Logischer Fehler, Rosenthal-Effekt und Hawthorne-Effekt: Siehe Lerntext II.18 Entscheidungsfehler.
Zu **(B)**: Übertragung: psychoanalytischer Abwehrmechanismus. Der Patient überträgt frühkindliche Einstellungen zu seinem Vater nun auf den Arzt, der ihn psychotherapeutisch berät.
Zu **(C)**: Fixierung: ebenfalls ein Begriff aus der Psychoanalyse. Bindung an eine Phase aus der psychosexuellen Entwicklung (oral, anal, phallisch, siehe Lerntext I.48 Psychosexuelle Entwicklung nach Freud), wenn das Kind in dieser Phase zuviel oder zuwenig Befriedigung erhielt.

F94

Frage 2.113: Lösung D

Im Einfachblindversuch weiß nur die Versuchsperson nicht, ob sie in der Experimentalgruppe ist und eine (vermutlich) wirksame Behandlung erhält oder ob sie in der Kontrollgruppe ist und ein Placebo erhält. Erst im Doppelblindversuch weiß auch der Versuchsleiter nicht, in welcher Gruppe der Proband ist (das weiß nur der Experimentator, der später die fertigen Daten auswertet).
Zu **(1)** und **(2)**: Der Rosenthal-Effekt, d. h. der Einfluss des Versuchsleiters auf das Testergebnis, kann im Einfachblindversuch nicht kontrolliert werden, da der Versuchsleiter in diesem Fall weiß, zu welcher Gruppe der Patient gehört.
Zu **(2)**: Der Hawthorne-Effekt beinhaltet eine Verhaltensänderung alleine dadurch, dass die Versuchsperson weiß, dass sie an einem Experiment teilnimmt. Dieser Effekt kann durch das Vorhandensein einer Kontrollgruppe (Placebobedingung) kontrolliert werden. In einem Blindversuch ist definitionsgemäß eine solche Placebogruppe vorhanden und dieser Effekt kann also kontrolliert werden.
Zu **(3)**: Die Autosuggestion des Patienten kann mit diesem Design im gewissen Ausmaß durchaus kontrolliert werden, da auch die Placebogruppe glaubt, eine wirksame Behandlung erhalten zu haben.

Zu **(4)**: Hetero- oder Fremdsuggestion durch andere Personen kann mit der Einfachblindstudie nicht kontrolliert werden.

H95

Frage 2.114: Lösung D

Zu **(A)**: Projektion: eigentlich ein Freudscher Abwehrmechanismus. Hier werden eigene, meist negativ empfundene Eigenschaften auf andere Menschen projiziert und dort geradezu übersteigert wahrgenommen.
Zu **(B)**: Haloeffekt: Besonders hervorstechende Eigenschaften einer Person werden auf andere (unbeobachtete) Eigenschaften generalisiert: Dicke sind gemütlich, Brillenträger intelligent usw.
Zu **(C)**: Mildeeffekt: Bekannte Personen werden oft milder beurteilt als unbekannte. Dem widerspricht allerdings der „Strengefehler", der genau das Gegenteil behauptet.
Zu **(D)**: Hawthorne-Effekt: Das Wissen der Mitarbeiter der Hawthorne-Werke darüber, an einer Untersuchung teilzunehmen, veränderte das Verhalten der beobachteten Personen und verfälschte damit das Ergebnis. Der Beobachtungsfehler liegt hier nicht in der subjektiven Wahrnehmung dieses Verhaltens wie bei den anderen Fehlern, da die beobachteten Personen ihr Verhalten ja tatsächlich geändert haben.
Zu **(E)**: Kontrastfehler: Um das Verhalten einer Person zu bewerten, benutzt man meist interne Vergleichsmaßstäbe aus seiner persönlichen Erfahrung.

F01   ❗

Frage 2.115: Lösung E

Zu **(A)**: Halo-Effekt: Besonders hervorstechende Eigenschaften einer Person werden auf andere (unbeobachtete) Eigenschaften generalisiert: Dicke sind gemütlich, Brillenträger intelligent usw.
Zu **(B)**: Milde-Effekt: Bekannte Personen werden oft milder beurteilt als unbekannte. Dem widerspricht allerdings der „Strengefehler", der genau das Gegenteil behauptet.
Zu **(C)**: Logischer Fehler: Der Beurteiler geht davon aus, dass ähnliche Charaktereigenschaften miteinander verkoppelt sind. So kann man etwa von einer ordentlichen Person glauben, sie sei auch besonders fleißig. Im Gegensatz zum Halo-Effekt muss es sich dabei nicht um beobachtbare Merkmale handeln, sondern es kann sich auch um (vermutete) Persönlichkeitseigenschaften handeln.
Zu **(D)**: Die Projektion gehört zu den Freudschen Abwehrmechanismen. Bei der Projektion werden eigene Persönlichkeitseigenschaften auf andere Menschen projiziert. Meist handelt es sich um negative Charaktereigenschaften (z. B. Unordentlich-

keit), die dann besonders bei einem anderen (etwa beim eigenen Kind oder Nachbarn) bemerkt werden und, nach S. Freud, dort stellvertretend bestraft werden. Ein Student, der im Wintersemester ständig am Montagmorgen keine Lust hat, mit dem Fahrrad zur Psychologievorlesung um 8:00 Uhr zu fahren, wird möglicherweise seine Unlust auf den Professor projizieren und später das schlechte Prüfungsergebnis mit der angeblichen Unlust des Professors zu erklären versuchen.

Zu **(E)**: Veränderung der Leistung bedingt durch die Erwartungen des Versuchsleiters. In einer Reihe von Experimenten konnte der Amerikaner Rosenthal 1967 demonstrieren, dass die Erwartungen des Versuchsleiters das Untersuchungsergebnis beeinflussen können.

H97

Frage 2.116: Lösung E

Zu **(A)**: Haloeffekt (Überstrahlungsfehler): Bei der Persönlichkeitseinschätzung lässt der Versuchsleiter sich häufig von besonders auffälligen, hervorstechenden Merkmalen leiten und überträgt diese Beurteilung dann auf andere Merkmale der Versuchsperson („Der sah schon so schwachsinnig aus, der hat die Aufgabe wahrscheinlich gar nicht verstanden. Die Daten können wir gleich wegwerfen.").

Zu **(B)**: Hawthorne-Effekt: Das Wissen der Versuchspersonen darüber, an einer wissenschaftlichen Untersuchung teilzunehmen, verändert bereits das Verhalten.

Zu **(C)**: Rosenthal-Effekt (Pygmalion-Effekt): Veränderung der Leistung bedingt durch die Erwartungen des Versuchsleiters. In einem typischen Feldexperiment wurde von einigen Schülern, die in einem Intelligenztest lediglich ein durchschnittliches Ergebnis erzielt hatten, angegeben, dass diese außerordentlich intelligent seien und im nächsten Halbjahr sehr gute Leistungsfortschritte zu erwarten sein würden. Tatsächlich hatten sich die Leistungen dieser Schüler nach dem angegebenen Zeitraum verbessert.

Zu **(D)**: Situationseffekte: Auch der (oft zufällige) Einfluss der momentanen Situation (plötzliche Hitze) kann Versuchsergebnisse natürlich erheblich verfälschen.

Zu **(E)**: Zeigarnik-Effekt: Unerledigte Handlungen (z. B. nicht gelöste Aufgaben einer Klausur) werden nach B. Zeigarnik (1927) besser erinnert als die erledigten. Dieser erst nachträglich eintretende Effekt hat sicherlich keinen Einfluss mehr auf das Experiment.

F99

Frage 2.117: Lösung C

Soziale Erwünschtheit: Menschen versuchen meist ein besonders positives Bild von sich zu entwerfen und sich anderen gegenüber besser darzustellen, als sie eigentlich wirklich sind. Selbst in wildfremden Städten, gegenüber Menschen, die wir mit Sicherheit nie wieder in unserem Leben treffen werden, versuchen wir einen *„guten Eindruck"* zu hinterlassen. Dies wirkt sich natürlich auch auf psychodiagnostische Untersuchungen und auf psychologische oder soziologische Befragungen aus, um so mehr, wenn vom Ausgang der Testung etwas Relevantes abhängt.

Zu **(A)**: Mit Compliance bezeichnet man die Bereitschaft eines Patienten, den ärztlichen Rat zu befolgen (z. B. Medikamente einnehmen, Bettruhe einhalten). Bei Untersuchungen zur Compliance kann es natürlich vorkommen, dass die befragten Patienten sich folgsamer darstellen, als sie in Wahrheit sind.

Zu **(B)**: Insbesondere in (durchschaubaren) Fragebogentests antworten Probanden häufig im Sinne von sozialer Erwünschtheit, wenn das Testergebnis juristische Konsequenzen hat. So wird ein inhaftierter Sexualstraftäter, der Mädchen und junge Frauen vergewaltigt und körperlich misshandelt hat, bei einem solchen Test bemüht sein, sich als warmherzig, freundlich und friedlich zu schildern. Auch bei forensischen (gerichtlichen) Gutachten zur Sorgerechtsfähigkeit der klagenden Elternteile ist der Effekt meist ausgeprägt. Man muss hier meist auf andere psychologische Untersuchungsmethoden ausweichen.

Zu **(C)**: Leistungstests (z. B. Intelligenz-, Konzentrations- oder Gedächtnistests) werden durch die Fehlerquelle der „sozialen Erwünschtheit" nicht beeinflusst, da es dem Patienten hier nicht möglich ist, ein besseres Ergebnis vorzutäuschen als es seinen tatsächlichen Eigenschaften entspricht. Man kann lediglich ein schlechteres Ergebnis vortäuschen (z. B. Simulation).

Zu **(D)** und **(E)**: Die Tendenz zur sozialen Erwünschtheit gehört zu den Versuchspersoneneffekten, d. h. zu systematischen Fehlerquellen von Seiten der untersuchten Personen, welche das Ergebnis verfälschen können.

H89

Frage 2.118: Lösung E

Auf die Durchführungs-, Auswertungs- und Interpretationsobjektivität haben die vier genannten Fehlerarten keinen Einfluss, wohl aber auf andere Testgütekriterien. Siehe Lerntexte II.18 Entscheidungsfehler und I.23 Testgütekriterien.

H00

Frage 2.119: Lösung E

Erwartungen des Versuchsleiters können sich auf das Ergebnis eines Experimentes ebenso negativ auswirken wie die Annahmen des untersuchten Probanden. Hiervor schützt das sog. Doppelblind-Experiment, in dem weder der untersuchte Proband noch der Versuchsleiter weiß, ob der Proband zu der Experimental- (Verum) oder zu der Kontroll-(Placebo)-Gruppe gehört.

Zufällige Fehler, die in unsystematischer Weise die Ergebnisse beeinflussen, entstehen immer und entziehen sich jeder Kontrollmöglichkeit. Beispiel: eine Versuchsperson, die infolge eines Streites mit dem Partner die letzte Nacht nicht geschlafen hat und nun sehr langsame Reaktionszeiten zeigt. Zufällige Fehler gehen aber bei der späteren statistischen Auswertung in die Berechnung des Standardmessfehlers ein. Durch den Doppelblindversuch lassen sich solche zufälligen Fehler nicht kontrollieren.

Hawthorne-Effekt: das Wissen der Mitarbeiter der Hawthorne-Werke darüber, an einer Untersuchung teilzunehmen, veränderte das Verhalten der beobachteten Personen und verfälschte damit das Ergebnis. Durch den einfachen Blindversuch (der ja im Doppelblindversuch enthalten ist) versucht man diese Fehlerquelle zu kontrollieren.

Rosenthal-Effekt: Veränderung der Leistung, bedingt durch die Erwartungen des Versuchsleiters. In einer Reihe von Experimenten konnte der amerikanische Psychologie-Professor Rosenthal demonstrieren, dass die Erwartungen des Versuchsleiters das Untersuchungsergebnis beeinflussen können. Dies versucht man durch Doppelblindversuche zu kontrollieren.

Die Reihenfolge von Prüfungsfragen (z.B. zunächst schwere, dann leichte oder umgekehrt) kann Auswirkungen auf das Testergebnis haben. Diese Fehlermöglichkeit wird durch die *„Reihenfolgeeffektprüfung"* kontrolliert.

Es treffen also Rosenthal- und Hawthorne-Effekt zu und damit ist Lösung (E) richtig.

2.4 Interventionsformen

2.4.1 Ärztliche Beratung

┌─ **Indikation und Kontraindikation** ──── **II.19** ┐

Diagnostik in der Medizin ist kein Selbstzweck, sondern dient in der Regel zur Auswahl von Heilverfahren (**Indikation**). Nach der Indikation für eine Behandlung kommt es zur **Intervention** (lat. = dazwischengehen). Typische Interventionstechniken in der Medizin sind Medikamentengabe oder Operationen. Allerdings ist die Ursache für viele somatische Erkrankungen auch in Risikoverhalten (Nikotin- oder Alkoholabusus) oder fehlerhaften kognitiven Einstellungen (z.B. gegenüber Vorsorgeuntersuchungen) zu sehen. Auch Krankheitsverarbeitung (z.B. nach Amputation, bei Krebserkrankung) erfordern eine psychosoziale Intervention. Ausgewählt wird diejenige Therapieform, die bei der entsprechenden Krankheit am meisten indiziert ist. Hierbei sind Alternativen zu berücksichtigen (z.B. Verschreibung von Psychopharmaka versus Psychotherapie bei psychischen Störungen oder: Operation versus Bestrahlung versus Chemotherapie bei Krebs). **Kontraindikation** bedeutet dementsprechend: Gegenanzeige, Grund ein bestimmtes Heilverfahren gerade eben nicht anzuwenden.

└──────────────────────────────────┘

┌─ **Ärztliche Beratung** ─────────── **II.20** ┐

Umfangreiche Studien zur Frage der Befolgung ärztlicher Ratschläge zeigten, das ein Nicht-Befolgen ärztlicher Anordnungen häufig ist. Es gelingt offenbar vielen Ärzten nicht, ihre Patienten zur Compliance anzuhalten. Ermahnungen oder Verbote erzeugen oft Reaktanz und führen zum gegenteiligen Effekt. Wie aber soll das ärztliche Gespräch aufgebaut sein?

Argumentation:
Sinnvoll kann es oft sein, den Patienten zu überzeugen, sein Verhalten zu ändern. Eine diesbezügliche **Argumentation** sollte dabei in fünf Stufen aufgebaut sein: 1. **These**, 2. **Argument**, 3. **Beweis**, 4. **Beispiel** und 5. **Alternative**. Eine Argumentationskette würde dann zum Beispiel lauten: *„Sie müssen dieses Antibiotikum gegen Ihre Stirnhöhlenentzündung mindestens 14 Tage regelmäßig einnehmen (These), damit die Keime restlos vernichtet werden (Argument). In vielen wissenschaftlichen Untersuchungen wurde gezeigt, dass Bakterien übrig bleiben, wenn das Medikament unregelmäßig oder nur für zu kurze Zeit eingenommen wurde. Diese Bakterien können dann resistent werden (Beweis). Einer meiner Patienten lag kürzlich über mehrere Monate hinweg mit einer Hirnhautentzündung zwischen Leben und Tod auf der Intensivstation, weil sich durch eine unregelmäßige Medikamenteneinnahme resistente Keime gebildet hatten, die dann auch durch andere Medikamente nicht mehr vernichtet werden konnten und bis ins Gehirn gewandert sind (Beispiel). Wenn Sie das Medikament nicht einnehmen, werden die Krankheitskeime sich mit Sicherheit weiter in Ihrem Körper ausbreiten und es besteht die Gefahr einer lebensgefährlichen Meningitis (Alternative)."*

└──────────────────────────────────┘

Um die Einstellung einer Person zu verändern und mit derartigen Argumentationsketten zu arbeiten, müssen aber einige wichtige Punkte beachtet werden, damit man mit dieser Form der Gesprächsführung nicht Schiffbruch erleidet:

- Das **Verändern einer Einstellung** durch Argumentieren gelingt in der Regel nur, wenn der Redner positiv beurteilt wird, d.h. attraktiv aussieht, intelligent wirkt, glaubwürdig erscheint, freundlich auftritt und einen hohen Status hat.
- Einstellungen werden eher übernommen, wenn sie in das **Gesamtkonzept** der Person hineinpassen. Eine Person, die sich insgesamt gesundheitsbewusst verhält, aber mit dem Rauchen einfach nicht aufhören kann, wird man leichter überzeugen können als jemanden, dessen Lebenseinstellung ein kurzes, aber genussreiches Leben vorzieht.
- Argumentationen nützen nichts, wenn man versucht die andere Person zu überreden oder sogar **Strafen** und Gewalt androht.
- Einstellungen werden auf lange Sicht hin auch nicht übernommen, wenn der Gesprächspartner später merkt, dass Sie wichtige **Gegengründe** nicht erwähnt haben. Sinnvoller ist es, solche Gegengründe zwar zu erwähnen, aber sofort mit einem entsprechenden Argument zu entkräften: „*Raucher sind zwar häufig schlanker als Nichtraucher, aber leichtes Übergewicht ist bei weitem nicht so tödlich wie Lungenkrebs.*"
- Je öfter eine Person eine Einstellung bereits verteidigen musste, desto immuner wird sie gegen eine weitere Argumentation, desto schwerer lässt sie sich überzeugen.

Ärztliche Anordnungen:

Ein weiterer wichtiger Fehler in vielen Arzt-Patient-Gesprächen ist die Überschätzung dessen, was der Patient zu behalten vermag. Arzt: „*Gegen Ihre Herzrhythmusstörungen werde ich Ihnen jetzt verschiedene Medikamente verschreiben. Die Neo-Gilurytmal nehmen Sie bitte nur morgens eine Tablette, Von den Optochinidin retard viermal täglich eine, jeweils nach den Mahlzeiten. Und die Verapamil ratiopharm nehmen Sie nur zur Nacht.*"

Die Tatsache, dass ärztliche Anweisungen nur zu weniger als 50% eingehalten werden, hat auch etwas mit der Fähigkeit des Patienten diese Anweisung zu verstehen, zu behalten und richtig auszuführen zu tun: „*Äh, wieviele von den Optochinidin retard sollten Sie nehmen?*"

Um die **Compliance** des Patienten zu verbessern, sollten folgende Kriterien im Gespräch erfüllt sein:

- Möglichst schriftliche **Fixierung** der Anordnung
- Vermeidung von **Fremdworten**

- Erklären, welchen **Zweck** jedes einzelne Medikament hat
- Mehrfache Wiederholung (**Redundanz**) der Anweisung
- Nachfragen alleine, ob der Patient die Anweisung verstanden hat, genügt nicht. Da sagt jeder Patient brav „*ja*". Besser ist es, den Patienten aufzufordern, die Anweisung einmal von sich aus zu wiederholen.
- Die ärztliche Verordnung sollte am Ende des Gesprächs stehen, weitere wichtige nachfolgende Information führt zum sog. „*Recency-Effekt*", d.h. neue Information verdrängt die ältere.

Placebo-Effekt:

Jeder Mensch verfügt über **Selbstheilungskräfte**, insbesondere in Verbindung mit schwierigen Lebenssituationen und depressiven Stimmungen werden solche Kräfte jedoch oft niedergedrückt. Viele Schulmediziner, die sich ausschließlich auf die Wirkung von Medikamenten verlassen, nutzen solche Selbstheilungskräfte jedoch nicht in vollem Maße aus. Man spricht bei der Initiierung von Selbstheilungskräften auch vom sogenannten „*Placebo-Effekt*". Ein **Placebo** ist ein Medikament, das gar keine Wirksubstanz enthält. Vergleicht man eine Patientengruppe, die solche wirkstofffreien Tabletten einnimmt mit einer anderen Gruppe, die gar keine Therapie erfährt, dann zeigt die Placebogruppe in fast allen Studien eine hohe Besserung. Da diese Heilung nicht an der Verabreichung eines Medikamentes liegen kann, ist hier offenkundig, dass der Glaube auch Berge versetzen kann. Diesen Glauben an eine mögliche Heilung kann der geschickte Arzt durchaus auch mit suggestiven Formulierungen unterstützen, indem man dem Patienten glaubhaft versichert, dass er gesund werden kann. Negativbeispiel: Eine Patientin leidet seit ihrer Kindheit unter einer hartnäckigen Schuppenflechte, so dass sie seit Monaten Dauerkundin bei ihrem Hautarzt ist. Es ist offenkundig, dass der Mediziner mit seinem Latein so ziemlich am Ende ist. Unter anderem sagt er: „*Ich gebe Ihnen heute mal versuchsweise das Medikament A-forte, da habe ich zufälligerweise gerade eine Probepackung bekommen. Die können Sie gleich mitnehmen. Vielleicht hilft Ihnen das ja endlich, sonst bin ich mit meiner Weisheit auch am Ende. Allerdings kann das Medikament unangenehme Nebenwirkungen haben, bitte lesen Sie den Beipackzettel und kommen Sie her, falls etwas Ungewöhnliches auftritt. Aber wir können es ja damit wenigstens mal versuchen.*"

Die Patientin wird das Medikament vermutlich gar nicht erst benutzen und falls doch an den Nebenwirkungen erkranken. Statt dessen ruft sie eine Heilpraktikerin an. Sie muss zwei Wochen auf einen freien Termin warten. Im Gegensatz zu ihrem Arzt nimmt die Heilpraktikerin sich aber sehr viel mehr Zeit ihr zuzuhören und sie ausführlich erzählen zu lassen und sagt dann: *„Nun, die Schuppenflechte ist ein Alarmsignal ihres Körpers. Sie sind innerlich unausgeglichen und Ihr Immunsystem ist stark angegriffen. Ich werde Ihr Immunsystem stabilisieren. Sie nehmen ab jetzt dreimal täglich einige Tropfen Bachblüten in einem Schluck Wasser. Das ist eine Jahrtausende alte Therapieform, die mit hoher Sicherheit bald eine Linderung bewirken wird. Sie werden schon in kürze bemerken, dass die Flechte sich allmählich zurückbildet. Außerdem würde ich Ihnen unbedingt raten, ihr Bett in Nord-Süd-Richtung aufzustellen und mit dem Kopf nach Norden zu schlafen. Sie liegen im Augenblick quer zur erdmagnetischen Strahlung und das hat fast immer negative gesundheitliche Konsequenzen zur Folge."*

Nach etwa 25 Minuten beendet die Heilpraktikerin ihre Sitzung und gibt ihrer Patientin noch ein Rezept für die Bachblüten. Die Behandlung kostet 85,50 EURO, hinzu kommen noch die Kosten für das Medikament, da eine Behandlung beim Heilpraktiker nicht von der Krankenkasse bezahlt wird. Zum Abschied sagt die Heilpraktikerin noch beiläufig: *„Es kann sein, dass Ihre Flechte nach den ersten Behandlungen zunächst etwas stärker juckt und sich rötet. Das ist ein gutes Zeichen, denn es beweist, dass die Therapie bereits angeschlagen hat und ihr Immunsystem die Flechte nun aktiv bekämpft."*

Für den medizinischen Fachmann hört sich das wahrscheinlich völlig absurd an. Dennoch haben Heilpraktiker bei vielen von der klassischen Medizin „austherapierten Fällen" oft überraschende Erfolge. Einige wesentliche Grundsätze sollte man sich hier einprägen: Schon **Sigmund Freud** sagte: *„...eine Behandlung, die umsonst ist, ist umsonst".* Alles, was man kostenlos und sofort haben kann, wird als *„nicht besonders viel wert"* eingestuft. Ein Termin, auf den man warten und für den man sogar noch etwas bezahlen muss, wird oft als viel wichtiger eingestuft. Darüber hinaus werden Selbstheilungskräfte aktiviert und das Symptom wird als beginnende Heilung uminterpretiert. Durch derart geschicktes Vorgehen lässt sich eine fundierte somatische Behandlung sicherlich zumindest unterstützen.

Unter einer **Suggestion** versteht man die Übertragung einer affektbesetzten Einstellung auf einen anderen Menschen: *„Ich bin fest davon überzeugt, dass Sie die Psycho-Prüfung schaffen werden, wenn Sie in diesem Buch bis jetzt alles verstanden haben".* So lassen sich auch Heilungseffekte durch eine geschickte Suggestionen verstärken: *„Dies ist ein phantastisches neues Medikament aus den USA mit sehr guten Heilungseffekten!"* oder vermindern: *„Ich bin mir gar nicht so recht sicher, ob Ihnen das helfen wird..."*

F98

Frage 2.120: Lösung D

Zu (1) und (4): Die direkte Gesprächsführung ist gekennzeichnet durch einseitige Festlegung von Gesprächsthemen, Gebrauch von geschlossenen Fragen, Schwerpunkt auf Sachinformationen und Ratschläge. Direktives, zielgerichtetes Vorgehen und dominantes Gesprächsverhalten sind keinesfalls klientenzentriert.
Zu (2), (3) und (5): Siehe Lerntext II.12 Gesprächsführung.

H00 *!*

Frage 2.121: Lösung C

Zu (A), (B), (D) und (E): Grundlagen der klientenzentrierten Gesprächspsychotherapie nach Carl Rogers sind Wertschätzung und Wärme zeigen, Echtheit des Beraters, Empathie und Förderung der Introspektion. Hierzu dient der non-direktive Gesprächsstil: Nur der Klient weiß, was wirklich richtig für ihn ist. Ratschläge und Interpretationen können ihm nicht helfen. Der Berater kritisiert nicht, sondern konfrontiert lediglich mit Widersprüchen in den Aussagen des Klienten. Eine wesentliche Aufgabe des Beraters ist darüber hinaus das Verbalisieren von nonverbal oder paralinguistisch gezeigten Emotionen, die dem Klienten häufig nicht bewusst sind.
Zu (C): Den Patienten dazu anleiten, sich mit seinen Konflikten auseinanderzusetzen, wäre in dieser Formulierung eine direktive Form, in welcher der Therapeut den Patienten aktiv lenkt. Das darf in der nondirektiven Gesprächstherapie aber gerade nicht der Fall sein.

F97

Frage 2.122: Lösung E

Asymmetrische Kommunikation tritt z.B. bei standardisierten Interviews auf: Eine Person fragt, die andere antwortet. Ärzte sind gegenüber Soziologen zur asymmetrischen Kommunikation nicht unbedingt verpflichtet, allerdings verführt ihre Neugier sie immer wieder dazu, dem Patienten indiskrete Fragen über seine Krankheiten zu stellen.
Zu (1): Das Rollenverständnis des Arztes in der Institution Krankenhaus verpflichtet ihn geradezu zu einer solchen asymmetrischen Kommunikation während der Visite. Es wäre ja noch schöner, wenn der Patient einmal sagen würde: „Mir geht's heute gut, Herr Doktor, aber Sie haben so Ränder unter'n Augen und blass sehen's auch aus."
Zu (2): Mangelnde medizinische Kenntnisse des Patienten verpflichten den Arzt dazu, dem Patienten alles genau zu erklären. Rein theoretisch könnte die Asymmetrie hier darin bestehen, dass der Patient stundenlang fragt und der Arzt darauf antworten muss.

Zu (3): Eigentlich ist es eher tragikomisch, dass Medizinstudenten so viele Fachausdrücke lernen müssen, dass sie sich später gar nicht mehr normal unterhalten können. Dazu kommt wohl auch, dass manche Mediziner sich aufgrund eines völlig veralteten Rollenverständnisses auch heute noch als „Halbgötter in Weiß" und nicht einfach als Dienstleistungsbetrieb ansehen, was realistischer wäre.

Zu (4): Man unterscheidet den eher restringierten Sprachcode (kurze, unvollendete Sätze, unzulängliche Syntax, formelhafte Redewendungen, Vermischung von Tatsachen und Begründung) von dem eher elaborierten Sprachcode (komplexe Satzkonstruktionen, genaue grammatikalische Ordnung, variable Auswahl von Adjektiven und Adverbien, explizite Artikulation von Absichten). Ärzte haben nach Ansicht mancher Soziologen natürlich den elaborierten Sprachcode, Unterschichtangehörige dagegen sollen den restringierten Sprachcode zeigen. Möglicherweise meint das IMPP, dass Ärzte sich überlegen fühlen und zur asymmetrischen Kommunikation neigen, weil sie sich so piekfein ausdrücken können?

Insgesamt ist diese Frage eher peinlich, da als Ursache für die asymmetrische Kommunikation letztlich angenommen wird, dass der Patient zu dumm ist, um die Medizin wirklich verstehen zu können und der Arzt daher eine überlegene Position hat. Eine solche Denkweise macht den Verfasser dieser Zeilen ziemlich wütend. Deshalb geh' ich jetzt erstmal auf 'n Bier in die Kneipe um die Ecke und unterhalte mich mit'n paar netten Leuten, die den restriktiven Sprachstil souverän beherrschen und mit denen man sich auch mal über was Interessantes unterhalten kann.

H91   H87

Frage 2.123: Lösung D

Zu (A), (C) und (E): Diese Aussagen sind gutgemeinte Ratschläge und entsprechen **nicht** dem non-direktiven Gesprächsstil.

Zu (B): Direktive Sachfrage.

Zu (D): Diese Aussage dagegen spiegelt dem Patienten seine Situation und fördert damit seine Introspektion.

Vorsicht: 11 % der Kandidaten haben fälschlich (E) angekreuzt. Siehe noch einmal Lerntext II.12 Gesprächsführung.

H96

Frage 2.124: Lösung E

Zu (1): Zeitverlust durch Missverständnisse ist natürlich kein typisches Kennzeichen des direktiven Stils, was aber andererseits nicht bedeutet, dass keine solchen Missverständnisse vorkommen! In Zusammenhang mit Lösungsmöglichkeit (4) wurde diese Frage nicht besonders glücklich formuliert.

Zu (2) und (3): Direktiver Gesprächsstil: Der Arzt benötigt, z.B. in einem Notfall, rasch Informationen vom Patienten und stellt geschlossene Fragen, die der Patient oft nur mit Ja oder Nein beantworten kann. Hiervon wird der non-direktive Gesprächsstil unterschieden: Der Arzt überlässt es im wesentlichen dem Patienten, worüber gesprochen wird, er schränkt den Patienten möglichst wenig ein, vermeidet es, zu loben oder zu tadeln oder selbst Vorschläge zur Problemlösung zu machen.

Zu (4): Da der Patient wenig Gelegenheit hat, von sich aus Probleme anzusprechen, kommt es durch die Hypothesen des Arztes leicht zur diagnostischen Einengung. Dies überlappt sich allerdings etwas mit Antwortmöglichkeit (1), weil sich daraus natürlich durchaus auch zeitintensive Missverständnisse ergeben können. Statt der direktiven, geschlossenen Frage: „Sind Sie allergisch gegen Tetracycline?" sollte der Arzt vielleicht besser die offene Frage stellen: „Leiden Sie unter irgendwelchen Allergien?"

2.4.2 Patientenschulung

Patientenschulung ──────────── II.21

Chronische Erkrankungen wie Diabetes (Zuckerkrankheit), Adipositas (Fettsucht), allergisches Asthma, Herz-Kreislauf-Erkrankungen, Neurodermitis, Colitis ulcerosa oder Morbus Crohn (entzüdl. Darmerkrankungen) müssen auch chronisch behandelt werden. **Küchenhoff** (1993) fand aber viele negative Prädiktoren, die dafür sorgen, dass chronisch Kranke sich falsch verhalten und dadurch ihren Zustand immer weiter verschlechtern. Hierzu gehören: Bagatellisierung, Wunschdenken, Flucht in die Religiosität, Sinnsuche, Leistungsorientierung, Somatisierung und Angst.

Eine wichtige Aufgabe ist es, dem Patienten zu helfen, mit einer chronischen Erkrankung leben zu lernen statt sich in Depressionen, Selbstmitleid und Wunschdenken zu flüchten. Hier können Patienten-Schulungen mit folgenden Zielen helfen:

- Aufklärung über die **Ursachen** der Erkrankung
- Herausfinden der individuellen **Auslösefaktoren**
- Ausräumung von **Risikofaktoren**
- Veränderung **gesundheitsschädlicher Verhaltensweisen** (z.B. Rauchen, Alkoholgenuss)
- Verbesserung der **Ernährungsgewohnheiten**
- Möglichkeiten der körperlichen **Fitness**

- **Stressbewältigungstraining**
- **Angstreduktion**
- Erlernen eines **Entspannungstrainings**
- Frühzeitiges Erkennen eines drohenden **Krankheitsschubes**
- **Hilflosigkeit** im Umgang mit der Krankheit verringern.
- **Krankheitsverlauf** beeinflussbar und vorhersehbar machen.
- Viele Patienten haben **Schuldgefühle** (Versagen der Selbstkontrolle)

Um individuelle Auslösefaktoren zu finden, ist es oft sinnvoll, dass die Patienten ein Tagebuch führen, in dem sie Stresssituationen, Art der Nahrungsaufnahme und Besonderheiten verzeichnen und zusätzlich ihren Gesundheitszustand auf einer Skala einschätzen. Durch das Erkennen von Risikofaktoren werden viele Erkrankungen, denen der Patient sich bis dahin hilflos ausgeliefert fühlte, vorhersagbar und damit beherrschbar (z. B. „Kratz-Tagebuch" bei Neurodermitis).

Health-Locus-of-Control:

Wallston & Wallston (1981) entwickelten zu diesem Bereich die *Health-Locus-of-Control-Theorie*, die von der Attributionstheorie (siehe Lerntext I.3 Attributionstheorie) abgeleitet wurde:

a) Personen mit **internalen Kontrollüberzeugungen** → Gesundheit ist vom eigenen Verhalten abhängig

b) Personen mit **externalen Kontrollüberzeugungen** → Krankheit wird als fremdbestimmt, von anderen Personen, vom Schicksal oder vom Zufall abhängig erlebt.

In der Patientenschulung sollen die Patienten von der externalen zur internalen Sichtweise kommen.

F01

Frage 2.125: Lösung E

Zu **(A)** und **(B):** Kontinuierliche Verstärkung: Das Verhalten wird jedes Mal belohnt, wenn es auftritt. Intermittierende Verstärkung (Intervallverstärkung): Nur eine bestimmte Anzahl der gewünschten Verhaltensweisen wird verstärkt: Der Satz „*Der Trainer ist immer bemüht, richtige Verhaltensweisen zu unterstützen*" bedeutet, dass sowohl Ansätze der kontinuierlichen wie auch der Intervallverstärkung vorhanden sind.

Zu **(C):** Modelllernen: Der Patient ahmt das Verhalten anderer Personen nach. Da hier erfahrene Diabetiker auftreten, kommt auch diese Lernart vor.

Zu **(D):** Lernen durch Eigensteuerung, kognitives Lernen oder Lernen durch Einsicht: Lernen von theoretischem Wissen, das zunächst einmal keine

direkt sichtbare Verhaltensänderung ergibt. Dennoch hat die Person etwas gelernt, das später wieder reproduziert werden kann. Wenn „*Kenntnisse über die Erkrankung*" vermittelt werden, handelt es sich also um Lernen durch Einsicht.

Zu **(E):** Systematische Desensibilisierung ist eine psychotherapeutische Methode, konditionierte Verhaltensweisen zu löschen. Grundannahme dieser Therapie von Ängsten ist, dass natürlicherweise körperliche Entspannung und ängstliche Erregung nicht gleichzeitig bestehen können. Hierzu werden die progressive Muskelentspannung oder das autogene Training genutzt und eine Angsthierarchie aufgestellt, die der Patient im entspannten, angstfreien Zustand Stufe für Stufe bearbeiten muss. Diese Therapietechnik wird in dem Beispiel nicht beschrieben.

F99

Frage 2.126: Lösung E

Inzidenz = Anzahl von Neuerkrankungen (meist pro Jahr = Jahresinzidenz) bestimmter Bevölkerungsanteile bezogen auf eine bestimmte Krankheit. Prävalenz: Gesamtzahl der Erkrankten zu einem Zeitpunkt, z. B. genau am 11. Dezember.

Zu **(A):** Attribution: Zuschreibung einer Ursache zu einem Handlungsausgang. Ein attributales Risiko wäre also die nachträgliche Zuschreibung eines Risikofaktors zu einer bereits ausgebrochenen Erkrankung.

Zu **(B):** Erkrankungsrisiko: Wahrscheinlichkeit aufgrund des Vorhandenseins bestimmter Risikofaktoren an einer bestimmten Erkrankung teilnehmen zu dürfen. Rauchen Sie eigentlich? Und falls ja: Wie sexy finden Sie Lungenkrebs?

Zu **(C):** Exzess, exzessiv: das Maß überschreiten. Erhöhung des Erkrankungsrisikos, wenn bestimmte Risikofaktoren das normale Maß überschreiten. Risikofaktoren addieren sich oft nicht, meist potenziert sich die Wahrscheinlichkeit eines Krankheitsausbruchs, wenn mehrere Risikofaktoren zusammenkommen (z. B.: Rauchen, Wohnen in der Großstadt, Einatmen von Desinfektions- oder Lösungsmitteln).

Zu **(D):** Personale Risikodisposition: meist genetisch vererbtes Risiko, an bestimmten Krankheiten zu erkranken.

Zu **(E):** Relatives Risiko: Durch den Vergleich der Erkrankungshäufigkeit einer Risiko-Gruppe mit einer Gruppe, die dieses Risiko nicht hat, lässt sich das relative Risiko berechnen.

F98

Frage 2.127: Lösung B

Zu **(1)** und **(2):** Personen mit internaler Kontrollüberzeugung glauben, dass Erfolg oder Misserfolg von ihren eigenen Leistungen abhängen. Personen, die external attribuieren, sehen die Ursache für Erfolg/Misserfolg in anderen Personen oder im Schicksal. Hinsichtlich der Gesundheit geht der Arbeiter also davon aus, dass seine Gesundheit von Schicksalsschlägen abhängt und er selbst gar nichts dafür tun kann. Es handelt sich daher um eine externale Kontrollüberzeugung.

Zu **(3)** und **(4)**: Nach Meinung der Soziologen hat ein gesunder, schlanker, sportlicher Körper vor allem für Angehörige der oberen Sozialschichten einen hohen Symbol- und Prestigewert. Für Angehörige der unteren sozialen Schichten dient der Körper angeblich im wesentlichen zur Arbeit und zur Erfüllung der Pflichten; er hat lediglich Gebrauchswert, wie es der Arbeiter in seinem Satz ja auch aussagt. Warum soviel arbeitslose Jugendliche, die zwar kein Geld aber dafür auch keinen Hauptschulabschluss haben, sich in den Body-Building-Studios herumtreiben und ihre Oberarmmuskeln noch etwas stylen, erklärt uns diese Theorie nicht so ganz genau.

H98   F97   *!*
Frage 2.128: Lösung D

Zu **(1)**–**(3)**: Nach der Theorie des „health locus of control" (Wallston & Wallston, 1982) haben Überzeugungen und Erwartungen des Individuums hinsichtlich der Frage, ob die eigene Krankheit besiegt werden kann oder nicht, erhebliche Auswirkungen auf den weiteren Krankheitsverlauf. Die Theorie des „locus of control" gehört zu den Attributionsmodellen der Handlungstheorie. Es wird untersucht, ob die Person es sich selbst zuschreibt, wenn sich in ihrer Umwelt etwas verändert (interner locus of control) oder eher fremden Menschen (extern-powerful others) oder dem Zufall (externer–fatalism).

Zu **(4)**: Situationsabhängige Einflüsse von außen gehören nicht dazu.

2.4.3 Psychotherapie

Psychoanalytische Therapie ────────────────── II.22

Gegenüber einer ärztlichen Beratung gibt die Psychotherapie in der Regel keine Ratschläge, sondern erarbeitet Lösungswege in Interaktion mit dem Patienten. Die Zahl unterschiedlicher Therapierichtungen ist beträchtlich und umfasst z.B.: Familien- und systemische Therapie, Transaktionsanalyse, Primär- oder *Urschrei*-Therapie, Encounter-Gruppen, Tanz- und Kunsttherapie, Focusing, Sexualtherapie, Neuropsychologische Therapie, neurolinguistisches Programmieren, Gestalttherapie, Psychodrama und viele andere mehr. Wir müssen uns hier leider auf die beiden Therapieformen beschränken, die von den Krankenkassen bezahlt werden: Psychoanalyse/Tiefenpsychologie und Verhaltenstherapie.

Psychoanalytische Therapie:
Die Psychoanalyse geht davon aus, dass die Ursachen für neurotische Störungen in der Regel unbewusst sind. Die Erlebnisse, die eine Neurose auslösten, sind verdrängt worden. Aufgabe des Therapeuten ist es, den Patienten an diese verdrängten Ursachen heranzuführen, bis er sich daran erinnert. Durch nochmaliges Durchleben der damaligen Affekte ergibt sich eine **Katharsis** („*Seelenreinigung*"). In der klassischen Analyse wird dies durch eine spezielle Vorgehensweise erreicht. Der Patient liegt auf der Couch, der Analytiker sitzt hinter dem Patienten. Der Behandler dient als neutrale **Projektionsfigur**. Es soll zur **Übertragung** kommen, d.h. der Patient überträgt früheste

Gefühle auf den Therapeuten. Gefahr ist die **Gegenübertragung**, d.h. der Analytiker verkennt seine Beziehung zum Patienten und überträgt seine eigenen ungelösten Konflikte auf diesen. Die **Grundregel**, zu welcher der Patient sich verpflichten muss, besagt, dass er alle Einfälle ungefiltert aussprechen soll. Der Analytiker deutet bestimmte Aussagen des Patienten. Sobald der Patient Gedankengänge aus dem Bereich der traumatisch belasteten Triebregung hat, spürt er Angst. Diese äußert sich in Widerständen, z.B. widerspricht er den Deutungen des Analytikers, schimpft über die hohen Kosten, schweigt lange Zeit oder kommt verspätet zu den Therapiestunden. Durch weitere Deutungen des Analytikers erkennt der Patient die Funktion der **Widerstände**, hierbei wird die **Dynamik der Psyche** des Patienten genutzt. Schließlich erinnert der Patient sich an das traumatische Erlebnis, erleidet einen **Affektsturm** durch diese Erinnerung und hat nun einige neurotische Symptome gelöst.

Freud vermutete schon früh, dass psychische Traumen, insbesondere sexueller Art, in der frühen Kindheit ausschlaggebend an der **Neurosenentstehung** beteiligt sein müssen. Freud nennt hier z.B. die Beobachtung der **Urszene**, des Geschlechtsverkehrs zwischen den Eltern. Diese wird vom Kind als bedrohlich erlebt. Der psychischen Erinnerung misst er hierbei mehr Bedeutung bei als der historischen Realität, da als traumatisch erlebte sexuelle Phantasien (Verfüh-

verdrängten Erlebnisse meist angstauslösend und unangenehm ist, bringt der Patient Widerstand gegen diese Versuche des Analytikers auf. Die Psychoanalyse geht davon aus, dass die allererste Assoziation, die dem Probanden einfällt, im wesentlichen noch unbeeinflusst von solchen Widerständen und insbesondere von den Abwehrmechanismen des Ichs ist und zu den verdrängten Komplexen führt.

Zu **(C)**: Die Psychoanalyse geht davon aus, dass die Ursachen für neurotische Störungen immer unbewusst sind. Die Erlebnisse, die eine Neurose auslösten, sind verdrängt worden. Aufgabe des Therapeuten ist es, den Patienten an diese verdrängten Gründe heranzuführen, bis er sich daran erinnert. Durch nochmaliges Durchleben der damaligen Affekte ergibt sich eine Katharsis (Seelenreinigung). In der klassischen Analyse wird dies durch eine spezielle Vorgehensweise erreicht. Der Patient liegt auf der Couch, der Analytiker sitzt hinter dem Patienten. Der Behandler dient als neutrale Projektionsfigur. Es soll zur Übertragung kommen, d.h. der Patient überträgt früheste Gefühle auf den Analytiker. Gefahr ist die Gegenübertragung, d.h. der Analytiker nimmt die Übertragung an und verhält sich dementsprechend.

Zu **(D)**: Die Traumanalyse nimmt einen wichtigen Platz in der psychoanalytischen Therapie ein, da sich hier unbewusste, verdrängte Komplexe in symbolisch veränderter Form zeigen können. Freud ging davon aus, dass sich hinter dem manifesten Trauminhalt ein latenter Traumgedanke verbirgt, der Rückschluss auf das Unbewusste erlaubt. Dies nannte er den *„Königsweg zum Unbewussten"*.

Zu **(E)**: Projektive Testverfahren: Der Begriff geht ursprünglich auf den Freudschen Abwehrmechanismus „Projektion" zurück. Motive, die man sich nicht selbst zugesteht, werden auf andere Personen projiziert. Die hinter den projektiven Testverfahren stehende Theorie geht davon aus, dass Personen ihre Motive auch auf vieldeutiges Material projizieren. Festgelegt sind hier in der Regel nur die Stimuli (z.B. Klecksbilder von Rorschach) oder die Aufgabe (z.B. „Baumzeichnen" von K. Koch). Es gibt hier kein vorgefasstes Antwortsystem. Aus der Art und Weise, wie der Proband die Aufgabe löst, hofft der Untersucher Aufschlüsse über bewusste und unbewusste Persönlichkeitsanteile des Probanden zu bekommen.

F01

Frage 2.136: Lösung E

Zu **(A)** – **(E)**: Primärprozesse sind Vorgänge, die durch das *„Es"* gesteuert werden und die nicht der Realitätsprüfung unterliegen. Säuglinge handeln ausschließlich auf dieser Basis, beim Erwachsenen finden sich Primärprozesse z.B. noch im Traum und

auch bei Psychotikern (z.B. Schizophrene) sind sie häufig. Damit ist Lösungsvorschlag (E) richtig. Das unkontrollierte Ersteigern antiker Mikroskope bei Ebay, in das der Verfasser am Monatsanfang immer verfällt, wenn er gerade sein Taschengeld bekommen hat, ist ein typischer Primärprozess. Ob antike Mikroskope Phallussymbole im Freudschen Sinne sind und was damit kompensiert werden soll, ist definitiv absolut nicht Gegenstand dieser Prüfungsfrage.

F91

Frage 2.137: Lösung E

Alle drei Aussagen sind richtig.
Zu **(3)**: Siehe auch Lerntext II.3 Krankenrolle.

F01

Frage 2.138: Lösung A

Zu **(A)**: Das Unbewusste im psychoanalytischen Sinn beinhaltet verdrängte, meist unangenehme Erinnerungen oder nicht erlaubte Triebwünsche. Diese sind dem Individuum nicht bewusst, da sie sonst seine Integrität infrage stellen würden. Gegen das Bewusstwerden unbewusser Inhalte besteht deshalb ein erheblicher Widerstand, der Kontakt ist Angst auslösend. In symbolisch veränderter Form zeigen sich unbewusste Inhalte aber oft im Traum (der manifeste Trauminhalt verbirgt den latenten Traumgedanken), wo die Kontrollfunktionen des Über-Ichs nicht so gut funktionieren. Die Analyse von Träumen kann nach Ansicht der Psychoanalytiker also Aufschlüsse über unbewusste, verdrängte Wünsche geben. Vorletzte Nacht habe ich davon geträumt, ich hätte wieder ein Motorrad und würde nun nur so über die Landstraßen bügeln. Könnte mir das bitte mal jemand psychoanalysieren?

Zu **(B)** – **(E)**: Diese Aussagen sind zwar im Prinzip auch alle richtig, sie stehen aber nicht für die psychoanalytische Auffassung des Traumes, nach der ja gefragt wurde.

Verhaltenstherapie II.23

Die **Verhaltenstherapie** basiert auf experimentalpsychologischen Erkenntnissen, insbesondere der Lernforschung. Entsprechend wird jede einzelne Störung als Ergebnis komplexer **Konditionierungsvorgänge** verstanden und durch verschiedene Methoden behandelt. Einbezogen werden seit einiger Zeit auch Ergebnisse der Denkpsychologie. Die am Anfang dieses Bandes behandelten Lernarten werden allesamt für die verschiedenen Formen der Verhaltenstherapie benutzt, um unangebrachte Verhaltensweisen zu verringern und angepasstes Verhalten aufzubauen. Die klassische Konditionierung bildet die

Basis für die systematische Desensibilisierung, die instrumentelle Konditionierung und das Modelllernen werden z. B. für das Selbstbehauptungstraining herangezogen, das Einsichtslernen für die Methode des kognitiven Umstrukturierens oder etwa die „Gedanken-Stop-Technik".

Vor eine solche Verhaltenstherapie wird sinnvollerweise eine **Verhaltensanalyse** gestellt, die fragt, wodurch ein störendes Verhalten entstanden ist und was es aufrecht erhält. Nach dem Verhaltensmodell von **Kanfer** und **Saslow** lassen sich folgende fünf Faktoren unterscheiden (**S-O-R-K-C**):

Stimulus: die das Verhalten auslösende Reizkonfiguration

Organismus: körperliche Variablen, wie Herzjagen oder Schreckreaktion

Reaktion: das störende Verhalten des Patienten

Konsequenz: alle aktuellen Verstärker des Verhaltens

Contingenz: Bedingungen und Stärke der Verknüpfung zwischen Verhalten (R) und Verstärkern (K).

Beispielsweise könnte ein Patient unter Angstzuständen (**Reaktion**) leiden, die mit Zittern und Herzjagen (**Organismus**) verbunden sind und immer dann auftreten, wenn er mit der Straßenbahn fahren muss (**Stimulus**). Der Lebenspartner bemitleidet den Patient und fährt ihn in solchen Fällen mit dem Wagen zur Arbeit, was diesem sehr angenehm ist (**Konsequenz**). Der Patient merkt dadurch sehr schnell, dass seine Ängste und körperlichen Beschwerden sich verringern und fordert nun immer öfter, mit dem Auto zur Arbeit gefahren zu werden (**Contingenz**).

Eine solche Verhaltensanalyse ist sehr sinnvoll, wenn es darum geht, ein problematisches Verhalten zu ändern. Hierbei ist zunächst zu fragen, welche Verstärker das Verhalten aufrecht erhalten, welches Verhalten an die Stelle der problematischen Handlung treten soll und mit welchen Verstärkern dieses neue Verhalten aufgebaut werden kann. Beispiel: ein Schüler stört den Unterricht durch lärmendes Verhalten und Zwischenrufe. Der Lehrer fühlt sich hilflos und schreit den Schüler schließlich nur noch ständig an. Aufrechterhaltender Verstärker: Lob der Mitschüler, die sich über dieses Ärgern des Lehrers lauthals freuen. Gefordertes neues Verhalten: der Schüler soll sich anpassen und den Unterricht nicht mehr stören. Abbau des störenden Verhaltens: der Lehrer schickt den störenden Schüler vor die Tür, wenn er anfängt zu lärmen, dadurch fällt die Verstärkung durch die Mitschüler weg. Aufbau des neuen Verhaltens: der Lehrer gibt dem Schüler besonders viel Lob und Zuwendung, wenn dieser

sich angepasst verhält. Bitte merken Sie sich für die (spätere) Erziehung Ihrer Kinder: der Abbau eines störenden Verhaltens ist nur möglich, wenn parallel dazu ein akzeptables Verhalten aufgebaut wird. Dies ist der Grund, warum reine Verbote bei Kindern meist gar nichts bewirken. Wenn man dem Kind nicht konkret beibringt, was es statt des unerlaubten Verhaltens tun soll, wird es dies bestenfalls durch eine andere verbotene Handlung ersetzen.

Zu den wichtigsten **Verhaltenstherapiemethoden**, die Sie kennen sollten, zählen:

- **Gegenkonditionierung** („**reziproke Hemmung**"): der bisher angstauslösende Reiz wird mit einer angenehmen Situation gepaart, bis die Person ihre Angst allmählich verlernt. Beispiel: Ein Kind mit Spinnenphobie bekommt sein Lieblingsgetränk und sein Lieblings-Eis und beschaut sich derweil in Anwesenheit einer sehr liebevollen Therapeutin ein Buch über Spinnen.
- **Systematische Desensibilisierung** ist die am häufigsten angewandte Methode der Gegenkonditionierung: Grundannahme dieser Therapie von Phobien ist, dass natürlicherweise körperliche Entspannung und ängstliche Erregung nicht gleichzeitig bestehen können. Der Therapieablauf ist in zeitlicher Abfolge wie folgt:
  a) Erstellung einer **Angsthierarchie** („*großer Hund löst intensivere Angstgefühle aus als kleiner Hund*").
  b) Erlernen eines **Entspannungstraining** (z. B. Autogenes Training, progressive Muskelentspannung, Transzendentale Meditation).
  c) **Vorstellung** des am wenigsten angstauslösenden Objektes im entspannten Zustand. Sobald Angst auftaucht, bricht der Patient die Vorstellung ab und entspannt sich zunächst erst wieder. Dies wird wiederholt, bis die Vorstellung angstfrei längere Zeit erlebt werden kann.
  d) Unter körperlicher Entspannung allmähliche **Steigerung** in der Angsthierarchie.
  e) Rollenspiel oder konkrete **Konfrontation** mit dem beängstigenden Objekt (z. B. lebendiger Hund wird in einiger Entfernung an dem Patienten vorbeigeführt).
- **Reizüberflutung** („*flooding*"): Die beängstigende Situation wird bei leichteren Ängsten sofort in vollem Ausmaß herbeigeführt (zum Beispiel stundenlanges Fahrstuhlfahren bei Klaustrophobie oder Höhenangst). Die Angstreaktion erschlafft dann irgendwann und der Patient lernt, dass ihm keine reale Gefahr droht. Diese Angstüberflutung darf nur mit therapeutischer Stütze (meist zwei Therapeuten) und nur bei stabilen Patienten (Kreislauf! Nicht bei Psychotikern!) durchgeführt werden. Sie ist in ihrer Wirkung umstritten und kann

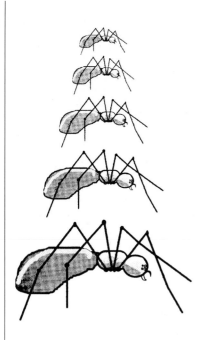

Abb. 2.7 Bei der systematischen Desensibilisierung wird eine allmähliche, stufenweise Gewöhnung an immer stärker angstauslösende Reize durchgeführt. Bitte beginnen Sie nun zunächst mit der kleinsten Spinne.

bei nicht fachgerechter Anwendung auch zu einer Vergrößerung der Ängste führen.

- **Biofeedback** (*„feedback"*, engl. = Rückmeldung): Angestrebt wird eine willkürliche Kontrolle über normalerweise schwer beeinflussbare vegetative Körperfunktionen, indem man diese für den Patienten akustisch hörbar oder über einen Monitor sichtbar macht. Beeinflusst werden können z.B. galvanischer Hautwiderstand (→ Neurodermitis), Herzfrequenz (→ Angina pectoris), Blutdruck (→ Hypertonie), Atmung (→ Asthma) usw. Beim Spannungskopfschmerz z.B. vermutet man den Schmerzauslöser unter anderem in einem zu hohen Muskeltonus der *Arteria temporalis*. In der Tat hilft gegen diesen Schmerz ein Biofeedback-Training, das die Erschlaffung der glatten Muskulatur dieser Arterie trainiert.
- **Selbstbehauptungstraining**: Ein Training der sozialen Kompetenz durch Rollenspiele, Modelllernen und Verstärkung durch den Therapeuten (**„assertiveness training"**). Die Vorgehensweise entspricht der systematischen Desensibilisierung. Allmählich werden immer schwierigere Verhaltensweisen eingeübt, die dem Probanden bisher Angst machten (z.B. fremde Menschen auf der Straße ansprechen und nach dem Weg fragen, alleine auf eine Party gehen, unbekannte Menschen des anderen Geschlechts zu einem Drink einladen, eine Rede vor vielen Menschen halten, usw.)
- Andere Elemente: **„Shaping"** (to *shape*, engl. = formen, gestalten): Es wird schrittweise ein Verhalten aufgebaut oder verändert. *„Prompting"* (to prompt, engl. = veranlassen, einflüstern): Ein angestrebtes Verhalten wird manipulativ direkt hergestellt (Führen der Hand eines schreibgestörten Kindes), um es dann zu verstärken. **„Time out"**: Verstärkerentzug durch soziale Isolation bei unangemessenem Verhalten. **„Token system"**: Belohnungssysteme durch Chips bei angemessenem Verhalten, die Chips können später gegen Privilegien eingetauscht werden.
- **Kognitive Techniken**: Situationen werden von Menschen aufgrund ihrer persönlichen Erfahrungen unterschiedlich interpretiert. Oft neigen Menschen hierbei zu negativen Gedankengängen und steigern sich selbst in pessimistische Vorstellungen und Minderwertigkeitsgefühle hinein. Solche verzerrten Realitätswahrnehmungen sind durch sogenannte **Reattribution** (= Neuzuschreibung) der Therapie zugänglich. Beispiel: die Tatsache, dass ihr Mann eine außereheliche Beziehung hatte, stellt für die betrogene Ehefrau den völligen Bruch der Beziehung dar. Sie glaubt ihrem Mann nun nie wieder vertrauen zu können. Durch kognitive Techniken versteht sie, dass ihr selbst dasselbe durchaus auch hätte passieren können und dass ihr Mann damit nicht zwangsläufig ihr Leid zufügen, sondern lediglich sich selbst etwas Gutes antun wollte und dies nicht zwangsläufig das Ende ihrer Beziehung darstellen muss. Kognitive Techniken analysieren destruktive Gedankengänge und ersetzen sie durch positive (**„Think positive"**).

Zu den kognitiven Techniken zählt u.a. auch der sogenannte **Gedankenstopp**: Sich aufdrängende, unerwünschte Gedanken, Emotionen und Handlungen werden durch ein autosuggestives *„Halt, hier nicht weiter!"* abgebrochen. Und wann hören Sie nun endlich auf, sich selbst zu blockieren, indem Sie ständig an das Physikum denken? Versuchen Sie es doch heute Abend mal mit der Gedankenstopp-Technik und gehen Sie gemütlich mit Freunden ein Bier trinken. Um gelerntem Wissen eine Gelegenheit zu geben, sich im Gehirn festzusetzen, muss man auch mal eine Pause machen und den Examensstress völlig abschalten.

F98

Frage 2.139: Lösung D

Zu **(A)**: Das S-O-R-K-C-Modell gehört zum Bereich der operanten und nicht zur klassischen Konditionierung.
Zu **(B)**: Organismusvariable in dem Beispiel wäre die subjektive Intensität des Schmerzes.
Zu **(C)**: Rückgängigmachen einer konditionierten Reaktion durch verbale (Selbst-)Beeinflussung.
Zu **(D)**: Eine ablehnende Haltung des Angehörigen auf die Klagen eines Schmerzpatienten hin bedeutet eine unangenehme Konsequenz.
Zu **(E)**: Durch Beendigung der Verstärkung eines Verhaltens kann es zur Löschung kommen. Die ablehnende Haltung des Angehörigen wäre aber eher eine Bestrafung als eine Löschung des Klageverhaltens.

H96

Frage 2.140: Lösung D

Ein bekannter Verhaltenstherapeut sagte einmal: „Wenn Sie in einen reißenden Fluss gefallen sind und um Ihr Leben kämpfen: Machen Sie sich dann Gedanken darüber, wie Sie dort hineingekommen sind, oder machen Sie sich nicht viel eher Gedanken darüber, wie Sie am besten wieder herauskommen?" Dieser Satz trifft den Unterschied zwischen Psychoanalyse und Verhaltenstherapie sehr gut. Die Analytiker gehen nach Lösungsmöglichkeit (D) vor und versuchen, die verdrängten Ursachen der psychischen Störung zu finden. Verhaltenstherapeuten dagegen beseitigen die psychische Störung durch eine schnelle, gezielte Intervention. Wesentliche Grundlagen dafür werden in den Lösungen (A), (B), (C) und (E) beschrieben.

H95

Frage 2.141: Lösung C

Zu **(1)**, **(2)**, **(4)** und **(5)**: Bei einer Spinnenphobie z. B.: S = Stimulus, die auslösende Reizkonfiguration für ein Verhalten (Spinne); O = Organismus = interne Variablen, welche die Reaktion beeinflussen, R = Reaktion (laut schreien). K = Konsequenz. Der Partner kommt, beseitigt die Spinne und spendet Trost. C = Contingenz. Stärke der Verknüpfung zwischen Verhalten und Verstärker (… kommt der Partner immer oder nur manchmal? Tröstet er richtig oder macht er sich eher lustig?)
Zu **(3)**: Unter psychodynamischen Ursachen versteht die Psychoanalyse in der Regel verdrängte, traumatische Konflikte in der frühen Kindheit. Bei der o. g. Spinnenphobie hätte die Spinne nur symbolhafte Bedeutung für ein schreckliches Erlebnis.

H98 **!**

Frage 2.142: Lösung A

Zu **(A)**: Auslösebedingung für das Verhalten ist natürlich der Arztbesuch, bzw. explizit der Aufenthalt in der Arztpraxis und nicht die Anwesenheit der Mutter.
Zu **(B)–(D)**: Nach dem Verhaltensmodell von Kanfer und Saslow lassen sich folgende fünf Faktoren unterscheiden (S-O-R-K-C):
Stimulus: die das Verhalten auslösende Reizkonfiguration (Arztbesuch)
Organismus: körperliche Variablen, hier die allgemeine Ängstlichkeit des Jungen
Reaktion: das störende Verhalten des Patienten (lauter Protest)
Konsequenz: alle aktuellen Verstärker des Verhaltens (Mutter gibt nach)
Contingenz: Bedingungen und Stärke der Verknüpfung (Verlassen der Arztpraxis, dadurch Verstärkung des Meideverhaltens).

F95

Frage 2.143: Lösung D

Zu **(1)**: Reizüberflutung („flooding") ist eine Therapietechnik, in der eine angstauslösende Situation (z. B. Fahrstuhlfahren bei einem Klaustrophobiker) in Gegenwart eines Therapeuten solange ertragen wird, bis das Angstgefühl irgendwann nachlässt.
Zu **(2)**: Bei der systematischen Desensibilisierung beginnt man mit gering angstauslösenden Situationen und steigert den Schwierigkeitsgrad dann allmählich (zunächst großer Lastenaufzug in einer zweistöckigen Fabrik bis hin zum Hochgeschwindigkeitslift).
Zu **(3)**: Biofeedback, z. B. Rückmeldung des galvanischen Hautwiderstandes, kann neben autogenem Training und progressiver Muskelentspannung zum Erlernen von Entspannung herangezogen werden. Entspannung wird zur Angstreduktion eingesetzt, auf deren Basis dann neues Verhalten z. B. durch systematische Desensibilisierung erlernt wird.
Zu **(4)**: Modell-Lernen, das Beobachten anderer Menschen und Nachahmen ihrer Verhaltensweisen, spielt in der Verhaltenstherapie keine Rolle.

F97

Frage 2.144: Lösung C

Zu **(1)**: Gemeint ist hier die proaktive (ein Lernvorgang behindert den darauf folgenden) und die retroaktive Hemmung (ein Lernvorgang behindert den zurückliegenden).
Zu **(2)** und **(3)**: Gegenkonditionierung (reziproke Hemmung): Ein konditionierter, angstauslösender Reiz wird psychotherapeutisch mit einer angenehmen Situation gepaart, bis die Person ihre Angst

allmählich verlernt. Beispiel: Ein Student mit Prüfungsphobie bekommt sein Lieblingsgetränk (mit Strohhalm!) und sein Lieblingseis, sitzt in einem Liegestuhl und beschaut sich derweil in Anwesenheit einer sehr liebevollen Therapeutin die Prüfung anderer Studenten, bis er sich daran gewöhnt hat und die Situation angstfrei erträgt.

Zu **(4)**: Vermeidungslernen: Ein Student, der einmal von einem Professor gebissen wurde, wird nun die weitere Begegnung mit Professoren zu meiden versuchen und immer die Straßenseite wechseln, wenn ihm ein grimmig schauender Professor entgegenkommt. Dies bezeichnet man als Vermeidungslernen, weitere negative Erfahrungen sollen damit gemieden werden. Nach Ansicht der Verhaltenstherapeuten ist solches Vermeidungslernen eine wesentliche Grundlage vieler neurotischer Störungen.

F90

Frage 2.145: Lösung D

Zu **(A)**, **(C)** und **(D)**: „flooding", „shaping" und „prompting": siehe Lerntext II.23 Verhaltenstherapie.

Zu **(B)**: „time out": (Auszeitverfahren) Beim Auftreten des Problemverhaltens werden alle Verstärker entzogen.

Achtung: Nur 11 % der Kandidaten kreuzten richtig (D) an.

F99 **!**

Frage 2.146: Lösung D

Zu **(A)**: Biofeedback gibt den Patienten eine akustische oder visuelle Rückmeldung über physiologische Parameter, die sonst nicht oder kaum bewusst zur Kenntnis genommen werden (Atemfrequenz, Herzschlag, galvanischer Hautwiderstand, EEG).

Zu **(B)**: Kognitive Therapie: Unser Verhalten wird im wesentlichen dadurch beeinflusst, was wir über uns selbst denken. Insbesondere Depressionen und Ängste werden durch solche Denkschemata verursacht: *„Die anderen mögen mich nicht", „Immer mache ich alles verkehrt".* Mit dem kognitiven Umstrukturieren werden solche negativen Gedankengänge (*„Ich schaffe das Physikum sowieso nicht, das begreife ich nie …"*) durch positive ersetzt (*„Ich kann viele dieser Fragen jetzt schon ganz gut beantworten"*).

Zu **(C)**: Modellernen: Lernvorgang durch Beobachtung eines Modells, wenn das Modell Erfolg hat, wird das Verhalten vom Beobachter übernommen. Hierbei spielt die stellvertretende Verstärkung eine wichtige Rolle: Durch Identifikation mit dem Modell erlebt auch der Beobachter den Erfolg positiv.

Zu **(D)**: Reizüberflutung (*„flooding"*): Die beängstigende Situation wird bei leichteren Ängsten sofort in vollem Ausmaß herbeigeführt (zum Beispiel stundenlanges Aufhalten in einem überfüllten Kaufhaus bei sozialer Phobie). Die Angstreaktion erschlafft dann irgendwann und der Patient lernt, dass ihm keine reale Gefahr droht. Diese Angstüberflutung darf nur mit therapeutischer Stütze (meist zwei Therapeuten) und nur bei stabilen Patienten (Kreislauf! Nicht bei Psychotikern!) durchgeführt werden. Sie ist in ihrer Wirkung erheblich umstritten und kann bei nicht fachgerechter Anwendung auch zu einer Vergrößerung der Ängste führen.

Zu **(E)**: Systematische Desensibilisierung ist eine psychotherapeutische Methode, konditionierte Verhaltensweisen zu löschen. Grundannahme dieser Therapie von Ängsten ist, dass natürlicherweise körperliche Entspannung und ängstliche Erregung nicht gleichzeitig bestehen können. Hierzu werden die „Progressive Muskelentspannung" oder das „Autogene Training" genutzt und eine Angsthierarchie aufgestellt, die der Patient im entspannten, angstfreien Zustand Stufe für Stufe bearbeiten muss.

H93

Frage 2.147: Lösung E

Bei der verhaltenstherapeutischen Methode der Reizüberflutung „flooding", führen ein oder besser zwei Therapeuten das angstauslösende Verhalten (etwa Fahrstuhlfahren) solange mit dem Patienten durch, bis dieser keine Angst mehr hat. Der Patient lernt, dass die Situation an sich harmlos ist. Dass dabei auch das Modellverhalten der Therapeuten eine Rolle spielt ist unbestritten, Modellernen ist aber nicht die lerntheoretische Begründung für den Therapieerfolg, sondern es kommt zur Entkopplung eines Vorganges, der früher einmal über klassisches Konditionieren erlernt wurde.

H88

Frage 2.148: Lösung A

Zu **(1)**: Gegenkonditionierung macht durch Konditionierung entstandene unangemessene Verhaltensweisen wieder rückgängig, z.B. Verlernen von Angst.

Zu **(2)**: „Reziproke Hemmung" wird diese Verhaltenstherapieform genannt, da die Angstreaktion auf ein sonst Angst auslösendes Objekt durch Entspannung gehemmt wird (Entspannung und Angst sind sich ausschließende Zustände!)

Zu **(3)**: Die Entfernung eines Strafreizes wird bei dieser Therapie nicht durchgeführt.

Zu **(4)**: Imitationslernen spielt zwar in der Verhaltenstherapie eine Rolle, nicht aber bei der verhaltenstherapeutischen Technik der Desensibilisierung.

27 % kreuzten (B) falsch an, kannten also den Begriff negative Verstärkung nicht (siehe Lerntext I.36

K

Lernarten) und verstanden den Begriff „reziproke Hemmung" nicht.

H99

Frage 2.149: Lösung D

Zu **(A):** Aversionstherapie: Paarung mit einem als unangenehm empfundenen Reiz. Alkoholiker erhalten ein Medikament (Antabus®), das jedesmal rasch starke Übelkeit hervorruft, sobald Alkohol getrunken wird. Es kommt zur Konditionierung mit der Folge, dass Alkohol nicht mehr positiv bewertet wird.

Zu **(B):** Mit Biofeedbackgeräten werden physiologische Parameter (z.B. galvanischer Hautwiderstand, EEG, Atemrhythmus) akustisch oder visuell angezeigt. Der Patient soll z.B. lernen, sich zu entspannen. Bei Aufregung gibt das Gerät z.B. einen Pfeifton von sich (unangenehme Konsequenz), bei Ruhe ist es still (angenehme Konsequenz).

Zu **(C):** Instrumentelles Konditionieren = operantes Konditionieren = Belohnungslernen: Positive Konsequenzen erhöhen die Auftretenswahrscheinlichkeit eines Verhaltens, negative erniedrigen sie. Konditionieren ist lediglich eine Lernart, jedoch keine Therapietechnik, auch wenn Behandlungsmethoden wie die Verhaltenstherapie daraus entwickelt wurden.

Zu **(D):** Systematische Desensibilisierung: In einer entspannten Situation (Entspannungstraining) wird ein Phobiker mit angstauslösenden Stimuli konfrontiert. Hierbei wird, abgestuft nach dem Ausmaß der Angst, eine Hierarchie von Situationen vorgegeben. Diese werden zunächst in der Phantasie, später im Rollenspiel und dann real geübt, bis die Angst sich verringert. Beispiel: Mädchen, die unter Vaginismus leiden haben oft schon massive Erwartungsangst, dass der Krampf der Scheidenmuskulatur wieder eintritt. Durch systematische Desensibilisierung und gezielte Partnerübungen lässt sich diese Störung gut behandeln.

Zu **(E):** Verstärkerentzug: Der Entzug eines positiven Verstärkers (Belohnung) senkt das Auftreten des vorher ausgeübten Verhaltens; der Entzug eines negativen Verstärkers (Bestrafung) dagegen erhöht die Wahrscheinlichkeit des Auftretens aller Verhaltensweisen, die kurz vorher gezeigt wurden. Das Meiden belastender Situationen stellt keinen Verstärkerentzug dar.

F89

Frage 2.150: Lösung A

Gemeint ist die Gegenkonditionierung, systematische Desensibilisierung bzw. reziproke Hemmung.

H91

Frage 2.151: Lösung D

Zu **(1):** Verfahren tiefenpsychologischer Therapietechniken.

Zu **(3):** Falsch, da keine Verstärker eingesetzt werden.

Zu **(5):** Das Modell-Lernen spielt hier keine Rolle.

Zu **(2)** und **(4):** Richtige Beschreibungen dieser Therapietechnik.

F88

Frage 2.152: Lösung D

Zu **(4):** Eine Lösung des ursächlichen Konfliktes wird in tiefenpsychologisch orientierten Verfahren angestrebt! 71 % der Kandidaten kreuzten (D) richtig an.

F01

Frage 2.153: Lösung C

Zu **(A):** Gegenkonditionierung (reziproke Hemmung): Der bisher Angst auslösende Reiz wird mit einer angenehmen Situation gepaart, bis die Person ihre Angst allmählich verlernt. Beispiel: Ein Kind mit Spinnenphobie bekommt sein Lieblingsgetränk und sein Lieblingseis und beschaut sich derweil in Anwesenheit einer sehr liebevollen Therapeutin ein Buch über Spinnen. Diese reziproke Hemmung ist auch Grundlage der systematischen Desensibilisierung.

Zu **(B):** Ohjeh! Vemeidung würde das neurotische Verhalten ja gerade noch verstärken. Angst wird nur los, wer sie durchsteht. Vermeidet man ein angstbesetztes Verhalten, dann generalisiert die Angst.

Zu **(C):** Reizüberflutung: Beim „*flooding*" wird ein Phobiker solange massiv mit dem Angst auslösenden Reiz konfrontiert, bis die Angst verschwunden ist, z.B. stundenlanges Fahrstuhlfahren mit einem Fahrstuhl-Phobiker. Eine umstrittene Therapiemethode, deren Ergebnis leicht auch einmal in das Gegenteil umschlagen kann.

Zu **(D):** Keine den Autoren bekannte Technik der Verhaltenstherapie.

Zu **(E):** Durch systematische Desensibilisierung verlernt der Patient seine Angst, indem er eine Hierarchie praktischer Übungen mit ansteigendem Schwierigkeitsgrad abarbeitet. Auftretende Ängste werden durch Entspannungsverfahren neutralisiert.

F86

Frage 2.154: Lösung E

Alle drei Aussagen gehören zur Verhaltenstherapie:
Zu **(1):** Angst und Entspanntheit sind sich widersprechende Zustände. Daher basiert diese Therapieform der systematischen Desensibilisierung auf der „reziproken Hemmung".

Zu **(2):** Typisch für die systematische Desensibilisierung.

Zu **(3):** Das wäre Reizüberflutung = „flooding".

H97

Frage 2.155: Lösung D

Zu **(A), (B), (C)** und **(E):** Na gut, also für alle, die es noch immer nicht kapiert haben, noch ein allerletztes Beispiel aus dem tristen Studentendasein: Prüfungsphobie z. B.: S = Stimulus, die auslösende Reizkonfiguration für ein Verhalten (Professor Dr. XYZ); O = Organismus = interne Variablen, welche die Reaktion beeinflussen, R = Reaktion (zittern, weinen, ohnmächtig oder hysterisch werden). K = Konsequenz (Der Papa kommt und spendet 50 EURO für ein Lehrbuch), C = Contingenz, Stärke der Verknüpfung zwischen Verhalten und Verstärker (… gibt der Papa immer Geld oder nur manchmal?).

Zu **(D):** Kontingenz bezeichnet die Stärke der Verknüpfung zwischen Verhalten und Verstärker. Der zeitliche Abstand zwischen S = Stimulusdarbietung und R = Reaktion ist ohnehin gering und dürfte hierfür keine Rolle spielen.

F99 *!*

Frage 2.156: Lösung B

Zu **(A), (C), (D)** und **(E):** Verhaltenstherapiemethoden: **Gegenkonditionierung** (reziproke Hemmung, der bisher angstauslösende Reiz wird mit einer angenehmen Situation gepaart, bis die Person ihre Angst allmählich verlernt), **Systematische Desensibilisierung** (körperliche Entspannung und ängstliche Erregung können nicht gleichzeitig bestehen. Therapieablauf: Erstellung einer Angsthierarchie, Erlernen eines Entspannungstrainings, Vorstellung des am wenigsten angstauslösenden Objektes, allmähliche Steigerung in der Angsthierarchie, Rollenspiel oder konkretere Konfrontation), **Reizüberflutung** („flooding": Die beängstigende Situation wird bei leichteren Ängsten sofort in vollem Ausmaß herbeigeführt. Die Angstreaktion erschlafft dann irgendwann und der Patient lernt, dass ihm keine reale Gefahr droht), **Biofeedback** (feedback, engl. = Rückmeldung: Angestrebt wird eine willkürliche Kontrolle über normalerweise schwer beeinflussbare vegetative Körperfunktionen, indem man diese für den Patienten über einen Monitor sichtbar oder akustisch hörbar macht. Beeinflusst werden können z. B. Herzfrequenz, Blutdruck, Tonus der glatten Muskulatur, usw.), **Selbstbehauptungstraining** („assertiveness training": ein Training der sozialen Kompetenz durch Rollenspiele, Modelllernen und Verstärkung durch den Therapeuten), **kognitive Techniken** (viele Situationen wirken auf Menschen unterschiedlich, je nachdem welche Zuschreibung sie durch den einzelnen erfahren. Verzerrte Realitätswahrnehmungen sind durch

sogenannte Reattribution (= Neuzuschreibung) der Therapie zugänglich), **Gedankenstopp** (sich aufdrängende, unerwünschte Gedanken, Emotionen und Handlungen werden durch ein autosuggestives „Halt, hier nicht weiter!" abgebrochen).

Zu **(B):** Aufdecken und Durcharbeiten frühkindlicher Traumen ist eine typische psychoanalytische Therapietechnik. Gefragt wurde aber nach verhaltenstherapeutischen Verfahren.

F95

Frage 2.157: Lösung E

(A) – (D): Diese Verfahren werden in der Verhaltenstherapie zur Schmerzbewältigung eingesetzt.

Zu **(E):** Zuwendung und andere soziale Verstärker beim Auftreten von Schmerzen würden zum sekundären Krankheitsgewinn führen und damit zu einer Chronifizierung des Schmerzes beitragen.

H95

Frage 2.158: Lösung C

Zu **(1):** Zur Durchführung der systematischen Desensibilisierung siehe Lerntext I.23 Verhaltenstherapie.

Zu **(2):** Beispiel: stundenlanges Fahrstuhlfahren mit einem Klaustrophobiker oder einer Person mit Höhenangst.

Zu **(3):** Angstvermeidendes Verhalten erzeugt Neurosen (dazu gehören auch die Phobien) überhaupt erst. Personen, die ihre Angst durchstehen, können die Erfahrung machen, dass sie Probleme meistern können. Personen, die ständig angstauslösende Situationen vermeiden, können diese Erfahrungen nicht machen.

Zu **(4):** Nur die systematische Desensibilisierung arbeitet eine Angsthierarchie ab, beim „flooding", der Reizüberflutung, bearbeitet man sofort eine sehr stark angstbeladene Situation.

H99 *!*

Frage 2.159: Lösung E

Zu **(A):** Kognitive Umstrukturierung: Unser Verhalten wird im wesentlichen dadurch beeinflusst, was wir über uns selbst denken. Insbesondere Depressionen und Ängste werden durch solche Denkschemata verursacht. Mit dem kognitiven Umstrukturieren werden solche negativen Gedankengänge („Marion liebt mich sowieso nicht, Schluchz") durch positive ersetzt („Marion hat mich heute im Anatomiekurs zweimal angeschaut, bestimmt mag sie mich auch.").

Zu **(B):** Paradoxe Intervention (nicht Intention!): therapeutische Technik, in der man einer Person Angstgefühle und Schuldkomplexe nimmt, indem man ihr das eigene Symptom verschreibt, d.h. der Klient soll sein Symptom immer wieder durchführen. Einem Zwangsneurotiker wird z.B. befohlen, die Kaffeemaschine immer und immer wieder zu kontrollieren. Erstaunlicherweise vermindern sich neurotische Verhaltensweisen dadurch oft, da der Leidensdruck genommen wird.

Zu **(C):** Reizüberflutung: Beim „*flooding*" wird ein Phobiker solange massiv mit dem angstauslösenden Reiz konfrontiert, bis die Angst verschwunden ist, z.B. stundenlanges Fahrstuhlfahren mit einem Fahrstuhl-Phobiker. Eine umstrittene Therapiemethode, deren Ergebnis leicht auch einmal in das Gegenteil umschlagen kann.

Zu **(D):** Stressimpfung: spezielle Art kognitiver Verhaltenstherapie, die Bewältigungsstrategien bei Angst, Ärger und Schmerzen in den Mittelpunkt stellt. Das Verfahren zielt darauf ab, Kompetenzen zur Bewältigung belastender Ereignisse zu vermitteln, um psychische Anpassung zu erreichen. Zum Beispiel Erlernen von Techniken, um auch in belastenden Situationen ruhig zu bleiben, z.B. indem diese Situationen vorher immer wieder durchgespielt werden und eigene destruktive Gedankengänge ermittelt und verändert werden; meist Paarung mit Entspannungsverfahren wie Autogenem Training oder Progressiver Muskelentspannung. Wenn Sie die mündliche Prüfung in Kleingruppen mehrfach üben (ein Student spielt möglichst realistisch den bissigen Prüfer), dann stellt dies eine stressreduzierende Vorbereitung auf die Realsituation dar.

Zu **(E):** Systematische Desensibilisierung: In einer entspannten Situation (Entspannungstraining) wird ein Phobiker mit angstauslösenden Stimuli konfrontiert, abgestuft nach dem Ausmaß der Angst, zunächst in der Phantasie, später im Rollenspiel und dann real, bis die Angst sich verringert.

F01

Frage 2.160: Lösung A

Zu **(A):** Die Aufarbeitung der frühkindlichen Entwicklung ghört in den Bereich der psychoanalytischen Therapie, um verborgene psychische Traumen ausfindig zu machen und er Lösung zuzuführen. Krebspatienten haben eher andere Sorgen, als ausgerechnet ihre Kindheit aufzuarbeiten.

Zu **(B):** Psychologische Schmerztherapie kann dem Patienten helfen zu lernen, besser mit Schmerzen (z.B. durch den Tumor) oder der Übelkeit (z.B. durch Zytostatika) umzugehen.

Zu **(C):** Karzinom-Patienten, die das Gefühl haben, ihre Krankheit in irgendeiner Form beeinflussen zu können, haben häufig höhere Heilungs- und Überlebenschancen.

Zu **(D):** Angst und Depression durch eine Krebserkrankung dämpfen das Immunsystem sogar noch. Eine psychotherapeutische Aufarbeitung ist daher gerade bei Krebspatienten besonders wichtig.

Zu **(E):** Für viele der durch Krebs entstandenen Beeinträchtigungen oder Behinderungen gibt es Wege, um diese zu kompensieren, wie etwa die Wiederherstellung des Busens nach Brustkrebs oder eine Umschulung nach einem Hirntumor.

F00 **!**

Frage 2.161: Lösung A

Zu **(A):** Kopfschmerztherapie mit Biofeedback: Biofeedback gibt den Patienten eine akustische oder visuelle Rückmeldung über physiologische Parameter, die sonst nicht oder kaum bewusst zur Kenntnis genommen werden (z.B. Atemfrequenz, galvanischer Hautwiderstand, EEG oder wie hier Muskelspannung). Hierdurch vermittelt man den Patienten ein direktes Bild ihrer physiologischen Reaktionen. Durch die bewusste Beeinflussung dieser Reaktionen lernen die Patienten sich zu entspannen, was wiederum eine Heilung der psychosomatischen Krankheit zur Folge haben kann.

Zu **(B):** Gegenkonditionierung: Ein Reiz, der bei einem Individuum nach einem unangenehmen Ereignis Angst auslöst, wird nun mit einem angenehmen Reiz verknüpft. Ein Student, der Angst vor Anatomieprofessoren hat, darf in Anwesenheit der Therapeutin mit einem Professor „Mensch-ärgere-Dich-nicht" spielen und bekommt in dieser Zeit Zuwendung, Süßigkeiten und sein Lieblingsgetränk.

Zu **(C):** Progressive Muskelentspannung: Um ein Gefühl für den an- oder entspannten Zustand des Körpers zu bekommen, entwickelte der Amerikaner Jacobson eine Methode, bei der einzelne Muskelgruppen zunächst stark angespannt werden, dann soll der Proband die hinterher entstehende Entspannung genau fühlen.

Zu **(D):** Reizüberflutung („flooding"): Therapietechnik bei Angstpatienten. Die beängstigende Situation wird bei leichteren Ängsten sofort in vollem Ausmaß herbeigeführt (z.B. stundenlanges Fahrstuhlfahren bei Klaustrophobie oder Höhenangst). Die Angstreaktion erschlafft dann irgendwann und der Patient lernt, dass ihm keine reale Gefahr droht.

Zu **(E):** Systematische Desensibilisierung ist die am häufigsten angewandte Methode der Verhaltenstherapie: Grundannahme dieser Behandlung von Phobien ist, dass natürlicherweise körperliche Entspannung und ängstliche Erregung nicht gleichzeitig bestehen können.

Therapieablauf:

1. Erstellung einer Angsthierarchie,
2. Erlernen eines Entspannungstrainings,
3. Vorstellung des am wenigsten angstauslösenden Objektes im entspannten Zustand.
   Sobald Angst auftaucht, bricht der Patient die Vorstellung ab und entspannt sich zunächst erst wieder. Dies wird wiederholt, bis die Vorstellung angstfrei längere Zeit erlebt werden kann.

4. Unter körperlicher Entspannung allmähliche Steigerung in der Angsthierarchie.
5. Rollenspiel oder konkretere Konfrontation mit dem beängstigenden Objekt.

F99

Frage 2.162: Lösung E

Zu **(A)** bis **(D):** Mit Biofeedbackgeräten werden physiologische Parameter (z.B. galvanischer Hautwiderstand, EEG, Atmung, Herzschlag usw.) akustisch oder visuell angezeigt. Der Patient soll z.B. lernen, sich zu entspannen, bei Aufregung gibt das Gerät z.B. einen Pfeifton von sich (unangenehme Konsequenz), bei Ruhe ist es still (angenehme Konsequenz).

Zu **(E):** Geschildert wird das Milgram-Experiment zum Gehorsam. Dass sich hierdurch nur selten eine Entspannung der Versuchsperson erreichen lässt, dürfte klar sein.

2.5   Besondere medizinische Situationen

2.5.1   Intensivmedizin

Intensivmedizin ─────────────────────────────────── II.24

Der Beruf des Mediziners lässt sich mit den meisten anderen Berufen nicht vergleichen; es geht hier nicht um die Herstellung eines Produktes, sondern darum, menschliches Leben zu retten. Die Konfrontation mit Leid, Schmerzen, Tod und Trauer stellt Belastungsmomente dar, die in den meisten anderen Berufen in dieser Form nicht auftauchen. Der ärztliche Beruf stellt daher im wahrsten Sinne des Wortes eine „Berufung" dar, der nicht jeder gewachsen ist. Den Anblick eines schwerverletzten Unfallopfers oder eines sterbenden, krebskranken Kindes muss man zunächst einmal ertragen lernen. Die Medizin ist daher voller „besonderer" Situationen.

Auf Intensivstationen („**intensive care unit**") herrscht eine permanente Notfallsituation, da hier überwiegend lebensbedrohlich erkrankte Patienten versorgt werden. Wesentliche psychosoziale Belastungsmomente (sog. **ICU-Syndrom**) für den Patienten sind:
- **Todesangst**
- Gefühle der **Hilflosigkeit** und des Ausgeliefertseins;
- starke **Schmerzen**, Schwäche;
- **Bewegungsunfähigkeit** (oft Lähmungsgefühle durch Medikamente, die der Patient aber häufig als bleibende Schädigung fehldeutet);
- chronischer **Schlafentzug** durch Störungen (z.B. Notfälle), Lärm (z.B. EKG-Piepsen) und ständiges helles Licht;
- andererseits **sensorische Monotonie**: manche Patienten blicken stundenlang nur in eine Richtung, da sie sich selbst nicht umdrehen können;
- hirnorganisches **Psychosyndrom** („HOPS"), Gedächtnisprobleme: Patient kann sich nicht merken, warum er auf der Intensivstation ist

und ist bei jedem Aufwachen erneut desorientiert;
- Fehlinterpretationen bis zu **Halluzinationen** und Wahnvorstellungen;
- fehlende zeitliche **Orientierungsmöglichkeiten**;
- starke **Durstgefühle**;
- Furcht vor dem **Abstellen des Beatmungsgerätes** (z.B. zum broncho-trachealem Absaugen oder Umstellen auf Spontanatmung);
- **Unfähigkeit zu kommunizieren** (durch Beatmungsgerät!), dadurch auch keine Möglichkeit nach Ursachen, Zustand und Überlebenschance zu fragen (!);
- **Mangel an Information**, besonders bei (scheinbar) komatösen Patienten, denen nichts erklärt wird;
- Verlust der **Intimsphäre**;
- **Zukunftsängste**.

Möglichkeiten der Verbesserung der Situation des Intensivpatienten:
1. Bezug zur Realität fördern: ständige Aufklärung über Ursache des Krankenhausaufenthaltes und über den Zustand. Orientierungshilfen: Uhr und Kalender im Blickfeld des Patienten. Lichtverhältnisse im Tag-Nacht-Rhythmus dämpfen. Patienten mit vollem Namen ansprechen.
2. Geräuschpegel soweit möglich senken.
3. Bei Krisen, Notfällen, Geräteversagen: den Patient aufklären was passiert ist. Das einfache Versagen einer Maschine z.B. bewirkt panische Angst.
4. Patient möglichst nicht nackt aufgedeckt liegen lassen, Stellwände schaffen eine gewisse Privatsphäre, Bilder von Verwandten o.ä. im Blickfeld.

K

Patient wird beatmet und ist bewußtlos

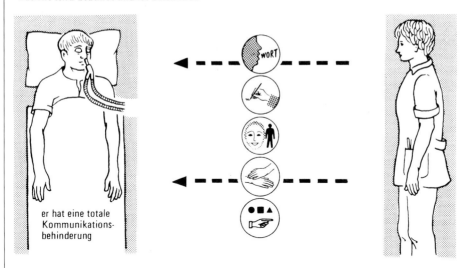

er hat eine totale
Kommunikations-
behinderung

Abb. 2.**8**   Eingeschränkte Kommunikationsmöglichkeiten bei einem beatmeten, schwerverletzten Patient. Dennoch kann man Kontakt mit ihm aufnehmen. (Aus: Hannich, Wendt & Lawin, 1983; Psychosomatik der Intensivmedizin, Thieme-Verlag)

5. Kommunikation: besonders beim beatmeten, aber bewussten Patienten unbedingt Möglichkeiten zur Kommunikation aufrechterhalten.; z.B. Augenblinzeln für ja/nein, Schreibzeug am Bett, Kommunikationskarten (z.B. von Siemens-Elema-Schweden), Kommunikationstafel (s. Artikel E. Kasten, 1993). Auch mit dem bewusstlosen (oder scheinbar bewusstlosen!) Patienten immer wieder reden.
6. Fachsprache vermeiden: Einfache Informationen, diese ständig wiederholen.
7. Vorstellen: Besonders bei frischeingelieferten Patienten muss der Arzt sich jedesmal wieder vorstellen, bis er sicher ist, dass der Patient ihn wiedererkennt.
8. Verrichtungen: Alle Verrichtungen am Patienten oder Veränderungen an den Geräten vorher ankündigen und dem Patienten genau erklären, was dadurch passieren wird. Besonders beim broncho-trachealen Absaugen sagen, dass danach das Beatmungsgerät wieder eingeschaltet wird.
9. Langeweile ist für den bewussten, genesenen Patienten eines der größten Probleme. Abhilfe z. B Radio mit Kopfhörer, die therapeutische Wirkung von Musik ist zur Verbesserung der Heilung nachgewiesen.. Oder: gymnastische Übungen mit dem Patienten, Massage, Gespräche, Vorlesen (Angehörige miteinbinden) oder Aufrichten.

10. Mitarbeit: Den genesenden Patienten zur Mitarbeit auffordern und ihn dafür loben, z.B.: leichte Atem- und Bewegungsübungen (Hand oder Arm), Mitarbeit beim Abhusten, Heben oder Drehen von Körperteilen beim Waschen.
11. Angehörige: Besuche der Angehörigen fördern. Diese haben oft das Gefühl, sie würden im Stationsablauf stören. Die Angehörigen können aber das Personal entlasten und zur besseren Heilung beitragen, einfach indem sie ständig beim Patienten bleiben, mit ihm reden oder ihm etwas vorlesen. Dies gibt dem Patienten ein Gefühl der Sicherheit, er fühlt sich nicht alleine und ausgeliefert. Man sollte den Angehörigen zeigen, dass sie durchaus erwünscht sind.
12. Prophylaxe: Vor großen Operationen, wenn davon ausgegangen werden kann, dass der Patient beatmet auf der Intensivstation wieder aufwacht, sollte man ihm möglichst alles vorher zeigen, z.B.: Beatmungsgerät, Kommunikationsmöglichkeiten, EKG-Monitor. Die persönliche Beziehung zum Arzt oder zu einzelnen Schwestern der Intensivstation reduziert seine Angst.
13. Die Phase des Aufwachens ist der gravierendste Moment, da der Patient zunächst völlig desorientiert ist, meist Schmerzen hat und nicht sprechen kann (Intubation, Beatmungsgerät). Den Patient in diesem Augenblick keinesfalls alleine lassen.

Frage 2.163: Lösung B

Biofeedback gibt den Patienten eine akustische oder visuelle Rückmeldung über physiologische Parameter, die sonst nicht oder kaum bewusst zur Kenntnis genommen werden (Atemfrequenz, galvanischer Hautwiderstand, EEG) und vermittelt den Patienten so ein direktes Bild ihrer physiologischen Reaktionen. Durch die bewusste Beeinflussung dieser Reaktionen lernen die Patienten sich zu entspannen, was wiederum eine Heilung der psychosomatischen Krankheit zu Folge haben kann.

Zu **(A):** Bruxismus: Zähneknirschen, vor allem während des Schlafs. Haben Sie das gewusst? Nein? Macht nichts, dem Kommentator war dieses Wort bis gerade eben auch fremd. Da das Zähneknirschen vor allem unbewusst nachts im Schlaf auftritt, ist es schwer zu beeinflussen. Fraglich erscheint auch, welche Art von Biofeedback man hier einsetzen sollte. Möglicherweise Elektromyographie – es erscheint aber fraglich, ob durch Entspannung im Wachzustand eine Generalisierung auf nächtliches Zähneknirschen auftreten wird.

Zu **(B):** Mit Biofeedback lassen sich nur akute Veränderungen beeinflussen, nicht aber chronische Hautkrankheiten. Auszuschließen ist allerdings nicht, dass solche chronischen Erkrankungen letztlich auch von akuten beeinflusst werden (z. B. stressbedingte Durchblutungsveränderung).

Zu **(C):** Erhöhter Muskeltonus lässt sich durch Elektromyographie erfassen und als Biofeedback durchführen.

Zu **(D)** und **(E):** Kopfschmerz und Migräne sind klassische Anwendungsfelder des Biofeedbacks. Die Patienten lernen z. B. den Hals-Nackenbereich willkürlich zu entspannen oder durch Erweiterung/Zusammenziehen der Arteria carotis zu beeinflussen.

Frage 2.164: Lösung C

Gefragt wird nach der erlernten Reaktion durch das Absauggeräusch, das infolge klassischer Konditionierung unangenehme Körpergefühle hervorruft.

Zu **(1):** Unbedingte Reaktion: angeborener Reflex. Hier das Einführen des Schlauches in den Hals löst den Würgereflex aus.

Zu **(2):** Bedingte Reaktion: ein neutraler Reiz (Absauggeräusch) wird durch die Paarung mit einer unbedingten Reaktion (Würgen bei Einführung des Schlauches) zum bedingten Reiz. Nach mehrfacher Wiederholung kann auch der bedingte Reiz die (ehemals unbedingte, nun bedingte) Reaktion herbeiführen.

Zu **(3):** Habituation: Gewöhnung an einen Dauerreiz (etwa gleichbleibend lautes Geräusch, unverändert unangenehmer Geruch). Zur Habituation wäre

es gekommen, wenn der Patient nach einiger Zeit das Geräusch des Absauggerätes nicht mehr wahrnimmt.

Zu **(4):** Richtig. Es handelt sich um eine Konditionierung. Aus dem ehemals neutralen Reiz Geräusch wurde durch die Konditionierung ein bedingter Reiz.

Zu **(5):** Der unbedingte Reiz in diesem Beispiel wäre das Einführen des Absaugschlauches in die Luftröhre.

2.5.2   Notfallmedizin

Notfallmedizin ───────────────────── **II.25**

Medizinische Interventionen umfassen häufig Notfallsituationen, in denen eine rasche Versorgung von lebensbedrohlich erkrankten Patienten notwendig wird. Notfalleinsätze sowohl bei Unfällen auf der Straße wie auch bei Organversagen während einer Operation erfordern daher eine **paramilitärische Organisation**, in der Befehle rasch befolgt werden müssen. Nicht unterbewertet werden darf die Situation des Personals, das solchen Notfällen berufsmäßig ständig ausgeliefert ist. Typische **Belastungsmomente** des Personals sind:

- Arbeitszeit: Überstunden, häufig wechselnde Schichten, Wochenend- und Feiertagsarbeit, keine geregelten Pausen.
- Arbeitsintensität: ungleichmäßiges Arbeitstempo mit nicht vorhersehbaren Notfallsituationen und massivem Zeitdruck. Aufwändige Arbeitsanforderung, die hohe Konzentration verlangt. Arbeit im strengen Zeitplan.
- Problematische Arbeitsbedingungen: ständig hohe Raumtemperaturen, Klimaanlagen, ständiger Lärm, zu große Stationen, aber oft auch räumliche Enge.
- Soziale Beziehungen: oft aggressiv getönt, da man in permanenter Notfallsituation zusammenarbeiten muss.
- Verantwortung: Ärzte und Pflegepersonal stehen bei jedem Patienten, den sie behandeln *„mit einem Bein im Gefängnis"*: Fehler macht jeder einmal, was aber in einem anderen Beruf vielleicht gar nicht auffallen würde, das kostet hier unter Umständen einem Menschen das Leben.
- Entscheidungen über Leben und Tod treffen müssen.
- Ständige Konfrontation mit schwerverletzten, verstümmelten oder sterbenden Menschen.
- Umgang mit Angehörigen der Patienten: die schwer beunruhigt, oft völlig verstört und mitunter aggressiv sind.
- Ausbildung: teilweise große Diskrepanzen zwischen theoretischem Unterrichtsstoff und praktischen Anforderungen.

- Zu wenig Gespräche mit Patienten: durch ständige Arbeitsüberlastung kaum Zeit für die psychische Betreuung von Patienten.
- Betreuung des Personals: ungenügend, zu wenig Zeit zum Besprechen von Problemen und Belastungen. Kaum Psychologen für das Personal.
- Bezahlung: in Zeiten der Kostendämpfung im Gesundheitswesen heute vergleichsweise zu wenig.
- Häufiger Wechsel der Patienten auf andere Stationen erschwert den Aufbau von sozialen Beziehungen. Miterleben des Heilungserfolges entfällt oft, da die Patienten heute rasch verlegt werden.

Folgen:
1. Erschöpfungsreaktionen (**„burn-out"-Syndrom**);
2. häufige Krankmeldungen;
3. ständiger Wechsel des Personals in Krankenhäusern;
4. Ärzte schwanken ständig zwischen totaler Identifizierung mit dem Patienten oder aber völliger Distanzierung zum Patienten;
5. Distanzierung vom Patienten, Beziehungsunfähigkeit; Patient wird durch die zunehmende Technisierung nur noch als Objekt gesehen.
6. vermehrte Hinwendung zur **„Apparatemedizin"**;
7. Aktivismus, Flucht in die Arbeit;
8. Verleugnung eigener Gefühle: rauher Ton oder deplazierter Humor beim Umgang mit Schwerkranken;
9. Verschiebung des Interesses zu anderen Bereichen (z.B. Familie, Hobbys, usw.);
10. psychische Krankheiten: Depression, Suizid, neurotische Reaktionen.

H92   H90

Frage 2.165: Lösung A

Zu **(2):** Aussage (2) definiert das von W. Schmidtbauer in seinem Buch „Die hilflosen Helfer" entwickelte „Helfersyndrom" gut. Je hilfloser der Interaktionspartner ist, desto größer wird das Gefühl der eigenen Übermächtigkeit.

H01

Frage 2.166: Lösung A

Zu **(A):** In dem Buch *„Die hilflosen Helfer"* schildert W. Schmidtbauer genau diese Problematik. Das hat aber nichts mit dem Burnout-Syndrom zu tun.
Zu **(B)**, **(C)**, **(D)** und **(E):** Burnout, das Gefühl des *„Ausgebranntseins"*, entsteht durch längerdauernde berufliche Überlastung insbesondere in sozialen und medizinischen Berufen und führt zu Krankheiten.

· ·

2.5.3 Transplantationsmedizin

Zu diesem Kapitel wurden bisher keine Prüfungsfragen gestellt.

┌─ **Transplantationsmedizin** ─────────── **II.26** ┐

Die Frage nach der **Organentnahme** bei einem gerade Verstorbenen stellt Ärzte wie vor allem auch die Angehörigen oft vor große moralische und ethische Probleme. Ebenso kann es für die Empfänger fremder Organe aber auch belastend sein, z.B. mit dem Herz oder der Netzhaut eines Toten leben zu müssen.

Herztransplantationen zum Beispiel gelten bereits als etabliertes Therapieverfahren von Patienten mit terminaler Herzinsuffizienz. In einer zehnjährigen Langzeitstudie zeigte sich trotz bleibender körperlicher Beschwerden auch nach der Transplantation, eine hohe Lebenszufriedenheit der Patienten. Behandlungsbedürftige psychische Probleme bestanden aber immerhin bei 15 % der Patienten. Mortalität und Morbidität ließen sich durch depressive Stimmungen und Probleme der Compliance voraussagen.

Die Transplantationen selbst wie oft auch die ihnen zugrunde liegenden Erkrankungen stellen für die Patienten meist auch ein traumatisierendes Geschehen dar. Dies gilt insbesondere z.B. bei der **Knochenmarkstransplantation** in Verbindung mit Hochdosistherapie bei Krebs. Von daher ist es nicht erstaunlich, dass viele Patienten noch über Jahre hinweg unter Ängsten und depressiven Reaktionen leiden.

Weitere psychologische Fragen berücksichtigen die Prognose: Ist es sinnvoll bei einem Alkoholiker mit Leberzirrhose eine **Lebertransplantation** durchzuführen? Sollte ein Patient, der viele offenkundige Risikofaktoren (Rauchen, Bewegungsarmut, Übergewicht, Stress usw.) auf sich vereint eine Herztransplantation erhalten? Wird er seinen Lebensstil mit einem neuen Herz verändern?

Völlig andere psychologische Probleme dagegen wirft die **Nierentransplantation** auf, insbesondere wenn es sich um Spendeorgane naher Verwandter handelt. Obwohl es keine völlige Gewissheit gibt, dass die gespendete Niere anwächst und funktioniert, reduziert hier ein naher Verwandter seine eigene körperliche Intaktheit. Zunehmend mehr wird hierbei auch eine psychologische Evaluierung der Eignung von Spender und Empfänger durchgeführt.

└──────────────────────────────────────┘

Zu **(E):** Verschiebung: Verbotene Triebwünsche können von einer Person auf eine andere, sogar auf Tiere oder Objekte verschoben werden.

H99

Frage 2.169: Lösung A

Zu **(A):** Asymmetrische Kommunikation: einseitige Kommunikation, z. B. beim Interview (der Interviewer fragt, der Befragte antwortet). Auch auf dem Kasernenhof, beim Kriminalkommissar und in Arztpraxen durchaus häufig vorzufinden.
Zu **(B):** Den gefühlsmäßigen Aspekt betont der Arzt ja nun ganz sicherlich nicht.
Zu **(C):** Eine rein an praktischen Fragen, bzw. dem Inhaltsaspekt der Frage orientierte Antwort, die auf den Beziehungsaspekt und nonverbale-emotionale Aspekte gar keine Rücksicht nimmt. Beispiel: Die Frau fragt: *„Liebst Du mich?"*, Er: *„Also, ich finde, da musst Du das Wort ‚Liebe' erst einmal näher definieren. Liebe, das ist ja ein wissenschaftlich nur schwer zu erklärender Begriff, der psychologische, philosophische, biologische wie auch physiologische Mechanismen umfasst. Was davon meinst Du jetzt spezifisch?"*
Zu **(D):** Implizit, d. h. stillschweigend mit eingeschlossen ist hier bestenfalls die Weigerung des Arztes, sich mit den Nöten des Patienten emotional auseinanderzusetzen.
Zu **(E):** Interrollenkonflikte (inter, lat. = zwischen): Jeder Mensch hat nicht nur eine, sondern mehrere Rollen gleichzeitig zu erfüllen (als Student, als Kind der Eltern, als Freund/Freundin, als Mitglied im Taubenzüchterverband, als Fernsehzuschauer usw.). An jede Rolle sind Anforderungen (Rollenerwartungen) gebunden, zwischen den Rollen kann es daher zu Konflikten kommen, die man Interrollenkonflikte nennt. Also, was sollten Sie jetzt tun, um ein gutes Kind Ihrer Eltern zu sein? Und was sollten Sie am kommenden Wochenende besser bleibenlassen?

H98 **!**

Frage 2.170: Lösung B

Kausalattribuierung: Erfolg oder Misserfolg lassen sich auf die eigene Leistung oder auf Umweltbedingungen zurückführen. Bei der internalen Attribution sucht die Person die Ursachen in sich selbst. Die externale Attribution vermutet Ursachen für eigene Handlungen im wesentlichen in den Umweltbedingungen, insbesondere als Reaktion auf Handlungen des direkten sozialen Umfeldes.
Zu **(A):** External, global wäre z. B.: „Bei dieser Krebsart hat man sowieso keine Chance."
Zu **(B):** External, spezifisch: siehe Fragetext. Die Schuld wird dem Patienten zugeschrieben (external) und spezifisch auf die Ablehnung der Chemotherapie geschoben.

Zu **(C):** Internal, spezifisch: „Vielleicht hätte der Patient doch überlebt, wenn ich ihm noch das neue Medikament gegeben hätte."
Zu **(D):** Internal, stabil: „Ich bin eben kein Facharzt für Onkologie."
Zu **(E):** Internal, variabel: „Bei diesem Patienten habe ich aber auch nicht alle Behandlungsmöglichkeiten ausgekostet, die vielleicht möglich gewesen wären. Bei anderen Patienten werde ich die Zytostatika viel frühzeitiger einsetzen."

F99

Frage 2.171: Lösung B

Zu **(A):** Attribuierung: Ursachenzuschreibung. Resultate von Handlungen kann man intern auf eigene Persönlichkeitseigenschaften attribuieren (*„Ich habe mich jetzt vernünftiger ernährt und bin deshalb wieder gesund geworden"*) oder extern auf Umweltvariablen (*„Die Medikamente haben mich geheilt.").* Die Patientin attribuiert also internal und nicht external.
Zu **(B):** Kontrollüberzeugung: Ein Ergebnis kann abhängig von den eigenen Fähigkeiten oder von Umweltfaktoren sein. Personen mit einer internalen Kontrollüberzeugung gehen davon aus, dass Erfolg und Misserfolg von eigenen Leistungen abhängt, dies ist bei dieser Patientin der Fall. Bei externaler Kontrollüberzeugung wird die Ursache in anderen Personen oder Schicksalsschlägen gesehen.
Zu **(C):** Primäre Prävention soll die Auftretenshäufigkeit von Krankheiten senken = Inzidenzsenkung. Dazu dienen z. B. medizinische Maßnahmen (Impfungen); pädagogische Maßnahmen (Ernährungsberatung, z. B. zur Vermeidung von zu hohen Blutfettwerten als Risikofaktor für Herzinfarkt, Sexualberatung zur Senkung der HIV-Neuinfizierungsrate) und hygienische (Reinheitsüberwachung von Luft, Wasser, Erde). Sekundäre Prävention: Hierdurch sollen Krankheiten möglichst früh erkannt und einer Behandlung zugeführt werden = Früherkennung. Dazu dienen Vorsorgeuntersuchungen (screening), z. B. zur Früherkennung eines Mammakarzinoms. Tertiäre Prävention: Hierdurch soll die Wiederauftretenshäufigkeit einer Krankheit gesenkt werden = Rezidivsenkung. Dazu dienen Nachsorgeuntersuchungen aber auch Rehabilitationsmaßnahmen, die z. B. die negativen Folgen chronischer psychischer oder somatischer Krankheiten verringern sollen.
Zu **(D):** Rationalisierung: psychoanalytischer Abwehrmechanismus. Ein unvernünftiges Verhalten (z. B. Rauchen) wird vor sich selbst oder anderen mit einer scheinlogischen Begründung aufrechterhalten, etwa: zur Zeit zuviel Stress mit den Prüfungsvorbereitungen für das Physikum, um gerade jetzt aufzuhören.
Zu **(E):** Mit primärem Krankheitsgewinn bezeichnete S. Freud die inneren Vorteile, die ein Neuroti-

ker aus seinen neurotischen Symptomen zieht: Danach liegt der Neurose ein Konflikt zu Grunde, der intrapsychische Spannung erzeugt. Dieser intrapsychische (unbewusste) Konflikt oder Spannung kann durch Symptombildung verringert werden. Mit sekundärem Krankheitsgewinn bezeichnete der freudige Sigmund die äußeren Vorteile, die ein Neurotiker aus bereits bestehenden Symptomen ziehen kann, wie z. B. die Zuwendung, die ein Kranker von seiner Umgebung erhält und die Befreiung von Alltagsverpflichtungen. Sowohl primärer als auch sekundärer Krankheitsgewinn stehen einer Heilung von neurotischen Symptomen entgegen.

2.5.5 Humangenetische Beratung

Zu diesem Kapitel wurden bisher keine Prüfungsfragen gestellt.

Humangenetische Beratung ──────── **II.28**

Auch wenn wir den nationalsozialistischen *„Kampf gegen das minderwertige Erbgut"* längst überstanden haben, so wirft die rasante Entwicklung der **Humangenetik** eine Reihe tiefgreifender psychologischer Fragen und Probleme auf:

Pränatale Diagnostik: Abklärung eines erhöhten kindlichen Erkrankungsrisikos bereits während der Schwangerschaft (z. B. Trisomie-21) etwa durch **Fruchtwasseruntersuchung** oder **Chorionzottenbiopsie**. Da es für die meisten hierdurch feststellbaren Erkrankungen keine Behandlungsmöglichkeiten gibt, führt dies häufig zum **Schwangerschaftsabbruch** als *„vorbeugende Maßnahme"*. Wird der genetische Defekt zu spät erkrankt, muss mitunter eine Fehlgeburt eingeleitet werden, was die Paare bzw. die Frau vor weitere psychische Probleme stellt. Bei einigen **Chromosomenstörungen** (z. B. Klinefelter- oder Turner-Syndrom) ist auch nur schwer abzuschätzen, ob und in welchem Ausmaß später eine Behinderung vorliegt und in welchem Ausmaß diese durch (kommende, zukünftige) medizinische Verfahren ausgeglichen werden kann.

Prädiktive Diagnostik: zunehmend können mehr genetische Risiken für Krankheiten festgestellt werden, die entweder mit Sicherheit oder aber nur mit einer gewissen Wahrscheinlichkeit später im Leben zum Ausbruch kommen können (z. B.: Hämophilie, Chorea Huntington, Diabetes, Allergien, Krebs, bestimmte Demenzarten). Dies stellt Ärzte wie auch die beteiligten Familienmitglieder vor erhebliche Konflikte: Bis zu welchem Risiko kann einem belasteten Elternteil die Fortpflanzung noch empfohlen werden? Ist ein Leben *„lebensunwert"*, nur weil im höheren Lebensalter wahrscheinlich eine unheilbare Krankheit auftreten wird?

2.5.6 Reproduktionsmedizin

Zu diesem Kapitel wurden bisher keine Prüfungsfragen gestellt.

Reproduktionsmedizin ──────── **II.29**

Eine **ungewollte Schwangerschaft** kann ebenso zu psychischen Konflikten führen wie jahrelange Kinderlosigkeit trotz des Wunsches Eltern zu werden oder die Entscheidung für eine Sterilisierung.

Viele Paare sind nicht in der Lage eine **ungewollte Kinderlosigkeit** zu akzeptieren und nehmen oft enorme physische, emotionale und materielle Belastungen auf sich, um doch noch eine Schwangerschaft zu erreichen. Viele Paare, deren Kinderwunsch unerfüllt geblieben ist, leiden an psychischen Folgeproblemen, Partnerschaftsschwierigkeiten, Beeinträchtigung des Sexuallebens oder Selbstwertproblemen. Durch psychologische Intervention, z. B. Erarbeitung entlastender Kognitionen, um der Hoffnungslosigkeit zu begegnen, Verbesserungen der partnerschaftlichen Kommunikation oder Optimierung des Sexualverhaltens lässt sich oft nicht nur eine Stressreduktion erreichen, sondern auch eine Verbesserung der Fertilitätsparameter. Eine Heidelberger Studie erarbeitete Prädiktoren, für welche Paare eine künstliche Befruchtung überhaupt sinnvoll ist. Die Wissenschaftler fanden eine symbiotisch-nahe und eine instabile Paarbeziehung. Oft steckt hinter dem drängenden Wunsch nach einem Kind nur der Versuch, eine problematische Partnerschaft zu festigen. Eine in-vitro-Fertilisation führt darüberhinaus häufiger zu Zwillings- und Mehrlingsgravidität mit entsprechend erhöhten medizinischen Risiken. Auch Aufzucht und Erziehung von Mehrlingen stellen für die Eltern oft einen beträchtlichen Belastungsfaktor dar.

Andere psychologische Studien zu diesem Bereich beschäftigen sich z. B. mit dem Einfluss von Stress auf **Fertilität** und Schwangerschaftsverlauf. So zeigte z. B. die DESIS-Studie, dass Nacht- und Schichtarbeiter im Vergleich zu anderen Bevölkerungsgruppen eine deutlich erniedrigte Koitusfrequenz haben, gleichzeitig aber häufiger ungewollt schwanger werden. Weibliche Schichtarbeiterinnen hatten ein deutlich höheres Risiko für Komplikationen oder einen ungünstigen Ausgang der Schwangerschaft. Insbesondere die Doppelbelastung von im **Schichtdienst** tätigen Frauen, die bereits Kinder haben, schlug sich hier negativ nieder.

2.5.7   Sexualmedizin

Sexualmedizin ———————————————————————————————— II.30

Sexualität stellte für **S. Freud** eine der wesentlichsten Triebkräfte des gesamten menschlichen Verhaltens dar. Der Amerikaner **Kinsey** (1948, 1953) untersuchte die menschliche Sexualität als erster an über 12.000 Amerikanern. **Masters** und **Johnson** unterscheiden beim Geschlechtsverkehr vier Phasen;

Sexueller Reaktionszyklus:
1. **Erregungsphase**: Herzfrequenz und Blutdruck nehmen zu, es kommt zum **Sex flush** (Sexualröte). Beim Mann kommt es zur Erektion des Penis, bei der Frau zum Anschwellen von Klitoris, Schamlippen und Brustwarzen.
2. **Plateauphase**: weitere Zunahme von Muskelspannung, Herzfrequenz und Blutdruck. Bei der Frau weiten sich die äußeren Schamlippen, das äußere Drittel der Vagina schwillt an, Gleitflüssigkeit wird abgesondert. Bei dem Mann wird ein Sekret aus den Cowperschen Drüsen abgesondert.
3. **Orgasmusphase**: Im Orgasmus kommt es zur größten Intensität der Lustempfindung, unwillkürliche Muskelkontraktionen in der Genital- und Analregion treten auf. Kulmination von Herz-, Kreislauf- und Atmungstätigkeit, z. T. tritt angeblich sogar auch ein momentaner Bewusstseinsverlust auf. Charakteristisch für den Orgasmus der Frau sind Kontraktionen der sog. orgastischen Manschette (Muskel im unteren Drittel der Scheide), beim Mann kommt es zur Ejakulation.
4. **Rückbildungsphase**: Rückkehr zu normalem Blutdruck und Herzfrequenz, Abschwellen des Penis beim Mann und der Schamlippen, der Klitoris und der Brustwarzen bei der Frau. Müdigkeitsgefühl.

Sexuelle Geschlechtsunterschiede:
Masters und **Johnson** entdeckten auch viele typische Unterschiede zwischen den Geschlechtern. Die **Erregungskurve** verläuft beim Mann sehr viel schneller und steiler, Männer können innerhalb von wenigen Minuten zum sexuellen Höhepunkt kommen, Frauen brauchen hierfür im allgemeinen eine erheblich längere Zeit. Die sexuelle Erregung geschieht beim Mann zunächst in erster Linie über visuelle Stimuli, bei der Frau ist es mehr der Körperkontakt. Im Gegensatz zum Mann dauert der weibliche **Orgasmus** oft sehr viel länger, außerdem sind Frauen zu multiplen Orgasmen fähig. Andererseits kommen Männer erheblich regelmäßiger beim Geschlechtsverkehr zum Orgasmus als Frauen, dies hat allerdings

mehr soziale als biologische Gründe, da der „normale" Geschlechtsverkehr zwar den Penis des Mannes maximal, die Klitoris der Frau aber nicht ausreichend reizt und auch heute noch viele Männer keine ausreichende Kenntnis über die Notwendigkeit zusätzlicher Stimulation haben. Auf der anderen Seite haben die meisten Frauen es nicht gelernt, ihre diesbezüglichen Wünsche dem Partner gegenüber klar auszudrücken. Auch Ärzte/Ärztinnen umgehen das Thema im Umgang mit Patienten oft mit einer bemerkenswerten Feinfühligkeit, die sie bei anderen Themen völlig vermissen lassen.

Sexualstörungen:
Beim Mann kommen folgende Sexualstörungen vor:
- **Erektionsstörungen** (*impotentia coeundi*) infolge psychischer Ursachen (Erwartungsangst, Überforderung, Attraktivitätsverlust der Frau im Alter) oder als Sekundärfolge körperlicher Störungen (Alkoholismus, Zuckerkrankheit, usw.)
- **Ejaculationsstörungen**: man unterscheidet *ejaculatio praecox* (zu früher Samenerguss) und *ejaculatio retardata* (stark verzögerter Samenerguss).

Bei der Frau sind folgende Störungen möglich:
- **Anorgasmie**: Unfähigkeit, den sexuellen Höhepunkt zu erreichen. Primäre Anorgasmie entsteht durch prüde Erziehung, sekundäre Anorgasmie durch Partnerschaftskonflikte oder Attraktivitätsverlust des Partners (z. B.: Bierbauch). Der ältere Ausdruck „*Frigidität*" wird nicht mehr benutzt, da anorgastische Frauen nicht zwangsläufig gefühlskalt sein müssen.
- **Vaginismus**: Krampf der Beckenbodenmuskulatur beim Eindringen des männlichen Gliedes, meist bei unerfahrenen, jungen Frauen. Fast immer als Folge von gespannter Erwartungshaltung durch negative Schilderungen des Geschlechtsverkehrs oder durch Libidostörungen.

Sexuelle Abweichungen:
- **Homosexualität** wird heute nicht mehr als pathologisch bewertet. Kinsey fand bei 37 % der von ihm befragten Männern, dass sie mindestens ein homosexuelles Erlebnis hatten. Homosexualität wird heute mehr als Spielart der menschlichen Sexualität gesehen. Interessanterweise kommt es auch bei Tieren zu homosexuellen Verhaltensweisen, hier allerdings überwiegend in Ermangelung eines heterosexuellen Partners.

- **Transvestitismus**: Transvestiten finden es erotisch, so wie das andere Geschlecht auszusehen. Es handelt sich fast ausschließlich um Männer, die sich wie Frauen anziehen, schminken und durch Hormoneinnahme oft sogar weibliche Brüste bekommen. Ein Teil der Transvestiten bevorzugt homosexuellen Geschlechtsverkehr.
- **Transsexualität (Transidentität)**: diese Personen haben die feste Überzeugung, mit dem falschen Geschlecht geboren worden zu sein, da eine Diskrepanz zwischen dem körperlichen und geistigen Geschlecht vorliegt. Meist kommt es schon in der Kindheit zu typischen Verhaltensweisen des anderen Geschlechts. Langfristig wird immer eine Geschlechtsoperation angestrebt. Transsexualität kommt bei beiden Geschlechtern vor.
- **Exhibitionismus**: ausschließlich bei Männern, die ihren erigierten Penis zur Schau stellen. Die Angst von Frauen, insbesondere jungen Mädchen oder Kindern, steigert ihre sexuelle Erregung.
- **Voyeurismus**: ebenfalls vorwiegend bei Männern. Voyeure versuchen andere Personen nackt oder beim Geschlechtsverkehr zu beobachten. Angesichts der Tatsache, dass heute ganze Industriezweige von der Verbreitung pornographischer Bilder leben, stellt sich allerdings die Frage, wo hier die Grenze zwischen normal und pathologisch liegt.

- **Fetischismus**: vorwiegend Männer, die durch bestimmte Gegenstände des anderen Geschlechts in Erregung versetzt werden, z.B.: getragene Slips, Damenschuhe, Büstenhalter, gebrauchte Tampons. Die Gummi- und Lederfetischisten verlangen das Tragen bestimmter Kleidungsstücke beim Geschlechtsverkehr.
- **Sadismus** und **Masochismus**: Sadisten finden es sexuell erregend, andere Personen zu quälen. Die Partnerinnen bzw. Partner werden z.B. ans Bett gefesselt, beim Verkehr gewürgt, geschlagen oder gebissen. Die Masochisten dagegen geraten in sexuelle Erregung, wenn sie geschlagen werden. Innerhalb der Prostitution bilden die „Dominas" einen eigenen Geschäftszweig, der speziell auf die Wünsche dieser Kunden eingeht.
- **Pädophilie**: Erwachsene, die sich sexuell zu Kindern hingezogen fühlen. Pädophile Handlungen können hetero- oder homosexuell sein. Im Gegensatz zum sexuellen Missbrauch von Kindern hat der Pädophile im engeren Sinne im allgemeinen keinen adäquaten sexuellen Kontakt zu erwachsenen Partnern. Pädophilie endet häufig mit der Tötung des Kindes, um die Tat zu verheimlichen.
- **Sodomie/Zoophilie**: Geschlechtsverkehr mit Tieren. Insbesondere Haustiere (Hunde, Schafe, Kühe, sogar Hühner). Häufiger von Männern als von Frauen praktiziert.

H88   F85

Frage 2.172: Lösung B

Zu **(1)**: Falsch, denn Orientierungsreaktion = angeborene Reaktion auf plötzlich auftretende Reize.
Zu **(2)** und **(4)**: Richtig: 1. und 2. Phase.
Zu **(3)**: Falsch, denn das Erschöpfungsstadium ist letzte Stressphase nach H. Selye. Nicht zu verwechseln mit der Rückbildungsphase.

H90

Frage 2.173: Lösung D

Zu **(2)**: Die Art der sexuellen Betätigung (z.B. hetero- oder homosexuelles Verhalten) kann durch Lernvorgänge beeinflusst werden.
Zu **(1)**, **(3)** und **(4)**: Diese Aussagen sind richtig. Die Items sind aber so unklar definiert, dass nur 30% der Examenskandidaten die richtige Lösung ankreuzten.

F95

Frage 2.174: Lösung C

Zu **(1)** und **(5)**: Exhibitionismus, das Entblößen der Geschlechtsteile vor fremden Menschen und Voyeurismus, dem Beobachten anderer Leute bei intimen Handlungen zur Steigerung der eigenen sexuellen Erregung, gelten als Perversionen. Eine genital-physiologische Funktionsstörung liegt dabei nicht vor. Die Betreffenden können durch ihr Verhalten in der Regel einen sexuellen Höhepunkt erreichen.
Zu **(2)** und **(4)**: Dyspareunie (Schmerzen der Frau beim Koitus) und Vaginismus (Krampf der Scheidenmuskulatur bei dem Versuch des Geschlechtsverkehrs) sind sexuelle Funktionsstörungen. Es kommt dabei zu physiologischen Veränderungen wie z.B. mangelnder Sekretproduktion durch Angstgefühle bei der Frau.
Zu **(3)**: Homosexualität wird von vielen Sexualwissenschaftlern heute nur als Variante der menschlichen Sexualität betrachtet und zählt damit weder zu den Funktionsstörungen noch zu den o.g. Perversionen.

F98

Frage 2.175: Lösung A

Als sexuelle Funktionsstörung wird nur ein Verhalten bezeichnet, das seine Ursache in der Person des Patienten hat (etwa: Erektionsstörungen, Impotenz, Libidostörungen, Perversionen usw.). Störende Umgebungsvariablen gehören natürlich nicht dazu. Aber das hätten Eltern sich vorher überlegen sollen, dass vorhandene Kinder den Anfertigungsprozess weiterer Kinder ständig stören.

F90

Frage 2.176: Lösung E

Homosexualität ist eine Spielart der Sexualität, kein „defizitärer" Zustand. Ein Defizit entsteht nicht, da Homosexuelle durchaus zum Höhepunkt kommen können.

H96

Frage 2.177: Lösung D

Um sexuelle Funktionsstörungen handelt es sich, wenn ein normaler Geschlechtsverkehr aufgrund psychischer oder organischer Störungen nicht möglich ist. Hiervon abzugrenzen sind die Perversionen wie z.B. Voyeurismus, Fetischismus, Sadismus, Masochismus.
Zu **(A):** Sexuelle Aversion: Abneigung gegen sexuelle Verhaltensweisen z.B. aufgrund einer übermäßig prüden Erziehung.
Zu **(B):** Funktionelle Dyspareunie: Schmerzen beim Geschlechtsverkehr, insbesondere durch mangelnde Sekretabsonderung in der Scheide, die oft durch mangelnde sexuelle Erregung der Frau bedingt ist, welche ihrerseits dadurch entsteht, dass es immer noch Männer gibt, die nicht Bauknecht heißen. (Erklärung für die etwas jüngeren unter Ihnen: Werbeslogan eines Waschmaschinenherstellers aus den 70er Jahren: „Bauknecht weiß, was Frauen wünschen").
Zu **(C):** Ejaculatio praecox: frühzeitiger Samenerguß infolge übersteigerter Sexualerregung.
Zu **(D):** Fetischismus: sexuelle Erregungssteigerung durch einen Fetisch wie z.B. Damenschuhe, getragener Mädchenslip oder ein benutztes Tampon. Mitunter auch als Leder- oder Gummi-Fetischismus.
Zu **(E):** Vaginismus: Verkrampfung der Scheidenmuskulatur infolge (meist unbewusster) Angst vor dem Geschlechtsverkehr.

H94

Frage 2.178: Lösung A

Diese Aussagen beziehen sich lediglich auf die sog. psychosoziale Theorie, nach der homosexuelles Verhalten im wesentlichen erlernt wird. Daneben existieren jedoch weitere, z.T. sehr gegensätzliche Theorien.
Zu **(1):** Diese Aussage ist richtig. Homosexualität bei Männern entsteht oft durch frühe sexuelle Erfahrungen mit gleichgeschlechtlichen Partnern.
Zu **(2):** Dieser Satz stimmt nicht. Auch nach einem befriedigenden sexuellen Kontakt mit einem gleichgeschlechtlichen Partner werden Versuche der heterosexuellen Praxis oft fortgeführt. Die meisten homosexuellen Personen versuchen zunächst, oft über lange Zeiträume, den üblichen heterosexuellen Geschlechtsverkehr weiterhin durchzuführen, bis sie sich völlig zu ihrer Homosexualität bekennen.
Zu **(3):** Auch diese Aussage ist verkehrt. Zu den ersten homosexuellen Kontakten kommt es in der überwiegenden Zahl der Fälle zwischen Gleichaltrigen.

F00 **!!**

Frage 2.179: Lösung A

Zu **(A)**, **(B)**, **(D)** und **(E):** Masters und Johnson unterscheiden beim Geschlechtsverkehr vier Phasen des sexuellen Reaktionszyklus:
1. *Erregungsphase:* Herzfrequenz und Blutdruck nehmen zu, es kommt zum „*sex flush*" (Sexualröte). Beim Mann kommt es zur Erektion des Penis, bei der Frau zum Anschwellen von Klitoris, Schamlippen und Brustwarzen.
2. *Plateauphase:* Weitere Zunahme von Muskelspannung, Herzfrequenz und Blutdruck. Bei der Frau weiten sich die äußeren Schamlippen, das äußere Drittel der Vagina schwillt an, Gleitflüssigkeit wird abgesondert. Beim Mann wird ein Sekret aus den Cowperschen Drüsen abgesondert.
3. *Orgasmusphase:* Im Orgasmus kommt es zur größten Intensität der Lustempfindung, unwillkürliche Muskelkontraktionen in der Genital- und Analregion treten auf. Kulmination von Herz-, Kreislauf- und Atmungstätigkeit. Charakteristisch für den Orgasmus der Frau sind Kontraktionen der sog. orgastischen Manschette (Muskel im unteren Drittel der Scheide), beim Mann kommt es zur Ejakulation.
4. *Rückbildungsphase:* Rückkehr zu normalem Blutdruck und normaler Herzfrequenz, Abschwellen des Penis beim Mann und der Schamlippen, der Klitoris und der Brustwarzen bei der Frau, Müdigkeitsgefühl.
Zu **(C):** Die Erregungskurve („*Exzitationsverlauf*") verläuft beim Mann sehr viel schneller und steiler, Männer können innerhalb von wenigen Minuten zum sexuellen Höhepunkt kommen, Frauen brauchen hierfür im allgemeinen eine erheblich längere Zeit. Die sexuelle Erregung geschieht beim Mann zunächst in erster Linie über visuelle Stimuli, bei der Frau ist es mehr der Körperkontakt. Im Gegen-

satz zum Mann dauert der weibliche Orgasmus oft sehr viel länger, außerdem sind Frauen zu multiplen Orgasmen fähig.

F01 **!!**

Frage 2.180: Lösung C

Zu **(A)**, **(B)**, **(D)** und **(E)**: Masters und Johnson unterscheiden beim Geschlechtsverkehr vier Phasen des sexuellen Reaktionszyklus: Erregungsphase – Plateauphase – Orgasmusphase – Rückbildungsphase (siehe Lerntext II.30 Sexualmedizin).

Zu **(C)**: Unwillkürliche Kontraktionen des Anus gehören zur Orgasmusphase und nicht zur Plateauphase.

2.5.8 Tod und Sterben, Trauer

Tod und Sterben, Trauer ———————————————————— II.31

Elisabeth **Kübler-Ross** beschäftigte sich als eine der ersten Mediziner insbesondere mit dem Vorgang des Sterbens. Die schweizerische Ärztin nennt 5 Phasen, die der Mensch bei der Konfrontation mit dem Tod durchläuft. Die Reihenfolge ist variabel, auch die Angehörigen machen diese Phasen in etwas veränderter und zeitlich verzögerter Form durch.

Sterbephasen nach E. Kübler-Ross:
1. **Nicht-wahr-haben-wollen**: der Gedanke daran, sterben zu müssen wird einfach verleugnet.
2. **Aggression**: die Vorstellung, sterben zu müssen löst Wut aus gegen eine Welt, in der es niemanden kümmert. Diese Wut wird insbesondere an Ärzten und Schwestern ausgelassen.
3. **Verhandeln**: der schwerkranke Patient verhandelt mit den Ärzten oder mit Gott, bittet um Heilung oder um Aufschub des Todes.
4. **Depression**: durch weiteres Voranschreiten der Symptome verliert der Patient jede Hoffnung, wird depressiv und apathisch, verweigert die Mitarbeit oder weitere Behandlung.
5. **Akzeptieren**: in der letzten Phase beginnt der Patient seinen eigenen Tod zu akzeptieren als Ende eines natürlichen Zyklus.

Auch in Deutschland hat sich die ursprünglich in England und den USA entstandene **Hospizbewegung** inzwischen etabliert. In einem Hospiz können todkranke, sterbende Patienten untergebracht werden. Sie erhalten hier keine kausale (heilende), sondern nur noch palliative (schmerzlindernde) Behandlung, dies allerdings unter möglichst optimalen Voraussetzungen. Anders als im Krankenhaus, wo viele solcher Patienten im **„Finalstadium"** auch heute noch alleine sterben, ist im Hospiz immer jemand anwesend, um dem Kranken in seiner „schwersten Stunde" beizustehen. Neben Ärzten und Schwestern arbeiten dort Psychologen, Seelsorger und viele ehrenamtliche Helfer. Die Begleitung eines Menschen bis zu seinem Tod kann eine wesentliche Erfahrung darstellen.

Leben nach dem Tod?
Raymond A. **Moody** stellte in seinem Buch „Leben nach dem Tod" heraus, dass es eine charakteristische Abfolge von Erlebnissen während des **Sterbevorganges** gibt, die in der Schilderung der meisten reanimierten Personen auftauchen: Ein Mensch liegt im Sterben und hört schließlich, wie der Arzt ihn für tot erklärt. Mit einemmal nimmt er dann ein durchdringendes Geräusch wahr und zugleich hat er das Gefühl, dass er sich sehr rasch durch einen langen, dunklen Tunnel bewegt. Danach findet er sich plötzlich außerhalb seines Körpers wieder, jedoch in derselben Umgebung wie zuvor. Als ob er ein Beobachter wäre, blickt er nun aus einiger Entfernung auf seinen eigenen Körper. Oft erblickt er die „Geisterwesen" bereits verstorbener Verwandter und Freunde, und ein Liebe und Wärme ausstrahlendes Wesen. Dieses richtet eine Frage an ihn, die ihn dazu bewegen soll, sein Leben als ganzes zu bewerten. Es hilft ihm dabei, indem es das Panorama der wichtigsten Stationen seines Lebens in einer blitzschnellen Rückschau an ihm vorüberziehen lässt. Manchmal erscheint es dem Sterbenden, als ob er sich einer Grenze nähert, die offenbar die Scheidelinie zwischen dem irdischen und dem folgenden Leben darstellt. Doch dann wird ihm klar, dass er zur Erde zurückkehren muss, da der Zeitpunkt seines Todes noch nicht gekommen ist. Er sträubt sich dagegen, denn er möchte nun. nicht mehr umkehren. Er ist von überwältigenden Gefühlen der Freude, der Liebe und des Friedens erfüllt. Trotz seines inneren Widerstandes vereinigt er sich wieder mit seinem physischen Körper und lebt weiter. Bei allen hinterlässt das Erleben tiefe Spuren in ihrem Leben, es beeinflusst besonders die Art, wie diese Menschen dem Tod gegenüberstehen und worin sie den Sinn ihres Lebens sehen. R. Moody geht davon aus, dass derartige Sterbeerlebnisse schon früher berichtet wurden und in viele Religionen Eingang gefunden haben. Inzwischen hat man sich vielfach wissenschaftlich („**Near Death Studies**") mit dieser erstaunlichen Abfolge auseinandergesetzt und konnte einige

Teile als Notfallreaktionen mit übermäßiger Transmitterausschüttung im Gehirn erklären. Dennoch bleibt vieles rätselhaft. Auch wenn man diesen Berichten kritisch gegenübersteht, stellt die Auseinandersetzung mit dem Thema für den tödlich erkrankten Patienten und oft auch für das Pflegepersonal eine hilfreiche Stütze dar.

Tod und Psychosomatik:
Der Tod eines nahen Angehörigen stellt eine der größten Belastungen des menschlichen Lebens dar. **Young, Benjamin & Wallis** (1963) untersuchten 4.486 Witwer. 213 von ihnen starben in den ersten 6 Monaten nach dem Tod der Ehefrau. Die Sterblichkeit war signifikant höher als in Kontrollgruppen. **Rees & Lutkin** (1967) stellten fest, dass 12 % der Witwer und Witwen im ersten Jahr nach dem Tod des Partners verstarben, dagegen nur 1 % der Vergleichsgruppe. **Bartrop** (1977) untersuchte 26 Personen, deren Ehepartner gestorben war und 26 Kontrollpersonen. Bei den Verwitweten war die Lymphozytenfunktion des Immunsystems signifikant geringer. **Zänker** (1991) testete Blutwerte von Patienten nach Verlust eines nahen Angehörigen und stellte eine Senkung der Aktivität der Killer-Lymphozyten über 6 Monate hinweg fest. Die Anzahl war nicht erniedrigt, sondern festgestellt wurde eine Abnahme der Rezeptoren für den Immun-Botenstoff Interleukin-2.

H99

Frage 2.181: Lösung E

Die schweizerische Ärztin Dr. Elisabeth Kübler-Ross beschäftigte sich insbesondere mit dem Sterben. Sie nennt fünf Phasen, die der Mensch bei der Konfrontation mit dem Tod durchläuft.
1. Nicht-wahrhaben-wollen: Der Gedanke daran, sterben zu müssen wird einfach verleugnet.
2. Aggression: Die Vorstellung, sterben zu müssen löst Wut aus gegen eine Welt, in der es niemanden kümmert. Diese Wut wird insbesondere an Ärzten und Schwestern ausgelassen.
3. Verhandeln: Der schwerkranke Patient verhandelt mit den Ärzten oder mit Gott, bittet um Heilung oder um Aufschub des Todes.
4. Depression: Durch weiteres Voranschreiten der Symptome verliert der Patient jede Hoffnung, wird depressiv und apathisch, verweigert die Mitarbeit oder weitere Behandlung.
5. Akzeptieren: In der letzten Phase beginnt der Patient seinen eigenen Tod zu akzeptieren als Ende eines natürlichen Zyklus.

Allerdings wies Kübler-Ross mehrfach darauf hin, dass die Reihenfolge sehr variabel ist. Es können Phasen sowohl übersprungen wie auch mehrfach wiederholt werden. Manchmal bestehen Phasen sogar nebeneinander her. Es erscheint daher etwas kritisch, ob diese Frage so abgeprüft werden kann.

H92

Frage 2.182: Lösung C

Die Phase des „Nicht-wahrhaben-wollens" leitet nach Kübler-Ross die Auseinandersetzung mit dem eigenen Sterben ein.

H96   F94

Frage 2.183: Lösung E

Alle vier Reaktionen gehören zu den Sterbephasen nach Elisabeth Kübler-Ross.

H98

Frage 2.184: Lösung E

Zu **(A) – (D)**: Die Trauerreaktion wird in drei Phasen unterteilt:
1. Schock, Betäubung: Durch Nicht-wahrhaben-wollen und psychischen oder physischen Zusammenbruch gekennzeichnet.
2. Verzweiflung, Desorganisation: Der Trauernde beginnt den Verlust zu erfassen, es kommt zur Sehnsucht, zur Depression und zu psychosomatischen Störungen wie Schlafmangel, Appetitlosigkeit, Schwächung des Immunsystems.
3. Erholung, Reorganisation: Akzeptieren des Verlusts, die Zukunftsplanung wird wieder in das Denken einbezogen. Neue Rollen werden aufgenommen.
Zu **(E)**: Rationalisierung: psychoanalytischer Abwehrmechanismus. Ein unvernünftiges Verhalten (z.B. jetzt mit dem Lernen aufzuhören) wird vor sich selbst oder anderen mit einer scheinlogischen Begründung aufrechterhalten, etwa: Ich muss jetzt unbedingt meinen Freund/meine Freundin anrufen, ich muss jetzt erst mal was essen usw.
Bilanzierung: Negative Lebensbilanzen (Alter, Arbeitslosigkeit, chron. Krankheiten) können zum sog. Bilanzsuizid führen. Neben der Psychologie spielt dieser Begriff angeblich auch im Finanzwesen eine gewisse Rolle.

K

2.6 Patient und Gesundheitssystem

2.6.1 Stadien des Hilfesuchens

Laienätiologie und „Patientenkarriere"

Laienätiologie und **Laienzuweisung**: Alltagsvorstellungen, die sich Personen über Krankheitsursachen bilden, werden mit Laienätiologie bezeichnet. Sie können zum Teil erheblich von dem entsprechenden professionellen Krankheitsbegriff abweichen und sind stark kulturell und subkulturell gefärbt (z.B. *„Krankheit als Strafe Gottes"* oder: *Unfall, weil man morgens mit dem falschen Bein aufgestanden ist*). Dementsprechend ist die Art und Weise, wie Personen auf Krankheitszeichen reagieren, von Ratschlägen und Einstellungen ihres Verwandtschafts- oder Bekanntschaftskreises abhängig. Dies bezeichnet man als Laienzuweisung. Auch spielt der **soziale Rückhalt („social support"**, Familie, Bekannte) eine Rolle.

Körperlich wie auch psychisch Erkrankte machen in der Regel typische Phasen durch. Ein in asozialen Verhältnissen lebender Alkoholiker, ein paranoider Schizophrener, ein aggressiver, gewissenloser Soziopath oder ein überängstlicher Neurotiker durchlaufen letztendlich dieselben Stufen wie jemand, der wegen eines grippalen Infektes 14 Tage lang krankgeschrieben wurde. Der Prozess zwischen dem ersten Auftreten von Krankheitssymptomen bis zur Heilung wird im allgemeinen als **„Patientenkarriere"** bezeichnet und lässt sich nach **Dörner** (1977) in fünf Phasen einteilen:

1. Phase: Der Betroffene nimmt eine Veränderung seiner Befindlichkeit (Symptome) wahr. Anhand der **Laienätiologie** entscheidet er über Ursachen und Gefährlichkeit dieser Symptome, die als Erkrankung gewertet werden können oder nicht.
2. Phase: Der Betroffene sucht Rat bei Familie, Freunden oder Bekannten (**Laiensystem**) und versucht, die Symptome damit zum Verschwinden zu bringen.
3. Phase: Der Betroffene nimmt Kontakt mit dem **medizinischen Versorgungssystem** (Arzt, Apotheker, Psychotherapeut usw.) auf, wenn Ratschläge aus dem Laiensystem nicht zum Erfolg geführt haben.
4. Phase: Durch die **Diagnose** des Arztes bekommt der Betroffene die **Rolle als Patient** zugeschrieben.
5. Phase: Der Patient wird **geheilt**, verliert damit die Rolle als Patient und bricht den Kontakt zum Versorgungssystem wieder ab.

Alternative Medizin

Da es auch heute noch Krankheiten gibt, bei der die Schulmedizin nicht helfen kann, sind therapeutische Misserfolge vorgegeben. Gerade bei chronischen Krankheiten werden Patienten dann zunehmend misstrauischer gegen die oft aggressiven und nebenwirkungsreichen Behandlungsmethoden und wenden sich **alternativen Therapieformen** zu (etwa Homöopathie, Akupunktur, Akupressur, Irisdiagnose, Fußreflexzonenmassage, Tiefenwärmebehandlung, *„Besprechung"* von Gürtelrosen usw.). Solange diese Methoden nicht direkt schädlich sind, (chiropraktische Eingriffe können z.T. fatale Folgen haben!), wird zumindest der Placebo-Effekt hier besser unterstützt als bei der üblichen schulmedizinischen Behandlung. Darüber hinaus gelingt es immer wieder auch seltsamen Behandlungsmethoden ihre Wirksamkeit zu beweisen. So bewirkt Tiefenwärmebehandlung (Hyperthermie) bei Karzinom zwar keine Heilung, die Kombination mit Chemotherapie kann aber die Wirkung der Medikamente potenzieren und sogar bei scheinbar aussichtslosen Fällen eine Tumorverkleinerung bewirken.

H93   H91

Frage 2.185: Lösung E

Zu **(1):** Eine interessante Aussage. Sie wurde von 12% der Kandidaten für falsch gehalten.

H95   F90   F88

Frage 2.186: Lösung C

Zu **(1):** Dies ist ein Beispiel für „Laienzuweisung".
Zu **(3):** Diese Aussage wurde von 22% nicht als Beispiel für Laienätiologie erkannt. Schuld als Ursache von Krankheit ist jedoch eine typische Laienätiologie!
Zu **(4):** Die arztmeidende Haltung eines Patienten hat nichts mit den Ursachen zu tun, die betreffender Patient bestimmten Krankheiten zuschreibt!

Frage 2.187: Lösung A

Zu **(A):** Alltagsvorstellungen, die sich Personen über Krankheitsursachen bilden, werden mit Laienätiologie bezeichnet. Sie können zum Teil erheblich von dem entsprechenden professionellen Krankheitsbegriff abweichen und sind stark kulturell und subkulturell gefärbt (z.B. Krankheit als Strafe Gottes).

Zu **(B):** Die Art und Weise, wie Personen auf Krankheitszeichen reagieren, ist oft von Ratschlägen und Einstellungen ihres Verwandtschafts- oder Bekanntschaftskreises abhängig. Dies bezeichnet man als Laienzuweisung.

Zu **(C):** Kontrollüberzeugung: Erfolg oder Misserfolg lassen sich auf die eigene Leistung (internale Kausalattribution) oder auf Umweltbedingungen (externale Kausalattribution) zurückführen.

Zu **(D):** Reaktionsbildung: Ein bestraftes Bedürfnis kann nicht mehr ausgeführt werden und wird nun durch eine Handlungsweise am entgegengesetzten Ende des Kontinuums ersetzt: Der durchs Physikum gefallene Student entwickelt später für den Geheimdienst bakteriologische Waffen, mit denen sich Millionen Menschen töten lassen.

Zu **(E):** Unter Devianz versteht man von der Norm abweichendes Verhalten. Die Labeling-Theorie geht davon aus, dass Abweichler von der Umwelt als solche definiert und dann entsprechend behandelt werden, wodurch das abweichende Verhalten dann verstärkt oder sogar überhaupt erst hervorgerufen wird. Mit sekundärer Devianz bezeichnet man die Folge, wenn das abweichende Verhalten durch gesellschaftliche Reaktionen dann immer verstärkt wird: *„Wer einmal lügt, dem glaubt man nicht und wenn er auch die Wahrheit spricht."*

Frage 2.188: Lösung C

Zu **(A):** Da der Verlag gerne zu jeder Lösungsmöglichkeit auch einen Kommentar wünscht, möchte ich „hilfesuchendes Verhalten" hiermit als Verhalten definieren, mit dem ein von als bedrohlich empfundenen externen Sachverhalten betroffenes Subjekt in der überwiegenden Mehrzahl der Fälle versucht, Hilfe zu erhalten. Hilfesuchendes Verhalten gehört auch zur Patientenkarriere (s. auch Copingmodell).

Zu **(B)** und **(C):** Laienätiologie: Alltagsvorstellungen, die sich Personen über Krankheitsursachen bilden, werden mit Laienätiologie bezeichnet. Sie können zum Teil erheblich von dem entsprechenden professionellen Krankheitsbegriff abweichen und sind stark kulturell und subkulturell gefärbt (z.B. Krankheit als Strafe Gottes; Virusgrippe, weil man im Regen nass geworden ist). Dementsprechend ist die Art und Weise, wie Personen auf Krankheitszei-

chen reagieren, von Ratschlägen und Einstellungen ihres Verwandtschafts- oder Bekanntschaftskreises abhängig. Dies bezeichnet man als Laienzuweisung.

Zu **(D):** Patientenkarriere: Prozess zwischen dem ersten Auftreten von Krankheitssymptomen bis zur Heilung. Nach Dörner (1977) in fünf Phasen einzuteilen. 1. Symptomwahrnehmung, 2. Ratsuche bei Verwandten und Bekannten (s.o. Laiensystem); 3. Kontakt zum professionellen medizinischen Versorgungssystem; 4. Übernahme der Patientenrolle durch die Krankheitsdiagnose; 5. Heilung und Beendigung der Patientenrolle. Nach internen Hinweisen aus im allgemeinen gut informierten Kreisen fielen die Phase 3.–5. der neuesten Reform im Gesundheitswesen zum Opfer und Sie brauchen diese ab jetzt auch nicht mehr zu lernen.

Zu **(E):** Symptomaufmerksamkeit: erste Phase der Patientenkarriere. Symptomaufmerksamkeit bedeutet im Wesentlichen, dass Sie Ihren Symptomen endlich mehr Aufmerksamkeit schenken sollten.

2.6.2 Bedarf und Nachfrage

— Bedarf und Nachfrage —————— II.33 ⌐

Gesundheitsökonomen sind der Ansicht, dass der Bedarf an medizinischen Leistungen prinzipiell unbegrenzt ist, da wir uns praktisch nie in einem Zustand absoluter Gesundheit befinden. Durch Überalterung der Bevölkerung, Verbesserungen medizinischer Möglichkeiten und Chronifizierung vieler Krankheiten übersteigt der prinzipielle Bedarf bereits heute bei weitem die Möglichkeiten dessen, was noch bezahlbar ist. Andererseits nimmt nur ein Bruchteil der Kranken tatsächlich Listungen unseres Gesundheitssystems in Anspruch. Viele Bagatellkrankheiten werden vom Betroffenen selbst versorgt. In einer unserer Untersuchungen gaben 47 % an, sie würden aus Angst vor beruflichen Konsequenzen eine Krankschreibung vermeiden (Kasten, Bielau, Glanz & Sabel, 1997). **Héon-Klein & Raspe** (2000) zitieren mehrere Untersuchungen, die zeigen, dass von Personen mit subjektiv angegebenem Rehabilitationsbedarf nur 41 % einen entsprechenden Antrag stellen wollten. Auf der anderen Seite befürworteten die Prüfärzte der Landes-Versicherungsanstalten (LVA) nur 57 % der Anträge positiv. Insgesamt kommt damit also nur rund jeder fünfte Reha-Bedürftige in den Genuss einer Maßnahme.

Institutionen:

Erkrankte Patienten durchlaufen verschiedene Teile unseres Gesundheitssystems und müssen dabei Kontakt mit unterschiedlichen Institutionen und Organisationen aufnehmen (Arzt, Krankenhaus, Krankenkasse, Rentenversicherer usw.). **Institutionen** sind soziale Strukturen, die einen bestimmten Lebensbereich durch Normen stark strukturieren und damit wichtige Teile einer Gesellschaft sind. Solche Institutionen können zum Beispiel sein: Familie, Kirche, Staat, Finanzbehörde, Schule, aber auch das Gesundheitssystem.

Health-belief-Modell:

Das **„Health-belief-Modell"**: Gesundheits- und Krankheitsverhalten ist von den subjektiven Einstellungen zu Gesundheit und Krankheit abhängig, die ausschlaggebend sind, ob und wann ein Patient Teile des Gesundheitssystems aufsucht. Zu diesen **Einstellungen** gehören:
a) die wahrgenommene Gefährlichkeit der Erkrankung,
b) der wahrgenommene Nutzen eigenen gesundheitsfördernden Verhaltens,
c) die subjektive Einschätzung der eigenen Krankheitsanfälligkeit.

Zu den **Determinanten**, die das Krankheitsverhalten beeinflussen, gehören:
- Auffälligkeit von Symptomen,
- Umfang und Qualität der medizinischen Aufklärung und daraus folgend:
- Informiertheit über Erkrankungsrisiken und Behandlungsmöglichkeiten,
- Laienätiologie und Laienzuweisung (siehe Lerntext II.32),
- Arztmeidende oder arztaffine Grundeinstellung (letztere suchen schon bei geringem Unwohlsein einen Arzt auf), damit zusammenhängend: Vorerfahrungen mit therapeutischen Institutionen,
- zeitliche Abkömmlichkeit des Patienten.
- Erreichbarkeit des Arztes,
- die soziale Schichtzugehörigkeit wirkt sich ebenfalls auf das Krankheitsverhalten aus.

F99   H95   **!**

Frage 2.189: Lösung A

Zu **(1)** und **(4):** Der Begriff Institution wird in der Soziologie sehr weit gefasst, es können damit gesellschaftliche Einrichtungen wie die Ehe oder die Familie gemeint sein, auch Einrichtungen wie Feuerwehr, Polizei, medizinische Dienste, aber auch Herrschaftsformen wie Feudalismus oder Sklaverei. Gemeinsam ist, dass Institutionen eine normative Regelung bzw. eine spezifische Strukturierung von sozialen Interaktionen zur Aufgabe haben, sie sind damit Bestandteil der sozialen Ordnung.
Zu **(2):** Das Bündel von Verhaltenserwartungen wird an die soziale Rolle und nicht an die soziale Position

gerichtet. Mit sozialer Position ist die Stellung einer Person in einer sozialen Schicht gemeint.
Zu **(3):** Soziale Organisationen sind z.B. kirchliche Hilfswerke („Bahnhofsmission"). Es handelt sich nicht um „soziale Institutionen", da sie keine normativen Regelungen strukturieren.

F00

Frage 2.190: Lösung D

„Soziale Institutionen" sind Einrichtungen, die einen bestimmten Lebensbereich durch Normen stark strukturieren und damit wichtige Teile einer Gesellschaft regeln. Solche Institutionen können zum Beispiel sein: Familie, Kirche, Staat, Finanzbehörde, Gesundheitssystem, Polizei, Krankenhaus oder Schule.
Zu **(A):** Informelle Beziehungen sind durch Sympathie oder Antipathie geprägt, während formelle Beziehungen durch die Hierarchie im Betriebsablauf der Arbeitsstätte vorgegeben werden. Wenn sich Interaktionen in sozialen Institutionen nur aufgrund von informellen Beziehungen ergeben würden, wären Konflikte und Störungen vorgezeichnet (z.B. Übergehen des Verantwortlichen bei der Weiterleitung von wichtigen Informationen, weil man ihn nicht mag).
Zu **(B)** und **(C):** Interaktionen in sozialen Institutionen sollten von formalen Betriebsabläufen abhängig sein und nicht von der Persönlichkeit, den Einstellungen oder gar den Wünschen der Mitarbeiter.
Zu **(D):** Interaktionen in sozialen Institutionen sollten nach standardisierten Abfolgen der jeweils verantwortlichen Entscheidungsträger ablaufen (z.B. die Verschlechterung im Zustand des stationär untergebrachten Patienten meldet die Krankenschwester umgehend dem diensthabenden Arzt).
Zu **(E):** Nein, hierfür gibt es in der Regel sozialrechtliche Vorschriften, Formulare und genau festgelegte Entscheidungskriterien.

F97

Frage 2.191: Lösung E

Zu **(A) – (D):** Totale Institutionen sind Lebensstätten, in denen Menschen in ihrer Intimität und Privatheit eingeschränkt sind und der Tag stark vorstrukturiert wird (z.B.: geschlossene psychiatrische Kliniken, Kasernen, Gefängnisse).
Zu **(E):** Grundlegende Aspekte des menschlichen Zusammenlebens werden natürlich in totalen Institutionen wie Kasernen oder Gefängnissen nicht geregelt. Das wussten nur 32% der Studenten im Frühjahr 1997.

H90

Frage 2.192: Lösung E

Alle genannten Kriterien beschreiben eine totale Institution.

H97   F96

Frage 2.193: Lösung E

Zu **(1)–(4):** Das „Health-belief-Modell": Das Gesundheits- und Krankheitsverhalten ist von den subjektiven Einstellungen zu Gesundheit und Krankheit abhängig. Zu diesen Einstellungen gehören: a) die wahrgenommene Gefährlichkeit der Erkrankung; b) der wahrgenommene Nutzen eigenen gesundheitsfördernden Verhaltens; c) die subjektive Einschätzung der eigenen Krankheitsanfälligkeit.

H92

Frage 2.194: Lösung B

Der objektive Schweregrad der Krankheit geht **nicht** in das „Health-belief-Modell" ein.

F99   H96   **!**

Frage 2.195: Lösung B

Zu **(A), (C), (D)** und **(E):** Nach dem „Health-belief-Modell" ist das Gesundheits- und Krankheitsverhalten von den subjektiven Einstellungen zu Gesundheit und Krankheit abhängig. Zu diesen Einstellungen gehören: a) die wahrgenommene Gefährlichkeit der Erkrankung, b) der wahrgenommene Nutzen eigenen gesundheitsfördernden Verhaltens und c) die subjektive Einschätzung der eigenen Krankheitsanfälligkeit.

Zu **(B):** Dies gehört nicht zu den Annahmen des o.g. Modells.

2.6.3 Patientenkarrieren im Versorgungssystem

─── **Patientenkarrieren im Versorgungssystem** ─────────────────────────────── II.34 ─

Das **Sozialgesetzbuch** (SGB-V) regelt heute die Kranken-, Renten-, Unfall- und Pflegeversicherung und hat über die Setzung der Rahmenbedingungen damit auch großen Einfluss auf ärztliches Handeln. Bei den Sozialleistungen, die hierbei von den Krankenversicherungen erbracht werden, lassen sich **Dienstleistungen**, **Sachleistungen** und **Geldleistungen** unterscheiden. Qualität und Wirksamkeit der ärztlichen Leistungen müssen dabei dem anerkannten Stand medizinischer Erkenntnisse entsprechen, eine Hürde, die neue Therapieverfahren durch Nachweis ihrer Nützlichkeit immer erst nehmen müssen. Einzelnen Methoden kann die Effizienz auch wieder aberkannt werden, die Versicherungen bezahlen sie dann nicht mehr. Niedergelassene Ärzte müssen nach einer **Zulassung** durch den Zulassungsausschuss der zuständigen Kassenärztlichen Vereinigung schriftliche Verträge mit der KV schließen und nachweisen, dass sie zu einer ausreichenden, zweckmäßigen und wirtschaftlichen Versorgung der Versicherten fähig sind. Das 1993 infolge der Kostenexplosion im Gesundheitswesen inkraft getretene **Gesundheitsstrukturgesetz** (GSG) führte inzwischen zu einem erheblichen Strukturwandel, der u.a. Zuzahlungsregelungen für Heilmittel, Niederlassungsbeschränkungen („Bedarfszulassung"), **Pflichtweiterbildungen** (Facharztprüfung) und **Budgetierung** jeder einzelnen Arztpraxis zur Folge hatte. Je nach Ausbildungsstand (Allgemeinarzt, Facharzt) dürfen bestimmte Leistungen nur von besonders qualifizierten Ärzten er-

bracht bzw. abgerechnet werden. Andererseits wurde aber auch versucht, gerade die Hausärzte wieder besser zu stellen. Darüber hinaus dürfen bestimmte Leistungen nicht zusammen oder nicht am selben Tag durchgeführt werden.

Im SGB wird auch die **Abrechnung** geregelt; Der **Einheitliche Bewertungsmaßstab** (EBM), gültig nur für die Allgemeinen Ortskrankenkassen und alle Ersatzkassen, sieht für jede ärztliche Handlung eine **Gebührenposition** mit einem festgelegten Punktwert vor. Dieser Punktwert wird dann anhand der Abrechnungsscheine der Patienten (z.B.: Hausärztliche Grundvergütung plus Fallzahlen plus Leistungsmenge) in das ärztliche Honorar umgerechnet und zentral von der **Kassenärztlichen Vereinigung** quartalsweise ausbezahlt. Einen nicht unbeträchtlichen Anteil behalten die KVs hierbei für diese Verteilung selbst ein. Die Krankenkassen selbst haben nicht das Recht, Sonderverträge mit Ärzten zu schließen oder ihnen Anweisungen zu geben; dies darf nur über die zuständige KV geschehen (alleinige Vertragshoheit). Zum Teil bilden sich **ärztliche Genossenschaften**, um Restriktionen zu umgehen.

Die meisten Beträge der Gebührenordnungen sind nicht besonders hoch angesetzt, derzeit werden pro Punkt etwa 5 Cent abgerechnet, dies kann sich allerdings ändern. Z.B. gibt es für den Hausbesuch pauschal 400 Punkte (ca. 20,- EURO), dies gilt für den Stadt- ebenso wie für den Landarzt, bei Entfernungen über 5 km können jedoch noch 12,95 EURO Wegegeld beansprucht werden. Die

Erhebung des *„Ganzkörperstatus"* einschließlich Untersuchungen des ZNS, der Sinnesorgane, Befragung des Patienten und Dokumentation bringt 320 Punkte (ca. 16,- EURO), darf aber nur einmal pro Quartal abgerechnet werden. Insbesondere Beratungen, psychotherapeutische und psychodiagnostische Leistungen sind nicht gerade überbezahlt, z. B.: der inklusive Auswertung etwa 20 Minuten dauernde „d2"-Test mit 120 Punkten (ca. 6,- EURO), der über zwei Stunden dauernde Hamburg-Wechsler-Intelligenztest mit 700 Punkte (ca. 35,- EURO). Eines der bewährtesten Testverfahren, das Leistungs-Prüfsystem (LPS), Dauer ca. 1,5 Std. bringt Null Punkte (ca. 0,00 EURO), da es in der Gebührenordnung nicht auftaucht und daher auch nicht abgerechnet werden darf. Dies gilt im übrigen für sehr viele andere Psycho-Tests. Ärztliche Beratung eines Patienten mit einer Dauer von über 10 Minuten kann mit 300 Punkten (ca. 15,- EURO) abgerechnet werden, für Zeiträume über 30 Minuten gibt es dann noch einmal einen Zuschlag von weiteren 300 Punkten, jedoch nicht höher, auch wenn das Gespräch eine ganze Stunde und länger dauert. Solche Regelungen führen zwangsläufig dazu, dass das ärztliche Gespräch dann oft nach 11 Minuten abgebrochen wird. Auch bei komplexen Erkrankungen oder psychischer Destabilisierung lassen sich keine höheren Beträge zur Anwendung bringen. *„Ärztliche Einflussnahme"* bei einem Suizidversuch wird mit 800 Punkten (ca. 40,- EURO) bewertet. Die Gebührenordnungen sind auch nicht frei von unfreiwilliger Komik, so lässt sich z. B. „einmal pro Behandlungsfall" auch die Betreuung eines moribunden Kranken und der ihm nahestehenden Personen (Sterbebegleitung) abrechnen (1.800 Punkte, ca. 90,- EURO).

Unter dem Aspekt, dass die Grundausstattung einer Arztpraxis heute leicht Millionenhöhe erreichen kann und die meisten niedergelassenen Ärzte ihre Praxiseröffnung mit einem erheblichen Schuldenberg feiern, Miete für die Praxisräume anfällt und den Arzthelferinnen monatliches Gehalt gezahlt werden muss, erstaunt es nicht, dass immer mehr Arztpraxen diesem Druck nicht mehr gewachsen sind und immer weniger Abiturienten sich zu einem Medizinstudium entschließen. Von Seiten der Hochschullehrer wird schon lange die Entwicklung beobachtet, dass die exzellentesten Abiturienten sich längst für andere Berufsfelder entscheiden.

Parallel zum EBM existiert nach der **Bundesärzteordnung** (BÄ-O) die **Gebührenordnung für Ärzte** (**GOÄ**), die insgesamt meist niedrigere Punktwerte hat und im wesentlichen für die Privaten Krankenversicherungen und die Beamten-Beihilfe gilt. Allerdings kann hier faktorisiert werden, d. h. je nach Aufwand ein Mehrfaches (üblich sind z. B.: einfach, 2,3-fach, bis zu 3,5-fach) des eigentlichen Punktwertes abgerechnet werden. Die Bezahlung erfolgt hier nicht durch die KV, sondern in der Regel zunächst durch den Privatpatienten selbst, der die Behandlungskosten dann von seiner privaten Versicherung erstattet bekommt.

Eine stachelige Angelegenheit, die **IGEL-Leistungen** sollen einen Ausweg aus der Finanzmisere bahnen. Diese **„individullen Gesundheitsleistungen"** umfassen Behandlungsmaßnahmen, die von den Kassen nicht bzw. nicht mehr (!) bezahlt werden. Der Arzt darf sie dem Patienten außerhalb der Krankenscheinabrechnung anbieten, der sie dann aber aus eigener Tasche bezahlen muss. Hierzu muss der Patient einen regelrechten Vertrag unterschreiben. Ein weiterer Schritt in eine Zweiklassen-Medizin, die auch den Arzt einen Schritt weiter vom „Halbgott in Weiß" zu einem Verkäufer von Sachleistungen degradiert.

F99

Frage 2.196: Lösung A

Zu **(A):** Der Slogan *„Aids kriegt man nicht, Aids holt man sich"* heißt ja gerade, dass Aids eine Krankheit ist, die der Betreffende (im Gegensatz zu anderen schicksalhaften Erkrankungen) in vielen Fällen hätte vermeiden können. Die Frage ist aber missverständlich, da nach Parsons der Kranke für seine Minderleistungen nicht verantwortlich gemacht werden sollte, auch wenn die Erkrankung selbst verschuldet wurde. Darüber hinaus gibt es nur wenige Krankheiten, an denen der Patient nicht zumindest eine Mitschuld trägt. Selbst wenn Sie sich einen Schnupfen holen, tragen Sie oft eine gewisse Mitschuld; sie hätten den Kontakt mit erkälteten Menschen ja vermeiden können. So gesehen gibt es nur sehr wenige „schicksalhafte", rein somatische Krankheiten (z. B. Erbkrankheiten).

Zu **(B), (C)** und **(D):** Krankenrolle: Nach Parsons ist Krankheit ein unerwünschter Zustand, der den Kranken von seinen Alltagsverpflichtungen entbindet. Der Kranke kann für seine Minderleistungen nicht verantwortlich gemacht werden. Er hat Genesungswillen zu zeigen und entsprechend zu handeln (Aufsuchen eines Arztes).

Zu **(E):** Abweichendes Verhalten im soziologischen Sinne bezieht sich auf alles, was außerhalb des Normbereiches liegt (z. B. statistische Norm: mittlere 68 %). Der „normale" Mensch hat keine erworbene Immunschwäche, daher zeigt ein AIDS-Kranker also abweichendes Verhalten.

F01

Frage 2.197: Lösung C

Zu **(A):** Dies wäre ein Versuch, kognitive Dissonanz zu reduzieren. Meiner Ansicht nach aber ein völlig schwachsinniger Gedankengang, den Sie, auch wenn Sie Raucher sein sollten, bitte schön als Entschuldigung für Ihr gesundheitsschädigendes Verhalten sofort wieder aus Ihrem Wissensrepertoire streichen sollten.

Zu **(B):** Ein Satz, der zu dem Modell der gelernten Hilflosigkeit (Seligman) passen würde.

Zu **(C):** Das „health-belief-Modell" beschreibt die Abhängigkeit des Gesundheits- und Krankheitsverhaltens von der subjektiven Einstellung des Kranken, insbesondere die wahrgenommene Gefährlichkeit der Erkrankung, der wahrgenommene Nutzen des eigenen gesundheitsfördernden Verhaltens und die subjektive Einschätzung der eigenen Krankheitsanfälligkeit. Dieser Satz passt zu dem Modell.

Zu **(D):** Ein schönes Beispiel, was man mit Gruppendruck alles erreichen kann.

Zu **(E):** Diese Aussage stammt ehemals aus Theorien zum schichtspezifischen Krankheitsverhalten. Angeblich sehen Angehörige der oberen Sozialschichten ihren Körper eher als zu pflegendes Luxusobjekt, während Angehörige der unteren Schichten einfach nur verlangen, dass ihr Körper für die Arbeit gut funktioniert. Auch wenn diese Aussage so einfach heute nicht mehr als richtig angesehen wird, scheint die Einstellung zum eigenen Körper ausschlaggebend für viele psychosomatische Erkrankungen zu sein.

F01

Frage 2.198: Lösung A

Siehe Kommentar zu Frage 2.197.

H00

Frage 2.199: Lösung D

Zu **(A), (B), (C)** und **(E):** Alltagsvorstellungen, die sich Personen über Krankheitsursachen bilden, werden mit Laienätiologie bezeichnet. Sie können zum Teil erheblich von dem entsprechenden professionellen Krankheitsbegriff abweichen und sind stark kulturell und subkulturell gefärbt (z.B. „Krankheit als Strafe Gottes"). Dementsprechend ist die Art und Weise, wie Personen auf Krankheitszeichen reagieren, von Ratschlägen und Einstellungen ihres Verwandtschafts- oder Bekanntschaftskreises abhängig. Dies bezeichnet man als Laienzuweisung. Hierbei spielt insbesondere der soziale Rückhalt („social support", Familie, Bekannte) eine Rolle.

Zu **(D):** Leistungen der öffentlichen Hand gehören nicht in dieses Laiensystem und damit auch nicht in den „social support", der Hilfe durch Bekannte und Verwandte.

H97

Frage 2.200: Lösung C

Zu **(1)** bis **(3):** Zum sozialen Umfeld („social support") zählt man: Familie, Verwandtschaft, Freunde, Kollegen und Nachbarn. Alle die also, zu denen der Patient in sozialem Kontakt steht. Diese können die unter den Punkten (1) bis (3) genannten Werte und Hilfeleistungen vermitteln.

Zu **(4):** „Social support" darf man **nicht** mit dem sozialen Netz im gesellschaftlichen Sinne verwechseln (Altersversorgung, Krankenversicherung, Arbeitslosenunterstützung).

F01 **!**

Frage 2.201: Lösung B

Zu **(A), (C), (D)** und **(E):** Zum sozialen Umfeld („social support") zählt man: Familie, Verwandtschaft, Freunde, Kollegen und Nachbarn. Alle die also, zu denen der Patient in sozialem Kontakt steht. Diese können z.B. Anerkennung aussprechen, Werte und Hilfeleistungen vermitteln, Ratschläge oder Zuwendung geben. Social support darf man nicht mit dem sozialen Netz im gesellschaftlichen Sinne verwechseln (Altersversorgung, Krankenversicherung, Arbeitslosenunterstützung).

Zu **(B):** Compliance (Zusammenarbeit, Mitarbeit) bezieht sich aber gerade auf diesen Sektor, im medizinischen Sinne bedeutet dies die Befolgung therapeutischer oder diagnostischer Anweisungen (z.B. Medikamenteneinnahme).

2.6.4 Qualitätsmanagement im Gesundheitswesen

Zu diesem Kapitel wurden bisher keine Prüfungsfragen gestellt.

Qualitätsmanagement im ─────── II.35
Gesundheitswesen

Wirtschaftlichkeit:
Wirksamkeit und Wirtschaftlichkeit medizinischer Maßnahmen im Gesundheitswesen werden heute zunehmend mehr kontrovers diskutiert. Die Abzüge vom Bruttolohn liegen in der BRD je nach Einkommen bei den meisten Berufstätigen schon bei fast der Hälfte des Verdienstes (Steuern, Kranken-, Renten- & Arbeitslosenversicherung). Hiervon macht alleine die Krankenversicherung zwischen 12% und 14% aus. Private Versicherungen erscheinen auf den ersten Blick oft günstiger, hier muss in der Regel aber jede Person eines Haushaltes einzeln versichert werden, bei großen Familien ergibt sich u.U. dann eher ein Verlust. Darüber hinaus gab es in der Vergangenheit oft Probleme, da private

Versicherungen im Alter wegen der höheren Krankheitsanfälligkeit beträchtliche Erhöhungen der Beiträge verlangten, so dass eigentlich oft nur junge, alleinstehende Personen von den Vorteilen profitieren.

Die Solidargemeinschaft ist nicht mehr bereit, noch höhere Ausgaben für das Gesundheitswesen zu tolerieren. Kosteneinsparung muss aber nicht Rationierung bedeuten, sie kann auch durch Erhöhung der Qualität erreicht werden, insbesondere durch Anwendung nachweisbasierter Medizin. Diese *„evidence-based medicine"* verlangt nicht nur den wissenschaftlichen Beweis an großen kontrollierten Doppelblindstudien, dass eine Behandlungsmethode dem Patienten überhaupt hilft, sondern auch, dass die neue Therapieart besser, nebenwirkungsärmer und ökonomischer ist als bisherige Ansätze.

Effektivität und Effizienz ärztlichen Handelns sind inzwischen rechtlich verankerte Anforderungen. Dies erfordert **Qualitätsmanagement**, welche Planung, Lenkung, Sicherung und Verbesserung der Qualität unseres Gesundheitssystems umfasst. Man unterscheidet:

a) externes (Überprüfung durch Behörden) und
b) internes Qualitätsmanagement (Selbstprüfung) z. B. hinsichtlich Kosten-Nutzen-Analyse medizinischer oder psychotherapeutischer Behandlungsverfahren.

Normierte Gesundheit?

In der Industrie hat sich zur Sicherung der Qualität die Normenreihe Deutsche Industrie Norm (DIN) bzw. Europa-Norm (EN) **ISO 9000** (ff.) etabliert, die inzwischen auch Einzug in das Gesundheitswesen gehalten hat. Ziel der Qualitätssicherung ist es, die Einhaltung der an das Produkt gestellten Anforderungen (durch Kunde, Gesetz und Normen) zu gewährleisten. **Qualitätssicherung** umfasst alle diejenigen geplanten und systematischen Tätigkeiten, die notwendig sind, um beim Kunden ein hinreichendes Vertrauen dahingehend zu schaffen, dass ein Produkt auch die vorher festgelegten Qualitätsanforderungen erfüllt. Die Qualitätssicherung eines Unternehmens hat somit die Aufgabe, sicherzustellen, dass:

1. die erbrachten Leistungen den, mit dem Kunden vorher vereinbarten, Anforderungen entsprechen,
2. diese definierte Qualität erreicht wird, ohne dass dem Unternehmen bzw. Leistungserbringer dadurch zusätzliche und nicht kalkulierte Kosten entstehen,
3. die gültigen Gesetze und Normen in bezug auf das Produkt oder die Dienstleistung zwingend eingehalten werden.

Das **Qualitätmanagement-System** nach DIN EN ISO 9000 ff ist also ein Führungssystem, das die notwendigen Werkzeuge zum Erreichen dieser Ziele zur Verfügung stellt. Das Qualitätsmanage-ment-System umfasst grundsätzlich alle Bereiche, die für die Qualität des Unternehmensergebnisses mitbestimmend sind. Im Vordergrund steht die stetige Qualitätskontrolle in allen Bereichen im Verlauf der Leistungserbringung. Ziele des Qualitätsmanagement-Systems:

- Verminderung von Fehlleistungen in allen Tätigkeitsbereichen
- Vermeidung von unnötigen Kosten jeglicher Art durch Fehler und Verschwendung
- Zufriedenstellung der Kunden und Verbesserung des Images
- Bessere Erfassung und Umsetzung der Kundenbedürfnisse
- Fehlerverhütung als vorbeugende Maßnahme
- Frühe Fehlererkennung und Einleitung von Gegenmaßnahmen
- Steigerung der Flexibilität und Rentabilität des Unternehmens
- Reduktion der Produktionslaufzeiten

Die Aufwendungen für die Entwicklung und Einführung des **QM-Systems** sollen später durch die Kosteneinsparungen (vor allem im Bereich der Fehlerkosten) erwirtschaftet werden.

Eine Alternative zur ISO 9000 ist das **„Total Quality Management"** (TQM), das im wesentlichen kundenorientiert ist und eine laufende Analyse der Zufriedenheit der Kunden (bzw. Patienten) und auch der Mitarbeiter beinhaltet.

Leitlinien:

Zwecks Qualitätssicherung werden heute von der *„Ärztlichen Zentralstelle Qualitätssicherung"*, einer gemeinsamen Einrichtung von Bundesärztekammer und Kassenärztlicher Bundesvereinigung **Leitlinien** erstellt. Solche Leitlinien sollen Hilfe für ärztliche Entscheidungsprozesse darstellen, wie auch Instrumente zur Verbesserung der Versorgung, Minimierung der Behandlungsrisiken und Erhöhung der Wirtschaftlichkeit. Im August 1999 wurden zum Zweck des *„Leitlinien-Clearings"* Leitlinien zur Erstellung von Leitlinien erstellt. Demnach werden Leitlinien nach folgenden Kriterien bewertet:

1. Fragen zur Qualität der Leitlinienentwicklung: Verantwortlichkeit für die Leitlinienentwicklung, Autoren der Leitlinie, Identifizierung und Interpretation der Evidenz, Formulierung der Leitlinienempfehlungen, Gutachterverfahren und Pilotstudien, Gültigkeitsdauer / Aktualisierung der Leitlinie, sowie Transparenz der Leitlinien-Erstellung
2. Fragen zu Inhalt und Format der Leitlinie: Ziele der Leitlinie, Kontext (Anwendbarkeit/Flexibilität), Klarheit, Eindeutigkeit, sowie Nutzen, Nebenwirkungen, Kosten und Ergebnisse
3. Fragen zur Anwendbarkeit der Leitlinie: Verbreitung und Implementierung und Überprüfung der Anwendung.

2.7 Kommentare aus Examen Herbst 2001

· · · · · · · ·

H01 **!**

Frage 2.202: Lösung A

Zu **(A)**–**(E)**: Skalenniveau:

- Die Nominalskala ist die einfachste Möglichkeit der Skalierung, d.h. Zuordnung von Werten zu einer Skala ohne Aussagemöglichkeiten wie „mehr" oder „weniger". Die einzige Bedingung ist, dass jede Variablenausprägung einem Wert eindeutig zugeordnet werden kann. Eine Beziehung zwischen den Werten gibt es nicht.
- Die Ordinalskala (Rangordnung) beinhaltet Größenrelationen, z.B. A > B > C > D. Diese Rangordnung sagt nichts über die relative oder absolute Größe der Unterschiede aus, da die Maßeinheiten unbekannt sind.
- Intervallskalen haben gleich große Abstände zwischen den einzelnen Skaleneinheiten, jedoch noch keinen absoluten Nullpunkt; relative (willkürlich festgesetzte) Nullpunkte kann es dagegen geben. Uhrzeit ist ein Beispiel. In der Psychologie sind es vor allem Standardwert-Skalen wie T-Werte oder IQ-Werte, die auf diesem Skalierungsniveau sind.
- Die Verhältnisskala (Rationalskala, Proportionalskala) hat das höchste Niveau. Neben den o.g. Kriterien hat die Rationalskala einen absoluten Nullpunkt. Erst auf diesem Niveau lassen sich nun endlich Aussagen wie „doppelt" oder „halb so viel" machen, da der Quotient zweier Skalenwerte eine reale Bedeutung hat.

Fragenarten:

Die Antwortmöglichkeiten auf Fragen können offen („Unter welchen Krankheitssymptomen leiden Sie?") oder geschlossen sein, mit vorgegebenen Antwortmöglichkeiten (Katalogfrage: „Welche der folgenden Symptome haben Sie schon einmal gehabt: laufende Nase, Jucken in den Zehenzwischenräumen, Gänsehaut, Kopfschmerzen, Probleme beim Einschlafen?"). Eine Sonderform geschlossener Fragen sind dichotome Fragen, bei denen der Befragte nur zwischen zwei Antwortmöglichkeiten („trifft zu" versus „trifft nicht zu") wählen kann.

Die Antwortkategorie „trifft zu" versus „trifft nicht zu" hat damit Nominalskalenniveau. Die Fragenart ist dichotom. Obwohl mehrere Symptome erfragt werden, handelt es sich aber nicht um eine Katalogfrage; diese müsste in einer Frage mehrere Antwort-Alternativen vorgeben.

H01 **!**

Frage 2.203: Lösung D

Zu **(A)**, **(B)**, **(C)** und **(E)**: Falsche Formeln. Begründung siehe unter Lösungsmöglichkeit (D).

Zu **(D)**: Die Validität prüft die Gültigkeit eines Tests: Misst der Test wirklich das, was er zu messen vorgibt? Hierbei spielt auch eine Rolle, ob der Test zwischen Merkmalsträgern und Nicht-Merkmalsträgern unterscheiden kann.

Vierfeldertafeln prüfen, ob erwartete Häufigkeiten mit den real gemessenen Häufigkeiten übereinstimmen. Vierfeldertafeln stellen z.B. die Grundlage für den häufig benutzten Chi-Quadrat-Test dar. Aber das ist gar nicht so wichtig. Zur Beantwortung dieser Frage benötigen Sie eigentlich gar keine Kenntnisse aus der Biometrie. Wichtiger ist, dass Sie Sensitivität und Spezifität unterscheiden können.

Spezifität: Die Wahrscheinlichkeit, dass bei einem Nicht-Merkmalsträger (z.B. gesunder Patient) das diagnostische Verfahren ein negatives Ergebnis hat, heißt Spezifität des Tests. In der Vierfeldertafel wird dies durch die Buchstaben „c" und „d" ausgedrückt, wobei „d" die Personen kennzeichnet, die Nicht-Merkmalsträger sind und vom Test auch richtig zugeordnet wurden, und „c" die fälschlicherweise als gesund bezeichneten Personen meint.

Sensitivität (Empfindlichkeit): Die Wahrscheinlichkeit, dass bei einem Merkmalsträger (z.B. eine Erkrankung) der entsprechende Test ein positives Ergebnis bringt, bezeichnet man als Sensitivität oder Empfindlichkeit des Tests (in der Frage unter Lösungsmöglichkeit (A) angegeben).

Klarer wird das an einem einfachen Beispiel: Sie haben einen Fragebogen entwickelt, der mit 10 Fragen zwischen Alkoholikern (Merkmalsträger) und Nicht-Alkoholikern (Nicht-Merkmalsträger) unterscheiden kann. Wenn dieser Test spezifisch ist, müsste der Wert „d" im Text der Prüfungsfrage (Testergebnis negativ und endgültige Diagnose auch negativ) sehr hoch sein im Vergleich zu der Gesamtzahl der als negativ eingestuften Probanden (b+d), wobei „b" für Personen steht, die dem Testergebnis nach fälschlicherweise als Alkoholiker beurteilt wurden, jedoch gar keine sind.

H01

Frage 2.204: Lösung B

Zu **(A)**, **(C)**, **(D)** und **(E)**: Seligman entwickelte 1975 das Konzept der gelernten Hilflosigkeit aus tierexperimentellen Studien. Hunde, die Serien von Elektroschocks auch mit Aufwendung aller Kräfte nicht entkommen konnten, wurden schließlich passiv und ertrugen dann auch andere Situationen hilflos, in denen Möglichkeiten zur Flucht gegeben wären. Seligman übertrug diese Ergebnisse auf die reaktive Depression beim Menschen. Kinder, die lernen, dass sie aversiven Reizen ohnehin nicht entgehen können, flüchten sich in eine passiv-abwartende Rolle. Auch im weiteren Leben glauben solche Personen, dass sie geringe Kontrollmöglichkeiten auf ihre Umwelt haben.

Zu **(B):** Lewin geht davon aus, dass der Mensch sich häufig in Konflikten zwischen verschiedenen Motiven befindet. Lewins Konfliktklassen beschreiben Annäherungskräfte (Appetenz) oder Vermeidungskräfte (Aversion). Er unterschied:

- **Appetenz-Appetenz-Konflikt:** Eine Person muss sich zwischen zwei gleichstarken positiven Möglichkeiten entscheiden.
- **Aversions-Aversions-Konflikt:** Entscheidung zwischen zwei negativen Möglichkeiten.
- **Appetenz-Aversions-Konflikt** (= Ambivalenzkonflikt): Vor dem Erreichen eines positiven Ziels muss eine unangenehme Tätigkeit erledigt werden.

H01 **!**

Frage 2.205: Lösung C

Nach dem Verhaltensmodell von Kanfer und Saslow lassen sich folgende fünf Faktoren einer Verhaltensanalyse unterscheiden (S-O-R-K-C):

- **Stimulus:** die das Verhalten auslösende Reizkonfiguration,
- **Organismus:** körperliche Variablen, wie Herzjagen oder Schreckreaktion,
- **Reaktion:** das störende Verhalten des Patienten,
- **Konsequenz:** alle aktuellen Verstärker des Verhaltens,
- **Contingenz:** Bedingungen und Stärke der Verknüpfung zwischen Verhalten (R) und Verstärkern (K).

Zu **(A):** Stimulus wäre die Aufforderung, über seine Probleme zu sprechen.

Zu **(B):** Organismus bezieht sich auf die körperlichen Reaktionen (Tachykardie, Schwitzen, Schwindel).

Zu **(C):** Reaktion ist das fluchtartige Verlassen des Raumes.

Zu **(D):** Kontingenz bezieht sich auf die Bindungsstärke, mit der es durch das Vermeidungsverhalten zu einer Besserung der Symptomatik kommt. Hierdurch wird das Vermeidunsverhalten verstärkt und in ähnlichen Situationen wieder gezeigt.

Zu **(E):** Konsequenz ist, dass sich die Angst-Symptomatik durch das Verlassen des Raumes wieder legt.

H01 **!**

Frage 2.206: Lösung C

Zu **(A):** Implosionstherapie gehört mit zu den verhaltenstherapeutischen Therapietechniken, das Aufdecken und Bearbeiten von Widerständen dagegen zur Psychoanalyse.

Zu **(B)** und **(E):** Diese Techniken gehören mit zur systematischen Desensibilisierung. Dies ist eine psychotherapeutische Methode, um konditionierte, aber fehlangepasste Verhaltensweisen wieder zu löschen. Grundannahme dieser Therapie von Ängsten ist, dass natürlicherweise körperliche Entspannung und ängstliche Erregung nicht gleichzeitig bestehen können. Hierzu werden die „progressive Muskelentspannung" nach Jakobson oder das „autogene Training" genutzt. Die Ängste werden in eine Hierarchie aufgeteilt und stufenweise in der Vorstellung, im Rollenspiel und *in vivo* abgearbeitet. Der Patient verlernt seine Ängste wieder.

Zu **(C):** Implosionstherapie gehört mit zu den Reizüberflutungstechniken („*flooding*"), allerdings wird die Konfrontation mit den angstauslösenden Objekten oder Situationen nur in der Vorstellung und nicht *in vivo* herbeigeführt. Die Darstellung kann realitätsnah erfolgen, aber auch völlig übersteigert. Zum Teil werden auch ironisierte Bilder gewählt, z.B. Spinnenphobiker, die sich vorstellen, dass Spinnen einem mit allen vier Augen zublinzeln, Leute mit Höhenangst, die es sich im Skilift wohnlich einrichten und dort Gardinen aufhängen, usw.

Zu **(D):** Dies bezeichnet man als Konfrontationstechnik. Im Rahmen einer systematischen Desensibilisierung kann es auch zur Angstreduktion kommen, wenn die Entspannung weggelassen wird, die Darbietungszeit angstauslösender Stimuli oder Situationen dafür aber in Marathonsitzungen durchgeführt wird.

H01

Frage 2.207: Lösung B

Der Begriff „Kontingenz" in der Kommunikationstheorie bedeutet Abhängigkeit der Kommunikationen von eigenen Bedürfnissen oder vom Interaktionspartner.

Zu **(A):** Das wäre eine „asymmetrische Kontingenz". Hier überwiegen für den einen Gesprächspartner eigene Bedürfnisse, für den anderen aber äußere Determinanten. Letzterer stellt sich häufig auf das Verhalten des Ersteren ein. Typisch für Interviews und das ärztliche Gespräch.

Zu **(B):** „Pseudoinkontinenz" bedeutet, dass die Äußerungen zweier (oder mehr) Gesprächspartner nur abhängig von den eigenen Bedürfnissen sind, ohne dass das Verhalten des Interaktionspartners irgendeinen Einfluss hat. Typisch ist das Aneinandervorbeireden von Patienten, die im Arzt-Wartezimmer dem anderen nur von ihrer eigenen Krankheit erzählen wollen, oder der formalisierte Austausch vorgefertigter Stellungnahmen bei Politikern.

Zu **(C):** Bei der „reaktiven Kontingenz" reagieren beide ohne eigene Pläne auf das, was der Interaktionspartner gerade gesagt hat. Dies ist typisch für „Plaudern" bzw. *„Small Talk"*.

Zu **(D)**: Die „wechselseitige Kontingenz" beschreibt ein Interaktionsmuster, in dem die Gesprächspartner ihre eigenen Pläne strikt verfolgen, sich aber an die Situation anpassen und auf Argumente des anderen gezielt eingehen. Dies ist der Fall bei Diskussionen oder Verhandlungen.

Zu **(E)**: Streit und Auseinandersetzungen fallen meist (aber nicht immer) mit in den Bereich der wechselseitigen Kontingenz, mitunter allerdings auch in den der Pseudoinkontinenz.

H01

Frage 2.208: Lösung A

Siehe Kommentar zu Frage 2.207.

H01

Frage 2.209: Lösung D

Zu **(A)**, **(B)** und **(C)**: Der amerikanische Soziologe Parsons (1961) beschreibt fünf Verhaltenserwartungen an den Arzt:

1. **Funktionale Spezifität**: Der Arzt habe nur zum Zweck des Erkennens und der Beseitigung von Krankheiten zu handeln.
2. **Uneingeschränkte Hilfsbereitschaft** (universelle Wertorientierung, Universalität): Ein Arzt soll alle Patienten gleich behandeln, ungeachtet ihrer sozialen Stellung und persönlichen Eigenarten.
3. **Affektive** (gefühlsmäßige) **Neutralität**: Die Hilfeleistungen des Arztes dürfen weder durch Sympathie noch Antipathie beeinträchtigt werden.
4. **Fachliche Kompetenz**: Vom Arzt werden Wissen und Fähigkeit zum Erkennen und Behandeln von Krankheiten erwartet.
5. **Kollektivitätsorientierung/Altruismus** (lat. *alter* = der andere): Der Arzt habe uneigennützig zu handeln, also die Notlage des Patienten nicht zu seinen Gunsten auszunutzen.

Zu **(D)**: Der Grundsatz universeller Wertorientierung geht davon aus, dass jedem Kranken, ungeachtet seiner Herkunft, seiner sozialen Schicht, seiner Religionszugehörigkeit und seiner Krankenkassenzugehörigkeit uneingeschränkt geholfen werden muss.

Zu **(E)**: „Zweckmäßigkeit und Humanität" gehören gar nicht zu den von Parsons definierten Rollenerwartungen.

H01

Frage 2.210: Lösung D

Zu **(A)**: Fixierung: Begriff aus der Psychoanalyse. Bindung an eine Phase aus der psychosexuellen Entwicklung (oral, anal, phallisch), wenn das Kind in dieser Phase zu viel oder zu wenig Befriedigung erhielt.

Zu **(B)**: Reaktionsbildung: Ein bestraftes Bedürfnis kann nicht mehr ausgeführt werden und wird nun durch eine Handlungsweise am entgegengesetzten Ende des Kontinuums ersetzt.

Zu **(C)**: Das aktuelle Selbst umfasst die ganze Person mit ihren bewussten und unbewussten und den körperlichen Anteilen, so wie sie jetzt, in diesem Augenblick existiert. Daher kommt es zu einer ständigen Selbstaktualisierung.

Zu **(D)**: Übertragung ist ein aus der psychoanalytischen Theorie stammender Begriff von S. Freud: Während der psychoanalytischen Therapie werden frühkindliche Einstellungen, Wünsche und Gefühle der Mutter, des Vaters und anderer naher Bezugspersonen auf den Analytiker projiziert. Dementsprechend verhält sich der Patient gegenüber dem Analytiker, wie er sich diesen Personen gegenüber in früher Kindheit verhalten hat („biografische Übertragung"). Die Übertragung kann positive oder negative Gefühlstönung haben. Dieser Übertragungsbegriff im engeren psychoanalytischen Sinne lässt sich ausweiten: So findet Übertragung im obigen Sinne nicht nur in der analytischen Therapie statt, sondern auch gegenüber dem Arzt, wenn dieser während der Behandlung eine Beziehung zum Patienten aufbaut. Durch die asymmetrische Interaktion ergibt sich oft ein Abhängigkeitsverhältnis, sodass der Patient im Arzt dann eine Vater-/Mutterfigur sieht. Unter Umständen geht der Arzt darauf ein, da diese Abhängigkeit des Patienten seinen eigenen Wunschvorstellungen entspricht, und verhält sich entsprechend, was man als Gegenübertragung bezeichnet.

Zu **(E)**: Verschiebung: Verbotene Triebwünsche können von einer Person auf eine andere, sogar auf Tiere oder Objekte, verschoben werden.

H01   **!**

Frage 2.211: Lösung E

Zu **(A)**: Freie Assoziation gehört eher zu den Behandlungtechniken des psychoanalytischen Behandlungssettings.

Zu **(B)**: Gedankenstrukturierung ist ein Baustein der rational-emotiven Therapie (kognitive Umstrukturierung) bzw. der kognitiven Verhaltenstherapie, die destruktive Gedankengänge entlarvt und durch konstruktive ersetzt.

Zu **(C)**: Paradoxe Interventionen umfassen z. B. Symptomverschreibungen: Einem Zwangsneurotiker wird dringend empfohlen, spätestens alle 30 Minuten sämtliche Elektrogeräte im Haus zu kontrollieren.

Zu **(D)**: Rollenspiel ist eine Therapietechnik, die z. B. im Psychodrama zur Geltung kommt, wo ungelöste Konfliktsituationen nachgespielt werden. Auch die Verhaltenstherapie übt oft neues Verhalten im Rollenspiel ein.

Zu **(E)**: Gesprächs-Psychotherapie: Dieser Therapie liegt die Auffassung zu Grunde, jeder Mensch besitze Kräfte genug, seine eigenen Probleme zu lösen. Der Therapeut hat nur die Aufgabe, diese Kräfte des Patienten freizusetzen. Folgende Grundhaltungen des Therapeuten sind kennzeichnend: Echtheit des Beraters; Wertschätzung und Wärme dem Patienten gegenüber zeigen, ohne daran Bedingungen zu knüpfen; Empathie (einfühlendes Verständnis, insbesondere hinsichtlich der Gefühle des Klienten); Förderung der Introspektionsfähigkeit des Patienten. Der zugehörige non-direktive Gesprächsstil ist gekennzeichnet durch:

- **Nicht-Direktivität**: Nur der Patient selbst kann letztendlich entscheiden, was richtig oder falsch für ihn ist. Der Arzt/Therapeut überlässt es daher im Wesentlichen dem Klienten, worüber gesprochen wird, er schränkt den Patienten möglichst wenig ein, vermeidet es, zu loben oder zu tadeln oder selbst Vorschläge zur Problemlösung zu machen. Allerdings sollte der Patient dazu angehalten werden, über persönlich relevante Erfahrungen zu sprechen und nicht nur über Alltagsbanalitäten.
- **Verbalisieren**: Der Arzt wiederholt die vom Patienten gemeinten Gesprächsinhalte, um Verständnis zu signalisieren und dem Patienten seine Problematik und sein Erleben widerzuspiegeln.
- **Konfrontieren**: Der Arzt macht auf Widersprüche in den Aussagen des Patienten aufmerksam, ohne sie zu kritisieren.

H01 **!**

Frage 2.212: Lösung A

Zu **(A)**: Aus dem klassischen Rollenverständnis von Arzt und Patient ergibt sich, dass die Beziehung zwischen Arzt und Patient oft *asymmetrisch* ist: Der Arzt tritt als Fachautorität auf (Wissen, Kompetenz), mit hohem Sozialstatus und gibt sich in der Position des Gebenden. Der Patient kommt besorgt, durch seine Krankheit behindert und in der Position des Nehmenden. Bereits hierin liegt beträchtliches Konfliktpotential.

Zu **(B)**: Beziehungsfalle („*double bind*"): Bei der Doppelbindung befindet sich die aufgeforderte Person in einer Zwickmühle zwischen widersprüchlichen verbalen und nonverbalen Aufforderungen (paradoxe Kommunikation) und kann nur falsch handeln (Opferposition). Der einzige Ausweg aus dieser Zwickmühle wäre, die Beziehungsstruktur beim Namen zu nennen und Metakommunikation zu betreiben. Charakteristisch für die Doppelbindungssituation ist aber, dass dieser Ausweg unmöglich ist, da die Personen in einer engen Abhängigkeitsposition stehen (z. B. Kind zur Mutter).

Zu **(C)**: Hawthorne-Effekt: Das Wissen darüber, an einer wissenschaftlichen Untersuchung teilzunehmen, verändert bereits das Verhalten. E. Mayo führte Ende der Zwanzigerjahre des verflossenen Jahrhunderts eine betriebspsychologische Untersuchung in den Hawthorne-Werken durch, in denen nachgewiesen wurde, dass soziale Beziehungen zwischen den Arbeitnehmern wichtiger für die Produktivität als Lohnsystem und Arbeitsbedingungen sind. Als weiteres Ergebnis dieser Hawthorne-Studie wurde festgestellt, dass sich die Produktivität der Arbeitnehmer unabhängig von der Art der systematischen Variation der Arbeitsbedingungen jedes Mal dann verbesserte, wenn die Arbeitnehmer wussten, dass sie Teil einer wissenschaftlichen Untersuchung waren.

Zu **(D)**: Von iatrogener Fixierung (griech. *iater* = Arzt) spricht man, wenn Patienten durch ärztliche Einstellungen und ärztliches Handeln dazu gebracht werden, an bestimmten Einstellungen, Krankheiten und Ängsten festzuhalten.

Zu **(E)**: Übertragung: Der Patient verhält sich gegenüber dem Analytiker, wie er sich Personen gegenüber in seiner frühen Kindheit verhalten hat („biografische Übertragung"). Die Übertragung kann positive oder negative Gefühlstönung haben. Dieser Übertragungsbegriff im engeren psychoanalytischen Sinne lässt sich ausweiten: So findet Übertragung im obigen Sinne nicht nur in der analytischen Therapie statt, sondern auch gegenüber dem Arzt, wenn dieser während der Behandlung eine Beziehung zum Patienten aufbaut. Durch die asymmetrische Interaktion ergibt sich oft ein Abhängigkeitsverhältnis, sodass der Patient im Arzt dann eine Vater-/Mutterfigur sieht. Unter Umständen geht der Arzt darauf ein, da diese Abhängigkeit des Patienten seinen eigenen Wunschvorstellungen entspricht, und verhält sich entsprechend, was man als Gegenübertragung bezeichnet.

H01 **!**

Frage 2.213: Lösung D

Zu **(A)**, **(B)**, **(C)** und **(E)**: Stadien des Krankheitsverhaltens sind:

1. Symptomwahrnehmung,
2. Symptombewertung (Selbstdiagnose) und ggf. Mitteilung an Nahestehende,
3. Entscheidung für oder gegen eine Behandlung (ggf. Selbstmedikation) und
4. Coping (Aufsuchen professioneller Hilfe und Zusammenarbeit mit dem Arzt).

Zu **(D)**: Veränderung der sozialen Identität gehört nicht zu den Entscheidungsstufen des Hilfesuchens. Abgesehen davon, dass dies ja keine Entscheidungsstufe darstellt, verändert sich bei einer einfachen Krankheit ja die soziale Identität nicht sofort. Dies ist erst bei sehr schweren oder chronischen Erkrankungen der Fall.

H01 !

Frage 2.214: Lösung C

Zu **(A):** Konversion bedeutet die Umwandlung eines psychischen Konfliktes in körperliche Symptome. Das Symptom kann hierbei entweder eine verkappte Art der verbotenen Triebbefriedigung darstellen, die dem Konflikt zu Grunde lag, oder die Krankheit dient gerade der Unterdrückung des Triebimpulses. Konversionssymptome treten vor allem bei hysterischen Störungen auf, z. B. als Lähmungen, Sensibilitätsausfälle der Haut oder Blindheit. Sie haben für den Betroffenen einen direkten funktionalen Zweck, ein Zusammenhang, der allerdings unbewusst bleibt.

Zu **(B):** Mit primärem Krankheitsgewinn bezeichnete Freud die inneren Vorteile, die ein Neurotiker aus seinen neurotischen Symptomen zieht: Danach liegt der Neurose ein Konflikt zu Grunde, der intrapsychische Spannung erzeugt. Dieser unbewusste Konflikt kann durch Symptombildung verringert werden.

Zu **(C):** Sekundärer Krankheitsgewinn: Hiermit bezeichnete Freud die äußeren Vorteile, die ein Patient aus bereits bestehenden Symptomen ziehen kann, insbesondere die Zuwendung, die ein Kranker von seiner Umgebung erhält. Sowohl primärer als auch sekundärer Krankheitsgewinn stehen einer Heilung entgegen. Im Gegenteil: Ein Mensch, der sich durch das Vorzeigen von Krankheitssymptomen vor Stress und Belastungen schützen kann und obendrein auch noch durch Zuwendung belohnt wird, wird diese Möglichkeit aller Wahrscheinlichkeit nach immer häufiger anwenden.

Zu **(D):** Reaktionsbildung: Ein bestraftes Bedürfnis kann nicht mehr ausgeführt werden und wird nun durch eine Handlungsweise am entgegengesetzten Ende des Kontinuums ersetzt. So wird z. B. aus enttäuschter Liebe plötzlich hasserfülltes Verfolgen der ehemals geliebten Person. Der abrupte Fall von einer Extremform (leidenschaftliche Liebe) in die andere (Eintritt ins Kloster, Zölibat) wäre ein typisches Beispiel.

Zu **(E):** Verschiebung: Verbotene Triebwünsche können von einer Person auf eine andere, sogar auf Tiere oder Objekte, verschoben werden.

H01 !

Frage 2.215: Lösung C

Health-Locus-of-Control: Wallston & Wallston (1981) entwickelten diese Theorie, die von der Attributionstheorie abgeleitet wurde:

1. Personen mit internalen Kontrollüberzeugungen meinen, dass Gesundheit vom eigenen Verhalten abhängig ist;
2. Personen mit externalen Kontrollüberzeugungen erleben Krankheit als fremdbestimmt, von anderen Personen, vom Schicksal oder vom Zufall abhängig.

Zu **(A):** Falsche Zuordnung: *„Ich bin Schuld an dem Debakel!"* ist eine internale Kontrollüberzeugung.

Zu **(B):** Falsche Zuordnung: *„Ich werde die Operation schon überleben!"* ist eine internale Kontrollüberzeugung.

Zu **(C):** Richtig: *„Mein andauerndes Pech ist Schicksal!"* ist eine externale Kontrollüberzeugung, da hier auf mysteriöse, äußere Mächte attribuiert wird.

Zu **(D):** Falsche Zuordnung: *„Ich kann ja doch nichts machen!"* ist eine externale Kontrollüberzeugung, auch wenn dieser Satz mit *„Ich"* anfängt, was internal klingt, wird ja gerade die eigene Hilflosigkeit in den Vordergrund gestellt.

Zu **(E):** *„Wegen meiner Krebserkrankung bin ich sehr niedergeschlagen!"* beinhaltet gar keine Kontrollüberzeugung.

H01 !

Frage 2.216: Lösung A

Zu **(A):** Personen aus den oberen Sozialschichten leben eher gesünder, vermeiden gesundheitliche Risiken und leiden seltener unter chronischen Krankheiten. Dadurch sind sie seltener beim Arzt zu finden. Allerdings ist auch zu bedenken, dass Leute aus den oberen Sozialschichten mit leichteren Beschwerden zum Arzt gehen als Personen aus den unteren Sozialschichten, die oft erst kommen, wenn es ihnen richtig schlecht geht. Von daher ist diese Behauptung recht diskussionswürdig.

Zu **(B):** Eine richtige Aussage, da der Arztbesuch den Krankenversicherten ja (scheinbar) nichts kostet, geht man schon mit leichten Beschwerden hin. Dass sich auf lange Sicht dadurch die Beträge der KV's erhöhen, wird nicht erkannt.

Zu **(C):** Fachärzte, die nicht vorhanden sind, können auch nicht aufgesucht werden. Das Vorhandensein weckt also auch einen Bedarf. In der Regel gehen die meisten Patienten aber auch heute noch zunächst zu ihrem Hausarzt, was ja momentan auch gesetzlich unterstützt wird. Ausschlaggebend ist also eigentlich die Verfügbarkeit von Allgemeinärzten und erst sekundär die von Fachärzten. Auch diese Behauptung erscheint also recht fraglich.

Zu **(D):** Alles, was direkt etwas kostet, stellt immer eine Hemmschwelle dar. Gerade ärmere Bevölkerungsgruppen schieben z. B. die Restaurierung ihrer Zähne heute dadurch lange vor sich her.

Zu **(E):** Lange Anfahrtswege und ewige Wartezeiten beim Arzt stellen einen Grund dar abzuwarten, ob die Schmerzen sich vielleicht doch von alleine legen.

3 Förderung und Erhaltung von Gesundheit

3.1 Prävention

Präventionsbegriff ————————— III.1

Prävention kommt von lateinisch *praevenire* = zuvorkommen, vorbeugen. Nach § SGB-V sind die Versicherten selbst für ihre Gesundheit mitverantwortlich und sollen *„... durch frühzeitige Beteiligung an gesundheitlichen Vorsorgemaßnahmen sowie durch aktive Mitwirkung an Krankenbehandlung und Rehabilitation beitragen, den Eintritt von Krankheit oder Behinderung zu vermeiden und ihre Folgen zu überwinden."* Prävention ist eine außerordentlich wichtige Aufgabe der Medizin. Sie verringert die Auftretenshäufigkeit und Folgen von Krankheiten und damit auch die hohen Kosten unseres Gesundheitssystems. Zusätzlich liefern die Vorsorgeuntersuchungen wertvolle Erkenntnisse zur Entstehung bestimmter Krankheiten. Man unterscheidet drei Maßnahmen zur Vorbeugung von Krankheiten:

Primäre Prävention ————————— III.2

Primäre Prävention soll die Auftretenshäufigkeit von Krankheiten senken = Inzidenzsenkung. Dazu dienen:

- medizinische Maßnahmen (Impfungen);
- pädagogische Maßnahmen (Ernährungsberatung, z. B. zur Vermeidung von zu hohen Blutfettwerten als Risikofaktor für Herzinfarkt, Sexualberatung zur Senkung der HIV-Neuinfizierungsrate);
- hygienische Maßnahmen (Reinheitsüberwachung von Luft, Wasser, Erde) und andere.

Public Health:
Zu der hohen Lebenserwartung in der BRD tragen auch soziale Institutionen bei. Bereits durch **Aufklärung** über gesundheitliche Risiken im normalen Schulunterricht lässt sich die Auftre-

tenswahrscheinlichkeit vieler Krankheiten senken. Über gesetzliche Vorschriften kann erreicht werden, dass hygienische Maßnahmen eingehalten werden (eine der wichtigsten etwa das Reinheitsgebot deutschen Bieres). In erster Linie hat hier das Gesundheitssystem eine tragende Rolle, indem Krankheiten frühzeitig erkannt (z. B. betriebsärztliche Routineprüfungen) und behandelt werden können.

Seit einiger Zeit wird hierzu der Begriff **„Public Health"** genannt, er bedeutet soviel wie öffentliche Gesundheitsförderung. **Runyan** definierte 1982 sechs Kriterien, die allerdings noch sehr dem traditionellen medizinischen Denken verhaftet waren:

1. Identifikation eines Gesundheitsproblems.
2. Ermitteln der betroffenen Population.
3. Empirisch-deskriptive Analyse des Problems und pragmatischer Interventionsansatz.
4. Ziel der Intervention ist die primäre Prävention anstatt eines kurativen Vorgehens.
5. Die Intervention erfolgt direkt, ohne vollständiges Verstehen kausaler Zusammenhänge.
6. Es erfolgt eine Aktion, die den zur Risikogruppe gehörenden Individuen keine Entscheidung zubilligt.

Lebensqualität:
In neuerer Zeit wurde der Begriff „Public Health" ausgedehnt und schließt nun auch **subjektive Lebensqualität** und Wohlbefinden mit ein. Im Gegensatz zur Gesundheitspsychologie, die davon ausgeht, dass individuelle Verhaltensweisen eine große Rolle bei der Entstehung von Erkrankungen spielen, auf die Veränderung des individuellen Risikoverhaltens abzielt, hat Public Health eher gesellschaftliche, öffentliche Veränderungen als Zielfeld. Institutionen des Sozialstaates sollen hierbei zwischen dem Wunsch des Patienten nach Linderung seiner Symptome und dem medizinischen System vermitteln. Allerdings muss Gesundheit hierbei auch noch bezahlbar sein; auch die Kostenexplosion im Gesundheitswesen ist daher ein Thema des „Public Health".

Sekundäre Prävention ————————— III.3

Sekundäre Prävention: Hierdurch sollen Krankheiten möglichst früh erkannt und einer Behandlung zugeführt werden = Früherkennung. Dazu dienen Vorsorgeuntersuchungen (screening), z. B. zur Früherkennung eines Mamma-Karzinoms.

Tertiäre Prävention

Hierdurch soll die Wiederauftretenshäufigkeit einer Krankheit gesenkt werden = Rezidivsenkung. Dazu dienen Nachsorgeuntersuchungen aber auch Rehabilitationsmaßnahmen, die z. B. die negativen Folgen chronischer psychischer oder somatischer Krankheiten verringern sollen.

Rehabilitation

Veränderte Alterszusammensetzung der Bevölkerung und Fortschritte der medizinischen Versorgung führen dazu, dass der Anteil chronisch Kranker in der BRD in einem rasanten Wachstum begriffen ist. Rehabilitation betrifft vor allem solche chronische Krankheiten, bei denen eine vollständige Heilung meist nicht mehr erreicht werden kann. Krankenkassen und Rentenversicherungen erbringen daher auch Leistungen zur **Rehabilitation** ihrer Versicherten. Ziel der Reha ist es, den Auswirkungen einer Krankheit oder einer körperlichen, geistigen oder seelischen Behinderung auf die Erwerbstätigkeit der Versicherten entgegenzuwirken oder sie zu überwinden und dadurch Beeinträchtigungen der **Erwerbsfähigkeit** der Versicherten oder ihr vorzeitiges Ausscheiden aus dem Erwerbsleben zu verhindern oder sie möglichst dauerhaft in das Erwerbsleben einzugliedern. Grundsätzlich gilt hier. *„Reha vor Rente!"*. Die häufigsten **Erkrankungen**, die zu rehabilitativen Maßnahmen führen sind (Prozentangaben nach **Haaf & Schliehe**, 2000):

- Erkrankungen des Skeletts, der Muskeln und des Bindegewebes (38 %)
- Neubildungen (17 %)
- Psychische Erkrankungen, inkl. Süchte (16 %)
- Herz-Kreislauf-Krankheiten (13 %).

Hingewiesen werden muss darauf, dass viele Patienten unter Multimorbidität leiden, d. h. mehrere Krankheiten auf sich vereinigen.

Aufgabenbereiche der Rehabilitation sind:

- Differenzierte Diagnostik im medizinischen und pychosozialen Bereich;
- Vermittlung von Informationen über die Krankheit, ihre Ursachen und Möglichkeiten der Behandlung;
- Linderung von Beschwerden (z. B. chronische Schmerzen bei Rückenleiden);
- Verringerung der Beeinträchtigung (z. B. Sprachtherapie bei einem Aphasiker);
- Adaption, Erlernen kompensatorischer Fähigkeiten (z. B. Tagebuch bei Gedächtnisproblemen);

- Vermeidung von Verschlechterung und Maladaptation (z. B. Fehlhaltung bei Hemiplegie);
- Stabilisierung des erreichten Leistungsniveaus;
- Veränderung des Lebensstils, um Risikofaktoren (z. B. Übergewicht) zu vermeiden;
- Krankheitsbewältigung (akzeptieren des Schicksals *,behindert"* zu sein) und Stärkung des Selbstbewusstsein;
- Verlangsamung der Progression einer chronischen Erkrankung (z. B. bei Demenz);
- Anpassung technischer Hilfen (z. B. Rollstuhl-Training bei Querschnittslähmung).
- Anpassung der persönliche Umwelt (Arbeitsstelle, Arbeitsweg Haushalt);
- Berufliche Wiedereingliederung.

Vor Beantragung einer Rehabilitationsmaßnahme hat der Arzt zu prüfen, ob die **medizinischen Voraussetzungen** erfüllt ist. Dies ist der Fall:

- wenn die Erwerbsfähigkeit des Versicherten infolge von Krankheit oder körperlicher, geistiger oder seelischer Behinderung erheblich gefährdet oder gemindert ist und zusätzlich,
- wenn voraussichtlich durch eine Rehabilitationsmaßnahme entweder die erhebliche Gefährdung beseitigt, die bereits verminderte Erwerbsfähigkeit wesentlich gebessert oder bei der bereits geminderten Erwerbsfähigkeit der Eintritt von Berufs- oder Erwerbsfähigkeit abgewendet werden kann.

Die Beurteilung des Patienten sollte dabei auch psychologische Konstellationen berücksichtigen, insbesondere die Motivation des Patienten, fehlerhafte, gesundheitsschädigende Verhaltensweisen aufzugeben. Der Bericht sollte Informationen enthalten zu: **Reha-Bedürftigkeit**, *Reha-Fähigkeit* und **Reha-Prognose**.

Rehabilitationsleistungen umfassen z. B.:

1. medizinische Leistungen;
2. berufsfördernde Leistungen;
3. ergänzende Leistungen wie Haushaltshilfe, Reisekosten, Rehabilitationssportgruppen;
4. sonstige Leistungen (z. B. Kuren, Kinderheilbehandlung usw.).

Besondere Arten der Rehabilitation sind: **Anschlussheilbehandlung** (AHB, direkt im Anschluss an den Krankenhausaufenthalt), **Suchtbehandlung** (stationär und ambulant), Karzinomnachsorge, Präventionskuren bei Beschäftigten mit besonderer Gefährdung und Kinderheilbehandlung (z. B. Asthma, Bettnässer, Diabetes), Reha-Kuren und Müttergenesungskuren.

F98

Frage 3.1: Lösung B

Primäre Prävention soll die Auftretenshäufigkeit von Krankheiten senken (Inzidenzsenkung). Dazu dienen folgende Maßnahmen: medizinische, pädagogische, hygienische und andere. Auch das Vermeiden potentiell giftiger Stoffe (Alkohol, Drogen, Nikotin und vor allem von zuviel Gummibärchen) gehört in diesen Bereich.

F98

Frage 3.2: Lösung A

Sekundäre Prävention: Hierdurch sollen Krankheiten möglichst früh erkannt und einer Behandlung zugeführt werden = Früherkennung. Dazu dienen Vorsorgeuntersuchungen („screening"), z.B. zur Früherkennung eines Karzinoms.

F98

Frage 3.3: Lösung D

Tertiäre Prävention: Hierdurch soll die Wiederauftretenshäufigkeit einer Krankheit gesenkt werden (Rezidivsenkung). Dazu dienen Nachsorgeuntersuchungen, z.B. die Kontrolle des Blutbildes bei dem Leukämiepatienten, aber auch Rehabilitationsmaßnahmen, die z.B. die negativen Folgen chronischer psychischer oder somatischer Krankheiten verringern sollen.

H99 *!*

Frage 3.4: Lösung C

Man unterscheidet drei Arten der Prävention:
1. Primäre Prävention soll die Auftretenshäufigkeit von Krankheiten senken, z.B. Impfungen, Ernährungsberatung, Sexualberatung, hygienische Maßnahmen wie z.B. Reinheitsüberwachung von Nahrungsmitteln.
2. Sekundäre Prävention: Hierdurch sollen Krankheiten möglichst früh erkannt und einer Behandlung zugeführt werden = Früherkennung. Dazu dienen Vorsorgeuntersuchungen.
3. Tertiäre Prävention: Hierdurch soll die Wiederauftretenshäufigkeit einer Krankheit gesenkt werden = Rezidivsenkung. Dazu dienen Nachsorgeuntersuchungen aber auch Rehabilitationsmaßnahmen, die z.B. die negativen Folgen chronischer, psychischer oder somatischer Krankheiten verringern sollen.
Zu **(A):** Mit dem Terminus „Vektoren" sind hier Überträger von Krankheitserregern gemeint.
Zu **(B):** Identifikation von Risikopersonen gehört zwangsläufig zur primären Prävention (vorbeugende Maßnahmen), da hier ja noch gar keine Krankheit ausgebrochen ist.

Zu **(C):** Krankheitsfrüherkennung gehört zur sekundären Prävention.
Zu **(D):** Senkung des Risikoverhaltens gehört wiederum zur primären Prävention, da die Personen noch nicht erkrankt sind und nur vorbeugend beraten werden.
Zu **(E):** Verhinderung von Folgeschäden ist der tertiären Prävention zuzuordnen.

H99 *!*

Frage 3.5: Lösung E

Siehe Kommentar zu Frage 3.4.

H97

Frage 3.6: Lösung C

Zu **(A)**, **(B)**, **(D)** und **(E)**: Richtig.
Zu **(C):** Das wäre primäre Prävention.

H92

Frage 3.7: Lösung A

Zu **(1):** Primärdaten: direkt erhoben; Sekundärdaten: aus Akten und statistischem Material entnommen.
Zu **(2):** Globaldatum: lediglich orientierendes Ergebnis ohne allzu hohe Genauigkeit.
Zu **(3):** Sekundäre Prävention: Krankheiten sollen möglichst früh erkannt und einer Behandlung zugeführt werden (Vorsorgeuntersuchungen).
Zu **(4):** Gering wäre hier natürlich die Reliabilität und nicht die Objektivität.

F96

Frage 3.8: Lösung A

Es gehören (1) und (4) zur primären Prävention, (3) zur sekundären und (2) zur tertiären Prävention.

H96

Frage 3.9: Lösung B

Zu **(A):** Dieses wäre eine Beschreibung des Begriffes „Lebenserwartung".
Zu **(B):** Der funktionelle Status beschreibt den gegenwärtigen Zustand aller Funktionen einer Person hinsichtlich der Leistungsfähigkeit in physischem, psychischem und sozialen Bereich. Durch Krankheiten oder Behinderungen wird eine Person in diesen Funktionen eingeschränkt.
Zu **(C):** Definition von Gesundheitserwartung als statistisch zu erwartende Anzahl von Lebensjahren, die bei guter Gesundheit verbracht werden können.
Zu **(D):** Gesundheit definiert sich nach der WHO als Zustand körperlichen, geistigen und seelischen Wohlbefindens einer Person.
Zu **(E):** Definition für den Ausprägungsgrad einer Krankheit.

H96

Frage 3.10: Lösung C

Siehe Kommentar zu Frage 3.9.

F92   H89

Frage 3.11: Lösung B

Man muss das Wort nur übersetzen: „Under-utilizer" = Jemand, der zuwenig nutzt = Aussage (B).
Antwortmöglichkeit (D) scheidet auch aus, da nach
diesem Text der Patient auch viel zu viele Tabletten
nehmen könnte, statt zu wenige. Dennoch haben
nur 56% der Kandidaten (B) richtig angekreuzt!

F01

Frage 3.12: Lösung B

Zu **(A):** Alkohol und Drogen werden ja gerade deshalb eingenommen, weil sie kurzfristig glücklich
machen und alle Probleme plötzlich ganz klein
und unwichtig werden.
Zu **(B):** Die Aussage ist zwar nicht ganz verkehrt,
dies ist aber wohl die am wenigsten richtige Antwort. Es gibt globale Ursachen (Gruppendruck, Un-
zufriedenheit mit dem Leben, soziale Belastungen,
manchmal aber auch einfach Neugier), die zu gesundheitsschädigenden Verhaltensweisen führen.
Welche Sucht entsteht, ist dann individuell. Viele
Personen nehmen gleichzeitig unterschiedliche
Drogen oder wechseln. Andererseits berücksichtigt
die Frage aber nicht die unterschiedlichen Motive
z.B. von Alkoholabhängigen, Magersüchtigen oder
Workaholics, die alle gesundheitsschädigendes Verhalten zeigen.
Zu **(C):** Eine klassische Erklärung zum Nikotinabu-
sus.
Zu **(D):** Viele Menschen kommen durch Gruppendruck das erste Mal in Versuchung, zu rauchen, Alkohol zu trinken oder Drogen einzunehmen. Psychosoziale Belastungen bewirken oft eine Flucht in
die Glücksdrogen.
Zu **(E):** Eine richtige Aussage: Wer in der Jugend
nicht mit dem Rauchen oder Trinken anfängt, wird
später nur selten damit beginnen.

3.1.5   Formen psychosozialer Hilfe

Zu diesem Kapitel wurden bisher keine Prüfungsfragen gestellt.

Formen psychosozialer Hilfe ———————— III.5

Man unterscheidet verschiedene Formen psychosozialer Hilfen:
- **Prävention** (s. u.): z.B. Aufklärung über gesundheitliche Risiken, Vorsorgeuntersuchungen, Nachsorge zum Schutz vor Wiederauftreten;
- **Krisenintervention:** Hilfe in einer aktuellen
  Krise, z.B. „*Sorgentelefon*", psychiatrische Not-
  fallambulanz;
- **Stationäre Behandlung**: Psychiatrien, Psychosomatische Kliniken und Reha-Kliniken:
  Intensivbehandlung in einem zeitlich überschaubaren Rahmen bzw. z.T. auch langdauernde Unterbringung chronisch Kranker.
- **Psychotherapie**: zeitliche befristete psychotherapeutische Behandlung fest umrissener
  Störungen, z.B. mittels Verhaltenstherapie,
  Psychoanalyse, systemischer bzw. Familien-
  therapie, usw.
- **Beratung**: Erteilung von Ratschlägen, um
  dem Betroffenen Möglichkeiten externer
  Hilfe oder der Selbsthilfe aufzuzeigen.
- **Rehabilitation**: Wiederherstellung oder Kom-
  pensation verlorengegangener Funktionen.
- **Berufsbildung, Umschulung**: (Re-)Integrati-
  on in das Arbeitsleben durch Ausbildungs-
  oder Umschulungsmaßnahmen.
- **Finanzielle Hilfen**: Krankenkasse, Sozialamt,
  Versicherungen, Berufsgenossenschaften etc.

3.1.6   Sozialberatung

Sozialberatung ——————————————— III.6

Von der klassischen Psychotherapie abzugrenzen ist die **Beratung**, die direkte Hinweise und
Ratschläge auf potenzielle Hilfsquellen umfasst
und z.B. von Laien (Bekannten, Verwandten, andere Patienten), Sozialarbeitern und Sozialpä-
dagogen, Mitarbeitern von Ämtern (Sozialamt,
Krankenkasse, Rentenversicherung) oder auch
Pastoren gegeben wird. Häufig geschehen solche
Beratungen in eigens dafür eingerichteten Stellen (z.B. Familienberatungsstelle, Schulbera-
tungsamt, Gesundheitsamt usw.). Solche **Hilfen**
können **sozialer**, **emotionaler** wie auch **finan-
zieller** Art sein und dienen dazu, die mit Krank-
heitsphasen verbundenen Belastungen ohne
Schaden zu überstehen und mit dazu beizutra-
gen, Wohlbefinden und Gesundheit wiederher-

zustellen. Insbesondere bei chronischen Krankheiten mit vorzeitigem Ausstieg aus dem Arbeitsleben stellt Sozialberatung eine erhebliche Hilfsquelle dar. Diese geschieht in der Regel direktiv, indem Problempunkte mit dem Patienten besprochen werden und der Berater dann vorschlägt, welche Hilfen in Betracht kommen. Die empfohlenen Handlungen umfassen ein weites Feld, z. B. Antrag auf Sozialhilfe oder Wohngeld, Heilmaßnahmen, Kuren, Teilnahme an speziellen Selbsthilfegruppen oder Sportgruppen.

3.2   Maßnahmen

3.2.1   Gesundheitserziehung und Gesundheitsförderung

┌─ **Gesundheitserziehung und** ──────── **III.7** ┐
│ **Gesundheitsförderung**
│
│ Zentrale Begriffe gesundheitspsychologischer Prävention und Intervention sind:
│ - **Gesundheitserziehung:** breite Vermittlung von Wissen zur Änderung von Einstellungen und Verhaltensweisen (z. B. Hinweis auf Gesundheitswirkung von Sport oder Gefährlichkeit des Rauchens in der Schule), sowie konkrete Übungsprogramme.
│ - **Gesundheitsaufklärung:** breite Bereitstellung von Informationen zum Erwerb gesundheitsrelevanten Wissens (z. B. Hinweis auf Kondome zur AIDS-Prävention durch Werbeplakate).
│ - **Gesundheitsberatung:** Vermittlung von gesundheitsrelevanten Informationen durch einen Berater im direkten Gespräch mit dem Zweck der Einstellungs- und Verhaltensänderung bei einem spezifischen Patienten (z. B. Ernährungsberatung bei einem Diabetiker).
│ - **Gesundheitsförderung:** von der WHO inizierte, in der Regel staatlich geförderte Programme, mit dem Ziel große Teile der Bevölkerung zu einem gesunderen Verhalten zu animieren. Hierbei werden neben dem Individuum auch gesellschaftliche, politische und institutionelle Ebenen gefördert.
└───┘

| F99 | | H97 | ❗

Frage 3.13: Lösung B

Zu **(1):** Modell der Kompetenzerwartung („self efficacy"): Soziale Fertigkeiten („social skills") sind Reaktionsmuster, die es ermöglichen, sich bei der Interaktion mit anderen erfolgreich zu verhalten.

Eines der häufigsten Probleme ist mangelnde Selbstsicherheit hinsichtlich der eigenen Kompetenz, eine Situation angemessen zu meistern (Bower & Bower, 1976). Hier wird ein soziales Kompetenztraining („behavioral rehearsal") empfohlen (Hersen & Bellack, 1976). Abweichendes Verhalten beruht oft auf Defiziten im Erlernen von sozialen Fertigkeiten im Kindesalter (Oden & Asher, 1977). Der Aufbau sozialer Kompetenz sollte daher schon bei Kindern erfolgen.

Zu **(2):** Modell des sozialen Vergleichsprozesses: Personen sind bestrebt, ihre Kognitionen über sich und die Welt mit den Urteilen anderer zu vergleichen. Nach Festinger (1954) existiert sogar ein eigenes Motiv dafür, Selbst- und Umweltkognitionen zu bewerten. Sofern die Richtigkeit eigener Kognitionen nicht an Umwelteffekten direkt überprüft werden können, sucht man den Vergleich mit den Einstellungen anderer Personen, da negative Folgen von Fehlurteilen befürchtet werden. Hier spielen besonders die Einstellungen der Bezugsgruppe eine wichtige Rolle.

Zu **(3):** Das „Health-belief-Modell": Das Gesundheits- und Krankheitsverhalten ist von den subjektiven Einstellungen zu Gesundheit und Krankheit abhängig. Zu diesen Einstellungen gehören: a) die wahrgenommene Gefährlichkeit der Erkrankung; b) der wahrgenommene Nutzen eigenen gesundheitsfördernden Verhaltens; c) die subjektive Einschätzung der eigenen Krankheitsanfälligkeit.

3.2.2   Verhaltensänderung

Zu diesem Kapitel wurden bisher keine Prüfungsfragen gestellt.

┌─ **Verhaltensmodifikation** ──────── **III.8** ┐
│ Die **Verhaltensmodifikation** beschäftigt sich mit den Möglichkeiten gesundheitsschädigendes Verhalten (z. B. Rauchen, Übergewicht) bei einem Individuum zu reduzieren und dabei gesundheitsfördernde Maßnahmen (z. B. Sport) aufzubauen. Die Verhaltensmedizin betont hierbei vor allem die interdisziplinäre Integration unterschiedlicher Berufsgruppen (z. B. Ärzte, Psychologen, Ernährungsberater etc.). Insbesondere viele psychosomatische Krankheiten (z. B. *Anorexia nervosa*) können überhaupt nur über Verhaltensmodifikation geheilt werden, bei anderen ist diese oft unabdingbarer Bestandteil (z. B. gestresster, fettleibiger, unsportlicher Managertyp mit Hypertonie).
└───┘

3.2.3 Rehabilitation, Soziotherapie, Selbsthilfe und Pflege

─── **Soziales Umfeld und Soziotherapie** ──────────────────────────────── III.9 ─

Neben anderen Faktoren kann auch das direkte soziale Umfeld krankmachende Auswirkungen haben oder bei der Auseinandersetzung mit einer Krankheit hemmende oder fördernde Wirkung haben. Zu unterscheiden sind:

- **soziale Integration**: Anzahl der Kontakte zu Personen des sozialen Umfeldes;
- **soziales Netzwerk**: Homogenität, Dauer und Festigkeit sozialer Beziehungen;
- **Beziehungsqualität**: emotionale Qualität der Beziehungen zu nahestehenden Personen (Eltern, Kinder, Kollegen, Chef).

So hat z.B. soziale Isolation in der Regel negative Auswirkungen auf die Gesundheit. **Henry, Ely & Stephens** (1972) fanden im Tierexperiment höheren Blutdruck, wenn die Tiere sozial isoliert aufgezogen wurden. Insbesondere soziale Isolation (z.B. bei **„Mobbing"**) kann extrem krankmachende Wirkung haben. Eine geringe Integration in ein soziales Netzwerk geht mit einem schlechteren Gesundheitszustand einher. Personen mit engen sozialen Bindungen leben oft gesünder, rauchen und trinken weniger, sie essen und schlafen regulärer als solche mit wenig Kontakten. Ein tragfähiges soziales Netz kann bei Gesundheitsproblemen eine abpuffernde Wirkung haben. So weisen alleinstehende Männer im Mittel einen schlechteren Gesundheitszustand auf als verheiratete.

Hinsichtlich der Anzahl sozialer Kontakte gilt jedoch nicht der simple Grundsatz: *„Je mehr, desto besser"*, denn ein großer Teil der Stressoren stammt ja gerade aus unseren sozialen Beziehungen. Zu enge räumliche Nähe kann ebenso belastend sein. **Harburg et al.** (1973) untersuchten Bluthochdruck bei Amerikanern, sie unterschieden hierbei je nach Wohngegend:

- Hoch-Stress-Gegend (hohe Kriminalität, Bevölkerungsdichte, Sterblichkeit, Scheidungsrate und niedriger Status der Bewohner)
- Niedrig-Stress-Gegend (alles niedrig, hoher Status)

Im Mittel hatten die Bewohner der Hoch-Stress-Gegend einen signifikant höheren Blutdruck als die Bewohner der Niedrig-Stress-Bereiche. Generell fanden Harburg et al. einen höheren Blutdruck bei Schwarzen als bei Weißen. Den höchsten bei Schwarzen in der Hoch-Stress-Gegend.

Soziotherapie im engeren Sinne bemüht sich daher um die **Integration** eines Individuums in sein soziales Umfeld. Eine wichtige Rolle spielen hier systemische Ansätze. Die **Systemtheorie** sieht nicht den Menschen als isoliertes Einzelwesen, sondern sie versteht ihn als Gruppenwesen, der in ein soziales Umfeld eingebettet ist. Beispiele für solche Gruppen sind Familien, Schulklassen, Arbeitsteams, Nachbarn in einem Mietshaus, aber auch Wohngruppen im Altenheim. Das Verhalten des Einzelnen entsteht dabei nicht nur aufgrund seiner individuellen Persönlichkeitseigenschaften, sondern es ist auch durch die Struktur der Gruppe bedingt. Wie die Mitglieder miteinander umgehen, ist ausschlaggebend dafür, ob der Einzelne sich in der Gemeinschaft wohl fühlt – oder ob er eine (psychische) Krankheit ausbildet.

Gruppen identifizieren häufig eine Person als **Sündenbock**, als krank, abweichend oder nicht normal. Oft ist es das schwächste Glied in der Kette, in Familien besonders häufig eines der Kinder. Nur selten hat diese Person wirklich etwas verbrochen, meist wird sie nur als Projektionsfigur für Probleme benutzt, die eigentlich auf einer ganz anderen Ebene entstanden sind. Nach Ansicht der Systemtheoretiker muss der Aufbau neuer Subsysteme nicht bis in alle Einzelheiten durchdacht werden und ist ohnehin nur schwer im voraus zu planen. Fehlerhafte Systeme befinden sich ohnehin in einem instabilen Zustand. Oft bedarf es nur eines kleinen Anstoßes, um das System dann zum Kippen zu bringen. Wie Bauklötze purzeln die Gruppenmitglieder dann kurzfristig durcheinander, dann finden sie jedoch selbständig eine neue Zusammensetzung, die fast immer besser an die aktuellen Gegebenheiten angepasst ist.

Soziotherapie richtet sich vorrangig an chronisch psychisch und körperlich Kranke (Behinderte) und umfasst hier Maßnahmen wie z.B. Wohngruppen, Arbeits- und Beschäftigungstherapie, Rehabilitationsgruppen.

Selbsthilfe ──────────────── III.10

Praktisch jeder Erkrankte wird innerhalb des **Laiensystems** zunächst einmal Möglichkeiten der **Selbsthilfe** ausprobieren oder Rat im direkten sozialen Umfeld suchen. Insbesondere leichte Krankheiten (Kopfschmerzen, Schnupfen, leichte Zerrung, kleine Schnittwunde) werden ausnahmslos in diesem Bereich behandelt und fallen statistisch und finanziell in unserem Gesundheitswesen gar nicht an. Neben dem Erkrankten selbst, sind im wesentlichen die Familie, Kollegen und Bekannte in dieses Selbsthilfesystem eingebunden, indem sie einen Erkrankten z.B. pflegen und damit einen Krankenhausaufenthalt umgehen. Selbst bei Langzeitpflege (z.B. Querschnittsgelähmte, Kind mit Down-Syndrom, Elternteil mit Alzheimer Demenz) steht dieses System oft zur Verfügung. Selbsthilfe, ein im übrigen wenig untersuchter Bereich, stellt damit den größten kostensparenden Faktor im Gesundheitswesen dar. Konflikte entstehen allerdings dadurch, dass die in diesem Selbsthilfesystem gegebenen Ratschläge und Handlungen oft nicht dem aktuellen medizinischen Wissen entsprechen und nach modernem Kenntnisstand zum Teil sogar kotraindiziert sein können, da das Laienwissen sich oft auf uralte Quellen bezieht. Eine Verbesserung des mangelnden Kenntnisstandes ist z.B. durch **Selbsthilfegruppen** möglich, in denen medizinische Fachleute die Möglichkeit der Intervention und Wissensvermittlung haben.

Derartige Selbsthilfegruppen stellen heute einen wichtigen Faktor dar, sie finden überwiegend Anwendung im Bereich der tertiären Prävention und werden häufig von den Krankenkassen, Kirchen oder staatlichen Stellen gefördert. Bekannteste Beispiele sind die **„Anonymen Alkoholiker"**, **„Guttempler"** oder die **„Weight Watchers"**. Inzwischen gibt es aber kaum mehr chronische Erkrankungen ohne eine Selbsthilfegruppe Betroffener, angefangen bei der Cystinose-Selbsthilfe bis hin zur Huntington-Vereinigung. Viele Vereine sind auch auf politischer Ebene tätig (z.B.: Patientenschutzbund), um die Situation ihrer Mitglieder zu verbessern, was mitunter auch Konfliktpotential in sich trägt.

Strukturelle Prävention ─────────── III.11

Häufig lässt sich durch gezielte **strukturelle Veränderungen** von Seiten des Gesetzgebers oder des Staates auch Verbesserungen im Gesundheitsverhalten erreichen. So versucht man durch Genussmittel- und Tabaksteuer Alkohol und Zigaretten künstlich so zu verteuern, dass in der Bevölkerung weniger geraucht und getrunken wird. Die Steuer soll hier im wahrsten Sinne des Wortes *„steuernd"* eingreifen. Gleichzeitig gibt es in vielen Ländern ein staatliches Verbot der Zigaretten- und Alkoholwerbung.

Innerhalb der Stadtentwicklung versucht man *„gesunde"* Wohnungen in Stadtvierteln zu schaffen, die den Bedürfnissen der Bürger angepasst sind und Erholungsflächen, Kinderspielplätze und Begegnungsstätten mit einschließen. Auch in Betrieben lassen sich durch innerbetriebliche Veränderungen oft Risikofaktoren ausschalten. Dies gilt auch für das Krankenhaus. Schon häufig wurde vermutet, dass eine gesunde Person, die längere Zeit in einem Mehrbettzimmer im Krankenhaus verbringen müsste und an der diverse medizinische Untersuchungen durchgeführt werden (Blutabnehmen, Einläufe, Katheterisierung, Röntgenuntersuchung usw.) schon alleine durch die Situation krank werden würde. Durch Verbesserungen versucht man hier, die **Belastungsfaktoren** für die Patienten zu reduzieren, sodass zumindest einige Patienten die Konfrontation mit dem Arzt überleben.

H96

Frage 3.14: Lösung E

Alle vier Lösungen sind richtig, siehe Lerntext III.9 Soziales Umfeld und Soziotherapie.

F99

Frage 3.15: Lösung B

Zu **(A)**, **(C)**, **(D)** und **(E)**: Zum sozialen Umfeld (*social support"*) zählt man: Familie, Verwandtschaft, Freunde, Kollegen und Nachbarn, alle die also, zu denen der Patient in sozialem Kontakt steht. Diese können z.B. Anerkennung aussprechen, Werte und Hilfeleistungen vermitteln.

Zu **(B)**: „Social support" darf man nicht mit dem sozialem Netz im gesellschaftlichen Sinne verwechseln (Altersversorgung, Krankenversicherung, Arbeitslosenunterstützung). Compliance (Zusammenarbeit, Mitarbeit) bezieht sich aber gerade auf diesen Sektor im medizinischen Sinne und bedeutet die Befolgung therapeutischer oder diagnostischer Anweisungen (z.B. Medikamenteneinnahme).

3.3   Kommentare aus Examen Herbst 2001

· · · · · · · ·

H01 **!**

Frage 3.16: Lösung E

Zu **(A):** Das wäre die sekundäre Prävention: Hierdurch sollen Krankheiten möglichst früh erkannt und einer Behandlung zugeführt werden = Früherkennung. Dazu dient der AIDS-Test.

Zu **(B):** Aufklärung bereits Erkrankter über die Folgen einer HIV-Infektion gehört in den Bereich medizinischer Behandlung.

Zu **(C):** Tertiäre Prävention: Hierdurch soll die Wiederauftretenshäufigkeit einer Krankheit gesenkt werden = Rezidivsenkung. Dazu dienen Nachsorgeuntersuchungen, aber auch Rehabilitationsmaßnah-men, die z. B. die negativen Folgen chronischer psychischer oder somatischer Krankheiten verringern sollen. Dies träfe für betreute Wohngruppen AIDS-Kranker zu.

Zu **(D):** Selbsthilfegruppen für Angehörige von AIDS-Kranken gehören *per se* nicht in den Bereich der Prävention, es sei denn, hier würde auch über Möglichkeiten der Verhinderung von Ansteckung gesprochen. Hiervon ist in der Frage aber nicht die Rede.

Zu **(E):** Primäre Prävention soll die Auftretenshäufigkeit von Krankheiten senken = Inzidenzsenkung. Dazu dienen medizinische Maßnahmen (Impfungen), pädagogische Maßnahmen (Ernährungsberatung, Sexualberatung zur Senkung der HIV-Neuinfizierungsrate und auch die genannte Plakatkampagne), hygienische Maßnahmen (Reinheitsüberwachung von Luft, Wasser, Erde) u. a.

Literatur

Literatur

Die folgenden Bücher haben wir durchgearbeitet, um die IMPP-Fragen für Sie zu beantworten. Sie hätten diese Bücher natürlich auch alle selbst lesen und damit das Geld für unser Buch sparen können!

Arnold W., **Eysenck** HJ., **Meili** R.: Lexikon der Psychologie, Herder, 1976.

Bally G.: Einführung in die Psychoanalyse Sigmund Freuds, Rowohlts dt. Enzyklopädie, Rowohlt, 1969.

Bauer M. (Hrsg.): Psychiatrie – Psychosomatik – Psychotherapie, Thieme, 1976.

Böger J., **Kanowski** S.: Gerontologie und Geriatrie, Thieme, 1982.

Bornemann E.: Lexikon der Liebe und Sexualität, List, 1969.

Brandstätter H., **Schuler** H., **Stocker-Kreichgauer** G.: Psychologie der Person, Kohlhammer Urban, 1974.

Bräutigam W., **Christian** P.: Psychosomatische Medizin, Thieme, 1986.

Bundesministerium für Gesundheit.: Statistisches Jahrbuch Gesundheit, Bonn, Bundesministerium für Gesundheit, 1994.

Clauß G. (Hrsg.): Wörterbuch der Psychologie, Pahl-Rugenstein, VEB Enzyklopädie, 1976.

Crano WD., **Brewer** MB.: Einführung in die sozialpsychologische Forschung, Kiepenheuer & Witsch, 1973.

Davison GC., **Neale** JM.: Klinische Psychologie, Urban & Schwarzenberg, 1979.

Dilling H., **Mombour** W., **Schmidt** MH.: Internationale Klassifikation psychischer Störungen ICD-10, Bern: Huber, 1993.

Drever J., **Fröhlich** WD.: DTV-Wörterbuch zur Psychologie, DTV, 1971.

Endruweit G., **Trommsdorff** G.: Wörterbuch der Soziologie, DTV Enke, 1989.

Fend H. (Hrsg.): Sozialisationseffekte der Schule, Soziologie der Schule Bd. II, Beltz, 1976.

Fisseni HJ.: Persönlichkeitsbeurteilung, Hogrefe, 1982.

Freud S.: Abriss der Psychoanalyse, Fischer, 1971.

Freud S.: Zur Psychopathologie des Alltagslebens, Fischer, 1954.

Friedrichs J.: Methode empirischer Sozialforschung, rororo studium, Rowohlt, 1973.

Fürst M.: Philosophie, Bd. 1: Psychologie, Ueberreuter, 1985.

Gerber W.-D., **Basler** H.-D., **Tewes** U.: Medizinische Psychologie, Urban & Schwarzenberg, 1994.

Graumann CF., **Herrmann** T., **Hörmann** H., **Irle** M., **Thomae** H., **Weinert** E.: Enzyklopädie der Psychologie, Verlag für Psychologie, 1983 ff.

Grubitzsch S., **Rexilius** G.: Testtheorie – Testpraxis, rororo Sachbuch, Rowohlt, 1978.

Gutjahr W.: Die Messung psychischer Eigenschaften, VEB Dt. Verlag d. Wissenschaften, 1972.

Hannich H-J., **Wendt** M., **Lawin** P.: Psychosomatik der Intensivmedizin, Stuttgart: Thieme, 1983.

Hertl M.: Der Gesichtsausdruck des Kranken, Stuttgart: Thieme, 1993.

Hofstätter PR.: Psychologie A–Z, Fischer Lexikon, Fischer, 1972.

Hofstätter PR., **Wendt** D.: Quantitative Methoden der Psychologie, Bd. 1: Joh. Ambrosius Barth, 1974.

Hornung R., **Lächler** J.: Psychologisches und soziologisches Grundwissen für Krankenpflegeberufe, Beltz, 1985.

Juchli L.: Krankenpflegeberufe, Stuttgart: Thieme, 1987.

Kasten E.: Was muss ein Arzt über Psychologie wissen? Zur Neufassung der Prüfungsthemen in Medizinischer Psychologie, Zeitschrift für Medizinische Psychologie, 1., 1998.

Kasten E., **Janke** W., **Sabel** BA.: Medizinische und Biologische Psychologie, Königshausen & Neumann, 1994.

Kerekjarto M. v. (Hrsg.): Medizinische Psychologie, Springer, 1976.

Kisker KP., **Freyberger** H., **Rose** HK., **Wulff** E.: Psychiatrie, Psychosomatik, Psychotherapie, Thieme, 1987.

Klapprott J.: Einführung in die psychologische Methodik, Urban-Tb. Kohlhammer, 1975.

Kübler-Ross E.: Interviews mit Sterbenden, Kreuz-Verlag, 1983.

Langen D.: Psychotherapie, DTV Wissenschaftliche Reihe, DTV, 1971.

Mann L.: Sozialpsychologie, Beltz, 1976.

Meyers großes Taschenlexikon in 24 Bänden, B.I., 1990.

Müller M., **Netter** P.: Unkontrollierbarkeit und Leistungsmotivation – Einflüsse auf Cortisol- und Testosteronveränderungen während einer mental-leistungsbezogenen und einer psychisch-aversiven Belastungssituation, Zeitschrift für Medizinische Psychologie 3, 1992, S. 103 – 113.

Nickel H.: Entwicklungspsychologie des Kindes- und Jugendalters, Bd. I. Hans Huber, 1974.

Oerter R.: Moderne Entwicklungspsychologie, Ludwig Auer, 1977.

Orme JE.: Einführung in die klinische und abnormale Psychologie, Kiepenheuer & Witsch, 1975.

Peters UH.: Wörterbuch der Psychiatrie und Medizinischen Psychologie, 4. Aufl. Urban & Schwarzenberg, 1990.

Pöppel E., **Bullinger** M.: Medizinische Psychologie, Edition medizin VCH, 1990.

Pöppel E., **Bullinger** M., **Härtel** U.: Medizinische Psychologie und Soziologie, Chapman & Hall, 1994.

Pschyrembel Klinisches Wörterbuch, Walter de Gruyter, 1986.

Rau H., **Pauli** P.: Medizinische Psychologie / Medizinische Soziologie systematisch. Uni-Med, 1995.

Remschmidt H.: Kinder- und Jugendpsychiatrie, Thieme, 1979.

Remschmidt H.: Psychologie für Krankenpflegeberufe, Thieme, 1988.

Rosemann H.: Intelligenztheorien, rororo Sachbuch, Rowohlt, 1979.

Rosemeier HP.: Medizinische Psychologie und Soziologie, 3. Auflage, Enke, 1987.

Roth E.: Persönlichkeitspsychologie, Kohlhammer Urban-Tb, 1977.

Roth E., **Oswald** WD., **Daumenlang** K.: Intelligenz, Urban-Tb, Kohlhammer, 1975.

Rotter JB., **Hochreich** DJ.: Persönlichkeit – Theorien, Messung, Forschung, Springer, 1979.

Sauermann P.: Betriebspsychologie, Einführung in die Praxis der Wirtschaftspsychologie, Bd. 1. Enke, 1979.

Schaefer H., **Blohmke** M.: Sozialmedizin, Thieme, 1978.

Schmidt L.: Psychologie in der Medizin, Thieme, 1984.

Schmidt RF. (Hrsg.): Grundriss der Sinnesphysiologie, Springer, 1977.

Schmidt RF. (Hrsg.): Grundriss der Neurophysiologie, Springer, 1979.

Schmidtchen S.: Psychologische Tests für Kinder und Jugendliche, Hogrefe, 1975.

Schmielau F.: Lehrbuch der Medizinischen Psychologie, Hogrefe, 1990.

Schraml WJ.: Abriss der Klinischen Psychologie, Urban Tb, Kohlhammer, 1972.

Selg H.: Einführung in die experimentelle Psychologie, Urban-Tb, Kohlhammer, 1975.

Sury K. v.: Wörterbuch der Psychologie und ihrer Grenzgebiete, Walter, 1974.

Vogel C.: Biologie in Stichworten, Bd. V Humanbiologie, Ferdinand Hirt, 1974.

Watzlawick P., **Beavin** JH., **Jackson** DD.: Menschliche Kommunikation, Huber, 1971.

Wilker F-W., **Bischoff** C., **Novak** P.: Medizinische Psychologie, Medizinische Soziologie, Urban & Schwarzenberg, 1994.

Willig W.: Arbeitstexte für Psychologie, Soziologie, Pädagogik an Pflegeschulen, Willig Selbstverlag, 1983.

Wischmann T., **Schweitzer** J., **Verres** R.: Beziehungs-Kulturen in der Medizin. Pabst, 1999.

Zeitschrift für Medizinische Psychologie: diverse Artikel, die wir hier aus Platzgründen im einzelnen nicht aufführen können.

Tipps für die mündliche Prüfung

Tipps für die mündliche Prüfung

Mündliche Prüfungen liegen nicht jedem und müssen deshalb geübt werden. Etwas zu wissen und dieselbe Information in Worte zu verpacken, vor allem wenn Sie ziemlich nervös sind, sind leider zwei völlig verschiedene Dinge und viele Studenten haben sich in dieser Beziehung schon ganz gehörig verschätzt.

Im Gegensatz zu den schriftlichen Fragen, die sehr exakt einzelne Sachverhalte abprüfen, sind die Fragen der mündlichen Prüfung meist sehr viel breiter gehalten. Statt der Frage: *„Welchem Prozentrang entspricht ein IQ von 115?"* wird der Prüfer Sie viel eher auffordern, Sie möchten doch bitteschön einmal etwas über Testnormierung erzählen. Studenten, die hier nur stur Antworten auswendig gelernt haben, sind dann mitunter völlig überfordert, wenn sie einen komplexen Sachverhalt ausführlich darstellen sollen.

Sie müssen mündliche Prüfungen also vorher üben, indem Sie zu jedem Thema ein kleines Referat halten. Durch die mehrmalige Wiederholung schaffen sie eine Assoziationskette in ihrem Gehirn, die sich dann auch unter Stress in der Prüfung abrufen lässt. Das geht zwar auch alleine, noch besser aber in kleinen Lerngruppen, die sich gegenseitig abfragen. Stellen Sie sich selbst bzw. dem Lernpartner dabei globale Fragen, die Sie einfach aus dem Inhaltsverzeichnis dieses Lehrbuches entnehmen. Also zum Beispiel:

„Nennen Sie die wesentlichen Grundlagen der **Verhaltensbeobachtung***!"*

„Was wissen Sie über **Beurteilungsskalen***?"*

„Welche **Beurteilungsfehler** *gibt es? Kann man sie vermeiden?"*

„Welche Frage- und Antwortmöglichkeiten gibt es im **Interview***?"*

„Nennen und erklären Sie die **Testgütekriterien***!"*
... usw.

Für das schriftliche Physikum mussten Sie lernen, möglichst schnell zu arbeiten und die Lösung für eine Frage sofort parat zu haben. In der mündlichen Prüfung gilt das Gegenteil: Die Prüfung dauert 30 Minuten, die Sie herumbekommen müssen. Der Kardinalfehler, der auch von guten Studenten in mündlichen Prüfungen immer wieder begangen wird, besteht darin, die Frage des Prüfers in einem Zweizeiler zu beantworten und dann lammfromm auf die nächste Frage zu warten:

Prüfer: *„Was sind die wesentlichsten Kriterien eines Experimentes?"*

Student: *„Willkürlichkeit, Variierbarkeit und Wiederholbarkeit."*

– Schweigen –.

Das verärgert den Prüfer; statt sich bequem zurückzulehnen, ihnen entspannt zuzuhören und sich auf den Feierabend freuen zu können, muss der Prüfer sich dann im Stakkato ständig neue Fragen ausdenken. Das stresst auch den Professor und drei oder vier solcher Prüflinge hintereinander können ihn ziemlich ins Schwitzen kommen lassen. Logischerweise werden seine Fragen nun immer spitzfindiger. Da der Prüfer irgendwann nicht mehr weiß, was er fragen soll, weicht er auf seine eigenen Spezialgebiete aus. Und darüber wissen Sie dann wahrscheinlich nichts oder sehr wenig.

Besser ist es, zu jeder Frage möglichst viel zu erzählen. Prüfer, die oft mehrere Stunden nacheinander Prüfungen abnehmen müssen, freuen sich, wenn der Prüfling von sich aus sehr viel redet. Holen Sie ruhig möglichst weit aus und erzählen Sie alles, was Sie wissen. Je mehr Sie sagen und damit Zeit herumbringen, um so weniger spitzfindige Fragen kann der Prüfer stellen. Am besten geht das, wenn man immer wieder auf Beispiele zu sprechen kommt. Bei der Frage nach dem Experiment zum Beispiel könnte man in der Prüfung ein Experiment schildern und daran die drei Kriterien von Wundt verdeutlichen.

Allerdings werden Sie es in der Aufregung einer mündlichen Prüfung wahrscheinlich nicht ohne weiteres schaffen, sich gute Beispiele auszudenken. Damit sind wir wieder am Anfang: das **müssen** Sie vorher üben!

> **!** Merke: Je mehr **Sie** reden, um so weniger (spitzfindige!!!) Fragen stellt der Prüfer.

Es kann vorkommen, dass man zu einer Frage gar nichts weiß. In einem solchen Fall gibt es mehrere mögliche Auswege.

A) Bitten Sie den Prüfer, die Frage zu präzisieren. Professoren sind nicht zuletzt deshalb Professoren geworden, weil sie sich selbst gerne reden hören. Die meisten Prüfer können sich auch in der Prüfungssituation kaum zurückhalten, ihren Studenten noch schnell etwas zu erklären. Hierdurch erhalten Sie oft einige Tipps, durch die Sie dann auf die richtige Lösung kommen:

Prüfer: *„Was ist der Unterschied zwischen einem negativen Verstärker und negativer Verstärkung?"*

Student: *„Ähhh, ja ... Könnten Sie die Frage vielleicht etwas präzisieren?"*

Prüfer: *„Sie wissen doch sicherlich, dass man bei der operanten Konditionierung Verstärker einsetzen kann. Je nach Einsatz oder Entzug eines positiven oder negativen Verstärkers ändert sich die Wahrscheinlichkeit des Auftretens eines Verhaltens. Was passiert also zum Beispiel, wenn ich einen negativen Verstärker, also einen Strafreiz entziehe?"*

Student: *„Ah, ja, klar! Das wäre natürlich die negative Verstärkung und das Verhalten würde dann künftig häufiger auftreten."*

Prüfer: *„Richtig, sehr gut."*

B) Sie können versuchen auf ein verwandtes Thema auszuweichen und darüber etwas zu erzählen, in der Hoffnung, dass der Prüfer nicht merkt, dass Sie die gestellte Frage gar nicht beantworten. Beispiel:

Prüfer: *„Was ist der Unterschied zwischen einem negativen Verstärker und negativer Verstärkung?"*

Student: *„Ähhh, ja … Beide Begriffe stammen aus der Lernpsychologie. Die Lernpsychologie teilt sich in verschiedene Bereiche auf, zum Beispiel das klassische Konditionieren, das Belohnungslernen, das Modell-Lernen und das Lernen durch Einsicht. Das klassische Konditionieren läuft dabei so ab, dass ein unkonditionierter Reiz …"*

In vielen Fällen klappt das gut, manchmal hilft man sich sogar selbst: Wenn man auf diese Art und Weise überhaupt erst einmal beginnt etwas zu erzählen, kommt man dann oft genug doch noch auf die richtige Lösung für die Frage. Ein kurzfristiges Blackout sollte Sie daher nicht beunruhigen: Das Wissen ist meist da, man muss es nur herauslocken. Das kennen Sie ja auch von der schriftlichen Prüfung her, dass Sie beim ersten Durchlesen der Frage gar nichts verstanden haben, und später wurde es dann doch klar. Im Gegensatz zur schriftlichen Prüfung können Sie im Mündlichen leider keine Fragen überschlagen und später nochmals darüber nachdenken. Der Trick, überhaupt erst einmal etwas zu erzählen, gibt ihrem Gedächtnis aber Zeit, den verschlungenen Lösungsweg durch das Gehirn zu bahnen, um an die versteckte Information zu kommen.

C) Sie wissen nichts, aber auch wirklich gar nichts zu der gestellten Frage:

Prüfer: *„Wie lautet die Definition der Intelligenz nach Boring?"*

Student: *„Nach wem, bitte?"*

Prüfer: *„Boring!"*

Bei so konkreten Fragen ist es geschickter zuzugeben, dass man nichts weiß. Ansonsten riskieren Sie, dass Sie minutenlang über ein Thema abgefragt werden, von dem Sie nicht den blassesten Schimmer einer Ahnung haben. Das lässt ihre Zensur schnell um Stufen nach unten fallen. Klugerweise sollte man den Prüfer im gleichen Atemzug darauf hinweisen, was man weiß:

Student: *„Tut mir leid, mit dem Namen Boring kann ich jetzt im Augenblick nichts anfangen. Ich könnte Ihnen aber die Intelligenztheorien von Spearman und Thurstone nennen oder auch die Entwicklung der Intelligenz nach Piaget?"*

> ❗ Merke: Ein Blackout bei Prüfungsfragen kann jedem passieren. Legen Sie sich vor der Prüfung unbedingt konkrete Taktiken zurecht, wie Sie damit umgehen können!

Leute aus der Durchschnittsbevölkerung halten Professoren definitionsgemäß für allwissend. Spätes-

tens seit dem Beginn Ihres Studiums wissen Sie, dass das nicht so ist. Auch Professoren haben keine unbeschränkte Gehirnkapazität und können sich nicht alles merken. Da große Teile des Gehirns Ihres Professors darüber hinaus auch noch von organisatorischen Fragen (*„Wann genehmigt mir die Verwaltung endlich das Geld für ein neues Diktiergerät?*), familiären Problemen (*„Ich könnte meiner Tochter zum Geburtstag ein Pferd schenken, andererseits, sie hat ja schon zwei davon…"*) und schwerwiegenden finanziellen Sorgen (*„Ich muss unbedingt heute noch meinen Vermögensberater anrufen!"*) besetzt sind, weiß der Prüfer vielleicht sogar weniger als Sie. Es ist sogar durchaus wahrscheinlich, dass Sie mehr wissen, da Sie eine Fülle von Sachverhalten gerade erst frisch gelernt haben und Ihr Wissen damit aktuell auf dem neuesten Stand ist. Der Prüfer hat sich sein Wissen vor 20, 30 oder 40 Jahren angeeignet. Professoren lesen auch selten Lehrbücher, deren Titel mit *„Einführung in …"* beginnt, denn für solche Bücher halten sie sich für zu klug und zu alt. Die Wahrheit ist, dass sie meist sehr viel von dem, was in diesen Büchern steht, schon längst wieder vergessen haben. Es ist darum vielleicht gar nicht so wichtig, unbedingt das neueste, teuerste und aktuellste Lehrbuch durchzuzuackern. Alles was der Professor weiß und später in seiner Prüfung fragt, das erzählt er in seiner Vorlesung!!! Viele Prüfer haben darüber hinaus kein besonders großes Allgemeinwissen, sondern sind meist lediglich Spezialisten in einem winzigen Teilbereich ihres Feldes. Grundlegendste Voraussetzung zum Bestehen der mündlichen Prüfung ist also der Besuch sämtlicher Lehrveranstaltungen dieses Prüfers. Darüber hinaus kann es nichts schaden, wenn man das (vielleicht schon etwas angestaubte) Lehrbuch liest, das der Prüfer irgendwann in seinem Leben einmal geschrieben hat. Spätestens dort steht alles, was er früher einmal gewusst hat.

> ❗ Merke: Alles, was der Prüfer selbst noch weiß (… und später prüft!), erzählt er in seinen Lehrveranstaltungen.

„Lieber tot als rot"? Auch Prüfer sind nur Menschen und Menschen haben nun einmal Vorurteile. Wenn Sie unbedingt meinen, dem Professor in der Prüfungssituation beweisen zu müssen, dass auch Angehörige sozialer Randgruppen etwas wissen können, dann ist das ganz alleine Ihre Entscheidung. Es gibt immer wieder einzelne Studenten, die mit One-size-fits-all-Hosen, verschwitztem Nirvana-T-Shirt und Doc-Martens-Stiefeln zur mündlichen Prüfung erscheinen. Das spricht sicherlich sehr für das Selbstbewusstsein dieser Studenten; allerdings nicht besonders für ihre Flexibilität und ihr Anpassungsvermögen. Leider zählt in der Prüfung nicht nur Ihr Wissen, sondern auch der Gesamteindruck spielt eine Rolle und hat möglicherweise auch Einfluss darauf, welche Fragen Ihnen überhaupt gestellt werden. Es ist ganz einfach taktisch klüger, sich hier anzupassen, den Blazer aus dem Schrank zu holen und die guten Schuhe zu putzen.

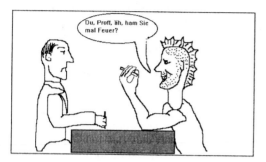

Abb.: Diese Vorgehensweise bei der Prüfung erscheint eher etwas suboptimal und sollte tendenziell noch etwas mehr ausgefeilt werden. Ohnehin verrät der distingierte, verständnislose Gesichtsausdruck des Prüfers, dass er Nichtraucher ist, so dass diese Fragestellung sich von vornherein verboten hätte.

! Merke: Bei mündlichen Prüfungen entscheidet auch der Gesamteindruck des Studenten. Mit den dezenten Mitteln einer passenden Kleidung und angemessenen, höflichen Verhaltensweisen können Sie Ihr Wissen subtil unterstreichen.

Sie gehören zu den 10 % der Bevölkerung, bei denen schon der Gedanke an mündliche Prüfungen langwierige, akute Panikanfälle zur Folge hat? Wenn Sie diese Erfahrung schon im Abitur oder bei der Führerscheinprüfung gemacht haben, dann sollten Sie zur Bekämpfung Ihrer Ängste vor der Prüfung weder auf Alkohol noch auf Tranquilizer zurückgreifen. Sinnvoller ist es, Entspannungstechniken wie z.B. das autogene Training oder progressive Muskelentspannung zu lernen und dann völlig relaxed und cool in der Prüfung zu erscheinen. Allerdings muss man Entspannung auch erst lernen, d.h. mindestens ein halbes Jahr vor dem Termin mit den Übungen anfangen (z.B. Volkshochschulkurse oder Angebote der Krankenkassen).

! Merke: Prüfungsängste lassen sich durch Entspannungsverfahren vermindern!

In der Aufregung fangen viele Studenten an, sehr schnell und hastig zu reden. Das hat denselben Effekt wie er bereits anfangs geschildert wurde. Der Professor oder der Beisitzer, der sich Notizen über Ihre Antworten machen muss, wird gestresst und Sie sind viel zu schnell fertig mit Ihrer Antwort. Bemühen Sie sich, ruhig zu bleiben und vor allen Dingen langsam zu sprechen!

! Merke: Achten Sie in der Prüfung darauf, ruhig und langsam genug zu sprechen!

Sie sind in der Regel nicht der erste Student, der diese Prüfung bei dem Professor XYZ ablegen muss. Stellen Sie sich gut mit Studenten aus den höheren Semestern oder wenigstens mit den Prüflingen, die vor Ihnen dran sind (oft alphabetische Reihenfolge anhand der Nachnamen). Versuchen Sie Informationen über den Ablauf und die Atmosphäre der Prüfung zu bekommen. Professoren stellen immer wieder dieselben Fragen: zum einen aus Gerechtigkeit, um die Prüfungsbedingungen konstant zu halten, zum anderen, weil ihnen gar keine neuen Fragen einfallen. Sozial eingestellte Studenten schreiben deshalb kurz nach der Prüfung ein Gedächtnisprotokoll mit den wichtigsten Fragen des Professors und vererben diese Protokolle von einer Studentengeneration auf die nächste. Sie werden feststellen, dass dieselben Fragen immer wieder auftauchen und können dann gezielter lernen.

! Merke: Informieren Sie sich bei ehemaligen Prüflingen über die bisherigen Fragen dieses Prüfers.

Sachverzeichnis

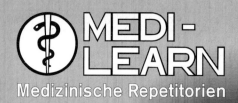

Ihre Meinung ist gefragt!

Sehr geehrte Leserin, sehr geehrter Leser,

ein gutes Buch sollte auch über mehrere Auflagen in Inhalt und Gestaltung den Bedürfnissen seiner Leser gerecht werden. Um dies zu erreichen, sind wir auf Ihre Hilfe angewiesen. Deshalb: Schreiben Sie uns, was Ihnen an diesem Buch gefällt, vor allem aber, was wir daran ändern sollen.

Für Ihre Mühe möchten wir uns mit einer **Verlosung** bedanken, an der jeder Fragebogen teilnimmt. Die Verlosung findet 1 × jährlich statt. Zu gewinnen sind 10 Büchergutscheine à € 50,–. Der Rechtsweg ist ausgeschlossen. Wir freuen uns auf Ihre Antwort, die wir selbstverständlich vertraulich behandeln.

Bitte schicken Sie diesen Fragebogen an:

Georg Thieme Verlag
Programmplanung Medizin
Dr. med. P. Fode
Postfach 30 11 20
70451 Stuttgart

Wie beurteilen Sie diesen Band:

Anzahl der Schemata ausreichend   ja ❏   nein ❏
Anzahl der Tabellen ausreichend   ja ❏   nein ❏
Anzahl der Lerntexte ausreichend   ja ❏   nein ❏

Wie beurteilen Sie die inhaltliche Qualität der Kommentare? Welche Kommentare sind besonders gut, welche Kommentare sind nicht ausreichend?

_____

_____

_____

_____

_____

Wie beurteilen Sie die Lerntexte bzw. das Kurzlehrbuch?

_____

_____

_____

_____

_____

Zu folgenden Themen wünsche ich mir einen Lerntext/ausführlichere Erklärungen:

_____

_____

_____

_____

_____

Wie beurteilen Sie den Schreibstil und die Lesbarkeit des Bandes?

_____

_____

_____

_____

_____

Ist die Schwarze Reihe für dieses Prüfungsfach als Vorbereitung ausreichend? Haben Sie noch andere Lehrbücher benutzt? Welche?

_____

_____

_____

_____

_____

Besonders gefallen hat mir an diesem Band:

_____

_____

_____

_____

_____

Weitere Vorschläge und Verbesserungsmöglichkeiten?

Absender (bitte unbedingt ausfüllen)